教育部、财政部关于支持高等职业学校提升专业服务产业发展能力——助产专业建设项目

成人护理

（供助产、护理专业使用）

主　编　常金兰　袁爱娣

主　审　赵风霞

副主编　王　颖　刘腊梅　王晋荣
　　　　董燕艳　沈开忠　张前法

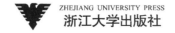 ZHEJIANG UNIVERSITY PRESS
浙江大学出版社

图书在版编目(CIP)数据

成人护理/常金兰,袁爱娣主编.—杭州:浙江
大学出版社,2020.8
ISBN 978-7-308-15450-5

Ⅰ.①成… Ⅱ.①常… ②袁… Ⅲ.①护理学—护士
—资格考试—自学参考资料 Ⅳ.①R47

中国版本图书馆 CIP 数据核字(2015)第 306598 号

成人护理

常金兰　袁爱娣　主编

责任编辑	何　瑜	
责任校对	余健波　陈小刚	
封面设计	春天书装	
出版发行	浙江大学出版社	
	(杭州市天目山路 148 号　邮政编码 310007)	
	(网址:http://www.zjupress.com)	
排　　版	杭州中大图文设计有限公司	
印　　刷	浙江印刷集团有限公司	
开　　本	787mm×1092mm　1/16	
印　　张	48.25	
字　　数	1174 千	
版 印 次	2020 年 8 月第 1 版　2020 年 8 月第 1 次印刷	
书　　号	ISBN 978-7-308-15450-5	
定　　价	120.00 元	

本书编写人员名单

主　　编　常金兰　袁爱娣

主　　审　赵风霞

副 主 编　王　颖　刘腊梅　王晋荣
　　　　　董燕艳　沈开忠　张前法

编　　者　（以姓氏笔画为序）
　　　　　王　颖（宁波卫生职业技术学院）
　　　　　王晋荣（西京学院）
　　　　　尤爱娣（宁海县妇幼保健医院）
　　　　　庄玲玲（鄞州潘火卫生服务中心）
　　　　　刘腊梅（郑州大学）
　　　　　孙慧芳（宁波卫生职业技术学院）
　　　　　沈开忠（宁波卫生职业技术学院）
　　　　　张前法（上海第一医院宝山分院）
　　　　　周淑萍（宁波卫生职业技术学院）
　　　　　赵学智（长治医学院附属和平医院）
　　　　　袁爱娣（宁波卫生职业技术学院）
　　　　　徐　霞（宁波卫生职业技术学院）
　　　　　唐　莹（长沙民政职业技术学院）
　　　　　常秀春（宁波卫生职业技术学院）
　　　　　常金兰（宁波卫生职业技术学院）
　　　　　董燕艳（宁波卫生职业技术学院）
　　　　　韩慧慧（宁波卫生职业技术学院）

前　言

　　《成人护理》是中央财政支持"助产职业教育实训基地"建设的教学改革系列教材之一，是将内科护理与外科护理的知识按"人体系统"来整合，并阐述内外护理工作基本知识、基本理论和基本技能的一本教材，其内容也是护士资格考试的内容。

　　根据《国家中长期教育改革和发展规划纲要（2010—2020 年）》《教育部关于"十二五"职业教育教材建设的若干意见》等文件精神，在第三代医学教育改革背景下，高等医学职业教育必须以医院临床实际工作需要为中心，以就业为导向，以岗位任务引领教学实践，尽快将岗位职业能力要求反映到教学中，培养临床医学岗位所需的合格人才。宁波卫生职业技术学院根据医学整合趋势，借鉴国际护理教育理念，按"人体系统"将内科护理和外科护理内容进行优化整合、有机重组，开发了以岗位胜任力为基础的成人护理一体化融合课程。通过淡化学科意识，加强内科护理学课程与外科护理学课程的联系，培养学生的整体思维能力，达到培养高素质技术技能型护理专业人才的目的。

　　《成人护理》为适应助产、护理专业课程改革需要，提高编写质量，贴近临床实际，邀请了临床一线专家共同参与编写工作。教材具有以下主要特色：

　　1. 以岗位胜任为导向，以整体护理为方向，以护理程序为框架，依据护理的"工作任务与职业能力分析"，围绕护士执业考试的大纲选择内容，按照护理工作过程的逻辑顺序（即护理评估、护理诊断、护理目标、护理措施、护理评价）组织教材的编写内容，使理论与实践统一，使课堂教学、实践教学等各环节与临床护理实际需求相对接。

　　2. 充分考虑高职学生特点，每一任务均有学习目标、工作任务、案例导入、任务导向、任务探究、技能训练等栏目，有助于学生对知识的理解、运用和迁移，培养学生分析问题和解决问题的能力。

　　3. 紧跟医学科学的发展，吸收了护理、助产学科发展的最新资料，增加了产妇在内外科护理中的特点，有助于助产专业和护理专业的学生在实际工作中融入多学科知识点。

　　本教材适用于高等职业教育助产和护理专业的学生。在编写过程中，参考了基础医学和护理学方面的许多相关参考书，在此表示感谢！

　　由于编者水平有限，在内容编排取舍以及文字上难免存在欠妥甚或错误之处，敬请读者指正。

常金兰

2019 年 12 月

目　　录

项目 4　消化系统疾病患者的护理 300

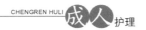

项目 1　成人护理总论

任务 1-1　水、电解质和酸碱失衡患者的护理

学习目标

- **知识目标**

  1. 了解体液的组成,脱水、酸碱紊乱的类型;

  2. 熟悉脱水患者护理评估内容、主要的护理问题和护理措施;

  3. 熟悉酸碱紊乱患者的表现、处理原则;

  4. 掌握低钾血症、高钾血症的原因、表现和护理;

  5. 掌握妊娠剧吐患者的补液方法、补钾方法以及代谢性酸中毒的处理方法。

- **能力目标**

  1. 能利用体液平衡的机理,指导患者日常正确补液;

  2. 能判断各种脱水的类型、脱水的程度;

  3. 能根据脱水的类型和程度计算补液量,正确选择液体,调节补液的速度;

  4. 补液过程中能发现补液中的异常问题并进行护理。

【知识背景】

一、水的平衡

体液是溶液,含水、溶质。溶质包括电解质(晶体)和非电解质(葡萄糖、尿素等)。正常成年男性体液占全身体重的 60%(女性 55%)。其中细胞内液占体重的 40%,细胞外液占体重的 20%。细胞外液包括组织间液(占体重的 15%)、血浆(占体重的 5%)。组织间液包括功能性和非功能性间液,功能性间液指与血管内和细胞内液进行交换的液体,非功能性间液基本不参与交换,对维持水、电解质的平衡几乎不起作用。潴留在组织间隙或体腔的液体称为第三间隙液,第三间隙液不参与血液循环,但可影响血液循环。以上各部分体液比例相对恒定,它们之间又不断进行交流,保持着动态平衡。正常成人 24h 液体的出入量各为 2000~2500mL(见表 1-1-1),保持着出入量的平衡。如果水摄入不足或出水量大于入水量,就可发生缺水;反之,则可引起体内水分潴留。

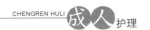

表 1-1-1　正常成人每日水进出平衡表

摄入途径	摄入量/mL	排出途径	排出量/mL
饮水	1000～1500	尿量	1000～1500
食物	700	皮肤蒸发	500
物质代谢内生水	300	肺呼出	350
		粪便	150
总量	2000～2500	总量	2000～2500

二、电解质平衡

(一)钠

细胞外液的主要阳离子是钠,血清钠离子正常值为 135～145(平均 142)mmol/L。它决定了细胞外液的晶体渗透压,钠离子浓度的增减影响着细胞外液的容量,钠离子还参与维持神经肌肉的兴奋性。钠的平衡主要由肾脏调节,钠盐摄入增多时,肾排出增加,摄入减少时,肾排出减少,禁食时尿钠减至最低,几乎为零。正常成人每天需要摄入钠量为 4～6g。

(二)钾

细胞内液的主要阳离子是钾,血清钾离子正常值为 3.5～5.5mmol/L。钾离子能增加神经肌肉的兴奋性,维持细胞的正常代谢。钾全靠食物摄入,85%的钾离子由肾排出。肾对钾的调节能力很低,在禁食和血钾很低的情况下,每天仍然需要从尿中排出相当部分的钾盐。因此,患者如果禁食两天以上,就必须静脉补钾。正常成人每天需摄入钾盐 2～3g。

(三)氯和碳酸氢根

细胞外液阴离子有氯离子和碳酸氢根离子,与钠离子及钾离子共同维持渗透压,稳定含水量。为了保持细胞外液阴离子浓度的恒定,碳酸氢根常对氯的增减起代偿作用,即氯增多时碳酸氢根减少,氯减少时碳酸氢根则代偿性增加。碳酸氢根为体内碱储备,故其增减可影响酸碱平衡。

肾是水和电解质代谢平衡调节的主要器官,主要通过醛固酮来调节,神经系统分泌的抗利尿激素也参与水电解质平衡的调节,所以体液平衡的调节主要依赖神经和激素。

[任务 1-1-1]　水和钠代谢紊乱患者的护理

一、高渗性脱水

(一)病因病理

患者以缺水为主,缺钠较少。主要原因:

1. 水摄入不足　如高温环境下饮水不足、长期禁食、上消化道梗阻、昏迷等情况。

2. 水分排出过多　如气管切开或应用渗透性利尿药、高热、烧伤暴露疗法。

3. 器质性病变　如肾衰竭多尿期、糖尿病酸中毒及尿崩症等。

由于丢失水多于钠,细胞外液缺水而溶质多造成高渗状态,细胞内液水分向细胞外液转移,导致细胞内脱水,同时细胞外液渗透压升高,通过渗透压感受器的反射,抗利尿激素分泌增多,肾小管加强回收水分,导致尿少和尿比重增高。

(二)临床表现

临床上主要且最早的表现是口渴,随之出现皮肤弹性差、黏膜干燥和眼窝凹陷,严重时产生发热、昏迷、惊厥等神经系统症状。根据缺水程度,高渗性脱水可分为轻、中、重3度(见表1-1-2)。

表1-1-2 高渗性脱水程度的判断

程度	主要症状	脱水占体重之比/%
轻度	口渴	2～4
中度	严重口渴,皮肤弹性差,眼窝凹陷,尿少且比重高,精神萎靡	4～6
重度	除以上症状外,有神志不清、高热、惊厥、躁动、抽搐、昏迷	>6

(三)辅助检查

(1)尿液检查。尿比重增高,尿比重在1.025以上。

(2)血液检查。血钠浓度大于150mmol/L,血浆渗透压大于310mmol/L,有红细胞计数、血红蛋白、血细胞比容均增高等血液浓缩现象。

(四)治疗原则

尽早去除病因,防止体液继续丢失,以发挥机体自身调节功能。不能口服的患者,静脉滴注5%葡萄糖溶液,补充已丧失的水分。补入量(mL)=[血钠实测值(mmol/L)-血钠正常值(mmol/L)]×kg×4,一般分两日补给。脱水症状基本纠正,尿量增加,尿比重和血清钠降低后,还需补充适量的电解质溶液。

二、低渗性脱水

(一)病因病理

患者以缺钠为主,缺水较少。主要原因有反复呕吐、妊娠剧吐、腹泻、肠瘘或大面积烧伤等慢性丢失大量含钠液体,在液体补充过程中只给水和葡萄糖而未给钠盐;长期使用排钠利尿剂;水分摄入过多,如输入过多低渗溶液、清水灌肠等。

早期渗透压降低,抗利尿激素分泌量减少,尿量不减,于是加重细胞外液的丢失,但细胞内液量并不减少。晚期,由于血容量减少,抗利尿激素和醛固酮增多,尿量减少。

(二)临床表现

主要特点是较早出现周围循环衰竭,如站立性低血压甚至休克,无口渴,尿量早期正常或增多,后期减少,脱水征明显。根据缺钠程度,可分为3度(见表1-1-3)。

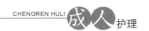

表 1-1-3　缺钠临床分度

程度	临床表现	血钠/(mmol·L^{-1})	缺钠/(g·kg^{-1})
轻度缺钠	疲乏,头晕、直立性晕倒,尿量正常或增多,尿比重低	130～135	<0.5
中度缺钠	除上述症状外,皮肤弹性差,眼窝凹陷,小儿囟门凹陷,食欲减退,恶心呕吐,表情淡漠,血压下降,脉压差小,尿量减少但比重仍低	120～130	0.5～0.75
重度缺钠	以上症状加重,并有休克、抽搐、昏迷、少尿	<120	0.75～1.25

(三)辅助检查

(1)尿液检查。尿比重在 1.010 以下。

(2)血液检查。血清钠小于 135mmol/L,血浆渗透压小于 290mmol/L,血液浓缩显著,即红细胞计数、血红蛋白量、血细胞比容均明显升高,血尿素氮升高。

(四)治疗原则

积极防治原发疾病。一般从静脉补充等渗盐水即可恢复,中重度患者可加用 5% 氯化钠溶液 200mL 左右,尽快纠正血钠过低。在大量补充钠盐时,要防止 Cl^{-} 输入过多,可将盐水总量的 1/3 改为 5% 的碳酸氢钠溶液。需要补充钠盐的量(mmol/L)=[血钠正常值(mmol/L)－血钠实测值(mmol/L)]×体重(kg)×0.6(女性为 0.5)。按 17mmol Na^{+}=1g 钠来换算补给氯化钠的量,当天补给计算量的 1/2 和日需要量 4.5g。

三、等渗性脱水

(一)病因病理

缺水和缺钠比例大致相等,是外科临床最常见的脱水。主要原因是急性丢失体液,如急性腹膜炎、急性肠梗阻、大面积烧伤早期和肠瘘等造成大量体液丢失。

水和钠丢失比例大致相等,渗透压无大的变化。早期主要是细胞外液丢失,血容量减少,晚期细胞内液也相应地丢失。

(二)临床表现

既有缺水的表现,又有缺钠的表现,如口渴、尿少、乏力、恶心、头晕、血压下降等。

(三)辅助检查

血清钠基本正常,血生化检查示血液浓缩现象,尿比重高。

(四)治疗原则

首先是消除引起等渗性脱水的原因,针对细胞外液量的减少,用平衡液、等渗盐水尽快补充血容量,然后输入葡萄糖溶液纠正细胞内缺水。

【工作任务一案例导入】

患者,女,35 岁,60kg,因肠梗阻频繁呕吐 1 天入院。体格检查:T 39℃,P 134 次/min,R 20 次/min,BP 85/60mmHg,患者疲乏无力,皮肤弹性差,眼眶凹陷,口唇干。实验室检查:Na^{+}140mmol/L,K^{+}3.2mmol/L。入院后留置胃管,当天引流胃液 300mL。

任务导向：

1.该患者的诊断是什么？

2.如何补液体？

【护理工作过程】

(一)护理评估

1.健康史

任务探究：什么原因导致体液平衡失调的发生？

了解脱水的类型，询问脱水的原因。

2.身体状况

任务探究：如何评估脱水的程度及表现？（见表 1-1-4）

表 1-1-4　脱水的程度及表现

程度	高渗性脱水	低渗性脱水	等渗性脱水
轻度	失水占体重的 2%～4%，仅有口渴、尿少表现	血清钠在 130～135mmol/L，失钠约 0.5g/kg。表现为疲乏、头晕、尿量正常或增多、尿比重低	恶心、厌食、头晕、乏力、尿少，口渴不明显。失液量同高渗性脱水
中度	失水占体重的 4%～6%。严重口渴，尿少、比重高，皮肤弹性减退，精神萎靡	血清钠在 120～130mmol/L，失钠约 0.5～0.75g/kg。除上述表现外，还有皮肤弹性减低，眼球凹陷，恶心呕吐，尿量减少、比重低，表情淡漠，血压下降	有口渴、尿少等脱水征，脉搏细速，肢端湿冷，血压不稳或下降。失液量同高渗性脱水
重度	失水占体重的 6% 以上。除上述表现外，还会出现中枢神经功能障碍，如躁动、惊厥、昏迷，严重者血压下降，甚至休克	血清钠在 120mmol/L 以下，失钠约 0.75～1.25g/kg。上述表现加重，少尿，并有休克，或出现抽搐、昏迷等	休克。失液量同高渗性脱水

3.辅助检查

做血常规、血生化检查及尿液检查等(见表 1-1-5)。

表 1-1-5　脱水检查

检查项目	高渗性脱水	低渗性脱水	等渗性脱水
尿液	尿比重高	尿比重低，常在 1.010 以下	尿比重增高
血液	血清钠浓度＞150mmol/L，红细胞计数、血红蛋白、血细胞比容轻度升高，血液浓缩	血清钠浓度＜135mmol/L，红细胞计数、血红蛋白、血细胞比容及血尿素氮均有升高	血清钠浓度基本正常，红细胞计数、血红蛋白、血细胞比容明显升高，血液浓缩

4.心理、社会状况　患者由于口渴或烦渴，易造成烦躁不安；因循环血量减少，可出现不同程度的症状，可产生焦虑或恐惧感。

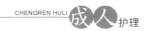

(二)护理诊断

1.首要护理诊断

(1)体液不足。与液体摄入量不足、持续性液体丢失、代谢率增高等有关。

(2)体液过多。与心、肺、肾功能不全,导致水、钠潴留等有关。

2.主要护理诊断

(1)潜在并发症。失液性休克。

(2)知识缺乏。患者对体液平衡失调的危险性认识不足。

(三)护理目标

患者体液维持平衡;患者了解有关疾病的信息;患者未出现失液性休克并发症。

(四)护理措施

1.去除和控制各种病因、及时处理原发疾病,积极配合医疗,这是防治和纠正体液平衡失调的根本措施

2.正确记录液体的出入量　24h出入量是调整补液方案的重要依据,必须准确记录,如入量有口服量和静脉输入量,出量有大小便量、呕吐量和各种引流管引出量,24h小结一次。

3.补液护理　液体疗法是指通过补液来防治体液平衡失调和供给营养物质的方法。对于水、电解质紊乱的患者,应根据患者的临床表现、化验结果,初步判断体液失衡的类型、程度,最后给予及时、正确的液体疗法。液体疗法主要包括4个方面:液体总量(补多少)、液体种类(补什么)、补液方法(怎么补)、补液效果(补液疗效观察)。

(1)液体总量。正确计算患者住院24h的补液量是纠正体液失衡的关键,一般包括三部分。

1)日需量:指每日生理需要量,成人每日需要量2000～2500mL,其中生理盐水500～1000mL,其余补给5%～10%葡萄糖溶液。

2)失衡量:亦称累积损失量,指患者从发病到入院时已经丧失的体液量。对高渗性脱水、等渗性脱水患者,临床上根据病情和化验结果,按轻、中、重脱水程度评估所缺体液量(见表1-1-2),如一位70kg体重的患者,中度脱水,失水量占体重的5%,则失水量约是70kg×5%＝3.5kg(3500mL)。对低渗性脱水患者,按轻、中、重缺钠程度评估缺钠量(见表1-1-3),算出缺钠量,再转换成生理盐水。如一位60kg体重的患者,中度缺钠,则缺钠量是60×0.6g＝36g(相当于0.9%氯化钠4000mL)。由于机体本身有调节体液的能力,所以第一日补液时,一般补估算总量的1/2,其余1/2量在第二日酌情补给。

3)继续损失量:亦称额外损失量,指治疗过程中继续丢失的体液量,如呕吐、高热、腹泻、渗液、出汗和各种管道引流液等。额外损失量的补液原则是"丢多少,补多少",所以要严格记录各种液体丢失量。体温每升高1℃,每日每千克体重额外补充水3～5mL。如出汗湿透一身衬衣裤时约丢失水分1000mL。气管切开的患者,呼吸丢失的水分是正常人的2～3倍,所以气管切开的成人患者应额外补充水分500～700mL。在临床工作中,继续损失量的补充一般在第二天补给。

体液平衡失调的处理主要是通过补液和供给营养物质来纠正,此外机体还有一定的代偿能力,补液量的计算只能作为参考,必须根据输液过程中患者的情况加以适当调整。不能过于机械,应边补液、边观察、边调整,坚持动态平衡的原则。

（2）液体种类。根据体液失衡的性质，选用电解质、非电解质、胶体和碱性溶液。

1）日需量。根据成人生理代谢情况合理补液：如成人每日需要葡萄糖 $100\sim150g$，钠 $5\sim9g$，钾 $2\sim3g$，则补生理盐水 $500\sim1000mL$，其余则补给 $5\%\sim10\%$ 葡萄糖及 10% 氯化钾 $20\sim30mL$。

2）失衡量。根据脱水的性质补液：如高渗性脱水以给 5% 葡萄糖溶液为主，以后再给予电解质溶液如生理盐水，糖与盐水之比大约为 $2:1$。低渗性脱水以补充等渗性盐水为主，必要时给予高渗性盐水。等渗性脱水补给生理盐水和葡萄糖量各半。如有缺钾则补充氯化钾，有酸中毒则给予碱性溶液，有血容量不足则给予胶体溶液。生理盐水渗透压和血浆的渗透压相同，但其 Cl^- 含量高于血浆，如大量输入生理盐水则导致高氯性酸中毒，所以目前以平衡盐液代替生理盐水，因为平衡盐液不但渗透压与细胞外液相同，而且离子数也相同，更符合生理。常用的平衡盐液有两种，一是碳酸氢钠等渗盐水，二是乳酸钠林格氏溶液，但休克和肝功能不全时不宜使用乳酸钠林格氏溶液，因易致乳酸在体内蓄积。胶体溶液包括血浆、全血、人体白蛋白和低分子右旋糖酐等。常用液体的组成与用途见表1-1-6。

表 1-1-6　常用液体的组成与用途

液体名称	用途	渗透压	非电解质/(g·L⁻¹)	电解质/(mmol·L⁻¹)						
				钠	钾	钙	镁	氯	碳酸氢根	乳酸根
5%葡萄糖	补充水分和热量	等渗	50							
10%葡萄糖	补充水分和热量	高渗	100							
5%葡萄糖等渗盐水	补充水分、热量和盐水	高渗	50	154				154		
0.9%生理盐水	补充水分及钠盐	等渗		154				154		
林格氏溶液	补充水分及多种电解质	等渗		146	4.6	2.5		155		
碳酸氢钠等渗盐水	扩容	等渗		152				102	50	
乳酸钠林格氏溶液	扩容	等渗		130	4.0	1.8		110		27.8
10%氯化钾	防治低钾	高渗			13.4			13.4		
5%碳酸氢钠	纠正酸中毒	高渗		600					600	
10%葡萄糖酸钙	纠正低钙	高渗				2.5				
10%硫酸镁	纠正低镁	高渗					4.05			
右旋糖酐	扩容	高渗		153				153		
全血和血浆	扩容、补充营养	等渗		142	5.0	2.5		103	27	

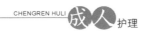
3)继续损失量:根据实际丢失的液体成分补充,气管切开患者和发热患者则补充5%葡萄糖等渗溶液。如消化液丢失一般补充平衡盐液,如果丢失大量消化液或持续时间长,应按丢失液的成分补给(见表1-1-7)。

表 1-1-7　消化液丢失后液体配置比例
单位:%

丢失液体	0.9%氯化钠	5%葡萄糖	碳酸氢钠等渗盐水	10%氯化钾
胃液	60	40		0.6~1.5
肠液	60	20	20	0.3~1.5
胆液	67		33	0.4~1.5
胰液	50		50	0.4~1.5

(3)补液方法。先计算好总量,安排好补液顺序,注意液体和药物之间的配伍禁忌。补液原则:先盐后糖、先晶后胶、先快后慢、见尿补钾、液种交替。可根据患者的具体情况适当调整。

1)先盐后糖:在一般情况下,先输入电解质溶液,后补葡萄糖溶液。因为电解质溶液属于晶体液,能维持细胞内外液的晶体渗透压和恢复细胞外液的容量。而葡萄糖被人体细胞利用,对维持体液渗透压意义不大。但对于高渗性脱水患者则应先输入葡萄糖溶液,立即降低细胞外液的液体渗透压。对于严重酸中毒患者,也应及早使用碱性溶液。

2)先晶后胶:晶体溶液具有稀释血液和扩容的作用,能改善微循环,是目前首选的平衡盐液。胶体溶液能够维持胶体渗透压,也能够稳定血容量。但早期输入胶体溶液,容易造成血液黏稠,形成微血栓,对微循环不利。如果是急性大出血而造成的低血容量性休克,则应及早使用全血、血浆和右旋糖酐等胶体溶液。

3)先快后慢:对于明显脱水的患者,早期补液要快,以便迅速补充体内所缺的水和钠,脱水情况好转后应减慢补液速度,以免加重心肺负担。对于紧急抢救的休克患者应两条静脉液体输入,必要时静脉加压输液、静脉切开或应用静脉套管针。临床上对于心肺肾功能不全的患者,静脉输入特殊药物(如钾、利多卡因、普萘洛尔、血管活性药物)、静滴高渗盐水时要减慢输液速度,不可过快。手术后患者要掌握输液速度和时间,以利于患者休息和活动。另外,输入葡萄糖溶液不应过快,要掌握量和时间的关系,因为成人葡萄糖的最高利用率是 $0.5g/(kg \cdot h)$,输入 10%葡萄糖不应超过 250mL/h,约 60 滴/min,超过此数值则产生渗透性利尿。生理需要量的液体应在 8~12h 之内均匀输入。

4)见尿补钾:尿量达到 40mL/h 才可补钾,以免肾功能障碍而引起高钾血症。但在手术后和严重创伤的情况下,因组织细胞的破坏,细胞内释放大量的 K^+ 离子,一般 2~3d 内虽然尿量正常但也不需要补充钾。

5)液种交替:液体种类和量多时,各类液体如盐类、糖类、胶体类、酸碱类等要交替输入,以利于人体的代偿和调节,以免较长时间输入同一种液体,人为地造成体液失衡。但对于有些情况属于临床特殊需要,如高渗性脱水早期应持续补充葡萄糖溶液,低渗性脱水早期应补充生理盐水等。

（4）补液效果。在补液过程中，护理人员直接管理输液工作，不但要对输入量、种类和速度心中有数，而且要严密注意不良反应和观察治疗效果，并及时报告医生，随时调整补液方案，协助处理异常情况。

妊娠剧吐严重者治疗为禁食 2～3d，每日静脉滴注液体治疗。每日补充液体总量应不少于 3000mL，保持尿量＞1000mL/d。可给予 10% 葡萄糖注射液 1000mL，5% 葡萄糖盐水 1000mL，林格氏液 1000mL，加入 2g 维生素 C 静脉滴注。

观察静脉补液治疗反应主要有下列指标：

1）精神状态：观察患者，如由躁动变安静、萎靡变精神、嗜睡昏迷变清醒等情况说明补液有效。

2）脱水征象：观察口渴、口腔黏膜干燥、眼窝内陷、皮肤弹性差、小儿前囟凹陷等是否好转。

3）血容量是否恢复：血压稳定、脉搏呼吸减慢、尿量增加、尿比重降低，说明血容量恢复。浅表静脉也能表示血容量的情况，如患者去枕仰卧颈静脉应充盈，血容量不足时则不充盈；由仰卧位改为半卧位，静脉充盈不超过锁骨上 2cm，超过则说明血容量过多或心功能衰竭。末梢循环如手背静脉，当手移到肩部高度，手背静脉在 3～5s 内排空，如未排空则说明静脉有回流受阻或血容量过多的可能；当手移到腰部高度，手背静脉在 3～5s 充盈，如超过 3～5s 充盈说明血容量不足。

4）心肺功能：如发现患者呼吸急促，心率增快，咳嗽，咳血性泡沫样痰，颈静脉怒张，两肺湿性啰音等，考虑有心衰和肺水肿的可能，应减慢或停止输液。如发现水中毒，应严格限制水的摄入量，每日水摄入量在 700～1000mL 以下，密切观察病情变化，严防脑水肿和肺水肿的发生，重症患者给予高渗氯化钠溶液，使细胞内水分渗出，同时应用利尿剂，降低血容量。大量快速补液需在中心静脉压、心电图、血生化监测下进行。水中毒引起肾功能衰竭患者采取血液透析方法排出体内水分。

有些患者由于缺水、电解质紊乱，还可导致发音不清、嘶哑甚至发音困难等。

（五）护理评价

患者体液不足是否得到纠正，有无并发症发生。

［任务 1-1-2］　钾代谢紊乱患者的护理

一、低钾血症

血清钾低于 3.5mmol/L 称为低钾血症。

（一）病因

1. 丢失过多　严重呕吐、妊娠剧吐、腹泻、长期应用糖皮质激素和利尿剂、持续胃肠减压、肠瘘、急性肾衰多尿期、糖尿病酸中毒等。

2. 摄入过少　长期禁食水和不能进食等。

3. 体内钾转移　大量应用葡萄糖和蛋白质、静脉高营养、输入冷冻的红细胞、钾离子细胞内外移动等。

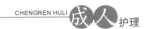

4. 碱中毒 细胞内外 H^+-K^+ 交换增多造成细胞外液低钾。另外,肾排钾增多造成低钾。

(二)临床表现

1. 神经—肌肉兴奋性降低症状 肌肉无力是最早出现的症状,严重时呼吸困难、软瘫、甚至抬头翻身困难,腱反射减弱或消失。

2. 中枢神经抑制症状 早期烦躁,严重时神志淡漠、嗜睡或意识不清。

3. 消化道症状 恶心、呕吐、腹胀、肠鸣音减弱或消失。

4. 循环系统症状 心悸、心动过速、心律不齐、血压下降,严重时发生室颤而心搏骤停。

(三)辅助检查

(1)血清钾低于 3.5mmol/L,有时血钾水平并不能反映机体含钾情况,要综合分析。

(2)心电图示 T 波低平或倒置、ST 段降低、Q-T 间期延长、U 波出现等。

(四)治疗原则

1. 病因治疗 采取措施防止钾的继续丢失,尽早恢复进食、进水。

2. 补充钾盐 最自然补充钾的方法是口服钾及给含钾高的食物,如蛋、肉、牛奶和新鲜水果,一般口服 10％氯化钾,若不能口服,则应从静脉补钾。补钾时严禁静脉推注,如需要大剂量补钾,应在心电监护下进行,有情况及时采取措施。静脉补钾要注意以下几点:

(1)观察尿量。要求尿量大于 40mL/h 或每日尿量大于 500mL 时,方可补钾。

(2)掌握浓度。静脉滴注液含钾浓度不超过 0.3％,即 1000mL 液中加入 10％氯化钾不超过 30mL,钾浓度过高可抑制心肌活动,造成心搏骤停,且对静脉刺激性大,患者不能忍受,有引起血栓性静脉炎的可能。

(3)控制速度。氯化钾进入血液,约经 15h 达到细胞内外平衡,所以成人静脉滴入速度不超过 20mmol/h(60 滴/min)。

(4)限制总量。一般禁食禁水患者而无其他额外损失钾者,每日补充生理需要量的氯化钾 2～3g;缺钾患者可给予 4～5g;严重缺钾患者如严重腹泻、急性肾衰多尿期等特殊情况,每日补充氯化钾也不宜超过 6～8g。

妊娠剧吐并发低钾血症者,一般将 100g/L 氯化钾 10～20mL 加入 500mL 液体中缓慢静滴,补钾常用剂量是每日 3.0～4.5g,补钾必须在充分补液的基础上进行,原则上静脉补钾的浓度不超过 0.3％,速度应为 1.5～3.0g/h。在妊娠剧吐的治疗过程中,补钾非常重要,掌握了科学的补钾方法,大量补钾不仅是安全的,对妊娠剧吐的治疗也是非常关键的。

二、高钾血症

血清钾高于 5.5mmol/L 为高钾血症。

(一)病因

1. 摄入过多 静脉补钾过快、过浓、过量。

2. 排出减少 急性肾衰和大剂量使用抗利尿剂,肾上腺皮质功能减退和醛固酮分泌减少。

3. 酸中毒 钾从细胞内向细胞外移动可引起高血钾。

4. 钾体内转移 当组织细胞被大量破坏时,细胞内释放大量钾离子,如挤压综合征、溶血、大面积烧伤、输大量库存血、胰岛素缺乏和使用等。

(二)临床表现

(1)患者乏力、手足麻木、感觉异常、腱反射消失、严重呼吸困难和软瘫,因为低钾时细胞膜超极化抑制,高钾时细胞膜去极化抑制,两者均表现神经—肌肉抑制症状。

(2)高钾血症可使微循环血管收缩,导致皮肤苍白、湿冷、血压改变(早期升高、晚期下降)。

(3)高钾血症抑制心肌活动,可造成心搏徐缓和心律不齐。

(三)辅助检查

(1)血清钾高于 5.5mmol/L。

(2)心电图示 T 波高耸,QRS 波群增宽,Q-T 间期延长,PR 间期也延长。

(四)治疗原则

1. 控制因

2. 禁钾　停输一切含钾药物,如青霉素钾盐;禁食含钾高的食物,如蛋、肉、牛奶和水果(如橘子等)。

3. 抗钾　可用 10％葡萄糖酸钙加等量 5％葡萄糖溶液缓慢静脉注射,因钙有拮抗钾离子导致的抑制心肌的作用,可重复使用,但钙与碱性液不应同时应用,因可造成沉淀。

4. 转钾　碱化细胞外液,输入 5％碳酸氢钠溶液,一是增加肾小管排钾,二是使钾离子向细胞内转移;促进糖原合成,输入葡萄糖、胰岛素,可使钾转入细胞内而降低血钾;注射丙酸睾酮或苯丙酸诺龙加速蛋白质的合成,减少分解代谢。

5. 排钾　应用阳离子交换树脂聚磺苯乙烯口服或灌肠,每日 4 次,每次 15g,可从消化道带走大量的钾离子;最有效的方法是血液透析。

[任务 1-1-3]　酸碱平衡失调患者的护理

正常人体血液的 pH 值维持在 7.35～7.45,机体通过血液中的缓冲系统、肺和肾三个途径来维持体液的酸碱平衡。

缓冲系统中最重要的缓冲对是 HCO_3^-/H_2CO_3,正常人血中 HCO_3^- 含量为 27mmol/L,H_2CO_3 为 1.35mmol/L,两者之比维持在 20：1;当体内酸增多时,由碳酸氢根结合氢离子,使酸中和;当碱增多时,由碳酸放出氢离子去中和碱,以保持血液酸碱度在正常范围内。缓冲系统的作用发生快,能应付急需,但最终还要依靠肺和肾将酸排出体外。

肺主要通过排出 CO_2 来调节血中 H_2CO_3 的浓度。当血 PCO_2 升高时,呼吸加深加快,CO_2 排出增多,使血 H_2CO_3 下降;相反,当血 PCO_2 降低时,肺的代偿会使血 H_2CO_3 升高。呼吸的调节量是很大的,但只对挥发性酸起作用。

肾是调节酸碱平衡的重要器官,通过排 H^+ 和 NH_4^+,吸收 Na^+ 和 HCO_3^- 来调节,排出非挥发性酸和过多的碱性物质来维持血浆 HCO_3^- 浓度的稳定。上述三种形式相互配合,共同发挥调节和代偿作用。

此外,当酸碱中毒时,H^+ 离子向细胞内外的移动,也有利于调节酸碱平衡。

过多的酸或碱超过人体的调节能力,导致酸碱失衡。血 pH 值低于 7.35 为酸中毒,血

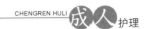

pH 值大于 7.45 为碱中毒。按其发生原因可分为代谢性和呼吸性酸碱平衡失调,凡因代谢因素使体内酸或碱过多过少,造成血中 HCO_3^- 原发性增高或降低,称为代谢性碱中毒或酸中毒;凡因呼吸功能的变化导致血中 H_2CO_3 原发性增高和降低,称为呼吸性酸中毒或碱中毒,以上是最基本类型。按其发展阶段分为代偿性和失代偿性,此外在疾病发展过程中还有酸碱失衡的混合型。不同类型的酸碱平衡失调常表现出特征性的血生化指标改变(见表 1-1-8)。

表 1-1-8 常见的几种酸碱失衡的化验指标

指标	检测项目	临床意义	正常值	代谢性		呼吸性	
				酸中毒	碱中毒	酸中毒	碱中毒
共用指标	血 pH	反映血液酸碱度	7.35～7.45	<7.35	>7.45	<7.35	>7.45
	二氧化碳结合力(CO_2CP)	间接反映血浆 HCO_3^- 中的 CO_2 量	23～31mmol/L 平均 50～70mmol/L	下降	上升	代偿性上升	代偿性下降
代谢性指标	标准碳酸氢根(SB)	标准状态下测得的 HCO_3^- 量	22～27mmol/L 平均 24mmol/L	明显下降	明显上升		
	碱剩余(BE)	表示体内碱储备的增减	±3mmol/L	明显下降	明显上升		
	缓冲碱(BB)	血中 HCO_3^-、HPO_4^{2-}、蛋白质及血红蛋白等缓冲物总和	45～55mmol/L 平均 50mmol/L	明显下降	明显上升		
呼吸性指标	二氧化碳分压(PCO_2)	正常物理状态下溶解于血浆中 CO_2 量	35～45mmHg 平均 40mmHg	代偿略下降	代偿略升高	明显上升	明显下降

一、代谢性酸中毒

(一)病因

1. 体内酸性物质产生过多 主要有妊娠剧吐、脱水、高热、饥饿、休克、糖尿病等。

2. 体内碱性物质丢失过多 肠梗阻、肠瘘、腹泻等丢失大量碱性液体。

3. 肾排酸减少 急性肾功能衰竭。

(二)临床表现

(1)呼吸代偿。酸中毒时,肺代偿调节加强,以便排出更多的 CO_2,降低 H_2CO_3 浓度,呼吸加深加快(Kussmaul 呼吸),有时呼吸有烂苹果味或酮味,是发热、饥饿、糖尿病等体内脂肪氧化不全产生过多酮体所致。

(2)对心血管功能影响。酸中毒时 H^+ 离子浓度升高,抑制 Ca^{2+} 离子与肌钙蛋白的钙受体结合,K^+ 离子浓度也高,两者都抑制心肌收缩能力。患者心率快、心音弱、血压低。H^+ 离子浓度升高,可使毛细血管扩张,口唇樱红色,面部潮红。休克患者导致酸中毒,因缺氧导致口唇发绀。

(3)对中枢神经系统的影响。酸中毒导致脑中 γ-氨基丁酸生成增多,对中枢神经系统有抑制作用,患者有头晕、头痛、嗜睡等症状,严重时可昏迷。

（三）辅助检查

血 pH 值低于 7.35，CO_2CP 降低，BE 负值增大，血 HCO_3^- 值下降，尿呈强酸性。

（四）治疗原则

对于轻度代谢性酸中毒患者，经消除病因、静脉输液，尿量增多后可自行纠正。中、重度患者需碱性溶液治疗。常用的碱性溶液为 5% 碳酸氢钠，其量一般由医生根据血 HCO_3^- 值来计算。成人量 5% 磷酸氢钠 200mL，可一次给予；如量较大则应分次给予。首次可给全量的 1/2，以后根据临床表现和复查 HCO_3^- 情况，再行补充。

妊娠剧吐并发酮症酸中毒者，根据二氧化碳结合力监测结果，可选择碳酸氢钠或者乳酸钠静脉滴注以纠正。但补充碱性液体时，由于机体自身具有较强的酸碱平衡调节能力，而且随着补液量的增加，酸中毒程度也能够得到缓解，故补充碱性液体量宜少不宜多。

二、代谢性碱中毒

（一）病因

1. 酸性物质丢失过多　长期禁食、呕吐、胃肠减压，使得 K^+、Na^+ 丢失过多，体内 HCO_3^- 增高，导致低钾低氯性碱中毒。

2. 碱性物质输入过多　如输入过量的碳酸氢钠、输血和全胃肠道营养等。

3. 应用某些利尿剂　长期或大量使用呋塞米（速尿）等利尿剂，Cl^- 排出多于 Na^+，Na^+ 和 HCO_3^- 增多，导致低氯性碱中毒。

4. 低钾血症　细胞内外 H^+-K^+ 交换增多，降低 H^+ 浓度，导致低钾性碱中毒。

（二）临床表现

（1）呼吸系统。因呼吸中枢被抑制，呼吸浅而慢。

（2）循环系统。出现心律不齐、心率加快。

（3）神经肌肉应激性。因 Ca^{2+} 减少，致肌张力增高、手足抽搐、腱反射亢进。

（4）中枢神经系统。因脑细胞代谢障碍，导致焦虑、激动、头晕、谵妄、嗜睡和昏迷等。

（三）辅助检查

血 pH 值大于 7.45，血浆 HCO_3^- 增高，CO_2CP 增高，尿呈碱性。但低钾性碱中毒出现反常性酸性尿。

（四）治疗原则

病情较轻患者，补充生理盐水和氯化钾即可改善症状，纠正低钾、低氯性碱中毒。对严重碱中毒患者，则需补充氯化铵或 0.1mol/L 盐酸溶液。

三、呼吸性酸中毒

（一）病因

（1）由于呼吸功能障碍造成体内 CO_2 积聚过多引起高碳酸血症，见于气胸、胸外伤、呼吸道梗阻等。

（2）呼吸中枢性疾病。

（二）临床表现

主要有呼吸困难、乏力、胸闷、气促、发绀、头晕、头痛甚至谵妄和昏迷，有时合并高钾血

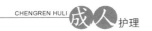

症状。

(三)辅助检查

血 pH 值降低,血 PCO_2 增高,CO_2CP 由于肾的代偿作用略增高。

(四)治疗原则

(1)去除致病因素。

(2)保证呼吸道通畅。解除气管痉挛,吸痰,必要时气管切开。

(3)改善肺换气功能。吸氧,呼吸兴奋剂、呼吸机的应用。

(4)纠正酸中毒。可直接应用中和碳酸的药物,如 5% 碳酸氢钠。

四、呼吸性碱中毒

(一)病因

休克、脑损伤、高热、癔症等。由于应用辅助呼吸使呼吸过多,CO_2 排出过多,造成低碳酸血症。

(二)临床表现

呼吸深快和不规则、胸闷、手足和面部肌肉麻木、震颤,可发生抽搐、表情淡漠、头晕和晕厥。

(三)辅助检查

血 pH 值增高,血中 PCO_2 降低,CO_2CP 由于代偿略降低。

(四)治疗原则

(1)去除致病因素。

(2)增加呼吸无效腔,减少 CO_2 呼出,用纸罩盖住口鼻,减少 CO_2 的排出量,或吸入 CO_2 含量高的气体,如 5% CO_2 的含氧气体,调整呼吸机。

(3)处理手足抽搐,必要时静脉推注 10% 葡萄糖酸钙。

【知识拓展】

水中毒

(一)病因病理

水中毒是指各种病理原因导致水在体内积聚,细胞外液被稀释,导致低钠血症,同时水向细胞内转移而引起细胞内水肿的疾病。其原因有以下几点:肾、心、肝功能不全,且未限制水分的摄入量;急性感染、严重创伤、大手术后等应激状态下抗利尿激素增多,此时过多输入不含电解质的溶液;重度缺钠患者,连续多日摄入不含电解质的溶液。

(二)临床表现

以脑细胞水肿症状最为突出,患者可有头痛、意识不清、嗜睡、躁动、昏迷等;体重增加;早期可见眼结膜水肿,较重时有凹陷性水肿甚至肺水肿的发生。

(三)辅助检查

血常规发现有血液稀释,血清钠低于正常值,可降至 120mmol/L 以下。

(四)治疗原则

积极治疗疾病,并严格限制水分的摄入,每日控制在 700～1000mL 以下,重症者可输入高渗氯化钠溶液,纠正细胞外液低渗,同时使用呋塞米等利尿剂。肾功能衰竭患者采用透析疗法排出体内多余的水分。

（王　颖）

任务 1-2　营养支持与护理

学习目标

- **知识目标**
  1.掌握营养支持的各种途径;
  2.熟悉肠内营养的各种营养制剂;
  3.掌握要素膳的使用方法;
  4.熟悉肠外营养的营养制剂;
  5.熟悉肠外营养的输注途径和方法,尤其是 TPN 的输注方法;
  6.熟悉妊娠期营养支持的重要性及各项指标。
- **能力目标**
  1.能根据测量指标评估患者的营养状况;
  2.能根据患者综合条件合理选择营养支持的途径;
  3.能根据病情合理安排肠内营养制剂种类、支持时机、途径及输注方式;
  4.能及时发现肠内营养及肠外营养的并发症,并采取相应的护理措施;
  5.能根据妊娠不同时期合理安排营养膳食。

【知识背景】

　　人体必须与环境保持平衡才能维持健康。在环境因素中,影响人体健康的有空气、土壤、水、辐射、营养等因素,其中营养是环境因素中的重要因素。人体需要不断地从食物中摄取营养以保证人体与外界环境的能量平衡和物质代谢的平衡,以维持人体的健康水平。

　　营养是指人体摄入、消化、吸收和利用食物中的营养成分,维持生长发育、组织更新和良好健康状态的动态过程。食物中具有营养功能的物质称为营养素,包括碳水化合物、脂肪、蛋白质、维生素、矿物质、水及膳食纤维。它们通过食物被获取并能在人体内被利用,这些物质具有供给能量、构成组织及调节生理的功能。孕期是人体生理的特殊时期,对营养的需求大大增加,需要合理的营养和平衡的膳食,很多学者观察到妊娠营养与母子双方健康之间存在着一定关系。营养的不足或过剩都会影响母体和胎儿的健康,所以营养的适量补充至关重要。

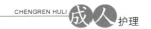

一、营养状态的评估

(一)营养状态

测量指标有身高、体重、皮褶厚度、上臂围、上臂肌围等。

1.体重 体重是评价营养状态的一项重要指标,也是反映机体营养状态的基本数据之一。测量体重应有固定的时间、衣服、体重机。

$$标准体重(kg)=［身高(cm)-100］×0.9$$

当1个月内体重损失率＞5％、3个月内体重损失率＞7.5％、6个月内体重损失率＞10％,或实际体重低于理想体重90％时,均可视为体重显著下降;当体重丢失＞20％时,即视为蛋白质—热能营养不良的证据之一。

(1)体重指数(BMI):BMI＝体重(kg)/身高(m)²

(2)理想值介于18.5～23.9。

2.肱三头肌皮褶厚度(TSF) 肱三头肌皮皱厚度是间接判断体内脂肪储存量的一项指标。可用肱三头肌皮褶厚度测量计钳夹肩峰于尺骨鹰嘴连线中点处的上臂伸侧皮肤及皮下脂肪,连测3次,取其平均值,并计算实测值占理想值的百分比。当低于正常参考值的90％时,考虑存在营养不良的情况。

正常值范围:男性11.3～13.7mm,女性14.9～18.1mm

3.上臂肌围(AMC) 用于判断骨骼肌或体内瘦体组织量。方法:先测量上臂中点周长(AC),再根据公式计算:

$$AMC(mm)=AC(mm)-3.14×TSF(mm)$$

正常值范围:男性228～278mm,女性209～255mm

当测得值低于正常参考值的90％时,需考虑可能存在营养不良。

4.肌酐身高指数 肌酐是肌肉蛋白质的代谢产物,尿肌酐排泄量与体内骨骼肌群基本成正比,可用于判断骨骼肌含量。

男性肌酐身高指数(％)＝尿肌酐排泄量(mg/24h)×100％

女性肌酐身高指数(％)＝尿肌酐排泄量(mg/24h)×100％

5.血浆蛋白 血浆蛋白浓度降低是营养不良最明显的生化特征,是体内供给合成蛋白质的基质缺乏所致。血浆蛋白低于30g/L为营养不良。

6.免疫功能测定 营养不良时也伴有免疫功能下降。

(1)全淋巴细胞计数(TLC)。这是反映免疫功能的简易参数之一。

TLC＝全淋巴细胞百分数×白细胞计数/100

TLC＝$1.5×10^9$/L为正常;$(0.8～1.2)×10^9$/L为中度营养不良;$<0.8×10^9$/L为重度营养不良。

(2)皮肤迟发型超敏试验。可了解机体对抗原的反应性,常用的抗原包括植物血凝素(PHA)、结核菌素、腮腺病毒和白色念珠菌等。

7.氮平衡测定 氮平衡系每日摄入氮量与排出氮量之差,用于了解机体代谢状态及体内蛋白质分解程度。

氮平衡＝氮摄入量—氮排出量(尿中尿素氮＋4)

氮摄入量(g/d)＝(24h 输入氨基酸液总含氮量(g)＋肠道氮摄入量(g))/蛋白质量(g)

氮排出量(g/d)＝24h 尿素氮(g)＋尿中的氮含量(g)×2＋粪、汗中的氮含量(g)

二、营养支持

营养支持的目的是预防和纠正患者在疾病或治疗过程中可能出现或已经出现的营养不良。营养支持包括肠内营养和肠外营养两种方法(如图 1-2-1 所示)。随着对胃肠道结构和功能的研究不断深入,我们逐步认识到胃肠道不仅是一个消化吸收营养物质的器官,也是重要的免疫器官。

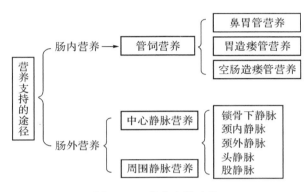

图 1-2-1　营养支持途径

【工作任务—案例导入】

患者,女性,42 岁,已患十二指肠溃疡 10 年。1 年来,每晚呕吐隔夜食物,体瘦,诊断十二指肠溃疡合并幽门梗阻。

任务导向:

(1)该患者需要营养支持吗?

(2)营养支持一般何时开始?

(3)输注的途径有哪几条?

【护理工作过程】

(一)护理评估

1. 健康史

任务探究:如何评估该患者是否需要进行营养支持?

评估该患者的营养状态:

(1)测量指标有身高、体重、皮褶厚度、上臂围、上臂肌围等。

(2)测量肌酐身高指数、血浆蛋白、免疫功能测定、氮平衡测定。

2. 身体状况

任务探究:如何判断该患者营养状态?

营养不良的类型有以下三种:

(1)蛋白质—热能营养不良。蛋白质—热能营养不良主要是热量摄入不足,逐渐消耗肌肉组织与储存的脂肪所致,但内脏蛋白质的产生维持正常,表现为体重下降,皮褶厚度与上

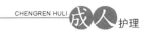

臂肌围等人体测量数据下降,肌肉重量减少,血浆蛋白下降,在临床上较易诊断。晚期肿瘤患者常发生此类营养不良。

(2)蛋白质营养不良。蛋白质营养不良往往发生于既往营养状态良好的患者,当发生应激时,因高分解代谢及营养素摄入量不足,使内脏蛋白质被消耗,人血白蛋白、转铁蛋白、前白蛋白降低,免疫功能受损,细胞免疫与淋巴细胞计数异常,但人体测量值正常。多见于严重应激的患者,如创伤、烧伤、感染等,通过血清蛋白及免疫功能测定予以诊断。

(3)混合型营养不良。这是一类严重的营养不良,表现为内脏蛋白质合成减少,肌肉组织及皮下脂肪消耗。免疫应答能力与伤口愈合能力下降,感染性并发症及器官障碍发生率增高。多发生于慢性疾病及高代谢应激导致饥饿状态的危重患者。

3.辅助检查

实验室检查:①红细胞计数、血红蛋白测定;②血尿素氮、尿比重、尿常规测定;③血清电解质测定,了解电解质紊乱情况。

4.心理、社会状况

营养不良大多病程长、反复发生,患者心理负担重,需要有一定的经济支持,需要了解家庭和社会的支持状况。

(二)护理诊断

1.首要护理诊断

营养失调:低于机体需要量,与患者反复呕吐和溃疡等有关。

2.主要护理诊断

(1)有感染的危险。与营养失调、免疫力降低有关。

(2)焦虑。与反复呕吐有关。

(三)护理目标

纠正营养失调;减少或避免并发症的发生;减轻焦虑症状。

(四)治疗与护理

(一)肠内营养支持

肠内营养(enteral nutrition,EN)是指经口或喂养管提供机体代谢所需的营养物质,预防和纠正营养不良的一种营养支持治疗方法。

肠内营养支持治疗的优越性除了体现在营养素经消化道消化、吸收和利用,符合生理、方便、费用低廉要求外,更显示在其有助于维持肠道黏膜结构和屏障功能完整性的优点上。机体在严重创伤、感染、休克等应激情况下,肠道的缺血与再灌注损伤不仅影响胃肠道本身结构与功能,造成肠黏膜受损与细菌或毒素移位(translocation),还可进一步引发肠源性感染及远隔器官的功能损害。

1.肠内营养制剂

(1)匀浆膳。

1)定义:匀浆膳是由多种自然食物经粉碎加工后,混合配制成流汁状态的营养液。适用于胃肠道有消化不良、吸收障碍或受疾病和治疗限制不能经口进食者,或经口饮食有困难的患者。

2)组成:氮源来自富含蛋白质的自然食品,主要包括乳类、蛋类、鱼类和瘦肉等。一般蛋白质占总热量的 15％～20％;碳水化合物:主要来自于米、面类食物,占总热量的 50％～60％;脂肪:主要来自于植物油,占总热量的 20％～30％。匀浆膳还能提供丰富的维生素和矿物质及适量的膳食纤维。

(2)要素膳。

1)定义:要素膳是一种营养素齐全、水溶后容易被肠道吸收的无渣膳食。它以氨基酸和蛋白质水解物为氮源,以葡萄糖、蔗糖或麦芽糊精为主要热源,脂肪含量不等。

2)分类:

①按化学组成分类:有单体和多聚体配方膳之分。单体配方的特点是无需消化,其中氮以肽和游离氨基酸形式存在;碳水化合物以低聚糖和单糖形式存在;脂肪通常以植物来源的中、长链甘油三酯为主。多聚体配方膳中营养素均以大分子形式存在,需在消化酶作用后才能被吸收。

②按含氮量分:有标准氮和高氮配方之分。

③按脂肪含量分:有低脂肪和高脂肪配方之分。

④按作用特点分:有营养支持和特殊疾病治疗用之分。

3)要素膳的适应证:凡有管饲适应证的患者均可用要素膳。

4)要素膳禁忌证:三个月内的婴儿,不能耐受高渗性液体的喂养;严重短肠综合征的早期,应采用完全胃肠外营养(TPN)支持,然后逐步过渡到经口营养;各种类型的肠梗阻;糖尿病及各种代谢异常的患者;先天性氨基酸代谢紊乱的儿童等。

2. 肠内营养支持时机

临床资料显示,手术、创伤、烧伤后早期(24～48h 内)开始肠道营养制剂支持有其安全性与可行性,并促进肠运动、吸收功能的恢复,使患者较早过渡到经口饮食。具体可参考以下几方面因素:

(1)危重患者早期肠道喂养可在患病 24～48h 内开始。

(2)全身性感染和 MODS 危重患者,病情往往较重,受累器官多,宜以"肠外营养＋肠内营养"的形式实现营养支持,并使肠内营养比例超过 20％。

3. 肠内营养支持途径

肠内营养置管类型包括鼻胃管、鼻肠管、胃造口或空肠造口置管。

(1)鼻胃管。胃管是最常用的喂养途径,但合并吞咽困难或放置气管插管的患者,容易反流而窒息。

(2)空肠造口置管。空肠造口置管常与开腹手术同时进行,操作简单,置管确实可靠。

(3)经皮内镜导管胃造口及空肠造口。经皮内镜导管胃造口术是在内镜协助下,经腹壁、胃壁造口置管的方法。这种方法降低了并发症的发生,延长了留置导管时间。

4. 肠内营养液的输注方式

肠内营养液输注方式常分为定时灌注、连续输注和间歇持续输注三种形式。

(1)定时灌注。根据正常饮食时间,定时自营养管注入一定量的肠内营养液。这种方法适用于胃肠运动良好、贲门功能正常的患者。

(2)连续输注法。营养液经导管 24h 匀速输入而无间歇。常需要肠内营养泵控制速度,应用较为普遍。其优点在于腹胀、腹泻、腹痛等并发症较少,但肺炎的患病率较高。

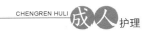

（3）间歇持续输注法。在持续匀速输注期间有一定的间歇期，如连续输注 16～18h，需停止输注 8d，以保持胃液 pH 值处于正常范围，抑制上消化道细菌的生长。有报道说，ICU 患者采用连续输注方式给予肠内营养 3d 以上，半数患者即可能发生肺炎，而采用间歇持续输注方式可使机械通气。

5.肠内营养的并发症与处理

（1）反流、误吸与肺部感染。

1）肠内营养管移位与折返：一旦发现，应立即重新置管及调整位置。

2）胃排空不良及腹胀：食管、胃切除手术使消化道解剖结构发生变化，胃肠运动障碍以及肠内营养应用不当时，可导致消化液、营养液的反流与误吸。此时，可应用胃动力药促进胃排空及肠蠕动；同时注意监测患者胃或肠内营养液的滞留量或胃肠减压量。

3）吸入性肺炎：在肠内营养治疗过程中，可能发生营养液误吸进呼吸道，引起吸入性肺炎，严重者可出现呼吸困难或呼吸衰竭。一旦发现应立即停用肠内营养，改用肠外营养，同时取半坐位，进行临床治疗和护理。

4）意识障碍：意识障碍患者吞咽、咳嗽反射减退甚至消失易导致误吸和吸入性肺炎，故应在患者进食时严密观察。

（2）腹泻。腹泻是肠内营养较常见的并发症，导致腹泻的原因包括：

1）配制营养液的容器被污染；

2）悬挂时间较长或存留有前期未输完的营养液；

3）低白蛋白血症（白蛋白＜25g/L）；

4）全身性感染；

5）多脏器功能障碍综合征；

6）发热或低温；

7）应用广谱、强力抗生素；

8）输注速度过快、溶液渗透压较高及温度较低。

腹泻的防治：①营养液的无菌配制：要求每日配制、低温存放，每日更换输注用品；②血浆白蛋白＜25g/L 者应先予补充纠正；③适当控制体温；④输注速度由慢逐渐增快，一般为 60～80mL/h；⑤若腹泻与抗生素应用有关，应停用抗生素，并补充双歧杆菌、酵母菌、乳酸杆菌等肠道生态菌；⑥注意营养液的温度及浓度，以不同个体能耐受为标准。

（3）腹胀、便秘和腹痛。患者在开始肠道喂养时，更应注意减慢输注速度，降低浓度，并配合胃肠动力药物，密切监测胃或肠内潴留。当胃内潴留量＞100mL、小肠内潴留量＞200mL 时，应注意减量或停用。便秘者可增加膳食纤维。

（4）恶心与呕吐。灌注速度过快、温度过低、胃肠排空障碍引起的胃、肠内液体潴留，也可导致呕吐。

（5）倾倒综合征。放置空肠营养管的危重患者，可出现倾倒综合征，因高渗溶液快速进入小肠所致。此时减慢输注速度，适当稀释营养液以降低渗透压，多可使症状缓解。

（6）机械性并发症。

1）肠内营养管堵塞：配制营养液过稠、未调匀，停止输注后未及时冲洗，添加口服药未充分碾碎或溶解，均可使导管堵塞。配制的营养液室温下放置时间过长可变质形成凝块，冷藏贮存者置于过高温度水中加温亦可形成凝块。所以,每次营养液输注完及药物注射后,均应用>30mL 盐水或温开水冲洗导管以确保无堵塞。

2)鼻咽食管和胃黏膜损伤及炎症:留置时间长、管径粗、质地硬的导管,可造成鼻腔、咽部、食管黏膜受损,导致炎症。

(7)代谢性并发症。

与肠外营养支持基本相同,包括葡萄糖不耐受、电解质失衡及某些营养素缺乏或过剩等。

(二)肠外营养支持患者的护理

肠外营养(parenteral nutrition,PN)是指通过胃肠外途径提供机体代谢过程所需全部营养素的营养支持方法。目前采用的主要途径是经静脉内输给,故又称静脉营养(intravenous nutrition),如完全胃肠外营养(total parenteral nutrition,TPN),当患者被禁食,营养物质全部通过静脉途径提供。

1. 肠外营养制剂

能源性营养物质包括碳水化合物、脂肪乳剂和氨基酸;非能源性营养物质包括水、电解质、微量元素和维生素。

(1)碳水化合物。碳水化合物是非蛋白质热量的主要部分,临床常用的是葡萄糖、果糖、木糖醇和山梨糖醇等。葡萄糖输注速度应限制在<4mg/min,血糖<11mmol/L,一般8～10mmol/L较为理想。1mol 葡萄糖完全氧化可产热 4kcal,机体一般能代谢 3～5mg/(kg·min)葡萄糖而不需要增加外源性胰岛素。在应激状况下,葡萄糖的处理能力受到抑制,这使葡萄糖耐量下降,葡萄糖的氧化代谢发生障碍,糖的利用受到限制。

(2)脂肪乳剂。应用脂肪乳剂的主要目的是供能及提供必需的脂肪酸(亚油酸、亚麻酸)。成人需要量为 1～1.5g/kg。临床上常用的脂肪乳剂有长链甘油三酯、中链甘油三酯。长链甘油三酯进入细胞线粒体后的氧化和产能均需要卡尼汀的帮助。在应激状态下,卡尼汀的产生较少,不利于长链甘油三酯的代谢;中链甘油三酯不需要卡尼汀即能迅速氧化和产能,从血浆中清除,既不形成脂肪组织,又能产生较多的酮体,成为一种良好的能源,但其不含人体必需的脂肪酸,需与长链甘油三酯混合输入。

脂肪乳剂的优点:可促进脂溶性维生素的吸收;创伤时能全部被机体利用,不会从尿及粪中排出,因此透析时可用脂肪乳剂;可提供人体必需的脂肪酸;代谢后呼吸商低(0.7),不增加肺负担。碳水化合物的呼吸商是1,蛋白质的呼吸商是0.9,与葡萄糖合用,能起节氮作用。

脂肪乳剂的缺点:输注速度太快会导致体温升高和寒战;肝功能不良患者使用时血脂升高。

(3)氨基酸。氨基酸是蛋白质的基本结构。现多由结晶 L 氨基酸按一定的氨基酸组成模式配制成静脉输注的氨基酸液,含有各种必需氨基酸(EAA)及非必需氨基酸(NEAA)。每天氨基酸补充量为 1.0～1.4g/kg,氮的补充量为 0.25～0.35g/kg,应视病情选择不同的氨基酸液。一般营养支持治疗常选用平衡氨基酸液。

(4)电解质。成人电解质的每日需要量为:钠 100～126mmol(4～9g),钾 60～80mmol (2～5g),镁 7.5～12.5mmol,钙 5～10mmol,磷酸盐 10mmol。

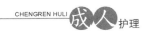

（5）微量元素。微量元素的日需要量有多种推荐方案：铁 $50\mu mol$、锰 $40\mu mol$、氟 $50\mu mol$、锌 $20\mu mol$、铜 $5\mu mol$、碘 $1\mu mol$、格力福斯针、21 金维他、施尔康、善存。

（6）维生素。维生素的日需要量有多种推荐方案：欣维 2 支/d 或维佳林 2 支/d 等。

2. 肠外营养的适应证

（1）高代谢患者，如严重创伤、严重烧伤、败血症患者。

（2）胃肠道不能进食超过 5d 以上的患者，如急性胰腺炎、肠瘘患者。

（3）肺部疾病应用机械辅助呼吸的患者。

（4）胃肠道功能减退、食欲差、进食量不足超过一周的患者。

（5）既往存在营养不良，如肝脏疾病、心力衰竭或肾功能不全等导致营养不良，又合并急性病变的患者。

3. 营养支持的时机

患者循环稳定，水、电解质与酸碱失衡得到初步纠正后，为了维持细胞代谢与器官功能，防止进一步的营养损耗，应及早给予营养支持。一般在初期治疗后 24～48h 可开始。

4. 营养输注的途径

肠外营养的输注途径包括经中心静脉肠外营养（CV-PN）和经外周静脉肠外营养（PV-PN）两种。其选择须视病情、输注量及其组成成分而定。当短期（<1～2 周）营养支持，或作为部分营养补充，或中心静脉置管和护理有困难时，可经周围静脉输注；但当长期、全量补充时以选择中心静脉途径为宜。

5. 肠外营养并发症

肠外营养并发症可分为导管相关并发症和代谢相关并发症两大类。

（1）导管相关并发症。

1）气胸、血胸和大血管损伤。静脉穿刺可造成动脉、静脉、胸膜、肺等损伤。严重气胸应行紧急穿刺抽气。若导管误置入胸腔，并输入营养液，可导致胸腔积液。

2）空气栓塞。除输液完毕未及时更换导管或导管连接处脱落可引起空气栓塞外，穿刺置管过程中亦可发生空气栓塞。空气栓塞一旦发生，应立即使患者取左侧卧位，头低脚高。

3）导管栓塞与静脉栓塞。在输液缓慢、导管扭曲、高凝状态等情况下，导管尖端及周围可形成血栓。另外，因为营养液多为高渗物，长时间输注可使静脉壁受刺激而发生静脉炎及血栓。

4）导管相关性感染。由于导管与外界相通，因此非常容易使病原菌进入人体产生导管相关性感染。

（2）代谢相关并发症。

1）糖代谢紊乱。主要表现为高血糖伴渗透性利尿。肠外营养支持，特别是初期阶段，往往会使血糖升高更加严重。

2）脂代谢异常。某些患者存在脂肪代谢异常的基础疾病，如高脂血症、肝硬化、胰腺炎、梗阻性黄疸、糖原病等。严重应激的患者，可能会很快出现必需脂肪酸的缺乏。

3）蛋白质和氨基酸代谢紊乱。①血清氨基酸不平衡。②高氨血症：肝硬化、肝移植等危重患者应特别注意。③血尿素氮升高：蛋白质、氨基酸补充过多还可导致肾前性氮质血症，血尿素氮升高。

4）电解质失衡。

①低血钾与高血钾：造成低钾的原因有较高浓度的葡萄糖输入，应用外源性胰岛素促使糖原合成，钾离子进入细胞内而使血钾浓度下降；渗透性利尿或应用利尿药使尿钾排出增多。引起高钾的原因是钾的补充过多，如大量输库血可造成血钾浓度过高，碱性液体的输注可促使钾向细胞外转移，肾功能衰竭时可出现高钾血症。

②低磷低钙：在磷吸收障碍、尿排磷异常、高碳酸血症时的细胞内磷转移等因素影响下，磷的内稳态会发生改变，故应注意监测血磷浓度，及时补充。长时间卧床患者因骨钙吸收增加，可导致低血钙，应注意监测和补充。

5）其他。微量元素缺乏和维生素不足等。

（3）胆汁淤积和肝功能损害。

长时间无食物刺激使缩胆囊素等激素分泌减少、肠外补充营养时肝脏血流受影响及胆汁分泌量减少、营养液中糖脂比例不当或葡萄糖输注过多、肝肠循环破坏等都可能发生胆汁淤积和肝功能损害，临床表现为肝酶与胆红素升高，重者会出现右上腹痛、发热、黄疸、胆囊肿大等症状。

肝功能异常与胆汁淤积的防治：降低非蛋白质热量，特别是葡萄糖的热量，以脂肪替代部分葡萄糖，将有助于防治肝功能异常与淤胆；及早胃肠道进食将有助于肝功能恢复及促使黄疸减轻。

6.营养支持监测指标

（1）体重。评价患者的营养状态，估计营养需要量。

（2）血气分析检查。危重病患者常存在酸碱紊乱，进行营养支持特别是肠外营养支持时，常会影响体内的代谢，故应经常监测动脉血气。

（3）内脏蛋白测定。内脏蛋白测定是常用的观察指标，可以反映体内蛋白质贮存情况与代谢状态。

（4）免疫功能测定。如淋巴细胞、免疫球蛋白、T淋巴细胞亚群等测定。

（5）氮平衡测定。氮平衡系每日入氮量与排出量之差，用于了解机体代谢状态及体内蛋白质分解程度。

（6）血糖监测。

（7）血浆渗透压。

（8）血清电解质。

（9）血清微量元素与维生素。

（10）血常规、肝功能、血脂等测定。

【知识拓展】

孕产妇营养支持

孕期营养不良对母体及胎儿的影响：

（一）妊娠期间营养不良对母体的影响

1.营养性贫血　包括缺铁性贫血和缺乏叶酸及维生素 B_{12} 引起的巨幼红细胞性贫血。

2.骨质软化症　维生素 D 的缺乏可影响钙的吸收，会引起妊娠期母体骨钙不足，引起脊

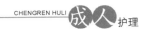

柱、骨盆骨质软化,骨盆变形,重者甚至难产。

3.营养不良性水肿 妊娠蛋白质严重不足所致。

(二)孕期营养不良对胎儿的影响

1.先天畸形 例如:叶酸缺乏可导致神经管畸形,以无脑儿和脊柱裂的表现为主;缺乏锌则会影响胎儿脑发育并有多发性骨骼畸形;维生素 A 缺乏或过少均可导致无眼、小头等先天畸形的发生。

2.低出生体重 多种营养素缺乏引起生长发育停滞所致。

3.脑发育受损 如果营养不良发生在妊娠前 3 个月,胎儿长得较慢而且脑细胞数也会减少,会影响孩子智力发育。

表 1-2-1　每日膳食营养素推荐摄入量

	中国营养学会推荐量			
	成年女子(轻劳动)	孕妇		乳母
		4～6 个月	7～9 个月	
能量(kcal)	2100	2300	2300	2600
（MJ）	8.8	9.6	9.6	10.9
蛋白质(g)	60	75	80	80
脂肪(热比)	20%～30%	20%～30%	20%～30%	20%～30%
钙(mg)	800	1000	1200	1500
铁(mg)	20	25	35	25
锌(mg)	15	20	20	20
硒(μg)	50	50	50	50
碘(μg)	150	200	200	150
视黄醇当量(μg)	800	900	900	1200
维生素 D(μg)	5	10	10	10
维生素 E(mg)	14	14	14	12
维生素 B_1(mg)	1.3	1.5	1.5	1.8
维生素 B_2(mg)	1.2	1.7	1.7	1.7
烟酸(mg)	13	15	15	18
维生素 B_6(mg)	1.2	1.9	1.9	1.9
维生素 B_{12}(μg)	2.4	2.6	2.6	2.6
叶酸当量(μg)	400	600	600	500
维生素 C(mg)	100	130	130	130

（常金兰）

任务 1-3　休克患者的护理

学习目标

- **知识目标**

　　1.掌握休克、有效循环血量、中心静脉压的概念；

　　2.熟悉休克各期微循环变化的特点及其发病机制；

　　3.熟悉休克的原因和分类、细胞功能代谢改变、细胞损害和重要器官功能障碍的机制；

　　4.熟悉休克的治疗原则；

　　5.掌握休克的临床特点、护理措施；

　　6.掌握产妇失血性休克的预防与急救。

- **能力目标**

　　1.能判断各种休克的类型；

　　2.能评估休克的病因,指导患者预防加重休克的不利因素；

　　3.能根据病情正确安置患者的体位,根据中心静脉压、血压变化正确调节输液的速度；

　　4.能合理安排用药顺序,观察药物的不良反应并采取相应的护理措施；

　　5.能分析产妇失血性休克原因并进行预防和急救。

【知识背景】

　　休克(shock)是一个由多种病因引起,但最终以有效循环血容量减少、组织灌注不足、细胞代谢紊乱和功能受损为主要病理生理改变的综合征。所谓有效循环血量,是指单位时间内通过心血管系统进行循环的血量(不包括贮存于肝、脾淋巴血窦中或停留于毛细血管中的血量)。有效循环血量依赖于:充足的血容量、有效的心搏出量和完善的周围血管张力(周围血管容量)三个因素。当其中任何一因素的改变超出了人体的代偿限度时,即可导致有效循环血量的急剧下降,造成全身组织、器官氧合血液灌流不足和细胞缺氧而发生休克。在休克的发生和发展中,上述三个因素常都被累及,且相互影响。休克是机体在各种严重事件打击下产生的一个连续的病理损害过程,临床上若不及时采取相应的防治措施,可发展成严重的多器官功能障碍综合征(MODS)或衰竭(MOF),甚至导致患者死亡。所以,休克是必须引起医护人员高度重视的危急情况。

一、病因及分类

(一)按病因分类

引起休克的原因很多,常见的有以下几种:

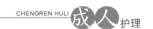

1. 失血失液性休克 急性大失血所致的休克称为失血性休克。

(1)外科疾病常见于外伤、消化道溃疡、肝脾破裂、食管静脉曲张破裂、肠梗阻等。

(2)产科疾病常见于宫外孕、产妇产前异位妊娠、前置胎盘、分娩期胎盘滞留、子宫破裂等引起的大量失血;若不及时处理,都可发生不同程度的休克。当快速失血量超过总血量的20%时即可引起休克,若超过50%可迅速致死。严重创伤如挤压伤、骨折、大手术或战伤等引起的休克,与大量失血、疼痛和脏器损伤等有关。

2. 感染性休克 细菌、病毒、真菌、立克次体等各种病原微生物严重感染时引起的休克,称感染性休克。最常见的原因是由革兰阴性细菌及其内毒素引起的休克,占休克的大多数,又称内毒素性休克。由败血症(如细菌性痢疾、流行性脑脊髓膜炎等)引起的休克称败血症休克。

3. 过敏性休克 给过敏体质的人注射某些药物(如青霉素)、血清制品(如破伤风抗毒素)或疫苗时所引起的休克,称过敏性休克,这类休克属于Ⅰ型变态反应,其发生与体内肥大细胞释放大量组胺引起血管床容积扩张和毛细血管通透性增高有关。

4. 心源性休克 大面积急性心肌梗死、急性心肌炎、严重心律失常、心包填塞、肺血管栓塞等疾病,均可引起心泵功能衰竭,心输出量急剧减少,有效循环血量和组织灌流量下降,由此所引起的休克称心源性休克。

5. 神经源性休克 强烈的神经刺激如剧烈疼痛、高位脊髓麻醉或损伤等,可因全身阻力血管扩张和血管容量扩大,导致循环血量相对不足,引起的休克称神经源性休克。

(二)按血流动力学的特点分类

1. 低排高阻型休克 这类休克临床较常见,血流动力学特点是心输出量降低,总外周阻力增高,又称低动力型休克或"冷休克"。失血失液性休克、心源性休克和大多数感染性休克均属此类。

2. 高排低阻型休克 这类休克的血流动力学特点是心输出量增高,总外周阻力降低,又称高动力型休克或"暖休克"。少数感染性休克早期属此类。

(三)按休克发生的始动环节分类

引起休克的原因很多,但通过血容量减少、血管床容量增大和心输出量急剧降低三方面起始环节使有效循环血量的减少,组织灌流量严重不足是休克发生的共同基础。

1. 低血容量性休克 这类休克发生的始动环节是血容量减少。失血、失液或烧伤性休克属此类。

2. 心源性休克 这类休克发生的始动环节是心输出量急剧减少。见于心源性休克。

3. 血管源性休克 这类休克发生的始动环节是血管床容量增加。常见于过敏性休克、神经源性休克、部分感染性休克。

二、病理生理

有效循环血量锐减及组织血液灌流不足,以及产生炎症介质是各类休克共同的病理生理基础。其发生可用图 1-3-1 表示。

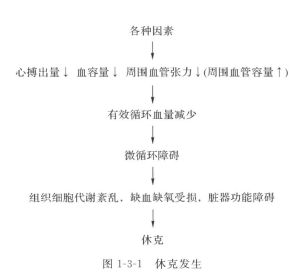

各种因素

心搏出量↓　血容量↓　周围血管张力↓(周围血管容量↑)

有效循环血量减少

微循环障碍

组织细胞代谢紊乱,缺血缺氧受损,脏器功能障碍

休克

图 1-3-1　休克发生

1. 微循环变化

(1)微循环收缩期(如图 1-3-2、图 1-3-3 所示)。

当循环血量锐减时,血管内压力下降,主动脉弓和颈动脉窦的压力感受器反射性使延髓心跳中枢、血管舒缩中枢和交感神经兴奋,作用于心脏、小血管和肾上腺等,使心跳加快、心排出量提高、肾上腺髓质和交感神经节后纤维释放大量儿茶酚胺,使外周(皮肤、骨骼肌)和内脏(肝、脾等)的小血管和微血管的平滑肌(包括毛细血管前括约肌)强烈收缩,动静脉短路和直接通道开放。结果是微动脉的阻力增高,毛细血管的血流减少,静脉回心血量尚可保持,血压仍维持不变。脑和心的微血管 α 受体较少,故脑动脉和冠状动脉收缩不明显,重要生命器官仍得到较充足的血液灌流。由于毛细血管的血流减少,使血管内压力降低,血管外液进入血管内,血量得到部分补偿。微循环收缩期就是休克的代偿期。

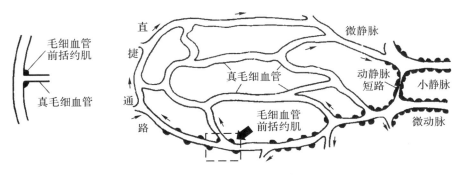

图 1-3-2　正常微循环结构

(2)微循环扩张期(如图 1-3-4 所示)。

当微循环血量继续减少,微循环的变化将进一步发展。长时间的、广泛的微动脉收缩、动静脉短路及直接通道开放使进入毛细血管的血量继续减少。由于组织灌流不足,氧和营养不能进入组织,出现了组织代谢紊乱;缺氧代谢所产生的酸性物质(如乳酸、丙酮酸等)增多不能及时排除,使毛细血管前括约肌失去对儿茶酚胺的反应能力。微动脉及毛细血管前

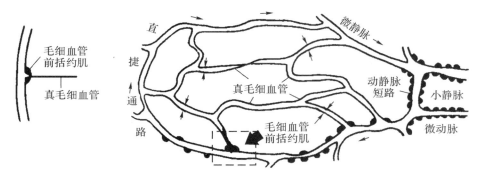

图 1-3-3　微循环收缩期变化

括约肌舒张。但毛细血管后小静脉对酸中毒的耐受性较大,仍处于收缩状态,以致大量血液滞留在毛细血管网内,循环血量进一步减少。毛细血管网内的静水压增高,水分和小分子血浆蛋白渗至血管外,血液浓缩、血液黏稠度增加。同时,组织缺氧后,毛细血管周围的肥大细胞受缺氧的刺激而分泌出大量的组织胺,促使处于关闭状态的毛细血管网扩大开放范围,甚至全部毛细血管同时开放,致毛细血管容积大增,血液滞留其中,使回心血量大减,心排出量进一步降低,血压下降。以上即微循环扩张状态,表示已进入休克抑制期。

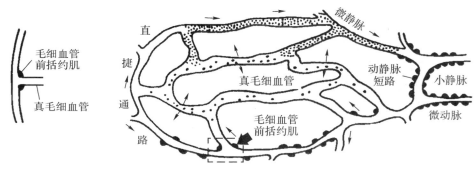

图 1-3-4　微循环扩张期变化

（3）微循环衰竭期（如图 1-3-5 所示）。

滞留在微循环内的血液,由于血液黏稠度增加和酸性血液的高凝特性,使红细胞和血小板容易发生凝集,在毛细血管内形成微血栓,出现弥散性血管内凝血（DIC）,使血液灌流停止,加重组织细胞缺氧,使细胞内的溶酶体崩解,释放出蛋白溶解酶。蛋白溶解酶除直接消化组织蛋白外,还可催化蛋白质形成各种激肽,造成细胞自溶,并且损伤其他细胞,引起各器官的功能性和器质性损害。若毛细血管的阻塞超过 1h,受害细胞的代谢即停止,细胞本身也将死亡。休克发展到出现弥散性血管内凝血,表示进入了微循环衰竭期,病情严重。弥散性血管内凝血消耗了各种凝血因子,且激活了纤维蛋白溶解系统,结果出现严重出血倾向。此期如继续发展,各重要器官组织可发生广泛的缺氧和坏死而无法挽救。

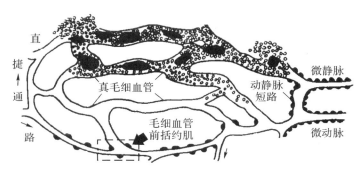

图 1-3-5　微循环衰竭期变化

2. 内分泌及代谢改变

（1）休克时儿茶酚胺释放。儿茶酚胺除影响血管系统外，尚能促进胰高糖素生成，抑制胰岛素的产生及其外周作用，加速肌肉和肝内糖原分解，以及刺激垂体分泌促肾上腺皮质激素，故血糖升高。此外，细胞因受血液灌注不良的影响，葡萄糖在细胞内的代谢转向无氧代谢，只能产生少量的三磷腺苷，丙酮酸和乳酸增多。在肝脏灌注不足的情况下，乳酸不能很好地在肝内代谢，体内将发生乳酸聚积，引起酸中毒。由于蛋白质分解代谢增加，导致血中尿素、肌酐及尿酸增加。

（2）休克时醛固酮分泌增加。因血容量和肾血流量减少的刺激，肾上腺分泌醛固酮增加，使机体减少钠的排出，以保存液体与代偿部分血量。又因低血压、血浆渗透压的改变及左心房压力降低，可使脑垂体增加抗利尿激素的分泌，以保留水分、增加血浆量。

（3）休克时糖酵解加强。由于组织的低灌流和细胞供氧减少，使有氧氧化受阻，无氧酵解过程加强，从而使乳酸产生增多，而导致酸中毒。但严重酸中毒又可抑制糖酵解，使糖酵解从加强转入抑制。

（4）休克时脂肪代谢障碍。在正常情况下，脂肪分解代谢中产生的脂肪酸随血液进入细胞质后，在脂肪酰辅酶 A（脂肪酰 Co-A）合成酶的作用和 ATP 的参与下，被活化为水溶性较高的脂肪酰 Co-A，后者再经线粒体膜上卡尼汀脂肪酰转移酶的作用而进入线粒体中，通过 β-氧化生成乙酰辅酶 A，最后进入三羧酸循环被彻底氧化。休克时，一方面由于组织细胞的缺血缺氧和酸中毒，使脂肪酰 Co-A 合成酶和卡尼汀脂肪酰转移的活性降低，因而脂肪酸的活化和转移发生障碍；另一方面因线粒体获氧不足和/或某些休克动因（如细菌内毒素）、酸中毒等的直接作用使线粒体呼吸功能被抑制，使转入线粒体内的脂肪酰 Co-A 不能被氧化分解，结果造成脂肪酸和/或脂肪酰 Co-A 在细胞内蓄积，从而加重细胞的损害。

3. 炎症介质释放和缺血再灌注损伤

休克时刺激机体释放过量炎症介质形成连锁放大反应。炎症介质包括白介素、肿瘤坏死因子、集落刺激因子、干扰素和一氧化氮（NO）等。

休克时氧自由基生成增多，自由基使细胞膜的不饱和脂肪酸发生脂质过氧化，引起细胞膜和细胞器损伤，线粒体和溶酶体受损。另外，休克时的缺氧引起血管内皮细胞损伤，血管通透性增高，血小板生成血栓素（TXA_2）增加等。以上变化过程有许多是在休克好转、组织恢复供氧后引起的再灌注损伤，由此加剧了休克的细胞损伤乃至多器官功能不全与衰竭。

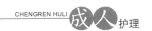

休克严重时线粒体膜和溶酶体膜肿胀、破裂。溶酶体膜破裂后,释放出的酸性磷酸酶和脱氢酶进入细胞质,损伤细胞器,其结果是细胞自身被消化,产生自溶现象,并向周围扩散,造成组织坏死。还可产生心肌抑制因子(MDF)、缓激肽等毒性因子。线粒体膜损伤后,可引起膜脂降解产生血栓素、白三烯(LT)等毒性物质,导致细胞氧化磷酸化障碍从而影响能量生成。

4. 内脏器官继发性损害

在严重休克时,可出现多种内脏器官功能衰竭现象,称为多系统器官衰竭。发生的原因乃微循环障碍。内脏器官继发性损害的发生,与休克的原因和休克持续时间有密切关系。低血容量休克,一般较少引起内脏器官继发性损害。休克持续时间超过10h,容易继发内脏器官损害。其中主要是中枢神经系统、心、肾、肺、胃肠及肝脏等重要器官的功能障碍。

(1)肺。弥散性血管内凝血造成肺部微循环栓塞,缺氧使毛细血管内皮细胞和肺泡上细胞受损。血管壁通透性增加,血浆内高分子蛋白成分自血管内大量渗出,造成肺间质性水肿,继而造成肺泡内水肿。随之,红细胞也能进入肺间质的肺泡内。肺泡上皮受损后,肺泡表面活性物质生成减少,使肺泡内液—气界面的表面张力升高,促使肺泡萎缩,造成肺不张,肺泡内有透明膜形成。肺部毛细血管内血液需有通气正常的肺泡,才能进行有效的气体交换,肺泡通气量与肺毛细血管血液灌流量的正常比例(通气/灌流)为0.8,休克时,萎缩的肺泡不能通气,而一部分尚好的肺泡又可能缺少良好的血液灌流,以致通气/灌流比例失调,使低氧血症更为严重,临床上出现进行性呼吸困难等一系列症状。当严重休克经抢救,循环稳定和情况好转后,可能再次出现逐渐加重的呼吸困难,并在以后的48～72h内,达到最严重的程度。因休克而死亡的患者中约1/3死于这种急性呼吸衰竭。

(2)肾。休克早期循环血量不足加上抗利尿激素和醛固酮分泌增多,可导致肾前性少尿。如果休克时间短,经输液治疗血压恢复后,肾功能多能恢复。若休克持续时间长,肾缺血超过3h,可发生肾实质的损害,严重时并发急性肾功能衰竭。休克并发的急性肾功衰竭,除主要由于组织血液灌流不足外,与某些物质(如血红蛋白、肌红蛋白)沉积于肾小管形成管型的机械性堵塞,以及毒性物质对肾小管上皮细胞的损害亦有关。

(3)心。冠状动脉灌流量的80%发生于舒张期。冠状动脉的平滑肌以β-受体占优势。在休克代偿期,虽然体内有大量儿茶酚胺分泌,但冠状动脉的收缩却不明显,故心脏的血液供应无明显减少。进入休克抑制期,心排出量和主动脉压力降低,舒张期血压也下降,可使冠状动脉灌流量减少,心肌缺氧受损,造成心功能不全。此外,低氧血症、代谢性酸中毒及高血钾,也可损害心肌。心脏微循环内血栓,可引起心肌局灶性坏死,进一步发展为心力衰竭。

(4)肝脏及胃肠。休克时,内脏血管发生痉挛,肝脏血流减少,引起肝脏缺血、缺氧、血液淤滞,肝血管窦和中央静脉内微血栓形成,造成肝小叶中心坏死,甚至大块坏死,使肝脏受损。肝脏代谢和解毒功能不全,导致肝功能衰竭。胃肠道缺血、缺氧,引起黏膜糜烂出血,黏膜屏障功能受损。

(5)脑。休克时,因动脉压过低致脑血流量降低。脑内小动脉平滑肌的舒缩受血液二氧化碳分压和酸碱度变化的影响,当二氧化碳分压升高或酸碱度值降低时,脑血流量增加。然而,这种调节功能要有一定的心排出量和平均动脉压才能起作用。因此,持续性低血压时引起脑的血液灌流不足,使毛细血管周围胶质细胞肿胀,同时由于毛细血管通透性升高,血浆外渗至脑细胞间隙,引起脑水肿和颅内压增高。

以上内脏器官继发性损害中,心、肺、肾的功能衰竭是造成休克死亡的三大原因,救治中更应重视。

【工作任务—案例导入】

患者,女,31 岁,妊娠 37 周,在家中突然晕倒,于凌晨 3 点 30 分阴道出血送到妇产科,患者表现痛苦,诉腹痛,T 37.1℃,BP 75/53mmHg,P 101 次/min,R 32 次/min,入院后查体:患者意识清,但极度烦躁,面色苍白,肢体湿冷,叩诊腹部有移动性浊音;晕倒后未解小便,留置尿管引流出尿液 50mL。妇科检查:前置胎盘。入院诊断:失血性休克。

任务导向:

1.根据病史,你作为急诊室护士判断患者此时处在休克哪一期?

2.首要抢救措施是什么? 你将对患者采取哪些护理措施来挽救患者的生命?

【护理工作过程】

(一)护理评估

1. 健康史

任务探究:什么原因导致休克的发生?

了解休克发生原因,如有无腹痛,有无严重烧伤、创伤或感染等引起大量失血和失液的原因;妊娠期的患者还要评估患者妊娠周数,受伤后或发病后的救治情况。

2. 身体状况

任务探究:如何评估休克的程度病情变化?

(1)休克早期(微循环收缩期)。表现为精神紧张、兴奋或烦躁不安、皮肤苍白、四肢湿冷、心率加快、血压变化不大而脉压缩小、呼吸加快、尿量减少(每小时尿小于 30mL)等。此期为时较短,如能及时发现和及时处理,休克容易纠正。

(2)休克期(微循环扩张期)。表现为神情淡漠、反应迟钝、出冷汗、口唇肢端发绀、脉搏细速、血压进行性下降且脉压更小、少尿或无尿等,并出现代谢性酸中毒。此期病情严重,如能积极抢救,仍有可能好转。

(3)休克晚期(微循环衰竭期)。临床表现为无脉搏、无血压、无尿、神志不清及有全身广泛出血倾向,除出现皮下瘀点、瘀斑外,还可有便血、呕血等内脏出血。此期往往继发心、肺、肾等器官功能衰竭而死亡。

表 1-3-1　休克各期的身体状况评估

指标	休克早期	休克期	休克晚期
神志	清楚、烦躁	尚清楚、表情淡漠	神志不清,甚至昏迷
口渴	口渴	很口渴	非常口渴,但无主诉
皮肤黏膜	开始苍白、发凉	苍白、发冷	显著苍白,肢端青紫

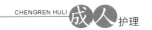

续表

指标	休克早期	休克期	休克晚期
脉搏	<100 次/min,有力	100～200 次/min	细速而弱、摸不清
血压	舒张压高 脉压缩小	收缩压 90～70mmHg 脉压小	收缩压<20mmHg 或测不到
尿量	减少	少尿	少尿或无尿
*估计失血量	<800mL(<20%)	800～1600mL(20%～40%)	>1600mL(>40%)

* 成人的低血容量性休克

3.辅助检查

(1)实验室检查。①测定红细胞计数、血红蛋白和红细胞比容,可了解血液稀释或浓缩程度;②动脉血气分析,可了解肺功能和酸碱平衡状况;③血尿素氮、尿比重、尿常规测定,可了解肾功能;④血清电解质测定,可了解电解质紊乱情况;⑤如果怀疑有弥散性血管内凝血,测定血小板计数、凝血酶原时间、纤维蛋白原含量以及做 3P 试验。

(2)特殊检查。如中心静脉压测定、肺动脉楔压测定等项目,见休克病情监测的内容。

4.心理、社会状况 休克患者起病急,病情重,并发症多,特别是妊娠患者担心影响生育,加之抢救过程中使用的监护仪器多,患者及家属容易产生病情危重及面临死亡的感受,出现不同程度的紧张、焦虑或恐惧。

(二)护理诊断

1.首要护理诊断

(1)体液不足。与大量失血、失液等有关。

(2)气体交换受损。与肺循环灌流不足、肺水肿、肺不张等有关。

2.主要护理诊断

(1)有感染的危险。与免疫力降低、体液失衡等有关。

(2)有受伤的危险。与脑细胞缺氧导致烦躁不安、神志不清、疲乏无力等有关。

(3)焦虑。与病情危重有关。

(三)护理目标

患者生命体征在正常范围;呼吸通畅、肺气体交换良好;减少或避免并发症的发生;焦虑症状减轻。

(四)治疗与护理

1.治疗原则 休克时应尽早去除病因,迅速恢复有效循环血量,纠正微循环障碍,增强心肌功能,恢复正常代谢。随着休克病理生理研究的深入,治疗上也有新的观点和理念,提出治疗重点是恢复灌注和对组织提供足够的氧,最终目的是防止多器官功能障碍综合征(MODS)。

(1)补充血容量。补充血容量、及时恢复血流灌注是抗休克的基本措施,是纠正休克的关键。及时补充血容量,必须迅速建立 1～2 条大口径的静脉输液通道,快速输入平衡盐溶液,并同时采血配血。输入平衡盐溶液所带来的血压回升和脉率减慢仅是暂时的,应接着输入全血,以改善贫血和组织缺氧,加速组织细胞的灌注。时间较短的休克,特别是低血容量休克,均可较快地纠正,不需再用其他药物。

(2)原发病的处理。外科患者休克常常需要手术处理原发病,这同补充血容量一样重要。如内脏出血的控制,消化道穿孔的修补,坏死肠袢的切除和脓液的引流,在快速补充有效循环血量后,应抓紧时机施行手术去除原发病,才能从根本上控制休克。甚至可一面补充血容量,一面进行手术。

(3)产后出血处理。子宫收缩乏力性出血的处理:①按摩子宫。②宫缩剂应用:A.缩宫素 10U 加入 0.9％生理盐水 500mL 中静滴,必要时缩宫素 10U 直接宫体注射。B.麦角新碱 0.2～0.4mg 肌注或静脉快速滴注,麦角新碱可引起宫体肌肉及子宫下段甚至宫颈的强烈收缩,前置胎盘胎儿娩出后出血时应用效果甚佳。心脏病、妊娠期高血压疾病和高血压患者慎用。C.前列腺素类药物:米索前列醇 200g 舌下含化或肛门给药。D.卡前列甲酯栓 1mg 置于阴道后穹窿。E.隆地诺前列酮 0.5～1mg 直接行宫颈注射。

(4)一般治疗。立即控制创伤所致的大出血,如动脉—指压法、止血带止血法、压迫伤口、抬高受伤部位等;保持呼吸道通畅;采取休克体位——头及躯干抬高 20°～30°,下肢抬高 15°～20°;其他注意保暖,尽量减少搬动。

(5)纠正酸碱平衡失调。休克早期不宜采用缓冲剂,缓冲剂作用是暂时的;轻度酸中毒经输液常可缓解;休克较为严重时,经生化检查有酸中毒才可用碱性药物 5％碳酸氢钠。因碱中毒时不利于氧从血红蛋白中释出,使组织缺氧加重,而酸性环境有利于氧与血红蛋白解离,增加组织供氧。故目前对休克时酸碱平衡的处理是主张宁酸毋碱,微酸性环境对休克复苏是有利的。

(6)心血管活性药物的应用。在充分扩充血容量的前提下需应用血管活性药物,以维持脏器灌注。血管收缩剂如多巴胺、间羟胺和去甲肾上腺素等;血管扩张剂如硝普钠、硝酸甘油、酚妥拉明、酚苄明、阿托品、山莨菪碱等;强心药如毛花苷 C 等。

(7)凝血功能障碍出血的处理。除止血外,注意对病因治疗,尽快输新鲜全血,补充血小板、纤维蛋白原或纤维蛋白原复合物、凝血因子等。若并发 DIC,应按 DIC 处理,积极抢救。

(8)治疗 DIC 改善微循环。在扩容的基础上使用血管扩张剂。出现 DIC 时应用肝素或抗纤溶药。

(9)皮质类固醇和其他药物的应用。

1)皮质类固醇的作用:①阻断 α-受体,扩张血管,改善微循环。②保护细胞内溶酶体,防止破裂。③增强心肌收缩力,增加心排量。④增进线粒体功能,防止血细胞凝集。⑤促进糖原异生,使乳酸转化葡萄糖,减轻酸中毒。用法:大量、少次,如地塞米松。

2)其他药物:①钙通道阻断剂如维拉帕米、硝苯地平等,具有防止钙离子内流、保护细胞结构与功能的作用。②吗啡类拮抗剂如纳洛酮,可改善组织血液灌流和防止细胞功能失常。③氧自由基清除剂如超氧歧化酶(SOD),能减轻缺血再灌注损伤中氧自由基对组织的破坏作用。④调节体内前列腺素,如输注前列腺素(PGI₂)以改善微循环。

2.护理措施

(1)一般监测。

1)精神状态:脑组织血液灌流和全身循环状况的反映。

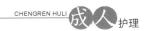

2）皮肤温度、色泽：体表灌流情况的标志。

3）血压：收缩压＜90mmHg、脉压＜20mmHg 是休克的表现；血压回升、脉压增大则是休克好转的征象。

4）脉率：它是休克的早期诊断指标，脉率增快多出现在血压下降之前，脉率/收缩压（mmHg）可计算休克指数，帮助判定休克的有无及轻重。指数≤0.5 多提示无休克；＞1.0～1.5 提示休克；＞2.0 为严重休克。

5）尿量：反映肾血液灌注情况及生命器官血液灌注情况。尿量＞30mL/h，表示休克纠正；若尿量＜25mL/h 且尿比重增加，表明肾血管仍收缩或血容量不足；若尿量＜25mL/h 且血压正常，尿比重轻，可能有急性肾衰。

（2）特殊监测。

1）中心静脉压（CVP）：代表了右心房或胸腔段腔静脉内压力的变化，可反映全身血容量与右心功能之间的关系。CVP 的正常值为 0.49～0.98kPa（5～10cmH$_2$O）。当 CVP＜0.49kPa 时，表示血容量不足；高于 1.47kPa（15cmH$_2$O）时，则提示心功能不全、静脉血管床过度收缩或肺循环阻力增高；若 CVP 超过 1.96kPa（20cmH$_2$O）时，则提示充血性心力衰竭。

2）肺毛细血管楔压（PCWP）：反映肺静脉、左心房和左心室的功能状态。PCWP 的正常值为 0.8～2kPa（6～15mmHg），与左心房内压接近。PCWP 低于正常值反映血容量不足（较 CVP 敏感）；PCWP 增高可反映左心房压力增高，如急性肺水肿。

3）心排血量（CO）和心脏指数（CI）：CO 是心率和每搏排出量的乘积。成人 CO 的正常值为 4～6L/min；单位体表面积的心排出量称作心脏指数（CI），正常值为 2.5～3.5L/（min·mm^2）。

4）动脉血气分析：动脉血氧分压（PaO$_2$）正常值为 10.7～13kPa（80～100mmHg）；动脉血二氧化碳分压（PaCO$_2$），正常值为 4.8～5.8kPa（36～44mmHg）。动脉血 pH 值正常为 7.35～7.45。监测 pH 值、碱剩余（BE）、缓冲碱（BB）和标准重碳酸盐（SB）的动态变化有助于了解休克时酸碱平衡的情况。碱缺失（BD）可反映全身组织的酸中毒、休克的严重程度和复苏状况。

5）动脉血乳酸盐测定：正常值为 1～1.5mmol/L，危重患者允许到 2mmol/L。乳酸盐/丙酮酸盐（L/P）比值在无氧代谢时明显升高；正常比值约 10∶1，高乳酸血症时 L/P 比值升高。

6）DIC 的检测：①血小板计数低于 80×10^9/L；②凝血酶原时间比对照组延长 3s 以上；③血浆纤维蛋白原低于 1.5g/L 或呈进行性降低；④3P（血浆鱼精蛋白副凝）试验阳性；⑤血涂片中破碎红细胞超过 2% 等。

7）胃肠黏膜内 pH 值监测。

（3）一般护理。

1）体位：取中凹位，即头和胸部抬高 20°～30°，下肢抬高 10°～20°的体位，以增加回心血量且有利于呼吸，也可根据病情取平卧位。

2）保持呼吸道通畅和给氧：应及时清除呼吸道分泌物，必要时可做气管插管或气管切开。为了改善细胞缺氧，应常规给氧，一般氧流量为 6～8L/min，待病情好转后，应间歇给氧。

3）保持患者安静：通常不用镇静剂。必须避免过多搬动，以免加重休克，甚至造成死亡。

4)注意保暖,但不加温:休克患者往往出现体温下降、畏寒,需注意保暖。但不要给休克患者做任何形式的局部体表加温,以免皮肤血管扩张,破坏机体的调节作用,对纠正休克不利,同时加温可提高局部的新陈代谢,细胞需氧量增加,加剧血供不足的矛盾。对感染性休克的高热患者,须采用降温措施。

5)预防受伤与感染:休克患者检查操作多,需严格遵守无菌操作原则,尽可能杜绝医源性感染的发生。

6)加强基础护理:注意做好口腔护理和皮肤护理等。

(4)补充血容量护理。

1)合理安排输液顺序:先快速输入晶体液(首选平衡液),然后给予一定比例的胶体液(全血或血浆,也可选择右旋糖酐),以维持渗透压。随着休克时间的延长,注意给予一定能量的液体,以补充分解代谢增强所造成的能量消耗。

2)补液护理:抗休克时用药多,要注意药物间配伍禁忌、药物浓度和滴速,用药后要及时记录。休克患者输液量多,为保证心肺安全,在快速输液时最好有中心静脉压监测来指导补液,见表 1-3-2。

表 1-3-2 中心静脉压、血压和补液的关系

CVP	BP	原因	处理原则
低	低	血容量严重不足	充分补液
低	正常	血容量不足	适当补液
高	低	心功能不全/血容量相对过多	强心药、纠酸、舒张血管
高	正常	容量血管过度收缩	舒张血管
正常	低	血容量不足/心功能不全	*补液试验

* 补液试验:取等渗盐水 250mL,于 5~10min 内经静脉注入。若血压升高而中心静脉压不变,则提示血容量不足;若血压不变而中心静脉压升高,则提示心功能不全。

(5)用药护理。由于患者循环不良、吸收障碍,为保证疗效,防止药物蓄积中毒,一般不采用肌内及皮下注射,而采用静脉给药。

1)血管活性药物:使用血管活性药物时应从低浓度、慢速度开始,保证液体均匀输入,以防血压骤升或骤降引起不良后果。血压平稳后,应逐渐降低药物浓度、减慢速度后撤除,以防突然停药引起不良反应。每 15min 观察一次血压、脉搏、呼吸,根据血压测定值调整药物浓度和滴速。血管扩张药只能在血容量补足的情况下方可使用;使用血管收缩药时,要防止药物外渗引起局部组织坏死,一旦发生外渗,可用盐酸普鲁卡因或扩血管药物局部封闭。

2)强心甙类药物:使用此类药物前了解患者近两周内是否有强心甙类药物服药史,以准确把握药物剂量,同时观察心律和心率,严防低血钾发生。

(6)术前准备与心理护理。如需手术要及时做好术前准备。做好心理护理,提高患者对各种不良刺激的适应性。

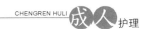

(7)产后大出血的预防和监测。

1)产后出血的预防：①详细询问妊娠分娩史、既往史、家族史，发现有多次生产、引产、流产、胎盘滞留史、产后出血史等的孕产妇要做好重点预防，及早做好干预准备，制订详细治疗方案，减少产后出血的发生。②助产人员在孕妇入院时应耐心解释，消除产妇的紧张情绪，鼓励产妇进食，补充足够的能量，并认真观察产程。及早处理产程中的各种异常情况。胎儿娩出后常规使用催产素，同时正确按摩子宫，以增强子宫收缩，减少出血的可能。③第三产程越短，子宫收缩越强，胎盘剥离越快，子宫出血量就越少。因此，应采取相应措施积极预防第三产程延长，可有效减少出血量。④产后产妇留产房观察2h，交代产妇注意阴道出血量，并及早排小便，以免膀胱过度充盈，引起宫缩乏力。同时嘱产妇按摩乳房，以加强子宫收缩。⑤对死胎、妊娠高血压疾病、胎盘早剥、水栓塞、重症肝炎等高危孕产妇，一旦出现子宫大量出血或少量持续不断的出血，血不凝，即考虑DIC，应积极查找并去除病因，同时积极进行抗休克、纠正酸中毒、输血等治疗，尽可能减少出血量。

2)产前监测：产前检查时应注意识别高危因素，对高危的孕妇定期检查，对有凝血功能障碍病史者定期检查凝血功能。

3)产时监测：分娩过程有3个产程。从规律宫缩开始到宫口开全为第1产程，从宫口开全到胎儿娩出为第2产程，从胎儿娩出到胎盘娩出为第3产程。第1产程监测要密切观察产程、胎心、宫缩情况，定期检查宫口和胎先露下降情况，用产程图监测产程进展，及时发现和处理产程延缓和停滞。如需手术助产或剖宫产时做好术前准备和预防产后出血的准备。使用催产素要专人守护，严密监测。第2产程监测要注意胎心变化和科学接生，注意保护会阴，防止软产道损伤。胎儿娩出后立即监测出血情况，计算出血量采用容积法。第3产程监测注意识别胎盘剥离征象，避免过早粗暴揉挤子宫或牵拉脐带，正确协助胎盘娩出。仔细检查胎盘胎膜是否完整，胎盘娩出后认真检查软产道有无裂伤，及时缝合。

4)产后监测：准确搜集和测量产后出血量至少2h，如2h阴道出血量超过200mL应积极查找原因给予相应的处理。密切观察产妇生命体征、全身情况和面色。检查宫缩和阴道出血，特别要警惕识别产妇大出血发生休克的症状。

(五)护理评价

患者体液不足是否得以纠正，生命体征是否平稳；呼吸是否平稳，血气分析各项指标是否正常；各种并发症是否得到及时处理；焦虑症状是否减轻。

【知识拓展】

感染性休克

感染性休克常继发于释放内毒素的革兰阴性杆菌为主的感染，如急性腹膜炎、急性梗阻性化脓性胆管炎、绞窄性肠梗阻等。

按血流动力学来分，感染性休克有高动力型（高排低阻型）和低动力型（低排高阻型）两种，又分别称暖休克和冷休克。外科常见的是冷休克，暖休克见于部分革兰氏阳性菌感染的早期休克。两者表现见表1-3-3。

表 1-3-3　感染性休克的临床表现

临床表现	冷休克(低动力型)	暖休克(高动力型)
神志	躁动、淡漠或嗜睡	清醒
皮肤色泽	苍白、发绀或花斑样发绀	淡红或潮红
皮肤温度	湿冷或冷汗	较温暖、干燥
毛细血管充盈时间	延长	1~2s
脉搏	细速	慢、搏动清楚
脉压(kPa)	<4	>4
尿量(mL/h)	<25	>30

感染性休克处理原则:首先是病因治疗。另外,在休克纠正以前,应着重纠正休克,同时治疗感染;在休克纠正后,则应着重治疗感染。方法包括补充血容量;控制感染;纠正酸碱失衡;血管药物的应用;皮质激素治疗;其他如营养支持、处理并发症等。

【技能训练】

中心静脉压测定与护理

问题探究:血压不低就没有问题了吗?

血压低是判断休克的一个重要指标,但不是唯一指标,如果只看血压而忽视其他症状就有可能酿成大祸,因此休克时要进行中心静脉压的测定(如图 1-3-6 所示)。

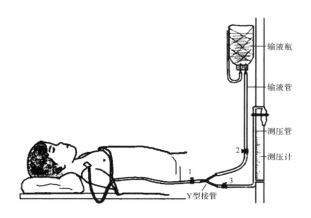

图 1-3-6　中心静脉压的测定

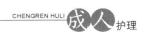

项目	要求
目的	测定中心静脉压可以鉴别是否血容量不足抑或心功能不全。
	大手术或其他需要大量输血、补液时,测定中心静脉压可监测血容量的动态变化,防止发生循环负荷过重的危险。
	血压正常但伴有少尿或无尿时,测定中心静脉压可鉴别少尿原因为肾前性因素(缺水)抑或为肾性因素(肾功能衰竭)。
操作前护理	1.患者准备 向患者及家属介绍检查方法和意义、手术必要性,解除思想顾虑和精神紧张,必要时术前应用少量镇静剂。环境清洁、安静、温度适宜。 2.用物准备 (1)常规消毒治疗盘1套。 (2)无菌静脉切开包:输液器1副、无菌中心静脉压测定装置(带刻度的玻璃测压管、Y型管或三通开关)、无菌静脉导管(硅胶管或塑料管,内径2mm为宜)。 (3)其他用物:1%～2%普鲁卡因、5mL注射器、无菌手套、无菌生理盐水1瓶、直尺1把、输液架。
操作中护理	1.备齐用物,携至患者床旁;将输液瓶橡皮管下端连拉三通管(或Y型管),一端接静脉导管,另一端接测压管并固定于输液架上。 2.常用部位有锁骨下静脉、头静脉、颈内静脉及大隐静脉。 3.患者取平卧位,暴露插管部位,铺治疗巾,协助医生常规消毒皮肤。 4.打开静脉切开包,术者戴无菌手套,在局麻下行切开静脉或静脉穿刺法,插入导管,一般长度约35～45cm(肘前头静脉或锁骨下静脉插管时应将导管至上腔静脉与右心房交界处),如自大隐静脉插管至下腔静脉与右心房交界处,导管末端通过一Y型管与测压装置的输液胶管和测压计相接,使其测压计的零点与右心房在同一水平(即仰卧时腋中线水平),体位变动时给予调整。 5.测血压,先将插向静脉一端的导管夹紧,松开连接输液瓶一侧的导管及连通测压计侧的导管,输液瓶与测压计相通,并使输液瓶内液体充满测压管,将连接输液瓶一侧的导管夹紧,松开插向静脉侧的导管,测压计与静脉导管相通,此时测压管内的液面迅速下降,当液面达到一定水平不再下降时,在测压计中刻度即为中心静脉压。 6.测压完毕,将连通测压计侧导管夹紧,使输液管与静脉导管相连,继续输液保持静脉导管相通。如果中心静脉压为0～5cmH_2O时,示血容量不足,应迅速输血与补液,及时补充血容量;如果中心静脉压为15～20cmH_2O时,示心力衰竭。 7.安排患者舒适卧位,整理用物,记录测压数值。
操作后护理	1.操作时严格遵守无菌原则,输液管24h更换1次,导管末端的肝素帽每周更换1次。保持静脉导管通畅,定时用肝素溶液冲洗以防凝血,否则会影响测压结果。 2.测压管零点必须与右心房中部在同一平面,体位变动后应重新校正零点。 3.输液时更换接头或导管时,先夹闭静脉导管,以防发生空气栓塞。 4.穿刺处保持贴膜固定,观察局部情况和导管有无脱落及感染的征象。 5.测压管留置时间一般不超过5d,时间过长易发生静脉炎或血栓性静脉炎,留置3d以上时,需用抗凝剂冲洗,以防血栓形成。 6.指导患者进食饮水时避免污染穿刺处敷料,及时擦拭汗液,防止逆行感染。

(常金兰)

任务 1-4　疼痛患者的护理

⭐学习目标

- **知识目标**

　　1.掌握疼痛的概念；

　　2.了解疼痛产生机理；

　　3.熟悉疼痛的原因和影响因素；

　　4.掌握疼痛的评估内容；

　　5.掌握疼痛的处理原则和护理；

　　6.掌握妊娠期各种常见疼痛产生的原因及护理措施；

　　7.掌握分娩疼痛的原因及各种应对措施。

- **能力目标**

　　1.能评估产生疼痛的病因，指导患者预防各种不利因素；

　　2.能根据患者各种资料及运用疼痛测量的工具，准确评估患者的疼痛状况；

　　3.能根据疼痛等级合理安排用药顺序；

　　4.能分析妊娠期各种疼痛产生的原因并进行预防和处理；

　　5.能正确指导产妇减轻分娩疼痛的方法。

【知识背景】

　　疼痛是人的健康受到威胁的信号，与疾病的发生、发展和转归有着密切的联系，是诊断和鉴别疾病、评价治疗效果和护理效果的重要标准之一。疼痛是指机体对伤害性刺激的一系列生理和心理上的反应，是主观上一种不愉快的感受。

　　国际疼痛研究学会将疼痛定义为：疼痛是与现存的或与潜在的组织损伤有关的感觉上或情绪上不愉快的体验。北美护理诊断协会 1978 年对疼痛的定义为：个体经受或叙述有严重的不适或不舒服的感受。1972 年,Margo McCaffery 曾对疼痛这样描述：经历疼痛的人所描述的如何疼就是如何疼，他说疼痛存在，疼痛就存在。强调个体的主观感受，而且是个别的体验。因此,护理疼痛患者时，应将其视为独特的个体来对待。

　　总之,疼痛是一种客观的反应，也是一种主观现象。疼痛是疾病的症状之一，也是患者寻求医护服务的原因之一。

　　孕产妇除了分娩时会产生疼痛以外，在妊娠期间可能还要受到乳房肿痛、头痛、腰背疼痛、胃烧痛、腹痛、坐骨神经痛、骨关节痛等疼痛的烦恼。

　　随着医学的发展，特别是近十几年来，人们对疼痛本质的认识逐步加深，新药不断产生、新的止痛技术不断应用，疼痛治疗现已发展成为一门独立的学科——疼痛诊疗学。麻醉医生较全面地掌握和应用各种麻醉镇痛药物和神经阻滞方法，因此疼痛治疗学已成为麻醉学的重要分支之一。按病因及治疗目的,疼痛诊治的疾病大致可分为四类：

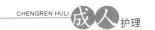

第一类:各种急慢性疾病性疼痛;通过治疗可缓解疼痛,促进局部血液循环,解除肌痉挛,消炎、消肿等。

第二类:恶性肿瘤性疼痛;通过止痛减轻患者痛苦,提高恶性肿瘤患者的生活质量。

第三类:与自主神经系统有关疾病的疼痛;采用神经阻滞为主的综合治疗,可调节自主神经功能,舒张小动脉,改善局部血液循环和缓解疼痛。

第四类:术后镇痛;通过止痛,减轻患者痛苦,预防和减轻疼痛对患者呼吸、循环、内分泌及心理等多方面的影响,减少术后并发症的发生,加速患者身体各部分功能的恢复。

护士应以人为本更新理念,掌握有关疼痛的评估,参与有效的镇痛,使患者舒适和安全。

一、产生的机理

疼痛的感受器是 Aδ 纤维和 C 纤维的神经末梢,它们分布在皮肤、肌层及内脏器官。当伤害性刺激作用于痛觉感受器,疼痛的信号经后根神经节传入脊髓后角,并在此交换神经元。然后在脊髓内经多条传导束向高级神经中枢传递。当传导到视丘前,其传导路径分为两路,一路由视丘到大脑感觉皮层,使我们感觉到疼痛的存在;另一路由视丘进入脑前叶和脑边缘系统,此部分大脑的反应与个体受到疼痛刺激后所产生的情绪有关。

在疼痛产生的过程中,机体内的多种生化物质也参与活动,如乙酰胆碱、5-羟色胺、内啡呔、前列腺素等,其他还包括多种酶类,它们可能作为神经介质或直接致痛的内源性物质。

二、疼痛的原因及影响因素

(一)疼痛的原因

1. 温度刺激　过高或过低的温度作用于机体,均会引起组织损伤,如烧伤或冻伤,从而产生疼痛。

2. 化学刺激　强酸、强碱可直接刺激神经末梢,导致疼痛。

3. 物理损伤　机械性损伤,如身体组织受牵拉、肌肉受压、挛缩等,均可使局部组织受损,刺激神经末梢而引起疼痛。

4. 病理因素　疾病造成体内某些管腔狭窄阻塞、组织的缺血缺氧、平滑肌痉挛、局部炎性浸润等可引起疼痛。

5. 心理因素　心理因素是引起疼痛的常见原因。如情绪紧张、愤怒、悲痛、恐惧等,疲劳、睡眠不佳等也能引起疼痛。

(二)妊娠期各种疼痛产生的原因

1. 头痛　一般在孕早期、中期会出现一些头痛、头晕的症状,表现为嗜睡,懒懒的、打不起精神。主要是因为怀孕后体内变化不定的激素引起的。同时孕期的种种反应又是以前从来没有经历过的,很容易引起精神紧张和焦虑,这也会导致自主神经功能紊乱,而出现头痛。

2. 胃烧痛　一般出现在孕早期、中期。

(1)怀孕后,由于激素的改变,使得括约肌松弛,吃下去的东西就很容易反流,胃内酸性内容物从胃里反流到食管、喉咙及口腔里,刺激黏膜引起胃烧痛。

(2)妊娠晚期,逐月增大的子宫也会压迫到胃,再加上激素影响使膈肌变得松弛,从而导致胃酸容易向上翻涌并使胸部产生灼热感。

3. 乳房胀痛　一般出现在孕早期。

怀孕后雌激素的增加会刺激乳腺腺管的发育,在孕早期使乳房出现一些改变,比如乳晕的颜色加深、乳腺的腺管扩张等,并会引起轻微的疼痛。孕期中,大部分孕妇都会有因乳房胀痛而感到不适的经历,少数孕妇甚至会有乳汁分泌。

4. 腰背疼痛　一般会从孕早期一直持续到孕晚期。

(1)怀孕后体内激素的改变,特别是孕激素的影响,使得骨盆关节韧带松弛,松弛后引起耻骨联合轻度分离,分离后导致关节疼痛。这种耻骨联合分离所致的疼痛,一般人是可以忍受的。若大幅度耻骨错位,导致韧带拉伤、水肿、行走困难,就必须卧床休息。

(2)随着孕期的变化,子宫加大,因为子宫是向前增大的,逼迫着孕妇挺起身子,头和肩向后,腹部往前凸,腰也往前挺,时间久了就会引起腰背酸痛。

(3)孕期输尿管受到神经体液变化的影响而变粗,肌张力减小、蠕动减弱,尿流动的速度减慢,有时会引起感染。在妊娠中期的时候,肾盂和输尿管的扩张容易压迫右侧输尿管和右侧神经,而引发慢性肾盂肾炎,并引起腰背部疼痛。

5. 腹痛　腹痛一般会从孕早期一直持续到孕晚期。

从孕早期开始,一直到孕晚期,大部分孕妇都会有肚皮硬起来的感觉。其实这是子宫的一种不规则收缩,间隔时间、子宫收缩时间都有长有短,相对来说孕早期的子宫收缩时间会短一些,到孕晚期可能时间会越来越长。这种收缩一般来说孕妇是不会感觉到疼痛的,但也有一部分孕妇能明显地感觉到。到孕中期以后,子宫迅速增大,子宫四周的韧带由原来松弛状态变为紧张状态,尤其是位于子宫前侧的一对圆韧带被牵拉,由此也可引起牵引胀痛。

6. 坐骨神经痛　一般出现在孕晚期。

(1)到了孕晚期,胎儿的重量会给孕妇的背部增加压力,并且挤压坐骨神经,从而在腰部以下到腿的位置产生强烈的刺痛。

(2)由于子宫压迫下腔静脉后,使得静脉回流不畅,水分不容易回流到心脏代谢出来,所以会引起下肢凹陷性的水肿,如背部、小腿部、足部等,这就容易压迫坐骨神经,导致疼痛症状的产生。

7. 骨关节疼痛　手指、脚趾、脚跟及各关节的疼痛,大多数出现在妊娠的中晚期,也可以是早期。

(1)这主要是由于妊娠期的水肿引起的。因为严重水肿以后,压迫神经而导致骨关节的疼痛。早晨起来会疼得特别厉害,有张不开手指的感觉。

(2)孕期需要大量的钙、磷和维生素D,如果这些营养元素摄入不足的话,容易使骨关节疼痛和肌肉痉挛,特别是晚上睡觉的时候,稍动一下小腿就会抽筋。

8. 分娩疼痛的原因

(1)生理因素。分娩时疼痛主要是因子宫收缩引起的阵痛。子宫收缩时,宫内压力可升高 4.66～6.65kPa,子宫的韧带和腹膜受到牵拉,子宫壁的血管暂时受压而闭塞,使其周围组织产生暂时性缺血和缺氧而发生疼痛。

(2)精神因素。分娩时易产生紧张、忧虑不安、惊恐和忧郁等心理,使子宫区传入的微弱信号被感知为强烈的刺激,还可使促肾上腺皮质激素、皮质醇、儿茶酚胺、内啡肽增高,导致害怕—紧张—疼痛综合征。

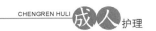
(三)影响因素

影响疼痛的因素是多方面的,包括心理因素、生理因素和社会因素,同时个体间存在很大的差异性。

1. 年龄 影响疼痛的重要因素之一。个体对疼痛的敏感性随年龄而不同,婴幼儿不如成人对疼痛敏感。

2. 社会文化背景 社会环境和文化环境影响患者对疼痛的认知评价、对疼痛的反应和表达方式。

3. 个人经历 过去疼痛的经验可影响患者对疼痛的反应。儿童对疼痛的体验还取决于父母的态度。

4. 个性心理特征 个体气质、不同的性格常常影响疼痛的程度和表达方式。个性强、自控能力强的人表现出耐受性较高,善于表达的人易于主诉疼痛。

三、疼痛对机体的影响

疼痛对患者的病理生理会产生多方面的不良影响。

(一)对心血管系统的影响

疼痛使交感神经兴奋,血中儿茶酚胺升高,心率加快,心肌耗氧量增加,肾上腺皮质分泌醛固酮、皮质醇增加,并激活肾素—血管紧张素系统,使得全身血管收缩,外周阻力增加,导致患者血压升高、心动过速和心律失常。

(二)对呼吸系统的影响

疼痛使骨骼肌活动增加,肺顺应性降低,通气功能下降,使患者缺氧,二氧化碳蓄积,引起肺不张等。

(三)对胃肠、泌尿系统的影响

疼痛引起的交感神经兴奋,可反射性抑制胃肠功能,降低平滑肌张力,使患者出现腹胀、恶心、尿潴留等。

(四)对内分泌系统的影响

疼痛可引起多种激素的释放,产生相应的病理生理改变。肾上腺素、皮质醇病变血糖素升高促使血糖增高,蛋白质、脂质代谢增强,易使患者发生负氮平衡,不利于机体康复。醛固酮、皮质醇、抗利尿激素增高使得机体水钠潴留,增加心血管系统的负担,某些心功能差的患者可引起充血性心力衰竭。

(五)对免疫系统功能和凝血机制的影响

与疼痛相关的应激反应可使淋巴细胞减少,网状内皮系统处于抑制,使机体抵抗力降低。另外,疼痛引起体内内分泌系统功能改变,也引起免疫机制改变。疼痛应激反应使血小板黏滞增强,功能降低,导致机体处于高凝状态,易导致血栓形成。

(六)对情绪及行为的影响

疼痛使患者感到无助和焦虑,表现为退缩、抑郁、愤怒、注意力分散和失眠等。患者可出现痛苦的表情、呻吟、甚至尖叫。患者常因害怕疼痛而不敢活动。

【工作任务一案例导入】

患者,女,46岁,右侧口角反复发作的阵发性剧烈痛4天,说话、吃饭、洗脸、刷牙以及风吹等均可诱发疼痛发作,患者精神萎靡不振,表情痛苦。神经系统检查:面部感觉减退。既往有原发性高血压史。入院诊断:三叉神经痛。

任务导向:

1. 根据病史及运用疼痛测量工具,评估患者的疼痛等级。

2. 该患者主要的护理措施有哪些,日常生活中该注意些什么?

【护理工作过程】

(一)护理评估

为了提高镇痛效果,首先必须准确评估患者疼痛状况。疼痛是患者的主观感受,疼痛刺激相同,但个体反应程度可能不同,而且其感受疼痛的程度与患者的心理情绪、以往经历有关。

1. 健康史

任务探究:疼痛的相关因素有哪些?

(1)疼痛的部位。患者主诉哪里疼痛最明显,是否在不同情况下有所变化,有些患者能明确指出具体的疼痛部位,但有时疼痛部位不易辨别,应耐心倾听患者的描述。

(2)疼痛的时间。何时开始的、持续还是间歇、活动性、有无变化规律。

(3)疼痛的性质。痛起来感觉是什么:是锐痛、钝痛、牵拉痛、痉挛痛、绞痛、隐痛还是剧痛,疼痛是否局限、扩大或弥散。

(4)疼痛的强度。是否能够忍受,处于疼痛测评的等级是多少。

(5)影响疼痛的因素。即增加或减轻疼痛的因素,如环境嘈杂、温度过高或过低、活动、肢体移动和体位改变等。

(6)既往采用的止痛方法及效果。

2. 身体状况

任务探究:评估患者疼痛发作时病情有何变化。

(1)生命体征。脉搏加快、血压上升、呼吸短促、出汗。

(2)非语言交流(non-verbal communication)有助于准确评估疼痛。特别是气管插管患者、老年人、有精神症状、婴幼儿等特殊人群,不能用语言表达疼痛的患者。

1)体语:面部表情、皱眉、紧闭双唇、痛苦的表情、眼神冷淡、与人进行目光交流增加或减少、流泪等。

2)躯体姿势:强迫体位、肌肉紧张、保护性行为。

3)声音:微弱、呻吟、叹息、哭泣、喘息。

4)情绪:激动、烦躁、淡漠、悲伤。

3. 疼痛对患者生活方式的影响 睡眠时间和质量、饮食、活动、休息等。

4. 疼痛测量的工具

(1)口述分级评分法(verbal rating scales,VRSs)。VRSs由一系列描述疼痛的形容词组成,患者总的疼痛程度就是最适合该患者使用的疼痛形容词所代表的数字。四点口述分级评分法(the 4-piont verbal rating scale,VRSs-4)将疼痛分为:

0 度:无痛。

Ⅰ度:轻度。可耐受,不影响睡眠,可正常生活。

Ⅱ度:中度。疼痛明显,睡眠受干扰,需用一般性止痛、镇静、安眠药。

Ⅲ度:重度。疼痛剧烈、伴有自主神经功能紊乱,睡眠严重受干扰,需用麻醉性药物。

由患者自己选择,每级 1 分。此法最简便,但临床科研可靠性差,且受患者文化水平的影响。

(2)行为疼痛测定法(behavioral rating scales,BRS)。

六点行为评分法(the 6-piont behavioral ratingscales,BRS)将疼痛分为 6 级:①无疼痛;②有疼痛但可被忽视;③有疼痛,无法忽视,但不干扰日常生活;④有疼痛,干扰注意力;⑤有疼痛,所有日常生活都受影响,但能完成基本生理需要,如进食和排便等;⑥存在剧烈疼痛,需休息或卧床休息。用这些行为改变参与评分有一定客观性,每级为 1 分,从 0 至 5 分。

(3)数字评分法(numeric rating scales,NRS)。

11 点数字评分法(the ll-point numeric rating scales,NRa-11),此法要患者用 0 至 10 这 11 个数字描述疼痛强度,0 为无痛,10 为剧烈疼痛。

0   1   2   3   4   5   6   7   8   9   10

无痛 ──────────────────────→ 剧烈疼痛

注:0 为无痛,0~3 为轻痛,3~7 为中痛,>7 为重痛,10 为剧烈疼痛

(4)视觉模拟评分法(visual analogue scale,VAS)。

该法是用 1 条 10cm 长的直尺或直线,左边注明 0 字样,右边表明 10 字样。0 端为无痛,10 端为最剧烈的疼痛。让患者根据自己疼痛强度找出在直尺或直线上的相应位置。此方法灵活方便,患者有很大的选择自由。

(5)面部表情测量图。

对 3 岁以上的儿童可采取图片法来测量其疼痛程度。如图 1-4-1 所示的不同面孔,让儿童自己选择一个面孔来表达他的感受。

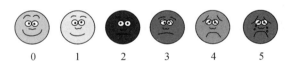

图 1-4-1　面部表情测量图

(二)护理诊断

1.首要护理诊断

(1)面部疼痛。与三叉神经损伤有关。

(2)焦虑、恐惧。与难以忍受的剧烈疼痛有关。

2.主要护理诊断

(1)有感染的危险。与免疫力降低有关。

(2)睡眠型态紊乱。与疼痛导致烦躁不安、神志不清、疲乏无力等有关。

(3)营养失调:低于机体需要量。与面部疼痛导致进食困难有关。

(三)护理目标

患者疼痛有效控制;神志清醒、精神状况良好;减少或避免并发症的发生;营养状况良好。

(四)治疗与护理

1. 非药物治疗

在诊断未明确之前,不能给予止痛药物,以免掩盖病情。可以采取下列措施减轻疼痛:

(1)心理方面的措施和护理。

1)解除患者的焦虑:焦虑程度越重,疼痛程度也越重。护理人员应尽量陪伴患者。允许并鼓励患者表达内心的感受。使用治疗性触摸或其他方法解除患者身体的紧张度,帮助患者松弛;鼓励患者参与护理计划,以及学习一些预防及减轻疼痛的技巧,让其有自我控制的能力。此外,对任何可能会引起疼痛的处置都应告知患者,让其有思想准备。示教患者和家属放松的技术。

2)使用一些转移注意力和娱乐的方法,如交谈、听音乐、组织活动、深呼吸等。

3)帮助患者克服预期的害怕:告知可预期的疼痛,帮助患者摆好舒适姿势或体位,使肌肉松弛,减少可能产生疼痛的肌肉阻力。对于手术患者,说明术后可能产生疼痛,但会获得适当的药物控制疼痛。

(2)生理方面的措施和护理。

1)帮助患者处于舒适体位,并经常更换体位,适当活动。

2)用枕头来支垫骨突出的地方,抬高患肢或制动等。

3)当疼痛加剧时及时评估,保证患者在此阶段的休息。

4)帮助患者找到减轻疼痛的方法。

5)针灸、按摩等。

(3)妊娠期各种疼痛的护理措施。

1)如妊娠期出现腰背疼痛时,应重视孕期检查,定期了解耻骨分离具体情况,加强体育锻炼,经常进行适宜的伸展大腿运动,增强肌肉与韧带张力和耐受力。长时间保持某一姿势或腰背部受凉均会加重疼痛。孕妇可以采取比较舒适的位置,使背部肌肉放松。如半躺,将双腿架高一点,使血液回流舒畅,以减轻下肢的水肿;如果右侧腰部痛得比较厉害的话,最好去医院看看是否有慢性的肾盂肾炎、泌尿系统的感染。

2)孕期坐骨神经痛没有很好的治疗方法,孕妇应避免劳累,穿平底鞋,注意休息。可以平躺,将脚架高,使得脚的位置和心脏的位置接近,使静脉回流增加更为舒畅;如果很严重的话,可以到医院进行局部的镇痛治疗;睡觉时左侧卧,并在两腿膝盖间夹放一个枕头,以增加流向子宫的血液;白天不要以同一种姿势站着或坐着超过半个小时。游泳可以帮助孕妇减轻对坐骨神经的压力。

3)分娩疼痛来临的时候,孕妇坐下来休息就可以了。如果腹痛剧烈,而且伴有阴道出血、破水,有可能是流产、宫外孕或者早产的征兆,必须迅速就医;孕期出现跟水肿有关的骨关节疼痛,也要多注意休息。

4)妊娠期出现头痛的时候,可以在头上敷热毛巾,能有效缓解头痛。

5)妊娠期出现胃烧痛时可通过调节饮食来缓解疼痛。每日少食多餐,少吃酸辣食物,饭后半小时内不要躺倒。多吃新鲜的水果蔬菜,同时注意营养的均衡;可以在医生指导下用一些抗酸剂,半坐卧位也可以减轻疼痛。孕期为避免出现骨关节疼痛,从妊娠的早期开始就要适当增加维生素 D 和钙的摄入量。

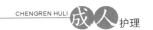

2. 药物治疗

诊断明确后,患者主诉疼痛时可以积极控制疼痛。最好在疼痛发作前,遵医嘱给予药物。

临床常用药物种类有:①解热镇痛剂,如阿司匹林,主要减少前列腺素合成达到镇痛目的,镇痛部位主要在外周神经末梢痛觉感受器,用于解除轻至中度疼痛,如肌肉痛、关节痛等;②麻醉性镇痛剂,如吗啡、哌替啶等,通过与中枢神经的阿片受体结合而产生镇痛效果,用于缓解中度至重度疼痛。

(1)使用止痛药物原则。

1)使用纯显效药,避免使用安慰剂。

2)合理使用阶梯用药法,根据患者疼痛程度选择不同的药物及方法,由第一步逐渐向第三步过渡。第一步使用非鸦片类药加辅助药,第二步使用弱鸦片类药加非鸦片类药和辅助药。如疼痛持续或加剧则采用第三步,用强鸦片类药加非鸦片类药和辅助药。

3)按时用药,止痛药物应有规律的"按时"给予,而不是"必要时"才给予。

(2)使用止痛药物注意事项。

1)使用前要了解止痛药物的药理作用、给药途径、使用剂量、副作用和禁忌证。

2)患者未明确诊断之前,不能随意使用止痛药,以免掩盖或延误病情。

3)术后疼痛应在疼痛发作前给药,开始给足剂量,以后改为维持量。必要时几种止痛药物可以联合使用。

4)如果非麻醉性药物能够达到止痛效果,就不要使用麻醉性药物。

5)注意观察患者的用药反应,根据个人情况调整用药剂量。注意药物的不良反应。使用麻醉性药物时注意成瘾。

6)给药后半小时应评估和记录止痛效果。对止痛无效者应调整护理计划。

(3)给药途径。主要有口服、肌肉、静脉、硬膜外等给药方法。

一般认为患者的中、重度疼痛不宜采取口服给药方法,因为口服给药难以筛选给药剂量,起效慢,作用时间长。口服给药方法多用于门诊手术患者的术后镇痛,以及住院患者中与全身用药结合应用。

肌肉注射比口服药起效快,易于迅速产生峰值作用,是我国围手术期患者镇痛的主要给药途径之一。但药物脂溶性及局部血流情况可影响患者的血药浓度,而且因药物吸收时间和体内药代动力学等变化,患者的血浆药物浓度波动很大,不同患者之间应用同样药物,其药物浓度差异达3~5倍,其峰值作用时间亦长短不一。注射大量阿片类镇痛药后,可分别产生镇痛、镇静和镇痛不全的作用,此法将逐渐被静脉持续给药和按需止痛的方法替代。

静脉单次给药,血浆药物易于维持恒定,起效迅速,但药物在体内快速重分布,药效作用时间短,需要短时间内重复给药。连续静脉滴注可以维持恒定血药浓度达到更佳镇痛效果。应用输液泵持续泵入镇痛药能根据患者的疼痛深度变化来调节给药速度,可以比较安全地达到血的浓度,持续无痛。目前常用的药物有芬太尼、阿芬太尼、苏芬太尼、普鲁卡因和利多卡因以及哌替啶等。根据患者疼痛程度决定输注速度。

吸入法常用的有笑气、安氟醚和异氟醚。笑气在医学上称氧化亚氮,是一种吸入性镇痛气体。笑气镇痛用于无痛分娩效果好,对孕妇及胎儿安全无明显副作用,不影响分娩方式,有利于降低产妇的心理压力。

硬膜外给药法是近年来应用于疼痛治疗的一项新技术,主要阻断神经根及末梢的神经传导达到镇痛效果,经硬膜外导管,通过可控制性微量泵持续给小剂量止痛药,简便而有效,尤适用于长期疼痛患者,也是分娩镇痛最令人满意的方式,其优点在于符合理想的分娩镇痛必备条件。术后患者也可保留硬膜外插管,可持续放置长达2周,对术后疼痛有较明显的效果而不至于使用很大剂量。

区域性麻醉,主要是局部神经阻滞,适用于会阴切开缝合、阴道助产等局部小手术。

(4)患者自控止痛法(patient controlled analgesia,PCA)。患者自控止痛法,它使用多种镇痛药物,经不同途径(包括静脉、硬膜外腔)给药治疗术后疼痛。整个装置由注药泵、自控装置、管道及反流的单向活瓣组成。

患者自控止痛法的优点:

1)镇痛效果好,用药总量少,镇痛用药剂量个体化;

2)不易过量,中毒反应少;

3)患者很少在夜间产生呼吸抑制;

4)有利于全身情况的恢复;

5)患者有一种主动参与感,可根据自己的疼痛强度调节给药剂量和给药间隔时间。

(五)护理评价

患者疼痛是否改善,生命体征是否平稳;精神状态是否良好;各种并发症是否得到及时处理;营养状况是否良好。

【知识拓展】

减轻分娩疼痛的方法

(1)根据产妇的个体情况,进行自由体位、深呼吸运动、训练肌肉放松、穴位按摩、针刺镇痛等来分散产妇的注意力,消除紧张、焦虑等不良心理,大大减轻了分娩的疼痛,值得推广和应用。

(2)导乐及丈夫陪伴分娩。导乐分娩就是一个具有生育经验和产科专业知识的女性,在产前、产时及产后给予产妇持续的心理、生理和情感上的支持与鼓励,随时为产妇提供全方位的个性化服务,导乐以其温柔的态度、真诚的爱心,成为产妇及其丈夫的好帮手;建立家庭式产房,鼓励丈夫参与分娩的全过程,使产妇在舒适、安全、轻松的环境下顺利分娩。该方法能有效减轻分娩疼痛,还可减少产后并发症的发生。

(3)水针分娩镇痛法在临床应用中也不少见,能有效减轻腰痛,且无血压下降及麻醉药引起不良反应,使产妇在完全无痛状态下度过产程或完成分娩。

(4)经皮电刺激神经疗法。

(5)拉玛泽减痛分娩法也称精神无痛分娩法,通过以神经肌肉控制、产前呼吸技巧训练的学习过程,能在分娩时利用放松肌肉及呼吸技巧,主动控制宫缩引起的疼痛及其他不适。该法镇痛效果显著。

(6)水中分娩。能有效减轻分娩疼痛,还需扩大样本量进一步探讨其有无其他问题。

(7)韩氏神经电刺激镇痛法(HANS)。该法单独应用镇痛的效果还未见评价。但

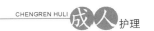

HANS 联合其他方法的应用镇痛效果明显。HANS 可以起辅助镇痛的作用,与 PLEA 联合用于分娩镇痛,可减少局麻药用量,减少 PCA 按压次数,是一种理想的分娩镇痛方法,可弥补药物镇痛不全,是既能消除产痛又能保证母婴安全的较好方法。

(徐　霞)

任务 1-5　麻醉患者的护理

学习目标

- **知识目标**

　　1.了解麻醉概念和分类、麻醉任务、麻醉药物及麻醉的方法;

　　2.熟悉麻醉患者的病情评估;

　　3.掌握麻醉的护理措施。

- **能力目标**

　　1.能进行麻醉前的准备;

　　2.能观察麻醉的并发症;

　　3.能配合麻醉师的处理及意外救治;

　　4.能对麻醉患者进行健康教育。

【知识背景】

　　麻醉(anesthesia)是指使用药物等方法使人体的整体或部分暂时失去痛觉或知觉的一种技术或方法。麻醉的基本任务是消除手术所致的疼痛和不适感觉,保障手术患者的安全,为手术顺利进行创造良好的条件,并对意外情况进行预防、治疗和护理。

　　现代麻醉学的历史不过百余年,但临床麻醉工作的内容,已经大大超出手术的止痛范围:人工通气、低温、体外循环、控制性降压等技术,使心内直视手术、脏器移植和其他以往不可能施行的手术成为安全可行,成了现代临床麻醉的重要内容,危重患者的急救复苏、监测治疗、疼痛治疗等也都属于麻醉学(anesthesiology)的范畴。

(一)分类

　　麻醉分类广义上可分为全身麻醉和局部麻醉两类;狭义的分类即临床麻醉,根据麻醉作用部位和所用药物的不同,一般可分为局部麻醉、椎管内麻醉、全身麻醉、复合麻醉和基础麻醉五类。局部麻醉包括局部浸润麻醉、表面麻醉、阻滞麻醉(区域和神经阻滞);椎管内麻醉包括蛛网膜下腔阻滞(腰麻)和硬脊膜外腔阻滞(硬麻);全身麻醉包括吸入麻醉和静脉麻醉等。几种药物或几种方法配合使用的麻醉方法称复合麻醉。利用某些药物使者进入类似睡眠(但非麻醉)的状态,称为基础麻醉。

(二)麻醉方法

1. 局部麻醉　局部麻醉是指用局部麻醉药暂时阻断身体某一部位神经冲动的传导,产生相应区域的麻醉作用的方法,简称局麻。特点是所用设备及管理比较简便,患者神志清醒,对重要脏器功能干扰较小。

(1)局部浸润麻醉。沿手术切口线分层注射局部麻醉药,使其阻滞各层组织中的神经末梢,称为局部浸润麻醉。穿刺针应仅从已浸润过的部位刺入,减少穿刺的疼痛。加压注入形成张力性浸润,使局麻药与神经末梢广泛接触,以增强麻醉效果。常用药物为 0.5%～1%普鲁卡因或 0.25%～0.5%利多卡因。

(2)表面麻醉。利用局麻药透过黏膜而阻滞浅表的神经末梢,使黏膜产生麻醉作用称为表面麻醉。眼、鼻、咽喉和尿道等处的浅表手术或内腔镜检查时常用此法。如眼部点滴用 0.5%～1%丁卡因或 2%利多卡因。鼻、咽喉及气管涂敷或喷雾可用 1%～2%丁卡因或 2%～4%利多卡因。

(3)区域阻滞麻醉。在手术区四周和底部注射局麻药以阻滞小的神经干和神经末梢,称为区域阻滞麻醉。囊肿切除、肿块组织检查常用此法,其区别于局部浸润麻醉,避免穿刺病理组织,手术区局部解剖清楚。用药同局部浸润麻醉。

(4)神经干(丛)阻滞麻醉。在神经干(丛)周围注射局麻药,阻滞其冲动的传导,使其所支配的区域失去痛觉,称神经干(丛)阻滞麻醉。常见的有臂丛、颈丛、肋间、指神经阻滞麻醉等。常用药物为利多卡因。

2. 椎管内麻醉　将局麻药注入椎管内不同腔隙,阻滞脊神经根或脊神经的传导,达到相应区域的麻醉效应,称为椎管内麻醉。其广义上也属于局部麻醉范畴,主要包括蛛网膜下腔阻滞、硬脊膜外腔阻滞、骶管阻滞等。

(1)蛛网膜下腔阻滞。将局麻药注入蛛网膜下腔,阻滞部分脊神经或脊神经根,称为蛛网膜下腔阻滞麻醉,简称脊麻或腰麻。其适用于 2～3h 以内的下腹部、盆腔、下肢及肛门会阴部的手术。禁忌证:①神经系统疾病,如颅内高压、椎管内疾病。②心血管疾病,如较重的高血压、冠心病、各种心脏病合并心衰者。③休克、严重贫血及其他重危患者。④脊柱畸形,穿刺部位或四周有感染灶,明显的腰背疼痛史者。⑤腹内高压,如腹腔肿瘤、大量腹水及中期以后妊娠。⑥婴幼儿及不合作者(如精神病患者)。

(2)硬脊膜外腔阻滞。将局麻药注入硬脊膜外腔,阻滞脊神经根,使躯干的某一节段产生麻醉作用,称硬脊膜外腔阻滞麻醉,简称硬麻。有单次法和连续法两种,临床常用连续法,且应用广泛。硬麻除镇痛安全、肌肉松弛良好外,还具有麻醉节段性明显的特点。硬脊膜外腔狭窄,与蛛网膜下腔仅一膜之隔,而硬麻时用药剂量较大,一旦药物误入蛛网膜下腔,就有全脊髓麻醉的危险,因此务必要仔细操作和精心管理。其适用于膈以下部位的手术,尤以上腹部手术最常用。禁忌证:①穿刺部位有感染或脊柱明显畸形。②凝血机制障碍者。③休克或低血压。④老年、体弱、高血压、心功能不全等患者慎用或不用。⑤不合作无法完成麻醉操作与管理者不用。穿刺时确定进入硬脊膜外腔的方法如下:①阻力检测与气泡反流现象:穿刺针进入黄韧带时有阻力及坚韧感,取下针芯,接上 5mL 空管注射器,推挤有回弹感。继续进针,穿过黄韧带时顿觉突破感,停止进针。回抽无脑脊液,再推挤注射器芯,空气顺利进入毫无阻力,表明已进入硬膜外腔。此时接上盛 2mL 生理盐水、3mL 空气的注射器,迅速

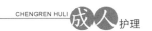

推注又迅速取下注射器,可见气泡外涌,伴唧唧声,称气泡反流现象,此现象证明针尖位置适宜。②负压现象:针尖刺入黄韧带后,拔出针芯,在栓口灌入液体使呈悬滴状(滴水法),或接上含液体的细玻管(玻管法)。然后缓慢进针,针尖进入硬脊膜外腔时,水滴或玻管内的水柱即被吸入,说明针尖已在硬脊膜外腔(因硬脊膜外腔呈负压)。

(3)骶管阻滞。将局麻药从骶骨裂孔注入骶管,阻滞骶神经,称骶管阻滞或骶麻,是低位的硬脊膜外阻滞的一种。骶管阻滞适用于直肠、肛门会阴部手术,也用于某些泌尿外科及产科无痛分娩术。穿刺局部有感染、骶骨畸形者为禁忌。

3.全身麻醉 麻醉药经呼吸道吸入或静脉、肌肉注射进入机体,产生中枢神经系统抑制,使患者意识消失,镇痛,肌肉松弛,反射抑制,称为全身麻醉。其抑制程度与血药浓度有关,可以调控;当麻醉药从体内排出或在体内被破坏后,患者将逐渐恢复意识及神经反射,不对中枢神经系统有残留作用或留任何后遗症。全身麻醉操作主要是气管插管术与麻醉机的使用,其实施分全麻诱导、维持和苏醒三个过程。

【工作任务—案例导入】

患者,男性,56岁。因肠梗阻行非手术治疗1周无效,拟急诊在全身麻醉下行剖腹探查术。患有高血压已8年,平时靠药物控制。术前检查:T 38.0℃,P 100次/min,R 20次/min,BP 21.3/13.3kPa。ECG示ST-T改变,血生化、血气分析结果正常。

任务导向:

1.麻醉前如何进行胃肠道准备及麻醉前给药?

2.麻醉后并发症有哪些?

【护理工作过程】

(一)护理评估

1.健康史

任务探究:什么因素可影响麻醉?

了解与麻醉相关的病史,如脏器疾病史、既往麻醉史和手术史、药物过敏史及使用情况(如心血管药、抗凝药、类固醇及精神类药等)、吸烟史、饮酒史等。

2.身体状况

任务探究:如何评估麻醉患者的病情?

(1)全身、局部情况及器官功能。明确麻醉前患者的生命体征、意识及精神状态,全身有无体重下降、贫血、低蛋白血症等营养不良状况及水、电解质和酸碱失衡情况,明确心、肺、肝、肾等重要脏器功能状况,检查牙齿有无缺损、修补、松动及假牙,局麻穿刺部位有无感染,脊柱有无畸形,活动是否受限。

(2)对麻醉和手术的耐受能力评估。临床上多采用美国麻醉医师协会(ASA)对病情的五级分类法(见表1-5-1)。

(3)麻醉常见并发症的评估。

1)局部麻醉的并发症:①毒性反应:轻度毒性反应时患者常有头昏、目眩、多语或躁动不安、寒战等;若体内局麻药浓度继续升高,将出现意识不清、震颤、抽搐、心率增快、血压升高等;重度时出现全身抑制、心动过缓、血压下降,可致死亡。其原因大多由于一次注入超限量局麻药或直接注入血管,使血内麻醉药浓度明显增高;也可由于患者的耐受性差;或者注入血运丰富部位时局麻药内未加肾上腺素而吸收过快及局麻药浓度过高等原因引起。②过敏反应:过敏反应表现为皮肤瘙痒、荨麻疹、血管神经性水肿、喉水肿、哮喘、呼吸困难或休克等。

表 1-5-1 　ASA 麻醉病情分级

级别	标准	麻醉和手术耐受性
Ⅰ	患者各器官功能正常,发育、营养良好,体格健康	能耐受
Ⅱ	患者存在系统性轻度病变,但功能代偿健全	无大碍
Ⅲ	患者存在系统性病变较严重,体力活动受限,但尚能应付日常工作	需很谨慎
Ⅳ	患者系统性病变严重,丧失日常工作能力,经常面临生命威胁	有较大危险
Ⅴ	患者无论手术与否,生命难以维持 24h 的濒死者	异常危险

注:急诊患者在上述分组前加急诊(emergency)或"E"。

2)椎管内麻醉的并发症:主要表现在呼吸、循环、胃肠道、膀胱等功能的抑制。①血压下降和心率减慢:腰麻和硬麻可使交感神经部分阻滞,周围容量血管扩张,静脉回心血量减少,心排血量下降,导致血压下降。因交感神经阻滞而迷走神经张力增高,心率可减慢。尤其在麻醉平面超过 T_4 时,出现心动过缓或血压下降的可能性大大提高。②呼吸抑制:为麻醉平面过高使辅助呼吸肌(膈肌和肋间肌)运动无力或麻痹所致。③全脊髓麻醉:为硬膜外阻滞最危险的并发症。表现为注药后短时间内进行性呼吸困难,继而呼吸停止、血压下降、意识消失、带来生命危险。其原因是穿刺或插管时刺破硬脊膜和蛛网膜,大量局麻药直接注入蛛网膜下隙,造成全脊髓麻醉。④恶心呕吐:原因可能为低血压引起中枢性呕吐或手术牵拉刺激腹腔内脏。⑤头痛:常见于腰麻后 1~3d 内出现,轻者 3~4d 内缓解,重者可持续一周至数周,伴有恶心呕吐、眼睛怕光(畏明)等。以枕额部痛明显,抬头或坐起时加重,平卧后减轻或消失,故术后常规去枕平卧 6~8h 预防。原因可能是腰穿后脑脊液不断从穿刺孔漏入硬膜外腔,致颅内压下降,颅内血管扩张。⑥尿潴留:常见。由于骶神经阻滞后恢复较慢,膀胱逼尿肌松弛而不能排尿,多见于老年男性患者。肛门会阴部手术后,可因局部刺激引起反射性尿道括约肌痉挛,不能排尿。⑦其他:偶见脊神经根或脊髓损伤、硬膜外腔血肿、脓肿及脊髓前动脉综合征。此类并发症与操作损伤或无菌操作不严相关。患者有凝血机制障碍时易发生血肿,一旦发生将产生不同程度的神经功能障碍,甚至发生截瘫。

3)全身麻醉的并发症:主要发生在呼吸系统、循环系统和中枢神经系统三大方面。①呕吐、窒息或误吸:饱食后的急症患者、上消化道出血及肠梗阻的患者,全身麻醉时易发生呕吐而造成呕吐物窒息或误吸。在呕吐前常有恶心、唾液分泌增加、吞咽动作及痉挛性呼吸等先兆症状,支气管痉挛时出现哮喘、咳嗽和发绀(Mendelson 综合征)的表现。②呼吸道梗阻:以声门为界,呼吸道梗阻分为上呼吸道梗阻和下呼吸道梗阻或者两者兼有之。上呼吸道梗阻的原因以舌后坠、咽喉部积存分泌物及喉痉挛为常见。舌后坠时可听到鼾声,咽喉部有分泌物时可有水泡噪音,喉痉挛时表现为吸气性呼吸困难,常伴发吸气性鸡鸣声,完全性梗阻者有鼻翼翕动及三凹征。下呼吸道梗阻常因气管、支气管内分泌物增多及支气管痉挛引起,梗阻严重时表现呼气性呼吸困难、潮气量小、发绀、脉速和血压下降,可因缺氧而死亡。③通

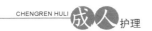

气量不足：常由中枢性和周围性呼吸抑制所致，中枢性多因麻醉过深或麻醉性镇痛药过量引起，周围性多因肌松药存在残余作用。常表现为呼吸频率减慢及潮气量降低而引起二氧化碳潴留或低氧血症。④低血压和高血压：麻醉过深、血容量不足、术中出血可导致低血压、脉压变小及脉率加快，过度牵拉内脏或直接刺激迷走神经，可引起反射性血压下降和心动过缓。高血压可由并存高血压的疾病、手术探查及气管插管、二氧化碳蓄积、药物等原因引起。⑤心律失常、心室纤颤及心脏骤停、麻醉深浅不当、手术刺激、失血、二氧化碳蓄积等均可引起心动过速，而内脏牵拉、缺氧晚期则引起心动过缓。原有心功能不全的患者更易发生心律失常，而原有心律失常的更因此而加重，甚至发生心室纤颤及心脏骤停。⑥高热、抽搐和惊厥：多见于小儿麻醉，其原因在于婴幼儿体温调节中枢未发育健全、肌肉薄弱及体表面积大，全麻药及神经阻滞药妨碍了机体对体温的调节。⑦苏醒延迟：一般患者在全身麻醉停止后60～90min内即可清醒，若超过此时限神志仍不十分清晰，可认为全麻后苏醒延迟。常见的原因有全麻药作用时间延长、循环及呼吸功能不全、高龄、全身代谢性疾病、中枢神经系统损伤等。

3.辅助检查

（1）实验室检查。血、尿、便常规，出血、凝血时间，血电解质，肝、肾功能等。

（2）心电图检查、胸部 X 线检查。

（3）选择性地针对疾病的特殊项目检查。

4.心理、社会状况 尽快了解患者的性情特点，患者及家属对疾病、麻醉、手术的认知度，经济状况及家庭社会的支持系统的情况等。

（二）护理诊断

1.首要护理诊断

（1）焦虑或恐惧。与不了解疾病性质，缺乏手术和麻醉的相关知识，担忧麻醉效果、安全性、并发症及经济负担有关。

（2）营养失调：低于机体需要量。与患者有消瘦、贫血、低蛋白血症等有关，与麻醉前禁食、营养摄入不足、代谢率增高等有关。

2.主要护理诊断

（1）潜在并发症。毒性反应、过敏反应、血压下降、呼吸抑制、恶心呕吐、尿潴留、头痛、全脊髓麻醉、窒息或误吸、呼吸道梗阻、低血压和高血压、心律失常、高热、抽搐与惊厥等。

（2）知识缺乏。缺乏麻醉有关方面的知识，缺乏麻醉配合的知识。

（三）护理目标

患者焦虑或恐惧减轻或消失；营养改善，对麻醉和手术耐受力提高；并发症得到预防或及时发现或控制；能复述麻醉配合与护理的知识。

（四）治疗与护理

1.治疗原则

（1）麻醉前用药。根据病情、年龄及麻醉方法来选择药物种类、剂量、用药途径与用药时间。目的在于使患者情绪安定而合作，缓和忧虑与恐惧；减少一些麻醉药的不良反应，消除一些不利的反射，特别是迷走神经引起的反射和限制交感肾上腺系统的反应；对全身麻醉能加强全身麻醉药的效果，产生遗忘作用，减少分泌物，降低术中和术后恶心和呕吐；缓和或解除术前的疼痛,从而使麻醉过程平稳。具体用药有以下几类:①催眠药:此类药有抑制大脑皮质、镇静、催眠和抗惊厥作用,并能提高中枢神经系统的局麻药中毒阈值,防治局麻药的毒性反应。主要用巴比妥类药物,常用的有苯巴比妥、戊巴比妥。②安定镇静药:此类药有抑制大脑边缘系统的作用,使情绪安定和记忆缺失,并有中枢性肌肉松弛作用,能提高中枢神经系统的局麻药中毒阈值,也具有防治局麻药的毒性反应作用。主要用苯二氮䓬类药物,常用的药物有地西泮;还有酚噻嗪类药物,其有较强的镇静作用,并有抗吐、抗心律失常、抗组胺等作用,常用药物有异丙嗪和奋乃静。③镇痛药:能提高中枢神经系统痛阈,缓解或解除术前患者的剧痛;用于椎管内麻醉时减轻手术的内脏牵拉痛;与全身麻醉药起协同作用,减少麻醉药的用量。主要用吗啡类药物,常用药物有吗啡、哌替啶和芬太尼。但一般情况差、年老、体弱、恶病质、休克和甲状腺功能低下者,吗啡类及巴比妥类药剂量应酌减;呼吸功能不全、颅内压升高或产妇应禁用吗啡等麻醉镇痛药,以免呼吸抑制。④抗胆碱药:本类药能松弛多种平滑肌、抑制多种腺体分泌、减少呼吸道黏液和唾液腺的分泌,便于保持呼吸道通畅;该类药还有抑制迷走神经反射的作用,是各种麻醉时必不可省的,尤其常用于椎管内麻醉及全身麻醉。常用的药物有阿托品和东莨菪碱。但甲亢、高热、心动过速者应不用或少用抗胆碱药,必须用者可选用东莨菪碱。⑤其他用药:哮喘患者用氨茶碱,过敏体质患者用苯海拉明或异丙嗪,有糖尿病者给胰岛素等对症处理。

(2)局麻并发症处理。①毒性反应:一旦发现中毒,应立即停止用药,并对症处理。如给予吸氧和维持呼吸;躁动不安可用地西泮 5～10mg 肌注;抽搐或惊厥用 2.5% 硫喷妥钠 3～4mL 静注;若抽搐不止,在可控制呼吸的条件下,用短效肌肉松弛药氯琥珀胆碱 1mg/kg 静注;低血压需输液和使用麻黄碱或间羟胺升血压药;心跳、呼吸骤停者立即行心肺复苏。②过敏反应:一旦发生立即对症处理。急救用肾上腺素 0.2～0.3mg 静脉推注,并氧气吸入,抗组胺药苯海拉明 20～40mg 肌注,静脉滴注地塞米松 10mg。血压降低时用麻黄碱或间羟胺升血压,支气管痉挛时用氨茶碱或异丙肾上腺素解除。

(3)椎管内麻醉并发症处理。①血压下降和心率缓慢:先快速输液 200～300mL 补充血容量;可静注麻黄碱 15mg,或抬高下肢,增加静脉回心血量;需要时还可用阿托品 0.25～0.5mg 静注,提高心率。②呼吸抑制:应尽早氧气吸入或行辅助呼吸,保证通气量足够。若麻醉平面高达颈髓时,呼吸会停止,必须立即用气管内插管行人工呼吸,同时支持循环,以免心搏骤停。③全脊髓麻醉:一旦发现,应立即气管内插管行人工呼吸,加快输液和用麻黄碱等维持循环。④恶心呕吐:若为麻醉平面高引起,可吸氧或提高血压。若为牵拉内脏所致,就减轻操作,必要时加以内脏神经阻滞,或给以氟哌利多 5mg 或阿托品 0.5mg。⑤头痛:一旦发生需卧床休息,静脉输液和对症治疗。对顽固性头痛,可向硬膜外腔注射生理盐水或中分子右旋糖酐 20～30mL 填充。⑥尿潴留:可以热敷、针灸或肌注副交感神经兴奋药卡巴胆碱治疗,必要时留置导尿管。

(4)全身麻醉并发症处理。①呕吐、窒息或误吸:一旦发现呕吐,应立即先将患者置于头低位,并使头偏向一侧,使呕吐物容易排出,避免进入呼吸道,同时吸出呕吐物及咽喉分泌物。发生误吸时,可经气管插管或支气管镜用 5～10mL 生理盐水(或加用 $NaHCO_3$ 溶液)做支气管反复冲洗,同时给予支气管解痉药(如氨茶碱)、抗生素及氢化可的松处理。②呼吸道梗阻:把下颌托起,放入口咽导气管或鼻咽导气管,同时洗净咽喉部分泌物,可解除舌后坠、

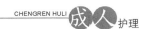

咽喉部分泌物引起的上呼吸道梗阻。喉痉挛时应去除诱发因素,同时加压给氧吸入,如仍不能缓解,可用一粗针头经环甲膜刺入气管进行通气。气管、支气管内分泌物致下呼吸道梗阻时,最好做气管插管,然后用吸引器将分泌物吸出,支气管痉挛时可用解痉药氨茶碱 0.25g 或氢化可的松 100mg,同时加压给氧吸入。③通气量不足:根据呼吸抑制原因治疗,同时给氧吸入或使用人工呼吸。④低血压和高血压:应根据原因及时予以治疗,如麻醉过深致低血压应减浅麻醉,血容量不足、术中出血致低血压应补充血容量、止血,达到血压回升、心率减慢、脉压增大等循环动力恢复,麻醉过浅、手术刺激致高血压应加深麻醉或减少手术刺激。⑤心律失常、心室纤颤及心脏骤停:心律失常应针对不同的原因进行预防和处理,心室纤颤及心脏骤停应立即进行复苏。⑥高热、抽搐和惊厥:体温过高时应物理降温,尤其头部降温防止脑水肿。当抽搐已发生,应保持呼吸道通畅,立即吸氧,并静脉注射小剂量硫喷妥钠。恶性高热者应用丹曲林效果好。⑦苏醒延迟:应积极查找相关原因予以处理,促进苏醒。

2. 护理措施

(1)麻醉前护理。麻醉前护理主要是麻醉前准备,其目的是使患者在体格和精神两方面均处于可能达到的最佳状态,以增强对麻醉和手术的耐受能力,提高麻醉的安全性,避免麻醉意外的发生,减少麻醉后的并发症。

1)胃肠道的准备:择期手术前应常规排空胃,以避免麻醉手术间发生胃内容物的反流、呕吐而导致的窒息或误吸。正常人的胃排空时间为 4～6h,而在应激情况下,如焦虑、创伤、疼痛等胃排空时间可明显延长。因此,成人择期手术前应禁食 12h,禁饮 4h,以保证胃排空。小儿术前应禁食(奶)4～8h,禁水 2～3h。急症手术者可选用全麻,行清醒气管内插管是防止全麻诱导时误吸的有力措施。

2)皮肤过敏试验:使用普鲁卡因、丁卡因局麻药前应先进行皮肤过敏试验,皮试阴性者才可使用,皮试阳性或原有过敏史者改用利多卡因或其他麻醉方法。

3)预防局麻药毒性反应:①局麻药用量一次不超过限量,如普鲁卡因成人限量为 1g。②局麻药物浓度不宜过高。③年老和体弱等患者应根据具体情况酌减用量。④血运丰富部位用药,局麻药内可加入微量肾上腺素以减慢吸收,如神经阻滞麻醉加肾上腺素浓度为1:20 万,局部浸润麻醉 1:40 万,口腔黏膜 1:80 万,但有高血压、甲状腺功能亢进症等患者不可加肾上腺素。⑤局麻药局部注药前应先抽吸,无回血时方可注药,不可直接注入血管。⑥术前用地西泮或巴比妥类药可减少毒性反应。

4)麻醉前用药:择期手术前晚口服催眠药或安定药,术前半小时肌肉注射抗胆碱药和镇静催眠药。急症手术可于麻醉开始前静脉给药。

5)其他准备:如麻醉设备、用具及药品等的准备。

(2)麻醉中护理。

1)配合麻醉:协助打开经灭菌处理的麻醉器械包,连接各种监护仪器,协助麻醉师进行各项麻醉操作,使麻醉能顺利进行并取得良好效果。如协助安放麻醉实施时和实施后的体位,使椎管内麻醉患者穿刺前体位为侧卧位,并低头、双手抱膝、弓背(如图 1-5-1 所示),使椎间隙增宽,便于穿刺,穿刺后再安置为手术体位。

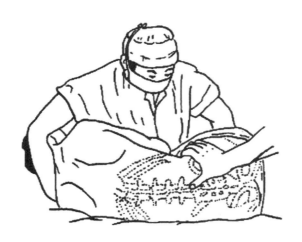

图 1-5-1　椎管内麻醉体位

2）用药护理：开放静脉通路，调节输液、输血速度，按医嘱给药。

3）麻醉期间的监测和管理：麻醉期间应主动采取措施预防严重生理变化的发生，协助观察麻醉中患者病情变化、并发症的发现及抢救意外，力求及早发现和及时纠正，以免发生危险。①呼吸功能监测：呼吸功能是麻醉时最容易和最先受到影响的重要功能之一。呼吸功能正常是指能维持动脉血氧分压（PaO_2）、二氧化碳分压（$PaCO_2$）和血液 pH 值在正常范围内。这三项指标也是衡量呼吸管理是否合理的参数。缺氧和二氧化碳蓄积，对呼吸和循环的影响很大，处理不及时可引起严重后果，许多麻醉意外都直接或间接与缺氧或二氧化碳蓄积有关。麻醉期间必须保持呼吸道通畅，避免缺氧和二氧化碳蓄积。②循环功能监测：循环功能的稳定在麻醉管理中占有重要的地位，循环系统的变化将直接影响患者的安全和术后的恢复。麻醉期间应每隔 5～10min 测定和记录一次血压、脉搏、呼吸等参数，并记录手术重要步骤、出血量、输液量及用药等。如果麻醉期间患者出现血压下降、脉搏增快、脉压缩少、尿量减少、皮肤苍白，则是休克的表现。麻醉的深浅程度对循环的影响是多方面的。麻醉太浅可引起机体的应激反应，使血压升高、心率增快及心律失常。麻醉过深既可抑制心肌收缩功能，又可使外周血管阻力降低和相对血容量不足，结果使血压降低。因此，合适的麻醉深度对于维持循环稳定非常重要。③神经系统监测：非全麻患者应注意神志和表情的变化，严重低血压和缺氧可使患者的表情淡漠和神志突然丧失。在局麻药毒性反应时，可出现精神兴奋症状，严重者可发生惊厥。体温监测也十分重要，特别是小儿，体温调节中枢发育尚未完善，保持体温的能力很差，体温过高或过低时，易引起高热惊厥或循环抑制。

（3）麻醉后护理。

1）一般护理：予常规吸氧。全麻未完全清醒前一般取平卧位且头偏向一侧，以保持呼吸道通畅；硬麻后平卧 4～6h，防止血压波动；腰麻后去枕平卧 6～8h，预防头痛。妥善安置各种管道并保持各种引流管的通畅及静脉输液通畅，防止患者抓脱敷料或管道。注意保暖，防止严防坠床等意外，保证患者安全，做好应急准备。

2）麻醉恢复期的监测和管理：手术完毕麻醉终止，但麻醉对患者的生理影响并未消除，因此麻醉恢复期的监测和管理十分重要。①常规监测生命体征及心电图，并每 5～15min 记录一次,直到患者稳定为止。为防止发生术后低氧血症,应持续监测氧饱和度(SpO₂),直到患者完全恢复。②手术较大者,无论全麻或其他麻醉,术后应重视呼吸系统的管理,都应常规吸氧。尤其合并肺部疾病、开胸和上腹部手术者,在此期间非常容易发生呼吸道梗阻,应密切观察。呼吸道不全梗阻表现为呼吸困难并有鼾声,吸气时辅助呼吸肌用力,出现三凹征和鼻翼扇动。呼吸道完全梗阻表现为有强烈的呼吸行为而无气体交换,如不及时发现和处理,可危及患者的生命。引起呼吸道梗阻的常见原因为舌后坠和分泌物太多,应托起下颌、放置口咽或鼻咽通气管,及时吸出分泌物。③全麻后患者要注意其神志恢复的情况和速度。全麻后或阻滞麻醉应用了辅助药,都可影响患者神志的恢复。椎管内麻醉者应密切观察其阻滞部位感觉和运动的恢复情况。④维持循环系统的稳定可避免全麻后苏醒延迟。全麻后苏醒延迟常见的原因有术前用药作用和全麻药的残余作用、麻醉过深、二氧化碳血症、电解质紊乱、血糖过高或过低、脑出血或脑血栓形成等,此时首先应维持循环稳定,同时保持通气功能正常和充分供氧。⑤全麻后患者达到以下标准可返回病房:神志清楚,有定向力,回答问题正确;呼吸平稳,能深呼吸及咳嗽,SpO₂超过95%;血压及脉搏稳定30min以上无严重的心律失常和 ST-T 波改变。

(4)心理护理。由于对麻醉陌生,麻醉前患者难免紧张和焦虑,甚至有恐惧感。应以关心和鼓励的方法消除其思想顾虑和焦虑心情,耐心听取和解答患者提出的问题,以取得患者的理解、信任和合作,对于过度紧张而难以自控者,应辅以药物治疗。

(5)健康指导。告诉患者麻醉的重要性和必要性,以取得患者配合。介绍或解释麻醉的方法与过程,消除或缓解患者对麻醉的陌生感和焦虑恐惧感。讲述各种麻醉前、中、后的配合和注意事项。讲述麻醉后的不适或可能并发症及其应对办法。

(五)护理评价

患者焦虑或恐惧是否减轻或消失;营养是否改善,对麻醉和手术耐受力是否提高;是否能复述麻醉配合与护理的相关知识。

【知识拓展】

常用麻醉药

1.局部麻醉药　局麻药的化学结构有芳香族环、胺基团和中间链三个共同的基本组成,根据中间链是酯链还是酰胺链可分为酯类和酰胺类两种。常用的酯类局麻药有普鲁卡因和丁卡因,酰胺类局麻药有利多卡因和丁哌卡因等。

(1)普鲁卡因(奴佛卡因)。该药毒性弱,对黏膜的穿透力差,故常用于局部浸润麻醉,一般不用于表面麻醉,也可用于局部封闭治疗,是常用又安全的局麻药之一。

(2)丁卡因(地卡因)。该药对黏膜的穿透力强,故常用于表面麻醉,但药毒性大,一般不用于局部浸润麻醉,可用于神经阻滞麻醉、腰麻和硬麻。成人一次最大剂量表面麻醉为40mg,神经阻滞为80mg。

(3)利多卡因(赛罗卡因)。该药具有起效快、作用强而持久、黏膜穿透力强及安全等特点,可用于各种局部麻醉,主要用于神经阻滞麻醉和硬麻,也用于心律失常的治疗,是目前最常用的局麻药。成人一次最大剂量表面麻醉为100mg,局部浸润麻醉和神经阻滞为400mg。

（4）丁派卡因（麻卡因）。该药作用较利多卡因强、持续时间长，主要用于神经阻滞麻醉，一般不用于表面麻醉和局部浸润麻醉。常用浓度为 0.25%～0.5%，成人一次最大剂量为 150mg。

2. 全身麻醉药　全身麻醉药分吸入麻醉药和静脉麻醉药，吸入麻醉药又分气体（氧化亚氮即笑气）和挥发性液体（乙醚、氟烷、异氟烷、恩氟烷、七氟烷、地氟烷），静脉麻醉药有硫喷妥钠、氯胺酮、羟丁酸钠、依托咪酯、丙泊酚等。

（1）氧化亚氮（N_2O）。为无色、味甜、无刺激性气体，性能稳定，麻醉性能弱，毒性小。用于麻醉时，患者感觉舒适愉快，停药后苏醒较快，对肝、肾功能无不良影响，但对心肌和呼吸略有抑制作用。临床上常必须与氧合用，氧浓度大于 30%，以免发生弥散性缺氧，主要用于诱导麻醉或与其他全身麻醉药配伍复合应用。氧化亚氮可使腔内压升高，有气腹、气胸和肠梗阻者禁用。

（2）恩氟烷（安氟醚）。为无色挥发性液体，有果香，不燃不爆，性稳定，对黏膜无刺激性。麻醉时无交感神经系统兴奋现象，可使心脏对肾上腺素的作用稍有增敏，不增加毛细血管出血，不延长出血时间。因可抑制心肌及血管运动中枢并具有神经节阻断作用，故心率及血压稍有下降。对呼吸稍有抑制，但不会促使呼吸道分泌增加，也具有一定的肌肉松弛作用，并可增强筒箭毒碱的肌松作用。吸入后易从肺呼出，麻醉复苏较快，在肝脏的代谢率很低，故对肝的毒性很小。该药麻醉诱导平稳、迅速和舒适，苏醒也快，一般应用于复合全身麻醉，吸入浓度为 0.5%～3%，可与多种静脉全身麻醉药和全身麻醉辅助用药联用。偶有恶心、呕吐症状及脑电图见癫痫样波，应予注意。

（3）异氟烷（异氟醚）。为恩氟烷的异构体。呈透明、无色液体，略具刺激性醚样臭味，性稳定，在石灰中不分解，其药理学性质与恩氟烷相似。诱导麻醉及苏醒均较快，在体内很少被分解，以原形由呼吸道排出。麻醉较深时对循环及呼吸系统均有抑制作用，骨骼肌松弛作用亦较好，术后恶心、呕吐的发生率较低。用于麻醉诱导和维持。

（4）七氟烷（七氟醚）。挥发性液体，沸点 58.5℃，对热、强酸稳定，不燃烧、不爆炸。诱导时间比恩氟烷短，苏醒时间无大差异。麻醉期间的镇痛、肌松效应与恩氟烷相同，但呼吸抑制作用较强；对心血管系统的影响比异氟烷者小；对脑血流量、颅内压的影响与异氟烷者相似；不引起过敏反应，对眼黏膜刺激轻微。主要副作用为血压下降、心律失常、恶心及呕吐，但发生率较低。为新型吸入麻醉药，用于麻醉诱导和维持。

（5）地氟烷（地氟醚）。为异氟烷的氟代氯化合物，其沸点较低（23℃），血气分配系数为 0.42，比其他含氟吸入麻醉药均低，故麻醉的诱导及苏醒均快，易于调节麻醉深度。其最小肺泡内浓度为 5.6%～6%，故麻醉效力亦较其他者为低。对呼吸有轻度抑制，对呼吸道也有轻度刺激性。对循环系统的影响比其他吸入麻醉药小，对肝、肾功能无损害。为新型吸入麻醉药，用于麻醉诱导和维持。

（6）硫喷妥钠。为超短时作用的巴比妥类静脉麻醉药，常用浓度为 2.5%，采用小量分次法注射，总量不超过 1g。麻醉作用很快，维持时间短暂，镇痛效果差，肌肉不完全松弛，对呼吸中枢有较强抑制作用，兴奋副交感神经，可引起喉或支气管痉挛。临床上主要用于诱导麻醉、小儿基础麻醉、短时小手术的麻醉及抗惊厥等。

（7）氯胺酮。主要选择性抑制大脑联络径路和丘脑—新皮质系统，同时兴奋边缘系统，

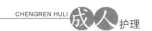
对脑干网状结构影响较轻。镇痛完全但有部分意识存在,称为分离麻醉。静脉注射用浓度 1%,初量 1~2mg/kg。对心血管具有明显兴奋作用,心率增快,血压上升。有复视、幻觉现象出现。临床主要用于诱导麻醉、小儿基础麻醉、体表小手术等。

(8)依托咪酯。起效快,维持时间短,无镇痛作用。对心血管影响小,大剂量快速静脉注射可有呼吸抑制,注射后可出现阵挛性肌收缩,恢复期出现恶心、呕吐症状。主要用于全麻诱导、年老体弱及危重患者。

(9)丙泊酚。起效快,作用时间短,苏醒迅速,对呼吸道无刺激,可降低脑代谢率和颅内压,无毒性和蓄积作用;但对心血管和呼吸系统有抑制作用,注射过快可出现呼吸或心跳暂停、血压下降等。主要用于全麻诱导、复合全麻维持及辅助镇静催眠。

(10)羟丁酸钠。镇痛作用弱,毒性小,可引起血压升高,心率减慢,血钾降低和唾液分泌增多。常用浓度 25%,用量 50~100mg/kg。适用于诱导麻醉、老人、儿童、外伤及烧伤患者的麻醉。

(沈开忠)

任务 1-6　围手术期患者的护理

📖 学习目标

- **知识目标**

  1. 了解围手术期护理的概念和临床意义;

  2. 掌握手术前的常规护理和急诊手术前的护理措施;

  3. 了解手术室布局、手术室管理的目的及规章制度;

  4. 熟悉手术器械台的准备与整理;

  5. 掌握手术人员的无菌准备(洗手、穿无菌手术衣、戴无菌手套)、常用手术体位的安置;

  6. 熟悉手术区皮肤的消毒和铺巾;

  7. 熟悉常用手术器械的名称、用途,手术床、无影灯的使用;

  8. 了解徒手打结的方法、缝合和拆线的方法;

  9. 熟悉手术后护理的护理评估要点;

  10. 掌握手术后常规护理措施;

  11. 掌握手术后常见的不适以及并发症的护理;

  12. 掌握普通引流管的护理。

- **能力目标**

  1. 能正确评估患者手术前的病情;

  2. 能进行手术前常规护理和急诊手术前的护理,并解释其临床意义;

3. 能进行手术前健康教育;

4. 能正确判断手术室中的各区域;

5. 能独立完成手术前的无菌准备,并能判断无菌区域和有菌区域;

6. 能独立安置手术患者的手术体位;

7. 能配合医生做好手术区皮肤消毒和铺巾;

8. 能正确辨认各种手术器械的名称和用途并能正确传递手术器械等;

9. 能根据手术要求正确使用手术床和无影灯;

10. 能进行简单的缝合、打结、拆线;

11. 能观察手术后患者的病情变化,并根据病情制订相应的护理措施;

12. 能进行各种类型伤口的换药操作;

13. 能独立完成普通引流管护理的操作。

【知识背景】

手术期指患者从进入手术室到手术结束,麻醉恢复的一段时期。这段时期主要在手术室为患者进行手术治疗,其护理目的是保证手术顺利进行,确保患者手术安全。

围手术期护理包括术前、术中、术后相连续的这段治疗时期。围手术期护理是指在围手术期间,配合医疗措施,实施整体护理,解决患者有关的健康问题,以促进患者身心健康及顺利康复。

手术是外科治疗的重要手段,但也使患者受到不同程度的创伤。围手术期患者不仅要忍受疾病本身的影响,还要承受麻醉风险、手术的打击,有时手术可能会改变个人或家庭的生活方式,甚至带来家庭危机,因此,任何手术对患者来说都会产生心理、生理负担。围手术期护理的主要任务是全面评估患者生理、心理状态,充分做好术前准备,提高对手术的耐受力,以最佳状态顺利渡过手术期,预防或减少术后并发症的发生。

［任务 1-6-1］　手术前患者的护理

【工作任务—案例导入】

患者,女,26 岁,初产妇妊娠 38 周,出现规律宫缩 17h,阴道有少量淡黄色液体流出,宫缩 25s/6~8min,胎心音 150 次/min。肛查:宫口开大 2cm,宫颈轻度水肿,胎头 S-2,无明显骨产道异常。初步诊断:孕 1 产 0,妊娠 38 周,潜伏期延长,宫缩乏力,儿宫内窘迫。治疗:立即剖宫产结束妊娠。

任务导向:

1. 根据病史,术前护理评估的重点内容是什么?

2. 作为病区责任护士,应做好哪些急诊术前护理措施,以帮助患者以最佳的状态接受手术?

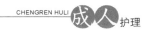

【护理工作过程】

从患者决定手术治疗起到进入手术室,这一时期的护理称为手术前护理。

(一)护理评估

1. 健康史

任务探究:手术患者的健康史从哪几方面进行收集?

(1)现病史。询问本次发病的诱因、发病时间、病情经过、主诉、主要症状和体征、治疗情况与效果等。

(2)既往史。既往有无高血压、心脏病、糖尿病、肝肾疾病史;有无手术史,有手术史者,询问何种手术、手术时间、有无并发症发生;询问用药史及药物过敏史等。

(3)个人史。询问有无吸烟、饮酒的习惯,若有,应了解吸烟、饮酒的量、持续时间;女性患者还需要询问月经、生育史等,对于孕产妇,应询问末次月经时间、预产期的推算、产前检查情况等。

(4)评估患者对疾病的认识。通过交谈,了解患者对手术、麻醉、预后及对手术后康复知识的掌握情况。

2. 身体状况

任务探究:如何评估手术患者的身体状况?

(1)营养状态。患者的营养状态与其对手术的耐受力直接相关。通过测量患者身高、体重、肱三头肌皮肤皱褶厚度、上臂围、血浆白蛋白等,全面评定患者的营养状态。营养不良对手术、麻醉的耐受力明显降低。蛋白质缺乏常导致低血容量或贫血,耐受失血和休克的能力降低,术后抗感染能力下降,创口愈合能力差,易发生切口裂开、切口感染;维生素缺乏可致凝血功能异常等。

(2)体液平衡状况。询问有无体液失衡的原因,如摄入不足、发热、呕吐、腹泻、多尿、肠梗阻、急性胃扩张等。评估患者有无脱水及脱水程度、类型,有无电解质紊乱和酸碱失衡。体液失衡患者在术中、术后引起休克的危险性增加。

(3)有无感染。评估患者有无咳嗽、咽痛、体温升高等上呼吸道感染症状,观察皮肤,特别是手术区域的皮肤有无损伤和感染迹象。

(4)重要器官的功能。

1)心血管功能:评估患者的血压、脉搏、心率、心律、四肢末梢循环状况。心血管系统功能健全者能满足手术期间身体对氧气、液体、营养的需求,而心功能严重不全,如严重高血压、充血性心力衰竭等患者难以承受手术的打击,手术的危险性增加。

2)呼吸系统功能:评估患者呼吸型态,有无哮喘、咳嗽、咳痰、胸痛等症状。当患者有肺气肿、支气管扩张、哮喘等疾病时,都会影响气体交换而增加手术危险性,并使手术后肺部发生并发症的机会明显增加。

3)泌尿系统功能:评估患者排尿情况,有无尿频、尿急、排尿困难等症状;观察尿量和尿液颜色、性状,了解肾功能。

4)肝功能:评估患者有无黄疸、腹水、肝掌、蜘蛛痣、呕血、黑便等,有无肝炎、肝硬化、血吸虫病史或长期饮酒史,了解肝功能情况。因肝功能低下,肝脏的合成代谢和解毒功能下降,会影响用药及切口愈合,发生术后感染的机会增加。

5)血液功能:评估患者有无出血倾向,如牙龈、口腔黏膜有无出血,皮肤是否有出血点和瘀斑。因凝血功能障碍或缺乏凝血因子会造成术中或术后出血。

6)内分泌功能:重点评估患者饮食、血糖、尿糖。因糖尿病患者易发生感染,切口愈合能力差,常合并心血管、肾脏疾病,使手术危险性增加。

7)神经系统功能:评估患者有无头晕、眩晕、耳鸣、步态不稳、抽搐和昏迷等情况。因手术中使用的麻醉药和止痛药对中枢神经有抑制作用。

3.辅助检查

(1)实验室检查。血、尿、便三大常规;出、凝血时间、凝血酶原、血小板计数等出凝血功能检查;肝肾功能、血糖、血电解质等血液生化检查。

(2)影像学检查。根据病变的部位和性质选择 X 线、B 超、CT、MRI 等检查,可明确病变的部位、大小、范围甚至性质,有助于临床诊断。

(3)心电图检查。了解有无心率、心律异常,必要时行动态心电图监测,心律失常者对手术和麻醉的耐受力下降,易诱发心力衰竭,术前应积极予以药物控制。

(4)其他。肺功能检查、血气分析等。

4.心理、社会状况

(1)心理状态。无论何种手术,患者的心理矛盾突出,除表现为感情脆弱、情绪波动、自尊心和依赖性增加外,最常见的心理反应是焦虑,其原因是:①担忧手术效果、被误诊或误治、害怕麻醉、疼痛及术后并发症发生;②医院的陌生环境;③对经济、工作、学习和生活等问题的忧虑;④对于妇科患者或孕产妇,除具有外科手术患者共同的心理特征外,还有其特殊性,患者因缺乏对生殖器官功能的认识,可能担心手术后影响女性性征而感到悲观、焦虑;孕产妇紧急剖宫产时没有充足的心理准备,常常会有紧张与恐惧心理,而提前终止妊娠者还可能会因手术使其失去胎儿或失去生育机会而产生悲哀心理。这些反应随手术期限的临近而日益加重,从而影响下丘脑—垂体—肾上腺轴,使机体的免疫功能下降,手术耐受力差,增加手术中、手术后的并发症。因此,手术前应全面评估患者的心理状态,正确引导、及时纠正其不良的心理反应,以保证各项治疗护理措施的顺利进行。

(2)评估社会支持系统。了解家属、单位对疾病与手术的看法,对患者的支持、关心程度;了解患者的家庭经济状况、医疗费用的承受能力。

(二)护理诊断

1.首要护理诊断

(1)焦虑和恐惧。与不适应住院环境,不了解疾病性质,缺乏手术和麻醉的相关知识,担忧疾病预后、术后并发症及经济负担有关。

(2)营养失调:低于机体的需要量。与禁食、营养物质摄入不足(如食管癌)、代谢率增高(如高热、烧伤)等有关。

2.主要护理诊断

(1)知识缺乏。缺乏有关疾病方面的知识,缺乏有关术前准备方面的知识。

(2)睡眠型态紊乱。与不适应住院环境,担忧疾病预后等有关。

(三)护理目标

患者焦虑、恐惧心理减轻;营养失调得到纠正;能获得有关疾病相关信息,了解疾病和手

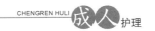

术的知识;有足够的休息和睡眠。

(四)治疗与护理

1. 心理护理

(1)向患者说明手术治疗的必要性,介绍麻醉方式、麻醉后反应,如术后伤口疼痛可用止痛方法;介绍手术过程、时间、可能出现的不适及应对方法;讲解放置引流管的目的和意义。

(2)鼓励亲属、朋友探视,请成功病例现身说法,营造一种愉快且充满希望的氛围。对于妇科患者及孕产妇应取得患者家属的支持,尤其已婚者应做好其丈夫的工作,让其丈夫能够理解患者,给患者以信心,积极配合治疗与护理的全过程。及时掌握孕妇的妊娠情况及伴随的种种情绪变化,让丈夫及家人参与,加深对孕妇的理解和支持,有利于家人的恩爱、和睦。正确对待妊娠、分娩,使孕妇得到系统支持,从而帮助孕妇缓解甚至消除焦虑及抑郁症状。

(3)注意观察患者的情绪反应,尤其应鼓励患者说出自己焦虑、恐惧的心理感受,并分析原因,指导患者学会减轻或消除焦虑、恐惧心理的调节方法,如听音乐、看报、看书、外出散步、放松疗法、与医护人员或同病室病友谈心等。

2. 提高对手术的耐受力

(1)合理营养。根据病情特点,指导患者饮食,保证营养需要。对于病情危重、营养不良、不能经口进食者可鼻饲喂养或静脉补充,必要时输血或血浆。

(2)保证充足的睡眠。为患者提供一个整洁、安静、舒适、安全的休息环境,必要时辅以镇静安眠药。

(3)协助做好各项检查。做血、尿、便常规化验,心、肺、肝、肾功能测定,必要时查电解质、血气分析、血糖等。

3. 术前常规准备 除急诊手术外,患者应从术前一天开始进行常规准备工作,到手术日晨完成。主要内容有胃肠道准备、呼吸道准备、手术区的皮肤准备、阴道准备、配血和备血、药物过敏试验和麻醉前准备等。

(1)胃肠道准备。

1)饮食:胃肠道手术或阴部手术患者术前 1～3d 开始进无渣半流质饮食并按医嘱给予肠道抗生素,其他部位手术者饮食不必限制。手术前 12h 禁食,4～6h 禁饮,以防麻醉或手术过程中发生呕吐而引起窒息或吸入性肺炎。

2)通便:术前 1 日 0.1%～0.2%肥皂水灌肠 1～2 次或口服缓泻剂,使患者排便 3 次以上。防止术中因麻醉后肛门括约肌松弛,大便排出而污染手术区,防止术后便秘、腹胀。直肠、结肠手术者,需要做特殊肠道准备(参见大肠癌手术前护理)。

(2)呼吸道准备。

1)吸烟者,术前戒烟 2 周,以免呼吸道分泌物增多而引起术后肺部并发症。

2)指导患者做深呼吸及有效咳嗽、排痰练习。

3)注意保暖,防止呼吸道感染;有肺部感染或咳脓痰者,应用抗生素控制感染,并做体位引流,促进分泌物排出;痰液黏稠者应雾化吸入,有利于消炎及痰液咳出。

(3)阴道准备。妇科腹部手术(多用于全子宫切除的患者),术前 1 日进行阴道准备,用 0.2‰碘伏溶液进行阴道冲洗 2 次,手术日早晨再行宫颈、阴道消毒,在宫颈、穹窿部位涂 1%甲紫,为手术切除宫颈标记之用。涉及阴道的手术应于术前 3 日开始做阴道准备,一般每日 2 次用 0.2‰碘伏溶液进行阴道冲洗,手术日早晨再次阴道消毒,必要时宫颈涂甲紫。不切除宫颈的手术无须涂甲紫,阴道流血及未婚者不做阴道冲洗。

(4)手术区的皮肤准备。简称备皮,是指术前 1 天为患者做手术区皮肤准备,但在 1999 年,美国疾病控制和预防中心发布的《预防手术切口感染准则》指出,皮肤准备的时间距离手术时间越近越好。此外,有研究认为剃毛易损伤上皮,影响伤口愈合,故术前备皮以清洁皮肤为重点,只剃去皮肤上的长毛。具体见"技能训练"。

(5)其他。

1)根据手术大小备血。

2)常规做药物过敏试验。

3)术前晚必要时灌肠,酌情服用镇静、安眠药,以保证患者良好的睡眠。

(6)手术日晨护理。

1)测量生命体征,关注患者的主诉,如有发热、女性患者月经来潮等,及时与医生联系,必要时推迟手术。

2)检查手术区皮肤准备情况,更换清洁衣裤,取下眼镜、发夹、假牙、首饰等附属物品,由家属保管,无家属者由两位护士一起清点并代为保管。擦去指甲油、口红等,以便术中观察患者的末梢循环情况。

3)按疾病及手术需要留置导管,如胃肠手术留置胃管,妇产科腹部手术术前排空膀胱并留置导尿管,使膀胱处于空虚状态,以免术中损伤。妇科阴部手术一般不需留置导尿管,带导尿包于手术室备用。

4)剖宫产手术临手术前再听一次胎心音,必要时再做一次肛指检查。如发现分娩有进展,胎儿有从阴道娩出可能者,应暂停手术,做进一步观察。

5)按术中需要将病历、X 线片、胸腹带、术中用药等随患者一起带入手术室。

6)准备术后床单位,按麻醉、手术的需要配备所需用物,剖宫产术还应做好新生儿的抢救准备。

4.急诊手术前的准备

(1)术前急救处理。休克者,尽快建立静脉通路,补充血容量;外伤性出血者,尽快采取措施,如加压包扎、压迫止血或止血带止血;开放性损伤者,伤口用无菌敷料覆盖并包扎,以防加重污染。

(2)术前常规准备。立即通知患者禁食、禁饮,迅速做好备皮、备血、药物过敏试验,协助做好各项检查(如出、凝血时间测定),遵医嘱进行麻醉前用药;急诊手术患者术前不做灌肠,不用泻药;未明确诊断者禁用止痛药。

(3)病情观察及心理护理。密切观察患者神志、瞳孔、生命体征、尿量、皮肤色泽、肢端温度等,并做好记录;在可能情况下与患者家属适当沟通,简要介绍病情及治疗方案,给予心理疏导,稳定其情绪。

5. 健康教育

(1) 告诉患者要保持稳定的情绪、充足的睡眠及合理的饮食。

(2) 介绍术前处置的程序和意义,如饮食管理、戒烟、备皮、备血、灌肠等。

(3) 讲解术后可能留置的引流管、氧气管、导尿管、胃肠减压管的目的和意义。

(4) 简单介绍手术室环境、手术过程及术中配合。

(5) 指导患者做适应手术的锻炼,减少术后并发症的发生。

1) 床上排便排尿的适应性训练。

2) 指导患者学会深呼吸、有效咳嗽、翻身、肢体活动的方法,胸部手术者要学会腹式呼吸及如何在咳嗽时保护切口。

3) 手术体位的适应性训练,如甲状腺手术者术前要练习头颈部过伸位。

(五)护理评价

患者焦虑、恐惧心理是否减轻;营养失调是否得到纠正,体重是否维持正常;是否了解疾病和手术相关知识;有无足够的休息和睡眠。

【技能训练】

手术区的皮肤准备

(一)皮肤准备的目的

剃除手术区皮肤的毛发、清洗污垢,防止切口感染。

(二)皮肤准备的范围

1. 颅脑手术 剃去全部头发和颈项部毛发,除前额手术外,保留眉毛(如图 1-6-1 所示)。

2. 颈部手术 自下唇至乳头连线,两侧到斜方肌前缘(如图 1-6-2 所示)。

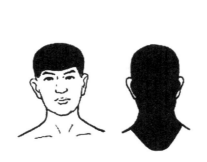
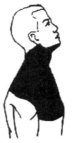
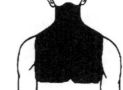

图 1-6-1　颅脑手术　　　　　　　　　图 1-6-2　颈部手术

3. 乳房手术 自锁骨上窝至脐平,前至健侧锁骨中线,后过腋后线,包括患侧上臂及腋毛。

4. 开胸手术 自锁骨上及肩上至脐平,前至对侧锁骨中线,后至对侧肩胛下角,包括患侧上臂上 1/3 及腋毛(如图 1-6-3 所示)。

5. 腹部手术 上腹部手术自乳头连线至耻骨联合,两侧至腋中线,清洁脐孔;下腹部手术自剑突下至双侧大腿上 1/3 处及外阴部的皮肤,两侧至腋中线,清洁脐孔(如图 1-6-4 所示)。

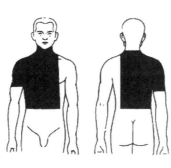
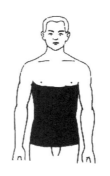

图 1-6-3　开胸手术　　　　　　图 1-6-4　腹部手术

6. 肾手术　自乳头连线至耻骨联合,前后均过正中线,剃净阴毛、清洁脐孔(如图 1-6-5 所示)。

7. 腹股沟部及阴囊手术　自脐平至大腿上 1/3,两侧至腋后线,包括外阴部并剃除阴毛(如图 1-6-6 所示)。

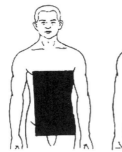
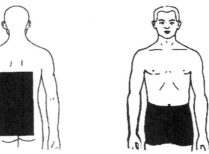

图 1-6-5　肾手术　　　　　　图 1-6-6　腹股沟部手术

8. 外阴、阴道及肛门部手术　自耻骨联合上 10cm 至肛门以下 10cm,包括腹股沟、大腿内侧上 1/3、外阴、肛周、臀部(如图 1-6-7 所示)。

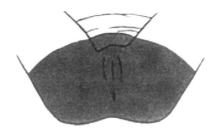

图 1-6-7　会阴及肛门部手术

9. 四肢手术　以切口为中心,上下超过 20cm 的整段肢体,修剪指(趾)甲(如图 1-6-8 所示)。

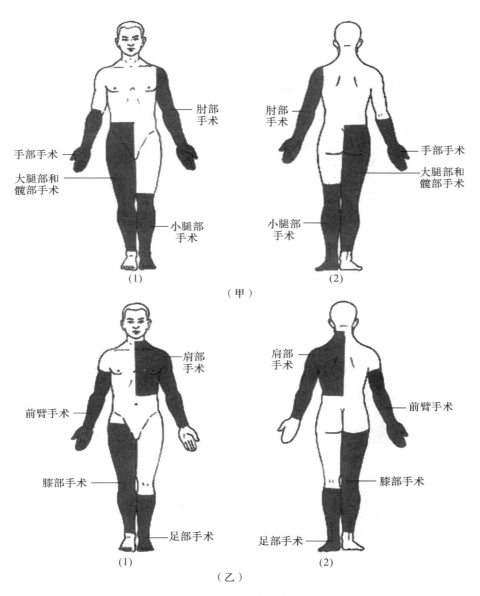

图 1-6-8　四肢手术

项目	要求
目的	剃除手术区皮肤的毛发、清洗污垢,防止切口感染。
操作前护理	**1. 护士准备**　洗手,戴口罩。 **2. 环境准备**　操作室光线明亮、温湿度适宜、安静舒适,必要时屏风遮挡。 **3. 患者准备**　评估患者病情状况、心理状况,向患者做好解释工作,嘱咐患者排空大小便,安置正确的体位,消除患者的紧张情绪。 **4. 用物准备**　备皮盘内盛一次性备皮包(内有一次性剃毛刀、滑石粉海绵)、橡胶单及治疗巾、纱布、一次性薄膜手套、手电筒、脸盆盛温水、毛巾、消毒棉签。骨科手术另备软毛刷、2%碘伏、70%乙醇、治疗巾、绷带。
操作中护理	**1. 一般护理** (1)核对床尾卡及手腕带,向患者及家属解释备皮的目的、范围,用屏风遮挡,必要时将患者接至备皮室,注意保暖及照明。 (2)铺好橡胶单和治疗巾以保护床单位,暴露备皮部位。 (3)观察备皮部位的皮肤情况,若有损伤、感染等及时通知医生,考虑是否推迟手术日期,若有污垢用湿毛巾擦拭。 (4)戴一次性薄膜手套,打开备皮包,检查剃毛刀的完整性,用滑石粉海绵将滑石粉均匀擦拭在备皮区域,一手绷紧皮肤,另一手持剃毛刀分区剃净毛发。 (5)用纱布擦去剔除的毛发,用手电筒垂直于皮肤照射,仔细检查毛发是否剃尽及有无刮破皮肤。若不慎被剃破,应报告医生,考虑是否推迟手术日期。 (6)腹部手术应用消毒棉签清洁脐窝部污垢。 (7)用毛巾浸温水洗净局部皮肤及滑石粉,病情允许时嘱患者沐浴。 (8)备皮完毕后整理用物及床单位,安排妥当患者,注意防止受凉感冒,再次核对患者并洗手、记录。 **2. 特殊部位备皮要求** (1)颅脑手术。术前 3d 剃除头发,每日洗头一次(急诊手术例外),术前 2h 剃净头发、洗头,并戴清洁帽子。 (2)颜面手术。尽量保留眉毛,以清洁为主。 (3)口腔手术。入院后经常保持口腔清洁卫生,手术前 3d 用复方硼酸液漱口或口腔冲洗。 (4)骨、关节、肌腱手术。手术前 3d 开始准备皮肤,术前 2~3d 每日用肥皂水刷洗备皮区域,再用 2%碘伏、70%酒精消毒,无菌巾包扎;手术前 1d 剃净汗毛,用 2%碘伏、70%酒精消毒,无菌巾包扎;手术日晨重新消毒后用无菌巾包扎。 (5)阴囊、阴茎手术。患者入院后局部每日用温水浸泡,肥皂水洗净,术前 1d 备皮,范围同阴部手术备皮范围。 (6)手或足手术。入院后指导患者每日用温水泡洗手脚 20min,剪去指(趾)甲,已浸软的胼胝应设法剪除,但应避免损伤皮肤,足部手术者备皮后禁止下地。
操作后护理	(1)剃毛易损伤上皮,影响伤口愈合,应以清洁皮肤为备皮重点,长的毛可以剔去,一般根据各医院的常规,剔去长毛或汗毛。 (2)剃毛时须以锋利剃刀顺着毛发生长方向剃,以免损伤毛囊,剃刀与皮肤表面呈45°,切忌刮破皮肤。 (3)对左右侧手术,备皮后做好手术部位标记。 (4)小儿备皮一般不剃毛,仅做清洁处理。 (5)剃毛时间不宜距手术时间太久,一般在手术前 1d 或当日进行。

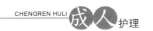

[任务1-6-2] 手术室护理工作

一、手术室设置

(一)建筑要求

1. 手术室位置 手术室应安排在医院内空气洁净处,一般认为楼层以3~4层为宜,与手术科室、放射科、中心化验室、血库、病理科邻近,便于接送患者、术中联系、取血、送标本及病理检查。主要手术间应在北侧,可避免阳光直射。

2. 手术间的数目和面积 ①手术间的数目应根据手术科室的床位数而定,一般应为1:(20~25);②手术间的面积应根据手术室的类型而定,普通手术室以30~40m²为宜;用作心血管直视手术等的手术间因辅助仪器设备多,需60m²左右。

3. 手术室内部设计要求 ①走廊宽度不少于2.5m,便于平车运送;②门要求宽敞,应采用感应自动门;③洁净手术间不设窗;④墙壁与天花板应光滑,四壁隔音,墙壁宜呈淡黄、淡绿或淡蓝等色调,墙角呈弧形;地面为水磨石或平整的防滑塑胶地板;⑤有装备完善的电源、水源、防火设施及通风过滤除菌装置;⑥有冷暖温度调节装置,室温宜保持在20~25℃,相对湿度为50%~60%。

(二)布局原则

手术室应始终保持无菌状态,布局应符合要求。围绕手术室内用房组合,最好设计成三通道:即工作人员出入通道、患者出入通道、物品(包括清洁物品和污染物品)出入通道。手术室内部布局应划分为三区域:①非限制区:属污染区,设在最外侧,包括接送患者区、更衣室、值班室、麻醉师和护士办公室等;②半限制区:属清洁区,设在中间,包括术前准备室、消毒室、麻醉恢复室、石膏室、标本间、器械敷料准备室等;③限制区:属无菌区,设在最内侧,包括各手术间、刷手间、无菌物品贮藏室等。清洁区与非清洁区之间应设缓冲室或隔断门。清洁区内宜按对空气洁净度级别的不同要求进行分区,不同区之间应设置分区隔断门。

目前多为洁净手术室,采用物理过滤除菌原理设计,根据过滤网的层级可分为Ⅰ级(特别洁净手术室)、Ⅱ级(标准洁净手术室)、Ⅲ级(一般洁净手术室)、Ⅳ级(准洁净手术室)。特别洁净手术室与标准洁净手术室用于开展无菌手术;一般洁净手术室用于开展普通外科(除去Ⅰ类切口手术)、妇产科等手术;准洁净手术室用于开展肛肠外科及污染类等手术。

为保持手术室内空气洁净,工作人员进入手术室先换鞋、再进入更衣室更衣。更衣室设在非限制区,内设洗手间和浴室。工作人员更换手术衣裤、戴手术帽后可进入半限制区,如需进入限制区必须加戴口罩。

(三)手术间的基本配备

手术间内布置力求简洁,家具应用坚固耐湿的材料制成,以便清洁和消毒。各种物品应固定放置地点,术中备用物品统一固定放置于壁柜内。手术间的基本配备有:吊式活动母子无影灯、多功能手术床、负压吸引装置、供氧装置、X线读片灯、大小手术器械台、托盘、麻醉机、电外科设备、输液架、污物桶、坐凳、脚踏凳等。

二、手术室管理

手术室需建立严格的规章制度,达到以下目的:①保证手术室的无菌环境;②保证手术顺利进行,杜绝差错与事故;③保证重危患者及意外事故的抢救。

(一)一般管理制度

(1)手术室内保持安静,不得大声喧哗、闲谈,避免接打与手术无关的电话,限制区内禁止使用手机,不能随便走动,严禁吸烟。

(2)除手术室人员和参加当日手术者外,与手术无关人员不得擅自进入。患急性皮肤病和上呼吸道感染者不得入内,更不能参加手术。

(3)凡进入手术室的人员必须更换手术室所备用的清洁衣、裤、鞋、帽子和口罩,内衣不能外露。

(4)参加手术人员按规定手术时间,提前到达,做好无菌准备。

(5)严格执行无菌原则,所有工作人员都有相互监督职责。无菌手术与有菌手术严格分开,若在同一手术间内接台,则先安排无菌手术,后接污染或感染手术。

(6)手术室工作人员应熟悉手术室内各种物品的放置及使用方法,急救药品和器材要定位、定数、定人管理,做到急救药品齐全、器材性能良好。

(二)手术间的清洁和消毒

为保障手术的无菌环境,必须建立严格的卫生、消毒制度。

(1)每日早晨,手术开始前半小时用清洁湿抹布擦拭无影灯、操作台、器械台、手术床及术中将使用的仪器等各种物品的表面。术毕用含氯消毒液再彻底擦拭 1 次,并清除污物、敷料后用含氯消毒液清洁地面。

(2)手术间每日常规湿式清洁地面两次,忌用扫帚扫地。两台手术之间应及时进行清洁消毒,并根据洁净手术间的级别间隔相应的自净时间。术中有血迹污染物体表面、地面时应立即用含氯消毒液擦拭干净。

如不是洁净手术室,每次手术完毕后,通风、清除污物,用含氯消毒液湿式清洁,再用紫外线消毒 30～60min。

(3)每周至少进行一次彻底清洁大扫除。如不是洁净手术室,每日两次进行空气消毒,可选用循环风紫外线空气消毒器或静电吸附空气消毒器。

(4)每周两次清洁手术间空气过滤网及回风口。

(5)清洁工具选用不掉纤维可脱卸式的,用后要清洁消毒,悬挂晾干,防止二次污染。所有清洁工具必须分区域使用。

(6)每月定期做空气细菌培养,如不合格,必须重新密闭消毒后再做培养,合格后才可使用。

(7)特殊感染(指气性坏疽、朊毒体感染及突发性原因不明的病原体引起的传染病)手术后,按有关规定和方法进行清洁和消毒。疑似或确诊特殊感染的手术安排在负压手术间,于手术前将不必要的家具用物等移出手术间,以防污染。安排室内、室外巡回护士各一名,室内巡回护士术中不得离开手术间,所需物品均由室外巡回护士传递。参加手术人员按隔离要求着装,不得随意出入手术间,皮肤有破损者不得参加手术。手术结束后工作人员必须脱

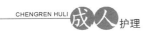

下隔离衣、手套、鞋套、帽子、口罩、防护眼镜并用手消毒液涂抹双手后方可离开手术间。手术结束后手术间负压层流 45min,然后更换回风口过滤网;正压层流 45min,连续三次空气细菌培养阴性后方可再次使用该手术间。换下的过滤网密闭包扎后焚烧处理。

(三)接送患者制度

(1)接送手术患者用手术专用平车。先用手术科室平车将患者接送至手术室非限制区,再由手术室专用平车将患者接送出入手术室(紧急情况下由急诊室或手术科室平车直接送入手术室)。运送途中注意安全、保暖,保持管道通畅。

(2)接患者时要根据手术通知单严格查对科室、患者姓名、性别、年龄、床号、住院号、手术名称、手术部位(何侧)、手术时间及术前医嘱执行情况,并将随带物品如病历、术前抗生素及 X 线片等带到手术间。

(3)患者到手术室后应戴隔离帽、鞋套;进入手术间后,工作人员应安排患者卧于手术台上或坐于手术椅上,必要时在旁守护,防止坠床或发生意外。

(4)手术结束后,待生命体征平稳、病情允许时将患者送回病房,并与病房护士详细交接术中情况、术后注意事项及输液、输血情况等。

(四)手术室参观制度

(1)手术室一般不接待参观者,确需参观的须提前申请,征得手术室护士长、主管医生或有关科室同意后统一安排,按指定手术间、时间进行参观。

(2)严格控制参观人数,一般情况下每个工作日参观总人数不超过 10 人,其中每个手术间不超过 3 人。

(3)参观者应严格遵守手术室管理制度,进入手术室按规定更换衣服、口罩、帽子、鞋等,不得在手术间内来回走动或进入非参观手术间。严格遵守无菌原则,参观者应站于手术人员身后,不得离手术台过近(应大于 30cm)或站得太高,避免污染和影响手术。

(4)患者亲友、无关手术人员谢绝参观。

(5)特殊感染手术禁止参观。

三、手术室准备

(一)物品准备

1. 布类物品　布类用品包括手术衣、各种手术单及手术包的包布,用于建立无菌区。理想的布质选择应符合以下条件:①柔软、舒适、轻便、有一定致密度、270 支纱以上的混纺布料;②具有防湿性,不易被液体浸透;③可经受 100 次以上洗涤及高温灭菌处理;④颜色现多采用深绿色。手术衣有对开式与折叠式两种,用于遮盖手术人员未经消毒的衣着和手臂,阻隔细菌。手术单有大单、中单、手术巾、各种规格的手术洞巾以及各种包布等,均有各自的尺寸及折叠法。

(1)用过的布类用品须装入防渗的帆布袋内,送被服处理中心集中处理;也可放入专用污物池,用消毒液浸泡后(如 500mg/L 有效氯溶液浸泡 30min)再洗涤。

(2)所有手术布类均须经高压蒸汽灭菌后方可使用。目前一次性手术衣及手术巾采用无纺布制作,该材料具有一层结构紧密、能有效阻隔细菌渗透的天然木浆层,轻便、防湿、透气、无尘,可降低手术感染率,保护医务人员免受感染,对于疑似或确诊特殊感染手术尽量选用一次性敷料,用后装入双层黄色垃圾袋内,严密双扎口,袋外注明感染名称,送焚烧。如用布类用品,在有血迹污染处先喷洒含氯消毒液,再装入双层黄色垃圾袋内,严密双扎口,袋外注明日期、时间、感染名称,送定点单位特殊处理。

2. 敷料类　包括纱布类和棉花类。用脱脂纱布或脱脂棉花制作,以增加吸水性,用于术中止血、拭血及压迫包扎等。

(1)纱布类。包括不同大小、尺寸的纱布垫、纱布块、纱布球及纱布条。干纱布垫用于术中遮盖伤口两旁的皮肤;盐水纱布垫用于深部拭血及保护术中显露的内脏,防止损伤和干燥;纱布块用于手术中拭血;纱布球用于术中拭血及分离组织;纱布条多用于鼻腔内或口腔科手术;长纱布条多用于阴道、子宫流血及深部伤口的填塞。凡进入体腔或深部组织的,一律使用带可透 X 线钡丝的有带纱条或纱垫,以便物品清点不对数时通过 X 线透视查找。

(2)棉花类。常用的有棉垫、带线棉片、棉球及棉签。棉垫用于胸、腹部及四肢等大手术后的外层敷料;带线棉片用于脑科、脊柱手术拭血,吸引时保护脑组织及脊髓;棉球用于消毒皮肤、黏膜,洗涤伤口;棉签用于采集标本,涂擦药物。

(3)特殊敷料。指需特别制作的敷料,如碘仿纱布是用碘仿(g)、无菌甘油(mL)、95%乙醇(mL)按 1∶2∶3 的比例浸制而成的,制成后置于无菌、密封、避光容器内保存,具有杀菌作用,用于消毒止血。

各种敷料制作后,根据手术需要进行独立包装或存放于敷料罐内,经高压灭菌后供手术时用;碘仿见光易变质失效、增加毒性;易分解,严禁高压灭菌,以免加热后因升华而失效,所以根据上述特点,碘仿应严格按无菌操作技术制成后保存于无菌的密闭避光容器内。

3. 器械类　手术器械是外科手术操作的必备物品,其更新与发展对手术质量和速度的提高起了很大作用,但最常用的还是手术刀、剪、镊、钳、拉钩等,它是一切手术器械的基础。

(1)基本手术器械。

1)手术刀:主要用于切开和分离组织。由刀片和刀柄组成,根据刀刃的形状分为圆刀、弯刀、球头刀及三角刀,有各种大小规格。一把刀柄可以安装几种不同型号的刀片。使用时需用持针钳夹持刀片安装在刀柄上,使用后用持针钳把刀片从刀柄上取下,避免割伤手指。

2)手术剪:根据其结构特点有尖、钝、直、弯、长、短各型。据其用途分为组织剪、线剪及拆线剪。组织剪多为弯剪,锐利而精细用于解剖、剪开分离组织。线剪多为直剪,用来剪断缝线、敷料、引流物等。线剪与组织剪的区别在于组织剪的刃锐薄,线剪的刃较钝厚。所以,决不能图方便,以组织剪代替线剪,以致损坏刀刃,造成浪费。拆线剪是一页钝凹,一页直尖的直剪,用于拆除缝线。

3)钳类:①血管钳:手术时主要用于钳夹组织、出血点止血、钝性分离组织。血管钳在结构上主要的不同是齿槽床,由于手术操作的需要,齿槽床分为直、弯、直角、弧形(如肾蒂钳)等不同规格。直血管钳用于皮下止血,弯血管钳用于深部止血、分离组织等。②持针器(钳):主要用于夹持缝针缝合各种组织。有时也用于缝线打结。使用时将持针器的尖夹住缝针的中、后 1/3 交界处,多数情况下夹持的针尖应向左,特殊情况可向右,缝线应重叠 1/3,且将绕线重叠部分也放于针嘴内,以利于操作。③布巾钳:用于固定手术巾。④卵圆钳:又称海绵钳,分有齿和无齿两种,前者用于夹持传递器械、敷料,也用于钳夹消毒棉球以消毒手术野的皮肤;后者用于夹提组织(如胃、肠)。⑤组织钳:又称鼠齿钳或 Allis,对组织的压榨

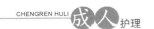

较血管钳轻,故一般用于夹持软组织,不易滑脱,比如夹持牵引被切除的病变部位,以利于手术进行;也用于钳夹纱布垫与切口边缘的皮下组织,避免切口内组织被污染。

4)手术镊:分有齿镊和无齿镊两种。有齿镊又称组织镊,镊的尖端有齿,齿又分为粗齿与细齿。粗齿镊用于夹持皮肤、筋膜等较坚韧的组织;细齿镊用于精细手术,如肌腱缝合、整形手术等。无齿镊又称平镊或敷料镊,其尖端无钩齿,用于夹持血管、神经及其他较脆弱的组织与敷料。浅部操作时用短镊,深部操作时用长镊。

5)拉钩:又称牵开器,用于牵开组织,暴露手术野,以便手术操作。有不同的大小、形状和深浅。直角拉钩用于牵开腹壁,S形拉钩是一种如"S"状腹腔深部拉钩,用于牵引腹腔脏器,爪形拉钩用于牵开头皮,自动拉钩用于牵开显露胸、腹腔。

6)缝合针:针尖按形状分为圆头、三角头及铲头三种,针体有近圆形、三角形及铲形三种。根据针尖与针眼两点间有无弧度可分直针和弯针。三角针前半部为三棱形,较锋利,用于缝合皮肤、软骨、韧带等坚韧组织;圆针对组织损伤小,用于缝合血管、神经、脏器、肌肉等软组织。目前多采用针线一体的缝合针(无针眼),这种针线对组织所造成的损伤小(针和线的粗细一致),可防止缝线在缝合时脱针以及免去引线的麻烦。

7)吸引器:用于吸除手术野的积血、积液及切开空腔脏器时漏出的内容物等,便于暴露手术野,减少污染。

8)探条及扩张器:有胆囊探条、尿道探条和各种探针,用于空腔、窦道探查和扩大腔洞等。

手术器械使用后,应彻底用清水洗刷干净,烘干、上专用油保护,消毒或灭菌后分类放于器械柜内,或直接包入器械包中高压灭菌备用。特殊感染手术术毕,器械按消毒—清洗—灭菌的顺序处理(注:朊毒体感染的用4%氢氧化钠浸泡60min)。

(2)特殊器械。①内镜类,如膀胱镜、腹腔镜、胸腔镜、关节镜等;②吻合器类,如食管、胃、直肠和血管等的吻合器;③其他,如电刀、激光刀、电锯、取皮机、手术显微镜等。

器械按专科进行分类放置、专人管理、定点放置、定期检查和保养维修。每次使用前后检查各部件是否齐全,连接处有无松动,性能是否良好。各种器械根据其制作材料不同选用合适的灭菌方法。对耐湿热的器械首选高压高温蒸汽灭菌法;对于不耐高温的器械及软镜采用过氧化氢低温等离子灭菌法;对接触或跨越手术野的仪器部件要进行灭菌处理,摄像线、光源线、手术显微镜调节部位使用时用无菌护套套上,即便于无菌操作又能有效防止手术台上被盐水浸湿和血迹污染。

4. 缝线类 根据缝线的吸收性可分为可吸收缝线和不可吸收缝线两类,用于结扎血管、缝合组织和脏器。缝线的粗细用号码标明,常用的有1、4、7、10号线,号码越大表示线越粗。细线则以0表明,0数越多线越细。理想的缝线是拉力强度大、结扎牢、不易滑脱、组织反应轻微、灭菌方便、灭菌后不变质、对人体无害、价格低等。

(1)不可吸收缝线。不能被机体的酶类消化也不能被水解,如丝线、金属线、尼龙线等。医用丝线是由蚕丝经涂蜡后编织或纽织的多股缝线,具有良好的柔顺性、打结安全性及较高的抗张强度,是临床最常用的不可吸收缝线。尼龙线及金属线常用于减张缝合。

(2)可吸收缝线。可分为天然材质的可吸收缝线和化学合成的可吸收缝线。天然的可吸收缝线是通过机体内的酶类进行消化的,可分为普通肠线和经过铬盐溶液处理的铬化肠线等。天然可吸收缝线的使用常会遇到问题,如缝线的抗原性、组织反应以及吸收速率难以预测等。人工合成缝线是通过水解作用(水分逐渐渗透到缝线内,引起缝线聚合物链分解的过程)而被消除的,如 Dexon(PGA、聚羟基乙酸)、Maxon(聚甘醇碳酸)、Vicryl(Polyglactin 910、聚乳酸羟基乙酸)、PDS(Polydioxanone、聚二氧杂环己酮)。与天然的可吸收缝线的酶解作用相比,植入后的人工合成缝线水解作用仅引起较弱的组织反应,张力维持时间和材质吸收时间稳定,目前临床使用范围非常广泛。

(3)缝线临床应用的选择原则。选择应用不吸收缝线或时效较长的可吸收缝线来缝合愈合缓慢的组织,如筋膜、肌腱等。用可吸收缝线缝合生长愈合较快的组织,如胃、结肠、膀胱等。对于特别强调美容效果的部位,可考虑使用最细的惰性单股缝合材料,如尼龙缝线、聚丙烯缝线等。由于存在于含有高浓度晶体溶液内的异物可能会引起沉淀和结石形成,因此在进行泌尿系、胆道手术时,应使用可吸收缝线。

5. 引流物 外科引流是指将人体组织间或体腔中积聚的脓液、血液、切口渗出液、消化液等引流到体外的技术。常用的引流物有:

(1)纱布引流条。有盐水纱布引流条、凡士林纱布引流条和抗生素纱布引流条。凡士林纱布引流条常用于浅部创口引流或植皮手术创面的覆盖等;盐水纱布引流条和浸有抗生素的纱布引流条多用于浅部的感染伤口。

(2)橡胶引流片。由橡胶手套、薄片橡胶裁剪而成,用于浅层组织引流。

(3)烟卷式引流。用橡皮片卷纱布条制成,常用于腹腔短时间引流(目前已很少使用)。

(4)管状引流管。有各种粗细的橡胶、硅胶或塑料类制品,包括普通引流管、双腔或三腔引流管、T 型引流管、蕈状引流管等,用途各异,如普通引流管用于创腔引流,双腔或三腔引流管用于腹腔脓肿、胃肠、胆或胰瘘等的引流。各种引流物现在多由医院设备科集中采购有独立包装的已灭菌的产品,非常方便。

(二)手术人员的准备

1. 一般准备 手术人员进入手术室前先在更衣室更换手术室准备的鞋、洗手衣裤、手术帽和口罩,穿洗手衣裤时上衣应系进裤腰内,内衣不得外露。修短指甲,不可涂指甲油,不佩带外露的首饰。手术帽应覆盖所有头发,长发者应先固定头发再戴帽子。口罩须遮住口鼻,鼻孔不能外露。

2. 手臂的洗刷与消毒

(1)肥皂液刷手、75%乙醇浸泡法。用洗手液按专业洗手七步法将双手、前臂至肘上10cm 洗净,再用消毒毛刷蘸取消毒肥皂液依次刷洗双手、前臂至上臂下1/3三个区域,特别注意甲缘、甲沟、指蹼等处的刷洗。刷洗时稍用力,速度稍快,时间约 3min。一次刷完后,手指朝上肘向下,用清水冲洗手臂上的肥皂。然后,另换一消毒毛刷,同法刷洗第二、三遍,共约10min。用无菌毛巾从指尖至肘部擦干手臂,擦过肘部的毛巾不可再擦拭手部,以免污染。将双手及前臂浸泡于75%乙醇溶液内5min,浸泡范围至肘上 5~6cm 处。若乙醇过敏,可改为 0.1%苯扎溴铵溶液浸泡。浸泡消毒后保持拱手姿势,双手不得下垂,不能接触未经消毒的物品。否则,重新浸泡消毒(此方法较传统)。

(2)碘伏刷手法。用肥皂液按上述方法刷洗双手、前臂至上臂下 1/3,约 3min,清水冲净,用无菌巾擦干;用浸透 0.5%碘伏的纱布,依次分段涂擦手、前臂及上臂下 1/3,注意涂满;换纱布再擦一遍,保持拱手姿势,使其自然干燥。

(3)免刷式外科洗手法。取适量的洗手液按专业洗手七步法清洗双手、前臂至上臂下1/3,并认真揉搓,用流水冲净,无菌巾擦干;取适量的免刷手消毒液于一手掌心,另一手指尖在该手掌心内揉搓,用剩余的消毒液从腕部环形向上涂抹至另一手的上臂下1/3;换手,重复上述步骤;再取适量的免刷手消毒液于一手掌心,揉搓双手直至手消毒液干燥,双手保持拱手姿势,不得下垂。

3. 穿无菌手术衣　自器械台上拿取无菌手术衣,选择较宽敞处站立,认清衣服的上下和正反面,手提衣领,抖开衣服,使正面朝前(注意衣服勿触碰其他物品或地面);将手术衣轻轻抛起,双手顺势插入袖中,手向前伸,不可高举过肩,也不可左右侧撒开,以免触碰污染;戴好无菌手套,将前襟的腰带递给巡回护士,巡回护士用无菌持物钳夹持腰带绕穿衣者一周后交穿衣者自行系带于腰间。穿好手术衣后,双手需保持在肩以下、腰以上、腋前线以内的无菌区域内(如图1-6-9所示)。

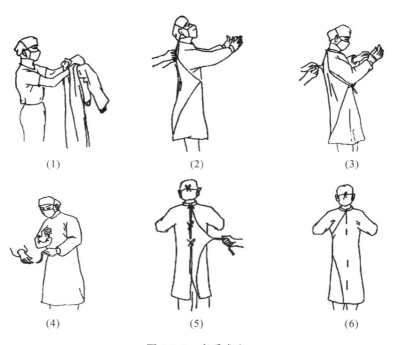

图 1-6-9　穿手术衣

4. 戴无菌手套

(1)传统法。从手套袋中取出手套,以右手持两只手套的翻折部(手套内面)使两手套掌面对合,拇指朝前。套入左手,然后用已戴好手套的左手手指伸入右手套翻折部下面,再套入右手。两手套戴好后,再将手套翻折部包住手术衣袖口,最后用无菌生理盐水冲洗手套外面的滑石粉(如图1-6-10所示)。

(2)无接触法。穿无菌手术衣后,手不出袖口。隔着衣袖右手取左手的无菌手套,扣于左手袖口上。注意手套的手指向上,并与左手各手指相对。左手隔着衣袖扣住手套的侧翻折边,右手隔着衣袖,将另一侧翻折边翻套于袖口上,左手伸入手套内。再用已戴好手套的

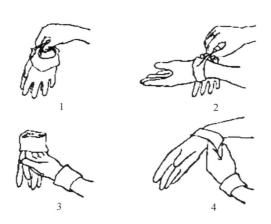

1　　2

3　　4

图 1-6-10　戴手套法

左手,同法戴右手手套。最后用无菌生理盐水冲洗手套外面的滑石粉。

5.若是连台手术,手套也未曾破损,术后先脱手术衣,后脱手套。先解开手术衣领带、腰带,将手术衣的肩部外翻,顺势反面脱下,使手套的腕部随之翻转于手上,然后用右手扯下左手手套,最后左手指在右手掌部推下右手手套。以流水冲去手上的滑石粉,用无菌毛巾揩干后,用 75% 乙醇泡手 5min 或用外科手消毒剂进行手消毒;若前台为污染手术或手套破损,需连台手术时,应重新常规刷手消毒。脱手术衣时应注意双手及手臂不被手术衣外面所污染;脱手套时应注意保护清洁的手不与手套外面接触污染。

(三)患者的准备

1.一般准备　全身麻醉或椎管内麻醉的患者在术前 30～40min 到达手术室,低温麻醉的患者需提前 1h 到达手术室。手术室护士认真做好三查七对和麻醉前准备工作及点收所带药品。

2.体位安置　根据患者的手术部位,巡回护士安置合适的手术体位。体位安置要求:①按手术要求,充分暴露术野,减少不必要的裸露;②保证患者的安全与舒适;③能维持正常的呼吸功能,颈部、胸部避免受压;④能维持正常的循环功能,避免身体局部受压,应使用较宽的固定带,松紧适宜;⑤重要的神经不能受压或牵拉损伤,如上肢外展不得超过 90°,以免损伤臂丛神经;下肢要保护腓总神经不受压;俯卧位时小腿要垫高,使足尖自然下垂;⑥肢体不悬空,应托垫稳妥(如图 1-6-11 所示)。

(1)仰(平)卧位。适用于胸壁、腹部、颌面部、骨盆及下肢等手术。患者平卧,用中单固定两臂于身体两侧,用约束带固定膝关节。肝、胆、脾、胰手术时,应将腰桥上缘对准胸骨剑突平面,便于暴露手术野。乳房手术,术侧靠近手术台缘,肩胛下垫一软垫,上臂外展置于臂托上,健侧上肢固定于体侧。妇科手术多限于盆腔,如盆腔深而手术野暴露较困难者,可采用臀部抬高的仰卧位,肠管多可垂向上腹部,使手术野暴露清楚。子宫下段剖宫产手术为防止仰卧位综合征,手术床可向左侧倾斜 10°～15°。

(2)颈仰卧位。适用于颈前部手术,如甲状腺手术、气管切开术等。患者仰卧,手术台上部抬高约 10°～20°,头板适当放下,肩部垫一软垫,使颈部过伸,颈部两侧用砂袋固定,使颈前充分暴露,其余同仰卧位。

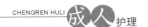

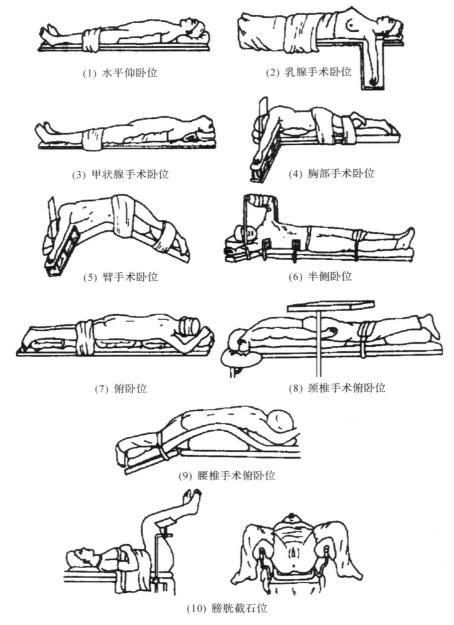

(1) 水平仰卧位　　　　　(2) 乳腺手术卧位

(3) 甲状腺手术卧位　　　　(4) 胸部手术卧位

(5) 臂手术卧位　　　　　(6) 半侧卧位

(7) 俯卧位　　　　　(8) 颈椎手术俯卧位

(9) 腰椎手术俯卧位

(10) 膀胱截石位

图 1-6-11　常见手术体位

(3)侧卧位。适用于胸腔、肾等手术。患者侧卧 90°,肋下垫一软枕,使手术野暴露明显,又可减轻臂部压迫,两上肢置于搁手架的上层和下层。上侧下肢屈曲,下侧下肢自然伸直,两腿间放一软垫。用约束带分别固定上肢的前臂部、臀部及膝部。肾手术腰桥对准患者的肾区(第 11、12 肋平面);手术台头、尾部适当摇低,使腰部抬高,上侧下肢伸直,另一侧屈曲。

(4)半侧卧位。适用于胸腹联合切口手术。患者先平卧,然后在背部、腰、臀部各放一软垫使身体向非手术侧转 30°～50°,手术侧在上,手臂屈曲固定在搁手架上,手术侧臀部与膝下垫软垫,约束带固定臀部和膝部。

(5)俯卧位。适用于脊椎和背部手术。患者俯卧,头偏向一侧,两上肢屈曲放于头旁并固定,头部、胸上部、耻骨处、两小腿下放大小合适的软垫,注意胸部不受压,腘窝部用约束带固定。

(6)膀胱截石位。适用于会阴部、阴道、肛门等手术。患者仰卧位,臀部位于手术床座板下缘;两腿分放在两侧搁脚架上,两大腿外展 60°～90°,腘窝部垫软垫,并固定;手术台的腿板放下。外阴癌腹股沟淋巴结清扫术及外阴广泛切除术者,选择该体位时要将臀部适当垫高,使两侧腹股沟区突起,以利于淋巴结清扫。

(7)半坐卧位。适用于扁桃体、鼻中隔、鼻息肉等手术。把手术床头端摇高 75°,床尾摇低,两腿半屈,头与躯干倚靠在摇高的手术床上,整个手术床后仰 15°,两手臂用中单固定于体侧。

3. 手术区皮肤消毒 先检查手术区皮肤的清洁程度、有无破损及感染。消毒范围同备皮范围。具体方法是用 2.5%碘伏涂擦皮肤,待干后用 70%乙醇脱碘。对婴儿、面部皮肤、会阴部、黏膜及植皮的供皮区不能用碘伏消毒,可用 0.1%苯扎溴铵或 0.5%碘伏涂擦两遍。皮肤消毒范围为距手术切口 15～20cm 的区域,消毒区内不留空白,不得来回涂擦。消毒时以切口为中心逐步向四周扩展,但肛门、感染伤口手术时,则由手术区外围逐渐向内涂向肛门、伤口处。妇科外阴、阴道手术,先消毒大小阴唇、阴阜、大腿内上1/3,然后消毒会阴和肛门周围,最后换消毒钳用 0.02%碘伏消毒阴道并注意穹窿部。消毒者的手切勿接触患者的皮肤或其他物品。术者消毒皮肤后再次手消毒,穿无菌手术衣及戴无菌手套。

4. 手术区铺巾 以腹部手术为例:需手术巾 4 块,无菌手术薄膜 1 块或布巾钳 4 把,中单 2 条,剖腹单 1 条。其铺巾步骤如下:①皮肤消毒后,器械护士传递 1、2、3 块手术巾,1/4 折边对向医生,依次铺盖切口的下方→对侧→上方;②第四块手术巾 1/4 折边向着护士,铺盖切口的近侧;③将无菌手术薄膜放于切口的一侧,撕开一头的防粘纸并向对侧拉开,将无菌手术薄膜覆盖于手术切口部位或用 4 把布巾钳固定手术巾;④在切口的上、下方各加盖一条中单,先向上外翻遮盖上身和麻醉架,再向下展开下垂于手术台边缘下 30cm 以上;⑤待手术医生穿好无菌手术衣,戴好无菌手套后,铺剖腹单,其开口对准切口部位,先向上外翻遮盖上身和麻醉架,再向下展开下垂于手术台边缘下 30cm 以上;⑥手术开始后器械护士传递术中所需器械和物品、穿针线,并及时收回、擦净、摆放整齐,术中严格遵守无菌操作规则(如图 1-6-12 所示)

(四)器械准备

1. 器械台的准备 手术器械台用于手术中放置各种无菌物品及器械。器械台分大、小两种,可根据手术的性质、范围选择并准备无菌台。

2. 铺无菌台 由洗手护士准备清洁、干燥、平整、合适的器械台,并将无菌手术包置于器械台上,用手打开外层包布,再用无菌持物钳打开第二层包布,先对侧后近侧。无菌布单一般要铺 4～6 层,无菌布单下垂于台缘至少 30cm。洗手护士刷手完毕穿无菌手术衣、戴无菌手套后整理器械台,将器械分类、有序地摆放于器械台上。

3. 器械托盘 将刀剪钳等常用器械和物品放在紧靠手术台的升降器械托盘上,以便随

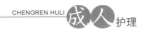

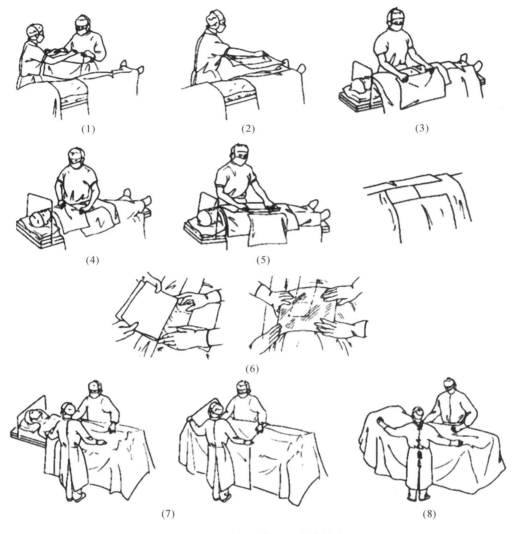

(1)　　　　　　　　(2)　　　　　　　　(3)

(4)　　　　　　　　(5)

(6)

(7)　　　　　　　　(8)

图 1-6-12　腹部手术的无菌巾铺放

取随用。器械安放有条不紊,台面保持干燥、整洁。对用过的器械必须及时收回,揩净,安放在一定的位置,排列整齐。暂时不用的放置器械台的一角,不能混淆。

四、手术室护理人员职责

手术过程中需要医护人员的密切配合,手术室护理人员有手术护士和巡回护士。手术护士又称洗手护士或器械护士,由于其直接参与手术,因此活动范围限于无菌区内,其主要工作是严格监督无菌技术操作规程,管好器械台,主动而默契地配合手术医生共同完成手术。巡回护士不直接参与手术操作的配合,因此工作范围在无菌区以外,其主要工作是在固定手术间内,在台下与手术护士、手术医生及麻醉师配合,共同完成手术任务。

(一)手术护士的职责

手术护士于术前 1d 访视患者,了解病员施行手术方式及医生对该手术的特殊要求;术前将术中所需器械用物准备齐全,铺器械台;提前 15~30min 洗手,穿好无菌手术衣,戴好无菌手套,整理、准备无菌桌,与巡回护士共同清点器械、敷料、缝针等物品;协助手术医师做好手术区皮肤消毒与铺巾;手术开始后,密切关注手术的进展,准确、主动、敏捷地传递器械。经常检查吸引器是否通畅,剖宫产手术尤其当切开子宫至胎儿娩出这段时间更应高度集中注意力,在胎儿即将娩出前,迅速撤去拉钩、血管钳等手术野上的金属器械,以免损伤胎儿。因手术中出血多,加之切开子宫后涌出大量羊水,注意保持手术野敷料及器械台整洁、干燥、随时清洁手术器械;严格执行术中无菌操作原则,督促其他手术人员注意无菌操作,如有违反应及时提醒;妥善保管术中取下的病理标本、穿刺液等,并在术后与手术医生共同核对、送检;剖宫产手术在缝合子宫前,洗手护士应清点纱布、纱布垫、缝针等,以免漏于宫腔内,做到心中有数。关闭体腔前、后及手术结束再次与巡回护士共同清点器械、敷料、缝针等物品,杜绝物品遗留体腔;手术结束后,协助医生擦净伤口及引流管周围的血迹,包扎伤口;整理器械,按顺序排列,放入器械框内,洗净后擦干上油放回原处或整理装盒灭菌。

(二)巡回护士的职责

术前 1d 准备和检查手术所需的各种器械、用物是否齐全,室内设施设备是否完善,剖宫产手术开始前,巡回护士应将婴儿抢救物品备好,如喉镜、气管导管、氧气、吸引器等;保持室温在 20~25℃,相对湿度为 50%~60%;热情迎接患者,做好核对工作,严格执行手术安全核查制度,检查手术区皮肤准备是否符合要求及其他的术前准备情况;协助麻醉医生进行麻醉并建立静脉通道等;按手术要求安置患者的手术体位,暴露手术部位,注意保护患者的皮肤;协助洗手护士、手术医生穿无菌手术衣;与洗手护士共同清点器械、敷料、缝针等物品,并做好记录;放好电极板,连接电刀头和吸引管;手术中督促手术人员严格执行术中无菌操作原则,随时调整灯光照明;密切观察手术进展情况,及时供给特殊器械及用品;正确执行输液、输血、用药等口头医嘱并及时记录;协助麻醉师做好病情观察,充分估计术中可能发生情况,做好应急准备;负责外界联络,如和病理科或放射科联系等;关闭体腔及深部伤口前后再次与手术护士共同清点器械、敷料、缝针等物品;手术结束后,协助手术医生包扎伤口,固定引流管;与麻醉师一起将患者送回病房,向病房值班护士详细交班;整理手术间,进行日常清洁消毒工作。

(三)术中无菌原则

1. 明确无菌概念,严格区分无菌与有菌的界限

(1)手术人员穿好手术衣、戴好无菌手套后,无菌区范围限于身前即肩平面以下,腰平面以上及两上肢,其他部位视为有菌区。因此,手术人员的双手应肘部内收,靠近身体,不可高举过肩,也不可下垂或交叉放于腋下。

(2)器械台面和手术台面以下视为有菌区,凡下坠超过手术台边缘或无菌桌缘以下的器械、敷料、皮管、缝线等一律不可再拾回使用。

(3)手术人员需调换位置时,一人先退后一步,两人背靠背转身调换。

(4)物品的传递从器械升降台侧正面方向传递,不可在手术人员背后或头部方向传递。

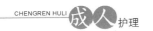

2. 保持无菌物品的无菌状态

(1)手术中手套破损时立即更换,肘部或上肢其他部位触碰有菌物品应更换无菌手术衣或加套无菌袖套。

(2)布置无菌台的时间应尽量接近手术开始时间。无菌台面和切口周围保持四层以上干燥敷料,无菌区的布单若被水或血湿透,应立即加铺双层无菌巾或更换。

(3)巡回护士取用无菌物品时须用无菌持物钳夹取,并与无菌区域保持一定距离,已取出的无菌物品,虽未被使用也不能再放回无菌包或无菌容器内,任何无菌包和容器的边缘均视为有菌,取用无菌物品时不可触及。

3. 保护皮肤切口　在切开皮肤、延长切口及缝合前用0.5%碘伏消毒,切开皮肤后用无菌纱布垫遮盖切口两旁(现在一般用无菌聚乙烯薄膜覆盖,再经薄膜切开皮肤,以保护切口不被污染)。手术中途因故暂停时,切口用无菌巾覆盖。

4. 污染手术的隔离技术

(1)在切开胃肠、胆囊、胆管、膀胱等空腔脏器前,应用纱布垫保护周围组织,并随时吸除外流的内容物。妇科手术环切阴道之前,周围组织要垫好纱布垫,以免阴道内分泌物溢出,污染手术野。

(2)被污染的器械和物品应置于专放污染器械的盘内,用无菌巾加盖,实行隔离,避免与其他器械接触;全部污染步骤完成后,手术人员更换无菌手套,尽可能减少污染的机会。

【技能训练】

手术人员手臂消毒

问题探究:外科刷手的顺序与范围如何?

项目	要求
目的	外科洗手即通过机械性洗手和化学药毒液消毒两个步骤,来清除手术人员手臂皮肤上的暂存菌和部分常驻菌,维持长时间的抑菌状态,防止术后感染。
操作前护理	**1. 手术人员准备**　洗手衣裤、手术帽和口罩穿戴整齐,修短指甲,不涂指甲油,不佩带外露的首饰。 **2. 用物准备**　刷手池、指甲剪、无菌毛刷、无菌皂液、泡手筒、75%乙醇、0.5%碘伏消毒液、外科免刷手消毒液、无菌小毛巾等。
操作中护理	**1. 肥皂液刷手、75%乙醇浸泡法** (1)用洗手液按专业洗手七步法将双手、前臂至上臂下1/3搓洗一遍,用流水冲净。 (2)取已灭菌的手刷蘸无菌皂液刷手。一般次序是先刷指尖,再刷手指各面、指蹼、手掌、手背,同样方法刷另一只手。然后手交替对应刷腕部、前臂至上臂下1/3处。刷手时动作宜快速和用力,特别注意甲缘、甲沟、指蹼等处的刷洗。刷洗3min为一遍,一次刷完后,手指朝上向下用流水冲净手臂上的皂液。以同样方法再刷两遍,反复刷洗三遍,共约10min。 (3)无菌小毛巾擦干双手,再将毛巾斜角对折以环拉方法从前臂到上臂下1/3处擦干,小毛巾两面分别用于两手臂,擦过肘部的毛巾不可再擦拭手部,以免污染。 (4)用75%乙醇泡手5min,浸泡平面达肘上5~6cm,可用小手巾搓擦皮肤,增加消毒效果。 (5)手消毒后,双手应保持拱手姿势,不得下垂,也不能接触未消毒物品,否则须重新消毒。

续表

项目	要求
操作中护理	**2. 碘伏刷手法** （1）用洗手液按专业洗手七步法将双手、前臂至上臂下 1/3 处搓洗一遍，用流水冲净。 （2）无菌刷蘸 0.5％碘伏 5mL 刷手和臂：先刷指尖、手指各面、指蹼、手掌、手背，同样方法刷另一只手。然后再交替对应刷手腕、前臂、上臂下 1/3 处，刷洗 3min，指尖朝上肘向下，用流水冲洗。 （3）再用 5mL 碘伏刷一遍，流水冲洗，方法同第一遍。 （4）取无菌小毛巾擦干双手和手臂。 （5）用浸透 0.5％碘伏的纱布，依次分段涂擦手、前臂至上臂下 1/3 处，注意涂抹均匀。换纱布再擦一遍，保持拱手姿势，使其自然干燥。 **3. 外科免刷手洗手法** （1）取适量的洗手液按专业洗手七步法清洗双手、前臂至上臂下 1/3 处，并认真揉搓约 60s，手指朝上肘向下，用流水冲净。 （2）取无菌小毛巾擦干双手、前臂至上臂下 1/3 处。 （3）取适量的外科专用免刷手消毒液于一手掌心，另一手指尖在该手掌心内揉搓。用剩余的消毒液从腕部环形向上涂抹至上臂下 1/3 处。 （4）换手，重复上述步骤。 （5）再取适量的免刷手消毒液于一手掌心，按七步洗手法顺序相互揉搓双手：掌心相对，手指并拢，相互揉搓；掌心相对，双手交叉指缝，相互揉搓；掌心对手背，手指交叉相互揉搓，并交换进行；弯曲各手指关节，双手相扣进行揉搓；一手握住另一手大拇指旋转揉搓直至手腕，交替进行。 （6）揉搓双手直至手消毒液干燥，双手呈拱手姿势置于胸前。
操作后护理	（1）刷手时动作宜快速和用力，特别注意皮肤皱褶处，如甲缘下、指间、手背、手掌及肘部。 （2）刷手和冲洗时保持手的位置正确，宜指尖朝上、肘向下。 （3）刷手顺序应正确。 （4）涂抹消毒液时认真揉搓直至消毒液干燥。 （5）消毒后双手呈拱手姿势放于胸前，禁止双手下垂。

穿无菌手术衣、戴无菌手套

问题探究：如何正确穿无菌手术衣、戴无菌手套？

项目	要求
目的	穿无菌手术衣、戴无菌手套能阻隔手术人员身上的细菌通过接触污染手术野，从而防止患者术后感染，同时也能防护手术人员不受感染。
操作前护理	**1. 手术人员准备**　洗手护士穿洗手衣裤、戴口罩帽子，完成外科洗手与手消毒，巡回护士衣帽鞋穿戴整齐、戴口罩帽子。 **2. 用物准备**　无菌器械台、无菌手术衣、无菌手套、无菌生理盐水。
操作中护理	**1. 穿无菌手术衣** （1）自无菌器械台上拿取无菌手术衣，选择较宽敞处站立，认清衣服的上下和正反面，双手提衣领，手术衣内面朝自己，轻轻抖开无菌手术衣（注意手术衣勿触碰其他物品或地面）。 （2）将手术衣轻轻抛起，双手顺势插入袖中，手向前伸，不可高举过肩，也不可左右侧撒开，以免触碰污染。

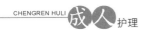
续表

项目	要求
操作中护理	(3)巡回护士在其背后,从肩部上方手术衣内面轻拉衣袖,交叉系领口带及后方腰带。 (4)戴无菌手套后,解开前襟的腰带交由巡回护士用无菌持物钳接取,持腰带绕穿衣者一周后交于穿衣者自行系带于腰间。穿好手术衣后,双手需保持在肩以下、腰以上、腋前线以内的无菌区域内。 **2.戴无菌手套** (1)传统法。从手套袋中取出手套,以右手持两只手套的翻折部(手套内面)使两只手套掌面对合,拇指朝前。套入左手,然后用已戴好手套的左手手指伸入右手套翻折部下面,再套入右手。两手套戴好后,再将手套翻折部包住手术衣袖口,最后用无菌生理盐水冲洗手套外面的滑石粉。 (2)无接触法。穿无菌手术衣后,手不出袖口。隔着衣袖右手取左手的无菌手套,扣于左手袖口上。注意手套的手指向上,并与左手各手指相对。左手隔着衣袖扣住手套的侧翻折边,右手隔着衣袖,将另一侧翻折边翻套于袖口上,左手伸入手套内。再用已戴好手套的左手,同法戴右手手套。最后用无菌生理盐水冲洗手套外面的滑石粉。
操作后护理	(1)穿衣时,四周必须有足够的空间,穿衣者面向无菌区。 (2)手术衣外面勿接触任何有菌物品。 (3)穿好手术衣后未戴手套的手应置于胸前,勿接触手术衣。 (4)未戴手套的手不能接触手套的外面。 (5)已戴好手套的手不能接触手套的里面及未戴手套的手臂和非无菌物品,戴好手套后发现手套破损或触及有菌物品,应立即更换。 (6)手术结束后如需参加另一台手术时,应更换手术衣和手套。术后先脱手术衣,后脱手套。先解开手术衣领带、腰带,将手术衣的肩部外翻,顺势反面脱下,使手套的腕部随之翻转于手上,然后用右手扯下左手手套,最后左手指在右手掌部推下右手手套,以流水冲去手上的滑石粉,用无菌毛巾揩干后,用75%乙醇泡手5min或用外科手消毒剂进行手消毒。若前台为污染手术或手套破损,需连台手术时,应重新常规刷手消毒。脱手术衣时应注意双手及手臂不被手术衣外面所污染;脱手套时应注意保护清洁的手不与手套外面接触污染。

铺无菌器械台、配合消毒铺巾、器械台管理

问题探究:如何正确协助腹部手术的消毒铺巾?

项目	要求
目的	铺设无菌器械台能保护术中无菌区,彻底隔离污染并有利于无菌器械物品管理。配合消毒铺巾、器械台管理能及时、准确为手术提供无菌的器械物品,保障手术顺利进行。为术中严格执行无菌操作规程提供保障,防止术中造成污染。
操作前护理	**1.器械护士准备** 穿洗手衣裤、戴口罩帽子,衣帽鞋整洁,规范洗手。 **2.用物准备** 器械台、器械桌、手术台、无菌手术包、无菌器械包、无菌敷料包、无菌卵圆钳。 **3.环境** 手术间。
操作中护理	**1.铺无菌器械台** (1)外科洗手前器械护士把无菌手术包放于器械台上,检查灭菌日期、灭菌效果后先用手打开外层包布,使之覆盖整个器械台,暴露内层包布。 (2)用无菌卵圆钳打开无菌手术包内层包布,并按序打开:左侧—右侧—对侧—近侧,检查包内高压灭菌指示卡并取出,放回卵圆钳。

续表

项目	要求
操作中护理	（3）用同法打开所需无菌器械包、无菌敷料包的外层包布，抓住外层包布四角，将无菌包轻轻抛入无菌台稳妥位置内，然后用两把无菌卵圆钳展开表面的无菌盖单，覆盖无菌桌。 （4）由巡回护士掀去无菌盖单，器械护士外科洗手后穿好无菌手术衣、戴好无菌手套后整理器械台，与巡回护士共同清点手术器械、敷料等物品，同时配合套双层无菌桌套于器械桌上，并协助手术医生消毒铺巾。 　　**2.配合消毒铺巾、器械台管理**　以腹部手术为例：需手术巾 4 块，无菌手术薄膜 1 块或布巾钳 4 把，中单 2 条，剖腹单 1 条，其铺巾步骤如下： （1）递卵圆钳和内置消毒棉球的消毒碗于医生手中。 （2）皮肤消毒后，器械护士传递 1、2、3 块手术巾，1/4 折边对向医生，依次铺盖切口的下方-对侧-上方。第四块手术巾折边对向自己，铺盖切口的近侧，擦干手术野皮肤，用无菌手术薄膜粘贴固定（或用 4 把布巾钳固定）。 （3）在切口的上方、下方各加盖一条中单，向上外翻遮盖上身和麻醉架，向下展开下垂于手术台边缘下 30cm 以上。待手术医生穿好无菌手术衣，戴好无菌手套后，铺剖腹单，其开口对准切口部位，向上外翻遮盖上身和麻醉架，向下展开下垂于手术台边缘下 30cm 以上。 （4）手术开始后器械护士传递术中所需器械和物品、穿针线，并及时收回、擦净、摆放整齐，术中严格遵守无菌操作规则。
操作后护理	（1）保持器械台面干燥、整洁，器械安放有条不紊。铺无菌巾时，器械台与手术切口周围应保持 4 层以上的铺巾层数。如果发现手术布单潮湿应随时加盖干无菌巾。 （2）将最常用的器械放在紧靠手术台的升降器械托盘上，以便随取随用。对用过的器械必须及时收回，揩净，安放在一定的位置，排列整齐。 （3）传递器械物品应面对面进行，不得绕过手术人员背后等有菌区进行；坠落于台面以下的手术用品，暂不拿出手术间，待手术结束前核对无误后方可拿走；术中若有器械物品添加，需一一计数，以免清点不对数造成异物遗留体腔。 （4）关体腔前再次与巡回护士共同清点手术器械、敷料、缝针、小纱布等物品，保证与术前相同，杜绝物品遗留在患者体内。 （5）手术后清洗、擦干手术器械，重新打包无菌手术包、器械包、敷料包等，将用物整理妥当。

［任务 1-6-3］　手术后患者的护理

【工作任务—案例导入】

　　患者，女，42 岁，G2P0。因月经过多，继发贫血就诊。B 超发现宫腔内有一实性团块，直径 3.5cm。半年来月经周期规则，经期延长，经量增多，为原来经量的 3 倍，偶有痛经，白带稍多，其他一般情况可。今上午 9 时在硬脊膜阻滞麻醉下行宫腔镜下子宫肌瘤切除术。手术过程顺利，上午 10：30 安全返回病房。

　　任务导向：

　　1.患者术后护理评估的重点内容是什么？

　　2.采取哪些护理措施可预防术后并发症的发生？

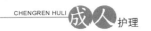

【护理工作过程】

患者自从手术完毕返回病房直至出院这一阶段的护理称为手术后护理,其目的是尽快帮助患者恢复正常的生理功能,减轻患者的痛苦和不适,预防并发症的发生。

(一)护理评估

1. 一般情况 了解麻醉方法、手术方式、术中出血量、输液和输血的量、各种引流管的安放部位、引流液性状和引流通畅情况等。

2. 麻醉恢复情况 ①全身麻醉:评估患者神志、呼吸和循环功能、肢体运动及感觉状况,判断麻醉苏醒程度;②椎管内麻醉:检查下肢运动功能及感觉恢复情况,有无头痛等。

3. 身体评估

(1)重要脏器的功能。

1)呼吸系统:观察患者的呼吸频率、深浅度和节律性,注意呼吸道是否通畅,有无呼吸功能不全的表现。

2)循环系统:监测血压、脉压、脉搏、CVP 及皮肤黏膜的颜色及温度,每 15～30min 监测一次,以后根据病情延长测量时间。观察肢体有无肿胀,测量患侧肢体远端的脉搏,并与健侧对比强弱度。

3)泌尿系统:监测尿量、性状、颜色等,注意有无尿潴留。大部分患者术后 6h 能自行排尿;若未自行排尿,应询问有无尿意,同时检查膀胱是否充盈。

4)消化系统:评估肠蠕动恢复情况,听诊有无肠鸣音,询问患者有无肛门排气。注意有无胃肠功能紊乱现象,如恶心、呕吐、便秘、腹泻等。

5)体温变化:一般术后 3d,每日测体温 3 次,以后根据病情延长测量间隔时间。由于机体对手术创伤的反应,术后患者体温可略升高,一般不超过 38℃,1～2d 后恢复正常,无须特殊处理;若术后 3～6d 出现发热,首先考虑继发感染。

(2)切口及引流情况。

1)敷料检查:观察敷料有无脱落、渗血、渗液,切口周围有无红、肿、热、痛等征象,若敷料渗湿,应注意其颜色,估计渗液量及其周围渗漏情况;剖宫产术后还应注意观察产妇子宫复旧、恶露排出及乳汁分泌情况等。经外阴、阴道手术的患者,应注意阴道分泌物的量、性质、颜色及有无异常气味等。

2)切口有无感染或裂开:观察切口有无疼痛、红肿、压痛、波动感,有无渗出、裂开等。

3)引流检查:观察引流是否通畅,引流液的性质、色、量的变化等。

4. 心理评估 无论手术大小,患者从手术室出来都是如释重负,有一定程度的解脱感,但继之又会出现新的心理变化。术后出现伤口疼痛、恶心、呕吐、腹胀等不适,伤口渗出、引流管流出引流液等,使患者再次出现紧张、恐惧、焦虑不安等心理。若手术使患者身体失去某一器官或造成体像的改变,如截肢、乳房切除、结肠造瘘等,患者可出现悲观情绪,如情绪低下、失望、沉默寡言,甚至产生轻生念头等。因此,要密切观察患者的心理变化。对于死胎妊娠者,术后应避免与其他产后母婴同居一室,同时护理人员应多与其交流,使其及时宣泄心中的悲痛,并树立进一步治疗的信心及再次正常妊娠的信心。

5. 检查评估 评估血尿常规、生化检查、血气分析有无异常,必要时可行胸部 X 线摄片、B 超、CT、MRI 检查等,以了解脏器功能状况及术后并发症。

(二)护理诊断

1. 首要护理诊断

(1)舒适改变(疼痛)。与麻醉、手术、安置引流管等有关。

(2)营养失调:低于机体需要量。与手术创伤、术后禁食、机体需要量增加等有关。

2. 主要护理诊断

(1)潜在并发症。水和电解质紊乱、出血、感染、切口裂开、急性胃扩张、下肢静脉血栓等。

(2)知识缺乏。缺乏有关术后康复方面的知识。

(3)生活自理缺陷。与手术创伤、疼痛及手术后输液有关。

(三)护理目标

患者切口疼痛缓解,休息睡眠良好;能获得足够的营养;无感染发生,切口愈合良好;未发生术后并发症;能主动进行术后康复锻炼。

(四)治疗与护理

1. 术后常规护理

(1)搬运。由 3～4 人平稳地将患者平移至病床。搬运时减少震动,防止血压波动;注意动作轻柔、协调一致,不压迫手术部位;固定输液管道和各种引流管,防止牵拉或脱出。

(2)体位。

1)根据术中麻醉方式安置体位:①全麻者,应去枕平卧,头偏向一侧,使口腔分泌物、呕吐物易于流出,防止吸入气管;②蛛网膜下腔麻醉者,应去枕平卧 6～8h,以防头痛;③硬脊膜外腔麻醉者,应平卧 4～6h,不必去枕,以防血压波动。

2)麻醉苏醒、血压平稳后,根据手术部位及病情需要安置体位并注意保暖。若使用热水袋,温度应低于 50℃,勿贴身放置,以免烫伤。①颅脑手术后如无休克或昏迷,取抬高床头 15°～30°的斜坡位,有利于脑部静脉回流。②颈、胸、腹部手术者取半卧位。其优点是有利于血液循环和呼吸,增加通气量;使腹肌松弛,减轻腹壁切口的张力,有利于伤口愈合及减轻切口疼痛;又可使腹腔渗液流至盆腔,避免形成膈下感染,减轻中毒症状。③脊柱或臀部手术,可取俯卧或仰卧位。④四肢手术应抬高患肢。⑤剖宫产术后产妇平卧位子宫收缩时疼痛最敏感,故可采取半卧位或侧卧位,使身体与床成 20°～30°位。⑥行阴道前后壁修补或盆底修补术的患者,术后应平卧位,禁止半卧位,以降低外阴、阴道张力,促进伤口愈合。

(3)监测病情。对施行较大手术、全麻及危重患者,应每 15～30min 测一次体温、呼吸、脉搏、血压及瞳孔、神志等,病情稳定后改为每 2～4h 测定一次。以后每日测体温、呼吸、脉搏、血压 3～4 次,直至正常后改为每日 2 次。观察腹部症状和体征,并做好记录。

(4)引流管护理。手术后因治疗的需要,常留置各种引流管,如胃管、T 形管、胸腹腔引流管、导尿管等。无论何种引流管,其护理要点是:①妥善固定,防止移位和脱落。②保持引流通畅,引流管切勿扭曲、压迫、阻塞,如有阻塞可用挤压或冲洗法解除,冲洗时注意无菌操作和压力大小。③维持引流装置的无菌状态,根据引流物的性状,每 2～3d 更换一次引流袋;引流管和引流袋要低于引流口,防止逆行感染。④观察、记录引流液的量、性质,判断有无出血、感染或其他并发症。⑤适当保护引流管周围的皮肤。⑥根据各种引流管的拔管指征和方法进行拔管。

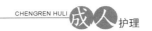

（5）饮食与输液。

1）非腹腔手术：①局麻和小手术，无特殊不适，手术后即可进食。②椎管内麻醉，术后无恶心、呕吐，6h 后可给饮水或少量流质，以后酌情给半流质或普食。③全麻术后宜在次日进食。

2）腹腔手术：一般情况下禁食禁饮 2～3d，待胃肠蠕动恢复、肛门排气、腹胀消失后可进流质饮食，少量多餐，以后酌情逐渐改为半流质以至普食。忌食牛奶、薯类等产气食物。妇科腹部手术后 6～8h 可进流质饮食，肛门排气后进半流质，排便后进普食。进行胃肠减压的患者均应禁食。

3）外阴、阴道手术：为防止大便对伤口的污染及排便对伤口的牵拉，应控制首次排便的时间。嘱患者 5d 内进少渣半流质饮食，按医嘱给肠道抑菌剂，口服鸦片酊 3～4d，控制 5d 内不解大便，术后第 5 天服液状石蜡 30mL，软化粪便，一般于排便后拆线。

4）输液：术后禁食或饮食不足期间需静脉补液，补充水、能量、电解质、维生素等营养素。对失血失液较多者应加强监测，记录出入量。对禁食时间较长或不能进食者，可考虑胃肠外营养；对贫血、营养不良者可适当输血。

（6）协助患者早期活动。手术后应早期活动，早期活动能促进机体各部位功能的恢复，增加肺活量，减少肺部并发症；改善血液循环，促进伤口愈合，防止压疮；减少静脉血栓的形成；促进胃肠功能恢复，减轻腹胀；促进排尿功能恢复，解除尿潴留。剖宫产术后早期活动，还有利于产妇恶露的排出。早期活动的方法：①卧床活动：麻醉解除后，患者可在床上进行深呼吸、有效咳嗽、翻身及四肢主动、被动的屈伸活动等。②离床活动：手术次日若无禁忌证，鼓励并协助患者离床活动，逐渐增加离床活动的次数、时间和范围，每次活动时应观察患者的面色、监测生命体征，防止摔倒。病重或衰弱者，如休克、内出血、开胸术后、颅脑术后及某些手术要求限制活动者（如疝修补术后、门静脉高压分流术后、肾损伤后、下肢植皮术后等）不宜过早活动。

（7）切口护理。术后定时观察切口情况，如有无出血、渗血、渗液、敷料脱落及局部红肿热痛等现象。若切口有渗液、渗血或敷料被大小便污染，应及时更换，以防切口感染。经外阴、阴道手术的患者每日行外阴擦洗 2 次，保持外阴清洁，观察分泌物的量、颜色、性质及有无异味。术后 3d 可行外阴烤灯，以保持切口干燥，促进局部血液循环与切口愈合。

2. 手术后不适的护理

（1）切口疼痛。

1）特点：切口疼痛于麻醉作用消失后出现，术后当日切口疼痛最明显，48h 以后逐渐减轻至消失。

2）护理措施：①解释疼痛的原因和持续时间，给患者提供一个安静的环境，协助患者安置舒适的卧位。②分散患者注意力，尽可能向患者提供缓解疼痛的方法，如听音乐、有节奏地呼吸、与人进行愉快的交谈。③指导患者咳嗽时用双手按压切口，以减轻切口疼痛。④遵医嘱给予止痛药，或应用患者自控止痛泵。

（2）恶心、呕吐。

1）原因：常见原因是麻醉反应；其他原因可能是电解质紊乱、颅内压升高、糖尿病、酸中毒等；腹部手术后可能由急性胃扩张或肠梗阻引起。

2)护理措施:①呕吐时将患者头偏向一侧,以防误吸,同时注意保护切口以防张力增高影响切口愈合;②观察呕吐的次数、量、性状并做好记录;③及时清理呕吐物,保持室内空气新鲜,注意口腔护理,保持床单位的整洁;④无明显诱因的呕吐,遵医嘱给镇静止吐药。

(3)腹胀。

1)原因:术后腹胀多由于胃肠功能抑制,肠腔内积气过多所致,一般术后 2~3d,胃肠蠕动恢复,肛门排气后可自行缓解;如手术后数日持续腹胀,肛门未排气,无肠鸣音,可能是腹膜炎或低钾血症所致的肠麻痹。严重的腹胀可使膈肌抬高、下腔静脉受压,影响呼吸和循环功能;此外,由于局部张力增高,影响了胃肠吻合口和腹壁切口的愈合,并加重了疼痛。

2)护理措施:①按医嘱指导患者术后禁食,保证有效的胃肠减压,必要时行肛管排气;②在无禁忌的情况下,鼓励患者早期活动,促进肠蠕动的恢复;③按医嘱给予针刺足三里、天枢、气海等穴位,热敷、按摩腹部等;④非胃肠道手术者可用新斯的明肌肉注射。

(4)尿潴留。

1)原因:多由麻醉后排尿反射受抑制;肛管、直肠等部位手术后,因切口疼痛引起膀胱和后尿道括约肌反射性痉挛;患者不习惯在床上排尿所致。

2)护理措施:①因焦虑、紧张会加重尿道括约肌痉挛,使排尿更加困难。因此,安慰、鼓励患者,稳定其情绪,增加排尿信心非常重要;②病情允许时协助患者坐于床沿或下床排尿;③下腹部热敷、按摩、诱导排尿或注射卡巴胆碱,促进自行排尿;④以上方法无效时在无菌操作下导尿。

3. 手术后并发症的护理 手术后并发症的发生,不仅增加患者的痛苦,而且可能造成手术失败,甚至死亡,因此,必须加强预防、及早发现、正确处理。常见并发症有:

(1)内出血。

1)原因:术中止血不彻底,术后结扎线脱落、凝血功能障碍等,都可造成出血。常见于术后 24~48h 内。

2)临床表现:通过观察患者的生命体征、伤口敷料、引流液等情况,进行综合分析、判断。严重出血可发生低血容量性休克,表现为烦躁不安、脉搏加快、面色苍白、四肢湿冷、血压下降、尿量减少等;放置引流管者,可见流出鲜红血液或血块堵塞引流管。

3)护理措施:①严密观察病情变化,监测生命体征,发现异常及时与医生联系;②平卧、吸氧,按医嘱输液,准备输血,应用止血药物;③积极做好再次手术准备,必要时手术止血。

(2)肺部并发症:肺炎、肺不张。

1)原因:呼吸活动受限,肺通气不足,不能有效地咳出呼吸道分泌物(如卧床不活动、体质虚弱)。多见于胸腹部大手术后,年老、体弱及原有急、慢性呼吸道疾病,有吸烟嗜好等情况。

2)临床表现:患者表现咳嗽、胸痛、呼吸急促、发绀、发热。肺部叩诊局部呈浊音或实音,听诊有局限性湿啰音,呼吸音减弱或消失。血白细胞及中性粒细胞升高。血气分析有血氧分压降低、二氧化碳分压升高等。胸部 X 线检查有异常等。

3)护理措施:①术前加强呼吸道准备,术中、术后注意体位,防止呕吐物吸入;②注意保暖,防止感冒;③术后多头带包扎不要过紧,以免限制呼吸;④指导患者有效咳嗽、深呼吸,协助患者翻身、拍背,病情允许时鼓励患者尽早下床活动,促进痰液排出;⑤痰液黏稠者,可雾

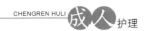

化吸入,使痰液变稀,易于咳出;⑥按医嘱给予抗生素;⑦加强支持疗法,提高机体抵抗力。

(3)切口感染。

1)原因:无菌操作不严,切口内积血、积液、有无效腔、异物残留,引流物放置不当,组织损伤严重以及全身抵抗力低下等。常发生于术后3~5d。

2)临床表现:表现切口疼痛、体温升高、脉搏加快,局部红、肿、热、痛,脓肿形成时可出现波动感。

3)护理措施:早期可采取局部理疗,使用抗生素;脓肿形成时,应拆除部分缝线,敞开伤口,加强换药,促进伤口愈合。

(4)切口裂开。

1)原因:与患者体质差、贫血、营养不良,切口缝合不佳,切口感染及术后咳嗽、喷嚏、用力排便和严重的腹胀等诱因有关。多见于腹部大手术后7d左右。

2)临床表现:腹壁切口裂开有两种情况:一是完全裂开,患者感到切口突然松开,有浅红色液体流出,或听到缝线崩裂声,继之肠管脱出;二是部分裂开,即皮肤、皮下组织裂开,可见敷料渗血。若皮肤下深层裂开,拆线时针孔中有液体渗出,有时可见皮肤下肠管蠕动。

3)护理措施:①术前、术后加强营养,改善患者体质;②手术时加用减张缝线,必要时延长拆线时间;③告知患者咳嗽、打喷嚏时要按压伤口,及时处理咳嗽、便秘等使腹内压增高的因素;④切口部分裂开时,用蝶形胶布固定伤口,并用腹带加压包扎;⑤切口完全裂开时安慰患者不要惊慌,并用无菌盐水纱布覆盖伤口,加腹带包扎,送手术室处理,切忌将脱出肠段回纳入腹腔,以免造成感染。

(5)下肢静脉血栓形成及血栓性静脉炎。

1)原因:与术后长期卧床,活动少,导致血流缓慢;外伤、手术,静脉置管引起血管壁损伤;血液黏稠度增加,呈高凝状态等有关。

2)临床表现:血栓性静脉炎表现为患肢有胀痛,血管走行处有红肿、压痛、触之有条索状物,同时伴有体温升高。深静脉血栓形成,则表现为腓肠肌疼痛和紧束感,继之出现凹陷性水肿,无明显炎症,血栓脱落后可造成严重后果,如肺栓塞而突然死亡。

3)护理措施:①术后如病情允许,鼓励患者早期活动,加强下肢关节的屈伸,加快血液流动;②一旦发生,加强观察,测量下肢周径,观察肿胀情况,测量足背动脉搏动强度;③患肢制动、抬高,用硫酸镁湿敷、禁按摩,防止血栓脱落;④按医嘱给予溶栓治疗和抗生素治疗。

(6)急性胃扩张。

1)原因:可能与全麻时吞入大量气体,水、电解质平衡失调及术后幽门持续性痉挛或过早进食有关。常发生于胸腹部手术后早期。

2)临床表现:烦躁不安,上腹胀满,呕吐频繁呈溢出状,量少、色棕绿或棕黑,呕吐物隐血试验阳性。检查可见上腹或全腹膨隆,有压痛,振水音。

3)护理措施:及早插胃管进行胃肠减压,吸出胃内容物,同时静脉输液,补充水、电解质,监测生命体征。

4.健康教育

(1)结合患者具体的心理变化特点,有针对性地进行心理开导,或通过安慰等方法给予适当的心理支持,减少不必要的心理刺激。

（2）合理进食，进食含有足够能量、蛋白质和维生素的均衡饮食，促进伤口愈合。剖宫产后产妇身体恢复和子宫复旧均比经阴道分娩者慢，因此，更要保证产妇营养摄入充足，促进身体恢复，同时有利于乳汁分泌。

（3）术后注意休息，保证充足的睡眠，逐渐增加活动量与活动时间，活动量的大小应以患者的耐受力为准。全子宫、双附件切除患者术后两周内，不要坐小板凳，避免腹压增加的动作，以免导致阴道切口残端肠线脱落而引起阴道出血。

（4）全子宫切除患者术后三个月内禁止性生活和盆浴，以防上行性感染，导致尿路感染、残端出血。

（5）定期门诊随访，若患者出现发热、伤口引流物有异味、切口红肿或有异常腹痛、腹胀、肛门停止排便排气、全子宫切除术后阴道出血量多如月经量，应及时就诊。

（五）护理评价

患者不适症状有无减轻，焦虑是否缓解，情绪是否稳定，舒适感有无增加，能否获得足够的营养物质，并发症有无得到预防或及时的处理，能否叙述有关术后饮食、活动、切口护理、导管护理等相关知识。

【知识拓展】

缝合伤口的处理

在一般情况下，术后 2～3d 应揭除敷料，用医用复合碘消毒伤口及周围皮肤后，覆盖敷料并固定，其目的是观察切口情况，如无异常到规定时间拆线。

缝线拆除时间依据患者的年龄、切口部位、局部血液供应情况而定，头、面、颈部手术一般为 4～5d，胸部、上腹部、背部、臀部为 7～10d，下腹部、会阴部为 5～7d，四肢为 10～12d，减张缝合一般为 14d。年老体弱、营养不良、糖尿病患者宜酌情延迟拆线时间或进行间隔拆线。妊娠期合并外科疾病，如急性阑尾炎、肠梗阻等手术，术后由于切口张力大而不易愈合，更应加强切口的护理，并适当延长拆线时间。

1.拆线方法　拆线时先用医用复合碘消毒切口和线结及周围皮肤，用手术镊夹起缝线结，用线剪在结下贴近皮肤处剪断缝线，随即抽出缝线。然后消毒切口，用无菌敷料覆盖，胶布固定。

2.切口愈合记录　切口分三类：①清洁切口，用"Ⅰ"表示，指缝合的无菌切口，如甲状腺次全切除术、疝修补术等；②可能污染的切口，用"Ⅱ"表示，指手术时可能污染的缝合切口，如胃大部分切除术、剖宫产手术等；③污染切口，用"Ⅲ"表示，指邻近感染区或组织直接暴露于感染区的切口，如化脓性阑尾炎手术、胃十二指肠急性穿孔修补术等；④污秽—感染切口，用"Ⅳ"表示，指失活组织的陈旧创伤手术、已有临床感染的手术所致切口。

3.切口愈合分级　切口愈合分三级，分别用"甲、乙、丙"表示。①甲级愈合：为切口愈合优良，无不良反应的一期愈合；②乙级愈合：愈合欠佳，切口处有炎症反应，如红肿、硬结、血肿、积液等，但以后能吸收而未化脓；③丙级愈合：为已化脓，需切开引流及换药后才愈合的切口。

【技能训练】

普通引流管护理

问题探究：在引流管护理过程中应注意什么问题？

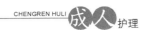

项目	要求
目的	(1)引流液体(消化液、腹腔液、脓液、切口渗出液)至体外,减低局部压力,减少感染,促进愈合。 (2)检测或治疗。
操作前护理	**1. 护士准备**　护士服穿戴整齐,洗手,戴好口罩。评估周围环境和患者病情。 **2. 用物准备**　治疗车、治疗盘、血管钳一把、一次性引流袋一只、弯盘2只(内装无齿镊一把、纱布一块)、别针、污物筒、消毒棉签。
操作中护理	(1)戴好口罩、帽子,洗手。 (2)将备用物放置治疗车上,进入病房,向患者解释操作目的、流程、注意事项等。 (3)安置患者体位(低半卧位或平卧位)。 (4)检查伤口,松开别针,注意保暖。 (5)检查无菌引流袋,将引流袋挂于床沿,将外包装袋内面垫于引流管接口处。 (6)挤压引流管,用血管钳夹住引流管尾端上3cm。 (7)消毒接口处,先以接口为中心,环形消毒,然后向接口以上及以下各纵形消毒2.5cm。 (8)用左手取纱布,脱开连接处,正确放置更换的引流管,不污染。 (9)再次消毒引流管的管口。 (10)连接无菌引流袋,松开血管钳,挤压引流管,观察是否通畅。 (11)用别针妥善固定。 (12)整理床单位,用物处理,记录引流液量、性质。
操作后护理	(1)严格无菌操作,保持引流袋位置低于引流部位,引流袋每周更换两次(或根据引流液情况每天更换)。 (2)保持引流管通畅,定时挤压,避免引流管折叠、扭曲。 (3)观察引流液的量、性质和颜色等,做好记录,若发现异常,及时与医生联系。 (4)妥善固定引流管,尤其是患者活动时避免拉脱。 (5)负压引流瓶更换方法与引流袋更换相同。

(孙慧芳)

任务 1-7　感染患者的护理

学习目标

● 知识目标

1.了解外科感染的病理转归和分类、破伤风的病因和病理生理。

2.熟悉外科感染的特点、临床表现、处理原则,熟悉外科感染、疖、痈、急性蜂窝织炎、丹毒、全身性感染、脓毒症、菌血症、破伤风的概念,熟悉破伤风的处理原则和预防措施。

3.掌握常见浅部软组织的化脓性感染的临床特征和护理要点、全身性感染的临床特征和护理措施、破伤风的主要临床表现和护理措施。

● 能力目标

1.能评估疖、痈等发生发展过程,指导患者正确处理,预防颅内感染等并发症发生;

2.能判断全身化脓性感染的病情,预防感染性休克的发生;

3.对破伤风患者做好病房管理,痉挛发作时,会采取保护性措施;

4.做好隔离措施,预防院内感染的发生。

【知识背景】

感染(infection)指病原体侵入人体后导致的局部或全身性炎症反应,病原体包括细菌、真菌、病毒、寄生虫等。外科感染(surgical infection)指需要外科治疗的感染,包括发生在创伤、烧伤、手术、器械检查或有创性检查、治疗后的感染。其常见致病原是细菌。外科感染具有以下特点:①大部分是由几种细菌引起混合感染,如需氧菌加厌氧菌。②多数有明显的局部表现。③病变常比较集中,易引起组织化脓、坏死等,愈合后形成瘢痕组织,并影响功能。

一、分类

(一)按致病菌种类分

1.非特异性感染 又称化脓性感染或一般感染,如疖、痈、丹毒、急性乳腺炎、急性阑尾炎等。常见致病菌有金黄色葡萄球菌、溶血性链球菌、大肠杆菌、绿脓杆菌等。其特点是"一菌多病"或"多菌一病",有共同临床表现即红、肿、热、痛和功能障碍。在防治上也有共同性。

2.特异性感染 如结核、破伤风、气性坏疽等。它们的致病菌、病程演变和防治方法,都与非特异性感染不同,各有自身特点,即"一菌一病"。

(二)按病程来分

外科感染按病程来分,可分为急性、亚急性和慢性三种。病程在 3 周以内者称为急性感染,超过 2 个月者为慢性感染,介于两者之间者称为亚急性感染。三者可以彼此演变,外科感染以急性多见。

(三)其他分类

按病菌来源可分为原发性感染、继发性感染。按发生条件分类有二重感染(菌群交替症)、条件性感染(机会性感染)和医院内感染等。

二、病理

外科感染病程演变受到下列因素的影响:①致病菌的毒力。因致病菌的种类、菌株、数量、繁殖速度和毒素的性质而定。在混合感染中,细菌之间可以出现协同作用,例如需氧菌的存在消耗了局部环境中的氧,有助于厌氧菌的生长繁殖。②机体局部和全身抵抗力。与局部组织血液循环和局部受伤情况有关。如头颈部血液循环丰富,感染易控制,而臀部、腿部大块肌群损伤,则容易发生气性坏疽。局部有异物、无效腔、血肿和坏死组织等,易感染。与年龄、营养、一般情况等全身抵抗力有关,如患有慢性消耗性疾病、贫血、血浆蛋白减少、维生素 C 严重缺乏等,都将削弱全身抵抗力,易引起感染。③治疗措施。治疗得当对控制感染的发展有重要的作用。治疗不当可使感染加重或扩散或引起新的感染。

外科感染的转归:①局限化、吸收或形成脓肿。当人体抵抗力占优势,感染便局限化,有

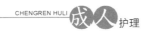

的自行吸收,有的形成脓肿。脓肿在自行破溃或经手术切开排脓后,转为修复过程,病变区逐渐长出肉芽组织,形成瘢痕而愈合。②转为慢性感染。人体抵抗力与致病菌毒力处于相持状态,感染病灶被局限,形成溃疡、瘘窦或硬结,由瘢痕纤维组织包围,但不易痊愈,病灶内仍有致病菌,在人体抵抗力降低时,感染可以重新急性发作。③感染扩散。在致病菌的毒力超过人体抵抗力的情况下,感染可向四周扩散或进入淋巴系统、血液循环,引起严重的全身性感染。

三、临床表现

1. 局部表现 红、肿、热、痛和功能障碍是化脓性感染的五个典型症状。但这些表现不一定全部出现,因不同病程、不同病变范围和不同深浅而不同。病变范围小或位置较深的,局部症状可不明显。

2. 全身表现 轻重不一。轻微的感染可无全身症状。感染较重的常有发热、出汗、头痛、全身乏力不适、食欲减退、心悸气促等,一般均有白细胞计数增加和核左移。病重而时间长时,可有水、电解质和酸碱失调及消耗性表现(如营养不良、贫血、水肿等)。严重的患者甚至出现感染性休克和多器官功能障碍或衰竭。

3. 特殊表现 有些感染如丹毒、厌氧菌感染,特异性感染如结核、破伤风、气性坏疽等,还有自身特殊临床表现。

四、辅助检查

必要时,还可进行一些辅助检查,如化验(血常规)、B超、X线检查和CT、MRI检查。另外,生化,穿刺,血、脓液培养等检查有助于诊断和明确病情。

五、治疗

外科感染的治疗原则是消除病因和毒素来源,增强人体的抗感染和修复能力。方法包括局部治疗和全身治疗等。

(一)局部疗法

1. 患部避免受压、制动、休息 有利于炎症局限化和消肿止痛。感染在肢体的,可抬高患肢。必要时,可用夹板或石膏夹板固定。

2. 外用药 早期敷贴消炎止痛软膏,中草药外敷,药液纱布湿敷等有改善局部血液循环,散瘀消肿止痛、加速感染局限化,以及促使肉芽生长等作用。

3. 理疗 有改善局部血液循环,增加局部抵抗力,促进吸收或局限化的作用,可用热敷或湿热敷及红外线照射等。

4. 手术治疗 包括浅脓肿的切开引流,深部脓肿B超、CT引导下穿刺引流,炎症病变组织、脏器的切开清除或切除引流等,以减轻局部和全身症状,阻止感染继续扩展,最终消灭病灶。

(二)全身疗法

包括抗感染药物和全身支持疗法,尤其适用于感染较重、全身性感染的患者。

1. 抗感染药物应用 有抗生素、合成抗菌药(如呋喃类、磺胺药、甲硝唑等)、其他灭菌药物(如抗真菌药等)、清热解毒的中药。抗生素应用必须有一定的适应证,对较轻或较局限的感染,一般可不用或使用口服抗菌药。对较重、范围大或有扩展趋势的感染,需全身用药。通常先根据感染的临床特征经验性选择适当药物。然后可根据疗效、细菌培养结果调整、更换药物。强调使用疗程,不可滥用抗菌药。

2. 全身支持治疗　包括纠正水、电解质和酸碱失衡、输液、成分输血或输新鲜全血及外科营养等。

(三)皮质激素及炎症介质抑制剂的应用

对重症患者可短程使用。

[任务 1-7-1]　常见软组织化脓性感染患者的护理

一、疖(furuncle)

(一)病因和病理

疖是单个毛囊及其所属皮脂腺的急性化脓性感染。致病菌大多为金黄色葡萄球菌。疖常发生于毛囊和皮脂腺丰富的部位,如头面部、颈、背等,与皮肤不洁、擦伤及机体抗感染能力降低等因素有关。

多个疖同时或反复发生在身体各个部位,称为疖病。常提示患者抵抗力下降及免疫功能下降,如营养不良、糖尿病患者。

(二)临床表现

最初,局部出现红、肿、痛的小结节,呈锥形隆起。数日后,结节中央因组织坏死而软化,出现黄白色小脓栓;红、肿、痛范围可扩大,继而脓栓脱落,脓液流出,炎症便逐渐消失。

疖一般无明显的全身症状。面疖,特别是"危险三角区"即上唇周围和鼻部疖常症状重,如被挤压或使用挑刺等不当方法,细菌容易沿内眦静脉和眼静脉进入颅内的海绵状静脉窦,引起化脓性海绵状静脉窦炎,出现眼部及面部的进行性肿胀,伴疼痛和压痛,并可合并头痛、寒战、高热、呕吐甚至昏迷等,病情十分严重,死亡率很高,应引起高度重视。

(三)预防

注意皮肤清洁,特别是在盛夏,要勤洗澡、洗头、理发、勤换衣服、剪指甲。小儿尤应注意保护皮肤。

(四)治疗

对炎症结节可用热敷或理疗(红外线或超短波),亦可外敷鱼石脂软膏或金黄膏等。已有脓头时,可在其顶部点涂石炭酸或剔出脓头。不应挤压,尤其面部"危险三角区"的疖,以免引起感染扩散,引起严重后果。若有全身症状时可用抗菌药治疗,同时注意休息,补充维生素,适当增加营养以提高抵抗力。疖病患者伴糖尿病要积极治疗。

二、痈(carbuncle)

(一)病因和病理

痈是相邻的多个毛囊及其周围组织的急性化脓性感染,或由多个疖融合而成。致病菌

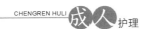

主要为金黄色葡萄球菌。中医称为"疽"。颈部痈称为"对口疮",背部痈称为"背花"或"搭背"。感染从毛囊底部开始,沿阻力较弱的皮下脂肪柱蔓延至皮下组织,再沿深筋膜向四周扩散,向上传入毛囊群而形成具有多个脓头的痈(图1-7-1),感染范围不断扩大,累及皮肤及深层皮下结缔组织,引起坏死破溃,甚至形成混合感染,发展成脓毒症。

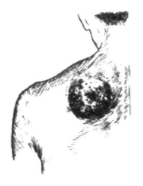 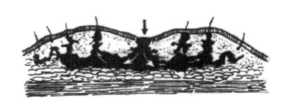

(1) 背部痈　　　　　　　　(2) 痈的切面(黑色代表脓液)

图 1-7-1　痈

(二)临床表现

痈多见于免疫力低的老人、小儿及糖尿病患者,病起呈一片稍隆起的紫红色浸润区,质地坚韧,界限不清,在中央部的表面有多个脓栓,破溃后呈蜂窝状。中央部坏死、溶解、塌陷后像"火山口",其内含有脓液和大量坏死组织。痈易向四周和深部组织发展,周围呈浸润性水肿,局部淋巴结有肿大和疼痛。除此之外,患者多有明显的全身症状,如畏寒、发热、食欲不佳等。痈不仅局部病变比疖重,且易并发全身性化脓性感染。唇痈容易引起颅内的海绵状静脉窦炎,危险性更大。

(三)治疗

1. 全身治疗　患者注意休息和加强营养。及时选用青霉素、红霉素、SMZCO等有效抗菌药物,可静脉应用抗生素。如有糖尿病,应根据病情同时给予降糖治疗及控制饮食等治疗。

2. 局部处理　初病红肿阶段,可使用消炎止痛药膏、中草药敷贴。已破溃化脓者,全身症状严重,需及时做切排,但唇痈不宜采用。一般作"＋"字或"＋＋"字形切口,切口线要超出炎症范围少许,深达筋膜,清除所有坏死组织,缺损大伤口内用生理盐水纱布填塞止血(图1-7-2),外加干敷料包扎,以后加强换药,促进肉芽组织生长,促进创面收缩愈合。若大创面无法愈合,待肉芽组织长出时,可考虑植皮修复。

(四)疖痈的护理

保持疖痈周围皮肤清洁;避免挤压未成熟疖痈及感染灶;伴全身反应者注意休息和营养;切开引流者及时换药、严格无菌操作。

三、急性蜂窝织炎(acute cellulitis)

(一)病因和病理

急性蜂窝织炎是皮下、筋膜下、肌间隙或深部疏松结缔组织的急性弥漫性化脓性感染。

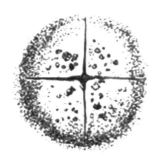

(1) 十字切口

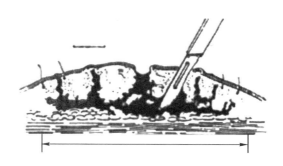

(2) 切口长度要超过炎症范围少许，深达筋膜

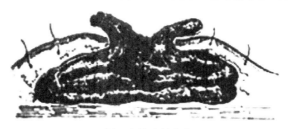

(3) 切口内填塞纱布条

图 1-7-2 痈的切开引流

致病菌主要是溶血性链球菌，其次为金黄色葡萄球菌，亦可为厌氧性细菌。炎症可由皮肤或软组织损伤后感染引起。溶血性链球菌引起的急性蜂窝织炎，由于链激酶和透明质酸酶的作用，病变不易局限，扩散迅速，可累及区域淋巴结，可出现明显的毒血症。但由葡萄球菌引起的蜂窝织炎，比较容易局限为脓肿。

（二）临床表现

常因致病菌的种类、毒性和发病的部位、深浅不同，临床上可有不同的类型。表浅的急性蜂窝织炎，局部明显红肿、剧痛，并向四周迅速扩大，病变区与正常皮肤无明显分界。病变中央部位常因缺血发生坏死。深在的急性蜂窝织炎，局部红肿多不明显，常有局部水肿和深部压痛，但病情严重，全身症状明显，有高热、寒战、头痛、全身无力、白细胞计数增加等。口底、颌下和颈部的急性蜂窝织炎，炎症波及咽喉可发生喉头水肿，压迫气管，引起呼吸困难，甚至窒息；由厌氧菌如拟杆菌、肠球菌和变形杆菌等所引起的蜂窝织炎，局部可检出捻发音，蜂窝组织和筋膜有坏死，脓液恶臭，全身症状严重，又称捻发音性蜂窝织炎。新生儿皮下坏疽也是一种急性蜂窝织炎，常由金黄色葡萄球菌引起，好发于新生儿容易受压的背部、臀部或腰骶部等，病起局部皮肤发红，稍硬，界限不清；病变可迅速扩展，皮肤变软，中央部位颜色转为暗红。由于皮肤与皮下组织分离，触之有皮肤下空虚、皮肤漂浮的感觉。脓液多时，也可出现波动。最后，皮肤出现坏死，表现为发热、哭闹和拒食，甚至有昏睡，病情严重。

（三）治疗

及时应用抗生素，适当加强营养，必要时给止痛、退热药物。早期注意患部休息，局部用热敷、中药外敷或理疗。口底及颌下和颈部的急性蜂窝织炎，经短期积极的抗感染治疗无效时，应及早切开减压，以防喉头水肿，压迫气管而窒息致死；要做好急救的准备。对捻发音性

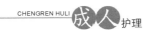

蜂窝织炎应及早做广泛的切开引流,清除坏死组织,伤口用3%过氧化氢溶液冲洗和湿敷,并隔离治疗。新生儿皮下坏疽,诊断一旦明确,即做多处切口引流,控制病变的进一步发展。

(四)护理

监测生命体征;注意休息和饮食;患处制动抬高;及时输液加抗生素;加强切口换药,促进愈合。

四、丹毒(erysipelas)

(一)病因和病理

丹毒是皮肤网状淋巴管的急性炎症,由β-溶血性链球菌感染所致,常由皮肤、黏膜的细小病损(如皮肤损伤、足癣、鼻窦炎等),引起可侵及区域皮肤和淋巴结,丹毒蔓延很快,全身反应重,但很少有组织坏死或化脓。

(二)临床表现

丹毒的好发部位为下肢和面部。起病急,患者常有头痛、畏寒、发热、全身不适。局部表现为皮肤片状红疹,烧灼样痛,略隆起,色鲜红,中间较淡,边界较清楚,手指轻压可使红色消退,但在压力除去后,红色即很快恢复。病变向四周蔓延时,中央的红色消退、脱屑,颜色转为棕黄。有时皮肤可发生水泡,附近淋巴结常肿痛,但不化脓破溃。丹毒易反复发作,可导致淋巴水肿,甚至发展为"象皮肿"。

(三)治疗

休息,抬高患处。局部用50%硫酸镁湿热敷。全身应用青霉素等静脉滴注。全身和局部症状消失后仍继续用药3～5d,以免丹毒复发。积极治疗原发病灶如扁桃体炎、龋齿、手指感染及足癣感染等,防止复发。医护人员接触患者或换药后应洗手防止医源性传染。

(四)护理

卧床休息,抬高患肢,予被动活动;保持个人卫生,积极防治口咽炎、足癣等丹毒诱发因素;及时、准确应用抗生素。

五、急性淋巴管炎(acute lymphatitis)和急性淋巴结炎(acute lymphadenitis)

(一)病因病理

致病菌从损伤的皮肤、黏膜侵入,或从其他感染病灶如疖、足癣等处侵入,引起淋巴管及淋巴结的急性炎症称为急性淋巴管炎或急性淋巴结炎。急性淋巴结炎好发于颈部、腋窝、腹股沟部等。急性淋巴管炎和急性淋巴结炎的致病菌常为金黄色葡萄球菌和溶血性链球菌。

(二)临床表现

急性淋巴管分为网状淋巴管炎和管状淋巴管炎。丹毒即为网状淋巴管炎。管状淋巴管炎常见于四肢,下肢更常见。管状淋巴管炎可分为深、浅两种。浅层淋巴管炎,在伤口近侧出现一条或多条"红线",硬而有压痛。深层淋巴管炎不出现红线,但出现肿胀,有压痛。两种淋巴管炎都有全身不适、畏寒、发热、头痛、食欲不振等症状。

急性淋巴结炎,轻者仅有局部淋巴结肿大和略有压痛,并常能自愈。较重者,局部有红、肿、痛、热,并伴有全身症状,炎症扩展至淋巴结周围,几个淋巴结可粘连成团,也可以发展成脓肿,甚至破溃。

（三）治疗

主要是对原发病灶的处理。方法同于上述软组织的急性化脓性感染。若忽视原发病的治疗,急性淋巴结炎可转为慢性。

六、脓肿(abscess)

（一）病因病理

组织、器官或体腔在急性感染后,中央病变组织坏死、液化,形成局限性脓液积聚,周围有一完整脓壁者,称作脓肿。致病菌多为金黄色葡萄球菌。脓肿常继发于各种急性化脓性感染,如急性蜂窝织炎、急性淋巴结炎、疖等;也可在局部损伤的血肿或异物存留部位感染形成;还可从远处感染灶经血流转移而形成。

（二）临床表现

浅表脓肿,局部隆起,有红、肿、热、痛的典型症状,有压痛,有波动感,脓肿小者多无全身反应。深部脓肿,局部红肿多不明显,一般无波动感,但有疼痛和压痛,并可出现凹陷性水肿,大的深部脓肿常有较明显的全身症状及白细胞计数升高。在压痛或水肿最明显处,用粗针试行穿刺,抽出脓液,即可确诊。结核杆菌引起的脓肿,病程长,发展慢,局部无红、热等急性炎症表现,故称为寒性脓肿或冷脓肿,用影像学检查(X线、B超、CT、MRI)可定位。

（三）治疗

脓肿尚未形成时的治疗与其他软组织急性化脓性感染相同;如脓肿已形成,即应做切开引流术,以后换药直至创口愈合。

［任务1-7-2］ 全身性感染患者的护理

全身性感染指致病菌侵入人体血液循环,并在体内生长繁殖或产生毒素而引起的严重的全身性感染或中毒症状,当前通常指脓毒症和菌血症。这个概念抛弃了以前易相互混淆的败血症、脓血症、菌血症等概念。脓毒症(sepsis)指伴有全身性炎症反应表现,如体温、循环、呼吸等有明显改变的外科感染的统称。菌血症(bacteremia)指在脓毒症的基础上,血培养检出致病菌者,是脓毒症的一种,不同于以往的一过性的菌血症。

一、病因病理

全身性感染原因是致病菌数量多、毒力强和机体抵抗力差。往往继发于以下情况:①严重创伤如大面积烧伤、开放性骨折等;②急性弥漫性腹膜炎、胆道感染(如AOSC)、肠道和尿路感染、肠源性感染;③各种插管、内窥镜检查、静脉内留置导管;④长期使用广谱抗生素、长期或大量应用皮质激素或抗癌药;⑤糖尿病、尿毒症等抗感染能力下降的患者。常见致病菌有:①G⁻杆菌如大肠杆菌、绿脓杆菌、变形杆菌、克雷伯菌、肠杆菌等;②G⁺球菌如金葡菌、表皮葡萄球菌、肠球菌等;③无芽孢厌氧菌如拟杆菌、梭状杆菌等;④真菌如白念珠菌、曲真菌、毛真菌、新型隐球菌等。全身性感染不仅因为致病菌,还因其产物如内、外毒素等和它们介导的多种炎症介质对机体的损害。这些炎症介质包括肿瘤坏死因

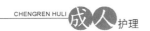

子(TNF)、白介素-1(IL-1)、白介素-6、白介素-8、氧自由基、一氧化氮(NO)等。感染不能控制,炎症介质失控可导致全身性炎症反应综合征(systemic inflammatory response syndrome,SIRS),严重者可发展成感染性休克、多器官功能障碍综合征(MODS),甚至多器官功能衰竭(MOF)。

【工作任务—案例导入】

患者,男,29岁,工人。面部疖肿不慎碰撞,2d后突然高热即来院就诊。

体检:T 39.7℃,BP 16/13.3kPa,P 108次/min,R 24次/min。表情淡漠,浅表淋巴结未及,面色潮红,四肢温暖,皮肤见有红疹,面部疖肿处触痛,明显肿胀。呼吸音增粗,肝肋下3.5cm,质地软,轻压痛。其余无特殊。

化验:血白细胞 $28×10^9/L$,中性粒细胞90%,见中毒颗粒。

诊断:暖休克,全身感染,面部疖肿。

任务导向:

1.该患者的护理诊断是什么?

2.应对患者采取哪些护理措施?

【护理工作过程】

(一)护理评估

1.健康史

任务探究:什么原因导致全身性感染的发生?

了解全身性感染的发生原因,如有无外伤、糖尿病或长期使用广谱抗生素等。

2.身体状况

任务探究:如何评估全身性感染患者的病情变化?

全身性感染的主要共同表现有:①骤然寒战,继而高热可达40～41℃或低温,起病急,病情重,发展快;②头痛、头晕、恶心、呕吐、腹胀、面色苍白或潮红、出冷汗;③心率加快、脉搏细速、呼吸急促或困难、神志淡漠或烦躁、谵妄和昏迷;④肝脾可肿大,严重者出现黄疸或皮下出血瘀斑等。不同致病菌又有其各自的特点:G$^-$杆菌脓毒症产生内毒素,其表现一般较严重,可出现"三低"现象即低温、低白细胞、低血压,感染性休克出现早且多见;G$^+$球菌脓毒症仅高热、有皮疹、转移性脓肿、易患心肌炎,休克出现晚且为暖休克;无芽胞厌氧菌脓毒症、真菌脓毒症都较严重,普通细菌培养(—),易被忽视。

3.辅助检查

(1)实验室检查。血象升高或不升,白细胞可高达(20～30)×$10^9/L$或低于 $4×10^9/L$,血生化、血气分析检查也可异常,还可进行内毒素测定。

(2)血培养。血培养最好在发生寒战、发热时抽血送检,可提高阳性率。

(3)其他检查。B超、X线、CT、MRI等影像学检查和局部穿刺可对全身感染的脓肿病灶进行定位或定性判断。

(二)护理诊断

1.首要护理诊断

(1)体温过高。与毒素吸收有关。

（2）营养失调：低于机体需要量。与机体代谢增高及营养摄入不足有关。

（3）体液不足。与体液丢失和摄入不足有关。

（4）疼痛。与感染病灶及毒素作用有关。

2. 主要护理诊断

（1）潜在并发症。如感染性休克，MODS 或 MOF 等，与病情恶化有关。

（2）焦虑。与病情变化、知识不足等有关。

（三）护理目标

患者体温、营养、体液维持正常；疼痛减轻或消失；并发症危险减少或消除；焦虑减轻和有关疾病知识增加。

（四）治疗与护理

1. 治疗原则　全身性感染应用综合性治疗，主要包括原发感染病灶处理、消灭致病菌、全身支持疗法、对症处理等。

（1）尽早处理局部原发感染灶。伤口内坏死或明显挫伤的组织要尽量切除；异物要除去；脓肿应及时切开引流；急性腹膜炎手术处理时，尽可能去除病灶；不能控制其发展的坏疽肢体就迅速截除；留置体内的导管易引起感染要尽早拔除。

（2）使用抗生素消灭致病菌。应早期、大剂量地使用抗生素，不要等待培养结果。可先根据原发感染灶的性质联用估计有效的两种抗生素。细菌培养阳性者，要及时做抗生素敏感试验，以指导抗生素的选用。对真菌性败血症，应尽可能停止原用的广谱抗生素或换用对原来化脓性感染有效的窄谱抗生素，并开始全身应用抗真菌的药物。

（3）全身支持疗法提高全身抵抗力。严重患者应反复、多次输鲜血，每日或隔日 200mL；纠正水和电解质代谢失调；给予高热量和易消化的饮食；适当补充维生素 B、C 等。

（4）对症处理。高热者用药物或物理降温，严重患者可用人工冬眠或肾上腺皮质激素，以减轻中毒症状。但应注意人工冬眠对血压的影响，激素只有在使用大剂量抗生素下才能使用，以免感染扩散。发生休克时，则应积极和迅速地进行抗休克治疗，防治多器官功能障碍或衰竭。

2. 护理措施　心理护理，生活护理，严格无菌操作，营养支持，保证休息睡眠；严密观察病情变化；监测体温变化；保证用药及时准确；提供氧疗。

[任务 1-7-3]　特异性感染患者的护理

破伤风是由破伤风杆菌侵入人体伤口，生长繁殖，产生毒素进入血流而引起一系列临床表现的一种急性特异性感染。其实质是一种毒血症。

一、病因

破伤风杆菌广泛存在于土壤和人畜粪便中，是一种革兰氏染色阳性专性厌氧芽孢杆菌。破伤风都发生在伤后，一切开放性损伤如火器伤、开放性骨折、烧伤，甚至细小的伤口如木刺或锈钉刺伤，均有可能发生破伤风，破伤风也发生于脐带残端未经消毒的新生儿和消毒不严的人工流产妇女，并偶可发生在胃肠道手术后或摘除留在体内多年的异物后。伤口局部的

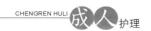

缺氧环境是破伤风杆菌生长的必要条件,因此,当伤口小而深、缺血、坏死组织多、引流不畅,并混有其他需氧化脓菌感染而造成伤口局部缺氧时,破伤风便更容易发生。

二、病理

破伤风杆菌只在伤口的局部生长繁殖,其产生的外毒素才是造成破伤风的原因。外毒素主要是痉挛毒素,对神经有特殊的亲和力,到达脊髓前角灰质或脑干的运动神经核,使其不能释放抑制性神经递质,引起特征性的全身横纹肌的紧张性收缩或阵发性痉挛。外毒素也能影响交感神经,使交感神经兴奋,导致大汗、血压不稳定和心率加快等。

【工作任务—案例导入】

患者,男,35 岁,足底被铁钉戳破。5 天后,伤口局部感染化脓伴全身乏力、低热、张口困难,第 7 天出现颈项强直,发作性腿部肌肉痉挛。

任务导向:

1. 该患者医疗诊断是什么?

2. 按致病菌分属于哪种感染?

3. 按病程分类于哪种感染?

4. 按伤口局部又属于哪种感染?

5. 目前的护理诊断和护理措施是什么?

【护理工作过程】

(一)护理评估

1. 健康史

任务探究:什么原因导致破伤风的发生?

了解患者的受伤史、深部组织感染史和预防接种史等。

2. 身体状况

任务探究:如何评估休克患者病情变化?

典型的全身发作型破伤风患者临床表现有三个阶段。

(1)潜伏期。破伤风的潜伏期平均为 6～10d,亦有短于 24h 或长达 20～30d,甚至数月。潜伏期或前驱期时间越短,症状越严重,预后越差。新生儿破伤风一般在断脐带后 7 天左右发病,故俗称"七日风"。

(2)前驱期。患者可先有乏力、头晕、头痛、打哈欠、咬肌紧张酸胀、反射亢进、烦躁等前驱症状,一般持续 12～24h。

(3)发作期。典型症状是肌痉挛,最初是咀嚼肌(咬肌),以后顺次为面肌、颈项肌、背腹肌、四肢肌群,最后为膈肌和肋间肌辅助呼吸肌。患者相应表现为咀嚼不便,张口困难,随后有牙关紧闭;具有独特的"苦笑"脸;颈项强直,头略向后仰,不能做点头动作;背腹肌同时收缩,因背肌力量较强,以致腰部前凸,头及足后屈,形成背弓,称为"角弓反张"状;四肢肌收缩时,因屈肌较伸肌有力,肢体可出现屈膝、弯肘、半握拳等姿态;呼吸肌侵犯后,导致呼吸困难或窒息等严重后果。上述症状受任何轻微刺激,如光线、声响、震动或触碰患者身体所诱发。每次发作持续数秒至数分钟,患者面色发绀,呼吸急促,口吐白沫,流涎,磨牙,头频频后仰,四肢抽搐不止,全身大汗淋漓,痛苦貌。发作的间歇期间,疼痛稍减,但肌肉仍不能完全松弛。

严重时还可发生以下并发症:①窒息:由于喉头、呼吸肌持续性痉挛和黏痰堵塞气管所致,是早期造成患者死亡的重要原因。②肺部感染:喉头痉挛、呼吸道不畅、支气管分泌物郁积、不能经常翻身等,都是导致肺炎、肺不张的原因。③酸中毒:呼吸不畅、换气不足而致呼吸性酸中毒。肌肉强烈收缩,禁食后体内脂肪分解不全,使酸性代谢产物增加,造成代谢性酸中毒。④循环衰竭:由于缺氧、中毒,可发生心动过速,时间过长后可形成心力衰竭,甚至发生休克或心搏骤停。另外,可发生骨折、肌断裂、舌咬伤、尿潴留等。

在发病过程中,患者神志始终清楚,一般无高热。高热的出现往往提示有肺部感染。病程一般为 3～4 周。从病后第 2 周始,随病程的延长,症状逐渐减轻。但在痊愈后的一个较长时间内,某些肌群有时仍有紧张和反射亢进的现象。

少数患者仅表现为受伤部位肌肉的持续性强直,可持续数周至数月,以后逐渐消退,一般预后较好。

3. 辅助检查

(1)血常规。若破伤风合并伤口化脓或肺部感染等,血象会升高。

(2)血生化和血气分析。破伤风引起水、电解质、酸碱平衡紊乱时,会发生相应的改变。

(3)细菌检查。伤口分泌物涂片可找破伤风杆菌。

4. 心理、社会状况　患者肌痉挛发作时张口困难,痰液无法排出,甚至有窒息的危险,使之产生焦虑或恐惧感。病房隔离、光线暗,不能与外界和家属接触交流,易引起患者的孤独感。

(二)护理诊断

1. 首要护理诊断

(1)有窒息的危险。与喉头、呼吸肌持续性痉挛和黏痰堵塞气管有关。

(2)清理呼吸道无效。与喉头、呼吸肌痉挛有关。

(3)营养失调。低于机体需要量。与痉挛性消耗和不能进食有关。

2. 主要护理诊断

(1)有受伤的危险。与强烈的肌肉痉挛有关。

(2)尿潴留。与膀胱括约肌痉挛有关。

(三)护理目标

患者窒息未发生,呼吸道通畅,营养体液维持正常,生活得到照顾,未发生意外,尿液排出恢复。

(四)治疗与护理

1. 治疗原则　破伤风是一种极为严重的疾病,要采取积极的综合治疗措施,治疗原则包括消除毒素来源,中和游离毒素,控制和解除痉挛,保持呼吸道通畅和防治并发症等。

(1)消除毒素来源(处理伤口)。有伤口者,均需在控制痉挛下,进行彻底的清创术。这既是预防措施又是治疗方法。

(2)中和游离的毒素。因破伤风抗毒素和人体破伤风免疫球蛋白均不能中和与神经组织结合的毒素的作用,故应尽早使用。一般用 1 万～6 万 IU TAT 加入 5％葡萄糖溶液 500～

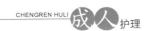

1000mL内,由静脉缓慢滴入,剂量不宜过大,以免引起血清反应。如有人体破伤风免疫球蛋白或已获得自动免疫的人的血清,则完全可以代替破伤风抗毒素。人体破伤风免疫球蛋白一般只需注射一次,剂量为3000～6000IU。

(3)控制和解除痉挛。控制和解除痉挛是治疗过程中很重要的一环,如能做好,在很大程度上可防止窒息和肺部感染的发生,减少死亡。病情较轻者,用安定10～20mg肌注或静滴,也可用巴比妥钠0.1～0.2g肌肉注射,或10%水合氯醛20～40mL保留灌肠,一般每日1次。病情较重者可用冬眠1号合剂缓慢静滴,低血容量者忌用。抽搐严重,甚至不能做治疗和护理者,可用2.5%硫喷妥钠0.25～0.5g缓慢静推(要警惕发生喉头痉挛,用于已作气管切开的患者,比较安全)。

(4)防治并发症。补充水和电解质,以纠正因强烈的肌痉挛、出汗及不能进食等所引起的缺水、酸中毒等。应保持呼吸道通畅,对抽搐频繁而又不易用药物控制的患者,及早做气管切开术;病床旁应备有抽吸器、人工辅助呼吸器和供氧等设施,以便急救;严格无菌操作,防止交叉感染,已有肺部感染者,给有效抗生素。

2.护理措施

(1)一般护理。患者应住单人病室,环境要求静、暗、温湿适宜,减少外界刺激,避免诱发因素,备好急救药品物品,治疗及护理集中有序,各种操作最好在使用镇静剂后进行,重症患者需专人护理,避免尿潴留、伤口疼痛、呼吸道分泌物多等内源性因素诱发抽搐。患者大量出汗后,应及时遵医嘱进行静脉补液,以防虚脱及电解质失衡。按医嘱及时准确输入TAT等药液。进入病室要穿隔离衣,戴口罩、帽子和手套,严格无菌操作;谢绝或减少探访;所用器具物品尽可能是一次性材料,要灭菌消毒处理;伤口处换下的敷料应销毁;患者出院或解除隔离应彻底地终末消毒处理。

(2)呼吸道护理。协助患者咳嗽排痰,痉挛者及时应用解痉药物,对气管切开患者及时吸痰,避免窒息发生,这些是护理重症破伤风患者的重要内容。防止痰液阻塞气道,应用有效抗生素防止肺部感染。

(3)加强营养。能进食者给予清淡、高热量、高蛋白、高维生素饮食,保证充足营养;重症无法进食的患者则进行鼻饲或全胃肠道外营养。

(4)保护患者,防止受伤。痉挛发作时采取保护性措施,如加两侧床栏防止患者坠床,应用牙垫避免唇舌咬伤等。

(5)严密观察病情变化。注意监测患者的生命体征变化,观察并记录24h出入量,注意观察局部伤口情况,敷料浸透及时更换。

(6)人工冬眠护理。按医嘱给镇静解痉药、冬眠1号等。冬眠药应交替使用,用药期间注意血压的变化。

(7)留置导尿管护理。抽搐严重者应留置导尿管导尿,避免尿潴留或溢尿,减少尿路感染。

(8)健康指导。加强宣传教育,解释破伤风的危害性和及时防治的重要性。加强劳动保护,防止外伤,要正确处理伤口。指导进行破伤风类毒素或抗毒素的免疫注射。

(五)护理评价

患者焦虑、恐惧感是否消除,情绪是否稳定;营养、体液是否维持正常;肌痉挛是否得到预防或控制,呼吸道是否通畅;并发症是否得到预防或及时处理。

【知识拓展】

破伤风是可以预防的。加强生产的劳动保护,避免创伤,正确而及时地处理伤口,用抗生素抑制破伤风杆菌生长,这些都是重要的预防措施。

1. 正确处理伤口　及时彻底清创消灭破伤风杆菌生长的厌氧环境,是预防破伤风的关键。所有伤口都应进行清创。对于污染严重的伤口,要切除一切坏死及无活力的组织,清除异物,切开无效腔,创腔用 3% 过氧化氢溶液冲洗,敞开伤口,充分引流,不予缝合。

2. 自动免疫　应用类毒素注射,可以使人获得自动免疫。在小儿中普遍推行百、白、破混合疫苗注射。"基础注射"共需皮下注射类毒素三次:第一次 0.5mL,第二次 1mL,两次注射之间须间隔 4~6 周。第二年再注射 1mL,作为"强化注射"。这样,体内所产生的抗毒素浓度可达具有保护作用的 0.01U/mL,并能维持此水平 5~10 年。但成人时体内抗毒素浓度可能已低,临床上常用被动免疫。

3. 被动免疫　被动免疫法是注射从动物(牛或马)血清中精制所得的破伤风抗毒素(TAT)。它是一种异种蛋白,有抗原性,可导致过敏反应,若皮试过敏则可脱敏注射,而且该抗毒素在人体内存留的时间不长,10 日内有效。伤后尽早肌肉注射破伤风抗生素 1500IU~3000 IU,成人与儿童的剂量相同。必要时可在 1 周后再注射 1 次。

(王颖)

任务 1-8　损伤患者的护理

学习目标

- **知识目标**

  1. 了解创伤的致伤原因、分类及病理;

  2. 熟悉创伤的临床表现、治疗原则及影响创伤愈合的因素;

  3. 掌握创伤的急救及护理要点;

  4. 了解烧伤的病因及病理;

  5. 熟悉大面积烧伤的临床分期、临床表现及救治原则;

  6. 掌握烧伤的护理要点。

- **能力目标**

  1. 能对创伤患者做正确的健康教育指导;

  2. 能对创伤患者采取正确的紧急救护;

  3. 能配合清创术顺利进行;

  4. 能对创伤患者做急诊手术术前准备;

  5. 能独立完成清洁伤口的换药工作;

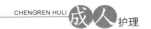

6. 能对烧伤患者做正确的健康教育指导；

7. 能对烧伤面积及深度的估计及观察创面的变化；

8. 能对烧伤患者采取正确的紧急救护；

9. 能对烧伤患者做术前准备；

10. 能配合烧伤创面清创和大换药的工作。

[任务 1-8-1] 创伤患者的护理

【知识背景】

人体受到各种致伤因素作用后造成组织结构破坏和功能障碍总称为损伤。根据致伤因素的性质由机械性损伤、物理性损伤（热、冷、电、光、放射线等）、化学性损伤（酸、碱等化学物质及毒气）及生物性损伤（毒蛇、犬、猫、蜜蜂、毒虫、微生物等）四类组成。广义的创伤就是损伤，狭义的创伤指由机械性因素所致的损伤，在战争条件下所发生的创伤称为战伤。无论平时或战时，损伤均多见，且随着工农业、交通事业的发展，其发生率不断上升，死亡率、致残率也居高不下，对人类的生存和健康构成了巨大的威胁，在外科领域中占有重要地位，对医学提出了新的要求。现代的创伤已归属于急诊医学范畴，这里仅讨论一些狭义创伤的概述知识。

一、病因及分类

从不同角度，创伤分类方法有多种，以下介绍四种。

1. 按致伤因素分类 平时有锐器刺伤、切割伤，钝器打击伤、挤压伤，切线力所致的擦伤、撕裂伤，高压高速气浪所致的冲击伤等；战时主要为子弹、弹片所致的火器伤。

2. 按致伤部位分类 一般可分为颅脑伤、颌面伤、颈部伤、胸部伤、腹部伤、脊柱脊髓伤、骨盆伤、四肢伤等。

3. 按皮肤或黏膜的完整性分类 可分为闭合伤和开放伤两类，皮肤或黏膜的完整无伤口称闭合伤，如挫伤、挤压伤、扭伤、震荡伤、闭合性骨折、脱位等。伤部皮肤或黏膜破损有伤口称开放伤，如擦伤、切割伤、刺伤、裂伤、撕裂伤、撕脱伤及火器伤等。

4. 按创伤严重程度分类 损伤的严重程度取决于致伤因素的性质、强度、作用时间的长短、受伤的部位及其面积的大小、深度等，一般分轻、中、重三种，但颅脑伤分为轻、中、重和特重四种。现代急诊医学采用创伤评分（量化）的方法来区分创伤的严重程度。

二、病理生理

创伤的病理改变分局部反应与全身反应两方面，两者都是机体为维持内环境的稳定而出现的应激、防御或代偿的反应，但过度的反应却会损害机体。较轻的创伤如小范围的浅部软组织挫伤或切割伤，主要为局部反应，全身反应轻微；较重的创伤既有严重的局部反应，又有明显的全身性反应，易引起并发症。

1. 局部反应　创伤局部病理变化有组织变性、坏死和出血等,可分创伤性炎症、细胞增生和组织修复三个过程,主要是创伤性炎症反应,包括局部组织毛细血管扩张充血、血管通透性增高、血浆(含白细胞、吞噬细胞和抗体等)渗出、白细胞聚集等,期间有大量的炎症介质(缓激肽、补体碎片、纤维蛋白降解物等)、细胞因子(组胺、5-羟色胺、前列腺素、血栓质、白三烯、血小板活化因子、肿瘤坏死因子、白介素等)、氧自由基、蛋白酶、磷脂酶等参与。如果无异物存留及并发感染,3～5d 后炎症趋向消退。

2. 全身反应　严重的创伤可引起全身病理反应,是一种非特异性的应激反应。首先是神经内分泌系统效应,出现交感神经兴奋,脑垂体、肾上腺等分泌明显增加,产生大量的儿茶酚胺、肾上腺皮质激素、抗利尿素、醛固酮、胰高血糖素等;继而组织器官发生一系列的功能和代谢变化,机体基础代谢率升高,能量消耗增加,糖原分解,蛋白质和脂肪分解加速,血糖升高,糖异生加强,出现负氮平衡、水电解质紊乱,免疫系统、血液系统、消化系统、生殖系统等功能受到抑制。过度的反应易转变为全身炎症反应综合征,进而发展为多器官功能障碍或衰竭。

3. 创伤的修复与愈合

创伤修复基本方式是伤后增生的细胞和细胞间质充填、连接或替代伤后缺损的组织,修复过程可分为纤维蛋白充填期、细胞增生期、组织塑形期三个阶段,自身的组织修复功能是创伤治愈的基础。

创伤愈合的类型可分两类:①一期愈合:组织修复以本来细胞为主,仅含少量纤维组织,修复后结构与功能良好,仅一条线状瘢痕。主要见于组织损伤少、创缘整齐、无感染、经清创缝合对合良好的开放伤或无菌手术切口的愈合。②二期愈合:组织修复以纤维组织为主,愈合后组织结构与功能不良,留有明显瘢痕,又称瘢痕愈合。见于组织缺损较多、创缘不整齐或有感染的创口愈合。

影响创伤愈合的因素有局部和全身性因素两大方面:

(1)局部因素。①感染:这是影响创伤愈合的最主要因素,感染可损害细胞和基质,使局部变为化脓伤口或病灶。②异物存留或坏死组织过多:可阻隔新生的细胞和基质连接,同时易继发感染影响愈合。③血液循环障碍:导致局部组织缺血缺氧、低灌流而不利修复,如原有闭塞性脉管炎、静脉曲张或淋巴管性水肿的肢体,伤后组织修复时间延长。④局部处理不当:使用止血带过久、伤口包扎或缝合过紧、局部制动不够等造成局部组织缺血或继发损害,不利愈合。

(2)全身性因素。①营养不良:如蛋白质、维生素、微量元素等缺乏,使细胞增生和基质形成缓慢或质量欠佳。②药物及放射线:如使用类固醇皮质激素、消炎止痛类药物、细胞毒药物等,可抑制创伤性炎症和细胞增生而影响愈合。③慢性疾病:如糖尿病、肝硬化、尿毒症、恶性肿瘤及艾滋病等,使机体免疫功能降低,影响组织修复过程。④其他:如休克使机体缺氧或供氧不足;如年龄,老年人修复能力差。

【工作任务一案例导入】

患者,男,32 岁,工人。地震后左腰及下肢被倒塌之砖墙压住 6h 救出,4h 后送抵医院。诉口渴,尿少,呈暗红色。

检查:P 120 次/min,BP 12.6/9.3kPa。左下肢明显肿胀,皮肤有散在瘀血斑及水疱,足

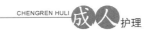
背动脉搏动较健侧弱,趾端凉,无骨折征。

初步诊断:挤压伤综合征。

处理:左下肢固定,镇静止痛、吸氧、输平衡液(等渗盐水加入1.25%碳酸氢钠溶液)等抗休克,防治急性肾衰,抗感染。

任务导向:

1.如果你在现场,应如何进行抢救?

2.作为责任护士,你应重点观察哪些方面,为什么?

【护理工作过程】

(一)护理评估

1.健康史　机械性因素所致的创伤是平时生活中最常见的损伤,多见于交通及生产事故、运动不当、打架斗殴、自然灾害及意外等,常见的致伤因子有锐器刺割、钝器打击、重物挤压或撞击、机械牵拉、火器射击等。各种致伤因素所致的创伤各有其特点,可单一作用于机体,也可能联合影响,可造成的是简单的轻伤,也可能是复杂的重伤。仔细询问患者或家属或目击者有关致伤原因、时间、地点、部位、方式、伤姿、接受治疗的情况以及既往有无重要疾病等,对判别伤情有重要意义。

2.身体状况

由于创伤的原因、部位、性质及程度不同,其临床表现也会不同,其共同的临床表现主要有局部、全身和合并伤与并发症三方面:

(1)局部表现。局部组织一般均有疼痛、肿胀,体检可见皮下瘀血斑、血肿等伤痕,触之压痛及伴有功能障碍。疼痛最明显处提示该部位为受伤部位,若仅软组织受伤,疼痛一般在伤后2～3d逐渐减轻,若疼痛持续存在或加重,提示有重要血管、神经、脏器损伤或继发感染,同时出现其他相应表现。开放伤者还可见伤口、伤道、外出血、异物及突出内脏等。

(2)全身表现。创伤严重者可由于组织出血、渗液、坏死组织毒物被吸收而引起发热,一般为低热,若高热,考虑并发感染或有脑部损伤;出现全身炎症反应综合征时还可有脉搏、呼吸、血白细胞的改变。另外,可伴有疲乏、精神及食欲不振、尿量减少等表现。

(3)合并症与并发症表现。严重创伤常合并各部位的重要血管、神经及脏器损伤,导致组织器官功能和代谢紊乱,出现相应表现,同时也易发生并发症,可影响病情的发展与预后。常见的并发症有感染、休克、应激性溃疡、脂肪栓塞、凝血功能障碍、急性肾衰(挤压综合征)、急性呼吸窘迫综合征等,出现相应表现,其中感染为最常见并发症。

3.辅助检查

(1)实验室检查。除血、尿、便三大常规外,根据需要可做血电解质、肝肾功能、血气分析检查,腹部损伤怀疑伤及胰腺时,可检测血或尿或腹穿液的淀粉酶含量。

(2)影像学检查。B超可作为发现腹部实质性脏器伤(肝、脾、肾等)的首选检查,还可以发现和测量腔内积液;X线检查可明确有无骨折、脱位、血胸、气胸、金属异物等;CT和MRI对颅脑损伤、脊髓损伤的诊断有非常重要的意义。

(3)诊断性穿刺和导管检查。诊断性穿刺主要有胸腔穿刺、腹腔穿刺、腰穿、心包穿刺等,可判断相应腔内有无出血或气体等,腹腔穿刺后可置管行灌洗检查,试插导尿管可诊断尿道和膀胱损伤。

4. 心理、社会状况　意外伤害的突然发生,患者常缺乏心理准备,会产生复杂的心理反应,如焦虑不安、暴躁、失去理智等,肢体的伤残或面容的损害等使个人前途及社交活动受影响,患者出现情绪抑郁、意志消沉等。

(二)护理诊断

1. 首要护理诊断

(1)焦虑或恐惧。与创伤或伤口刺激、忧虑伤残等有关。

(2)疼痛。与创伤后局部肿胀、出血、瘀斑等有关。

(3)皮肤完整性受损。与创伤所致皮肤等组织损害有关。

2. 主要护理诊断

(1)营养失调:低于机体需要量。与创伤严重、能量消耗增加有关。

(2)潜在并发症。感染、休克、内脏损伤、挤压综合征、多器官功能障碍综合征、体液失调等。

(三)护理目标

患者焦虑症状减轻,疼痛缓解或消失,伤口清洁干燥未感染,体液与营养平衡,并发症未发生或得到及时处理。

(四)治疗与护理

1. 治疗原则

创伤的救治原则:①抢救生命应作为创伤救治的首要任务或首要的原则,现场应优先解决危及生命的问题和其他紧急的问题。②急诊室积极进行全身与局部治疗,防治并发症,是创伤救治的重要环节。③手术与专科处理,尽可能保存或修复损伤的组织与器官,并恢复其功能与解剖结构。

(1)现场急救。急救措施有复苏、通气、止血、包扎、固定及搬运技术,在迅速脱离致伤源同时首先抢救心搏骤停及窒息以挽救生命,其次是大出血、休克及气胸,再处理内脏脱出、骨折等,然后根据伤情采用适当运输工具迅速安全地送到就近有救治条件的医院,做进一步治疗。

(2)全身治疗。输血、输液等补充血容量,抗休克,保持呼吸道通畅,维持伤员的循环及呼吸功能,同时予营养支持治疗,维持能量与水、电解质、酸碱平衡,应用抗生素抗感染,采取保护性措施防治肾衰等并发症。

(3)局部治疗。一般采用对症处理。闭合伤予局部制动休息,抬高患肢,早期用冷敷以减少组织出血,减轻肿胀,1～2d后用热敷、中药外敷、理疗等以促进消肿和愈合,后期行按摩、理疗和功能锻炼,促进功能恢复。若合并有重要脏器或血管损伤则需紧急手术治疗。开放伤的清洁伤口(指无菌手术切口)予立即缝合。若是污染伤口(有细菌污染而尚未构成感染的伤口)行彻底清创术或沿着伤道行探查术,然后一期缝合(清创后立即缝合)或延期缝合(清创不够满意,让伤口敞开观察3～5d,无感染征象再缝合),使其一期愈合,如果让伤口敞开10～14d肉芽组织已铺满伤口才缝合,则称为二期缝合。清创一般应争取在伤后6～8h以内进行,越早效果越好,但时间也不是绝对的,在头面部损伤、切割伤等污染轻、血运较好的伤口清创时间可延至12～24h,头皮伤口甚至延至72h仍可清创后一期缝合。感染伤口主要治疗措施是保持伤口引流,不能缝合,进行换药,促进愈合,但常为二期愈合。

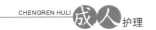

2. 护理措施

(1)紧急救护。迅速将伤员脱离事故现场;清除呼吸道内的一切梗阻,急救时可用吸引器或用手将阻塞物迅速掏出,向前托起下颌,把舌拉出并将头转向一侧,窒息可以很快解除;心搏骤停者立即心肺复苏;接着控制出血或建立静脉通路扩容抗休克;张力性气胸穿刺排气,开放性气胸封闭伤口;一般伤口应进行简单包扎,创面中外露的骨、肌肉、内脏或脑组织都禁忌回纳入伤口内,以免将污染物带入伤口深部,伤口内异物或血凝块不要随意去除,以免再度发生大出血,保护脱出的组织器官或包裹离断肢体;另外,还需进行骨折原位固定、止痛、保暖、吸氧、补液等;最后,安全、平稳转运,搬运时必须保持伤处稳定,切勿弯曲或扭动,以免加重损伤,昏迷伤员应保持呼吸通畅,用车或飞机转运患者应注意头后位。急救注意事项:①抢救工作积极有序,保持镇定,不慌乱。②防止抢救中再次损伤或医源性损害,如搬动骨折患者制动不够,使骨折端移位损伤原未受伤的血管神经;输液过快过多引起肺水肿;输入血型不相容的血液引起溶血等。③现场有多个伤员,不可忽视伤情更为严重的沉默伤员,组织人力协作。急救遵循"首先救命、先急后缓、安全及时有效"的原则,要求做到快抢、快救、快送。

(2)一般护理。伤员卧床休息,局部制动,安置有利于呼吸和循环的体位,如休克者取平卧位或中凹位、昏迷者取侧卧位或侧俯侧卧、颅脑伤者取床头抬高 15°～30°卧位、稍抬高受伤肢体的体位等。受伤的局部适当制动,既可缓解疼痛,又利于组织修复;有骨折、血管、神经、肌腱损伤者,更要重视制动,制动可选用绷带、夹板、石膏、支架等。污染较重和组织破坏较重者及早应用抗生素与破伤风抗毒血清等,以预防和治疗感染;不能口进和消化食物的伤员,予静脉输液和营养支持,维持体液平衡和营养代谢;疼痛者予镇痛镇静药,使伤员安静休息,保证充足睡眠,但不应给予麻醉镇痛药,防止药物副作用以及影响伤情判别;加强生活护理与基础护理。

(3)病情观察。密切观察并记录神志、血压、脉搏、尿量、呼吸等改变。注意有无内脏损伤的症状和体征。观察局部和全身表现的变化,观察伤口引流是否通畅,观察引流液的颜色、性质和量的变化,为抢救治疗提供依据。详细记录伤情、救治经过、用药情况及护理经过。

(4)术前、术后护理。一般软组织开放伤伤口,以生理盐水或3%过氧化氢溶液先做清洗处理,然后清理缝合包扎,伤口清洁者,不需换药,直至痊愈拆线;有感染可疑者,可隔天检查伤口并换药。严重开放伤需清创术,应做好清创准备并配合进行。严重闭合伤患者往往都需要急诊手术治疗,故在进行紧急处理的同时做好急诊手术术前准备,如备皮、皮试、交叉配血及抽血化验等项目,并与手术室和临床医生取得联系;术后做好切口换药、引流等护理。

(5)心理护理。受伤患者都会出现不同程度的紧张和恐惧心理,不利于控制伤情,并加重出血,使心率呼吸加快,机体抵抗力和应激能力降低。这时医护人员更应沉着、冷静、有条不紊,以高超的医技、和蔼的态度取得患者和家属的信任,为伤情控制和取得满意的治疗效果提供保障。

(6)健康指导。

1)宣传遵守交通规则,做好安全防护,减少交通事故发生。

2)建设和健全安全生产制度,加强安全生产教育,减少或消除生产事故发生。

3)加强与普及防灾意识和知识,提高抗灾能力。

4)普及自救互救知识,把伤亡降至最低程度。

5)告知患者定期来院复诊,指导患者加强营养,加快组织和器官损伤的修复,指导患者康复锻炼,预防功能障碍或促使功能最大程度的康复。

（五）护理评价

患者焦虑是否减轻、情绪是否稳定。疼痛是否缓解或消失。伤口是否清洁干燥,愈合是否良好。体液与营养是否平衡。并发症是否得到预防或及时处理。患者及家属是否接受治疗并获得心理支持。

【知识拓展】

常见闭合伤和开放伤的鉴别

1. 闭合性损伤

(1)挫伤。钝器打击造成皮下组织的损伤,重者伤及筋膜、肌肉等。局部痛、肿、瘀斑或血肿形成,头、胸、腹部挫伤可合并内脏损伤。

(2)扭伤。外力作用于关节部位,使关节发生异常扭转,超出正常的范围,造成关节囊、韧带、肌腱等组织的撕裂。可出现关节肿胀、疼痛和活动障碍等。

(3)挤压伤。指人躯干或肢体等肌肉丰富的部位受重物长时间挤压所引发的以肌肉为主的大面积软组织创伤。多见于地震灾害、房屋倒塌及战争情况。严重挤压伤伤员脱困解压后出现以高血肌红蛋白和高血钾为特征的急性肾功能衰竭或休克,称挤压综合征,常危及生命。

(4)暴震伤。由爆炸产生的高压和变速的冲击波所致,又称冲击伤。体表多无损伤,而含气体或液体较多的胸、腹腔内脏、耳鼓膜,可发生出血、破裂或水肿。

2. 开放性损伤

(1)擦伤。指皮肤被粗糙物摩擦造成的表皮剥脱。仅见小出血点,少许血浆渗出。

(2)刺伤。指尖锐而细长的物体穿入组织所造成的损伤。伤口小而深,可伤及深部组织器官,可留有异物,易感染引起破伤风。

(3)切割伤。由刀器或锐利的物品造成的损伤。创缘整齐,周围组织损伤轻,深浅不一,但出血多,可合并神经、血管、肌腱损伤。

(4)裂伤。由钝器打击造成的软组织裂开。伤口不整齐,污染和周围组织损伤严重,易合并感染。

(5)撕脱伤。由旋转暴力或碾压、牵拉等造成的大块皮肤和深部组织的撕脱。往往创面大、出血多而导致休克。

(6)火器伤。这是弹片、枪弹所造成的损伤。多见于战时,分为贯通伤和非贯通伤。伤情多复杂,污染重,留有异物,易引起破伤风感染。

【技能训练】

清创术护理

问题探究:污染的伤口应该如何处理?

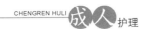

项目	要求
目的	将污染伤口转变成清洁或接近清洁伤口,当即缝合或延期缝合,使其达到一期愈合的一种手术,是处理开放伤最基本、有效的手段。
	查明伤情,彻底止血,清除一切异物和毁损坏死组织,修复破损的功能组织器官,使受伤部位的功能和形态尽快恢复。
操作前护理	(1)操作前须对伤员进行全身检查与治疗,全身情况平稳后再清创,如有出血性休克,应先快速扩容抢救,待休克好转后或同时进行清创。 (2)伤口较大,污染严重者,应预防性应用抗生素,在术前1h或麻醉开始时、术中、术毕分别用抗生素一次。注射破伤风抗毒素1500IU~3000IU预防破伤风。 (3)止痛或麻醉准备,严重创伤清创前应用止痛和镇痛药物,甚至麻醉,如较小较浅的伤口可使用局麻;上肢清创可用臂丛神经阻滞麻醉;下肢可用硬膜外麻醉;较大复杂严重的则可选用全麻。 (4)严重创伤在清洗消毒后清理创腔前,术者除戴口罩和帽子外,还需手臂无菌准备、穿无菌手术衣、戴无菌手套,严格执行无菌操作。 (5)用物准备、安置体位及心理护理。
操作中护理	清创步骤: **1.清洗消毒** 剪去伤口周围皮肤的毛发,去除污垢,用无菌纱布或敷料覆盖伤口,用软毛刷或钳夹棉球蘸消毒皂液洗净伤口周围皮肤;然后揭去覆盖伤口的纱布或敷料,以无菌生理盐水冲洗创腔,冲走或用消毒镊子轻轻除去表浅的异物、血凝块和坏死组织;最后擦干、消毒伤口周围皮肤,对需麻醉的患者施行麻醉,常规铺无菌手术巾,准备由浅入深清理创腔。 **2.清理创腔** 逐层显露创腔组织结构,仔细检查,必要时可酌情扩大创口,如剪去0.1~0.2cm的不整齐皮缘,切开皮下脂肪、深筋膜,以显露创腔深部,不留任何隐蔽的创袋;去除血凝块、异物和组织碎片,彻底切除失活组织,考虑到形态和功能的恢复,尽可能爱护和保留存活的组织,保留重要的血管、神经、肌腱和较大的骨折片(即使已与骨膜分离,仍应清洗后放回原处);非功能性血管活动性出血,应结扎止血,功能性血管出血可暂时钳夹,等待修复;清理中可随时用无菌盐水冲洗创腔,最后一次无菌盐水冲洗后倾入适量过氧化氢浸泡创腔,清理伤口直至比较清洁以及显露血循环良好的组织为止。 **3.修复伤口** 重新消毒铺巾,更换器械和术者手套;修复重要血管、神经、肌腱,固定游离大骨片,伤口内彻底止血;由深到浅按组织层次逐层缝合伤口;根据伤口实际情况,决定是否放置引流物,如乳胶片、橡皮引流管等;若伤口污染过重,清创又不彻底只宜缝合深层组织,并放置引流物,任伤口敞开观察3~5d,无感染征象再延期缝合皮肤和皮下组织;缝合时注意组织层的对合,勿残留无效腔,避免缝合张力过大,必要时可做减张缝合或皮肤缺损处植皮,保证在血管、神经、骨、关节等修复的部位表面有皮肤保护。
操作后护理	(1)根据全身情况输液或输血;合理应用抗生素,防止伤口感染,促使炎症消退,伤口愈合。 (2)若为伤肢,应予制动、抬高,促使血液、淋巴回流,减轻疼痛与肿胀。 (3)观察局部血运、伤口包扎松紧是否合适、伤口有无出血或发生感染等。 (4)伤口引流物一般在术后24~48h引流停止时拔除。 (5)清创后伤口一旦出现异常,应立即查明原因,及时进行处理。

换药护理

问题探究:感染伤口和清洁伤口换药方法相同吗?

项目	要求
目的	动态观察伤口的生长情况,及早发现异常。 及时清洁伤口、清除异物、坏死组织、分泌物和过剩的肉芽组织等,保持引流通畅,防止附加损伤与污染。 保护新生肉芽组织和上皮,为促进伤口愈合创造良好的局部条件。
操作前护理	(1)评估伤口的类型、创面的部位大小深浅、伤腔的引流物、愈合生长情况等,对患者精神状态、全身状况及换药过程中可能发生的情况也应心中有数,以便充分准备。 (2)换药一般要求在晨间护理或换药室清洁工作后半小时进行,最好能在换药室换药;若在病房换药,应准备屏风,换药前半小时不扫地。 (3)换药人员戴好口罩和帽子,认真洗手,一般可不戴手套。 (4)把患者请到换药室,解释换药目的和可能的不适,回答患者提问,以消除患者顾虑,取得其信任和配合;帮助患者摆放体位,充分暴露伤口,冬天注意保暖;重大换药前应用镇静和止痛药物,甚至使用短效麻醉。病房换药应核对床号、姓名、换药部位等。 (5)准备换药的物品,基本需要有两个无菌弯盘、两把镊子、消毒棉球、无菌小纱布、胶布等,其他用品仅按需拿取。先把两把镊子放于一弯盘中间,尾端可露于盘外便于拿取,夹纱布盖在中央,消毒棉球、生理盐水棉球等分放在弯盘两边,先夹创腔用的生理盐水棉球等,后夹消毒棉球,另一弯盘准备盛放换下的敷料。
操作中护理	操作步骤: **1. 揭除伤口沾污敷料**　先用手揭去外层敷料,将沾污敷料内面向上放在弯盘中,再无菌地取两把手术镊在手中,用双手分别执镊操作法(左手持镊接触弯盘内的无菌敷料,右手持镊接触伤口,两镊不可相碰或混用),右手持镊沿伤口方向揭除内层敷料放在弯盘内(若分泌物干结粘着内层敷料,不要硬撕,应用生理盐水棉球浸湿之再揭去,以免损伤肉芽组织和新生上皮)。 **2. 清洁消毒伤口**　右手镊子夹消毒棉球轻拭切口及缝线,再由内而外消毒周围皮肤,共消毒 2 遍以上,消毒范围应超出敷料覆盖范围;若是未缝合的清洁小伤口,应先从创缘依次由内向外消毒皮肤,伤口内用生理盐水棉球拭净分泌物;若是感染伤口,应先由外而内消毒伤口周围皮肤,再处理伤口内,如除去脓苔或坏死组织、伤口冲洗、创面湿敷、安放脓腔引流物等,最后伤口周围皮肤再消毒一次。 **3. 覆盖固定敷料**　取无菌干纱布覆盖伤口,光面接触伤口,厚度适当,最表面一层也应为光面,用胶布沿伤口纵轴的垂直方向均匀固定几道,由中央向外侧粘贴。若创面大、渗液多,可加用棉垫;关节部位胶布不易固定时须用绷带包扎。
操作后护理	(1)整理患者衣物及床单位,帮助患者安置舒适体位,告知换药后注意事项。 (2)换下的敷料倒入污物筒,专门处理;各类器械清洗后放入指定地方,准备进行灭菌处理。 (3)操作者洗手,摘口罩,记录换药经过。
注意事项	(1)换药过程中严格执行无菌操作规程,凡接触伤口的器械物品均应灭菌,不使用灭菌过期器械物品,两把镊子必须分用操作,目的是防止发生医院内感染或交叉感染。 (2)换药次数、创面用药、引流物选用、创腔处理等均应视伤口具体情况而定。无菌手术切口可在术后 2～3d 换药一次,中间无异常直至切口愈合拆线时再换;分泌物不多伤口可隔日或隔多日换药一次;分泌物多伤口宜每日 1 次或数次换药。正常肉芽组织表面可用凡士林纱布覆盖保护;水肿肉芽用 5% 高渗盐水纱布湿敷;生长不良肉芽可用无齿镊搔刮之少量出血以刺激生长;高出创缘肉芽予以剪平;创腔污染重、创道深或坏死组织多应用 3% 过氧化氢或 0.02% 高锰酸钾液冲洗。 (3)换药可在换药室或病床旁进行,准备物品方法会有所不同,应灵活对待。如需给多种伤口换药,顺序为伤口拆线→清洁伤口→污染伤口→感染伤口,如为破伤风、气性坏疽等特异感染伤口换药,应安排专人进行。

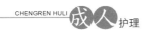

[任务 1-8-2] 烧伤患者的护理

【知识背景】

无论平时或战时,烧伤均是常见的创伤,烧伤不仅造成皮肤的毁损,影响局部形态和功能,而且大面积烧伤还会引起严重的全身反应,出现各系统与器官的代谢紊乱、功能失调,甚至危及生命,因此,做好平时或战时的烧伤防治工作具有重要的意义。我国的烧伤防治工作,积累了丰富的自身经验,取得了显著的成绩,烧伤的救治效果达到国际先进水平。

一、病理

1. 局部变化 决定于热力的高低和与组织接触的时间。较轻烧伤,可使皮肤毛细血管扩张、充血,有炎症渗出,引起局部轻度红肿。较重的烧伤,损伤达真皮层,皮肤毛细血管通透性明显增高,血浆样液体大量渗出,在表皮和真皮间形成水疱,表皮细胞坏死。严重烧伤时,损害达皮肤全层或更深层的组织,引起组织脱水、蛋白质凝固、甚至组织炭化,坏死的皮肤形成焦痂。

2. 全身反应 主要取决于烧伤面积和烧伤深度。小面积的浅度烧伤,病情轻,创面愈合快,常无明显的全身反应。大面积的深度烧伤,因大量血浆渗出到组织间隙或经创面丢失,使血容量急剧下降而发生休克;大范围的烧伤创面,极易形成化脓性感染,甚至发生烧伤创面脓毒症;血容量不足、组织缺氧、损伤创面组织破坏及分解产生的毒素、感染毒素、应激反应使体内产生的炎性介质及内分泌失调等,都会引起肺、肾、心、肝、脑、胃肠系统等重要器官功能障碍,甚至导致多系统器官功能衰竭。

3. 病程分期 根据烧伤的全身反应及临床经过,大面积烧伤可分三期:①休克期:大面积烧伤使血浆大量渗出,在伤后 6~8h 内渗出速度最快,48h 可达高峰,72h 后逐渐吸收,故伤后 48~72h 内易发生低血容量性休克,且多合并钾、钠等电解质紊乱和酸中毒及低蛋白血症。在临床上患者可能有口渴、唇干、尿少、神志改变、脉细数无力、脉压差小或血压下降、血液浓缩、中心静脉压降低等,严重时可导致肺、脑水肿及急性肾衰竭。烧伤休克是烧伤早期的主要并发症与死亡原因,对它的防治是整个病程中首先遇到的一个重要问题。②感染期:由于烧伤创面的存在,随时都有发生感染的危险。烧伤使机体分解代谢增强,患者发生营养障碍;烧伤引起体液平衡紊乱及贫血、低蛋白血症,患者免疫功能下降;早期并发休克使机体抵抗力严重受损;这些原因都会增加烧伤全身性感染的危险性。早期全身性感染发生在烧伤后 3~7d,细菌及毒素随创面渗液的回吸收而入血,血培养可阳性;烧伤后 2~3 周,坏死组织广泛溶解(溶痂),此时新生肉芽组织也逐渐形成,若坏死组织能及时清除,可阻止病原菌侵入组织,若处理不当,痂下组织病原菌可达 10^5 个/g 以上,菌量不断增多,可大面积侵入邻近健康组织,形成烧伤创面脓毒症,其血培养常常阴性。烧伤患者的全身性感染除表现有明显的创面感染外,还会有严重的精神状态改变、生命体征紊乱以及重要器官功能障碍。感染是烧伤患者的主要并发症或主要死因,故正确处理创面、防治感染是整个病程中的关键环节。③修复期:Ⅰ度烧伤 3~5d 内症状消失,局部皮肤脱屑,不会遗留瘢痕。浅Ⅱ度烧伤如无感染约 2 周可愈,局部色素沉着,不留瘢痕,皮肤功能良好。深Ⅱ度烧伤如无感染等并发症,约 3～4 周后自愈,留有瘢痕。Ⅲ度烧伤或严重感染的深Ⅱ度烧伤均愈合缓慢,甚至不能自愈,即使自愈也因其瘢痕常致肢体畸形和功能障碍。因此,对Ⅲ度烧伤多采取早期(伤后 72h 左右)切痂植皮或待自溶脱痂后择期植皮,以促进创面早日修复愈合。

【工作任务—案例导入】

患者,男,32 岁,体重 70kg。火焰烧伤 2h 送至医院。

查体:神志清楚,痛苦貌,P 102 次/min,BP 14.4/9.3kPa。右上肢水肿明显,剧痛,有大水疱;前胸腹部皮肤焦黄色,触之不痛,如皮革样。

诊断:火焰烧伤,总面积 22%(浅Ⅱ度 9%,Ⅲ度 13%)。

治疗:清创及保护创面、止痛、输液、抗感染、注射 TAT、切痂植皮等。

任务导向:如何帮助患者渡过休克关、感染关,使其顺利康复出院?

【护理工作过程】

(一)护理评估

1.健康史 烧伤是由热力、化学物质(强酸、强碱、磷、镁等)、光、电、放射线等所引起的皮肤至深部组织的损伤。烧伤的致伤原因很多,以热力烧伤最常见,占 80%～90%。热力烧伤的致伤原因包括火焰、热液、蒸汽及高温固体等,由沸水引起的烧伤称为烫伤,化学烧伤、电烧伤及放射性烧伤等与热力烧伤相比,在表现和治疗上还有某些特殊性,平时生活中以烫伤和火焰烧伤居多。

2.身体状况 烧伤严重程度取决于烧伤面积、深度、致伤原因、部位、合并伤、年龄、健康状况等,但主要取决于烧伤的面积大小和深度。

(1)面积的计算。按新九分法和手掌法来估计,将人体总体表面积看成为相对值 100%,各部位体表面积分为 11 个 9% 与 1 个 1% 来估算烧伤面积(见表 1-8-1),手掌法是指伤员本人 5 指并拢后一只手的掌面面积相当于体表面积的 1%,其主要用于不规则的散在小面积烧伤或无烧伤区域的面积估算,可辅助新九分法。

表 1-8-1　新九分法

部位	成人男性占体表面积(%)	小儿占体表面积(%)
头颈部	9×1＝9(发部 3 面部 3 颈部 3)	9＋(12一年龄)
双上肢	9×2＝18(双手 5 双前臂 6 双上臂 7)	9×2
躯干部	9×3＝27(腹侧 13 背侧 13 会阴 1)	9×3
双下肢	9×5＋1＝46(双臀 5 双大腿 21 双小腿 13 双足 7)	46一(12一年龄)

(2)深度的估计。国际上都通用三度四分法,即Ⅰ度、Ⅱ度(又分浅Ⅱ度和深Ⅱ度)和Ⅲ度烧伤(见表 1-8-2)。

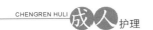

表 1-8-2　烧伤深度的评估要点

深度（特征）	烧伤创面表现	局部感觉
Ⅰ度（红斑）	轻度红、肿、干燥,无水疱	灼痛感
浅Ⅱ度（水疱）	水疱较大,去疱皮后创底潮红、水肿明显	剧痛、感觉过敏
深Ⅱ度（水疱）	水疱较小,基底苍白或红白相间、水肿,可见网状栓塞血管	痛觉迟钝
Ⅲ度（焦痂）	无水疱,蜡白、焦黄或炭化,触之呈皮革状,可显露树枝状栓塞血管	痛觉消失

（3）烧伤程度的估计。①按烧伤面积大小分类:成人Ⅱ度烧伤面积在 15％以下(小儿在 10％以下),或Ⅲ度烧伤面积在 5％以下,属小面积烧伤;超过上述范围即属大面积烧伤。②按严重程度分类:Ⅱ度烧伤面积＜10％为轻度烧伤;Ⅱ度烧伤面积 10％～29％,或Ⅲ度烧伤面积＜10％为中度烧伤;烧伤总面积 30％～49％,或Ⅲ度烧伤面积 10％～19％,或合并休克、吸入性烧伤(呼吸道烧伤)、复合伤的均为重度烧伤;烧伤总面积≥50％,或Ⅲ度烧伤面积≥20％,或已有严重并发症为特重度烧伤。在估计烧伤面积时,Ⅰ度烧伤不必估计在内。

3. 辅助检查

（1）实验室检查。根据病情选择血常规、血生化、血气分析等明确患者有无水、电解质、酸碱平衡失调及器官功能障碍。

（2）细菌培养。怀疑有感染的患者尽早做创面细菌培养及血培养,同时加抗生素敏感试验,以指导抗感染治疗。

4. 心理、社会状况　烧伤是意外事故,患者缺乏心理准备,多造成心理打击和压力。患者的情绪反应与其年龄、家庭角色、社会角色、信仰及价值观念、医疗费负担或承受力等因素有密切关系。一般患者早期有精神紧张、发抖、行为异常等恐惧性反应,或者迟钝、麻木、凝视等压抑反应,或者呻吟、大哭、烦躁、缺乏自制力等过度活动反应;中期因换药疼痛、经济拮据、手术治疗等惶恐不安或忧心忡忡;后期可能因面容损毁、躯体功能障碍或致残而造成长期精神困扰,甚至悲观厌世。

(二)护理诊断

1. 首要护理诊断

（1）疼痛。与烧伤造成的伤害性刺激及局部炎症反应有关。

（2）皮肤完整性受损。与烧伤所致组织破坏有关。

（3）营养失调:低于机体需要量。与烧伤后大量营养物质消耗、摄入困难等有关。

（4）焦虑或恐惧。与意外事故打击或顾虑预后等有关。

2. 主要护理诊断

（1）有窒息的危险。与吸入性烧伤有关。

（2）自我形象紊乱。与烧伤后毁容肢残及功能障碍有关。

（3）潜在并发症。低血容量性休克、感染、MODS 等。

(三)护理目标

伤员呼吸正常,无气急、发绀;循环容量、体液平衡得以维持,生命体征平稳,尿量正常;平稳度过休克期及感染期,无全身性感染并发;疼痛缓解,创面干洁、无分泌物,创面逐渐恢复或植皮后愈合;营养状况改善,体重保持相对稳定,处于正氮平衡状态;伤员敢于面对伤后的自我形象,情绪稳定,有康复的信心,能逐渐适应外界环境。

(四)治疗与护理

1. 治疗原则　烧伤的治疗,不仅仅是为了挽救病员生命,还要尽可能减轻或避免畸形,恢复功能和劳动能力。烧伤早期的治疗,就应考虑到晚期外形容貌和功能恢复问题,以满足患者生理、心理、社会的需要。其治疗原则有:①保护烧伤病区,防止和清除外源性污染;②防治低血容量休克;③预防局部和全身感染;④促使创面早日愈合,减少瘢痕增生;⑤防治器官的并发症。门诊小面积烧伤患者主要处理局部创面,一般可在急诊室给予清创、包扎处理,并酌情使用止痛剂、抗生素和常规注射破伤风抗毒血清等,以后根据情况换药,创面愈合即可。大面积烧伤患者需收住入院治疗,深Ⅱ度或Ⅲ度烧伤创面予切痂植皮手术治疗。

2. 护理措施

(1)紧急救护。烧伤患者的现场急救及时,转送时机恰当,能有效地减轻损伤程度,为进一步治疗创造有利条件。

1)消除致伤原因:火焰烧伤应立即脱掉燃烧的衣服或用手边物品覆盖灭火,也可迅速卧倒自行滚动压灭火焰,切勿奔跑、喊叫和用双手扑打火焰。被强酸、强碱或其他化学品烧伤者,应立即脱去衣服,用大量流动清水冲洗创面。

2)保持呼吸道通畅:头面部烧伤有发生呼吸道烧伤可能,如患者出现呼吸困难,应立即行气管切开术。

3)预防休克:口服或肌内注射镇静止痛剂,对合并呼吸道烧伤和颅脑损伤者忌用吗啡。补充液体,对一般伤员可口服含盐饮料,大面积烧伤患者均应及早静脉补液。对有合并伤,如大出血、骨折等应做相应的急救处理。

4)保护创面:创面不做特殊处理。不涂任何药物,可用消毒敷料或干净的被单包扎覆盖以减少污染。应尽早使用抗生素和破伤风抗毒血清。

5)安全转送:严格掌握转送时机,待伤员呼吸道通畅、休克基本控制、无活动性出血、情绪稳定时转送,途中继续输液。

(2)一般护理。

1)病室要求:烧伤病室一般要求保持清洁、舒适,有恒定的温度、湿度(温度以28～32℃,相对湿度以50%左右为宜),布局合理以便于抢救,有良好的消毒隔离条件以减少交叉感染;具体按患者病情轻重和创面感染情况安排病室,并随时加以调整。

2)消毒隔离条件:烧伤病房消毒隔离的重点是防止交叉感染,对重症烧伤、暴露疗法患者要认真执行消毒隔离措施:①住单人病房要有专人护理。②严禁探视,进入病室要穿戴好专用的口罩、帽子、隔离衣和鞋等;③接触患者时要戴消毒手套,接触创面的一切用品均应无菌处理;④每日擦拭地板1～2次,紫外线空气消毒;⑤终末消毒,即患者出院、转换病室或死亡后,对病室内一切物品,包括墙壁、门窗、地板和空气都需彻底消毒。

3)饮食营养与输液护理:鼓励及协助患者进食,根据各阶段病情需要合理调节饮食营养;做好静脉穿刺、注意保护静脉,及时输血、输液,保证输注通畅,调整输注速度,并按要求做好静脉切开、套管针穿刺护理。

4)生活基础护理:严重烧伤患者做好晨间和餐后的口腔护理,头面部无烧伤的患者协助

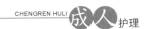

其漱口、刷牙、健康皮肤每天清洁1次,衣服宽松、柔软。重视压疮的预防,按时翻身,骨突处避免受压,保持床单位干燥、平整,若潮湿应及时更换。

(3)病情观察。密切监测生命体征、神志,观察出入水量、情绪、食欲、大小便、创面感染征象及肢端血液循环等情况,并及时正确记录病情变化及护理要点。

1)休克期观察指标:①尿量:如肾功能正常,尿量是判断血容量是否充足的简便而可靠的指标,所以大面积烧伤患者补液时应常规地留置导尿进行观察。成人尿量要维持在30mL/h,有血红蛋白尿时要维持在50mL/h以上。但儿童、老年人、心血管疾患和吸入性烧伤患者,输液要适当限量。②其他指标:患者安静,肢端温暖,成人脉搏在120次/min(小儿140次/min)以下,心音强而有力,收缩压在12kPa以上,中心静脉压在正常范围等。

2)感染期的观察:①全身表现:突发寒战高热,呈弛张热或稽留热型;或36℃以下低体温而脉搏在140次/min以上,出现体温、脉搏曲线分离,是革兰阴性杆菌感染的特征之一。呼吸浅而快,甚至出现呼吸困难,意识改变,出现烦躁、幻视、反应迟钝,四肢震颤,其他如不明原因的腹胀、腹泻、出血倾向、黄疸等均可能是全身性感染的现象。②创面变化:可能有色泽晦暗、异味、干枯、凹陷、出血坏死斑、糟烂、生长停滞等表现。黑色出血性坏死斑出现,多见于铜绿假单胞菌感染。③白细胞计数骤升或骤降等。

(4)休克期护理。防治烧伤休克的重点是快速补液,以迅速恢复有效循环血量,故做好补液的护理是此期护理工作的中心。

1)补液量计算:大面积烧伤患者,口服量有限,必须及时、足量、快速静脉补充,以保证患者平稳地渡过休克期。静脉补液量计算可参考下列公式进行:成人烧伤后第1个24h补液总量＝烧伤总面积(Ⅱ、Ⅲ度)×体重(kg)×1.5mL(儿童1.8mL、婴儿2.0mL)＋基础需水量(成人2000mL、儿童70~100mL/kg、婴儿100~150mL/kg);第2个24h补液量一般为第1个24h中烧伤总面积(Ⅱ、Ⅲ度)×体重(kg)×1.5mL的半量加上基础需水量。

2)液体种类:对于晶体和胶体比例,中、重度烧伤为2:1,特重度烧伤应为1:1。胶体以血浆为首选,面积大的深度烧伤可补给部分全血,也可酌情使用适量的右旋糖酐等羧甲淀粉,但右旋糖酐每日用量不宜超过1000mL。晶体以平衡盐溶液为首选,基础需水量以5%或10%葡萄糖溶液补充。上述液体应交替输入,切勿集中在一段时间内大量输入水分,以防引起水中毒。

3)液体分配:烧伤后第1个8h体液渗出最快,故当日应输入总量的1/2要在前8h内输完,其余量在第2、3个8h内均匀输入。

例如,某患者体重60kg,Ⅱ度烧伤面积50%,第1天应补液总量＝50×60×1.5＋2000＝6500mL,晶体＝(50×60×1.5)×2/3＝3000mL,胶体＝(50×60×1.5)×1/3＝1500mL;第1个8h补液量＝(50×60×1.5＋2000)/2＝3250mL,其中晶体为1500mL,胶体为750mL,5%或10%葡萄糖溶液1000mL。

(5)创面护理。正确处理创面和做好创面护理是预防和控制烧伤感染,促进创面愈合的关键,处理方法是:

1)早期清创:患者休克基本控制后,在良好的止痛和无菌条件下应尽早施行。先用清水或肥皂水清洗正常皮肤,再用0.1%苯扎溴铵或碘伏溶液消毒创面周围皮肤和清洗创面,去除异物。对完整的水疱予保留,明显剥脱且污染较重的应除去,深Ⅱ度和Ⅲ度创面的腐烂表皮也必须去除。清创顺序一般应按头部、四肢、胸腹部、背部和会阴部顺序进行。清创后酌情采用包扎或暴露疗法。

2)包扎疗法护理:包扎疗法适用于四肢烧伤、小面积烧伤的门诊患者及气候寒冷或病房条件较差。方法是在清创后的创面先放一层油质纱布或药液纱布,外面覆盖约 3cm 厚度的烧伤敷料(多层粗网孔纱布),再给以适当压力包扎。肢体部位包扎后应注意抬高患肢,使四肢关节部位处于功能位。创面包扎后,应注意观察肢端血液循环情况,如出现青紫、发凉、麻木、肿痛时须将绷带放松。要保持外层敷料干燥、清洁,如外层敷料已湿透或被大小便污染应及时更换。若无感染迹象,浅度创面可于伤后 1 周、深度创面宜在伤后 3～4d 更换敷料。如有高热、疼痛、脓液外渗、恶臭等感染现象时应及时换药或予以暴露、湿敷、浸浴等。

包扎疗法的优点是充分引流创面并保护创面,避免再污染,肢体可固定于功能位,对病室环境要求较低,便于护理和转送等;其缺点是创面不易干燥,细菌易生长繁殖,更换敷料时伤员有一定痛苦,也不适用于头颈部、会阴部及大面积烧伤。

3)暴露疗法护理:指将创面直接暴露在温暖而干燥的环境中,多用于头颈部、会阴部、大面积的烧伤或严重感染创面的患者。护理基本要求是保持创面干燥,促使创面结痂并保持痂皮或焦痂完整。早期随时用灭菌敷料吸净创面渗液,并外用磺胺嘧啶银等抗菌药物。痂皮形成后,注意痂下有无感染,若感染应立即去痂引流。创面上有真菌斑时,可涂 2% 碘伏或 3%～5% 克霉唑液。接触创面时应注意无菌操作,每日更换无菌垫单,严防交叉感染。为了防止创面长期受压,应定时变换体位,大面积烧伤患者可使用翻身床翻身,翻身床是烧伤病房治疗大面积烧伤的重要设备,其形似手推车,由双层床片、支撑架和转盘 3 个主要部件构成。拆装双层床片并旋转转盘可使患者翻身。使用时应向患者说明意义和方法,消除患者的顾虑和恐惧。检查各部件是否牢靠,备好所需物品。翻身时应由两人共同协作,于骨隆突处垫好棉垫,旋紧螺钮,系好安全带以确保安全。使用翻身床可使烧伤创面充分暴露,避免创面长期受压加重损伤,减轻患者翻身时的痛苦。患者可在翻身床上进食、大小便和进行手术,但是休克、心力衰竭、呼吸道烧伤、病情垂危的患者和昏迷者忌用。

暴露疗法的优点是创面干燥不利于细菌生长,减少了换药的痛苦,便于创面观察;其缺点是要建立条件良好的烧伤病房,对护理要求较高,也不适合需要转运的患者。

4)浸浴疗法护理:浸浴是将创面浸泡在温热水中或一定浓度的药液中用以清除脓液、坏死组织等,达到治疗目的。浸浴疗法有局部浸泡和全身浸浴两种方式。使用时应根据创面大小选用无菌澡盆、面盆或塑料浴袋等容器,水温在 40℃ 左右,将创面浸泡于其中,用无菌纱布清洗掉创面上的渗出物和污物,剪除坏死组织,浸浴后立即拭干水渍,并用烤灯或热风机吹烤创面。浸浴每次 30min 左右,使用次数和间隔时间依病情而定,浸浴中应注意观察患者的反应,浸浴一般在伤后 2 周左右进行。此疗法多用于四肢感染创面、脱痂创面及残存的严重感染创面,有严重心肺疾患者禁用。

5)切痂植皮前后护理:Ⅲ度烧伤创面多早期手术切除痂皮,在新鲜创面上以自体皮或自体皮与异体皮相间移植的方法,尽早消灭创面,以减少体液与蛋白质消耗,防止创面感染及全身性感染发生。

(6)感染期护理。感染是烧伤患者死亡的最主要原因。感染的主要途径有烧伤创面、肠源性感染、医源性感染(如静脉导管感染等)及吸入性烧伤的肺部感染等,主要致病菌有革兰阴性杆菌(如大肠杆菌、铜绿假单胞菌等)、金黄色葡萄球菌和厌氧菌等,近代烧伤感染致病菌主要是革兰阴性杆菌。烧伤感染期应密切注意全身表现和创面变化,一旦发现异常征象应及时报告医生处理。患者入院即应做好创面细菌培养和抗生素敏感试验,发现有感染可疑征象或在焦痂切除和植皮手术前后,均应早期、大剂量、多种抗生素联合应用以预防或控制感染。护士必须熟知各种常用抗生素的药理作用、副作用以及配伍禁忌。同时要注意维持营养,可采用口服、鼻饲或静脉营养等多种途径予以补充,必要时还应多次少量输新鲜血等,以增强机体的抗病能力。还要加强基础护理,防止出现压疮、呼吸及泌尿系并发症。安慰、关心患者,以护士的实际行动取得其信赖,使患者能正确对待疾病,积极配合治疗。

(7)修复期护理。创面修复后尽早指导与协助患者进行功能锻炼,减少因瘢痕增生引起的功能障碍,促进患者全面的康复。

(8)心理护理。针对烧伤患者不同时期病情特点及心理状态、思想活动,积极采取相应措施,做好心理护理。如缺乏自制力者,要加强安全措施,严防患者再次受伤;对有恐惧反应或压抑反应者,应耐心解释,热心劝慰;说明换药等护理治疗措施的意义,必要时镇静止痛;对伤残或者面容受损害者,应注意交流方法,使患者精神放松,避免无意中对患者自尊心的伤害;建立合作及信任的护患关系。

(9)健康指导。

1)做好用电、用气、防火、灭火及自救等安全教育。

2)发动群众,积极消除社区环境中的烧伤隐患,保证人民健康。

3)对伤员的功能锻炼给予持之以恒的协助和指导,争取最大限度地恢复躯体功能。

4)告知患者严重挛缩畸形应予日后行矫形手术恢复形体和功能。

5)继续心理教育,鼓励并协调伤员参与一定的家庭和社会活动,提高其自理性。

(五)护理评价

伤员呼吸是否正常,有无气急、发绀。循环容量、体液平衡是否得以维持,生命体征是否平稳,尿量是否正常。休克期及感染期是否安全度过,有无高热、白细胞计数升高等全身感染征象。疼痛是否缓解,创面有无分泌物,创面是否逐渐愈合。营养状况是否改善,体重有无增加,是否处于正氮平衡状态。伤员是否能正确面对伤后的自我形象改变,情绪是否稳定,是否有康复的信心,是否能适应外界环境。

【知识拓展】

特殊部位或原因烧伤

1. 呼吸道烧伤及头面部烧伤 呼吸道烧伤即吸入性烧伤,多合并头面部烧伤,见于相对封闭的燃烧现场,常为吸入火焰、干热空气、蒸气,以及有毒或刺激性烟雾或气体所致。根据伤及呼吸道深浅,临床表现有口鼻周围或面颈部有深度烧伤,鼻毛烧焦,口鼻有黑色分泌物,出现呼吸道刺激症状和体征,如咳出炭末样痰、声音嘶哑、呼吸困难、可闻及哮鸣音等,常见的并发症有窒息、肺水肿、肺炎、呼吸道出血、肺纤维性变及支气管狭窄等。呼吸道烧伤者应及早行气管切开,加强气管切开后的护理(床边应放置气管切开包备用),给氧,保持呼吸道通畅;控制输液量,防止水肿,必要时可用利尿剂;如有哮鸣音,用异丙肾上腺素雾化吸入以解痉;选用有效的抗生素。创面早期采取暴露疗法,除有休克外均取半卧位。眼部经常用棉签拭去分泌物,结膜囊经常用生理盐水冲洗,并滴入抗生素眼药水;有角膜暴露者,宜用油纱布遮盖眼部防止异物落入。保持鼻腔清洁、通畅,拭去分泌物并去除痂皮。耳郭保持干燥、清洁,避免长期受压。有口唇及口腔黏膜烧伤时,应定时用生理盐水棉球湿润口腔黏膜,进食后需做好口腔护理。伤后2~3周,可切除焦痂,做颜面部分区大片植皮术。

2. 手部烧伤　手是人的劳动器官,在生产劳动中增加了其受伤的机会,手部结构与功能精细而复杂,手背部皮肤较薄、皮下组织少且松弛、关节多,深度烧伤后常累及肌腱、骨及关节。烧伤后如果不积极处理可出现感染、瘢痕愈合,易发生手瘢痕挛缩畸形致残,严重影响手部功能。所以,对于手部烧伤后预防畸形或减轻畸形的治疗,对手部功能的恢复起着很重要的作用。浅度烧伤若能避免感染,多能自愈,不留瘢痕或功能障碍,采用暴露或包扎疗法均可;防止感染的主要措施是减轻局部水肿和保持局部干燥,暴露时将手指分开,并随时将分泌物吸除。深Ⅱ度、Ⅲ度烧伤,在有足够的供皮区,且患者全身情况允许下,应争取早期切(削)痂植并植以大张中厚自体皮,切(削)痂时尽量保留指蹼皮肤,手指切痂远侧应超过末节指关节,两侧应超过指中线,Ⅲ度较浅焦痂切除后,掌腱膜纤维应切断或切除,然后行游离植皮术防术后挛缩;若Ⅲ度烧伤常可累及肌腱、骨,须采用皮瓣移植术,这样可以改善局部的血液循环,易成活,术后及早加强功能锻炼,促进手功能恢复。

3. 会阴部烧伤　会阴部烧伤多见于儿童,成人大面积烧伤也常有会阴部烧伤。会阴部皮肤皱褶多,毛囊、皮脂腺、汗腺丰富,易被大小便污染,以致烧伤后容易引起感染,感染的细菌以肠道菌属和厌氧菌为多。阴囊烧伤因皱褶处常有残存上皮细胞,故多能自愈。会阴部烧伤多采用非手术疗法,比如暴露疗法,双下肢分开,会阴充分暴露;但深度烧伤应切痂植皮,植皮以网状皮较好,术后暴露或半暴露,避免大便污染手术区,创面附近以 0.1% 苯扎溴铵消毒,接触创面的便器应清洁,每次便后清洁肛周,会阴部每晚清洁一次。

4. 强酸烧伤与强碱烧伤　强酸常见的是硫酸、硝酸、盐酸,烧伤的特点是组织蛋白凝固,组织脱水,少有水疱,迅速形成皮革样痂皮,烧伤越深,痂皮颜色越深(棕黄、黄褐),韧度越硬,一般不向深部侵蚀。早期感染较轻,但脱痂较迟,愈合较慢。急救时用大量清水冲洗,随后按一般烧伤处理。

强碱常见为氢氧化钠、氢氧化钾、氢氧化钙(生石灰)等。碱离子可穿透到深部组织,与组织蛋白结合形成复合物,同时能皂化脂肪,疼痛较剧,创面早期潮红或有小水疱,一般均较深,如果早期处理不及时,创面可继续扩大或加深,焦痂或坏死组织脱落后创面凹陷,边缘潜行,往往经久不愈。急救时用清水冲洗的时间要求长一些,一般不用中和剂;生石灰与电石烧伤在清水冲洗前,先清除其颗粒或粉末,以免遇水产热。

5. 磷烧伤与凝固汽油烧伤　磷与空气接触后自燃,磷燃烧产物五氧化二磷对细胞有脱水和夺氧作用,遇水成磷酸后,还可进一步对组织产生损害,使创面不断加深,故磷烧伤是热力与化学复合伤,一般均较深,创面呈棕褐色,迅速成焦痂,严重者可达肌肉与骨骼。磷颗粒和五氧化二磷烟雾吸入后可引起严重呼吸道烧伤和肺水肿;磷经创面和黏膜吸收后可引起中毒,导致肝、肾功能衰竭,迅速死亡。急救时用水浸浴或持续冲淋,一边拭去磷颗粒,勿使磷继续在体表燃烧;随后用1%硫酸铜冲洗和湿敷,可与磷化合形成黑色磷化铜和磷酸铜,再

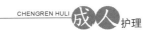
用水冲去;创面禁用油脂敷料包扎。磷燃烧所产生的五氧化二磷粉末,吸入后可致肺水肿。无机磷从创面吸收后可引起中毒(肝、肾等损害),故处理磷烧伤局部的同时,不可忽视全身治疗。

凝固汽油是一种黏稠物质,是装填于燃烧武器内的燃烧剂,燃烧时间长,温度高,粘着于物体及皮肤上易移除,燃烧时可产生大量一氧化碳,除可造成深度烧伤外还可引起呼吸道烧伤、一氧化碳中毒和窒息等;有时凝固汽油中含有磷作为点火剂,故有磷烧伤的可能,引起磷中毒、铅中毒、镁中毒等。急救应以湿布覆盖;如已着火,迅速脱去燃烧的衣服及防护品,再用物品覆盖,隔绝空气,扑灭火焰。处理同磷烧伤及一般烧伤。

6.电烧伤 触电、雷击等电流通过人体引起的局部损伤称电烧伤。局部损害有入口与出口,入口位于导电体接触的部位,常炭化形成裂口或洞穴,烧伤外小内大,常深达肌肉、肌腱、骨骼或内脏,以入口处更严重。外观局部黄褐或焦黄,严重者组织完全炭化、凝固,边缘整齐,干燥;早期疼痛较轻,但局部渗出较一般烧伤重,周围组织出现炎症反应和明显水肿,包括筋膜腔内水肿;电流沿体液及血管运动,使邻近组织和血管壁损伤,发生变性及血栓形成,伤后坏死范围可扩大数倍。全身性损害,轻者有恶心、心悸、头晕或短暂的意识障碍;重者昏迷,呼吸、心搏骤停,但如及时抢救多可恢复。局部治疗采用暴露疗法为好。四肢环状电烧伤应做筋膜切开减压。坏死组织尽早切除,切除范围可稍大些,包括坏死的肌肉甚至骨骼,肢体坏死者予截肢。有时需要进行皮瓣移植(带蒂或游离),有利于未切除干净的间生态组织的存活,达到一期愈合;范围大者可用异体皮覆盖,2~3d后检查创面,如有坏死组织,可进一步清创(有时需反复2~3次)待创面干净后,再进行游离植皮。全身治疗早期应用较大剂量的抗生素抗感染,因深部组织坏死而缺氧,应特别注意抗厌氧菌感染,这是注射破伤风抗毒素的绝对指征。

(王颖)

任务 1-9　肿瘤患者的护理

⭐学习目标

- **知识目标**

　　1.理解肿瘤的概念、病因、治疗;

　　2.熟悉肿瘤的分类;

　　3.熟悉肿瘤的临床表现;

　　4.掌握恶性肿瘤患者的心理评估、化疗和放疗患者的护理措施以及肿瘤有关的健康教育;

　　5.掌握妊娠合并肿瘤的处理原则。

●能力目标

　　1.能判断各种肿瘤的分期；

　　2.能评估肿瘤的病因,指导患者预防加重病情的不利因素；

　　3.能根据具体情况正确处理化疗药液外漏及做好静脉炎的预防；

　　4.能合理安排用药顺序,观察化疗药物的不良反应并采取相应的护理措施；

　　5.能分析妊娠期肿瘤的各种影响因素并进行预防和护理。

【知识背景】

　　肿瘤是机体细胞在内、外致瘤因素的长期作用下发生过度增殖及异常分化所形成的新生物,是各种致病因子所引起的组织细胞异常增生的结果,通常以形成肿块为主要临床特征的一种常见、多发病,可发生于任何年龄和身体任何部位。

　　由于人类对传染病的控制,人类平均寿命的延长,肿瘤对人类的威胁日益突出,目前恶性肿瘤已成为人类死亡的常见原因之一,在我国为男性死因的第二位、女性死因的第三位。

　　按肿瘤细胞形态的特征和肿瘤对人体器官结构和功能的影响不同,一般分为良性肿瘤和恶性肿瘤两大类。良性肿瘤一般称为"瘤",恶性肿瘤来自上皮组织者称为"癌",来自间叶组织者称为"肉瘤"。某些恶性肿瘤也可称"瘤"或"病",如恶性淋巴瘤、精原细胞瘤、白血病、何杰金氏病等。所有恶性肿瘤习惯称为癌症或癌肿。

　　随着生育年龄推迟,妊娠合并肿瘤越来越常见。有时情况复杂,涉及道德伦理。当妊娠期合并肿瘤时,无论是诊断还是治疗,都十分困难,因为这将涉及母亲和胎儿两人的安危。原则上,治疗方案应有利于母亲,但又不能伤害胎儿。

　　关于肿瘤的病因学和发病学,多年来进行了广泛的研究。虽然至今尚未完全阐明,但近年来分子生物学的迅速发展,特别是对癌基因和肿瘤抑制基因的研究,已经初步揭示了某些肿瘤的病因与发病机制。其发生原因乃各种因素(包括化学、物理、生物等外部因素和遗传、内分泌、免疫等内部因素)综合作用的结果。这些内、外因素可引起细胞遗传信息物质脱氧核糖核酸(DNA)的改变(如图 1-9-1 所示)。

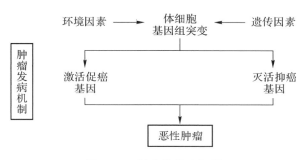

图 1-9-1　肿瘤的发病机制

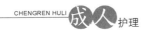

一、病因

(一)环境因素

1. 化学致癌因素 现已确知的对动物有致癌作用的化学致癌物有 1000 多种,其中有些可能和人类癌瘤有关。对化学致癌物的研究表明:各种化学致癌物在结构上是多种多样的。其中少数不需在体内进行代谢转化即可致癌,称为直接作用的化学致癌物,如烷化剂。绝大多数则只有在体内(主要是在肝)进行代谢,活化后才能致癌,称为间接作用的化学致癌物或前致癌物,其代谢活化产物称终末致癌物(见表 1-9-1)。

表 1-9-1　主要的化学致癌物及易感人群和诱发的肿瘤

化学致癌物	易感人群	诱发的主要肿瘤
直接作用的		
烷化剂	接受化学治疗的恶性肿瘤患者	白血病
间接作用的		
多环芳烃	吸烟者、食用熏制鱼肉者	肺癌、胃癌
芳香胺	染料工人、橡胶工人	膀胱癌
亚硝胺	亚硝酸盐污染食物的食用者	食管癌、胃癌
黄曲霉毒素	污染食物的食用者	肝癌
石棉纤维	矿工、接触者	肺癌、胸膜间皮瘤
氯乙烯	塑料厂工人	肝血管肉瘤
苯	橡胶工人、染料工人	白血病
砷	矿工、农药工人和喷撒者	皮肤癌、肺癌、肝癌
镍	炼镍工人	鼻癌、肺癌
铬	接触含铬气体者	鼻癌、肺癌、喉癌
镉	接触者	前列腺癌、肾

2. 物理性致癌因素 已证实的物理性致癌因素主要是电离辐射。异物、慢性炎性刺激和创伤亦与促癌有关。

3. 病毒致癌 现已知有上百种病毒可引起从青蛙到灵长目动物的肿瘤,其中 1/3 为 DNA 病毒、2/3 为 RNA 病毒。

(二)内源性因素

1. 遗传因素 有相当数量的食管癌、肝癌、胃癌、乳腺癌或鼻咽癌患者有家族史。具有遗传易感性者在外界因素作用下易发生肿瘤,如携带缺陷基因 BRCA-1 者易患乳腺癌。故遗传易感性不可忽视。

2. 内分泌因素 较明确的是雌激素和催乳素与乳腺癌的发生有关,长期用雌激素可能引起子宫内膜癌。

3. 免疫因素 先天或后天免疫缺陷者易发生恶性肿瘤,如艾滋病(AIDS,获免疫缺陷综合征)患者易患恶性肿瘤。器官移植后长期使用免疫抑制剂者,肿瘤的发生率高。

4. 心理、社会因素　人的性格、情绪、工作压力及环境变化等,可影响人体的内分泌、免疫功能等而易诱发肿瘤。流行病学调查发现,经历重大精神刺激、剧烈情绪抑郁者较之其他人群易患恶性肿瘤。

二、肿瘤的特点

(一)良性肿瘤的临床特点

良性肿瘤瘤体生长缓慢,从生长部位向四周呈膨胀性均匀生长,随着瘤体不断增大,可推开、挤压周围组织器官。肿瘤四周有结缔组织增生形成包膜,因而与周围组织之间有明显界限。临床检查多为圆形或椭圆形,表面光滑、活动,彻底切除后少有复发,唯在重要器官(颅内、胸腔内)可威胁生命。少数良性肿瘤可发生癌变。某些良性肿瘤如子宫肌瘤可引起出血,胰腺 β 细胞瘤引起低血糖综合征,对人体影响也相当严重。

(二)恶性肿瘤的临床特点

恶性肿瘤发展较快,呈浸润性生长,瘤细胞四周蔓延侵入周围组织的间隙、管道、空腔等处,并破坏邻近器官和/或组织。恶性肿瘤一般无包膜,边界不清,固定、不能推动,表面高低不平,质脆,肿瘤中央可缺血、坏死、表面溃烂、出血。瘤体表面可呈菜花样。恶性肿瘤还具有转移性特征,主要转移途径为:

1. 直接浸润　即肿瘤从原发部位直接侵入周围组织器官,如胃癌侵犯横结肠、直肠癌侵犯膀胱等。

2. 淋巴结转移　肿瘤细胞侵入淋巴管,循淋巴道累及区域淋巴结,形成转移癌,然后再转移到另一淋巴结,最后经胸导管或右淋巴导管进入静脉内。

3. 血行转移　癌细胞直接侵入静脉或间接经淋巴道,再进入血循环。常见转移部位为肺、肝、骨、脑等。

4. 种植性转移　胸、腹腔内器官原发部位肿瘤侵犯浆膜面,当癌细胞脱落后,再黏附于其他处浆膜面上继续生长,形成种植性癌结节,并可产生癌性胸、腹水(多为血性)。如胃癌侵犯浆膜后,癌细胞掉入盆腔,在膀胱(或子宫)直肠窝形成种植性转移癌。

癌症病变的基本单位是癌细胞。人类为什么会患上癌症?众多医学研究及临床试验揭开了病魔的面纱:人体细胞电子被抢夺是万病之源,活性氧是一种缺乏电子的物质(不饱和电子物质),进入人体后到处争夺电子,如果夺去细胞蛋白分子的电子,使蛋白质接上支链发生烷基化,形成畸变的分子而致癌。该畸变分子由于自己缺少电子,又要去夺取邻近分子的电子,又使邻近分子也发生畸变而致癌。这样,恶性循环就会形成大量畸变的蛋白分子,这些畸变的蛋白分子繁殖复制时,基因突变,形成大量癌细胞,最后出现癌症。癌症病情凶险异常,癌细胞的繁殖、扩散的速度极快,现代医药常常束手无策。目睹癌症肆虐,难道人类就要坐以待毙吗?其实不然。俗话说:一物降一物。临床试验证明:人体得到负氧离子后,由于负离子带负电有多余的电子,可提供大量电子,从而阻断恶性循环,癌细胞就可防止或被抑制。另外,负氧离子通过调节因恶性肿瘤引起的体内的酸碱失衡及氧化还原状况失衡,维持体内环境的稳定性,促进正常的细胞代谢,减轻、消除化疗的不良副作用,对患者的治疗非常有益。简言之就是负氧离子不仅可以有效地抑制癌细胞转移,更能从根本上预防癌症的

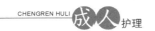

发生,绝杀癌症毫不留情。

【工作任务一案例导入】

患者,女,34岁,妊娠17周,阴道米泔样排液4d,伴腥臭。于上午10时许出现不规则阴道出血送到医院,既往有HPV病毒感染史。入院后妇科检查发现宫颈可见菜花状赘生物。宫颈活组织检查:找到癌细胞。入院诊断:妊娠期合并宫颈癌。

任务导向:

1.根据既往病史和症状体征,你作为护士能否与先兆流产进行鉴别诊断?

2.你将对患者采取哪些针对性的护理措施来保障孕妇和胎儿的安全?

【护理工作过程】

(一)护理评估

1.健康史

任务探究:请根据病史评估该患者的临床分期。

(1)年龄。一般认为,胚胎性肿瘤或白血病多见于儿童;肉瘤和淋巴系统、造血系统肿瘤多见于青少年;癌多发于中年以上;青壮年期的肿瘤发展迅速,恶性程度高,老年人肿瘤发展较慢,病程较长。

(2)病程。有无肿块及出现的时间和发展速度(如大小、活动度)、伴随症状及严重程度、全身状况改变及严重程度(如消瘦、乏力、低热、贫血)。根据肿瘤是否有转移、邻近器官受累情况和患者全身情况,可将癌(或肉瘤)分为早、中、晚三期。早期:肿瘤小,局限原发组织层,无转移,症状不明显,患者一般情况好。中期:肿瘤较大,侵及所在器官的各层,有局部淋巴结转移而无远处转移。患者可有症状出现而一般情况尚好。晚期:肿瘤巨大,广泛侵犯所在器官并侵袭邻近器官组织,有局部或远处转移,症状重,患者一般情况差,有严重的临床症状。

TNM分期法:国际抗癌协会对各种常见肿瘤(乳癌、喉癌、子宫癌、胃癌等)进行统一分期,便于设计治疗方案和评价疗效,以探讨治疗规律,能客观地比较各国肿瘤治疗结果。TNM概括表示肿瘤范围,即T指原发肿瘤(tumor),N指区域淋巴结(node),M指远处转移(metastasis)。再根据肿块大小、浸润深度在字母后标数字0~4表明肿瘤的发展程度。1代表小,4代表大,0代表无;有远处转移M_1,无远处转移M_0。临床无法判断肿瘤体积时则以Tx表示。根据TNM的不同组合,确定肿瘤的不同期别,一般临床将之分为Ⅰ、Ⅱ、Ⅲ、Ⅳ期。

(3)癌前病变和相关疾病。

1)相关疾病:乳腺、皮肤、舌部或身体任何部位可触及的不消退肿块;疣或痣发生明显的变化;持续性消化不良;吞咽时胸骨后不适、食管内感觉异常、轻度哽噎感觉;耳鸣、听力减退,鼻塞不通气,鼻出血,或伴头痛或颈部肿块;月经期外或绝经期后的阴道出血,特别在性交后的阴道流血;持续性干咳,痰中带血丝,声音嘶哑;大便习惯改变,便秘腹泻交替,大便带血,原因不明的血尿;久治不愈的创口、溃疡;不明原因的消瘦;高危型HPV持续感染是宫颈癌的主要危险因素。

2)癌前病变:研究认为良性疾病的癌变过程是细胞部分变质,从激发阶段到促进阶段的过程。良性细胞在致癌因素作用下,先变成潜伏的肿瘤细胞(激发阶段),其变化不是不可逆的。若继续受致癌因素的作用,潜伏的肿瘤细胞就会形成真正的肿瘤(促使阶段)。癌前病变近似激发阶段改变,应当及时治疗以免变成癌肿。

(4)环境和行为:是否吸烟、不良饮食、长期接触有致癌作用的化学物质、日光下暴晒等。

(5)家族史:有无肿瘤家族史。

(6)影响治疗的因素:有无影响手术、放疗和化疗耐受力的因素。

2. 身体状况

任务探究:如何评估宫颈癌患者病情变化。

(1)肿瘤局部特点。

1)肿块。由于肿瘤的性质不同,肿块可具有不同的硬度、活动度及有无包膜等性状。位于深部或内脏的肿块则不易触及,但可出现周围组织受压或空腔脏器梗阻等症状。

2)疼痛。良性和早期恶性肿瘤一般无疼痛,肿块的膨胀性生长、破溃或感染等如侵及和刺激神经组织,出现局部刺痛、隐痛、烧灼痛或放射痛;空腔脏器肿瘤引起梗阻时可致平滑肌痉挛、产生绞痛。晚期肿瘤的疼痛常难以忍受。

3)溃疡。体表或空腔脏器的恶性肿瘤,可因生长过快、血供不足而出现继发性坏死,或感染而溃烂,可有恶臭及血性分泌物。

4)出血。体表的、体腔的或空腔脏器的恶性肿瘤生长过程中发生破溃或侵及血管使之破裂可有出血症状。发生上消化道者可表现为呕血或黑便肿痛;在下消化道者可有血便或黏液血便;肝癌破裂可致腹内出血。

5)梗阻。肿瘤达到一定体积可阻塞或压迫空腔脏器,出现不同的临床表现,如胃癌伴幽门梗阻可致呕吐,大肠癌可致肠梗阻,胰头癌可压迫胆总管而出现黄疸。

6)转移症状。表现为区域淋巴结肿大、局部静脉曲张、肢体水肿。若发生骨转移可发生病理性骨折。

7)器官功能紊乱。例如:颅内肿瘤除可引起头痛外,还可引起视力障碍、面瘫、偏瘫等;肝癌除有肝肿大或肝区疼痛外,还可引起食欲不振、腹胀等胃肠功能失调;又如功能性内分泌瘤,胰岛素瘤的主要表现为低血糖综合征,嗜铬细胞瘤主要表现为高血压,甲状旁腺瘤的表现为钙代谢紊乱所致的骨和肾病变。

(2)全身改变。良性肿瘤及恶性肿瘤的早期多无明显的全身症状,中晚期恶性肿瘤可伴有消瘦、乏力、食欲缺乏、精神萎靡、体重下降、低热、贫血等全身症状,但多为非特异性表现,至晚期,全身衰竭,呈现恶病质(cachexia),尤其是消化道肿瘤患者可较早出现恶病质。某些肿瘤呈现相应的功能改变和全身性表现,如肾上腺嗜铬细胞瘤可引起高血压、颅内肿瘤引起颅内压增高和定位症状等。

临床上,某些恶性肿瘤的初发症状可能是上列任何一两项表现。因此,对病因不明的发热持续或反复出现的夜间疼痛、消瘦、无力、贫血或低热等,应高度重视并尽量全面检查。

3. 辅助检查

(1)实验室检查。常用方法:①免疫学检查:如甲种胎儿球蛋白(AFP)测定,结肠癌的血清癌胚抗原(CEA)测定;②血清酶学检查:碱性磷酸酶有助于诊断肝癌、骨肿瘤;酸性磷酸酶有助于前列腺的诊断。

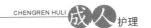

（2）内窥镜检查。凡属空腔脏器或位于某些体腔的肿瘤,应用金属或纤维光导的内镜可直接观察空腔脏器、胸、腹腔及纵隔等部位的病变,并取活体组织做病理学检查,对于肿瘤的诊断具有重要价值。

（3）影像学检查。各种影像学检查对肿瘤的诊断起着重要作用。包括 X 线透视、摄片、造影、断层扫描、超声波检查、放射性核素扫描及选择性血管造影等,都可为肿瘤提供确切的定位诊断。

（4）超声波检查。利用肿瘤组织与正常组织或其他病变组织对声抗阻和衰减率的不同,以取得不同的超声反射波型来进行诊断。常用于肝、肾、脑、子宫和卵巢等肿瘤的诊断和定位,对鉴别囊性或实性肿块有价值。

（5）放射性核素扫描。通过口服或注射某些能特定积聚于某些脏器或肿瘤的放射性核素,然后用一定的仪器(闪烁扫描机和 γ 射线照相机等)在体外追踪其分布情况的方法,已成为检查肿瘤的重要方法。常用的放射性核素有^{131}碘、^{198}金、^{99m}锝、^{67}镓、^{87}锶、^{197}汞、^{111}铟等 10 余种,可根据检查的器官组织选择。

（6）病理检查。这是目前确定诊断的最可靠方法,包括细胞学与组织学两部分。细胞学检查有体液内自然脱落细胞、黏膜细胞、细针穿刺涂片或超声导向穿刺涂片等。病理组织学检查则根据肿瘤所在部位、大小、性质等采取不同的方法取材;凡经小手术能完整切除者行切除送检;位于深部或体表的较大肿瘤,可在超声或 CT 导引下穿刺活检或于手术中切取组织行快速冷冻切片诊断。活组织检查有可能促使恶性肿瘤的扩散,应在术前短期内或术中进行。

4. 心理、社会状况　肿瘤患者因各自的文化背景、心理特征、病情性质及对疾病的认知程度不同,会产生不同的心理反应。通过了解肿瘤患者的心理变化,有助于对症心理疏导,消除负面情绪的影响,增强战胜疾病的信心,取得更佳的治疗效果。

（二）护理诊断

1. 首要护理诊断

（1）焦虑、恐惧。与对疾病认识不足和对手术后效果有疑虑有关;与环境改变有关。

（2）疲乏。与疾病过程及疼痛有关。

2. 主要护理诊断

（1）知识缺乏。与患者机体功能的变化、患者对病情的错误观念有关。

（2）睡眠型态紊乱。与疼痛、情绪改变、病理生理因素有关。

（3）自我形象紊乱。与消耗消瘦、化疗药物副作用有关。

（4）有感染的危险。与治疗的影响、疾病的影响、免疫缺陷有关。

（5）有损伤的危险。与对药物过敏、药物的毒副作用有关。

（6）有口腔黏膜改变的危险。与化疗、口腔感染有关。

（7）疼痛。与癌细胞快速增殖造成的病理损害有关。

（8）营养失调:低于机体需要量。与化疗食欲差、进食少或肿瘤引起消化道梗阻有关。

（9）潜在并发症:骨髓抑制、急性肾功能衰竭、血小板减少症、静脉炎、贫血、肿瘤扩散、膀胱炎、肺炎、呼吸衰竭等。

（三）护理目标

（1）患者能认识自己的焦虑;患者能说出应付焦虑的正确方法、患者在入院 3～5d 减轻或消除焦虑。

（2）能维持最佳的营养状况，表现为摄入足够的热量，出入量平衡，体重增加或降低不明显，无恶心呕吐，皮肤弹性好。

（3）患者掌握减少诱发疼痛或加重疼痛的方法；患者疼痛程度维持在最低限度；患者主诉疼痛减轻。

（4）患者认识患病过程；患者能够采取减轻疲劳的措施。

（5）患者家属能够认识所患疾病病程与治疗方面的知识。

（6）患者叙述妨碍睡眠的原因；患者能够叙述促进睡眠的方法；患者主诉能够得到充分的休息。

（7）患者能够描述对药物的副作用；患者对自我形象有良好的评价。

（8）无系统感染危险指征为：无发热、咽喉痛、咳嗽，全血细胞计数正常。

（9）患者不出现药物外渗后的并发症。

（10）患者不出现口腔黏膜改变。

（四）治疗与护理

1. 治疗原则　治疗肿瘤有手术、放射线、抗癌药物、免疫及中医治疗等多种方法，应根据肿瘤性质、发展程度和周身状态加以选择。目前普遍认为恶性肿瘤应以手术为主的综合治疗效果最佳。

（1）手术治疗。这是治疗恶性肿瘤最重要的手段，对早、中期恶性肿瘤应列为首选方法，某些早期肿瘤经手术切除，可完全治愈、长期存活。常用手术种类：

1）根治性手术。适于早、中期癌肿。手术切除范围包括癌肿所在器官部分或全部，并连同一部分周围组织或区域淋巴结。例如，典型的乳癌根治术应切除全乳房，包括腋下和锁骨下淋巴结、胸大肌和胸小肌以及乳房邻近的其他软组织。

2）姑息性手术。对较晚期的癌肿，病变广泛或有远处转移而不能根治切除者，采取旷置或肿瘤部分切除的手术，以达到缓解症状的目的。例如，胃窦部癌引起幽门梗阻并有远处转移，而局部肿瘤尚游离者可行姑息性切除；若局部已不能或不宜切除者，可行胃空肠吻合以缓解胃潴留。

（2）放射治疗。放射线对增殖状态的肿瘤细胞有抑制和杀伤作用。常用放射原有同位素（镭、^{60}钴、^{137}铯）、X 线治疗机和粒子加速器（产生高能电子束、中子束等），分为外照射和内照射两类方法。临床上首选放射治疗的肿瘤有：鼻咽癌、早期喉癌、恶性淋巴瘤、尤文氏瘤、肺未分化癌等。乳癌、肺癌、食管癌、皮肤癌、宫颈癌、鼻窦癌等，大多在术后或术前施行放射治疗。某些肿瘤如黑色素瘤、纤维肉瘤、骨软骨肉瘤对射线不敏感，不宜用放射治疗。

（3）化学治疗。又称抗癌药治疗，主要适用于中、晚期癌肿的全身性的综合治疗。临床上对绒毛膜上皮癌、急性淋巴细胞白血病、恶性淋巴瘤等化疗效果较好；对其他恶性肿瘤，化疗可辅助手术或放疗。纤维肉瘤、脂肪肉瘤等化疗不敏感。

抗癌药种类繁多，按其作用机理分为五类：①影响核酸合成（抗代谢类），如氟尿嘧啶、甲氨蝶呤、阿糖胞苷、巯基嘌呤、羟基脲等。②影响蛋白合成（生物碱类），如长春新碱、门冬酰胺酶等。③直接破坏 DNA（细胞毒类），如氮芥、噻替哌、环磷酰胺、白消安、丝裂霉素、博莱霉素、丙正胺等。④嵌入 DNA 中干扰模板作用（抗生素类），如阿霉素、柔红霉素、普卡霉素、

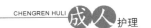

米托胍腙等。⑤影响体内激素平衡,如性激素、肾上腺皮质激素等。抗癌药物给药途径一般是静脉点滴注或注射、口服、肌肉注射等全身用药方法。为了增高药物在肿瘤局部的浓度,有时可行肿瘤内注射、动脉内注入或局部灌注等。近年来采用导向治疗及化疗泵持续灌注治疗等方法,既可保持肿瘤组织内有较高的药物浓度,又可减轻全身的不良反应。

由于抗癌药物对正常细胞也有一定的损害,用药后可能出现各种不良反应,常见的有:①白细胞、血小板减少,如白细胞降至 $3.0 \times 10^9/L$,血小板降至 $80 \times 10^9/L$ 时须暂停治疗。为预防、治疗白细胞、血小板减少,可在化疗同时给予鲨肝醇、利血生、核苷酸等。②恶心、呕吐、腹泻等消化道反应,可对症处理或用药前给氯丙嗪等。③毛发脱落。④免疫功能降低,患者容易并发细菌或真菌感染。一般情况下,第一疗程后隔 2～3 个月,待血象恢复正常时,方可进行第二疗程。

(4)中医治疗。目前大多采用辨病与辩证相结合的方法,即用现代医学明确肿瘤诊断,再进行中医四诊八纲辨证论治。治则以清热解毒、软坚散结、利湿逐水、活血化瘀、扶正培本等,既可攻癌,又可扶正;既可缓解症状,又可减轻毒性作用等。

以上各种治疗方法,各有其治疗效应,又各有不足之处。因此,多数恶性肿瘤需要综合治疗。施行综合治疗时,应根据肿瘤的性质和发展程度,选用最有效的疗法,同时须考虑此种疗法对整个机体的影响,并选用其他疗法辅助,取长补短和扬长避短,以提高治疗效果。

2.护理措施

(1)减轻焦虑与恐惧。

1)震惊否认期(shock and denial stage)。患者初悉后,眼神呆滞,不言不语,感觉减退、情感淡漠甚至晕厥,继之极力否认,怀疑诊断的可靠性,甚至辗转多家医院就诊、咨询;此系患者面对疾病应激产生的防御性心理反应,可缓解其挫折和冲突的程度,从而减轻内心不安。此期护士应首先鼓励患者家属给予其情感上的支持、生活上的关心,使之有安全感。而后,因人而异地逐渐使患者了解病情真相。

2)愤怒期(anger stage)。当患者了解病情后,随之会产生恐慌、哭泣,继而愤怒、烦躁、不满,常迁怒于亲属和医护人员,继而百般挑剔、无理取闹,甚至出现毁物、冲动暴力性行为。此种应激性心理反应,若长期存在,必将导致心理紊乱。此期,护士应通过沟通,尽量诱导患者表达自身的感受和想法,宣泄情绪改变其歪曲认知,增强信心,请其他病友介绍成功治疗的经验,教育和引导患者接受现实。

3)磋商期(bargaining stage)。患者开始步入"讨价还价"阶段,常心存幻想,注意力狭窄增强,遍访名医、寻求偏方,祈求生命的延长。此时,幻想虽可产生负面影响,但在某种程度上可支持患者,使其重新树立与疾病抗争的信念。此期患者易接受他人的劝慰,有良好的遵医行为。因此,护士应维护患者的自尊,尊重患者的隐私,兼顾其身、心的需要,提供精神支柱。

4)抑郁期(depression stage)。当治疗效果不理想、病情恶化、肿瘤复发、疼痛难忍时,患者往往感到绝望无助,对治疗失去信心。表现为悲伤抑郁、沉默寡言、活动减少减慢、黯然泣下、不听劝告、不遵医嘱,对将来没打算,甚至有自杀倾向。此时应给予患者更多关爱和抚慰,诱导其发泄不满,鼓励家人陪伴于身边,满足其各种需求,丰富其业余生活、分散注意,增强自信。

5)接受期(acceptance stage)。患者经过激烈的内心挣扎,接受事实,心境变得平和,不再自暴自弃,并能积极配合治疗和护理。晚期患者常由消极被动的应付状态、不再关注自我的角色、不再考虑对家庭及社会所承担的义务、专注于自身症状和体征,转向积极主动交代后事,关心身边及子女事宜,处于平静、无望的心理状态。护士应加强与患者交流,尊重其意愿,满足其需求,尽可能提高生活质量。

需要指出的是,以上心理变化可同时或反复发生;且不同心理特征者在心理变化分期方面存在很大差异,各期持续时间、出现顺序也不尽相同,护理时应因人而异。

恶性肿瘤患者主要的心理反应是焦虑,也有悲哀、绝望等。认识到患者的焦虑,承认患者的感受,对患者表示理解。护理措施主要有:①主动为患者介绍环境,消除患者的陌生和紧张感。②给予心理支持和疏导,鼓励患者改变他们的情绪,评价自己的症状。③提供可选择的既能减轻患者的焦虑,又能让患者接受的方法。④通过交替使用放松技术,如看电视、听音乐、娱乐等分散注意力的方法。⑤对患者表示同情和理解,采用态度温和、尊重患者的方式为患者提供护理。⑥帮助患者正确评价目前面临的情况,帮助患者制订切实可行的目标。⑦给家属和患者提供沟通的机会,鼓励家属表示对患者的关心和爱护,努力减少患者病痛,尽可能满足患者的合理要求。⑧解释肿瘤并非是“不治之症”,介绍国内外治疗的进展和成功的典型病例。⑨耐心细致地介绍手术的重要性和必要性。有些根治性手术,如喉癌手术,破坏性较大,会导致生活不便、功能障碍甚至形体残疾等,护士应在术前即加强宣教,介绍有效的应对方式,使患者能坦然面对现实。

(2)改善营养。

1)在患者恶心、呕吐最严重期间,餐后可给予止吐药。

2)指导并实施减轻或预防恶心、呕吐的措施:在治疗前应少食;摄入不引起呕吐、恶心的食物,如面包、脆饼干、啤酒、新鲜水果或烤、蒸土豆;不要摄入加香料的食品、肉汁或油腻的食物;应少食多餐,摄易消化、高蛋白、高维生素食物;当接受带有金属味的化疗药物时,可吸吮硬水果糖。

3)根据需要给予肠内外营养。

4)避免酒、太冷、太热或辛辣食物。

(3)提供充足的休息时间,协助患者满足生活需要;指导患者采取想家、分散注意力、放松技术、适当的按摩等方法缓解疼痛;晚期患者发生疼痛时,遵医嘱给予止痛药物,尽量少用麻醉性止痛药,以免成瘾;但对晚期患者,不必考虑成瘾,应将改善患者的生存质量放在第一位;鼓励患者保持最适宜的生活水平;保持周围环境安静、清洁、整齐、安全,减少患者因周围环境而加重疼痛;保持室内光线轻柔,语言温和,以增强患者的舒适。

(4)恶性肿瘤患者容易发生感染,尤其是呼吸道、皮肤和黏膜感染常见。

1)保持病室清洁卫生,房间要保持通风,定期做空气、地面消毒。

2)加强营养,指导鼓励患者进食高热量、高蛋白、高维生素饮食,每日饮水量不少于 1500mL。

3)监测患者有无感染的症状及体征;指导患者及家属认识感染的症状及体征,包括体温上升、皮肤发热、关节疼痛、不舒适、皮肤感染等。

4)监测化验结果,严格执行无菌操作原则,预防交叉感染;指导、监督患者搞好个人卫生,包括口腔卫生、勤洗漱、勤换内衣。

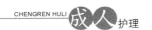

5)严格实行陪伴、探视制度,以减少去除感染源。

6)放疗和化疗的患者,如出现白细胞减少,应教育其避免出入公共场所和接触上呼吸道感染者。防止皮肤和黏膜损伤,如剪短指甲、用软毛刷刷牙、口唇涂油膏防干裂等。护理操作前也应该彻底洗手,尽量不用肛表测体温。当白细胞低于 $3 \times 10^9/L$ 时,遵医嘱给予升血药。当白细胞低于 $1 \times 10^9/L$ 时,应行一般保护性隔离,安置患者于单人病室,限制探视,禁止上呼吸道感染者进入病室,任何与患者接触者均应戴口罩。当骨髓严重抑制时须进行保护性隔离,安置患者在层流空气过滤的无菌室,其内设有高效能的空气滤过器,必要时应用抗生素。

(5)预防组织完整性受损和促进受损组织修复。

1)体外放射治疗早期可能出现皮肤反应,分为 3 度。一度,红斑、有烧灼感和刺痒、继续照射由鲜红渐变为暗红,以后有脱屑,称干反应(常见)。二度,高度充血、水肿、水泡,有渗出、糜烂,称湿反应(少数)。三度,溃疡或坏死,深达真皮层,难以愈合(禁忌)。护理措施:①保护照射野皮肤,内衣宜柔软、宽大、吸湿性强;照射部位忌用肥皂和粗毛巾擦洗;局部不可粘贴胶布或涂抹酒精及刺激性油膏;避免冷热刺激,夏日外出要防止日光照射。②促进皮肤反应修复,干反应涂 0.2% 薄荷淀粉或羊毛脂止痒,湿反应可用藻酸盐软膏。③口腔黏膜反应,保持口腔清洁,宜用软牙刷,每日 4 次用漱口液含漱,口干可用 1‰甘草水含漱,或用麦冬、银花泡茶饮用,避免过冷过热食物;食管癌放疗后应注意饮食宜细软,忌粗糙、硬食;黏膜溃疡时,用制霉菌素液漱口。④饮食宜给补阴益阳食品。如甲鱼、百合、莲子肉、银耳、燕窝等,鼓励患者多饮水,每日 2000～4000mL,多食甘润瓜果。照射前后半小时不可进食。

2)化疗时,反复给药可刺激血管,引起血栓性静脉炎。化学药物溢出血管外,可引起组织坏死。护理措施:①如果注射部位刺痛、烧灼或水肿,则提示药液外漏,需立即停止用药并更换注射部位。②漏药部位根据不同的化疗药物采用不同的解毒剂做皮下封闭,如氮芥、丝裂霉素、放线菌素 D 溢出可采用等渗硫酸钠,如长春新碱外漏时可采用透明质酸酶。其他药物均可采用等渗盐水封闭方法:可用 20mL 注射器抽取解毒剂在漏液部位周围采取菱形注射,为防止疼痛还需局部注射普鲁卡因 2mL,必要时 4h 后可重复注射。③漏液部位冷敷,也可配合硫酸镁湿敷直到症状消失。④静脉炎发生后可行局部热敷,按血管走行涂可的松软膏或理疗。

药液外漏及静脉炎的预防:化疗前应为患者长期治疗考虑,使用血管一般由远端向近端,由背侧向内侧,左右臂交替使用,因下肢静脉易形成血栓,除上肢静脉综合征外,不宜采用下肢静脉给药;避免反复穿刺同一部位,推药过程反复回抽血,以确保针在血管内;根据血管直径选择针头,针头越细对血管损伤越小,一般采用 6 号半～7 号头皮针;药物稀释宜淡,静脉注射宜缓,注射前后均用 2.0mL 生理盐水冲入;拔针前回吸少量血液在针头内,以保持血管内负压,然后迅速拔针,用无菌棉球压迫穿刺部位 3～5min。

(6)监测和预防并发症。手术治疗并发症的监测和预防,参见手术后护理章节护理。此处仅讨论:①肿瘤扩散:手术前为防止肿瘤扩散,在进行肿瘤触诊和皮肤准备时,手法应轻揉,勿挤压肿瘤;直肠肿瘤术前灌肠,应选用细肛管,涂足润滑油,轻揉插入直达瘤上方,为避免多次插管刺激肿瘤,宜做大量低压灌肠。手术后应注意观察有无肿瘤扩散征象,如区域淋巴结肿大,肝、肺、骨转移等症状。②骨髓抑制:观察有无白细胞减少引起的呼吸道、泌尿道、皮肤黏膜等感染和有无血小板减少导致的皮肤瘀斑、牙龈出血、鼻出血、便血、血尿等出血征象。③急性肾功能衰竭:由于化疗引起肿瘤组织崩解,易产生高尿酸血症,甚至形成尿酸结晶,加之多数化疗药物大剂量应用时,其代谢产物可溶性差,在酸性环境中易形成黄色沉淀物,可堵塞肾小管,导致急性肾功能衰竭。因此,应仔细观察尿量,认真记录出入量。

(7)健康指导。

1)保持心情舒畅。中医强调七情(喜、怒、忧、思、悲、恐、惊)是致病的重要原因。人受到各种精神刺激,情绪波动,引起阴阳失调,脏腑功能紊乱,可促进肿瘤的发生发展。故对肿瘤患者而言,尤应保持良好的心态,避免不必要的情绪刺激。

2)注意营养。肿瘤康复期患者应均衡饮食,足够摄入高热量、高蛋白、富含纤维的各类营养素,做到不偏食、不忌食、荤素搭配、精细混食,忌辛、辣、浓茶、烈性、刺激性、烟熏及霉变食物。

3)运动。适量、适时的运动,可改善患者的精神面貌,有利于增强机体抗病能力,减少并发症。

4)功能锻炼。对于手术所致器官、肢体残缺而引起的生活不便者,应早期鼓励患者进行功能锻炼,如截肢术后义肢锻炼、全喉切除术后的食管发音训练等,以提高自理能力和劳动能力,减少对他人的依赖。

5)加强随访。对肿瘤患者应建立定期随访制度,如开设随访门诊进行肿瘤患者的随访,应持续终身,在手术治疗后最初 3 年内至少每 3 个月随访一次,继之每半年复查一次,5 年后每年复查一次。各类肿瘤的恶性程度不一,通常用 3 年、5 年、10 年生存率表示某组病例的治疗效果。对患者而言,随访还可减少其对癌症的恐惧;早期发现复发或转移征象。

6)继续治疗。肿瘤治疗以手术为主,并辅以放疗、化疗等综合手段。加强出院指导,督促患者按时随访、用药和接受各项后续治疗,有利于缓解临床症状、减少并发症、降低复发率。

7)动员社会支持系统的力量,家庭支持是社会支持系统中最基本的形式。患者亲属提供患者更多的关心和照顾,增强其自尊和被关爱感,提高其生活质量。

8)加强宣传、降低致癌因素。癌症预防可分为三级。一级预防为病因预防,消除或减少可能致癌的因素,降低发病率;二级预防是指癌症一旦发生,如何早期发现、早期诊断、早期治疗,提高生存率,降低死亡率;三级预防即诊断和治疗后的康复,包括提高生存质量,减轻痛苦,延长生命。实现一级预防的措施在于保护环境,控制大气、水源、土壤等污染;改变不良的饮食习惯、生活方式,如戒烟、酒,多食新鲜蔬菜水果,忌食高盐、霉变食物;减少职业性致癌物暴露。

(五)护理评价

患者焦虑症状是否减轻;是否能维持最佳的营养状况;疼痛症状是否减轻;睡眠是否充足;是否了解疾病与治疗相关知识;各种并发症是否得到及时处理。

【知识拓展】

妊娠合并肿瘤的处理原则

(1)尽量维护母体的健康,特别是合并恶性肿瘤,遵循恶性肿瘤治疗原则和措施为基本

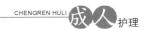

考虑。对40岁以后的妊娠妇女要注意并发恶性肿瘤的可能性,虽然其发病率并不因妊娠而增加,系恶性肿瘤发病相对增加使然。

(2)对合并的恶性肿瘤亦应尽力治疗:除非非常晚期,都应按癌瘤诊治规范施行。

(3)尽量保护胎儿或新生儿免受肿瘤治疗的不利影响:肿瘤治疗的主要手段,如手术、化疗和放疗都可能在妊娠期遇到,如继续妊娠则必须考虑到这些治疗措施对胚胎、胎儿的不利影响,如致畸、流产与早产等。有些肿瘤的治疗还涉及哺乳对婴儿的影响。

(4)尽量保留母体的生理与生育功能:当代的医疗原则更推崇规范化、微创化、人性化和个体化,肿瘤的治疗应在遵循治疗规范的前提下注意保护卵巢、子宫,以维系其生理和生育功能,更符合患者的意愿和要求的人性化处理,提高其生活质量。

(徐　霞)

项目 2　呼吸系统疾病患者的护理

任务 2-1　呼吸系统常见症状与体征的护理

⭐ **学习目标**

- **知识目标**
  1. 熟悉引起咳嗽咳痰、咯血、胸痛、呼吸困难的原因；
  2. 了解咳嗽咳痰、咯血、胸痛、呼吸困难的发病机制；
  3. 掌握咯血和肺源性呼吸困难的临床表现。
- **能力目标**
  1. 运用所学知识，制订出减轻咳嗽咳痰的护理措施；
  2. 能指导肺源性呼吸困难患者消除诱因，加强肺功能的锻炼，增加肺活量。

［任务 2-1-1］　咳嗽、咳痰

咳嗽是机体积极应对疾病的表现，当呼吸道及肺部受到各种病原微生物感染后，刺激呼吸道黏膜，分泌物增多引起的防御性反射动作；咳痰借助支气管黏膜上皮纤毛运动、支气管平滑肌的收缩和咳嗽反射，将下呼吸道的分泌物经口排出体外的动作，从而减轻致病因素对呼吸道的侵害。

【护理工作过程】

(一)护理评估

1. 健康史　了解患者的性别、年龄、职业和工作环境、有无吸烟史、药物和食物的过敏史等，了解是干性咳嗽还是湿性咳嗽。

2. 身体状况　评估咳嗽咳痰的性质、节律、音色和痰量等。

(1)咳嗽的性质。干性咳嗽常见的原因有呼吸道疾病：各种致病因素引起的炎症、异物和肿瘤的压迫和刺激等；胸膜疾病：胸膜炎、气胸和胸部损伤等；心血管疾病：肺瘀血、肺水肿等；其他原因：咳嗽变异性哮喘、后鼻道积液、胃食管反流、服用 ACEI 类药物等。其表现为咳嗽无痰或痰量很少。湿性咳嗽常见的原因有肺炎链球菌、肺炎克雷白杆菌、金黄色葡萄球菌、厌氧菌等引起的肺部感染、支气管扩张、左心衰竭、肺癌等病变。其表现为咳嗽伴有

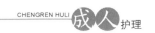

咳痰。

（2）咳嗽的节律。骤起咳嗽多见于吸入刺激性气体、气管或支气管异物、上呼吸道急性炎症等；长期发作的咳嗽多见于支气管炎、支气管扩张症、纤维空洞型肺结核、肺脓肿等；发作性咳嗽见于百日咳、肿瘤等；夜间咳嗽多见于心力衰竭、肺结核等；清晨或体位改变时咳嗽见于支气管炎、支气管扩张症、肺脓肿等。

（3）咳嗽的音色。这是指咳嗽时声音的特性。咳嗽声音嘶哑见于声带炎症或肿瘤等；犬吠样咳嗽见于会厌、喉部病变或气管受压；金属音调样咳嗽见于纵隔肿瘤、主动脉瘤、肺癌等；咳嗽声音微弱见于极度衰竭或声带麻痹。

（4）痰液的性质和痰量。痰液的性质可分为黏液性、浆液性、黏液脓性、脓性、浆液血性、血性。铁锈色痰见于肺炎球菌肺炎；粉红色乳状痰见于金葡菌肺炎；灰绿色/红砖色痰见于克雷白杆菌肺炎；草绿色痰见于绿脓杆菌感染；棕褐色痰见于阿米巴肺脓肿；烂桃样痰见于肺吸虫病；粉红色泡沫痰见于急性肺水肿；黄脓痰见于呼吸道化脓性感染。合并厌氧菌感染，痰有恶臭时多见于肺脓肿、支气管扩张。肺脓肿、支气管扩张症、支气管胸膜瘘时，痰量多且呈脓性，静置后可出现分层，上层为泡沫，中层为黏液或浆液脓性，下层为坏死组织。

（5）咳嗽、咳痰时伴随症状或体征。咳嗽、咳痰伴发热多见于呼吸道感染、胸膜炎、肺结核等；咳嗽伴胸痛多见于感染性疾病、肺部肿瘤、自发性气胸、肺栓塞等；咳嗽、咳痰伴体重减轻多见于肺结核、肺部肿瘤等；咳嗽伴咯血多见于肺结核、肺部肿瘤、支气管扩张症、肺脓肿、二尖瓣狭窄等；咳嗽伴呼吸困难多见于喉炎、喉水肿、喉肿瘤、气管和支气管异物、心肺疾患、气胸、胸腔积液等；咳嗽伴哮鸣音多见于支气管哮喘、气管异物、支气管炎喘息型、心源性哮喘、气管和支气管异物等；咳嗽、咳痰伴杵状指（趾）多见于支气管扩张症、肺脓肿、脓胸和支气管肺癌等。

3. 辅助检查　实验室检查：痰液找致病菌和药敏试验、血常规检查、血气分析、影像学检查、肺功能检查和纤维支气管镜检查等。

4. 心理、社会状况　患者有无焦虑、抑郁、烦躁不安等不良情绪；对患者的工作、学习、社交、日常生活和睡眠是否带来影响；患者对待咳嗽咳痰的态度、应对的方式和家庭的支持程度等。

（二）护理诊断

1. 舒适的改变　与咳嗽咳痰影响休息、睡眠和出现全身不适等表现有关。

2. 清理呼吸道无效　与呼吸道分泌物过多、黏稠、咳嗽无力有关。

（三）护理目标

患者能够进行有效咳痰、排出呼吸道分泌物；能得到家庭的支持，采用有效应对方法缓减症状，减轻咳嗽咳痰引起的全身不适；能运用各种物理疗法，促进痰液排出。

（四）治疗与护理

1. 病情观察　密切观察咳嗽咳痰的表现和变化，及时收集痰液，评估痰液的性质、量及颜色，并做好记录，为医疗诊断和治疗护理提供依据。

2. 一般护理　提供患者舒适和安静的休息环境，室内保持空气新鲜，维持适宜的温度和湿度，减少各种不良刺激；对于慢性咳嗽、痰液较多的患者要及时补充营养，给予高热量、高蛋白、高维生素、易消化的饮食，弥补疾病对营养素的消耗，增强抗病能力；避免呼吸道感染、尘埃和烟雾的刺激、避免过度劳累,注意保暖。

3. 促进有效的排痰

(1)深呼吸和有效咳嗽。鼓励并指导患者进行有效的咳嗽排痰,嘱患者深呼吸,在呼气约 2/3 时咳嗽,重复数次,因深呼吸可带出少量肺底部分泌物,配合咳嗽可产生痰液运动及咳出的效果。对无力咳出痰液的患者用双手压迫患者的下胸部和上腹部,嘱其用力咳嗽,可以加强膈肌反弹的力量,排痰的效果较好。

(2)叩背和震动。在病情允许的前提下,根据病变位置,选择适当的体位并配合振动排痰。时间最好选择在餐前 1～2h 或餐后 2h 进行治疗,2～4 次/d,治疗前先行雾化吸入 20min。叩击患者的背部和震动,间接地使附着在支气管壁的痰液松动脱落,易于咳出,叩背操作时,将五指并拢,掌指关节屈曲 120 度,指腹与大小鱼际肌贴紧,以腕关节用力,由下至上,自边缘到中央,有节律地叩拍患者背部,同时嘱患者深呼吸,叩背时用力不宜过猛,防止肋骨骨折、肺泡破裂等意外发生,同时要观察患者的面色、呼吸等情况。目前最新应用于临床的还有振动排痰机(G5 TherAssist TM,美国通用医学物理治疗设备公司生产),着力均匀,能够较好地解决这一问题。它是根据物理定向叩击原理进行设计的,能同时提供两种力:一种是垂直于身体表面的垂直力,对支气管黏膜表面黏液及代谢物起松弛和液化作用;另一种是平行于身体表面的水平力,帮助支气管内已液化的黏液按照选择的方向排出体外,经由叩击与身体接触角度不同,使叩击和振动两种力不同比例地结合,角度越大振动效果越强。振动与叩击频率可因患者病情及体质不同而选择。

(3)定时翻身。定时给患者翻身,可促进痰液的排出,防止肺泡萎缩和肺不张,利于肺部炎症的吸收好转。翻身时宜缓慢进行,同时配合拍背,将患者逐步翻至所需体位。对神志不清的患者,翻身前先吸净口腔、鼻腔的分泌物,以防活动后误吸。

(4)湿化痰液。①补充水分:鼓励患者多饮水,按医嘱给予静脉输液以增加体内水分,对于慢性肺部病变的老年人输液速度以 20～40 滴/min 为宜,同时观察心率、血压的变化。24h 入量尽量控制在 2500mL 左右,以免造成心脏负荷过重;②超声雾化吸入:应用超声医用雾化器吸入含抗生素及祛痰剂的雾化液(生理盐水 5mL、糜蛋白酶 400U、沐舒坦 15mg、庆大霉素 8 万 U),指导患者重复做深吸气—屏气片刻—慢呼气动作,直至雾化液被吸完。每次 15～20min,2～3 次/d,既可舒张气道,又可稀释痰液;③氧气湿化:老年人肺部感染后,因通气、换气功能减退,易发生低氧血症,一般需持续给氧。若长时间吸入冷而干燥的氧气,可导致呼吸道痰液变稠难咳出,因此,把氧气通过无菌蒸馏水或温开水湿化瓶吸入,以达到清洁和湿化氧气的作用,氧分压升高可以增加支气管纤毛运动,促进痰液排出。

(5)体位引流。利用重力作用使肺、支气管内分泌物排出体外,又称重力引流。适用于支气管扩张、肺脓肿、慢性支气管炎等痰液较多者或支气管碘油造影前后。严重的心血管疾患,如高血压、心功能Ⅲ～Ⅳ级、肺水肿患者,近期内有大咯血禁忌体位引流。①引流前向患者说明体位引流的目的及操作过程,消除顾虑,以取得患者的合作。②依病变部位不同,结合患者体验,采取相应的体位。原则:抬高病变部位,引流支气管开口向下。同时辅以拍背,指导患者有效咳嗽,以借重力作用使痰液流出。如下叶后基底段支气管扩张应采用头低脚抬高 45°～55°、俯卧位的姿势;右肺中叶支气管扩张取左侧 45°卧位,脚抬高 35°～45°;肺上叶支气管扩张可取半卧位,体位倾斜程度应由小到大逐渐增加,防止分泌物大量涌出造成窒

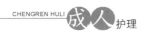

息。如病情不允许,床头最低限度应保持在水平位(如图 2-1-1 所示)。③每次 15～20min,每日早晚各一次。引流过程中应注意观察病情变化,如出现呼吸困难、头晕、发绀、出汗、疲劳、咯血等情况及时停止。④引流完毕,擦净口周的痰液,给予漱口,评估肺部呼吸音及啰音的变化,并记录排出的痰量和性质,必要时送检。⑤引流宜在饭前进行。为提高引流效果,对痰液黏稠者可先用生理盐水超声雾化吸入或用祛痰药(氯化铵、溴己新等)以稀释痰液。体位引流过程中经常变换体位,叩击震动患者的背部,间接地使附着在肺泡周围及支气管壁的痰液松动脱落。

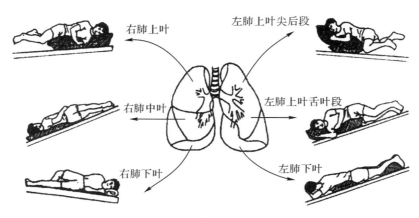

图 2-1-1　体位引流示意图

（6）机械吸痰。对于意识不清、痰液黏稠、无力排痰的患者,可以使用吸引器经口、鼻腔、气管插管或气管切开处进行负压吸痰。注意吸痰的方法和每次吸痰的时间,详细操作过程见护理学基础,同时给予吸氧,防止吸痰引起的低氧血症。

4.药物护理　根据医嘱给予祛痰剂、止咳药和必要的抗生素,达到止咳、消炎、促进痰液排出的效果。同时观察药物的疗效和相关不良反应,及时发现,配合医生处理。

（五）护理评价

患者引起咳嗽咳痰的病因和诱因是否得到消除,症状体征是否减轻;促进排痰的护理措施和护理方法是否到位,患者是否掌握了有效咳嗽、体位引流等操作技巧和注意事项;为患者机械吸痰时是否出现缺氧、烦躁等不良反应。

［任务 2-1-2］　咯血

咯血是指喉部以下呼吸道及肺组织等器官出血,经咳嗽从口腔咯出的现象。咯血量的多少视病因或病变的性质而异,大量咯血时血液自口鼻涌出,常可阻塞呼吸道,造成窒息或严重失血危及生命,要积极采取有效措施,进行止血及抢救;小量咯血或痰中带血,尤其是持续痰中带血伴刺激性咳嗽可能是肺癌的一种临床表现,应及早检查和找出原因;咯血量多少与疾病的严重程度不完全呈正相关。

【护理工作过程】

(一)护理评估

1.健康史　询问出血为初次或多次,如为多次,与以往有无不同。青壮年咳嗽,咯血伴有低热者应考虑肺结核。中年以上的人,尤其是男性吸烟者应注意肺癌的可能性。须细致询问和观察咯血量、色泽、有无带痰,询问个人史时须注意结核病接触史、多年的吸烟史、月经史、职业性粉尘接触史、生食螃蟹史等。

由于肺动脉内压力较低,仅为主动脉压力的 1/6 左右,但血管床丰富,血流量大,全身血液约 97% 流经肺动脉进行气体交换,因而肺动脉出血的机会较多;支气管动脉来自体循环,因此压力较高,破裂后可引起大量出血,咯血的机理主要有下面几种:

(1)血管通透性增加。由于肺部的感染、中毒或血管栓塞时,病原体及其他代谢产物可对微血管产生直接损害,或通过血管活性物质的作用使微血管壁通透性增加,红细胞自扩张的微血管内皮细胞间隙进入肺泡而造成小量咯血。

(2)血管壁侵蚀、破裂。肺部慢性感染使血管壁弹力纤维受损,局部形成小动脉血管瘤,在剧烈咳嗽或动作时血管瘤破裂而大量出血,常造成窒息,突然死亡。此种血管瘤多见于空洞性肺结核。

(3)肺血管内压力增高。风湿性心脏病、肺动脉高压、高血压性心脏病等情况下,肺血管内压力增高,可造成血液外渗或小血管破裂而引起咯血。

(4)出凝血功能障碍。常见于血小板减少性紫癜等血液病,由于凝血因子缺陷或凝血过程障碍,以及血管收缩不良等因素,在全身性出血倾向的基础上也可能出现咯血。

(5)机械性损伤。外伤或肺结核钙化灶、支气管结石对血管的机械性损伤引起咯血。

引起咯血常见的原因可分为三类:

(1)支气管疾病。慢性支气管炎、非结核性或结核性支气管扩张、支气管内膜结核、支气管癌等。

(2)肺部疾病。肺结核、肺炎、肺脓肿、肺寄生虫病、恶性肿瘤肺转移、心功能不全能引起肺瘀血、肺尘埃沉着症等。

(3)全身性疾病与其他原因。急性传染病(如钩端螺旋体病、流行性出血热)、血液病、白寒病、结缔组织病及某些出血性疾病。

大量咯血的原因:我国首先考虑肺结核和支气管扩张的可能。肺结核病变损害毛细血管表现为痰中带血,如侵蚀较大的小血管使其破裂则可引起中等量咯血,如结核空洞壁的动脉瘤破裂可引起大咯血。支气管扩张由于支气管壁的结构破坏,常伴有支气管动脉和肺动脉终末支的扩张与吻合而形成的血管瘤,也可引起大咯血。

2.身体状况　评估咯血的量和颜色、临床表现及伴随的症状体征,是否伴有并发症。

(1)咯血的量和颜色。少量咯血或痰中带血<100mL/24h;中等量咯血 100~500mL/24h;大量咯血>500mL/24h 或一次咯血量>300mL。咯血多为鲜红色,应与消化道出血引起的呕血相鉴别,见表 2-1-1。

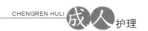

表 2-1-1　咯血与呕血的鉴别

	咯血	呕血
病史	呼吸道疾病或心脏病史	胃病或肝硬化病史
出血前症状	咽喉发痒或咳嗽	恶心、上腹部不适
出血方式	咯出	呕出
血液颜色	鲜红	暗红或棕褐色
血液内混合物	泡沫及痰	食物残渣
酸碱反应	碱性	酸性
黑粪	无,如咽下可有	常有黑粪
出血后痰性状	痰中带血	无血痰

（2）临床表现及伴随的症状体征。咯血主要临床表现常见有喉部不适,胸闷,咳嗽,血色鲜红呈泡沫状,有痰及痰中带血。可伴有发热,胸痛,皮肤黏膜出血或黄疸,进行性消瘦等症状。

咯血伴发热、胸痛者,以肺炎的可能性为大;咯血伴胸痛者多见于肺梗死、肺炎球菌性肺炎;咯血伴呛咳者多见于支气管肺癌、支原体肺炎;咳嗽伴血痰见于肺脓肿;大量咯血者多见于空洞性肺结核、支气管扩张、动脉瘤破裂等;咯血伴进行性消瘦者,有肺结核、肺癌的可能;长期咳嗽、大量脓性痰、反复咯血者,支气管扩张的可能性较大。

（3）护理体检。对咯血患者均应做胸部细致反复的检查,有些慢性心、肺疾病可合并杵状指（趾）,进行性肺结核与肺癌患者常有明显的体重减轻,有些血液病患者有全身出血性倾向。

（4）并发症。大咯血者血液容易滞留于支气管、喉部或失血过多导致各种并发症的发生,如继发感染、窒息、肺不张、失血性休克等,应及时发现,防止危及生命。

3. 辅助检查　①实验室检查:痰液检查可发现结核杆菌、真菌、细菌、癌细胞寄生虫卵等;出血时间、凝血时间、凝血酶原时间、血小板计数等检查有助于出血性疾病诊断;红细胞计数与原红蛋白测定有助于推断出血程度;嗜酸性粒细胞增多提示寄生虫病的可能性。②器械检查:X 线检查、胸部透视、胸部平片、体层摄片,有必要时可做支气管造影协助诊断;CT 检查,有助于发现细小的出血病灶;支气管镜检查,原因不明的咯血或支气管阻塞肺不张的患者应考虑,如肿瘤、结核、异物等,同时在直视下取活体组织病理检查或异物取出,血液和痰液吸出等;放射性核素检查,有助于肺癌与肺部其他肿物的鉴别诊断。

（二）护理诊断

1. 有窒息的危险　与咯血、痰液黏稠、气道痉挛和阻塞有关。

2. 清理呼吸道无效　与呼吸道分泌物过多、黏稠、咳嗽无力有关。

（三）护理目标

患者掌握了预防窒息的相关知识;患者在咯血时能保持正确的体位和放松情绪,不屏气,保持呼吸道通畅。

（四）治疗与护理

1. 窒息的预防

（1）密切观察病情变化。密切观察咯血量、脉搏、呼吸、血压、意识等变化,了解双肺呼吸音的变化,观察患者有无窒息的先兆症状,如烦躁、神色紧张、出冷汗等异常表现。

(2)保持呼吸道通畅。指导咯血患者轻轻咳出气道积血,保持镇静,不宜屏气,以免诱发喉头痉挛,使血液引流不畅形成血块,导致窒息;精神紧张者可给小剂量镇静剂,如安定,但禁用吗啡,以免引起呼吸抑制。

(3)准备好抢救物品。如吸引器、氧气、气管插管、气管切开包、鼻导管、喉镜、止血药、呼吸兴奋剂、升压药及备血等;痰液黏稠无力咳出者,可经鼻腔吸痰,重症患者应在吸痰前后适当提高吸氧的浓度。

(4)保持口腔清洁、环境舒适。及时为患者漱口,擦净血迹,防止口腔异味刺激引起再度出血;及时清洁地面上咯出的血迹,消除不良的环境刺激。

(5)药物护理。遵医嘱使用止血药物,并密切观察药物不良反应。脑垂体后叶素有收缩小动脉的作用,从而减少肺血流量而止血,但此药也能引起子宫、肠管平滑肌收缩和冠状动脉收缩,故对高血压、冠心病及孕妇忌用。静脉注射时速度不能过快,以免引起恶心、便意、心悸、面色苍白等不良反应,使用过程中须密切注意。若咯血量过多,应配血备用,酌情适量输血。

2.窒息时的抢救

(1)立即通知其他医护人员。一旦发现患者表情恐怖、张口瞪目、双手乱抓、大汗淋漓、唇舌发绀、大小便失禁、意识丧失等表现,意味着窒息的发生,应立即利用任何可能手段通知其他医务人员。

(2)绝对卧床休息。一旦出现胸闷、气憋、唇甲发绀、面色苍白、冷汗淋漓、烦躁不安等窒息前表现,应立即取头低足高位,轻拍背部,迅速排出在气道和口咽部的血块。

(3)保持气道通畅。借助工具迅速清除口鼻腔血凝块,神志清醒者鼓励其将血吐出。必要时立即行气管插管或气管镜直视下吸出血凝块,以解除呼吸道阻塞。

(4)吸氧。呼吸道通畅后,立即给高流量吸氧,必要时机械辅助通气。

(5)建立静脉通道。按医嘱用药,如止血剂、呼吸兴奋剂等。

(6)密切观察病情变化,检测血气分析和凝血功能,警惕再窒息的可能。

(五)护理评价

患者是否掌握了预防窒息的相关知识;患者在咯血时能否保持正确的体位和放松情绪,不屏气,保持呼吸道通畅。

［任务 2-1-3］　胸痛

【护理工作过程】

(一)护理评估

1.健康史　了解患者的性别、年龄、职业和工作环境、有无呼吸道感染史、肺结核病史、心脏疾病等。

2.身体状况

(1)引起胸痛的常见原因。各种炎症或物理因素刺激肋间神经、脊髓后根传入纤维、支配心脏及主动脉的感觉纤维、支配气管、支气管及食管的迷走神经感觉纤维和膈神经。

(2)胸痛常见的类型和临床表现。①胸膜性胸痛:壁层胸膜的痛觉神经主要来自于肋间

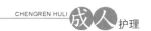

神经和膈神经。肺组织和脏层胸膜缺乏痛觉感受器。其特点：胸痛与咳嗽和呼吸有关，屏气时减轻或消失，按压疼痛部位不会使疼痛减轻。骤然发生胸痛，见于气胸、肺栓塞；较快出现的疼痛伴有咳嗽、发热往往提示肺炎、细菌性胸膜炎和脓胸；缓慢出现的胸痛伴乏力、体重下降常见于肺结核或肺癌。②胸壁痛：常见原因有肋间肌肉损伤、肋间神经炎、带状疱疹、肋骨病变等。与胸膜性胸痛不同的是深呼吸对于胸壁疼痛基本没有影响，咳嗽和机体运动可以加重胸壁疼痛。按压疼痛部位可使疼痛加重，疼痛的性质与患者的感觉一致。③纵隔性胸痛：纵隔内脏器病变发生的疼痛，其特点是疼痛部位常位于胸骨后或心前区，可放射到颈部、背部或上臂，见于心绞痛、心肌梗死、肺栓塞、心包炎、主动脉夹层瘤、食管病变等。胸痛常伴随的症状有：吞咽困难、咳嗽、咯血和呼吸困难等。

（二）护理诊断

1. 舒适的改变　与炎症刺激壁层胸膜有关。

2. 活动无耐力　与炎症疼痛能量消耗过多，并影响营养摄入有关。

（三）护理目标

患者熟悉了减轻和预防疼痛的相关知识；能采取正确的体位，减少对胸膜腔的摩擦而减轻疼痛；稳定情绪，调整心态；疼痛感觉减轻，身体状态和功能改善，自我感觉舒适，食欲增加；焦虑程度缓解，休息和睡眠的质量较好。

（四）治疗与护理

1. 病情观察　密切观察患者生命体征，疼痛发作表现、性质、持续的时间、伴随症状，注意病情的进展情况，及时通知医生配合采取相应的措施。

2. 一般护理　渗出性胸膜炎引起的疼痛多有发热，应卧床休息，减少能量的消耗，补充营养和水分，多饮水，给予高蛋白、高热量、多种维生素、易消化的饮食，增进食欲。

3. 稳定情绪，分散注意力　向患者说明胸痛的原因和发生的机制、医疗护理采取的各种措施，使患者对胸痛的处理的相关知识有所了解，给予心理安慰，减轻心理压力，分散注意力，消除焦虑，稳定情绪。分散注意力的常用方法有听觉分散、视觉分散、松弛技巧、有节律的按摩、诱导想象、各类活动与游戏。

4. 调整体位　帮助患者取用正确的姿势、舒适整洁的病床单位、良好的采光和通风设备、适宜的室内温度等都是促进舒适的必要条件。如采取半卧位、坐位，以防疼痛加重；胸膜炎患者应采用患侧卧位，减少呼吸运动的幅度，减轻对壁层胸膜的摩擦，以减轻疼痛。

（五）护理评价

患者是否熟悉减轻和预防疼痛的相关知识；情绪是否平稳；疼痛感觉是否减轻，身体状态和功能是否改善；食欲是否改善，休息和睡眠的质量是否提高。

［任务 2-1-4］　肺源性呼吸困难

【护理工作过程】

（一）护理评估

1. 健康史　根据患者提供的自觉症状，以及家属、其他医护人员对呼吸的观察，评估患者呼吸困难发作的缓急、程度，呼吸困难发作与时间和环境的关系，呼吸的频率、节律和深浅度及伴随的相关症状体征等。

2. 身体状况　呼吸困难是指呼吸系统疾病或其他疾病引起呼吸时患者感到空气不足、憋气、呼吸费力,并伴有呼吸频率、节律和深浅度的改变,严重时出现鼻翼扇动、张口呼吸等。

(1)肺源性呼吸困难常见病因。呼吸道和肺部疾病,如感染、其他炎症、气道阻塞或狭窄、肿瘤等;胸廓疾患,如气胸、大量胸腔积液、严重胸廓脊柱畸形和胸膜肥厚等;神经肌肉疾病、药物导致呼吸肌麻痹、膈运动障碍等。

(2)临床分类及特征。吸气性呼吸困难,其特征有吸气费力、吸气时间延长和吸气显著困难,严重者有明显的"三凹症",常伴有干咳嗽高调的吸气性喘鸣,见于各种原因引起的喉、气管、大支气管水肿、痉挛、狭窄或者异物和肿瘤的压迫等。呼气性呼吸困难,其特征是呼气费力、呼气时间延长,常伴有呼气性哮鸣音,多见于支气管哮喘、喘鸣型慢性支气管炎和慢性阻塞性肺气肿等疾病。混合性呼吸困难,其特征是吸气和呼气均费力,呼吸频率增快、变浅,常伴有呼吸音变弱或消失,常见于重型肺炎、肺结核、大量胸腔积液和气胸等疾病。

(3)呼吸困难程度的判断。呼吸困难程度与日常生活活动能力水平的关系,见表2-1-2。

表 2-1-2　呼吸困难程度与日常生活活动能力水平的关系

分度	呼吸困难程度	日常生活活动能力水平
Ⅰ度	日常活动无不适,中、重体力活动时出现气促。	正常,无气促。
Ⅱ度	平地行走无气促,登高或上楼时出现气促。	满意,有轻度气促,但日常生活可自理,不需要帮助或中间停顿。
Ⅲ度	与同龄健康人以同等速度行走时呼吸困难。	尚可,有中度气促,日常生活可自理,但必须停下来喘气,费时、费力。
Ⅳ度	以自己的步速平地行走 100m 或数分钟即有呼吸困难。	差,有显著呼吸困难,日常生活自理能力下降,需要帮助。
Ⅴ度	洗脸、穿衣,甚至休息时也有呼吸困难。	日常生活不能自理,完全需要帮助。

3. 辅助检查　血气分析结果可以判断缺氧和二氧化碳潴留的程度。胸部 X 线、CT 检查可协助疾病的诊断。

4. 心理、社会状况　呼吸困难严重时,常感受到死亡的威胁,因此患者常有情绪紧张、焦虑或恐惧等不良心理反应。

(二)护理诊断

1. 气体交换　与呼吸道阻塞、呼吸面积减少、气体交换受损有关。

2. 低效性呼吸形态　与肺的顺应性降低、分泌物增多、肺的扩张性降低有关。

(三)护理目标

患者的呼吸功能得到改善,缺氧减轻或消失,呼吸困难得到改善;呼吸形态改善,呼吸困难减轻或逐渐恢复正常呼吸。

(四)治疗与护理

1. 一般护理

(1)休息与体位。协助患者采取半卧位或端坐位,必要时设置跨床小桌。严重患者尽量减少活动和不必要的谈话,以减少耗氧量。有计划地安排护理活动,尽量减少对患者不必要

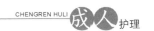

的干扰。

（2）饮食。患者由于进食减少、体能消耗增大，为保证患者对营养的需求，给予富含蛋白、维生素的食物。费力的呼吸可导致水分过多丧失，应根据需要补充水分。注意口腔卫生，张口呼吸者需每天口腔护理 2~3 次。

2. 合理给氧　根据病情和血气分析的结果给氧，低氧伴有高碳酸血症者持续低流量（1~2L/min）、低浓度（25%~29%）给氧；单纯缺氧或使用呼吸兴奋剂或机械通气者，吸氧浓度可稍高（2~4L/min），同时做好吸氧护理。

3. 病情观察　观察呼吸的频率、节律和深浅度的改变，以及观察意识状态和精神症状，有无球结膜充血和水肿，有无肺性脑病的表现；监测血气分析、血常规和尿常规等实验室数据的变化。

4. 用药护理　按医嘱及时准确给药，观察药物的疗效和不良反应。①茶碱类、$β_2$ 受体兴奋剂等药物能松弛支气管平滑肌，减轻气道阻力，缓减呼吸困难。②呼吸兴奋剂，使用的前提是保持呼吸道的通畅，提高吸氧浓度，观察呼吸的频率、节律和深浅度的变化、血气分析的改变，以便调整剂量，密切观察各种不良反应，如恶心、呕吐、面色潮红等，及时报告医生采取相应处理。③对烦躁不安的患者，慎重使用镇静剂，以免抑制呼吸。

5. 有效呼吸　促进和指导患者进行有效的呼吸，等待病情稳定后教会患者进行腹式呼吸训练和缩唇呼吸训练，减少肺内残气量，加强有效呼吸和有效的通气量，改善通气功能。

6. 心理护理　关心体贴患者，给予精神鼓励，以积极配合治疗。陪伴在患者身边，给予安慰和鼓励，消除情绪紧张和增加安全感，减少耗氧量而减轻呼吸困难。

（五）护理评价

患者的呼吸功能是否得到改善，缺氧是否减轻或消失；呼吸形态是否改善，呼吸困难是否减轻或逐渐恢复正常呼吸。

（袁爱娣　常秀春）

任务 2-2　阻塞性呼吸系统疾病患者的护理

学习目标

- **知识目标**

  1. 熟悉慢性支气管炎的定义；

  2. 了解慢性支气管炎的常见病因；

  3. 掌握慢性支气管炎的临床表现和护理措施；

  4. 熟悉阻塞性肺气肿的概念；

  5. 了解阻塞性肺气肿患者的常见病以及通气功能障碍的机理；

  6. 掌握阻塞性肺气肿患者的临床表现和护理措施；

7. 熟悉慢性肺源性心脏病的概念；

8. 了解慢性肺源性心脏病的发病机制；

9. 掌握慢性肺源性心脏病患者心肺功能失代偿期的临床表现和治疗原则；

10. 掌握支气管哮喘、重症哮喘的概念；

11. 熟悉支气管哮喘的发病机制、典型症状和体征；

12. 了解哮喘的分期和急性发作的分度。

● 能力目标

1. 结合已学知识，学会对患者的药物治疗疗效和副作用的观察；

2. 能列出阻塞性肺气肿患者的首要护理问题，制订护理计划；

3. 教会患者呼吸功能训练方法，提高肺功能，体察患者的痛苦；

4. 结合病例列出护理问题，制订并解释护理措施；

5. 能分别对心肺功能代偿期和失代偿期患者进行自我防护知识指导；

6. 运用所学的知识，学会药物雾化吸入器的使用方法并教会患者及家属使用；

7. 教会患者采用各种卧位进行体位引流，促进痰液排出；

8. 运用所学内容对患者及家属进行健康教育，增强患者呼吸功能。

[任务 2-2-1]　慢性支气管炎患者的护理

【知识背景】

慢性支气管炎（chronic bronchitis，简称慢支）是指气管、支气管黏膜及其周围组织的慢性非特异性炎症。以慢性反复发作的咳嗽、咳痰或伴有喘息为临床特征，慢性咳嗽、咳痰持续三个月，连续两年以上。

慢支病因较复杂，往往是多种因素相互作用的结果。

(一)外在因素

1. 感染因素　感染是本病发生、发展的重要因素之一。主要病毒为鼻病毒、黏液病毒、腺病毒和呼吸道合胞病毒，在病毒或病毒与支原体混合感染损伤气道黏膜的基础上继发细菌感染。细菌感染以流感嗜血杆菌、肺炎球菌、甲型链球菌和奈瑟球菌为多见。

2. 理化因素　刺激性烟雾、粉尘、大气污染（如二氧化硫、二氧化氮、氯气、臭氧等）等慢性刺激，常为本病的诱发因素之一。尤其是吸烟，国内外的研究均证明吸烟与慢支的发生有密切关系。吸烟时间愈长，吸烟量愈大，患病率愈高，戒烟后可使病情减轻。烟草中含有焦油、尼古丁等多种有害化学成分，可使支气管收缩痉挛；呼吸道黏膜上皮细胞纤毛运动受抑制；支气管杯状细胞增生，黏液分泌增多，使气道净化能力减弱；支气管黏膜充血、水肿、黏液积聚，肺泡中吞噬细胞功能减弱，而易引起感染。此外，吸烟者易引起鳞状上皮化生，黏液腺体增生、肥大。

3. 气候　寒冷常为本病发作的重要原因和诱因。尤其是气候突变时，冷空气刺激使呼吸道局部小支气管痉挛，纤毛运动障碍，呼吸道防御功能降低，净化作用减弱，有利于病毒、细菌入侵和繁殖。

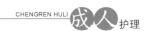

4. 过敏因素　与喘息型慢性支气管炎关系尤为密切。有过敏史者,接触抗原物质如细菌、真菌、尘螨、花粉、尘埃、某些食物和化学气体等都可引起发病。

(二)内在因素

1. 呼吸道局部防御功能及免疫功能降低　正常人呼吸道有完善的防御机制,分泌物中存在分泌性免疫球蛋白 A(SIgA),有抗病毒和抗细菌的作用,细支气管和肺泡中的巨噬细胞能吞噬和消灭入侵细菌、病毒,故正常人下呼吸道能保持无菌状态。当全身或呼吸道局部的防御及免疫功能减弱,可为慢性支气管炎发病提供内在条件。

2. 自主神经功能失调　呼吸道的副交感神经反应性增高时,微弱的刺激即可引起支气管平滑肌痉挛,分泌物增多,从而产生咳嗽、咳痰、气喘等症状。

上述因素刺激呼吸道,使呼吸道防御功能减弱,支气管平滑肌收缩和分泌增加。因呼吸道黏膜的血液循环障碍和分泌物排出困难,易诱发继发感染,从而促进气道慢性炎症的形成。反复发病可使气道狭窄或阻塞,最终导致肺气肿及肺源性心脏病。

【工作任务一案例导入】

患者,女,28 岁,怀孕 12 周。小时候经常感冒并发支气管炎,体质较差,后来转变成慢性支气管炎。半个月前因洗澡受凉,出现发热,体温 39.3℃,咳嗽咳痰明显,尤其是晚上和清晨起床时咳嗽剧烈,并有呼吸急促和哮鸣音。由于怀孕不敢乱吃药,请问该怎么办?

任务导向:

1. 应如何增强体质,加强营养?

2. 如何防止腹压增加影响胎儿的生长发育?

【护理工作过程】

(一)护理评估

1. 健康史

任务探究:什么原因导致 COPD 的发生?

了解慢性支气管炎发生原因,如有过敏史,过敏原是否明确,孕妇是否属于过敏体质;疾病的发作对妊娠期妇女和胎儿有何影响,并进行评估和预测。

2. 身体状况

(1)症状。起病缓慢,病程较长,反复急性发作而使病情加重。主要症状有慢性咳嗽、咳痰、喘息。初期症状轻微,在寒冷季节、吸烟、劳累、感冒后可引起急性发作或症状加重。重症患者四季不断发病,在冬春季加剧,早晚加重。

1)咳嗽。支气管黏膜充血、水肿或分泌物积聚于支气管腔内均可引起咳嗽。一般晨间起床时咳嗽较重,白天较轻,睡眠时有阵咳或排痰。

2)咳痰。痰为白色黏液或浆液泡沫性,偶可带血,急性发作伴有细菌感染时,则变为黏液脓性,咳嗽和痰量亦增加。起床后或体位变动可刺激排痰,故清晨排痰较多。

3)喘息或气急。喘息性慢性支气管炎有支气管痉挛,可引起喘息。并发阻塞性肺气肿时可表现为劳动或活动后气急。重者休息时亦气喘,生活无法自理。

(2)体征。急性发作期可在背部或双肺底听到干、湿啰音,咳嗽后可减少或消失。喘息性慢性支气管炎可听到哮鸣音和呼气延长,且不易完全消失。

(3)分型。可分为单纯型和喘息型两型。单纯型的主要表现为咳嗽、咳痰;喘息型者除有咳嗽、咳痰外,尚有喘息,伴有哮鸣音,喘鸣在阵咳时加剧,睡眠时明显。

(4)分期。按病情进展可分为三期:

1)急性发作期。指一周内出现脓性或黏液脓性痰,痰量明显增加,或伴有发热等炎症表现,或咳、痰、喘症状中任何一项明显加剧。

2)慢性迁延期。指不同程度的咳、痰、喘症状迁延一个月以上者。

3)临床缓解期。指症状基本消失或偶有轻微咳嗽,少量痰液,保持 2 个月以上者。

3．辅助检查

(1)X 线胸片检查。早期无异常,病程长者两肺纹理增粗,呈网状或条索状、斑点状,以下肺野较明显。

(2)呼吸功能检查。早期常无异常,随病情逐渐加重出现阻塞性通气功能障碍,表现为:第一秒用力呼气量占用力肺活量的比值减少($<60\%$);最大通气量减少(小于预计值的80%);残气量增加;残气量/肺总量$>40\%$(为诊断肺气肿的重要指标)。

(3)血液检查。细菌感染时白细胞、中性粒细胞增多。喘息型者嗜酸性粒细胞增多。

(4)痰液检查。痰涂片或培养可见肺炎球菌、流感嗜血杆菌、甲型链球菌及奈瑟球菌等。涂片中可见大量中性粒细胞、已破坏的杯状细胞等,喘息型者嗜酸性粒细胞增多。

4．心理、社会状况　慢性支气管炎急性发作时,由于咳嗽、咳痰和气急增加腹压,妊娠期孕妇容易导致流产或早产;会增加孕妇和家属的担忧,担心用药会影响胎儿的发育;增加心理压力和紧张,应给予相关知识的解释和帮助,消除其顾虑。

(二)护理诊断

1．首要护理诊断　清理呼吸道无效,与分泌物多而黏稠有关。

2．主要护理诊断

(1)体温过高。与慢性支气管炎并发感染有关。

(2)知识缺乏。缺乏慢性支气管炎的防治知识。

(三)护理目标

患者能有效排痰,呼吸道分泌物潴留减少或被清除;解除发热,体温保持正常;患者掌握慢性支气管炎的防治知识。

(四)治疗与护理

1．治疗原则　急性发作期和慢性迁延期慢支患者应以控制感染及对症治疗(祛痰、镇咳、平喘)为主,临床缓解期宜加强锻炼,增强体质,提高机体抵抗力,预防上呼吸道感染,减少并发症的发生。

(1)控制感染。急性发作期和慢性迁延期应有效地控制感染。常用青霉素 G、红霉素、氨基甙类、喹诺酮类、头孢菌素类抗生素,轻者可口服,重者肌注或静脉滴注。能单独应用窄谱抗生素应尽量避免使用广谱抗生素,以免二重感染或产生耐药菌株。

(2)祛痰、镇咳。用于急性发作期和慢性迁延期的患者,以改善或消除症状为目的的常用药物有氯化铵合剂、溴己新、喷托维林。对年老体弱、痰量较多者,应以祛痰为主,避免用强烈镇咳剂,如可卡因。

(3)解痉、平喘。用于伴有喘息的患者。常选用氨茶碱、沙丁胺醇,若气道舒张剂使用后

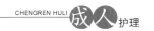

气道仍有持续阻塞，可使用糖皮质激素，如泼尼松每日 20～40mg。

2. 护理措施

（1）一般护理。

1）环境要保持舒适、洁净，适宜的温湿度，空气新鲜，避免刺激性气体，冬季注意保暖，防止受凉。

2）给予高蛋白、高维生素、足够热量、易消化饮食；少量多餐，避免油腻、刺激性强、易于产气的食物，防止便秘、腹胀影响呼吸。

3）鼓励患者多饮水。除补充机体每日需要量外，还须根据体温、痰液黏稠度，每日补充水分约 2500mL，使痰液稀释，易于排出。

（2）病情观察。观察患者咳、痰、喘的症状，痰液的性质和量，详细记录痰液的颜色、量和性质，正确收集痰标本并及时送检。发热时定时监测体温。

（3）针对性护理。

1）协助患者翻身、拍背，指导患者深吸气后有意识地咳嗽，以利排痰，畅通呼吸道。酌情采用胸部物理治疗，如胸部叩击和震颤等，以保持气道通畅。

2）遵医嘱使用抗生素、祛痰、镇咳药，应以祛痰为主，保持呼吸道通畅，不宜选用强烈镇咳药如可卡因，以免抑制咳嗽中枢，加重呼吸道阻塞，导致病情恶化。

3）痰液黏稠者可采用超声雾化疗法，使药液直接吸入呼吸道进行局部治疗，稀化痰液，使之容易咳出，以减轻炎症。雾化液可用生理盐水加庆大霉素，痰液黏稠者可加糜蛋白酶，解痉平喘可加沙丁胺醇等。

4）发热时做好口腔护理，鼓励患者经常漱口，患者出汗时，及时协助擦汗、换衣，避免受凉。

（4）心理护理。急性期，关心体贴患者，给予精神鼓励，以积极配合治疗。缓解期，帮助患者和家属了解疾病的特点，树立与慢性病长期做斗争的信念。鼓励患者提高生活质量，避免依赖心理。

（5）保健指导。

1）向患者宣传慢性支气管炎治疗是一个长期过程，要树立治疗信心，主动配合，坚持治疗，并督促患者按医嘱服药争取病情的缓解。

2）指导患者适当休息，避免过度疲劳，注意营养的摄入，与患者及家属共同制订休息和营养摄入计划。

3）鼓励患者，特别是缓解期患者坚持锻炼以加强耐寒能力与机体抵抗力，注意保暖，避免受凉，预防感冒。

4）向吸烟者宣传吸烟危害：吸烟易引起支气管黏膜纤毛上皮鳞状化生，纤毛运动减弱，局部抵抗力下降，易于感染和发病，应积极戒烟。同时注意改善环境卫生，做好个人劳动保护，消除及避免烟雾、粉尘和刺激性气体等诱发因素对呼吸道的影响。去除慢性鼻窦炎、扁桃体炎等原发病灶，重视急性支气管炎的及时有效的彻底治疗，对预防慢性支气管炎具有积极意义。慢性支气管炎如无并发症，预后良好。如病因持续存在，迁延不愈或反复发作，易并发阻塞性肺气肿。

（五）护理评价

患者能否有效排痰，呼吸道分泌物潴留是否减少或被清除；体温是否保持正常；是否掌握慢性支气管炎的防治知识。

［任务 2-2-2］　慢性阻塞性肺气肿患者的护理

【知识背景】

慢性阻塞性肺气肿（chronic obstructive emphysema）是指终末细支气管远端（呼吸细支气管、肺泡管、肺泡囊和肺泡）的气道弹性减退、过度膨胀、充气和肺容积增大，或同时伴有气道壁破坏的病理状态，是肺气肿中最常见的一种类型。

肺气肿的发病机制至今尚未完全阐明，一般认为是多种因素协同作用导致的。

1. 支气管的慢性炎症　由于支气管的慢性炎症使管腔狭窄，形成不完全阻塞，造成通气功能障碍；慢性炎症破坏细支气管壁的软骨，使之失去正常的支架作用，周围纤维组织增生，管腔僵硬或塌陷，造成气道阻力增加。吸气时支气管舒张，气体尚能进入肺泡，但呼气时，由于胸腔内压增高使细支气管及肺泡受压塌陷，气体排出受阻，肺泡内积聚大量气体，残气量增加，肺泡内压力增高致肺泡明显膨胀，甚至破裂；肺泡内压力增高致肺泡壁毛细血管受压，供血量减少，肺组织营养障碍，引起肺泡壁弹性减退，肺泡的弥散面积减少，V/Q 比例失调；肺部慢性炎症使白细胞和巨噬细胞释放的蛋白分解酶增加，损害肺组织和肺泡壁，致多个肺泡融合形成肺大疱或肺气肿。

2. 遗传因素　少数患者有 α_1-抗胰蛋白酶不足，α_1-抗胰蛋白酶是一种弹性蛋白酶抑制因子，缺乏此种酶抑制剂，不能防止肺组织中弹性蛋白酶分解弹力纤维，可诱发肺气肿。

肺气肿的病理类型：①小叶中央型，较多见，是由于终末细支气管或一级呼吸性细支气管因炎症而致管腔狭窄，其远端的二级呼吸性细支气管呈囊状扩张，其特点是囊状扩张的呼吸性细支气管位于二级小叶的中央区；②全小叶型，是呼吸性细支气管狭窄引起所属终末肺组织，即肺泡管—肺泡囊及肺泡的扩张，其特点是气囊腔较小，遍布于肺小叶内；③混合型，多在小叶中央型基础上，并发小叶周边区肺组织明显膨胀（如图 2-2-1 所示）。

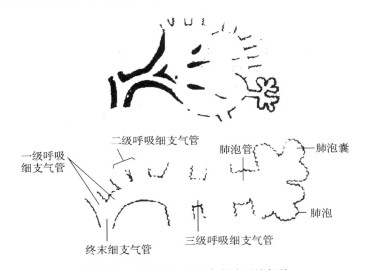

一级呼吸
细支气管

二级呼吸细支气管

肺泡管

肺泡囊

终末细支气管

三级呼吸细支气管

肺泡

图 2-2-1　小叶中央型和全小叶型肺气肿

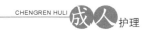

【工作任务一案例导入】

患者,女,34 岁,妊娠 20 周,原来有慢性支气管炎病史,一到冬天咳嗽咳痰症状明显,上周因受凉,原发病症状加重,喘息气憋明显,呼吸费力。体检:呼吸音减弱、语颤增强,肺部叩诊过清音、心音遥远。口唇发紫,孕妇和家属非常担心母子安全,送医院急诊。

任务导向:

1. 根据病史,你作为急诊室护士判断孕妇合并何种疾病?

2. 该疾病对孕妇和胎儿会有哪些影响,现在应采取哪些紧急措施缓解其喘息和发绀?

【护理工作过程】

(一)护理评估

1. 健康史　询问患者有无支气管哮喘、支气管扩张病史,患者工作、生活环境中有无刺激性烟雾、粉尘、大气污染。接触抗原物质如细菌、真菌、尘螨、花粉、尘埃、某些食物和化学气体等,有无过敏史。有无家族遗传史,有无吸烟史。

2. 身体状况

(1)症状。慢性支气管炎并发肺气肿时,在原有咳嗽、咳痰、喘息等症状的基础上出现呼吸困难,并逐渐加重。早期仅在体力劳动或上楼等活动时出现,随着病情发展,轻度活动,甚至在静息时也感呼吸困难。当慢支急性发作时,支气管分泌物增多,进一步加重通气功能障碍,胸闷、气急加剧,严重时可出现呼吸功能衰竭的表现,如发绀、头痛、嗜睡、神志恍惚等。

(2)体征。早期体征不明显。随着病情发展出现桶状胸,呼吸运动减弱,触诊语颤减弱或消失;叩诊呈过清音,心浊音界缩小或不易叩出,肺下界和肝浊音界下降;听诊心音遥远,呼吸音减弱,呼气延长,并发感染时肺部可有湿啰音。

(3)临床分型。

1)气肿型(pinkpuffer,A 型)。临床表现为呼吸困难明显,咳嗽、咳痰较轻,PaO_2 稍低,$PaCO_2$ 一般正常或稍低,晚期升高,呈喘息外貌。多见于年老瘦弱者,病理改变主要为全小叶型肺气肿。晚期出现呼吸衰竭或伴右心衰竭。

2)支气管炎型(bluebloater,B 型)。以反复呼吸道感染为突出表现,咳嗽较重,咳痰量多,而呼吸困难相对较轻。常表现为 PaO_2 下降,$PaCO_2$ 升高,发生呼吸衰竭及右心衰竭。胸片心影增大,多见于年轻、体型肥胖者。病理改变主要为小叶中央型肺气肿。

3)混合型。临床上常兼有上述两型特征者。

3. 辅助检查

(1)影像检查。典型 X 线片改变为胸廓前后径增大,肋骨变平,肋间隙增宽,胸廓低平。两肺透亮度增加,肺血管纹理减少或有肺大疱征象。胸部 CT 能更准确判断有无肺气肿,并对其严重程度进行定量分析。

(2)呼吸功能检查。最典型改变是用力呼气流速的持续减低,$FEV_1<83\%$,残气量$>60\%$,RV 和 RV/TLC 均增高,呈阻塞型通气功能障碍,并可伴有换气功能障碍。

(3)血液气体分析。如出现明显缺氧及二氧化碳潴留时,则 PaO_2 降低,$PaCO_2$ 升高,并可出现失代偿性呼吸性酸中毒,pH 值降低,严重时 $PaO_2<60mmHg$,$PaCO_2>50mmHg$,呈Ⅱ型呼吸衰竭。

(4)血液和痰液检查。一般无异常,继发感染时似慢性支气管炎急性发作表现。

(二)护理诊断

1. 首要护理诊断

(1)清理呼吸道无效。与痰液黏稠、咳嗽无力、支气管痉挛有关。

2. 主要护理诊断

(1)气体交换受损。与肺组织弹性降低、通气功能障碍、V/Q 比率失调、残气量增加有关。

(2)睡眠型态紊乱。与咳嗽、呼吸困难、焦虑有关。

(3)有感染的危险。与痰液潴留、肺的防御系统损害有关。

(4)焦虑。与缺氧、对疾病的发展、预后担忧有关。

(5)家庭应对无效,无能性。与长期患病及心理状态对家庭成员的影响有关。

(三)护理目标

患者能有效进行呼吸肌功能锻炼,呼吸功能改善;能进行有效咳嗽、排痰,呼吸道通畅;主诉能够得到充足的休息;能了解基本的饮食营养知识,遵循饮食计划,营养状况改善。

(四)治疗与护理

1. 治疗原则　治疗的目的在于延缓疾病的进展,控制各种并发症,发挥机体代偿作用,改善呼吸功能,提高患者工作、生活能力。①解除气道阻塞中的可逆因素,保持气道畅通;②纠正低氧血症;③控制咳嗽和痰液的生成;④控制感染,避免病情加重;⑤防治并发症。

2. 护理措施

(1)清理呼吸道无效。护理措施参见"慢性支气管炎患者的护理"章节。

(2)气体交换受损的护理措施。

1)评估患者呼吸型态的变化及呼吸困难的程度,以及对疾病的认识、使用呼吸技术的知识等。

2)协助患者取舒适的体位,如半坐卧位,借重力作用使膈肌位置下降,胸腔容量扩大,同时腹内脏器对心、肺的压力减轻,以改善呼吸困难。

3)制订呼吸运动再训练计划。指导患者进行腹式呼吸和缩唇呼吸,能有效加强胸肌运动,提高通气量,减少氧耗量,改善呼吸功能,减轻呼吸困难,增加活动耐力。具体方法有:①腹式呼吸训练:取立位(体弱者可取半卧位或坐位),左右手分别放在腹部和胸前。全身肌肉放松,静息呼吸。吸气时用鼻吸入,尽力挺腹,胸部不动;呼气时用口缩唇呼气,同时收缩腹部,胸廓保持最小活动幅度,缓呼深吸,增进肺泡通气量。每分钟呼吸 7～8 次,每次吸气与呼气比例为 1∶2 或 3,如此反复训练,每次 10～20min,每日 2 次。熟练后逐步增加次数和时间,使之成为不自觉的呼吸习惯。②缩唇呼吸训练:用鼻吸气、用口呼气,呼气时口唇缩拢似吹口哨状,持续慢慢呼气,同时收缩腹部。吸气与呼气时间之比为 1∶2 或 1∶3。缩唇大小程度与呼气流量由患者自行选择调整,以能使距离口唇 15～20cm 等高点水平的蜡烛火焰随气流倾斜而不熄灭为宜。

4)呼吸困难伴低氧血症者,给予氧疗。一般采用鼻导管吸氧,流量 1～2L/min,持续性吸氧,或每日 15h 以上的长期氧疗,以提高氧分压。特别是睡眠时间氧疗不可间歇,以防熟睡时呼吸中枢兴奋性减弱或上呼吸道阻塞而加重低氧血症。同时做好吸氧护理工作,所有

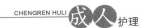

装置均应定期消毒,专人使用,预防感染。

5)遵医嘱给予支气管扩张剂,缓解呼吸困难。

(3)睡眠型态紊乱的护理措施。

1)评估患者睡眠型态,观察睡眠的时间、质量,是否需要辅助睡眠措施。

2)鼓励患者说出失眠的原因。如因焦虑而影响睡眠,应帮助患者认识不良心理状态对身体康复不利,不但影响睡眠,还可造成机体内环境的失衡,使食欲下降、免疫功能降低,而加重病情。应做好宣传、解释工作,以减轻心理压力,有利于睡眠。

3)提供促进睡眠的措施:①保持环境安静,避免光线刺激,病室温度、盖被厚度适宜,通气良好,空气新鲜;②取舒适的体位,如患者不能平卧可让患者趴在跨床小桌上,或取半坐卧位,双肘关节下垫软枕或棉垫,保证其舒适、安全;③指导患者采用放松技术,如缓慢深呼吸、全身肌肉放松、听音乐等,以自我调节,消除不利睡眠的因素;④在病情允许的情况下,适当增加白天的身体活动量,尽量减少患者白天的睡眠时间和次数;⑤有计划地安排护理活动,在患者睡眠期间尽量减少不必要的干扰,以免影响患者睡眠。

4)必要时遵医嘱应用镇静、安眠剂,如地西泮、水合氯醛等,以帮助患者入睡,但如有呼吸衰竭者要谨慎使用。

(4)营养失调:低于机体需要量的护理措施。

1)评估患者的营养状况并了解其饮食习惯。患者因反复呼吸道感染,呼吸困难,使能量消耗增加。由于进食量不足、消化吸收功能障碍等多种原因,多数患者营养不良。应向患者及家属宣传饮食治疗的意义和原则,解释摄取足够营养,对满足机体需要、保持和恢复体力的重要性,说明营养不良、维生素A、C缺乏,使呼吸道防御能力受到影响,黏膜上皮细胞修复功能减退,削弱机体的免疫功能,促使疾病的发生和发展。

2)根据患者病情及饮食习惯,制订使其乐于接受的高热量、高蛋白、高维生素的饮食计划,鼓励患者进食,避免食用产气食物,以免腹部胀气,使膈肌上抬而影响肺部换气功能。经常变换食谱,增加食物的色、香、味,以刺激食欲。做到少量多餐,避免因饱胀而引起呼吸不畅。

3)呼吸困难并便秘者,应鼓励多饮水、多进高膳食纤维的蔬菜和水果,保持大便通畅。并发肺心病者,如出现腹水或水肿明显、尿少时,应限制水钠的摄入量。钠盐<3g/d,水分<1500mL/d。

4)安排整洁、安静、优美的进食环境,减少不良刺激。进餐时安置患者于半卧位或坐位,以利吞咽,并嘱餐后2h内避免平卧姿势,饭前、饭后及进餐时限制摄入大量液体,以免出现上腹饱胀感,引起不适。餐后漱口,必要时口腔护理每日2次,以保持口腔清洁舒适,促进食欲。

5)必要时遵医嘱静脉补充营养。

(5)并发症的护理。本病可并发自发性气胸、肺部急性感染、慢性肺源性心脏病等。

3. 健康教育

(1)做好卫生宣教工作,使患者及家属了解本病的发病、加重与呼吸道感染及外界环境因素密切相关。应认识到积极配合治疗及康复锻炼可减少疾病急性发作、改善呼吸功能、延缓病情进展、提高生活质量,但为此必须付出耐心,治疗和锻炼必须持之以恒。

（2）嘱患者注意防寒保暖，防治各种呼吸道感染，尤其是上呼吸道感染。改善环境卫生，加强劳动保护，避免烟雾、粉尘和刺激性气体对呼吸道的影响，提倡不吸烟，劝说吸烟者戒烟。

（3）指导患者坚持呼吸锻炼和全身运动锻炼，保护肺功能，防止并发症的发生。

（4）遵循饮食原则和计划，增强身体素质，提高机体抗病能力。

（5）向家属介绍疾病的特点以及家庭配合的重要性，鼓励家属参与护理计划的制订，有利于患者出院后坚持执行防治计划。

（6）有条件者可去海滨及森林区疗养，以提供清净、湿润、负离子较多的空气促进 O_2 的吸入和 CO_2 的排出，可缓解患者缺氧、气急等症状。告诫患者不宜去人口拥挤的公共场所以及海拔高、空气稀薄、气压低的高山地区，以免加重呼吸困难。

（7）如感觉不适，出现明显呼吸困难、剧烈胸痛、畏寒、发热、咳嗽、咳痰加重，应警惕自发性气胸、肺部急性感染等并发症，并及时就医。慢性阻塞性肺气肿一旦形成，肺组织破坏是不可逆的，难以修复，预后较差。关键是积极治疗、控制病情、防止并发症的发生。

（五）护理评价

患者能否有效进行呼吸肌功能锻炼，呼吸功能是否改善；能否进行有效咳嗽、排痰，呼吸道是否通畅；能否得到充足的休息；能否了解基本的饮食营养知识、遵循饮食计划，营养状况是否改善。

［任务 2-2-3］　慢性肺源性心脏病患者的护理

【知识背景】

慢性肺源性心脏病（chronic pulmonary heart disease）是由于肺、胸廓或肺动脉血管慢性病变所致的肺循环阻力增加、肺动脉高压，进而使右心肥厚、扩大，甚至发生右心衰竭的心脏病。急性发作以冬、春季多见。急性呼吸道感染是肺心病急性发作的主要诱因，常导致肺、心功能衰竭。重症肺心病的病死率仍较高。

（一）病因及分类

按发病的不同部位，可分为以下几类：

1. 支气管、肺疾病　以慢支并发阻塞性肺气肿引起的慢性阻塞性肺疾病（COPD）最为常见，占 $80\%\sim90\%$，由此可见，COPD 是老年肺心病最主要的病因。其次为支气管哮喘、支气管扩张、重症肺结核、肺尘埃沉着症、慢性弥漫性肺间质纤维化（包括特发性肺间质纤维化和继发性肺间质纤维化）、肺部放射治疗、结节病、过敏性肺泡炎、嗜酸性肉芽肿、隐源性弥漫性间质性肺炎、进行性系统性硬化症、播散性红斑狼疮、皮肌炎、肺泡硬石症等。

2. 胸廓运动障碍性疾病　较少见。严重的脊椎后、侧凸，脊椎结核，类风湿性关节炎，胸膜广泛粘连及胸廓成形术后造成的严重胸廓或脊椎畸形，严重的胸膜肥厚，肥胖伴肺通气不足，睡眠呼吸障碍以及神经肌肉疾病如脊髓灰质炎，可引起胸廓活动受限、肺受压、支气管扭曲或变形，导致肺功能受限，气道引流不畅，肺部反复感染，并发肺气肿，或纤维化、缺氧、肺血管收缩、狭窄，使阻力增加，肺动脉高压，发展成肺心病。

3. 肺血管疾病　甚少见。累及肺动脉的过敏性肉芽肿病，广泛或反复发生的多发性肺

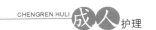

小动脉栓塞及肺小动脉炎,以及原因不明的原发性肺动脉高压,均可使肺小动脉狭窄、阻塞,引起肺动脉血管阻力增加、肺动脉高压和右心室负荷过重,发展成肺心病。偶见于肺动脉及肺静脉受压,如纵隔肿瘤、动脉瘤等,也可见于原发性肺动脉高压。

4.其他 肺部感染不仅加重了低氧和二氧化碳潴留,使肺小动脉痉挛、肺循环阻力进一步增加、肺动脉压进一步增高,加重右心室负荷甚至发生失代偿。反复肺部感染、低氧血症和毒血症可能造成心肌损害和心律失常,甚至发生心力衰竭;原发性肺泡通气不足及先天性口咽畸形、睡眠呼吸暂停综合征等亦可导致肺源性心脏病;其他尚可见于肺切除术后和高原性缺氧等。这些疾病均可产生低氧血症,使肺血管收缩反应性增高,导致肺动脉高压,发展成肺心病。

(二)发病机制

1.肺动脉高压的形成 ①慢性肺、胸疾患引起通气和换气功能障碍,导致机体缺氧、高碳酸血症以及呼吸性酸中毒,使肺小动脉痉挛、收缩,引起肺动脉高压。②肺血管床减少,阻力增加,慢性支气管炎反复发作累及邻近小动脉,引起小动脉炎症、肥厚、狭窄甚至闭塞。并发肺气肿时,肺泡壁破坏,造成毛细血管网损毁,肺循环阻力增大,当肺泡毛细血管总面积减少到70%时,发生肺动脉高压。③血液黏稠度增加和血容量增多。慢性缺氧引起继发性红细胞增多,血液黏稠度增加,红细胞比容超过55%～60%时,血液黏稠度明显增加,血流阻力随之增加,使肺动脉压更加增高。缺氧可使醛固酮分泌增加,使水钠潴留,缺氧使肾小动脉收缩,肾血流量减少,促使水、钠潴留,血容量增多,从而加重了肺动脉高压及心脏负荷。

2.右心室肥大和右心功能不全 长期肺循环阻力增加,右心负担加重,开始发生右心室代偿性肥厚。随着病情发展,心脏储备能力逐渐减退,缺氧又使心肌受到损害,当发生呼吸道感染时,缺氧加重或由于其他原因使肺动脉压进一步增高,超过右心室的负荷时,右心室即行扩张,最后导致右心衰竭。

【工作任务一案例导入】

患者,女,35岁,妊娠5月。18岁时医生诊断她是肺气肿,肺大疱,感冒时常气急,缺氧,身体瘦小。现在因怀孕,子宫增大,膈肌上抬,气急缺氧更加明显。体征:T 37.5℃,P 120次/min,R 28次/min,BP 148/94mmHg;呼吸运动减弱、口唇发绀明显,心音遥远,下肢凹陷性水肿明显。

任务导向:

1.根据病史,请判断患者的心功能级别,应采取哪些紧急措施?

2.患者是孕妇,请列出该病对患者自身和胎儿的危害各有哪些?

【护理工作过程】

(一)护理评估

1.健康史 询问患者小时候是否经常感冒发热、咳嗽咳痰;小时候是否患过麻疹、百日咳等呼吸系统疾病;除了上述病例中的各种表现外,是否还有胸闷、胸痛、呼吸困难、活动后气急加重等症状。宫内胎儿是否有胎动,咳嗽时胎动和胎心有何变化。

2.身体状况 本病发展缓慢,临床上除原有肺、胸疾病的各种症状和体征外,主要是逐步出现肺、心功能衰竭以及其他器官损害的征象。按其功能的代偿期与失代偿期进行分述。

（1）肺、心功能代偿期（包括缓解期）。这是慢性阻塞性肺气肿的表现。慢性咳嗽、咳痰、气急或伴喘息，活动后可感心悸、呼吸困难、乏力和劳动耐力下降。体检有明显肺气肿体征，感染时可闻及肺部干、湿性啰音。肺动脉瓣区第二心音亢进，提示有肺动脉高压。三尖瓣区出现收缩期杂音，或剑突下示心脏搏动，多提示有右心室肥厚、扩大。

（2）肺、心功能失代偿期（包括急性加重期）。呼吸衰竭的表现最突出，有或无心力衰竭。由肺血管疾患引起的肺心病则以心力衰竭为主，呼吸衰竭较轻。呼吸困难加重等，均提示病情加重，需及时就医诊治。肺心病如能早期发现、早期积极治疗，肺功能的损害能够得到较好控制；如防治不当，发展成肺功能不全，将影响患者的生活质量。反复发作者预后不良。

3. 辅助检查

（1）X线检查。肺、胸基础疾病及急性肺部感染的征象；肺动脉高压：右下肺动脉干扩张，其横径≥15mm，可呈残根样；其横径与气管横径之比≥1.07；后前位胸片可见肺动脉段明显突出或其高度≥3mm；心尖上翘提示右心室肥大。

（2）超声心动图。测定右心室流出道内径（≥30mm）、右心室内径（≥20mm）、估测肺动脉压力（收缩压＞30mmHg）等指标，可协助诊断肺心病。

（3）动脉血气分析。肺心病失代偿期可出现低氧血症和/或高碳酸血症。

（4）血液检查。红细胞和血红蛋白升高，合并感染时，白细胞总数和中性粒细胞升高。

4. 并发症　消化道出血、弥散性血管内凝血（DIC）、心律失常、休克等。严重缺氧和二氧化碳潴留使胃肠道黏膜充血水肿、糜烂渗血或形成应激性溃疡，引起呕血、便血；因感染、缺氧、红细胞增多及酸中毒可并发弥散性血管内凝血；由于心肌缺氧性损害、酸中毒、电解质紊乱而引进各种心律失常；反复呼吸道感染、细菌毒素致微循环障碍，加之心力衰竭、心律失常使心排血量减少及合并上消化道出血等多种因素作用，使患者发生休克。

（二）护理诊断

1. 首要护理诊断

气体交换受损。与肺组织弹性降低、通气功能障碍、V/Q比率失调、残气量增加有关。

2. 主要护理诊断

（1）清理呼吸道无效。与痰液黏稠、咳嗽无力、支气管痉挛有关。

（2）体液过多。与肺动脉高压、右心负荷过重、水钠潴留有关。

（3）心输出量减少。与右心负荷过重有关。

（三）护理目标

患者能改善呼吸和缺氧症状；能进行有效咳嗽、排痰，呼吸道通畅；通过饮食和水钠的调整，下肢水肿消退，循环负荷减轻。

（四）治疗与护理

1. 治疗原则

急性加重期的治疗：

1）控制感染的环境，根据痰涂片、痰培养和药敏结果选用抗生素。

2）保持呼吸道通畅：改善缺氧和二氧化碳潴留，改善肺功能。

3）心力衰竭：肺心病患者一般在积极控制感染、改善呼吸功能后，心力衰竭症状就能得以改善，一般不需加用利尿剂，但对治疗无效的患者可选用利尿剂、强心药、血管扩张剂等。

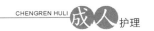

使用利尿剂遵循缓慢、小量和间歇用药原则,因利尿过猛易导致:①低钾、低氯性碱中毒,抑制呼吸中枢,降低通气量,增加氧耗,加重神经精神症状;②脱水使痰液黏稠,不易咳出,加重呼吸衰竭;③血液浓缩可增加循环阻力,且易发生弥散性血管内凝血。用药后需密切观察神经精神症状、痰液黏稠度、有无腹胀、四肢无力、抽搐等,准确记录出入液量和体重,及时补充电解质。

强心剂使用要慎重:由于长期缺氧,患者对洋地黄类药物耐受性降低,故疗效差、易中毒,宜选用速效、排泄快的制剂,剂量宜小,用药后须严密观察疗效和有无不良反应。

4)控制心律失常,根据心律失常类型选用药物。

2. 缓解期的治疗　可采用中西医结合的综合治疗措施。缓解期应积极治疗原发病,增强患者的免疫功能,预防急性呼吸道感染,维护心肺功能,延缓病情发展,减少或避免急性加重期的发生。

(五)护理评价

患者能否改善呼吸和缺氧症状;能否进行有效咳嗽、排痰,呼吸道是否通畅;能否通过饮食和水钠的调整,下肢水肿是否消退,循环负荷是否减轻。

【知识拓展】

阻塞性夜间阵发性睡眠呼吸暂停综合征的危害

阻塞性睡眠呼吸暂停综合征(obstructive sleep apnea syndrome,OSAS)是由于上呼吸道阻塞性病变(含咽部黏膜塌陷)引起的睡眠呼吸暂停综合征。

此类患者若以每次呼吸暂停时间 10s 计算,则 30 次呼吸暂停为 300s,也就是在 7h 的睡眠时间,至少有 5min 的呼吸暂停,亦即呼吸暂停时间至少占整个睡眠时间的 1.2%。但有睡眠呼吸暂停综合征的患者,夜间出现呼吸暂停的次数远较 30 次为多,每次呼吸暂停时间可达 20～90s,且往往多于 30 次。个别患者呼吸暂停时间竟占睡眠时间的一半。

阻塞性夜间阵发性睡眠呼吸暂停综合征表现为打鼾、憋醒、白天嗜睡、晨起头痛、口干舌燥、头晕乏力、记忆力减退、性欲下降、反应迟钝等,还由于低通气或呼吸暂停引起反复发作的低氧和高碳酸血症,可导致心肺脑等重要生命器官的并发症。

在心血管系统方面,可致高血压、心律失常、心衰、冠心病等;在呼吸系统方面,可致肺心病、呼吸衰竭、夜间哮喘等。多项研究证实,"恶性打鼾"的患者中,高血压的患病率高达48%,冠心病患病率是普通人的 3.4 倍,脑梗死发病率比无习惯性打鼾者高 3～10 倍。研究提示"恶性打鼾"已成为原发性高血压和心脑血管疾病的第三大危险诱因。在神经系统方面,可致脑梗死、脑出血、老年痴呆症、记忆力减退、性格改变(如抑郁症)等。在内分泌系统方面,可致肥胖、儿童生长迟缓等。在易致意外方面,注意力减退,操作和运动完成能力下降,常常导致工伤和车祸事故。

【技能训练】

慢性肺部疾病患者腹式呼吸、缩唇呼吸训练的操作方法

制订呼吸运动再训练计划,指导患者进行腹式呼吸和缩唇呼吸,能有效加强胸肌运动,提高通气量,减少氧耗量,改善呼吸功能,减轻呼吸困难,增加活动耐力(如图 2-2-2 所示)。

项目	要求
目的	腹式呼吸可增加肺泡通气量,加强胸、腹呼吸肌肌力和耐力,改善呼吸功能。 缩唇呼吸可增加呼气期肺泡内的压力,防止小气道过早陷闭,有利于肺泡气的排出,适用于二氧化碳潴留患者。
腹式 呼吸训练	(1)患者取立位(体弱者可取半卧位或坐位),左右手分别放在腹部和胸前。 (2)全身肌肉放松,静息呼吸。吸气时用鼻吸入,膈肌做最大程度下降,腹肌松弛,尽力挺腹使腹部凸出,手感到腹部向上抬起,胸部不动。 (3)呼气时用口缩唇呼气,腹肌收缩,膈肌松弛,膈肌随着腹腔内压增加而上抬,推动肺部气体排出,手感到腹部下降。 (4)胸廓保持最小活动幅度,深吸缓呼,增加肺泡通气量。 (5)每分钟呼吸 7～8 次,每次吸气与呼气比例为 1:2 或 1:3,如此反复训练,每次10～20min,每日 2 次。熟练后逐步增加次数和时间,使之成为不自觉的呼吸习惯。
缩唇 呼吸训练	缩唇呼吸训练的技巧是通过缩唇形成的微弱阻力来延长呼气时间,增加气道压力,延缓气道坍陷。 (1)患者取立位(体弱者可取半卧位或坐位),左右手分别放在腹部和胸前。 (2)全身肌肉放松,静息呼吸。 (3)患者闭嘴经鼻吸气用口呼气,呼气时口唇缩拢似吹口哨状。持续慢慢呼气,同时收缩腹部。 (4)吸气与呼气时间之比为 1:2 或 1:3。 (5)缩唇大小程度与呼气流量由患者自行选择调整,以能使距离口唇 15～20cm 等高点水平的蜡烛火焰随气流倾斜又不熄灭为宜。
注意事项	(1)患者在疾病急性发作期不宜进行呼吸功能的锻炼,以防病情加重。 (2)根据患者疾病恢复情况,采取适当的训练,训练的幅度由小到大,时间逐渐延长。 (3)在疾病的缓解期,每天要坚持训练,才能增加肺活量,增强呼吸肌的肌力和耐力,达到改善呼吸功能的目的。 (4)训练期间密切观察病情变化,学会自测呼吸、脉搏的次数、节律和频率,一旦出现不适或异常及时停止训练,必要时及时就医。腹式呼吸和缩唇呼吸的模拟图如下(图 2-2-2)。

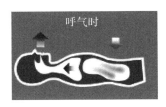
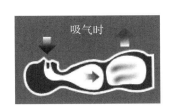

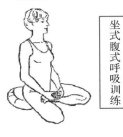
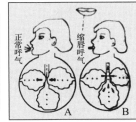

图 2-2-2　腹式呼吸、缩唇呼吸模拟

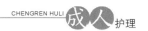

慢性肺部疾病患者胸部物理疗法的操作方法

胸部物理疗法有:有效咳嗽、胸部扣拍、胸壁震动和体位引流。体位引流见"支气管扩张患者的护理"章节。

项目	要求
有效咳嗽	患者坐位,身体稍前倾,数次深而慢的腹式呼吸,吸气末屏气——缩唇——呼气——再吸气后屏气 3～5s——短促有力咳嗽。
胸部叩拍	适用:久病体弱、长期卧床、排痰无力者。 禁用:未经引流的气胸、肋骨骨折、咯血、低血压、肺栓塞等。 要点:手指指腹并拢,掌侧呈杯状,以手腕的力量,自下而上、由外向内发出空而深的拍击音,每一侧肺叶叩 1～3min(图 2-2-3)。 注意事项:避开乳房、心脏、骨突部位及硬物。力度适中,患者不感疼痛。时间 5～15min。餐后 2h,餐前 30min 完成。观察操作中、操作后病情变化。
胸壁震动	手掌紧贴胸壁,施加一定压力并做轻柔的上下震动。 震动的目的:使黏附在气管壁上的痰液向较大支气管移动。

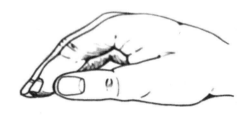

图 2-2-3　胸部叩拍

[任务 2-2-4]　支气管哮喘患者的护理

【知识背景】

支气管哮喘(bronchial asthma),简称哮喘,是由嗜酸性粒细胞、肥大细胞和 T 淋巴细胞等多种炎症细胞参与的气道慢性炎症引起的以气道变应性炎症(allergic airway inflammation, AAI)和气道高反应性(broncho-hyperreactivity,BHR)为特征的呼吸系统疾病。

(一)病因

哮喘的病因尚未完全清楚,多认为是多基因遗传病,同时受遗传因素和环境因素的双重影响。流行病学情况:常发生于过敏体质和支气管反应性过度增高的患者。其发生与变态反应关系密切,可发生于任何年龄。但 50% 以上在 12 岁以前发病,部分患者进入青春期后可缓解;儿童患者男:女=1.5～3.3:1,成年患者男女病率相近,约 20% 患者有哮喘家族史。在遗传易感性的基础上,环境因素起着激发作用。常见的环境因素有:

1.吸入物　如花粉、尘螨、真菌孢子、动物的毛屑、异常气味等。

2.感染　哮喘的形成和发作与反复呼吸道感染(尤其病毒感染)有关。

3.饮食　牛奶、鱼类、虾蟹和蛋类等。食物过敏常见于婴幼儿。

4. 气候改变　当气温、湿度、气压和空气中的离子等改变时可诱发哮喘,吸入过冷空气或气候突然转变可引起哮喘发作。

5. 药物　阿司匹林、β 受体阻滞剂(普萘洛尔)、抗生素(如青霉素、磺胺类)等。

6. 职业因素、精神因素、运动、妊娠等。

(二)病理变化

哮喘的发病机制不清,多数人认为与变态反应、气道炎症、气道反应性增高及神经因素有关,归纳如下(如图 2-2-4 所示)。

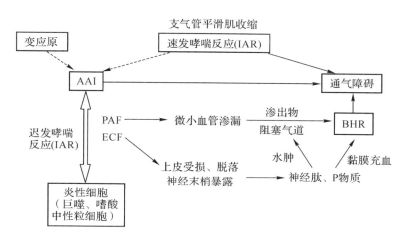

图 2-2-4　支气管哮喘的发病机制

气道炎症是支气管哮喘的主要病理改变。疾病早期,因病理的可逆性,很少有器质性改变。疾病的反复发作,反复的炎症刺激及细胞因子和炎症介质的作用,使病理学变化逐渐明显,气道不能完全修复,引起气道上皮下基底膜网状结构增厚和纤维化、细胞外基质沉积增多、平滑肌增生肥厚等结构的变化,即发生气道重构(airway remodeling)。目前认为气道重构是临床上慢性持续性哮喘气流阻塞加重及不可逆性的气流阻塞重要原因。显微镜下可见支气管上皮下有中性粒细胞、嗜酸性粒细胞和淋巴细胞等浸润。

【工作任务一护理案例导入】

患者,男,15 岁,昨日上午先感到鼻咽发痒,打喷嚏和流清涕,随之胸闷咳嗽,咳白色黏液痰和出现呼吸困难,自用喷雾剂吸入未见好转,至昨晚已不能平卧。今上午气急加剧并有右侧胸痛,呈张口呼吸,伴有喘鸣,大汗淋漓,来院急诊。

体格检查:急性病容、端坐呼吸,T 37.2℃,P 126 次/min,BP 150/92mmHg,口唇发绀,胸廓稍饱满,左肺叩诊清音,右肺叩诊鼓音,听诊左肺满布哮鸣音,右肺呼吸音减弱;心脏听诊无殊,腹部略凹陷,肝浊音界下移,脾未及,脊柱四肢及神经系统检查无殊。诊断:

任务导向:

1. 患者引起哮喘发作的原因有哪些?外源性哮喘与内源性哮喘发作原因有何区别?

2. 该患者疾病发作时病理上有何改变?

3. 如何评价其临床表现和严重程度?

4. 如何开展整体护理和健康教育?

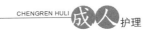

【护理工作过程】

(一)护理评估

1. 健康史 评估患者有无家族史、过敏史等,寻找引起疾病发作的过敏源,收集与该疾病相关的病史资料。进行体格检查、实验室检查,必要时进行呼吸道的敏感诱导试验。同时询问患者发作的经过、表现,常与哪些原因有关,便于针对性地进行防治和护理。

2. 身体状况

(1)典型症状。发作性呼气性呼吸困难为突出症状,伴咳嗽、胸闷、哮鸣音和喘鸣,严重患者采取被迫坐位或端坐呼吸,两手撑在桌子或床上,张口呼吸,大汗淋漓,口唇发绀、呼吸困难等。常在夜间及凌晨发作,接触过敏源、感染、气候变化或情绪激动等可诱发或加重,症状可持续数分钟或数小时,甚至数天,可自行缓解或用解痉剂治疗后缓解。有些青少年表现为运动时胸闷和呼吸困难(运动性哮喘)。哮喘急性发作常因接触过敏源等刺激物或治疗不当所致。根据病因不同,将哮喘分为内源性和外源性。外源性(或过敏性)哮喘,与变态反应有关;内源性与遗传或后天因素导致患者气道反应性过度增高有关,其实质是支气管黏膜下迷走神经末梢感受器过度敏感,即与过敏和/或自主神经功能紊乱引起有关,见表2-2-1。

表 2-2-1 外源性与内源性哮喘的区别

鉴别点	外源性	内源性
发病年龄	童年或青少年	成年多见
发作季节	明显的季节性(春、秋季多见)	冬季或气候多变时、可终年发作
家族及个人过敏史	常有	少见
过敏源	有已知过敏源	无明确过敏源
发作先驱症状	鼻、眼痒、喷嚏、流涕	上感症状多见
起病	较快	逐渐
发作频率	间歇发作	较经常/持续发作
全身状况	较好	较差
血清 IgE	升高	多正常
过敏源皮试	阳性	阴性
嗜酸细胞	增多	多正常或稍增多

(2)重症哮喘(哮喘持续状态)。指严重哮喘发作持续24h以上,经一般支气管舒张剂治疗不能缓解者,称为重症哮喘。其原因常有呼吸道感染未控制;持续接触大量过敏源;失水使痰液黏稠阻塞细支气管;治疗不当或突然停用糖皮质激素;精神过度紧张;并发自发性气胸或肺功能不全等。哮喘发作时其病情严重程度不一,应做出正确评估,指导治疗和护理。哮喘发作时的严重程度可分为轻度、中度、重度和极重度(见表2-2-2)。

表 2-2-2 哮喘急性发作时病情分度

鉴别点	轻度	中度	重度	极重度
气促	行走、上楼时	说话或轻微活动时	休息时	
体位	尚能平卧	喜坐位	端坐位张口呼吸	
谈话方式	成句	半句或断断续续	不能讲话	
精神状态	焦虑/安静	时有焦虑或烦躁	焦虑或烦躁不安	嗜睡或意识模糊
出汗方式	无	有	大汗淋漓	
呼吸频率	轻度增加	增加	>30 次/min	胸腹部矛盾运动
辅助肌活动	常无	可有	常有	
哮鸣音	散在、呼气末期	响亮、弥漫	响亮、弥漫	减弱甚至无
脉搏频率	<100 次/min	100～120 次/min	>120 次/min	>120 次/min,不规则
奇脉	无	可有	常有	若无提示呼吸肌疲劳
PaO_2	正常	>60mmHg	<60mmHg,可有发绀	
$PaCO_2$	<45mmHg	<45mmHg	>45mmHg,可有呼衰	

（3）体征。肺哮鸣音广泛、呼气音延长、奇脉、胸腹反常运动、发绀、端坐位、辅助呼吸肌活动明显增强，可有发绀、大汗、奇脉、颈静脉怒张、胸廓胀满呈吸气状态。

（4）并发症。本病后期可继发 COPD 与肺心病，急性期可并发气胸、纵隔气肿、肺不张、肺炎等。

3. 辅助检查

（1）血常规检查。感染时白细胞总数和中性粒细胞增高，血嗜酸性粒细胞可升高。

（2）痰液检查。涂片可见较多嗜酸性粒细胞退化形成的尖棱结晶、黏液栓和透明的哮喘珠。

（3）呼吸功能检查。哮喘发作时与呼气流速有关的指标均显著减少，如第一秒用力呼气量（FEV1）、第一秒用力呼气量占用力肺活量的比值（FEV1/FVC%）、呼气峰流速值（PEFR）等。缓解期上述指标可逐渐改善。同时有肺活量减少、残气容积增加、肺总量增加、残气量占肺总量百分比增高。

（4）胸部 X 线检查。哮喘发作时双肺透亮度增高，呈过度充气状态，缓解期多无明显异常。合并肺部感染时，可见肺纹理增粗及炎症的浸润阴影。

（5）血气分析。哮喘发作时可有不同程度的低氧血症，气道阻塞严重，病情危重时可出现 PaO_2 下降，同时伴有 CO_2 潴留。重症哮喘可出现呼吸性酸中毒或合并代谢性酸中毒。

（6）过敏源检测。有三种方法，用放射性过敏源吸附法（RAST）可直接测定特异性 IgE 血清，哮喘患者的血清 IgE 常升高 2～6 倍。在哮喘缓解期用可疑的过敏源做皮肤划痕或皮内试验，或支气管激发试验，可用于过敏源的诊断，但要防止引起过敏反应或诱发哮喘。

4. 心理、社会状况 哮喘是一种气道慢性炎症性疾病，患者对环境多种激发因子容易产

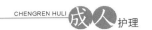

生过敏,发作症状反复出现,严重影响了睡眠、学习、工作和各种活动。注意评估患者有无心烦意乱、焦虑、恐惧等不良情绪;长期反复发作给家庭带来精神和经济负担;注意评估患者家庭的角色地位的改变,以及对疾病治疗的信心;评估家庭成员对疾病知识的了解程度、对患者的关心程度、经济情况和社区保健情况。

(二)护理诊断

1. 首要护理诊断

呼吸型态改变。与支气管痉挛导致气体流速受限、气道阻力增加有关。

2. 主要护理诊断

(1)清理呼吸道无效。与黏液分泌增加、呼吸道内痰液增加和黏稠、支气管痉挛和体力消耗有关。

(2)恐惧。与呼吸困难、哮喘发作伴濒死感、健康状态不佳有关。

(3)知识缺乏。缺乏正确地使用缓解支气管痉挛气雾剂的有关知识。

(4)活动无耐力。与缺氧、疲惫有关。

(5)潜在并发症。自发性气胸、肺不张、肺炎、COPD、呼吸衰竭、水电解质酸碱平衡紊乱等。

(三)护理目标

患者呼吸困难缓解,发绀减轻或消失,能平卧;能自行有效咳痰,呼吸道分泌物潴留减少或被清除;情绪稳定,配合并接受各种治疗;能说出正确使用吸入器的意义,以及患者使用吸入器时,显示方法和步骤完全正确,哮喘发作次数明显减少;能进行有效的休息和活动,活动耐力逐渐提高。

(四)治疗与护理

1. 治疗原则　消除病因,控制急性发作,阶梯式综合治疗和预防复发,改善生命质量。

(1)消除病因。脱离过敏源,去除引起哮喘的刺激因子,这是治疗的最有效方法。

(2)控制急性发作。治疗的主要目的是尽快缓解哮喘症状,改善肺功能,并纠正可能出现的低氧血症。依据病情的严重程度拟定治疗方案,可以选择下列一种或多种药物。

1)支气管舒张药:常用 β_2 受体兴奋剂、抗胆碱能药物、茶碱类药物和其他受体拮抗剂如钙通道阻滞剂及 H_1 受体拮抗剂等。

2)肾上腺糖皮质激素:激素是目前防治哮喘最有效的药物。

3)控制急性发作的其他处理措施:促进痰液引流、氧疗、控制感染,危重患者应注意水、电解质和酸碱平衡失调,并及时给予纠正,必要时给予机械通气。

2. 护理措施

(1)一般护理。

1)休息环境:安静、舒适,并保持空气流通、新鲜,温度 18～22℃、湿度 50% 为宜;接触环境中避免过敏源,不宜在室内放置花草,不宜用羽毛枕头,应注意避免房间内尘埃飞扬等。为端坐呼吸者提供床旁桌或厚实的软枕作支撑,以减少体能消耗。

2)饮食:发作期间以清淡、易消化、高维生素、足够热量的流质或半流质为主。避免食用易过敏的食物,多饮水,少食油腻食物。

（2）针对性护理。

1）病情观察：观察患者神志、面容、有无发绀、呼吸困难程度，监测呼吸音、哮鸣音的变化，重症患者加强监护，及时发现危重症状或并发症。

2）合理氧疗并保持呼吸道通畅：吸氧 2～4L/min，伴有高碳酸血症时低流量吸氧。吸氧时应注意呼吸道的湿化、保暖和通畅。教会患者掌握缩唇呼吸或缓慢深呼吸以及有效咳嗽、咳痰的技巧，协助翻身拍背，促进痰液引流；遵医嘱给予痰液稀释剂或压缩空气雾化治疗，哮喘患者不宜用超声雾化吸入，因颗粒过小，较多的雾滴易进入肺泡和过饱和的雾液进入支气管使支气管痉挛导致哮喘加重；补充液体，以利于痰液的稀释，改善通气功能。若无心、肾功能不全，鼓励患者每天饮水约 2～3L。若重症哮喘应静脉补液以纠正失水，滴速以 30～50 滴/分为宜；遵医嘱给予支气管舒张剂、激素等药物以缓解气道炎症和水肿；必要时经鼻腔或口腔吸痰，或建立人工气道以清除痰栓。

（3）药物护理。

1）β_2 受体兴奋剂：此类药物主要通过兴奋 β_2 受体，激活腺苷酸环化酶，提高细胞内 cAMP 的浓度，从而舒张支气管平滑肌，是控制哮喘急性发作的首选药物。临床常用的有短效 β_2 兴奋剂和长效 β_2 受体兴奋剂，见表 2-2-3。

可采用手持定量雾化、口服或静脉注射等用药方法。主要不良反应为偶有头痛、头晕、心悸、骨骼肌震颤等。药物用量过大可引起严重心律失常，甚至发生猝死。如全特宁药片内含有控释材料，必须整片吞服。应指导患者按需用药，不可长期规律应用，以免引起 β_2 受体功能下降和气道反应性增高，出现药物耐受。指导患者正确使用雾化罐，保证药物治疗剂量。沙丁胺醇静脉使用时要注意滴速，严密防止副作用的发生。

表 2-2-3　临床常用的 β_2 受体兴奋剂

	短效 β_2 受体兴奋剂	长效 β_2 受体兴奋剂
作用特点	起效快（数分钟即发生作用），作用强	维持时间长
维持时间	4～6h	12～24h
用途	控制哮喘急性发作	夜间哮喘及防止反复发作
常用药物	沙丁胺醇（Salbutamol，舒喘灵，喘乐宁） 特布他林（terbutaline，博利康尼） 非诺特罗（fenoterol，备劳特）	丙卡特罗（procaterol，美喘清） 沙美特罗（Salmaterol） 班布特罗（bambuterol）

2）抗胆碱能药物：其作用机制主要是降低迷走神经兴奋性，使平滑肌松弛。异丙托溴铵吸入制剂（商品名，爱喘乐）约 5min 起效，维持 4～6h，副作用较少，少数患者有口苦或口干感。与 β_2 受体兴奋剂合用有协同作用，尤其适用于夜间哮喘和痰多者。此外还有阿托品、东莨菪碱、654-2 等。

3）茶碱类药物：除能抑制磷酸二酯酶，提高平滑肌细胞内的环磷酸腺苷，同时具有腺苷受体拮抗作用；刺激肾上腺素分泌，使呼吸肌收缩增强，呼吸道纤毛清除和抗感染功能增强，是治疗哮喘的有效药物。常用的有氨茶碱。主要表现为胃肠道、心脏和中枢神经系统三方面的毒性反应。氨茶碱用量过大或静脉注射（滴注）速度过快可引起恶心、呕吐、头痛、失眠、心律失常，严重者可引起室性心动过速、抽搐、昏迷、甚至心脏骤停等。因此，静脉注射浓度

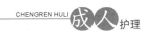

不宜过高,速度不宜过快,注射时间应在 10min 以上。茶碱缓释片(舒弗美)或氨茶碱控释片由于药片内有控释材料,必须整片吞服。用药中最好监测氨茶碱血浓度,安全范围 6～15ug/mL。

4)其他受体拮抗剂:硝苯地平通过阻止钙离子进入肥大细胞,以缓解支气管痉挛。阿司咪唑则通过拮抗 H_1 受体扩张支气管。

5)肾上腺糖皮质激素:通过抑制炎症细胞的迁移和活化,抑制细胞因子的生成;增强呼吸道平滑肌 β_2 受体的反应性等作用降低气道炎症反应性。与 β_2 受体兴奋剂联合应用能有效控制哮喘的发作。常用泼尼松、氢化可的松或地塞米松。给药途径:吸入、口服和静脉。吸入的主要副作用为声音嘶哑、咳嗽、口咽部真菌感染和局部皮肤变薄等,应指导患者吸入激素后立即漱口、洗脸,减少口咽部药物残留。静滴或口服激素时,应密切观察是否有消化道出血,监测血电解质,以防止水、电解质紊乱。口服激素宜在饭后服用,以减少对胃肠道的刺激。长期应用激素应注意肥胖、糖尿病、高血压、骨质疏松等全身副作用。激素的用量应按医嘱进行阶梯式逐渐减量,患者不得自行停药或减量。

6)其他:禁用 β_2 受体阻滞剂,如普萘洛尔等。

(4)并发症护理。哮喘急性发作可并发气胸、纵隔气肿、肺不张甚至呼吸衰竭。长期反复发作和感染可并发慢性支气管炎、阻塞性肺气肿、支气管扩张、间质性肺炎、肺纤维化和肺源性心脏病等。若出现气胸等并发症,应积极采取相应措施,立即排气减压,有利于减轻支气管痉挛和增加有效的肺容积。记录患者 24h 尿量并定时监测患者血气分析,判断患者的内环境平衡状况,防止水电解质失衡。根据患者情况合理用氧,合理用药,防止呼吸肌疲劳和呼吸衰竭的发生。

(5)心理护理。哮喘发作时患者烦躁不安、情绪紧张、恐惧,医护人员应富有同情心,尽量守护在患者床旁,多安慰患者,使其产生信任和安全感,以免不良情绪诱发或加重哮喘。哮喘发作时,可采用背部按摩的办法使患者感觉通气轻松,适当允许患者家属陪伴。

(6)健康指导。健康教育对疾病的预防和控制起着不容忽视的作用,应帮助患者及其家属获得哮喘有关的基本知识,使哮喘患者提高自我管理的技能,以达到控制哮喘发作,改善生活质量,减少发病和由此引起的误工和误学,防止发展成为不可逆性气道阻塞。

1)预防复发:避免接触过敏源,参加体育锻炼,增强体质,预防感冒,还可采用以下措施:

①色甘酸二钠:非糖皮质激素类抗感染药,可部分抑制肥大细胞膜释放介质;对其他炎症细胞释放介质同样有选择性的抑制作用;对预防运动或过敏源诱发的哮喘最为有效。吸入后在体内无蓄积,吸入后有咽喉部不适、胸部紧迫感、甚至诱发哮喘。一般不采用溶液气雾吸入。

②酮替芬(ketotifen):能抑制肥大细胞释放介质,降低气道高反应性。本药应在发作前 2 周开始服用。口服 6 周无效可停用,主要副作用是嗜睡、倦怠,故高空作业、驾驶人员等应慎用。

③丙酸培氯米松气雾剂:雾化吸入,可控制气道反应性炎症。

④脱敏治疗:适用于过敏源明确又较单一的外源性哮喘,要注意制剂的标准化,防止发生严重哮喘和全身过敏反应。

2)使患者相信,通过长期、适当、充分的治疗可有效地控制哮喘发作。

3)与患者共同探讨并识别个体的过敏源和刺激因素,学会有效地环境控制。

4）了解药物的作用、副作用，掌握正确用药技术（尤其是吸入治疗技术），按照医嘱合理用药。

5）自我监测病情，识别哮喘加重的早期情况，做好哮喘日记。会利用峰速仪来监测自我的 PEFR 值，判断气道是否狭窄，争取早期用药（在有症状前）。

6）嘱患者随身携带止喘气雾剂，强调一出现哮喘发作先兆时，应立即进行简单处理。

7）保持有规律的生活和乐观情绪，特别向患者说明发病与精神因素和生活压力关系。

（五）护理评价

患者呼吸困难和气喘症状是否消失；呼吸道是否通畅，缺氧症状是否消失；情绪是否稳定，能否配合并接受各种治疗；能否正确使用雾化吸入器；能否进行有效的呼吸和咳嗽。

【知识拓展】

支气管哮喘的防治知识

一、对支气管哮喘发病原因的认识进展问题

在 20 世纪 80 年代中期以前，认为哮喘的发病主要是由过敏因素引起的，因此人们普遍称哮喘为过敏性哮喘；而从 80 年代后期开始，对哮喘的认识有了革命性的进步，认为哮喘是一种呼吸道炎症性疾病。哮喘发作时，炎症表现较重；发作缓解时，炎症改变较轻，亦即说明呼吸道的炎症长期存在，不能痊愈。关于哮喘患者呼吸道的最初的原始炎症是什么，尚没有完全确定，但根据绝大部分哮喘患者在第一次哮喘发作以前均有感冒病史，且根据研究，呼吸道病毒感染后 36～48h，患者即可感到胸闷、哮喘，因此认为原始先兆可能是病毒感染。病毒引起哮喘的机理与下列因素有关：①病毒特异性的免疫球蛋白合成；②促使某些与哮喘发病的有关炎症介质的释放；③病毒性炎症损伤呼吸道黏膜上皮，使黏膜下神经末梢暴露，使气道反应性增高。由于以上诸多原因，如患者碰到促发因素后，又能使此炎症加重，呼吸道反应性增高，即引起哮喘发作。

二、哮喘的促发因子

①过敏源，常见的过敏源有尘螨，动物的唾液、粪、尿和皮屑，真菌、花粉、药物及食物添加剂等。②空气污染，如空气中的二氧化硫、香烟烟雾、木材烟雾、家用气雾剂、挥发性有机物（如烹调油等）、煤气炉的煤气味等。③呼吸道的病毒感染，特别是 10 岁以下的儿童易感染。④天气变化，尤其是冷空气南下的时候。⑤运动和急速呼吸，使呼吸道黏膜的水蒸气挥发过多，使黏膜干燥，引起不适的刺激感觉。⑥精神因素，精神紧张、大笑大哭等情况下亦能引起哮喘发作。临床上又将吸入促发因子引起发作的哮喘称为吸入型哮喘，将感染因素引起的哮喘称为感染型哮喘，两者因素均存在者称为混合型哮喘。

三、哮喘的发病特点

①绝大部分有季节性，尤其是吸入型者，季节性更强，以春秋两季为多，而感染型者则以冬季或以气候变化、气温变化较大的季节为多。②发作性的呼吸困难、胸闷、气喘和咳嗽，这些症状尤以在夜间及清晨为重，吸入型者有突然发作、突然停止的特点，而感染型者发病及

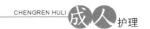

缓解的速度均较缓慢,且发作的次数亦较频繁。另有一类患者,胸闷、气喘不明显,而以咳嗽为主要症状,咳嗽往往能持续数周至数月,经抗感染及止咳治疗效果不明显,而以止喘治疗效果明显,此种哮喘是一种特殊类型,临床上称为"咳嗽变异性哮喘"。有这种病史的患者,千万要引起注意,不要认为这是一般的气管炎症,应该认为是一种哮喘。③医生检查时,可听到哮鸣音,但严重哮喘发作时,亦可听不到哮鸣音。④严重哮喘发作时,可有发绀、脱水、血压下降等预前险恶的征兆。⑤胸部 X 线检查,一般无异常。

四、哮喘的防治

从 20 世纪 80 年代中期以来,哮喘治疗方面有了三个观念的改变,这主要是由于对哮喘发病原因有了革命性的转变而决定的。第一个治疗观念的改变是,80 年代中期以前,认为哮喘是一种过敏性疾病以及强调是支气管平滑肌痉挛性疾病,从而使治疗局限于抗过敏及支气管解痉治疗上。80 年代中期以来,由于认识到哮喘是一种气道炎症性疾病,因此,把重点放到抗感染症治疗上。第二个治疗观念的改变是,以前只重视哮喘发作时的治疗,而现在由于认识到哮喘是气道慢性炎症,在哮喘不发作时依然存在,因此,对哮喘患者进行缓解期的系统化、规范化治疗。第三个治疗观念的改变是,吸入治疗逐渐代替全身治疗,对哮喘缓解期长期预防治疗,主要应用肾上腺皮质激素的吸入治疗为主,常用的有必可酮,又称丙硫培氯松气雾剂,另一种常用的为普米克,又称丁地去炎松气雾剂,一般要持续治疗三年,根治率能达到 80% 以上。如果与过敏源有关,则可采用过敏源皮试,进行脱敏治疗,以及采取避免接触过敏源的方法。另外,如果是由冷空气、污染空气、烟雾等引起者,应尽量避免这些促发因子的吸入,如果与病毒感染有关,应尽量避免上呼吸道感染。

【技能训练】

手持定量雾化装置的使用

问题探究:手持定量雾化装置如何使用?(如图 2-2-5 所示)

项目	要求
目的	减轻或消除支气管痉挛,保持气道通畅。
	教会患者及家属使用方法,便于自己应急使用。
	达到有效雾化吸入,及时缓解支气管哮喘的发作。
操作方法	吸药前先摇匀药液,缓慢呼气至不能再呼时;然后立即将喷口放入口中,双唇含住喷口,经口缓缓吸气;深吸气过程中按压驱动装置;继续吸气至不能再吸时,屏气 5~10s,使较小的雾粒在更远的外周气道沉降;然后再缓慢呼气。
注意事项	(1)吸入器要正确放置,否则浪费药液而无效。 (2)老人和幼儿由于呼吸较难控制,可在吸入器喷口处接一个储雾罐,有利于药液完全吸收。

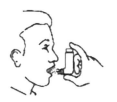
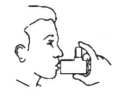
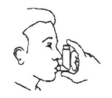

A. 吸入器未放入
口中，不正确

B. 储雾器的使用

C. 将吸入器完全
放入口中

图 2-2-5　MDI 及储雾器的一些使用

（袁爱娣　常秀春）

任务 2-3　感染性呼吸系统疾病患者的护理

📖 学习目标

- **知识目标**

  1. 掌握支气管扩张症的概念；

  2. 熟悉支气管扩张症的常见原因；

  3. 了解支气管扩张症患者的病理生理变化；

  4. 熟悉支气管扩张症患者的症状、体征与实验室检查，并列出护理诊断和措施；

  5. 熟悉肺炎病因、诱因和分类；

  6. 掌握肺炎患者临床表现和治疗原则；

  7. 掌握肺炎患者的高热护理，并制订护理计划；

  8. 熟悉肺脓肿的病因、诱因和分类；

  9. 熟悉肺脓肿患者的症状、体征、并发症及治疗措施；

  10. 掌握肺脓肿的病情观察和非手术护理和术后护理的护理措施。

  11. 熟悉肺结核的病因、传播途径；

  12. 掌握肺结核常见症状与体征；

  13. 了解肺结核辅助检查要点；

  14. 熟悉肺结核治疗原则；

  15. 掌握肺结核常用护理诊断及措施和健康教育。

- **能力目标**

  1. 运用理论知识，根据病变部位不同，教会患者体位引流的方法和注意事项；

  2. 一旦发现患者咯血引起窒息，能及时对窒息的抢救和处理；

  3. 结合病例资料初步提出肺炎患者护理诊断，制订护理目标；

  4. 能配合医生对休克型肺炎患者的观察和抢救，采取有效护理措施；

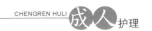

5. 结合提供病例提出肺脓肿患者的常见的护理诊断和相关因素；

6. 运用已学知识，学会对肺脓肿患者脓液的引流护理技术；

7. 运用所学的知识，能及时评估药物的疗效和副作用；

8. 在老师的指导下正确进行结核菌素试验操作，判断其结果；

9. 学会对肺结核患者隔离、消毒的方法。

[任务 2-3-1]　支气管扩张患者的护理

【知识背景】

支气管扩张症(bronchiectasis)是一种常见的慢性支气管化脓性疾病。由于支气管及其周围肺组织的慢性炎症和阻塞，导致支气管组织结构发生病理性破坏，使管腔扩张和变形。临床表现为慢性咳嗽伴大量脓痰和(或)反复咯血。随着免疫接种的完善和抗生素的及时应用，本病的发病率已明显降低。

(一)病因

支气管扩张的病因有先天性和继发性两种，以后者为多见。常在童年时期发病，男女发病无明显差异。常见的病因有：

1. 支气管—肺组织感染和阻塞　以婴幼儿及儿童时期的麻疹、百日咳、支气管肺炎等最为常见。其次是肺结核、肿瘤、异物吸入、COPD 或因管外肿大淋巴结压迫等。反复感染破坏了支气管管壁各层的组织结构，削弱了管壁的支撑作用，在咳嗽时管腔内压增高，以及呼吸时胸腔内压的牵引，逐渐引起支气管扩张。总之，感染导致支气管阻塞，阻塞又加重感染，两者互为因果，促进支气管扩张的发生与发展。

2. 支气管先天性发育缺损和遗传因素　较少见，如支气管先天性发育障碍(巨大气管—支气管症)、Kartagener 综合征(有支气管扩张、鼻窦炎和内脏转位)、肺囊性纤维化、遗传性 α_1 抗胰蛋白酶缺乏等患者所发生的支气管扩张。

3. 机体免疫功能失调　目前发现机体自身免疫性疾病如系统性红斑狼疮、类风湿性关节炎、溃疡性结肠炎、艾滋病等感染性疾病可伴有支气管扩张；脏器移植导致的排斥反应引起支气管扩张。有些不明原因的支气管扩张患者体液和(或)细胞免疫功能有不同程度的异常，提示支气管扩张可能与机体免疫功能失调有关。

4. 继发于支气管—肺组织感染性病变的支气管扩张　多见于下叶。左下叶支气管细长，引流不畅，易发生感染，故更多见。

(二)病理变化

支气管扩张可分为柱状和囊状两种，常混合存在。典型的病变为支气管壁组织的破坏导致管腔变形扩大、凹陷、腔内多量分泌物。支气管黏膜表面存在慢性溃疡、柱状纤毛上皮被鳞状上皮替代，杯状细胞和黏液腺增生，微小脓肿形成。常伴有毛细血管扩张或支气管动脉和肺动脉终末支扩张和吻合，形成血管瘤。

支气管扩张早期病变轻而局限，呼吸功能测定正常范围；随着病变范围的扩大，肺功能测定从轻度阻塞性通气障碍到以阻塞性为主的混合性通气功能障碍。当病变进一步发展，可引起肺动脉痉挛,导致肺动脉高压,加重右心负荷,引起右心功能衰竭,并发肺源性心脏病。

【工作任务—案例导入】

患者,女,65 岁,反复咳嗽、咳脓痰 6 年,伴喘息 2 年,近 2 月病情加重常有痰中带血,发热 3 天收入院。既往史:3 岁时曾患过麻疹并发肺炎,体质虚软,经常反复感冒。无肺结核史,无手术史。无其他传染病史。

体检:脸色苍白,两颊潮红,较消瘦,神志清,精神萎靡,左下胸部、背部闻及较粗的湿啰音,体检:T 38.8℃,P 96 次/min,R 23 次/min,BP 108/68mmHg。

辅助检查:血白细胞计数 $9.0 \times 10^9/L$,血红蛋白 8.5g/L;X 线胸片:左肺下叶沿支气管呈囊状、卷发状阴影。

任务导向:

1. 支气管扩张发病的起始原因在婴幼儿时期还是中老年时期? 主要由哪些疾病引起?
2. 如何系统地评估支气管扩张症的临床表现、辅助检查的特征性变化?
3. 支气管扩张症主要的护理诊断和相关因素有哪些? 如何预防感染加重病情?
4. 窒息的表现、窒息的预防及配合抢救的措施各有哪些?

【护理工作过程】

(一)护理评估

1. 健康史   注意询问既往病史,有无慢性咳嗽咳痰史,有无患过麻疹、百日咳、支气管炎和支气管肺炎等;家族中有无慢性呼吸系统疾病和先天性缺陷性疾病病史等。

2. 身体状况

(1)慢性咳嗽伴大量脓痰。痰量与体位改变有关,如晨起或入夜卧床时咳嗽、痰量增多;呼吸道感染急性发作时,黄绿色脓痰明显增加,一日可达数百毫升;若混合厌氧菌感染时痰有恶臭。痰液静置后可分三层:上层为泡沫,中层为混浊黏液,下层为脓性物和坏死组织。

(2)反复咯血。大多数患者有反复咯血,量不等,可为痰中带血、小量或大量咯血,与病情严重程度、病变范围有时不一致。有些患者以反复咯血为唯一症状,平时无咳嗽、脓痰等呼吸道症状,临床上称为"干性支气管扩张"。其支气管扩张多发生于引流良好的上叶支气管。

(3)继发肺部感染。反复肺部感染可引起全身中毒症状。如高热、食欲缺乏、盗汗、消瘦、贫血等,一旦大量脓痰排出后,患者体温下降,精神改善。

(4)体征。早期或干性支气管扩张可无异常肺部体征。典型体征是在下胸部、背部闻及较粗的湿啰音,部位恒定;部分慢性患者伴有杵状指(趾)。

3. 辅助检查

(1)实验室检查。痰涂片或细菌培养可发现致病菌,继发急性肺部感染时白细胞计数和中性粒细胞可增多。

(2)胸部 X 线检查。早期无异常或见患侧肺纹理增多增粗;典型的 X 线表现为粗乱肺纹理中有多个不规则的环状透亮阴影或沿支气管的卷发状阴影,感染时阴影内出现液平面。

(3)胸部 CT 检查。显示管壁增厚的柱状扩张,或成串成簇的囊样改变。

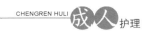

（4）支气管造影。可确诊本病，确定病变部位、性质、范围、严重程度，为治疗或手术切除提供重要参考依据。

（5）纤维支气管镜检查。可明确出血、扩张或阻塞部位，还可进行局部灌洗，取得冲洗液做微生物学检查及细菌培养。

4. 心理、社会状况　注意患者的心理状态，对疾病反复发作的担忧、焦虑、抑郁、烦躁不安；了解家属对患者的关心程度、对疾病的关注；家庭的经济状态和执行医嘱行为等情况。

（二）护理诊断

1. 首要护理诊断

（1）清理呼吸道无效。与痰多黏稠、咳嗽无力、咳嗽无效有关。

（2）有窒息的危险。与痰液黏稠、大咯血不能及时排出有关。

2. 主要护理诊断

（1）营养失调：低于机体需要量。与反复感染导致机体消耗量增多、咯血有关。

（2）体温过高。与急性肺部感染有关。

（3）焦虑。与疾病迁延、个体健康受到威胁有关。

（三）护理目标

患者有效排出脓痰，保持呼吸道通畅；补充机体的能量消耗，维持体力；体温在正常范围；情绪稳定，能配合治疗和护理。

（四）治疗与护理

1. 治疗原则　促进痰液引流和防治呼吸道反复感染，痰液引流和抗生素治疗同样重要。

（1）控制感染。支气管扩张症急性感染时，常用阿莫西林、环丙沙星、头孢类抗生素，或用青霉素，可加用甲硝唑或替硝唑。有条件时可参考痰菌敏感试验选择抗生素。

（2）加强痰液引流，保持呼吸道通畅。

1）祛痰剂：可服氯化铵、溴己新、复方甘草合剂。亦可用溴己新溶液雾化吸入，或生理盐水超声雾化吸入使痰液变稀。必要时加用支气管舒张剂喷雾吸入，以缓解支气管痉挛，提高祛痰效果。

2）体位引流：体位引流有时较抗生素治疗更为重要，应根据病变部位采取相应体位进行引流，具体操作见"技能训练"。

（3）手术治疗。如经内科治疗后仍有反复大量咯血或急性感染发作，病变范围局限（不超过两叶肺或一侧肺）且全身情况较好者，可考虑手术切除病变肺段或肺叶。若病变较广泛，累及两侧肺，或心肺功能严重障碍者不宜手术。

（4）咯血的处理。见"肺结核"相关内容。

2. 护理措施

（1）一般护理。

1）休息与环境：保持环境整洁、舒适，减少不良环境刺激，尤其是避免尘埃与烟雾的刺激。维持适宜的室温 18～20℃，湿度 50%～60%，以充分发挥呼吸道的自然防御功能。注意保暖，避免受凉。适当增加休息，保持舒适体位，减少体能消耗。

2）饮食：给予高蛋白、高维生素饮食，足够热量、易消化食物。避免油腻、辛辣、刺激性强、易于产气的食物。患者情况允许时，每日保证饮水在 1500mL 以上，防止分泌物干结，有利于痰液的排出。同时做好口腔护理。

（2）针对性护理。

1）病情观察：密切观察并记录痰液的颜色、量与性质，正确采集痰液标本并及时送实验室检查，为医疗诊断提供可靠的依据。监测患者的生命体征，评估咳嗽治疗的效果、有无胸闷、烦躁、气急、面色发白、大汗淋漓、口唇发绀等表现。

2）保持呼吸道通畅：合理氧疗，支气管扩张患者可根据病情的不同，选用下列方法促进痰液的排出，如补充体液、祛痰药和气管舒张剂合理应用、体位引流、胸部物理疗法、纤支镜吸痰或机械吸引等。以上方法联合使用可增强排痰效果。

（3）并发症护理。观察患者有无窒息症状，如烦躁、神色紧张、出冷汗等异常表现，劝告患者身心放松，防止声门痉挛和屏气，将气管内痰液和积血轻轻咳出，保证气道通畅；准备好抢救物品，如吸引器、氧气、气管插管、气管切开包、鼻导管、喉镜、止血药、呼吸兴奋剂、升压药及备血等；痰液黏稠无力咳出者，可经鼻腔吸痰，重症患者应在吸痰前后适当提高吸入氧的浓度。

大咯血窒息时的抢救：发现患者情况危急，立即利用任何可能手段通知其他医务人员；同时将患者置于头低足高位，头偏向一侧，轻拍背部以利血块排出，防止窒息或误吸。借助工具迅速清除口鼻腔血凝块，神志清醒者鼓励其将血吐出。必要时立即行气管插管或气管镜直视下吸出血凝块，以解除呼吸道阻塞。呼吸道通畅后，立即给高流量吸氧，必要时机械辅助通气。迅速建立静脉通道。遵医嘱使用药物。

（4）心理护理。医务人员陪伴患者床边，安慰患者，鼓励患者有效咳嗽，切不可屏气；及时帮助患者去除污物；必要时给予镇静剂，解除情绪紧张。

窒息患者的预防和抢救措施详细见"呼吸系统常见症状与体征的护理"。

（5）健康指导。

1）指导患者正确认识支气管扩张症的发生、发展与呼吸道感染、支气管阻塞密切相关，向患者及其家属宣传预防呼吸道感染的重要性。与患者及家属制订长期防治的计划。

2）及时治疗上呼吸道慢性病灶（如龋齿、扁桃体炎、鼻窦炎），避免受凉，减少刺激性烟雾、灰尘吸入，吸烟者应戒烟。

3）指导患者保持良好的卫生习惯，注意口腔卫生，痰液须经灭菌处理，或盛于蜡纸盒内焚烧。痰具用消毒灵浸泡或煮沸消毒。

4）生活起居要有规律，注意劳逸结合，保证适当休息，防止情绪激动和过度活动而导致咯血的发生和加重。说明营养的补充对机体康复的重要性，能摄入高热量、高蛋白及含维生素、矿物质丰富的饮食，以增强机体的抗病能力。

5）培养患者自我保健意识和能力，学会自我监测病情，掌握体位引流、雾化吸入、有效咳嗽的方法。对并发肺气肿者，应鼓励和指导其进行适当的呼吸运动锻炼，促进呼吸功能的改善，保存和恢复肺功能。定期门诊复查，症状加重时及时就诊。

（五）护理评价

患者能否有效地咳嗽，促进痰液排出，保持呼吸道通畅；能否在护士的指导下正确地进行体位引流；是否认识本病发生发展的相关知识，积极配合治疗和护理；是否了解个人卫生和环境卫生与疾病复发的相关知识。

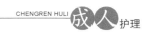

【知识拓展】

支气管扩张的病理变化

支气管扩张症系支气管因反复感染及分泌物阻塞或先天性发育缺陷等因素,造成管壁破坏、变形和扩张的一种慢性化脓性疾病。那它的病理生理变化是:

以感染及支气管阻塞为两个根本致病因素,两者互相助长。由于支气管阻塞,腔内淤滞的分泌物对于受炎症影响而损伤软化的支气管壁予以压力,日久即造成阻塞,远端支气管扩张。同时,感染引起剧烈咳嗽,使支气管内压升高,亦可促进支气管扩张。此外,肺实变或肺不张存在已久,肺组织纤维化及瘢痕收缩,以致支气管受牵拉、扭曲和移位,也是促成支气管扩张的因素。具体表现有:①肉眼观:病变常累及段级支气管以下和直径大于2mm的中、小支气管,左肺多于右肺,下叶多于上叶,扩张的支气管呈圆柱状或囊状,腔内常含有黏液脓样、黄绿色脓性或有时带血的脓性渗出物。②镜下:支气管壁慢性化脓性炎症并有不同程度的组织结构破坏。支气管黏膜上皮部分坏死脱落,部分鳞状上皮化生,管壁血管扩张充血和炎症细胞浸润。管壁的平滑肌、弹力纤维和软骨萎缩、断裂,周围及其周围肺组织纤维化。

支气管扩张症的预防

支气管扩张症的发病率虽已大大降低,但形成后易反复继发呼吸道感染,出现反复咳嗽、咯脓痰和咯血,可引起肺功能损害,少数还可发展为慢性肺源性心脏病,严重危害健康和影响劳动。大量咯血可引起休克、急性肺不张,甚至突发性窒息死亡,故应积极采取措施,防止本病的发生。

(1)积极防治幼儿麻疹、百日咳、流感等及其并发的肺炎。早期治疗副鼻窦炎、肺脓肿,可防止和减少支气管扩张的发生。

(2)已有支气管扩张的患者,平时注意引流排痰,以保持呼吸道通畅,减少支气管、肺部继发感染,阻止支气管扩张的发展和加重。

(3)戒烟,避免有害气体和尘埃的吸入。坚持锻炼,增强体质,避免精神上的创伤,保持心情舒畅,可防止支气管扩张的急性发作。

(4)有手术指征者,应考虑手术切除可达到根治的目的。

【技能训练】

体位引流

(一)概述

体位引流(postural drainage)是指利用重力作用使肺、支气管内分泌物排出体外,又称重力引流。对分泌物的重力引流,应配合使用一些胸部手法治疗,如拍背、震颤等,多能获得明显的临床效果。治疗者可参照X线胸片跟踪肺内分泌物的方法,并通过血气分析监测肺内分泌物清除效果,提供氧合的客观数据。

(二)适应证

体位引流可用于分泌物或细胞滞留引起的大块性肺不张,结构异常而引起分泌物聚集,长期无法排出(如支气管扩张、囊性肺纤维化或肺脓肿);由于用力呼气受限(如COPD、肺纤维化)而无力排出分泌物的患者急性感染时;或咳嗽无力(如老年或恶病质患者、神经肌肉疾病、术后或创伤性疼痛或气管切开术患者);支气管碘油造影检查前后。

(三)禁忌证

①年迈及一般情况极度虚弱、无法耐受所需的体位、无力排出分泌物(在这种情况下,体位引流将导致低氧血症)。②抗凝治疗的患者。③胸廓或脊柱骨折、近期大咯血和严重骨质疏松。④严重的心血管疾患,如高血压、心功能 Ⅲ～Ⅳ 级,肺水肿患者,近期内有大咯血禁忌体位引流。

(四)注意事项

①引流应在饭前进行,一般在早晚进行,因饭后易致呕吐。②为提高引流效果,先雾化吸入或用祛痰药,配合深呼吸,有效咳嗽,轻拍患部。痰量多时不要尽快排痰,以防窒息,引流后漱口,祛除痰液臭味;对痰液黏稠者可先用生理盐水超声雾化吸入或用祛痰药(如氯化铵、溴己新等)以稀释痰液。③引流过程中注意观察患者,有无咯血、发绀、头晕、出汗、疲劳等情况,如有上述症状应随时终止体位引流。④引流体位不宜刻板执行,必须采用患者既能接受,又易于排痰的体位。

项目	要求
目的	达到最佳的引流效果、提高氧合水平、改善呼吸肌力和效力产生咳嗽反射。
操作前护理	(1)工作人员的准备:工作衣、帽、鞋穿戴整齐,戴好口罩,洗手。 (2)用物准备:治疗车、治疗盘、弯盘 2 只(内装无齿镊 1 把、纱布 1 块)、污物筒、摇动床及床上用品等。 (3)患者体位的准备:根据患者的病变部位不同,选择利于痰液引出的舒适体位。
操作中护理	(1)工作人员戴帽子、口罩,洗手后,将备用物放置于治疗车上,进入病房,向患者解释体位引流的目的、方法和注意事项,以取得配合。 (2)依病变部位不同,结合患者体验,采取相应的体位。原则:病变部位在高处,引流支气管开口向下在低处。同时辅以拍背,指导患者有效咳嗽,以借重力作用使痰液流出。如下叶后基底段支气管扩张应采用头低脚抬高 45°～55°、俯卧位的姿势;右肺中叶支气管扩张取左侧 45°卧位,脚抬高 35°～45°;肺上叶支气管扩张可取半卧位,体位倾斜程度应由小到大逐渐增加,防止分泌物大量涌出造成窒息。如病情不允许,床头最低限度应保持在水平位(如图 2-3-1 所示)。 (3)引流时,嘱患者间歇做深呼吸后用力咳嗽,护理人员用手(手心屈曲呈凹状)轻拍患者胸或背部,自背下部向上进行,直到痰液排尽,或使用机械震动器,将聚积的分泌物松动,并使其移动,易于咳出或引流。 (4)每次 15～20min,每日早晚各一次,早饭前 1h,晚饭后 2h。引流过程中应注意观察病情变化,如出现呼吸困难、头晕、发绀、出汗、疲劳、咯血等情况及时停止。
操作后护理	(1)引流完毕,擦净口周的痰液,给予漱口,评估肺部呼吸音及湿啰音的变化。 (2)整理床单位,扶患者休息。废物处理,并记录排出的痰量和性质,必要时送检。 (3)操作中时时刻刻体现出人文关爱。 (4)动作轻巧、稳重、有条不紊。

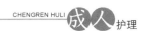

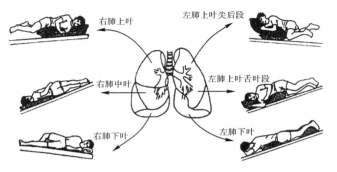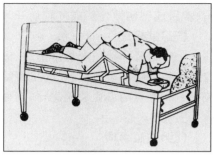

图 2-3-1　体位引流示意图

[任务 2-3-2]　肺炎患者的护理

【知识背景】

肺炎(pneumonia)是指肺实质的炎症,可由多种病原体、理化因素、过敏因素等引起,是呼吸系统的常见病。肺炎在我国发病率及病死率高,尤其是老年人或免疫功能低下者,在各种致死病因中已居第 5 位。肺炎的病因及分类如下。

(一)按病原体分类

1.感染　包括细菌、病毒、真菌、支原体、衣原体及寄生虫等。其中细菌感染是肺炎最常见的病因,约占肺炎的 80%。主要致病菌为肺炎球菌、金黄色葡萄球菌、甲型溶血性链球菌、肺炎克雷白杆菌等。近二三十年来,由于抗生素和免疫抑制剂的广泛应用,需氧革兰阴性杆菌感染明显上升,如肺炎克雷白杆菌、绿脓杆菌、流感嗜血杆菌、大肠杆菌等。革兰阴性杆菌肺炎病死率较高(30%~40%),老年及危重患者尤为难治。一些以往较少报道的病原体如军团菌、卡氏肺孢子虫、衣原体等相继出现,一些非致病菌也在适宜条件下成为机会致病菌。院外感染的肺炎仍以肺炎球菌为主,而院内感染的肺炎则以革兰氏阴性杆菌为主。

2.理化因素　包括毒气、化学物质、药物、放射线、水、食物或呕吐物的吸入等。

(二)按解剖部位分类

1.大叶性(肺泡性)肺炎　此型肺炎因病变常累及整个肺叶而称大叶性肺炎,也可侵犯到肺段而形成节段性肺炎,后一情况愈来愈多。鉴于此型肺炎发病特点为炎症始发在肺泡,然后通过肺泡间孔(Cohn 氏孔)向其他肺泡扩张蔓延,以致肺段的一部分或整个肺段、肺叶发生炎变,因此又称为肺泡性肺炎。细菌是此型肺炎的主要病因,以肺炎球菌最为多见,流感嗜血杆菌、绿脓杆菌、大肠杆菌、克雷白杆菌、葡萄球菌和结核杆菌也可引起本病,病毒一般不引起肺泡性肺炎。典型病例表现为肺实变,而支气管一般未累及。

2.小叶性(支气管性)肺炎　此型肺炎比肺泡性肺炎更为常见。病原体通过支气管侵入,引起细支气管、终末细支气管及其远端的肺泡的炎症。可由细菌、病毒、支原体等引起,如肺炎球菌、葡萄球菌、腺病毒、流感病毒以及肺炎支原体等。常继发于支气管炎、支气管扩张、上呼吸道病毒感染后,以及长期卧床患者,可闻及湿啰音,由于下叶常受累,X 线显示为沿肺纹理分布的不规则斑片状阴影。

3.间质性肺炎　为肺间质的炎症,病变主要累及支气管壁、支气管周围组织和肺泡壁。由于病变在间质,呼吸道症状比较轻,体征也较少。间质性肺炎可由细菌、病毒、理化因素及过敏源引起,多并发于小儿麻疹和成人慢性支气管炎。

(三)按病原菌感染的环境分类

1.院外社区获得性肺炎　最常见的是肺炎球菌性肺炎。

2.院内感染性肺炎　常见的是革兰氏阴性杆菌感染的肺炎。

一、肺炎球菌性肺炎

1.概念　肺炎球菌性肺炎(pneumococcal pneumonia)是由肺炎球菌(肺炎链球菌)所引起的肺实质的炎症,约占院外感染肺炎中的半数以上。发病以冬季和初春为多,男性多见,原本健康的青壮年、老人和婴幼儿多见。

2.发病机理　肺炎球菌为革兰氏阳性球菌,肺炎球菌为健康人上呼吸道正常菌群,当健康人受到上呼吸道感染或淋雨、疲劳、醉酒、精神刺激等因素影响时,使呼吸道防御功能受损,细菌被吸入下呼吸道在肺泡内繁殖,由于球菌高分子多糖体荚膜对组织侵袭作用,引起肺泡壁充血水肿,迅速出现白细胞和红细胞渗出,含菌渗出液经 Cohn 氏孔蔓延至几个肺段或整个肺叶而致肺炎。因病变开始于肺的外周,故易累及胸膜,经过充血期、红色肝变期、灰色肝变期和消散期的病理变化过程。因肺炎球菌不产生毒素,故不引起原发性组织坏死和空洞形成,炎症消散后肺组织结构多无破坏,不留纤维瘢痕。极个别可因肺泡内纤维蛋白吸收不完全,可能形成机化性肺炎。

3.症状与体征　起病急骤,以寒颤高热、全身肌肉酸痛、患侧胸痛为特征。当肺炎病变广泛,通气/血流比例减低,出现低氧血症时表现为气急、发绀。由于细菌感染的毒性作用,部分患者可伴有恶心、呕吐、腹胀、腹泻等消化道症状。严重感染可伴休克、DIC、成人呼吸窘迫综合征和神经系统症状如神志模糊、烦躁不安、嗜睡、谵妄、昏迷等。患者呈急性病容,面颊绯红、呼吸急促、鼻翼扇动、口角和鼻周可出现单纯性疱疹。有败血症者,皮肤和黏膜可有出血点,巩膜黄染,心率增快或心律不齐。早期肺部体征无明显异常,肺实变时有典型体征,如叩诊浊音、语颤增强和支气管呼吸音等。消散期可闻及湿啰音。本病的并发症近年来已较少见,重症患者并发感染性休克、心肌炎、胸膜炎等。

4.实验室检查　血白细胞总数明显增高,中性粒细胞多在 80% 以上,核左移;年老体弱、酗酒、免疫功能低下者仅有中性粒细胞百分比增高,白细胞总数可不升高。痰涂片、培养可找到肺炎球菌;发病初期,血培养可阳性;胸部 X 线检查可见肺叶或肺段密度均匀的阴影,累及胸膜时,可见少量胸腔积液征。

5.治疗原则　一经诊断应立即给予抗生素治疗,青霉素 G 为首选。剂量、给药途径视病情而定。轻症用 80 万 U 每日肌注 3 次;稍重者用 240 万～480 万 U 静脉滴注,每 6h 一次;重症患者日剂量可加至 1000 万～3000 万 U,分 4 次静脉滴注。对青霉素过敏者,轻症可改用红霉素,重症用第一代或第二代头孢菌素。抗生素疗程一般为 5 天,或在退热后 3 天停药。抗生素使用过程中须密切观察药物反应,常规监测肝、肾功能及电解质水平。抗生素治疗同时应给予支持治疗及对症治疗,如卧床休息,保证热量、维生素及蛋白质的摄入量,纠正脱水,维持水、电解质平衡。密切观察呼吸、心率、血压及尿量。有明显胸痛,可给少量止痛

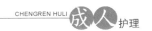
剂,如可卡因 15mg 可予缓解。有低氧血症或发绀时应吸入氧气。有感染性休克时按感染性休克治疗方法处理。

本病预后良好,若有菌血症,多个肺叶受累,中性粒细胞缺乏或有原发疾病,尤其是心肺疾病,患者为老年人或儿童则预后较差。

二、革兰阴性杆菌肺炎

1. 概述 医院内获得性肺炎多为革兰氏阴性杆菌所引起。此类肺炎患者多为老年人,或有基础疾病,接受抗生素、激素、细胞毒性药物治疗,或气管插管、气管切开、应用机械通气等治疗,损及呼吸道防御功能而发生革兰阴性杆菌肺炎。常见细菌有绿脓杆菌、肺炎杆菌、流感嗜血杆菌、大肠杆菌、变形杆菌及不动杆菌等。此外,肺外感染灶可因形成菌血症而将致病菌传播到肺部。

2. 发病机理 肺部革兰阴性杆菌感染的共同点在于肺实变或病变融合,组织坏死后容易形成多发性脓肿,一般双侧肺下叶多受累;若波及胸膜,则可引起胸膜渗液或脓胸。

3. 症状和体征 多数患者起病隐匿,有发热、精神萎靡。主要症状是咳嗽、咳痰。咳绿色脓痰见于绿脓杆菌感染;咳红棕色胶冻样痰见于克雷白杆菌感染。胸部体检病变范围大者可有肺部实变体征,两肺下方及背部可闻及湿性啰音。本组肺炎中毒症状重,可早期出现休克、肺脓肿、心包炎等并发症。而且患者多伴有各种严重的基础疾病及不同程度脏器功能衰竭,加之多数患者使用过抗生素,使致病菌复杂,且多耐药,因此治疗困难,预后差,病死率高(达 30%~50%)。

4. 实验室检查 白细胞升高或不升高,中性粒细胞增多,有核左移。胸部 X 线显示两肺下方散在片状浸润阴影,可有小脓肿形成。痰培养两次以上阳性,结合临床表现可确定诊断。

5. 治疗原则 治疗之前应做细菌的药敏试验,以便选用有效药物。在未明确病菌之前,可试用氨基糖甙类抗生素加半合成青霉素或头孢菌素。如治疗绿脓杆菌肺炎,一般先用半合成青霉素加氨基糖甙类抗生素;治疗流感嗜血杆菌肺炎,首选氨苄西林;治疗大肠杆菌肺炎,一般采用氨苄西林、羧苄西林与另一种氨基糖苷类抗生素(如阿米卡星)合用。

在治疗革兰氏阴性杆菌肺炎时,宜大剂量、长疗程、联合用药,静脉滴注为主,雾化吸入治疗为辅;使用氨基糖甙类抗生素时,要注意药物对肝、肾功能的损害,如出现无尿、管型尿、蛋白尿、尿比重下降或血液尿素氮、肌酐升高等。

三、肺炎支原体肺炎

1. 概述 肺炎支原体肺炎(mycoplasmal pneumonia)是由肺炎支原体引起的呼吸道和肺组织的炎症。支原体经口、鼻的分泌物在空气中传播,引起散发的呼吸道感染或者小流行,常于秋季发病。患者中儿童和青年人居多,婴儿有间质性肺炎时应考虑支原体肺炎的可能。

2. 发病机制 病变开始于上呼吸道,有充血、单核细胞浸润,向支气管和肺蔓延,呈间质性肺炎或斑片状融合性支气管肺炎。

3. 症状和体征 支原体感染潜伏期一般约为 2~9 周,起病缓慢,有咽痛、咳嗽、畏寒、发热、头痛、乏力、肌痛等,半数病例无症状。体征多不明显,可有肺部干、湿性啰音,耳镜可见鼓膜充血、出血,呈炎症改变。X 线显示肺部多种形态的浸润影,呈节段性分布,以肺下野为多见,有的从肺门附近向外伸展。

4. 实验室检查　白细胞正常或稍增多。血清学检查是确诊肺炎支原体感染最常用的检测手段,如补体结合试验、间接血细胞凝集试验、酶联免疫吸附试验及间接荧光抗体试验等均具有特异性诊断价值。

5. 治疗原则　治疗首选红霉素,亦可用四环素族抗生素。口服红霉素因食物会影响其吸收,故应在进食后一段时间给药,口服红霉素前或当时,嘱患者不饮用酸性饮料(如橘子汁等)以免降低疗效。红霉素静滴速度不宜过快,浓度不宜过高,以免引起疼痛及静脉炎。本病预后一般较好。

四、军团菌肺炎

1. 概述　军团菌肺炎(legionella pneumonia)是由革兰染色阴性嗜肺军团杆菌引起的一种以肺炎为主的全身性疾病。军团菌有多种,其中嗜肺军团杆菌是引起肺炎的重要菌种。该菌存在于水和土壤中,常经供水系统、空调和雾化吸入而被吸入,引起呼吸道感染。夏季或初秋为多发季节。

2. 症状体征　嗜肺军团杆菌感染起病缓慢,但也可经 20 天左右的潜伏期而急骤发病。有乏力、肌痛、头痛和高热、寒颤、咳嗽、痰少而黏,可带血,一般不呈脓性,也可有恶心、呕吐和水样腹泻。严重者有神经精神症状,如感觉迟钝、谵妄,并可出现呼吸衰竭、休克和肾功能损害。X 线显示肺炎早期为外周性斑片状肺泡内浸润,继而肺实变,下叶较多见,单侧或双侧。病变进展迅速,还可伴有胸腔积液。

3. 辅助检查　支气管抽吸物、胸液、支气管肺泡灌洗液做 GiemSa 染色可以查见细胞内的军团杆菌,应用 PCR 技术扩增杆菌基因片段,能够快速诊断。

4. 治疗原则　首选红霉素,可加用利福平,服用利福平应在餐前 1h 或餐后 2h 以利吸收,服药后患者分泌物均为橘红色,应预先告知患者,以免引起惊恐,并定期检查肝肾功能。

【工作任务—案例导入】

患者,男,30 岁,因酒醉后淋雨,继发发热、咳嗽、吐白色痰,自诉右侧胸痛,以"大叶性肺炎"入院。入院后查体:T 39.3℃,BP 132/83mmHg,P 110 次/min,R 24 次/min,右侧呼吸运动减弱,右下胸部语颤增强,听诊右下有支气管呼吸音。

任务导向:根据病史,列出该患者主要的护理诊断和护理措施。

【护理工作过程】

(一)护理评估

1. 健康史　了解肺炎发生症状,如咳嗽、咳痰、胸痛、缺氧、发热等表现;妊娠期孕妇感染是否影响胎儿发育、胎心和子宫状态;妊娠期孕妇能否自我监测胎动、胎儿状态及自我采取预防各种病原体的感染的措施。

2. 身体状况　略。

3. 实验室检查　略。

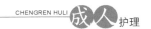

(二)护理诊断

1. 首要护理诊断

(1)体温过高。与细菌引起肺部感染有关。

2. 主要护理诊断

(1)气体交换受损。与气道内黏液的堆积、肺部感染等因素致呼吸面积减少有关。

(2)潜在并发症。感染性休克。

(3)疼痛。与肺部炎症累及胸膜有关。

(4)清理呼吸道无效。与肺部炎症、大量脓痰、咳嗽无力有关。

(三)护理目标

体温维持正常;缺氧减轻和缓解,患者呼吸困难减轻;疼痛减轻;患者能有效排痰,呼吸道分泌物潴留减少或被清除。

(四)治疗与护理

1. 病情观察 评估患者呼吸频率、节律、形态、深度、有无呼吸困难、有无皮肤色泽和意识状态改变。监测白细胞总数和分类计数、动脉血气分析值,注意有无异常改变。每 4h 测量体温、脉搏。体温突然升高或骤降时,需随时测量并记录。

2. 一般护理 病室应阳光充足、空气新鲜,室内通风每日 2 次,15～30min,但避免患者受到直接吹风,以免受凉。环境保持整齐、清洁、安静和舒适。室温保持在 18～20℃,相对湿度在 55%～60% 为宜,因为空气干燥会降低气管纤毛运动的功能,使痰液更黏稠不易咳出。及时补充营养和水分,高热时消化吸收功能降低,机体分解代谢增加,糖、脂肪、蛋白质及维生素等营养物质大量消耗,应给予高热量、高蛋白、高维生素、易消化的流质或半流质饮食。鼓励患者多饮水或选择喜欢的饮料,每日摄入量在 3000mL 以上。高热、暂不能进食者则需静脉补液,滴速不宜过快,以免引起肺水肿。

3. 对症护理

(1)急性发绀者应给予氧气吸入,4～6L/min,以提高血氧饱和度,纠正组织缺氧,改善呼吸困难。

(2)协助患者取半坐卧位,以增强肺通气量,减轻呼吸困难。指导有效地咳嗽,协助排痰,如拍背、雾化吸入、应用祛痰剂。

(3)患者寒颤时注意保暖,适当增加被褥;高热时给予物理降温;大量出汗者应及时更换衣服和被褥,并注意保持皮肤的清洁干燥。

(4)按医嘱早期应用足量、有效抗感染药物,并注意观察疗效及副作用,发现异常及时报告。

(5)有明显胸痛,可给予少量止痛剂。

4. 并发症护理 感染性休克。

(1)密切监测生命体征和病情变化,当出现高热骤降至常温以下、脉搏细速、脉压变小、呼吸浅快、烦躁不安、面色苍白、肢冷出汗、尿量减少(每小时少于 30mL)等早期休克征象时,随时与医生联系,及时采取救治措施。准确记录出入液量,估计患者的组织灌流情况。

(2)将患者安置在监护室,专人护理。患者去枕平卧或仰卧中凹位,即取抬高头胸部约 20°～30°,抬高下肢约 15°～20°,以利呼吸和静脉回流,增加心输出量。尽量减少搬动,并注意保暖。

（3）迅速给予高流量吸氧，必要时机械通气，有助于改善组织器官的缺氧状态。

（4）尽快建立两条静脉通道，遵医嘱输液以扩充血容量，使用糖皮质激素、抗生素、碳酸氢钠溶液及血管活性药物，以恢复正常组织灌注，改善微循环功能。

（5）抗休克、抗感染药物的应用及护理。

1）扩充血容量。扩容是抗休克最基本的措施。一般先输低分子右旋糖酐，以迅速扩充血容量，降低血液黏稠度，疏通微循环，防止 DIC。然后输 5％葡萄糖盐水、复方氯化钠溶液、葡萄糖溶液等。输液速度应先快后慢，输液量宜先多后少，可在中心静脉压监测下决定补液量和速度。扩容治疗要求达到收缩压大于 90mmHg（12kPa）；脉压差大于 30mmHg（4.0kPa）；中心静脉压不超过 10cmH$_2$O（0.98kPa）；尿量每小时大于 30mL；脉率每分钟少于 100 次；患者口唇红润、肢端温暖。

2）纠正酸中毒纠正酸中毒可以增强心肌收缩力，改善微循环。常用 5％碳酸氢钠溶液静脉滴注，注意不能矫枉过正。

3）血管活性药物。在补充血容量和纠正酸中毒后，末梢循环仍无改善时可应用血管活性药物，如多巴胺、酚妥拉明、间羟胺等。血管活性药物应由单独一路静脉输入，以便随时根据血压的变化调整滴速。若滴入剂量不足，血压不能回升；若滴入速度太快或浓度太高，血压迅速上升，可使患者出现剧烈头痛、头晕、恶心、呕吐及烦躁不安。故应注意用药后的反应。滴注多巴胺时药液不得外溢至组织中，以免局部组织缺血坏死。

4）糖皮质激素。大剂量糖皮质激素能解除血管痉挛改善微循环，稳定溶酶体膜防止酶的释放等，从而达到抗休克的作用。常用氢化可的松、地塞米松加入葡萄糖液中静滴。

5. 心理护理　由于突然病情急剧变化，意识到自己的生命有危险，患者可表现出惧怕、忧虑、心神不安。护理时不在患者床边谈论病情，并给予安慰鼓励。

6. 健康指导

（1）向患者宣传肺炎的基本知识，平时应注意锻炼身体，尤其要加强耐寒锻炼，并协助制订和实施锻炼计划。

（2）增加营养的摄入，保证充足的休息时间，以增加机体对感染的抵抗能力，避免过劳、酗酒等诱发因素，预防上呼吸道感染。

（3）对老年人及慢性病患者尤其要注意，天气变化时随时增减衣服，避免受寒。

（4）出院后继续用药者应做好用药指导，告之随诊的时间及准备的有关资料（如 X 线胸片）。

（五）护理评价

患者的生命体征是否稳定，体温是否恢复正常；孕妇患者自身状况和胎儿状况是否正常；有无并发症的发生，是否得到及时处理；担心生病会影响胎儿生长发育的紧张情绪是否得到缓解。

【知识拓展】

1. 病毒性肺炎（virus pneumonia）　由于上呼吸道病毒感染向下蔓延，侵犯肺实质而引起的肺部炎症。多发生于冬春季节，可散发流行或暴发。婴幼儿、老年人、免疫力差者易感染发病。引起肺炎的病毒以流感病毒最为常见，其他为呼吸道合胞病毒、腺病毒、巨细胞病

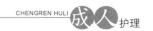

毒、麻疹病毒、水痘—带状疱疹病毒等。

不同病毒感染临床表现有所不同,如麻疹病毒可引起皮疹、水痘病毒可引起皮肤疱疹等。绝大部分患者前驱症状有咽痛、鼻塞、流涕、发热、头痛及全身酸痛,咳嗽多为干咳少痰,少有胸痛。体征多不明显,有时偶可在下肺闻及湿啰音。实验室检查白细胞计数正常、稍高或稍低,痰涂片少数白细胞,多为单核细胞,血清抗体可阳性,如恢复期血清抗体较急性期滴度增高 4 倍以上有诊断意义。胸部 X 线显示,多为小片状浸润阴影或呈间质性病变。

2. 肺真菌病(pulmonary mycosis) 健康人体对真菌具有较强的抵抗力,但在一定条件下仍可发生肺部真菌感染,严重者可经血循环至全身。常见的致病条件如长期大量使用广谱抗生素、激素或免疫抑制剂,放疗、化疗,或患者存在各种基础疾病,或使用导管、插管、静脉营养等。引起肺部感染的真菌有放线菌、念珠菌、隐球菌、曲菌、毛真菌、奴卡菌及组织胞浆菌。

3. 严重急性呼吸综合征(Severe Acute Respiratory Syndromes,SARS) 指由 SARS 病毒导致的主要通过近距离空气飞沫和密切接触传播的呼吸道传染病,临床主要表现为肺炎,在家庭和医院有显著的聚集现象。起病急,以发热为首发症状,体温一般高于 38℃,偶有畏寒;可伴有头痛、关节酸痛、肌肉酸痛、乏力、腹泻;可有咳嗽,多为干咳、少痰,偶有血丝痰;可有胸闷,严重者出现呼吸加速、气促,或明显呼吸窘迫。SARS 不同于一般感冒,一般感冒的病症包括发烧、咳嗽、头痛,可在数日后好转,并且一般没有肺炎迹象。

[任务 2-3-3] 肺脓肿患者的护理

【知识背景】

肺脓肿(lung abscess)是多种原因引起的肺部化脓性感染性炎症,早期为肺组织的炎症,继而化脓、坏死、液化、肉芽组织形成包绕外周形成脓肿。临床以高热、咳嗽,脓肿破溃进入支气管后咳出大量脓臭痰为特征,好发于青壮年,男多于女。肺脓肿发病率有明显降低的趋势。

一、病因及分类

急性肺脓肿感染的细菌一般与口腔、上呼吸道的常存细菌相一致,包括需氧、兼性厌氧和厌氧细菌。有报道指出,纯属厌氧菌感染的肺脓肿占 58%;需氧与厌氧菌混合感染占42%。较重要的厌氧菌有核粒梭形杆菌、产黑色素杆菌、口腔炎杆菌和韦荣球菌等;需氧和兼性厌氧菌为肺炎球菌、金黄色葡萄球菌、溶血性链球菌、克雷白杆菌、大肠杆菌、绿脓杆菌、变形杆菌等。根据感染途径的不同,将肺脓肿类型分为以下几种:

1. 吸入性肺脓肿 病原体经口、鼻咽腔吸入为肺脓肿发病的最主要原因。在正常情况下,呼吸道有灵敏的咳嗽反射,可以防止误吸。但当有扁桃体炎、鼻窦炎、齿槽脓溢或龋齿等脓性分泌物;口腔、鼻、咽部手术后的血块、齿垢或呕吐物等,在神志昏迷、麻醉等情况下,或由于受寒、极度疲劳等诱因的影响,全身免疫与呼吸道防御功能降低,在深睡时可将各种污染物经气管被吸入肺内,造成细支气管阻塞,病原菌繁殖而发病。吸入性肺脓肿常为单发性,其发病部位与解剖结构和部位有关。右部支气管较陡直,且管径较粗大,吸入物易吸入右肺。在仰卧位时,好发于上叶后段或下叶背段;坐位时误吸,好发于下叶后基底段;右侧位时,则好发于右上叶前段或后段形成的腋亚段。

2. 继发性肺脓肿　在某些细菌性肺炎、支气管扩张、支气管囊肿、支气管肺癌、肺结核空洞等继发感染所致的继发性肺脓肿;肺部邻近器官化脓性病变,如膈下脓肿、肾周围脓肿、脊柱脓肿或食管穿孔感染穿破至肺所形成肺脓肿;要注意的是阿米巴肝脓肿好发于右肝顶部,易穿破膈至右肺下叶,形成阿米巴肺脓肿。

3. 血源性肺脓肿　因皮肤外伤感染、痈疖、骨髓所致的败血症等,脓毒菌栓经血行播散到肺,引起小血管栓塞、炎症、坏死而形成肺脓肿。常为两肺外周部的多发性病变。致病菌以金黄色葡萄球菌为常见。

二、病理变化

细支气管受感染物阻塞、小血管炎性栓塞,肺组织化脓性炎症、坏死,形成肺脓肿,继而坏死组织液化破溃到支气管,脓液部分排出,形成有液平的脓腔,空洞壁表面常见残留坏死组织。镜检示急性肺脓肿有大量中性粒细胞的浸润,伴不等量的大单核细胞,有向周围扩展的倾向,甚至超越叶间裂,延及邻接的肺段。若脓肿靠近胸膜,可发生局限性纤维蛋白性胸膜炎,发生胸膜粘连;如张力性脓肿,破溃到胸膜腔,则可形成脓气胸。急性肺脓肿经积极抗生素的治疗后,若气道通畅,则脓液经气道排出,而脓腔逐渐消失。

慢性肺脓肿是由于急性期治疗不彻底,或支气管引流不畅,大量坏死组织残留脓腔,脓腔壁纤维母细胞增生,肉芽组织使脓腔壁增厚。在肺脓肿形成过程中,坏死组织中残存的血管失去肺组织的支持,管壁损伤部分可形成血管瘤,此为反复中、大量咳血的病理基础。腔壁表面肉芽组织血管较丰富,亦可引起咳脓血痰或小量咯血。肺脓肿的上述病理改变可累及周围细支气管,致其变形或扩张。临床上对 3～6 月或更久不能愈合的脓肿称之为慢性肺脓肿。

【工作任务——案例导入】

患者,男,36 岁,因"持续高热,并发咳嗽、咳痰 3 周"入院。现病史:患者于就诊前 3 周因受凉出现持续高热,并发咳嗽、咳痰,伴多汗、乏力、食欲减退,曾就诊于当地卫生院,接受消炎、退热治疗,但患者仍持续高热、咳嗽、咳痰,并于 2 周后咳出有臭味脓血痰,转入县级人民医院。

护理查体:体温 38.8℃,血压 126/80mmHg,脉搏 102 次/min。明显消瘦,皮肤巩膜无黄染,胸骨无压痛,心跳有力,心率 100 次/min,律齐,未闻及杂音。右下肺可闻及明显的细湿啰音。腹平软,无压痛、反跳痛,未见肠型及蠕动波。肝右肋下 0.5cm,质软,无触痛,脾不大。墨菲征(一),移动性浊音(一),肠鸣音正常。

辅助检查:血常规检查提示,白细胞计数 $10.8×10^9$/L,中性粒细胞比例 75%,血沉 35mm/h。便常规(一)、未见阿米巴滋养体、尿常规(一)、血培养无细菌生长、X 线胸片检查提示右下肺脓肿。

任务导向:

1. 该患者引起高热的主要原因有哪些?

2. 肺脓肿患者临床评估从哪几方面着手,常见的原因有哪些?描述不同原因引起的主

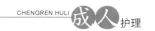

要的症状和体征。

3.分析病情,哪些症状体征支持你的诊断? 列出主要的护理诊断和相关因素。

【护理工作过程】

(一)护理评估

1.健康史 注意询问患者是否有上呼吸道感染,有无高热、热型的变化,有无咳嗽、咳痰,痰液的量、颜色和气味,有无胸痛、胸闷、咯血,有无干湿啰音和其他肺部异常体征。是否患有呼吸系统其他慢性疾病? 家族中是否有类似疾病的发生?

2.身体状况

(1)症状。在急性肺脓肿患者中,多数患者起病急,常有齿、口咽部的感染灶及手术、劳累、受凉等诱因。患者感畏寒、高热,体温达39～40℃,伴有咳嗽、咳黏液痰或黏液脓性痰。炎症累及胸膜可引起胸痛、气急。同时伴有精神不振、全身乏力、食欲减退等全身毒性症状。如感染不能及时控制,于发病的10～14d,突然咳出大量脓臭痰及坏死组织,每日可达300～500mL,这是厌氧菌感染所致。约有1/3患者有不同程度的咯血,偶有中、大量咯血而突然窒息致死。一般在咳出大量脓痰后,体温明显下降,全身毒性症状随之减轻,数周内一般情况逐渐恢复正常。部分患者缓慢发病,有一般的呼吸道感染症状,如咳嗽、咳脓痰和咯血,伴高热、胸痛等。

肺脓肿破溃到胸膜腔,有突发性的胸痛、气急,出现脓气胸。慢性脓气胸患者常有咳嗽、咳脓痰、反复发热和反复咯血,可有贫血、消瘦等表现。

血源性肺脓肿多先有原发病灶引起的畏寒、高热等全身脓毒血症的表现。经数日或数周后才出现咳嗽、咳痰,痰量不多,极少咯血。

(2)体征。体征与肺脓肿的大小、部位有关。病变较小或位于肺脏深部,多无异常体征;病变较大时,脓肿周围有大量炎症,叩诊呈浊音或实音,因气道不畅使呼吸音减低,有时可闻及湿啰音;并发胸膜炎时,可闻及胸膜摩擦音或胸腔积液的体征。慢性肺脓肿常有杵状指(趾)。血源性肺脓肿体征大多阴性。

3.辅助检查

(1)实验室检查。急性肺脓肿血白细胞总数达(20～30)×10⁹/L,中性粒细胞在90%以上,核明显左移,常有毒性颗粒。典型咳出的痰呈脓性、黄绿色,可带血,留置分层。慢性患者的血白细胞可稍升高或正常,红细胞和血红蛋白减少。

痰细菌学检查:环甲膜穿刺以细导管在较深处吸取痰液,可减少口腔杂菌污染的机会。采用经纤维支气管镜双套管防污染毛刷,采取病灶痰液,做涂片染色检查和需氧、厌氧菌培养,则能明确其致病菌。标本采用最好在抗生素应用之前进行,同时做好药敏试验。

(2)X线检查。吸入性肺脓肿早期为化脓性炎症阶段,X线呈大片浓密模糊浸润阴影,边缘不清,或为团片状浓密阴影,分布在一个或多个肺段。脓肿形成后,脓液经支气管排出,脓腔出现圆形透亮区及液平面,其四周被浓密炎症浸润所环绕。吸收恢复期、经脓液引流和抗生素治疗后,肺脓肿周围炎症先吸收,逐渐缩小至脓腔消失,最后仅残留纤维条索阴影。慢性肺脓肿脓腔壁增厚,内壁不规则,有时呈多房性,周围有纤维组织增生及邻近胸膜增厚,肺叶收缩,纵隔可向患侧移位。并发脓胸时,患侧胸部呈大片浓密阴影;若伴发气胸则可见到液平面。

(3)支气管造影术。通常用于慢性肺脓肿疑有并发支气管扩张者。

(4)纤维支气管镜检查。有助于发现病因和及时治疗。如见异物,应取出异物以利气道引流通畅;疑为肿瘤阻塞,则可做病理活检诊断,并应经纤维支气管镜导管尽量接近脓腔,加强脓液吸引并在病变部位注入抗生素,以提高疗效与缩短病程。

(二)护理诊断

1. 首要护理诊断　清理呼吸道无效。与大量脓痰、体力消耗、咳嗽无力有关。

2. 主要护理诊断

(1)体温过高。与感染有关。

(2)有窒息的危险。与大量脓痰、咯血有关。

(3)营养失调:低于机体需要量。与高热、能量消耗过多、摄入不足有关。

(三)护理目标

患者能有效排痰,呼吸道分泌物潴留减少或被清除;体温维持正常;营养、体力恢复正常。

(四)治疗与护理

1. 治疗原则　急性肺脓肿的治疗原则是抗菌和痰液引流。

(1)药物治疗。急性肺脓肿的感染细菌包括厌氧菌,一般对青霉素敏感,在病程一个月内的患者,经积极抗生素治疗,治愈率可达 86%。在肺脓肿的致病厌氧菌中,仅脆弱类杆菌对青霉素不敏感,而对林可霉素、克林霉素和甲硝唑敏感。青霉素可根据病情,一般120 万～240 万 U/d,病情严重者可用 1000 万 U/d 静脉滴注,以提高坏死组织中的药物浓度。体温一般在治疗 3～10d 内降至正常,然后可改为肌注。如青霉素疗效不佳,改用林可霉素 1.8g/d 静脉滴注;或克林霉素 0.3g 口服,一日 4 次;或甲硝唑 0.4g,每日 3 次口服或静脉注射。抗生素如有效,宜持续 8～12 周,直至 X 线上空洞和炎症消失,或仅有少量稳定的残留纤维化。

在全身用药的基础上,可加用抗生素药物局部治疗,如用青霉素 30 万 U 稀释在 5～10mL 生理盐水中,先做 4% 普罗卡因,或 2% 普罗卡因局部麻醉,随后经鼻导管或环甲膜穿刺滴注抗生素至气管内,按脓肿部位取适当体位静卧 1h,每日 1 次。有条件时,可经纤维支气管镜在 X 线透视下,将细支气管导管插入脓腔接近病灶的引流支气管,直接注入抗生素药液。

(2)痰液引流。体位引流有利于排痰,促进愈合,但对脓痰甚多,且体质虚弱的患者应加强监护,以免大量脓痰涌出,无力咳出而致窒息。

(3)手术治疗。经积极内科治疗而脓腔不能闭合的慢性肺脓肿,并有反复感染或大咯血的患者,需考虑做手术切除;对支气管阻塞引流不畅的肺脓肿,尤应疑为癌肿阻塞,或有严重支气管扩张伴大咯血者亦需做手术治疗,对伴有脓胸或支气管胸膜瘘的患者,经抽脓液、冲洗治疗效果不佳时,亦做肋间切开闭式引流。

1)手术适应证:①病期在三个月以上,经内科治疗病变未见明显吸收,而且持续或反复发作有较多症状者;②慢性肺脓肿有突然大咯血致死的威胁,或大咯血经积极药物治疗仍不停止者,应及时手术抢救;③慢性肺脓肿如因支气管高度阻塞而感染难以控制者,应在适当准备后进行肺切除;④慢性肺脓肿与其他病灶并存,或不能完全鉴别,如结核、肺癌、肺真菌

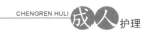

感染等,也需要肺切除治疗。

2)术前准备:包括改善患者全身情况、加强营养、间断输血、全身用抗生素、体位排痰、局部喷雾、气管内滴药等。经住院3~6周准备,痰量减少至每天50mL以下;痰由黄脓稠变为白黏稀薄;食欲、体重有所增加;血红蛋白接近正常,体温脉搏趋于平稳,则可进行手术。

3)手术范围:肺脓肿的手术难度大、出血多,病变往往跨叶,手术范围不宜太保守,尽可能不做肺段或部分肺叶切除,而多数是超过肺叶范围,甚至需要全肺切除。

4)手术并发症:常见的有失血性休克、支气管瘘及脓胸、吸入性肺炎、食管瘘等。

其预后较好,大多数慢性肺脓肿经外科治疗疗效满意,症状消失,并恢复正常工作。

2. 护理措施

(1)一般护理。对于起病急骤的高热患者应予卧床休息,病室内要保持空气流通,及时驱散痰液腥臭气味。最好与其他病种患者分室住或安置在病房一角靠近窗口,以减少对其他患者的不良影响。做好口腔护理,可用生理盐水或朵贝尔氏液漱口,清除口臭,及时倾倒痰液,痰杯加盖并每日清洗消毒一次,痰杯内可放置消毒液,以达到消毒和去除臭味的目的。对体温持续不降的患者,给予物理降温或药物降温,但要防止因出汗过多导致虚脱。注意保持皮肤的清洁,经常更换衣被,以保持舒适的休养环境,更换衣被时要关闭门窗,防止加重病情。

(2)饮食护理。由于脓肿的肺组织,在全身消耗严重情况下,修复困难,机体需要较强的支持疗法,除给予必需的输血、补液外,主要应依靠患者自身加强营养,给予高蛋白、高维生素、高热量、易消化的食物,食欲欠佳者可少量多餐。

(3)抗感染及护理。早期全身应用大剂量有效的抗生素,青霉素为首选的抗生素。有条件可根据痰液细菌培养和药物敏感试验结果选用抗生素。病灶局部应用抗生素,可采取经支气管或鼻导管置入气管内,行抗生素滴入,可提高药物在病灶局部的浓度,控制耐药菌生长。

(4)痰液引流。

1)支气管镜引流:做支气管镜前4h禁食,术前30min给予阿托品0.5mg皮下注射,口服可待因0.03g,以减少分泌物,避免咳嗽,然后行支气管镜吸引并观察记录引流液的数量和性质。术中如出现呼吸困难,严重憋气或不能耐受等情况应停止吸引。术后如有咯血应对症处理,呼吸困难应予吸氧。术中因咽喉局部麻醉,术后2h后才可进温热流食,以减少对咽喉部的刺激,防止呛咳误吸。

2)体位引流排痰:见"支气管扩张患者的护理"章节。

(5)心理护理。患者咳出大量脓性臭痰,无论对本人还是对其他人都有一种不良刺激,医护人员应富于同情心,表现高度的责任感,妥善安置好患者床位,消毒各种容器,减少空气中的异常气味。当患者进行体位引流时,协助叩背,并鼓励患者坚持体位引流,以得到彻底治疗。

(6)手术治疗。慢性肺脓肿,因纤维组织大量增生,脓腔壁发生上皮化,并发支气管扩张,内科治疗不奏效,疗程2个月以上病变仍不吸收或反复发作;危及生命的大咯血;支气管高度阻塞使感染难以控制时,需行外科手术治疗。

(7)预防。预防肺脓肿首先要指导患者保持良好的口腔卫生习惯,必须及时治疗口腔内疾病,在做口腔手术时要尽量吸尽口腔内分泌物,并给予抗生素,防止细菌生长。对麻醉或昏迷患者要做好特别护理,及时清理吸引口内分泌物,防止患者误吸,预防肺部感染,避免肺脓肿发生。锻炼身体,提高机体抗病能力,切勿过劳,严禁酗酒等。

(五)护理评价

患者是否认识本病发生发展的相关知识,积极配合治疗和护理;是否有效地注意休息、保暖,防止过度疲劳和受凉,消除诱因;在护士的指导下,学会测量体温,体温是否恢复正常;是否了解个人卫生和环境卫生与疾病复发的相关性。

【知识拓展】

肺脓肿应考虑与下列疾病相鉴别

(一)细菌性肺炎

早期肺脓肿与细菌性肺炎在症状上和 X 线胸片表现很相似,但常见的肺炎链球菌肺炎多伴有口唇疱疹、铁锈痰,不会有大量脓臭痰;X 线胸片示肺叶或段性实变,或呈片状淡薄炎症病变,边缘模糊不清,没有空腔形成。

(二)空洞性肺结核继发感染

空洞性肺结核为一种慢性病,常有呼吸道和全身症状,而无严重急性毒性症状和咳大量脓臭痰,痰中找到结核菌可确诊。但在并发化脓性细菌感染时,可出现急性感染症状和咳较多脓痰,由于化脓性细菌大量繁殖痰中难以检出结核菌。如患者过去无典型的慢性结核病病史和临床表现,易将结核性空洞继发感染误诊为肺脓肿。所以要细心地询问病史和辨认 X 线胸片有无慢性结核病的病理性变化,对诊断结核性空洞有帮助。如一时不能鉴别,可按急性肺脓肿治疗控制急性感染后,胸片可显示纤维空洞及周围多形性的结核病变。痰结核菌可阳转。

(三)支气管肺癌

支气管肺癌阻塞支气管常引起远端肺化脓性感染,但形成肺脓肿的病程相对较长,因有一个逐渐阻塞的过程,毒性症状多不明显,脓痰量亦较少。阻塞性感染由于支气管引流不畅,抗生素不易控制炎症和发热,因此在 40 岁以上出现肺局部反复感染且抗生素疗效差的患者,要考虑有支气管肺癌所致阻塞性肺炎可能,应常规做纤维支气管镜检查,以明确诊断。支气管鳞癌病变可发生坏死液化,形成空洞,但一般无毒性或急性感染症状。X 线胸片示空洞壁较厚,多呈偏心空洞,残留的肿瘤组织使内壁凹凸不平,空洞周围亦少炎症浸润,肺门淋巴结可能肿大,故不难与肺脓肿区分。经纤维支气管镜肺组织活检,或痰液中找到癌细胞,肺癌的诊断得以确立。

(四)肺囊肿继发感染

囊肿继发感染时,其周围肺组织有炎症浸润,囊肿内可见液平,但炎症反应相对轻,无明显中毒症状和咳较多的脓痰。当感染控制,炎症吸收,应呈现光洁整齐的囊肿壁。如有以往的 X 线片作对照,诊断更容易。

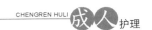

[任务 2-3-4]　肺结核患者的护理

【知识背景】

肺结核(pulmonary tuberculosis)是结核杆菌侵入人体引起的慢性呼吸道传染病。结核杆菌可累及全身多个脏器,但以肺结核最常见。临床上呈慢性过程,但少数可急性起病,常有低热、乏力等全身症状和咳嗽、咯血等呼吸系统症状。我国当前的结核病疫情有高感染率、高肺结核患病率、高耐药率、年递减率低、死亡人数多、中青年患病多、地区患病率差异大等特点结核,仍是当前一个突出的公共卫生问题,也是我国重点控制的主要疾病之一。

一、病因

肺结核的传染源是结核菌,结核菌属于分枝杆菌,涂片染色具有抗酸性,亦称抗酸杆菌。人型、牛型结核菌为人类结核病的主要病原菌。

结核菌为需氧菌,对外界抵抗力较强,在阴湿处能生存 5 个月以上,但在烈日暴晒 2h,紫外线照射 10~20min,70% 乙醇接触 2min,均能被杀灭,煮沸 5min 也能被杀死。所以,煮沸消毒与高压蒸汽消毒是最有效的消毒法,将痰吐在纸上直接烧掉是最简易的灭菌方法。

二、感染途径

肺结核主要通过呼吸道传播,其次是消化道。传染源主要是排菌的肺结核患者(尤其是痰涂片阳性、未经治疗者)。

三、病理变化

1. 免疫与变态反应　人体对结核菌的自然免疫力(先天免疫力)是非特异性的,接种卡介苗或经过结核菌感染后所获得的免疫力(后天性免疫力)具有特异性,能将入侵的结核菌杀死或严密包围,制止其扩散,使病灶愈合。人体感染结核菌后,由于免疫的存在可不发展成结核病,但因各种原因使人体免疫削弱时,就容易受感染而发病或引起原已稳定的病灶重新活动。

结核菌侵入人体后 4~8 周,身体组织对结核菌及其代谢产物所发生的敏感反应称为变态反应,结核病的免疫反应主要是细胞免疫,免疫与变态反应常同时存在,这与人体复杂的内外环境、药物的影响、感染菌量和毒力等因素有关。

2. 机体对结核菌初感染与再感染产生不同反应　初次感染结核菌后,细菌被吞噬细胞携带至肺门淋巴结(淋巴结肿大),并可全身播散(隐性菌血症),此时若正值免疫力低下,可以发展成为原发性肺结核。但若经受过轻微结核感染,或已接种卡介苗后,机体已有相当的免疫力,若再感染,多不引起局部淋巴结肿大,也不易发生全身性播散,而是在再感染时,局部发生剧烈组织反应,病灶为渗出性,甚至干酪样坏死、液化而形成空洞。

【工作任务一案例导入】

患者,女,32 岁,2 个月来经常低热,伴乏力、消瘦、盗汗,同时有咳嗽、初为干咳、后咳出少量黏痰,有时痰中带血丝;伴有左上胸刺痛,可随咳嗽、深呼吸而加剧,自觉呼吸较前急迫,且出现月经失调、经量减少等,故来院就诊。

身体评估:体温 37.8℃,脉率 102 次/min,呼吸率 24 次/min,血压 120/90mmHg,脸色苍白,两颊潮红,较消瘦,神志清,精神萎靡;左上胸近锁骨处于咳嗽后听到少量湿啰音,余无殊;心脏无异常发现,肝、脾未触及。

实验室检查:血液红细胞计数 $3.0\times10^{12}/L$,血红蛋白 100g/L;白细胞计数 $8.6\times10^{9}/L$,其中性粒细胞占 0.62,淋巴细胞占 0.38。

任务导向:

1.该患者应首先考虑什么疾病,怎样进一步确诊?

2.该患者目前存在哪些护理诊断?

3.对患者及家属如何进行健康指导?

【护理工作过程】

(一)护理评估

1.健康史 询问患者有无肺结核家族史及密切接触史;有无咳嗽咳痰、胸痛等呼吸系统症状和体征;肺结核患者的家庭成员,因与肺结核患者密切接触,尤其是在诊断及治疗之前,传染危险性大,一旦家庭成员中有活动性肺结核患者,其他人应及时到结核病防治机构接受检查,进行各项辅助检查,如 PPD 试验、胸部 X 线摄片,做痰液培养找结核杆菌等,以确定是否被结核菌感染而患病。

2.身体状况

(1)结核毒性症状。发热为最常见症状,多为午后低热,部分患者有乏力、食欲不振、体重减轻、盗汗等。当肺部病灶急剧进展播散时,可有高热;妇女可有月经失调或闭经。

(2)呼吸系统症状。

1)咳嗽、咳痰:为最常见症状,一般有干咳或只有少量黏液痰;伴继发感染时,痰呈黏液性或脓性。

2)咯血:1/3 患者有不同程度咯血。

3)胸痛:当炎症波及壁层胸膜时,相应胸壁有刺痛,一般并不剧烈,随呼吸和咳嗽而加重。

4)呼吸困难:多见于慢性重症肺结核、干酪性肺炎和大量胸腔积液患者,则有急骤出现的呼吸困难。

(3)体征。早期病灶小或位于肺组织深部,多无异常体征。若病变范围较大时,患侧肺部呼吸运动减弱,叩诊呈浊音,听诊时有呼吸音减低,或闻及支气管肺泡呼吸音,锁骨上下、肩胛间区叩诊略浊,咳嗽后闻及湿啰音,对诊断有参考意义。

(4)肺结核的分型。

1)Ⅰ型(原发性肺结核):好发部位:病灶多位于上叶底部、中叶或下叶上部,引起淋巴管炎和淋巴结炎。好发人群:大多发生于儿童、边缘山区和初次进城的农村成人。临床特征:肺部原发病灶、淋巴管炎和肺门淋巴结炎,统称为原发综合征(如图 2-3-2 所示)。症状多轻微而短暂,可类似感冒,有微热、咳嗽、食欲不振、体重减轻,数周好转。X 线检查可见肺部原发灶、淋巴管炎和肺门淋巴结肿大。绝大多数病灶逐渐自行吸收或钙化。肺部原发病灶常较快地吸收,不留痕迹或仅成为细小钙化灶。肺门淋巴结炎可较长时间不愈,甚至蔓延至附近的纵隔淋巴结。

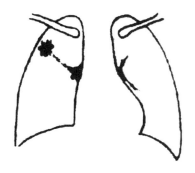

图 2-3-2　原发性肺结核示意图(病灶呈哑铃状)

2)Ⅱ型(血行播散型肺结核):多由原发性肺结核发展而来,但成人更多见的是继发于肺或肺外结核病灶溃破到血管引起。急性粟粒型肺结核起病急,有全身毒血症状,常可伴发结核性脑膜炎。X 线检查显示肺内细小如粟粒、等大、均匀地播散于两肺(如图 2-3-3 所示)。当人体免疫力较高,少量结核菌分批经血行进入肺部时,则血行播散灶常大小不均匀、新旧不等,较对称地分布在两肺上中部,称为亚急性或慢性血行播散型肺结核。临床上可无明显中毒症状,病情发展也较缓慢,患者常无自觉不适,而于 X 线检查时才发现,此时病灶多较稳定或已形成愈合(如图 2-3-4 所示)。

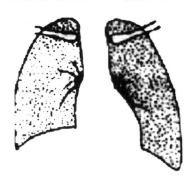
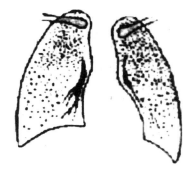

图 2-3-3　急性粟粒型肺结核示意图　　　　图 2-3-4　亚急性粟粒型肺结核示意图

3)Ⅲ型(继发性肺结核):包括浸润型肺结核、干酪性肺炎、结核球和慢性纤维空洞型肺结核。

①浸润型肺结核:为最常见的继发性肺结核,多见于成年人。当人体免疫力低下时,潜伏在病灶内的结核菌重新繁殖,引起以渗出和细胞浸润为主、伴有不同程度的干酪样病灶(内源性感染)。少数是与排菌患者密切接触再感染而发生(外源性感染)。症状因病灶性质、范围及人体反应性而异。病灶多在锁骨上下,X 线检查显示为片状、絮状阴影、边缘模糊(如图 2-3-5 所示)。

②干酪性肺炎:当人体过敏性增高,大量结核菌进入肺部,病灶干酪样坏死、液化,最终形成空洞和支气管播散。浸润型肺结核伴大片干酪样坏死灶时,常呈急性进展,具有高度毒

性症状,临床上称为干酪性肺炎。

③结核球:干酪样坏死灶部分消散后,周围形成纤维包膜,或导致空洞的引流支气管阻塞,空洞内干酪物不能排出,凝成球状病灶,称为"结核球"(如图2-3-6所示)。

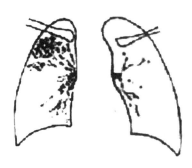
图2-3-5 浸润型肺结核示意图

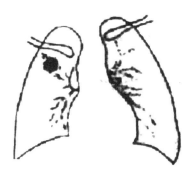
图2-3-6 右上肺结核球示意图

④慢性纤维空洞型肺结核:肺结核未及时发现或者治疗不当,空洞长期不愈,壁逐渐变厚,病灶出现广泛纤维化,随机体免疫力高低起伏,病灶吸收、修补与恶化、进展交替发生。常有反复的支气管播散,病程迁延,症状时有起伏,痰中带有结核菌,为结核病的重要传染源。X线检查显示一侧或两侧单个或多个厚壁空洞,多伴有支气管播散病灶及明显的胸膜增厚。由于肺组织纤维收缩,肺门向上牵拉,肺纹理呈垂柳状阴影(如图2-3-7所示),纵隔向病侧牵引,邻近或对侧肺组织常发生代偿性肺气肿,常继发感染和并发肺源性心脏病。

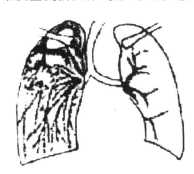
图2-3-7 慢性纤维空洞型肺结核示意图

4)Ⅳ型(结核性胸膜炎):当机体处于高敏状态时,结核杆菌侵入胸膜腔可引起渗出性胸膜炎。除出现全身中毒症状外,有胸痛和呼吸困难。早期出现局限性胸膜摩擦音,随着积液增多出现胸腔积液征。X线检查显示,少量积液时,仅见肋膈角变钝;中等量积液时,中、下肺野呈现一片均匀致密影;上缘呈弧形向上,外侧升高(如图2-3-8所示),积液可随体位变动。

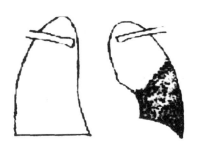
图2-3-8 胸腔积液示意图

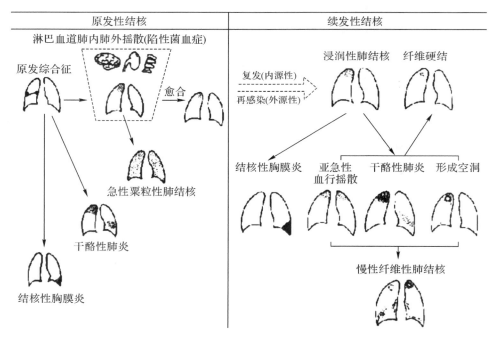

图 2-3-9　肺结核病自然过程示意图

3. 辅助检查

（1）结核菌检查。痰中找到结核菌是确诊肺结核的主要依据。检查方法有涂片法、集菌法、培养法、聚合酶链反应（PCR）法，培养法精确、可靠、特异性高，并可做药敏试验，但需 4～8 周才有结果。痰菌阳性说明病灶是开放性的（有传染性）。

（2）影像学检查。胸部 X 线检查不仅可早期发现肺结核，而且可对病灶部位、范围、性质、病变的发展情况和治疗效果作出判断，对决定治疗方案很有帮助，是决定肺结核临床类型的主要依据。CT 检查易发现隐蔽的病变而减少漏诊。

（3）结核菌素试验。广泛应用于检出结核杆菌的感染，而非检出结核病，但在卡介苗普遍接种的地区，结核菌素试验在检出结核杆菌感染方面受到很大限制。结核菌素试验对婴幼儿的诊断价值比成人高。目前多采用结核菌素的纯蛋白衍化物（PPD），通常取 0.1mL 结核菌素稀释液（5IU），在左前臂屈侧做皮内注射，经 48～72h 测量皮肤硬结直径，判断结果。

1）结果的判断：硬结小于 5mm 为阴性，5～9mm 为弱阳性，10～19mm 为阳性反应，20mm 以上或局部发生水痕与坏死者为强阳性反应。

2）临床意义：成人结核菌素阳性，表示感染过结核菌或已接种过卡介苗；某些情况（重症结核病、应用免疫抑制剂等），结核菌素反应可呈假阴性；三岁以下婴幼儿强阳性反映体内有活动性病灶；用高稀释度（1IU）做皮试呈强阳性者，常提示体内有活动性结核灶。

（4）其他检查。①严重病例可有贫血；②急性粟粒型肺结核可有白细胞总数降低或类白血病反应；③活动性肺结核的血沉可增快；④纤维支气管镜检查及取活组织病理检查，有重要的诊断价值。

4. 心理、社会状况　肺结核是呼吸系统慢性传染病，患者担忧疾病对他人的传染、他人对他的歧视及担忧疾病的预后,对今后的学习、工作、个人生活和社会交往的影响。注意评估患者有无心烦意乱、焦虑恐惧等不良情绪;注意评估患者家庭的角色地位的改变,对疾病治疗的信心;评估家庭成员对疾病知识的了解程度、对患者的关心程度、经济情况和社区保健情况。

(二)护理诊断

(1)营养失调:低于机体需要量与机体消耗增加,与食欲减退有关。

(2)焦虑:与病情反复、病程长、有传染性、被隔离治疗、药物不良反应等有关。

(3)体温过高:与结核感染有关。

(4)知识缺乏:缺乏疾病防治知识。

(5)潜在并发症:窒息、呼吸衰竭、气胸。

(三)护理目标

患者能了解基本的饮食营养知识,遵循饮食计划,给予足够的营养,保证机体修复的需要;焦虑症状减轻或消失,促进身心休息;体温正常;能复述结核病的防治知识,理解长期用药的原因并遵循治疗方案服药;保持呼吸道通畅,及时终止咯血,防止咯血引起的窒息等。

(四)治疗与护理

1. 治疗原则

(1)抗结核化学药物治疗(简称化疗)。

1)化疗原则:早期、联用、适量、规律和全程治疗是抗结核化疗原则。

2)常用抗结核药物的剂量和主要不良反应,见表 2-3-1。

表 2-3-1　常用抗结核药物成人剂量和主要副反应

药名	缩写	每日剂量	间歇疗法 一日量(g)	主要副反应
异烟肼	H,INH	0.3	0.6~0.8	周围神经炎、偶有肝功能损害
利福平	R,RFP	0.45~0.6*	0.6~0.9	肝功能损害,过敏反应
链霉素	S,SM	0.75~0.1△	0.75~1.0	听力障碍、眩晕、肾功能损害
吡嗪酰胺	Z,PZA	1.5~2.0	2~3	胃肠道不适、肝功能损害、尿酸血症、关节痛
乙胺丁醇	E,EMB	0.75~1.0**	1.5~2.0	视神经炎
对氨水杨酸钠	P,PAS	8~12***	10~12	胃肠道不适、过敏反应、肝功能损害
丙硫异烟胺	1321Th	0.5~0.75	0.5~1.0	胃肠道不适、肝功能损害
卡那霉素	K,KM	0.75~1.0△	0.75~1.0	听力障碍、眩晕、肾功能损害
卷曲霉素	Cp,CPM	0.75~1.0△	0.75~1.0	听力障碍、眩晕、肾功能损害

体重<50kg 用 0.45,≥50kg 用 0.6;S、Z、Th 用量亦按体重调节;△老年人每次 0.75g;** 前 2 月 25mg/kg,其后减至 15mg/kg;*** 每日分 2 次服用(其他药均为每日一次)。

3)化疗方法。

①两阶段疗法:开始 1~3 个月为强化阶段,常同时用 2 种或 2 种以上的杀菌剂,以迅速控制结核菌繁殖,防止或减少耐药菌株的产生。以后为维持或巩固阶段,直至疗程结束,以

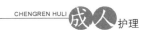

彻底消灭结核菌,预防复发。

②间歇疗法:有规律地采用每周3次用药方法,能达到每天用药同样的效果。在开始化疗的1~3个月内,每天用药(强化阶段),其后每周3次间歇用药(巩固阶段),也可全程间歇用药。间歇用药减少投药次数而使毒性反应和药费都降低,也方便患者,有利于监督用药,保证全程化疗。

4)化疗方案:化疗方案应根据病情轻重、有无痰菌和细菌耐药情况以及经济状况和药源供应等进行选择。

①"标准"化疗:指联合采用INH、RFP、EMB(或PZA)等药,疗程为12~18个月的治疗方案,前2个月为强化阶段,后10个月为巩固阶段。常用方案为2HSP/10HP、2HSE/10H3E3等。

②短程化疗:指联用2个以上杀菌剂,总疗程为6~9个月。常用方案为2SHR/7HR、2HM/4HR、2RHZ/4H3R3等。

(2)对症治疗。

1)结核的毒性症状:在有效抗结核治疗1~2周内多可消退,不需特殊处理。有高热等严重结核毒性症状以及胸膜炎伴大量胸腔积液的患者,应以卧床休息及使用抗结核药物为主。有时毒性症状过于严重或胸腔积液不能很快吸收,可在使用有效抗结核药物的同时,加用糖皮质激素以减轻炎症和过敏反应,促使渗出液吸收,减少纤维组织形成和胸膜粘连的发生。

2)咯血:小量咯血,嘱患者安静休息,可自行停止,咯血较多,应取患侧卧位,轻轻咳出气管内积血,必要时用小量镇静剂、止咳剂、脑垂体后叶素。大量咯血不止者,可经纤维支气管镜等方法止血。

(3)手术治疗。近年来外科手术在肺结核治疗上已较少应用。

2.护理措施

(1)一般护理。

1)休息与体位:毒血症症状明显或有并发症者需卧床休息;胸痛者取患侧卧位以减轻疼痛。

2)饮食:给予高热量、高蛋白、高维生素的饮食。制订较全面的饮食营养摄入计划,成人每天所需蛋白质总量为90~120g,如豆制品、牛奶、鸡蛋、鱼类、肉类等;每天需摄入一定量的新鲜蔬菜和水果,以补充维生素;饮食以适合口味、清淡为原则,避免烟、酒、过于油腻、易产气的刺激性食物;退热时大量出汗,应多饮水,及时补充丢失的水分;若无心、肾功能障碍,应鼓励患者多饮水,每天不少于1.5~2L,即保证机体代谢的需要,又利于体内毒素的排泄;每周测体重一次并记录,观察患者进食情况及营养状况。小量咯血者宜先进少量凉或温的流质饮食,多饮水,多食纤维素食物,以保持大便通畅,避免排便时腹压增大而引起再度咯血,大量咯血者暂禁食。

3)适当活动:肺结核活动期时,以卧床休息为主,可适当离床活动;恢复期可适当增加户外活动,如散步、打太极拳等,保证充足睡眠和休息,做到劳逸结合。

(2)病情观察。

1)监测生命体征:若持续高热不退、脉搏快速、呼吸急促,提示病情加重,应及时通知医生。

2)对咯血患者,重点观察咯血量、速度,严密观察有无突然呼吸困难、发绀、意识障碍等。

3)观察胸痛、呼吸困难的演变过程。若呼吸困难发生突然,且程度明显、很快出现呼吸、循环障碍,则提示张力性气胸的可能。

（3）对症护理。

1)发热、盗汗:体温高于38.5℃者,应注意卧床休息,多饮水,出汗后及时擦干汗液以免着凉,用温水擦浴,更换衣被,使患者感觉舒服。必要时给予物理降温或小剂量解热镇痛剂;重症肺结核伴高热患者按医嘱在有效抗结核药物治疗的同时加用糖皮质激素,并按高热护理。

2)咳嗽、咳痰:鼓励患者多饮水,并指导有效咳嗽排痰;痰多黏稠时,应予以雾化吸入、祛痰剂等。

（4）隔离与消毒。

1)隔离:对痰菌阳性者,宣讲结核病的传播途径及消毒、隔离的重要性,指导患者采取积极的预防方法和有效的消毒、隔离措施;患者单居一室,进行呼吸道隔离,外出时应戴口罩;注意个人卫生,严禁随地吐痰,不面对他人打喷嚏或咳嗽。

2)消毒:保持病室良好通风,每天用紫外线照射消毒,或用1‰过氧乙酸1～2mL加入空气清洁剂溶液做空气喷雾消毒;在打喷嚏或咳嗽时用双层纸巾遮住口鼻,纸巾用后焚烧;痰液需做消毒处理;餐具、痰杯等煮沸(5min)消毒或用消毒液浸泡(1h)消毒,同桌共餐时使用公筷,以预防传染;被褥、书籍在烈日下暴晒,时间不少于6h。

（5）并发症护理。

1)密切观察病情变化:严密观察咯血患者有无出现异常表现,如患者表情恐怖、张口瞪目、双手乱抓、大汗淋漓、唇舌发绀、大小便失禁、意识丧失等。这些症状说明患者已经窒息,应立即通知医生配合抢救。

2)窒息的抢救配合:一旦出现胸闷、气憋、唇甲发绀、面色苍白、冷汗淋漓、烦躁不安等窒息先兆表现。①绝对卧床休息,采取头低脚高平卧位,头偏向一侧,或取患侧卧位,以减少患侧活动度,防止病灶向健侧扩散,同时有利于健侧肺的通气。②迅速用鼻导管接吸引器插入气管内抽吸,以清除呼吸道内的积血。③必要时立即行气管插管或气管镜直视下吸取血块。④血块清除后,若患者自主呼吸未恢复应立即行人工呼吸,给高流量吸氧或按医嘱应用呼吸兴奋剂。⑤建立静脉通道,遵医嘱使用止血药物,并密切观察药物不良反应。脑垂体后叶素有收缩小动脉的作用,从而减少肺血流量而止血,但此药也能引起子宫、肠管平滑肌收缩和冠状动脉收缩,故对高血压、冠心病及孕妇忌用。静脉注射时速度不能过快,以免引起恶心、便意、心悸、面色苍白等不良反应,使用过程中须密切注意。⑥若咯血量过多,应配血备用,酌情适量输血。⑦密切观察病情变化,检测血气分析和凝血,警惕再窒息的可能。

3)窒息的预防:对于大咯血者,①禁用呼吸抑制剂、镇咳剂,以免抑制咳嗽反射及呼吸中枢;②密切观察咯血量、脉搏、呼吸、血压、意识等变化;③保持呼吸道通畅,指导咯血患者轻轻咳出气道积血,保持镇静,不宜屏气,以免诱发喉头痉挛,使血液引流不畅形成血块,导致窒息;④准备好抢救用品如吸引器、鼻导管、气管插管和气管切开包等,及时发现窒息先兆,积极配合抢救;⑤保持口腔清洁、舒适,及时为患者漱口,擦净血迹,防止口腔异味刺激引起再度出血。

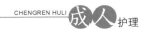

（6）心理护理。

1）了解患者及家属对结核病及其药物治疗认识程度及接受知识的能力，针对问题，予以解释。

2）结核病病程长，应鼓励患者树立战胜疾病的信心，能正确对待疾病。

3）患者大咯血时，护士应守护在床旁，使其有安全感；注意观察因紧张、恐惧引起的屏气现象，告知患者屏气无助于止血，且对机体不利；鼓励家属协助安慰患者。

（7）健康指导。

1）有计划、有目的地向患者及家属逐步介绍有关治疗知识，如借助科普读物帮助患者系统了解结核的防治措施。

2）在介绍药物不良反应时，重视药物的治疗效果，让患者认识到发生不良反应的可能性较小，只要及时发现并处理，大部分不良反应可以完全消失，以激励患者坚持全程化疗，防止治疗失败而产生耐药结核菌，增加治疗的困难和经济负担。

3）督促患者按医嘱服药，鼓励患者建立按时服药的习惯，嘱患者一旦出现药物不良反应，如巩膜黄染、肝区疼痛、胃肠道不适、眩晕、耳鸣等，应及时与医生沟通，不要自行停药。反复向患者强调坚持规则、合理化疗的重要性，不规则服药或过早停药是治疗失败的主要原因。取得患者合作，使患者树立治愈疾病的信心，保证治疗计划完成。

4）加强对患者及其家属的卫生宣传，反复强调坚持规则、合理化疗的重要性，取得患者和家属的主动配合，告知患者用药过程中可能出现的不良反应与注意事项，并嘱其一旦出现严重的不良反应须随时就医。嘱患者用药期间定期随访，复查胸片与肝、肾功能。

5）向患者及家属宣传结核病的传播途径及消毒、隔离措施的重要性，指导其采取积极的预防措施和消毒、隔离技术。患者应注意个人卫生，不能随地吐痰，痰液及生活用品按规范消毒，防止疾病传播，密切接触者应到医院体检。

6）嘱患者戒烟、戒酒，注意保证营养，合理安排休息，避免劳累，预防呼吸道感染，有条件的患者可选择去空气新鲜、气候温和的海滨、湖畔疗养，促进康复。

（五）护理评价

患者能否了解基本的饮食营养知识，遵循饮食计划，给予足够的营养，保证机体修复的需要；焦虑症状是否减轻或消失；体温是否正常；能否复述结核病的防治知识，理解长期用药的原因并遵循治疗方案服药；能否保持呼吸道通畅，及时终止咯血，防止咯血引起的窒息等。

【知识拓展】

怎样预防肺结核病

1. 及时发现传染源 没有治疗过的肺结核患者是最危险的传染源，而肺结核患者一经药物治疗其传染性可迅速降低。因此，搜寻、发现和及时治疗新发生的肺结核患者，是预防肺结核病的头等重要工作。

2. 养成良好的卫生习惯 不随地吐痰，事情虽小，对预防肺结核病却关系极大。应该把痰吐在卫生纸和手帕上焚烧或吐在痰盂、痰盒里，经过高温或药物消毒后，再倒进厕所阴沟里，这样就消除了痰的传染性；培养良好的卫生习惯是预防结核病的有效方法。

3. 预防接种 婴幼儿时期接种卡介苗，是预防结核病的有效手段。有效的卡介苗接种对人群的保护力可达 75% 以上。按时进行卡介苗的复种,可以使免疫力强化。

4. 保持室内空气新鲜　房间要经常通风换气,床上用品定期在阳光下照射消毒,每 2h 翻动一次,持续 6h 以上,可杀灭细菌或降低细菌密度。

5. 注意休息和活动　注意劳逸结合,要有足够的营养和睡眠,还要有适当的户外活动和体育锻炼,这样可以增强体质,提高抵抗力。

6. 有开放性肺结核患者的家庭中,对 3 岁以下未接种过卡介苗并且结核试验为阳性的婴幼儿,或对 15 岁以下结核试验为强阳性的青少年,都应给予短期的预防性治疗。这样可以避免感染,避免发病。一般只服用异烟肼即可,按每日每千克体重 5mg 给药(总量每日不超过 300mg),连续服用 3~6 个月,即可达到药物预防的目的。

治疗耐药性结核病的五项原则

结核病临床上有初、复治之分,患者有排菌和不排菌之别,结核菌有处于繁殖生长期和休眠静止期之别。抗结核药物有作用于酸性环境和细胞内酸性环境的药物,还有作用于细菌外的碱性或中性环境的药物,一个合理正规的化疗方案必然有两种或两种以上的杀菌药,合理的剂量、科学的用药方法,足够的疗程,还要规律、早期用药,才能治愈结核病,缺少哪一个环节都能导致治疗失败。

(一)早期

对任何疾病都强调早诊断、早治疗,特别对结核病一定要早诊断、早治疗以免组织破坏,造成修复困难,肺结核早期,肺泡内有炎症细胞浸润和纤维素渗出,肺泡结构尚保持完整、可逆性大。同时,细菌繁殖旺盛,体内吞噬细胞活跃,抗结核药物对代谢活跃、生长繁殖旺盛的细菌最能发挥抑制和杀灭作用。早期治疗利于病变吸收消散不留痕迹。如不及时治疗小病拖成大病,导致不能治愈,一害自己,二害周围人。

(二)联合

无论初治还是复治,患者均要联合用药,临床上治疗失败的原因往往是单一用药造成难治结核。联合用药必须要联合两种或两种以上药物治疗,这样既可避免或延缓耐药性的产生,又能提高杀菌效果。既有细胞内杀菌药物又有细胞外杀菌药物,又有适合酸性环境内的杀菌药,从而使化疗方案取得最佳疗效,并能缩短疗程,减少不必要的经济浪费。

(三)适量

药物对任何疾病的治疗都必须有一个适当的剂量,这样才能达到治疗目的,又不给人体带来毒副作用.几乎所有的抗结核药物都有毒副作用,如剂量过大,血液的药物浓度过高,对消化系统、神经系统、泌尿系统、特别对肝肺可产生毒副反应;剂量不足,血液浓度过低,达不到抑菌、杀菌的目的,易产生耐药性。所以一定要采用适当的剂量,在专科医生的指导下用药。

(四)规律

一定要在专科医生指导下规律用药,因为结核菌是一种分裂周期长、生长繁殖缓慢、杀灭困难大的顽固细菌。在治疗上必须规律用药,如果用药不当,或者症状缓解就停用,必然导致耐药的发生,造成治疗失败,导致日后治疗更加困难,所以对规律用药必须做到一丝不苟,一顿不漏,绝不可自以为是。

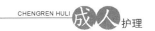
(五)全程

所谓全程用药就是医生根据患者的病情制定化疗方案,完成化疗方案所需要的时间内坚持服药,一个疗程三个月。全疗程一年或一年半。短化不少于 6 个月或 10 个月。

要想彻底治疗肺结核必须遵循以下五个原则:早期、联合、适量、规律、全程,才能确保查出必治、治必彻底。

耐药性肺结核患者如何补充营养最科学

合理地补充营养和服用一些必要的滋补性药物,不仅是治疗结核病而且也是治疗一切疾病所必需的。增强营养有利于补充由结核产生的消耗,增强体质和机体的免疫力,帮助受损组织得以尽快恢复。但是过分地强调营养,夸大一些滋补药物的作用,尤其是病情较重、患者体质比较虚弱的情况下,往往适得其反。我国传统医学也有"虚不受补"的说法,这具有一定的科学道理。结核患者在活动期有发热、食欲不振、盗汗等中毒症状,如果患者这时大量吃鸡、红肉等食物或服用阿胶之类的补药,必定会大伤脾胃。操之过急反而得不偿失。食欲不好的患者首先要开胃,以后再慢慢提高食物的质和量,宜摄食富于营养且容易消化的食物。

在我们日常的饮食中,营养十分丰富,只要患者不偏食就可以从中获得足够的营养,这也是我国民间流传的"药补不如食补"的原则所在。平常的食物如鸡蛋、牛奶、瘦肉、鱼虾、动物内脏等含有丰富的蛋白质,而且鸡蛋和牛奶也容易被消化道吸收,是适合患者的优良食品;又如各种水果中含有大量维生素 C,多吃些水果不仅有利于补充结核患者体内维生素 C,还有利于活动性结核病灶的吸收。

在给予高热量、高蛋白质、高维生素的膳食时,要注意饮食的多样化及其色、味、香、形等,以促进消化液的分泌与增加食欲。具体安排是:①每日总热量应在 2000～3000cal。②食物中应含有丰富的蛋白质,每日每千克体重应给予 1.5～2.0g,以补偿体内被消耗的蛋白质和增加机体免疫功能。首选的食品为牛奶,因为牛奶中含有丰富的蛋白及钙,还有豆浆、鸡蛋、豆腐、鱼、瘦肉等。③食物中应含有丰富的维生素 C 及维生素 B_1 以增强体内代谢过程,可多吃新鲜蔬菜及水果等。④对肝功能和消化功能差的患者可适当限制摄入脂肪,以减少胃肠及肝脏的负担。

摄入足量钙质:结核病在愈合过程中出现的"钙化",需要大量钙质,所以平时应多食用高钙食品,这比任何药物都有效。在各种食物中,以奶和各种奶制品含钙质量最高,且它们的钙离子容易吸收,是补钙的最佳选择。不管男女老幼每日或经常喝点奶,吃点奶制品是保证人体钙摄入量的重要饮食方法。正因为国人没有饮用牛奶的习惯,奶制品食用也很少,故国人体内的钙含量不足。因此,应在我国大力提倡饮用牛奶和奶制品。含钙高的其他食品还有骨头汤、小虾米皮、海米、鸡蛋黄、各种豆类和大豆制品、芝麻酱、海带、紫菜、油菜、芹菜等。蔬菜是含钙量丰富的食品,但蔬菜中所含的大量草酸能与钙离子形成不溶性钙盐,可降低钙的吸收和利用,因此在烹饪时热炒时间不宜过长。

(袁爱娣　庄玲玲)

任务 2-4　原发性支气管肺癌患者的护理

学习目标

- **知识目标**
  1. 了解原发性支气管肺癌的有关病因及分型；
  2. 掌握原发性支气管肺癌患者的临床表现和主要的辅助检查手段；
  3. 了解原发性支气管肺癌的治疗原则；简单归纳放射治疗、化疗患者的护理及宣教。
- **能力目标**
  1. 能结合病例，归纳原发性支气管肺癌患者的手术前后护理问题，并提出护理措施；
  2. 掌握全肺切除术后患者的护理要点；
  3. 熟悉肺癌手术后患者肢体锻炼的方法并能演示；
  4. 运用所学内容对患者及家属进行健康教育，如戒烟、增强呼吸功能等。

【知识背景】

原发性支气管肺癌（primary bronchogenic carcinoma）简称肺癌（lung cancer），是最常见的肺部原发性恶性肿瘤。它起源于支气管黏膜或腺体，常有区域性淋巴转移和血行转移。近年来，世界各国肺癌发病率和死亡率均有明显增高的趋势。在我国，肺癌在男性中占常见恶性肿瘤的第四位，在女性中占第五位。

一、病因

病因和发病机制迄今尚未明确，一般认为肺癌的发病与下列因素有关：

1. 吸烟　已证明烟草中含有多种致癌物质，其中苯并芘为重要的致癌物质。当人体吸烟后，支气管上皮细胞纤毛脱落、上皮细胞增生、鳞状上皮化生、核异形变。因此，吸烟是肺癌公认的重要危险因素。吸烟量越多，年限越长，开始吸烟年龄越早，肺癌死亡率越高。

2. 职业致癌因子　已被确认的致人类肺癌的职业因素有石棉、砷、铬、镍、二氯甲醚、氯、煤烟、焦油和石油中的多环芳烃、烟草的加热产物等，如长期接触这类物质，可诱发肺癌。

3. 空气污染　肺癌发病率在工业发达国家比工业落后国家高，城市比农村高，表明环境污染与肺癌有关。环境污染包括室内小环境和室外大环境污染。如室内被动吸烟、工业废气、汽车废气等污染大气被人体吸入后致病。

4. 家族遗传　家族遗传在肺癌发病中的作用日渐受到重视，同时随着遗传医学发展，也被证实。

5. 其他　电离辐射、饮食中维生素 A 缺乏、肺部的慢性炎症、病毒或真菌感染、结核瘢痕、内分泌失调、免疫功能低下等因素对肺癌的发生也起一定作用。

二、分类

1. 按解剖学部位分类　①中央型肺癌：发生在段支气管以上至主支气管的癌肿，约占

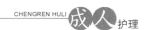

3/4,以鳞状上皮细胞癌和小细胞未分化癌较多见。②周围型肺癌:发生在段支气管以下的癌肿,约占 1/4,以腺癌较为多见。

2.按组织学分类 根据细胞分化程度和形态特征分为鳞状上皮细胞癌(简称鳞癌)、小细胞未分化癌(简称小细胞癌)、大细胞未分化癌(简称大细胞癌)、腺癌几种类型。各型的特点,见表 2-4-1。

表 2-4-1 肺癌组织学分类

	鳞癌	小细胞癌	大细胞癌	腺癌
所占比例(%)	40%~50%	15%~20%	<10%	25
年龄性别	老年男性	40~50 岁		女性
与吸烟关系	最密切	多有		较小
解剖类型	中央型肺癌最多见	中央型肺癌多见	中央、周围	周围型多见
生长方向	向管腔内生长	向黏膜下层生长		多倾向于管外生长
生长速度	缓慢	快	较快	较慢
转移时间	转移晚	早	较早	较鳞癌早
转移途径与部位		淋巴结;脑、肝、骨等		局部浸润、血行;累及胸膜
恶性程度	较低	最高	较高	较鳞癌高
5 年生存率	较高			
主要治疗方法	手术切除	化疗、放疗	手术切除	手术切除

【工作任务—案例导入】

患者,男,65 岁,有长期吸烟史。近数月来体重下降,有刺激性呛咳,咳白色黏痰,有时带少量血丝,经抗感染治疗无明显效果。

听诊:右肺中部有局限性哮鸣音。

X 线胸片提示:右肺肺门附近有单侧不规则肿块状阴影,无临近转移现象。

诊断:右肺癌。

任务导向:

1.你作为责任护士应如何运用护理程序对该患者进行整体护理?

2.应做哪些辅助检查,肿块转移侵犯周围组织可出现哪些并发症?

3.如何做好术前护理、术后护理?

4.指导患者如何进行有效咳嗽及腹式呼吸训练?

5.如何运用专业知识帮助患者控制疾病发作,顺利康复出院?

【护理工作过程】

(一)护理评估

1.健康史 询问患者有无咳嗽、咳嗽的性质、持续的时间;有无痰中带血和胸痛、胸闷和气促;有无低热和乏力等;体检时有无肿块、淋巴结肿大,有无呼吸困难和气管、食道压迫症状。有无吸烟史和癌症的家族史,家人对患者的社会支持和关心程度,家庭的应对情况等。

2. 身体状况　肺癌的临床表现与其发生部位、大小、类型、发展的阶段、有无并发症或转移有密切关系。大多数患者因呼吸系统症状就医,约有 5%～15% 的患者在发现肺癌时无症状。

(1)症状。

1)咳嗽:为肺癌常见的早期症状,表现为阵发性刺激性干咳或咳少量黏液痰。继发感染时,痰量增多呈黏液脓性。肿瘤增大引起支气管狭窄时,咳嗽加重呈持续性高音调金属音,是一种特征性的阻塞性咳嗽。

2)咯血:部分患者以咯血为首发症状,常为间断或持续性痰中带血,以中央型肺癌多见。若癌肿侵蚀大血管则有大咯血。

3)胸水:肿瘤转移至胸膜,产生大量胸腔积液;转移至心包发生大量心包积液。

4)胸闷、气急、喘鸣:由于肿瘤引起支气管部分阻塞,部分患者在吸气时可闻及局限性喘鸣音。同时由于肿瘤阻塞支气管、肿大的肺门淋巴结压迫主支气管而引起气管狭窄;或有膈肌麻痹、广泛肺部受累等,均可影响肺功能而引起胸闷、气急。

5)发热:多由继发感染或由肿瘤坏死所致,抗生素药物治疗效果不佳。

6)体重下降:消瘦为肿瘤的常见症状之一。后期可表现恶病质。

(2)肿瘤侵犯周围组织所致并发症。

1)胸痛:约 30% 的肿瘤直接侵犯胸膜、肋骨和胸壁,出现持续、固定、剧烈的胸痛。

2)呼吸困难:肿瘤压迫大气道,可出现吸气性呼吸困难。

3)咽下困难:为肿瘤侵犯或压迫食管引起,还可引起支气管—食管瘘,导致肺部感染。

4)声音嘶哑:肿瘤直接压迫或转移至纵隔淋巴结,肿大后压迫喉返神经所致(多见左侧)。

5)上腔静脉阻塞综合征:肿瘤侵犯纵隔、压迫上腔静脉,使头部静脉回流受阻,出现头面部、颈部和上肢水肿,以及胸前部瘀血和静脉曲张,并有头痛、头昏或眩晕等。

6)Horner 综合征:位于肺尖部的肺癌称上沟癌(Pancoast 癌),可压迫颈部交感神经,引起病侧眼睑下垂、瞳孔缩小、眼球内陷,同侧额部与胸壁无汗或少汗;压迫臂丛神经可引起同侧肩关节、上肢内侧疼痛和感觉异常,夜间尤甚。

(3)肿瘤远处转移。肺癌可转移至脑、肝、骨骼、淋巴结等部位,锁骨上淋巴结是肺癌常见的转移部位,多无痛感。

3. 辅助检查

(1)胸部影像学检查。胸部 X 线摄片是发现肺癌的重要方法之一,可通过透视,正、侧位胸片发现肿块阴影及可疑阴影。同时也可选用电子计算机体层扫描(CT)、磁共振(MRI)、支气管或血管造影等做进一步检查。

(2)痰脱落细胞检查。标本应为深部咳出的新鲜痰,连续送验 3～4 次。

(3)纤支镜检查。此检查对肺癌的明确诊断及获取组织进行组织学诊断具有重要意义。

(4)其他。如开胸手术探查、胸水癌细胞检查、淋巴结活检、癌胚抗原检测等。

4. 心理、社会状况　患者是否知道所患疾病及将要经历的治疗方法;对疾病的态度,是否配合治疗和护理,有无焦虑、恐惧、悲哀情绪;家属对疾病的认识及对患者的态度,家庭的经济状况等。

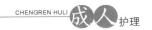

(二)护理诊断

1. 术前护理诊断

(1)疼痛。与癌细胞浸润、肿瘤压迫或转移有关。

(2)恐惧。与肺癌的确诊和预感到死亡威胁有关;与个体将经历手术及担心预后有关。

(3)营养失调:低于机体需要量。与癌肿致机体过度消耗,化疗反应致食欲下降、摄入量不足有关。

(4)气体交换受损。与肿瘤阻塞较大支气管、肺交换面积减少、胸腔积液等有关。

2. 术后护理诊断

(1)疼痛。与手术创伤有关。

(2)清理呼吸道无效。与术后疼痛、痰液黏稠不易咳出有关。

(3)气体交换受损。与手术切除部分肺组织致气体交换面积减少,疼痛导致呼吸运动受限有关。

(4)知识缺乏。缺乏疾病治疗、护理、康复知识。

(5)潜在并发症。血容量不足、肺不张、急性肺水肿、心律失常、肺部感染、支气管胸膜漏、化疗药物毒性反应、放射性食管炎、放射性肺炎、放射性皮炎等。

(三)护理目标

患者疼痛症状缓解;顾虑消除,接受治疗与护理;营养摄取增加,适应机体新陈代谢的需要;气体交换恢复正常,维持呼吸道通畅;知道疾病及康复知识。

(四)治疗与护理

1. 治疗原则

(1)治疗方案。肺癌的治疗是根据患者的机体状况、肿瘤的病理类型、病变的范围和发展趋向,合理地、有效地考虑最佳治疗方案,最大限度地发挥各种治疗手段的作用,以期提高存活率和患者的生活质量。肺癌综合治疗的方案是:小细胞肺癌多选用化疗加放疗加手术;非小细胞肺癌则首选手术,然后是放疗和化疗。

(2)治疗方法。

1)手术治疗:适用于肺癌病灶较小,局限在支气管肺内,尚未发现远处转移者,应尽早手术切除病变肺叶或整侧肺脏加局部淋巴结清扫,术后放疗或化疗较为理想。

2)化学药物治疗(简称化疗):小细胞未分化癌对化疗最敏感,腺癌化疗效果最差。对晚期肺癌可减轻症状及延缓病情发展。根据不同类型癌细胞,应选用合适的化疗药物和制订用药方案。为增加疗效、减低毒性,多采用间歇、短程、联合用药。常用药物有环磷酰胺(CTX)、异环磷酰胺(IFO)、甲氨蝶呤(MTX)、长春新碱(VCR)、阿霉素(ADR)、顺铂(DDP)、足叶乙甙(VP-16)等。上述化疗间期为3～4周。

3)放射治疗(简称放疗):放射线对癌细胞有杀伤作用。放疗分为根治性和姑息性两种。根治性治疗用于病灶局限、因解剖原因不宜手术或患者不愿意手术者。姑息性放疗目的在于抑制肿瘤的发展,延迟肿瘤扩散和缓解症状。晚期病例放疗可减轻局部症状。

4)其他局部治疗方法:经支气管动脉或肋间动脉灌注加栓塞治疗;经纤维支气管镜电刀切割癌体或行激光治疗,以及经纤维支气管引导腔内置入放射源做近距离照射等。

5)生物缓解调解剂(BRM)和中药治疗:BRM如集落刺激因子、小剂量干扰素、左旋咪唑和中医药能增强机体对化疗、放疗的耐受性,提高疗效。

2.护理措施

(1)手术前护理。

1)戒烟:吸烟造成气管、支气管分泌物增加,使支气管上皮纤毛活动减弱或丧失活动力,妨碍纤毛的清洁功能,影响痰液咳出。因此,患者术前应戒烟 2 周以上。

2)抗感染治疗:伴有慢性支气管炎、肺内感染、肺气肿的患者,及时采集痰液及咽部分泌物标本做细菌培养,遵医嘱合理应用抗生素及支气管扩张剂、祛痰剂等药物。

3)稳定情绪:随时观察患者的情绪变化,多与患者交流,请患同类疾病手术成功的患者现身说法,以减轻焦虑情绪和对手术的担心。

4)指导腹式呼吸与有效咳嗽训练。

5)协助做好手术前各种检查。

(2)手术后护理。

1)观察生命体征:肺癌术后 24~36h 血压常会有波动现象,需密切注意其变化。血压持续下降的常见原因是心功能不全或出血。同时注意观察肢端温度、甲床、口唇及皮肤色泽,周围静脉充盈情况和末梢循环情况等。

2)安排合适体位:麻醉未清醒时仰卧位,头偏向一边;清醒、血压平稳后取半卧位,有利于患侧肺组织扩张的体位是躺向健侧,肺叶切除患者采用左侧或右侧卧位。一侧全肺切除患者,为防止纵隔移位压迫健侧肺脏,应避免完全侧卧,可平卧或采取 1/4 侧卧位。定时协助患者翻身,移动患者时注意保护患者伤口,勿牵拉术侧手臂。

3)呼吸道护理。

①吸氧,肺切除术后 24~36h 内,由于肺通气量和弥散面积减少、伤口疼痛等,会造成不同程度的缺氧,术后须常规给予鼻导管吸氧 2~4L/min,可根据监测结果调整给氧浓度。

②术后带气管插管返回病房的患者,应严密观察导管插入深度,记录门齿对准气管导管的刻度。气管位置是否居中,防止滑出或移向一侧支气管,造成通气量不足。观察呼吸、动脉血氧饱和度是否正常。随时吸净呼吸道分泌物,每次吸痰前后要充分吸氧。全肺切除患者,其支气管残端缝合处就在隆突下方,行深部吸痰时极易刺破,操作时吸痰管进入长度不超过气管的 1/2 为宜。

③对于术前心肺功能差、术后动脉血氧饱和度过低者,术后早期可短时间使用呼吸机辅助机械通气,并及时清除呼吸道分泌物。当患者呼吸平稳,心肺功能正常,血液氧合良好,可脱离呼吸机,视患者情况去除气管插管。拔管后立即协助患者排痰,应用地塞米松超声雾化吸入,以减少喉头水肿,并定时评估患者呼吸状况及肺部情况。

④鼓励并协助患者深呼吸及咳嗽,每 1~2h 做一次。叩背前要评估患者疼痛程度,先止痛后叩背。叩背时由下向上,由外向内,迅速而有节律地叩击胸壁,震动气道,使存在于肺叶、肺段处的分泌物流至支气管中咯出。常用协助方法的目的是固定胸部,术后最初几天由护士协助完成,以后可指导患者自己固定,方法(如图 2-4-1 所示):a.护士站在患者术侧,一手放在术侧肩膀上并向下压,另一手置于伤口下支托胸部协助。当患者咳嗽时,护士在患者身后。b.护士站在患者健侧,双手抱在伤口部位以支托固定胸部伤口。固定胸部时,手掌张开,手指并拢。指导患者先慢慢轻咳,将痰咳出。也可采取指压胸骨切迹上方气管刺激咳嗽

的方法。有效咳嗽的声音应是低音调、深沉,应在控制下进行。

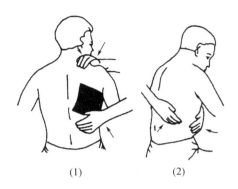

图 2-4-1　协助排痰的方法

⑤常规氧气雾化或超声雾化吸入每日 2 次,持续一周。雾化的微细颗粒可达细支气管及肺泡,起到稀释痰液、活跃纤毛运动的作用,以利于痰液排出。

4)胸腔闭式引流护理:定时观察胸腔引流是否通畅,术后早期,特别注意观察引流量。当患者翻身时,注意保护引流管避免牵拉、受压或滑脱。为了保证全肺切除术后患侧胸腔内有一定量的渗液,以减轻或纠正明显的纵隔移位,一侧肺脏切除的患者术后所置胸腔引流管一般呈钳闭状态,并定时检查气管位置是否居中,如胸膜腔压力增高,应开放引流管,每次放液量不超过 100mL,速度宜慢,避免快速多量放液引起纵隔移位。如患者病情平稳,可于术后 4～5d 拔除胸腔引流管。

5)疼痛护理:肺手术切口大、引流管压迫肋间神经,致使术后疼痛剧烈,患者常不愿咳嗽、深呼吸或翻身,易导致肺不张及肺炎。术后应适当应用镇痛剂,并将治疗护理操作安排在给药后 20～30min 进行,使患者感觉舒适并能良好配合。亦可使用松弛疗法等减轻疼痛。

6)补液与进食:肺切除后,肺泡—毛细血管床明显减少,必须严格限制输液的量和速度,防止前负荷过重。全肺切除术后患者 24h 输液量需控制在 2000mL 内,20～30 滴/min 为宜。气管拔管后 4～6h,无禁忌者即可饮水进食。

7)术后上肢功能康复训练:适时早期活动可促进呼吸运动、防止肺不张,术侧胸壁肌肉粘连、肩关节僵硬及手臂废用性萎缩。

①活动:手术当天晚上即可施行手臂、肩关节的被动运动。术后第一天开始做主动运动,活动下肢关节,协助患者坐起,并鼓励患者逐步下床活动,扶床站立。术后第 2 日,协助患者室内行走以后可逐渐增加活动时间。活动时胸腔引流装置要妥善保护。一般患者术后 3 日内(年老体弱、有心血管病者术后 7 日内)不宜下蹲解便,以免引起体位性低血压。

②手臂和肩膀锻炼:胸部手术后早期切口疼痛,进行锻炼前,可适量给予镇痛药。术后患者要进行正确、有效的锻炼,否则容易发生术侧肩关节运动障碍。

术后早期对肩关节进行上举、后伸、外展、内收、内旋、外旋活动。肩胛骨进行上升、内缩、外移、旋转等活动。肘关节做屈伸、旋转运动。三个部位的活动往往同时进行,活动的范围逐步增加。全肺切除术后的患者,鼓励取直立的功能性位置,以恢复正常的姿势。运动量以不引起患者疲倦及疼痛为度。

出院后继续对术侧肩关节、手臂做进一步大幅度范围锻炼,以恢复正常的活动功能。方法如下:a.将术侧的手肘弯曲,手掌放在腹部,再用健侧的手抓住术侧的手腕,经腹前划一个弧形,并上举超过头部,再回复原来姿势。指导患者抬高手臂时吸气,放下手臂时呼气。b.将手臂伸直,掌心向上,由旁往上划弧至头顶,然后再回复到原来姿势。c.将手臂高举到肩膀的高度,肘弯曲到 90°,然后使肩膀向内、向外旋转,手臂随同向前、向后划弧。具体如图 2-4-2 所示。

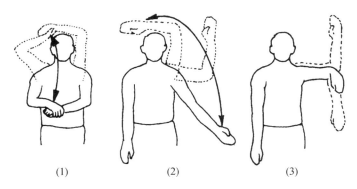

(1)　　　　　　　(2)　　　　　　　(3)

图 2-4-2　开胸术后手臂与肩膀的运动

(3)并发症预防及护理。

1)术后常见并发症。

①肺不张与肺部感染:该并发症大多发生于手术后 48h 内,预防的主要措施是术后早期协助患者深呼吸、咳痰及床上运动,避免限制呼吸的固定和绑扎。发生肺不张或感染时,患者出现体温升高、心动过速、发绀、呼吸困难等症状,同时血气分析可有低氧、高碳酸血症等变化,应立即协助排痰,可应用雾化吸入、鼻导管深部吸痰或用支气管镜吸痰,同时给予抗生素。

②急性肺水肿:肺切除术后特别是伴有心、肾功能不全的患者,避免补液过快、过多,以减少急性肺水肿的发生。一旦出现急性肺水肿,应迅速采取利尿、强心等治疗措施。

③心律失常:高龄、冠心病患者胸部手术后心律失常发病率较高,对这样的患者术后要密切观察心律、血压、血氧的变化,及时去除并发心律失常的诱因,如缺氧、出血、酸碱失衡等。频发的室性早搏需尽早处理,以减少或避免出现室速、室颤而危及生命。

④支气管胸膜瘘:这是肺切除术后的严重并发症之一,多发生在术后一周。表现为术后3~14d 持续引流管中排出大量气体,发热、刺激性咳嗽、痰中带血、呼吸困难等。应将患者置于患侧卧位、协助医生诊断及做好再次手术准备。全肺切除术后的患者尤其要关注患者胸部体征和全身症状,及时发现病情变化。

⑤出血:术后应严密观察胸腔引流液的颜色、性质、量并记录。术后 3h 内血性引流液>100mL/h,呈鲜红色,有凝血块,同时伴有低血容量表现时,应疑为活动性出血,需在中心静脉压监测下进行补液输血,同时保持胸腔引流管通畅,定时挤压管道、排出胸腔积血,并做好剖胸探查的准备。全肺切除的患者由于胸腔引流管处于钳闭状态,应严密监测气管位置是否居中,有无逐渐加重的呼吸困难、静脉血液回流受阻等现象,如出现上述情况,立即放液并观察液体情况,并做好准备。

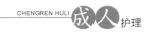

2)放射治疗的并发症护理。

照射量越大,或照射体积越大,越容易产生放射性肺损伤。肺损伤早期为放射性肺炎阶段,表现为咳嗽、气短、肺底部发现干、湿啰音,继发感染后发热;后期为肺纤维化阶段,患者持续干咳,呼吸功能减退。放射性肺损伤一旦发现,应减小放射剂量或停止照射,合理应用糖皮质激素和抗生素。对于有慢性阻塞性肺疾病、肺结核、矽肺及肺胶原疾病的肺癌患者,选择放射疗法应慎重。

做好照射局部皮肤的保护,向患者说明放疗照射后可出现红斑、表皮脱屑、色素沉着、瘙痒感等,应注意有效保护,皮肤照射部位忌贴胶布、涂擦红汞和碘伏。皮损部位应避免搔抓、压迫和衣服摩擦,洗澡时不用肥皂或搓擦,避免阳光照射或冷热刺激。如有渗出性皮炎可局部暴露,涂用具有收敛、保护作用的鱼肝油软膏。

3)化疗药物毒性反应的预防。

①化疗前应对患者解释化疗的目的、方法及可能产生的毒副反应,使患者有充分的思想准备,树立信心和勇气,以配合治疗。

②化疗期间应避免不良气味刺激,饮食宜少量多餐,避免过热、粗糙、酸、辣等刺激性食物,以防损伤胃肠黏膜。治疗前、后 2h 内避免进餐。若有恶心、呕吐可减慢药物滴注速度或遵医嘱给予口服或肌注甲氧氯普胺(灭吐灵)10mg,并嘱患者进食较干的食物,餐中少饮水。如化疗明显影响进食,出现口干、皮肤干燥等脱水表现,需静脉输液,补充水、电解质和机体所需营养。

③严密观察血象变化,每周检查 1 次血白细胞总数,当白细胞总数降至 $3.5 \times 10^9/L$ 时应及时报告医生;当白细胞总数降至 $1 \times 10^9/L$ 时,遵医嘱输白细胞及使用抗生素以预防感染,并进行保护性隔离。

④口腔护理,化疗后患者唾液腺分泌常减少,出现口干、口腔 pH 值下降,易致牙周病和口腔真菌感染。要用软牙刷,常用盐水或复方硼砂溶液漱口。

⑤注意保护和合理使用静脉血管,静脉给药时应在输注化疗药物前、后输注无药液体,以防药液外漏使组织坏死,并可减少对血管壁的刺激。若化疗药液不慎外漏,应立即停止输注,迅速用 0.5% 普鲁卡因溶液局部封闭,并用硫酸镁溶液湿敷和冰袋冷敷。一般不选热敷,以免加重组织损伤和局部疼痛。

⑥化疗药物还有使皮肤干燥、色素沉着、脱发和甲床变形等毒性作用,应做好解释和安慰工作,向患者说明停药后可使毛发再生,以消除其思想顾虑。

⑦鼓励患者多饮水,既可补充机体需要,又可促进化疗药物代谢产物的排出,防止肾功能损害。

(4)健康指导。

1)宣传吸烟对机体的危害,提倡不吸烟或戒烟。注意改善劳动和生活环境,防止空气污染,特别是粉尘及有害气体的吸入,指出防治慢性肺部疾病对肺癌防治的积极意义。

2)对肺癌高危人群、地区要健全肿瘤防治网,做到早发现、早治疗。

3)给予患者心理援助,介绍肺癌的治疗方法及前景,使之摆脱痛苦,正确认识疾病,增强治疗信心,提高生命质量。

4)合理安排休息,补充足够营养,调整生活规律和生活习惯,保持良好的精神状态,进行适当运动,避免呼吸道感染,以利提高机体免疫力,促进疾病康复。

　　5)督促患者按时用药,如化疗患者间歇期的免疫治疗及中药治疗;继续化疗的患者,要交代下次化疗时间及注意事项,并做好必要的准备;晚期癌肿转移的患者要交代患者及家属对症处理的措施,坚持出院后定期到医院复诊。

　　6)术后数星期内,活动量逐渐增加,以不出现心悸、气短、乏力等症状为标准。若出现伤口疼痛、剧烈咳嗽及咯血等症状时,应返院治疗。

(五)护理评价

　　患者是否能控制疼痛;能否保持呼吸道通畅,缺氧症状和呼吸困难有否改善;情绪是否平静,能否接受各种治疗;能否正确使用雾化吸入器。

【知识拓展】

肺癌 TNM 分期标准

　　肺癌的诊断包括发现肿瘤,明确细胞学类型,进行肺癌分期,以确定病变范围、制订治疗方案、统一治疗标准、评估肿瘤预后。国际抗癌联盟(UICC)所订肺癌国际 TNM 分期标准介绍如下(见表 2-4-2)。

表 2-4-2　肺癌 TNM 分期标准

隐性肺癌	TXNOMO
0 期	Tis 原位癌
Ⅰ 期	T1N0M0　T2N0M0
Ⅱ 期	T1N1M0　T2N1M0
Ⅲa 期	T3N0M0　T3N1M0　T1-3N2M0
Ⅲb 期	任何 TN3　M0　T4 任何 NM0
Ⅳ 期	任何 T 任何 NM1

说明:

T 示原发肿瘤;T0 示无原发肿瘤证据;Tis 示原位癌。

TX 由支气管肺的分泌物中找到有诊断意义的肿瘤细胞,但 X 线和纤支镜检查未证实有肿瘤病灶,称隐性肺癌。

T1 肿瘤最大直径≤3cm,被肺组织或脏层胸膜的包裹,支气管镜检查无叶支气管近端受侵犯的表现。

T2 肿瘤最大直径>3cm,或肿瘤侵犯脏层胸膜,或伴有阻塞性肺炎或肺不张;肿瘤可侵犯肺门,但不超过气管隆凸下 2cm,未累及一侧全肺叶,且无胸腔积液。

T3 任何大小的肿瘤直接侵犯胸壁、膈、纵隔胸膜或心包,但未累及心脏、大血管、气管、食管或椎体,也包括肺上沟肿瘤以及主支气管肿瘤距离隆凸 2cm 之内,但未累及隆凸的肿瘤。

T4 任何大小的肿瘤侵犯纵隔及心脏、大血管、气管、食管、椎体或隆凸或有恶性胸膜腔积液。

N 示局部区域性淋巴结的侵犯;N0 未发现局部淋巴结侵犯。

N1 支气管周围的或同侧肺门淋巴结转移,或两者均有。

N2 肿瘤转移至同侧纵隔淋巴结和隆凸下淋巴结。

N3 肿瘤转移到对侧纵隔淋巴结,对侧肺门淋巴结,同侧或对侧斜角肌淋巴结或锁骨上淋巴结。

M 示远处转移;M0 未发现远处转移。

M1 已有远处转移。

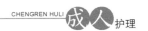

【技能训练】

纤维支气管镜检查术护理

项目	要求
目的	明确病因诊断,炎症、肿瘤、结核、支气管扩张是其四大主要病因。
	对咯血的诊断、明确病因、协助止血具有重要的临床应用价值。
	注入支气管灌洗液,稀释痰液,吸出或排出痰液。
操作前护理	(1)心理护理。纤维支气管镜检查是侵入性检查,会给患者带来痛苦,患者常产生紧张恐惧心理,因此,护理人员要给患者创造一个安静舒适的环境,以稳定其情绪。耐心细致地向其说明纤维支气管镜的有关知识和注意事项,以取得合作,必要时给予安定 10mg 肌注。 (2)详细了解病史及过敏史。询问患者病史,不稳定心绞痛、近期发生的心肌梗死、不能矫正的严重低氧血症、严重心律失常、严重心功能不全的患者是纤维支气管镜检查的禁忌对象。此外,有明显出血倾向、肺动脉高压、上腔静脉阻塞或尿毒症是活检的禁忌证。 (3)检查前 6h 禁饮食。 (4)请患者取下活动假牙,女患者去除口红。 (5)检查前按医嘱给予镇静剂、抗胆碱药等药物。 (6)教导患者腹式呼吸及放松肌肉的技巧以消除紧张情绪。 (7)协助医师施行咽喉部麻醉。用 1%丁卡因或 2%利多卡因,每 2～3min 喷药一次,共 3～5 次。麻醉过程中观察患者有无皮肤苍白、烦躁不安、发绀、呼吸及脉搏急促等现象。 (8)备好麻醉药、止血药、急救药品和硬支气管镜、气管导管等物品,以防万一,随时应急。 (9)患者仰卧于检查台上,双肩下放一小枕,使颈部过度伸展,以利支气管镜插入。
操作中护理	协助操作者检查和取活检并固定患者头部,观察呼吸、脉搏变化。对于老年人以及有心肺疾病的患者,术中必须吸氧 3～5L/min,提高血氧分压,减少心脏并发症。
操作后护理	(1)检查后取卧位或半卧位。 (2)密切观察患者有无严重的呼吸道并发症,如胸闷、呼吸短促、吞咽困难、声音嘶哑、咯血等症状,立即报告医师处理。 (3)检查后半小时内减少说话,使声带尽快恢复。 (4)禁食 2～4h,再测试吞咽反射,若已恢复则可以进食温凉流质或半流质。

（袁爱娣　常秀春）

任务 2-5　胸部损伤患者的护理

学习目标

- **知识目标**
  1. 简述肋骨骨折、气胸、血胸病因、诱因；
  2. 了解肋骨骨折、气胸、血胸的病理生理变化；
  3. 熟悉气胸的病因分类和临床分类；
  4. 掌握肋骨骨折、闭合性气胸、开放性气胸、张力性气胸、血胸的临床表现特点；
  5. 掌握多根多处肋骨骨折、开放性气胸、张力性气胸的急救措施。
- **能力目标**
  1. 学会紧急情况下对多根多处肋骨骨折、气胸的应急处理；
  2. 结合病例资料初步提出气胸、肋骨骨折患者护理诊断，制订护理目标和护理措施；
  3. 熟悉胸腔穿刺的配合护理和掌握胸腔闭式引流的护理方法和注意事项。

［任务 2-5-1］　肋骨骨折患者的护理

【知识背景】

肋骨共 12 对，平分在胸部两侧，前与胸骨、后与胸椎相连，构成一个完整的胸廓。肋骨骨折是指肋骨的完整性和连续性中断。胸部损伤时，无论是闭合性损伤或开放性损伤，肋骨骨折都最为常见，约占胸廓骨折的 90%。肋骨骨折多见于第 4～7 肋，因肋骨长而薄，最易折断。第 1～3 肋则因较粗短，且有锁骨、肩胛骨及胸肌保护而较少折断；但一旦骨折，常提示致伤暴力巨大。第 8～10 肋虽然长，但其前端肋软骨形成肋弓，与胸骨相连，弹性大，不易骨折；第 11、12 肋前端不固定而且游离，弹性也较大，故也较少发生骨折。对于儿童，肋骨富有弹性，不易折断，而对于成人，尤其是老年人，肋骨弹性减弱，容易骨折。

(一)病因

1. 外来暴力　多数肋骨骨折由外来暴力所致，外来暴力又可以分直接暴力和间接暴力。直接暴力作用于胸部时，肋骨骨折常发生于受打击部位，骨折端向内折断，同时胸内脏器造成损伤。间接暴力作用于胸部时，如胸部受挤压的暴力，肋骨骨折发生于暴力作用点以外的部位，骨折端向外，容易损伤胸壁软组织，产生胸部血肿。

2. 病理因素　当肋骨在病理性改变如骨质疏松、骨质软化或原发性和转移性肋骨肿瘤的基础上发生骨折，称为病理性肋骨骨折。此类患者可因咳嗽、打喷嚏或病灶肋骨处轻度受力而发生骨折。

(二)病理生理

单根或单处肋骨折时，其上下仍有完整肋骨支撑胸廓，对呼吸影响不大，多不严重。

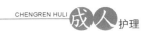

若尖锐的肋骨断端内移,刺破壁胸膜和肺组织时,可导致气胸、血胸、皮下气肿、咯血等;若刺破肋间血管,尤其是撕破动脉,可引起大量出血,导致病情迅速恶化。胸内脏器损伤,多根多处肋骨骨折,因胸壁失去完整肋骨的支持而软化。吸气时,胸腔内负压增高,软化的胸壁向内凹陷;呼气时,胸腔内负压减低,软化的胸壁向外凸出,称为反常呼吸运动(又称连枷胸)(如图 2-5-1 所示)。若软化区域较大,呼吸时两侧胸膜腔内压力不平衡,可引起纵隔随呼吸左右来回移动,称为纵隔扑动,影响静脉回流和气体交换,导致缺氧和二氧化碳潴留,严重者可出现呼吸和循环衰竭。

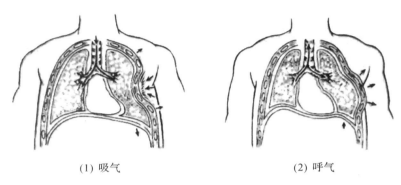

(1) 吸气　　　　　　　　　　　　　　　(2) 呼气

图 2-5-1　胸壁软化区的反常呼吸运动

【工作任务—案例导入】

患者,女,45 岁,因左侧 6、7 肋骨骨折入院。患者从 2m 处坠落,左季肋部受阻挡落地,导致左季肋部肿痛剧烈,2h 后入院。X 线检查示"左侧第 6、7 肋骨骨折"。起病以来,患者神清,精神可,无头晕、恶心呕吐,无胸闷,无腹痛腹泻,大小便正常。

体检:T 36.5℃,P 100 次/min,R 22 次/min,BP 112/70mmHg。神志清楚,呼吸稍促,左季肋部压痛阳性,呼吸或咳嗽时胸痛加重,胸廓挤压征阳性,未闻及骨摩擦音,双肺听诊呼吸音可,未闻及干湿啰音,腹平软,肝脾未及。

任务导向:

你作为责任护士,应如何运用护理程序对患者进行整体护理?

【护理工作过程】

(一)护理评估

1.健康史　询问患者有无胸痛、呼吸困难和缺氧等症状;寻找发病的原因和诱因。

2.身体状况

(1)症状。骨折部位疼痛,在深呼吸、咳嗽或体位改变时加重;部分患者可有咯血。多根多处肋骨骨折时可出现胸闷、气促、呼吸困难、发绀或休克等症状。

(2)体征。受伤胸壁肿胀,可发生畸形;局部压痛;有时可触及骨折断端或有骨摩擦感;多根多处骨折,伤处可见反常呼吸运动;部分患者可有皮下气肿。

3.辅助检查

(1)X 线检查。可显示肋骨骨折的断裂线或断端错位、气胸等,但不能显示前胸肋软骨折断征象。

（2）血常规。肋骨骨折伴血管损伤导致大出血，患者的外周血红细胞计数、血红蛋白含量、血细胞比容明显下降。

（二）护理诊断

1. 首要护理措施

（1）疼痛。与骨折、胸部组织损伤有关。

（2）气体交换受损。与肋骨骨折导致疼痛、胸廓活动受限、反常呼吸运动有关。

2. 主要护理措施

（1）清理呼吸道无效。与胸部疼痛、咳嗽无力、不能自行咳痰有关。

（2）焦虑、恐惧。与疾病预后不佳、不理解特殊治疗和检查有关。

（三）护理目标

患者疼痛减轻或消失；咳嗽、排痰能力提高；焦虑、恐惧情绪减轻。

（四）治疗与护理

1. 治疗原则　镇痛、清理呼吸道分泌物、固定胸廓、恢复胸壁功能和防治并发症。

（1）单处闭合性肋骨骨折。骨折两端因有上下肋骨和肋间肌支撑，很少发生错位，多能自动愈合。治疗原则是止痛、固定和预防肺部感染。可口服止痛剂或必要时肌注止痛剂。固定胸廓主要是为了减少骨折端活动和减轻疼痛，方法有：宽胶条固定、多带条胸布固定或弹力胸带固定。

（2）多根多处闭合性肋骨骨折。纠正反常呼吸运动，抗休克、防治感染和处理合并损伤。现场急救可用坚硬的垫子或手掌施压于胸壁软化部位。无任何物品时可采用患侧向下压迫胸壁软化部位。病情危重者，要保持呼吸道通畅，对咳嗽无力、不能有效排痰或呼吸衰竭者，需行气管插管或气管切开。软化的胸壁应予以固定，固定的方法有：①包扎固定法：适用于范围小的胸壁软化。②牵引固定法：适用于范围大的胸壁软化。用无菌钳夹住中央处游离段肋骨，另一端通过滑轮重力牵引，使浮动胸壁复位。③内固定法：用于骨折错位较大患者。

（3）开放性骨折。应及早彻底清创治疗。清除碎骨片及无生机的组织，咬平骨折断端，以免刺伤周围组织。如有肋间血管破损者，应分别缝扎破裂血管远近端。剪除一段肋间神经，有利于减轻术后疼痛。胸膜破损者按开放性气胸处理。术后常规注射破伤风抗毒血清并给予抗生素防治感染。

肋骨骨折多可在2～4周内自行愈合，治疗也不像对四肢骨折那样强调对合断端。

2. 护理措施

（1）疼痛护理。遵医嘱在胸部给予胸带固定，可减轻疼痛，促进骨折愈合。嘱患者咳嗽咳痰时用手按压胸部，减少胸部张力，减轻疼痛。保持情绪稳定，焦虑情绪易引起疼痛加重，可通过看电视、聊天等转移注意力。保持大便通畅，减轻腹胀，以免诱发疼痛。观察记录患者疼痛性质、部位、程度、起始和持续时间、发作规律、伴随症状和诱发因素等。遵医嘱给予药物止痛治疗。在进行各项护理操作时，医务人员动作轻柔，在移动患者时做好解释工作，移动过程中重点保护损伤部位，减轻疼痛。

（2）改善呼吸，促进排痰。病室定期开窗通风、换气，保持室内适宜温湿度。指导患者进行呼吸功能锻炼。协助患者有效咳嗽、咳痰，定期协助患者翻身、拍背，促使脓痰及痰痂松脱，易于排出。因疼痛影响排痰，遵医嘱使用止痛剂。给予雾化吸入，湿化气道，便于痰液排

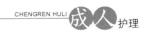
出。有痰多且不易咳出时,用负压导管从鼻腔或口腔插入气管或支气管吸出痰液。密切观察患者呼吸情况,是否有呼吸困难、发绀加重、烦躁不安、意识障碍等呼吸道阻塞的情况发生,观察痰液性质、量。遵医嘱使用抗生素,预防呼吸道感染。

(3)心理护理。保持病室环境整洁、安静,床铺整洁、空气新鲜,增加患者舒适感。同情患者感受,向患者耐心解释,尽可能消除不安相关因素。对患者的合作与进步,医务人员及时给予肯定和鼓励。

(五)护理评价

患者疼痛是否缓解;咳嗽、排痰能力是否提高;焦虑、恐惧情绪有无减轻。

（董燕艳）

［任务 2-5-2］　气胸、血胸患者的护理

【知识背景】

胸膜腔为脏层胸膜与壁层胸膜之间不含空气的密闭腔隙。

一、气胸

因受肺脏向心回缩的作用,胸腔呈现负压,任何原因使空气进入胸膜腔造成胸腔积气和肺萎陷称为气胸。用人工方法将滤过的空气注入胸膜腔所引起的气胸,称人工气胸。由胸外伤等引起的气胸,为外伤性气胸。在没有创伤或人为的因素下,因肺部疾病使肺组织和脏层胸膜自发破裂,空气进入胸膜腔所致的气胸,为自发性气胸。

气胸的分类方法包括:

1.根据病因,将气胸分为以下几种类型:

(1)特发性气胸。多数为脏层胸膜下肺泡先天发育缺陷或炎症瘢痕形成的肺大泡引起肺表面细小气肿泡破裂所致。常规 X 线检查肺部未发现明显病变,多见于瘦高体型的男性、吸烟青壮年。

(2)自发性气胸。常继发于肺或胸膜疾病基础上,如慢性阻塞性肺病、肺结核、肺尘埃沉着症、肺癌、肺脓肿等疾患形成肺大泡或直接损伤胸膜所致。金黄色葡萄球菌、厌氧菌、革兰阴性杆菌等引起的肺化脓性炎症破溃入胸腔,形成脓气胸。

(3)胸部损伤。由于肺组织、支气管破裂,空气逸入胸膜腔或因胸壁伤口穿破壁层胸膜,胸膜腔与外界沟通,外界空气进入所致。

(4)其他。有时胸膜上具有异位的子宫内膜,在月经期可以破裂而发生气胸,称为月经性气胸。航空、潜水作业而无适当防护措施,从高压环境忽然进入低压环境,或正压机械通气加压过高等,均可发生气胸。气压骤变、剧烈咳嗽、喷嚏、屏气或高喊大笑、举手欢呼、抬举重物等用力过度常为气胸的诱因。自发性气胸以继发于慢性阻塞性肺病和肺结核最常见,其次是特发性气胸。

2.根据胸膜破口的情况及发生气胸后对胸膜腔内压力的影响,将气胸分为以下几种类型:

（1）闭合性（单纯性）气胸。随着呼气时肺回缩及浆液渗出物的作用，脏层胸膜破口自行封闭，不再有空气进入胸膜腔。胸膜腔测压显示压力增高（压力接近或稍超过大气压），抽气后压力下降并不再回升，说明破口不再漏气。胸膜腔内残余气体将自行吸收，胸膜腔内压力维持负压，肺随之逐渐复张。

（2）交通性（开放性）气胸。胸膜破口较大或两层胸膜间有粘连和牵拉，如气管胸膜瘘，使破口持续开放，空气在吸气和呼气时自由进出胸膜腔。患侧胸腔测压为 0 上下，抽气后观察数分钟，压力仍无变化。

（3）张力性（高压性）气胸（如图 2-5-1 所示）。胸膜破口呈活瓣样阻塞，吸气时开启，空气进入胸膜腔，呼气时破口关闭，胸腔内气体不能再经破口返回呼吸道排出体外。其结果是使胸腔内气体愈积愈多，形成高压，最高可达 $20cmH_2O$。由于胸腔内高压可使肺明显萎陷、纵隔移位、纵隔气肿、静脉回流受阻等而引起急性心肺功能衰竭，甚至严重缺氧和休克。此型气胸为内外科急症。其胸腔压力明显升高，抽气成负压后不久又再度升高，转为正压。

3. 根据胸膜腔积气量及肺萎陷程度，将气胸分为以下几种类型：

（1）小量气胸：肺萎陷＜30％。

（2）中量气胸：肺萎陷 30％～50％。

（3）大量气胸：肺萎陷＞50％。

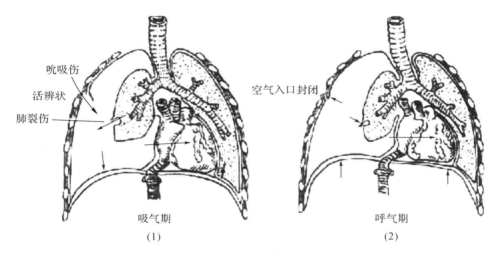

图 2-5-1 张力性气胸

二、血胸

血胸（hemothorax）是指全血积存在胸腔内，又称胸膜腔积血、胸腔积血，最常见的原因是创伤或外科手术。内科常见于脓胸和结核感染，还有胸膜或肺内肿瘤、凝血机制障碍等。血胸的临床表现因胸腔内积血的量、速度、患者的体质不同而有所不同，急性失血可出现面色苍白、脉搏细速、呼吸急促、血压逐步下降等低血容量休克症状。

根据血胸发生的原因和机制不同，可将血胸分为创伤性血胸和非创伤性血胸。绝大多数血胸是因穿透性或钝性胸部创伤引起。胸壁、肺、胸内大血管或心脏的穿透伤或钝性伤均

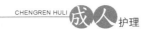
可引起胸膜腔内积血称创伤性血胸,同时存在气胸时称创伤性血气胸。非创伤性血胸又称自发性血胸,患者无外伤史,有时可有咳嗽、腹压增加、负重、疲劳、运动、突然变换体位等诱因。非创伤性血胸很少见,可继发于胸部或全身性疾病,极少数找不到明确的引起出血的原因。按其病因分为特发性血胸、感染性血胸、子宫内膜异位也可引起的血胸、其他原因引起的血胸。

【工作任务—案例导入】

患者,男,55岁。诊断为慢性支气管炎并发肺气肿,于一阵剧咳后突感左上胸剧烈刺痛,出现明显的呼吸困难不能平卧。

护理体检:T 36.7℃,P 130次/min,R 26次/min,BP 102/70mmHg。神志恍惚,营养一般,皮肤弹性稍差,呼吸急促,口唇发绀,胸廓呈桶状,呼吸运动减弱,以左肺呼吸音减弱更为明显,叩诊呈鼓音,心浊音界不易叩出,肺下界和肝浊音界下移,呼吸音减弱,呼气延长。

任务导向:

1. 你作为责任护士,应如何运用护理程序对患者进行整体护理?

2. 如何运用专业知识帮助患者控制疾病发作,顺利康复出院?

【护理工作过程】

(一)护理评估

1. 健康史 询问患者有无胸痛、呼吸困难和缺氧等症状;寻找发病的各种原因和诱因;进行体格检查,有无胸腔积液,通过视、触、叩、听,观察呼吸运动、语颤的变化;肺部叩诊音有无异常,听诊呼吸音有无延长。

2. 身体状况

(1)气胸。

1)症状:病情的轻重与气胸发生的缓急、肺萎缩程度、有无肺部基础病变及有无并发症有关。

①胸痛:患者常有持重物、屏气、剧烈运动等诱因,常为突然、尖锐、持续性刺痛或刀割样痛,吸气时加剧,多发生在前胸、腋下等部位。

②呼吸困难:为气胸的典型症状,呼吸困难程度与气胸的类型、肺萎陷程度以及气胸发生前基础肺功能有密切关系。如基础肺功能良好,肺萎陷20%患者可无明显症状;而张力性气胸或原有阻塞性肺气肿的老年人,即便肺萎陷仅10%,患者亦有明显的呼吸困难。张力性气胸者,表现出烦躁不安,因呼吸困难被迫坐起,出现发绀、四肢厥冷、大汗、脉搏细速、心律不齐、意识不清等呼吸循环障碍的表现。血气胸患者如失血过多会出现血压下降,甚至休克。出血与发生气胸时脏层胸膜或胸膜粘连中的血管撕裂有关。

③刺激性干咳:由气体刺激胸膜产生,多数不严重。

2)体征:呼吸增快,发绀,多见于张力性气胸。主要的胸部体征包括视诊气管健侧移位,患侧呼吸运动和语颤减弱,肋间隙饱满,叩诊呈鼓音,左侧气胸可使心脏浊音界消失,右侧气胸时,肝浊音界下移,听诊呼吸音明显减弱或消失,有液气胸时可闻及胸内振水音。并发纵隔气肿可在左胸骨缘闻及与心跳一致的呼吸音或高调金属音(Hamman 征);并发皮下气肿时有皮下捻发感。

气胸常见的并发症为:脓气胸、血气胸、纵隔气肿、皮下气肿及呼吸衰竭等。

（2）血胸。

病情根据胸腔内积血的量、出血速度、患者的体质不同而有所不同。小量血胸（成人失血量少于 500mL）无明显临床症状。中等量血胸（成人失血量为 $500\sim1000mL$）和大量血胸（成人失血量超过 1000mL），尤其是急性失血时，可出现面色苍白、脉搏细速、呼吸急促、胸闷、血压下降等低血容量性休克症状。当并发感染时，则出现高热、寒战、疲乏、出汗等症状。

3.辅助检查

（1）X 线检查。这是诊断气胸的重要方法，能显示组织萎陷的程度、肺内病变的情况。气胸部分透亮度增加，无肺纹理，肺脏向肺门收缩，其边缘可见发线状阴影，如并发胸腔积液，可见液平面。根据 X 线检查还可判断肺压缩面积的大小。小量血胸胸片示肋膈角消失，大量血胸可见胸膜腔有大片积液阴影，纵隔可向健侧移位。如合并气胸，可显示气液平面。

（2）血气分析。显示 PaO_2 降低，$PaCO_2$ 多为正常。呼吸加快可使 $PaCO_2$ 升高或降低。

（3）肺功能检查。急性气胸者肺萎缩大于 20% 时，肺容量和肺活量减低，出现限制性通气功能障碍。慢性气胸主要表现为肺容量和肺活量减低，肺顺应性下降。

（4）血常规。血胸时大出血患者的外周血红细胞计数、血红蛋白含量、血细胞比容明显下降。

（5）胸腔穿刺。张力性气胸时胸腔穿刺有高压气体冲出，血胸时胸腔穿刺可抽出血液。

（二）护理诊断

1.首要护理措施

气体交换受损：与气胸、血胸使肺压缩、换气功能障碍有关。

2.主要护理措施

（1）低效性呼吸型态。与肺扩张能力下降、疼痛、缺氧、焦虑有关。

（2）疼痛。与胸膜摩擦、胸腔闭式引流术有关。

（3）活动无耐力。与疼痛强制性活动受限有关。

（三）护理目标

维持患者呼吸通畅及换气功能正常；胸痛和不适减轻；活动耐力逐渐增加，活动时无特殊不适。

（四）治疗与护理

1.治疗原则　排出气体，缓解症状，促使肺复张，防止复发。

（1）一般治疗。气胸患者应绝对卧床休息，少讲话，减少肺活动，有利于破裂口的愈合和气体吸收；气急、发绀者应给氧，吸氧不仅能改善缺氧，还可以促进气体的吸收；支气管痉挛者使用支气管扩张剂；剧烈咳嗽且痰量少者可给予可待因糖浆口服。

（2）排气治疗。排气的方法有：粗针头穿刺、人工气胸箱排气、胸腔闭式引流术或连续负压吸引等。

1）闭合性气胸。

①气胸积气量少于该侧胸腔容积的 20% 时，气体可在 $2\sim3$ 周内自行吸收，不需抽气，但应动态观察积气量变化。

②气量较多时，可每日或隔日抽气一次，每次抽气不超过 1L，直至肺大部分复张。

2）开放性气胸。

①紧急处理：立即用无菌敷料加棉垫封盖，将开放性气胸转为闭合性气胸。有条件者，

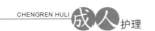

进行胸膜腔穿刺、抽气减压以缓解呼吸困难。

②进一步处理:抢救休克:输血、补液、给氧;休克好转后清创、缝闭胸壁伤口;胸腔闭式引流;剖胸探查;药物应用;做好呼吸道管理(鼓励咳嗽、咳痰;早期活动等)。

3)张力性气胸。

①急救处理:立即排气,降低伤侧胸膜腔压力。在紧急情况下,用粗针头在伤侧锁骨中线第 2 肋间处刺入胸膜腔或于插入针的接头处,缚扎一胶手套指,顶端剪开 1cm。

②进一步处理:在伤侧锁骨中线第 2 肋间处行闭式胸腔引流术,必要时用负压吸引(经闭式引流后,肺裂口可在 3~7d 内闭合)。如长期引流后仍有严重漏气,患者呼吸困难改善不明显、肺未能复张,提示肺、支气管的裂伤较大或破裂,及早剖胸或修补。

4)胸腔闭式引流术或连续负压吸引。适用于经反复抽气疗效不佳的气胸或张力性气胸,一般采用单瓶水封瓶引流。胸膜腔积液多时,可采用双瓶引流。肺复张不满意时采用连续负压吸引。

①正压连续排气法:将胸腔引流管连接于床旁的单瓶水封正压排气装置。适用于闭合性和张力性气胸。

②持续负压排气法:胸腔引流管连接于负压连续排气装置,使胸腔内压力保持负压水平(以 8~12cmH$_2$O 为宜)。本方法可迅速排气、引流胸腔积液,促使肺早日复张,使裂口早日愈合。适用于胸内压不高而肺仍未复张的气胸,尤其是慢性气胸和自发性气胸。

胸腔置管部位一般与穿刺部位相同。单瓶引流或持续负压吸引的置管应维持至肺完全复张,无气体溢出后 24h,再夹管 24h,若 X 线检查未发现气胸复发方可拔管。

(3)血胸治疗。

1)非进行性血胸:小量血胸可自行吸收,不需特殊处理,应严密观察有无进行性出血。若积血量较多,应尽早行胸穿或胸腔闭式引流术,排净积血,促使肺复张。应用抗生素,预防感染。

2)进行性血胸。

若出现下列征象提示胸腔内有进行性出血:①脉搏逐渐增快、血压降低,或虽经补充血容量,血压仍不稳定;②胸腔闭式引领每小时超过 200mL,连续 3h;③红细胞计数、血红蛋白含量、血细胞比容进行性降低。应在补液、输血、纠正低血容量休克的同时,及时行胸腔镜或开胸探查,查找出血部位,给予缝合止血。

(4)原发病及并发症的处理。治疗原发病及诱因,积极预防或处理继发的细菌感染(如脓气胸),严重血气胸除进行抽气排液和适当输血外,应考虑开胸结扎出血的血管;严重纵隔气肿应做胸骨上窝穿刺或切开排气。

2.护理措施

(1)病情观察。经常巡视病房,及时听取患者主诉,并观察呼吸频率、深度及有无呼吸困难的表现,必要时监测动脉血气。

(2)一般护理。

1)嘱患者绝对卧床休息,协助采取有利于呼吸的体位,如抬高床头、半坐位或端坐位等,避免一切增加胸腔内压的活动,如屏气、咳嗽等。满足患者的生活需要。

2)嘱患者多进粗纤维食物,如芹菜、竹笋等,多进新鲜蔬菜和水果,保持大便通畅,防止排便用力引起胸痛或伤口疼痛。保持大便通畅还有防止气胸复发,促进裂口闭合的作用。

(3)对症护理。

1)给予鼻导管或鼻塞吸氧,保持鼻导管或鼻塞通畅,保持鼻孔清洁。

2)协助医生做好各种检查的准备和配合工作,如胸腔穿刺术等,根据患者情况,必要时准备胸腔内抽气或胸腔闭式引流并做好配合,使肺尽早复张,减轻呼吸困难症状。

3)患者疼痛剧烈时,采取相应的措施减轻或控制疼痛:①与患者共同分析疼痛的原因,并教会患者掌握适当的床上活动量,以避免过度活动而加剧疼痛。②深呼吸、咳嗽或活动时用枕头或手护住引流管处的伤口,半卧位时可在胸腔引流管下方垫一毛巾,以减轻患者的不适,还可以防止引流管受压,以减少刺激因素。体位改变或活动时,用手固定好胸腔引流管,避免其移动刺激胸膜,引起疼痛。对于胸部外伤患者,应协助医师固定患者的胸壁,以减少胸壁的活动。③教会患者自我放松技巧,如缓慢地深呼吸,全身肌肉放松,听音乐、广播或看书看报,以分散注意力,减轻疼痛。④按医嘱给予止痛药,及时评价止痛效果并观察可能出现的副作用,如果疼痛不缓解或患者主诉近期疼痛与以往有明显的变化时,及时与医生联系并有效地处理。

4)对行胸腔闭式引流的患者,应做好相应的护理。

(4)心理护理。向患者做好必要的解释,消除患者紧张心理。做各项检查、操作前向患者做好解释,以避免恐惧。

(5)保健指导。

1)遵医嘱积极治疗原发病。

2)嘱患者避免各种诱因,防止气胸复发:①保持心情愉快,情绪稳定。②注意劳逸结合,多休息;气胸痊愈后1个月内避免剧烈运动,如跑步、打球、骑自行车;避免抬提重物;避免屏气等用力过度增加胸腔内压,使气胸复发。③预防感冒,以免引起剧烈咳嗽而造成肺泡破裂。④养成良好的饮食、排便习惯,保持大便通畅,2天以上未解大便应采取有效的措施。平时多食粗纤维食物;戒烟、不挑食,多食蔬菜和水果。

3)一旦感胸闷、突发性胸痛或气急则提示气胸复发的可能,应及时就医。气胸预后取决于原发病、肺功能情况、气胸类型、有无并发症等,大部分气胸可治愈,但复发率较高,约5%~30%,其中特发性气胸复发率更高。

(五)护理评价

患者呼吸困难和胸痛症状是否消失;呼吸道是否通畅,缺氧症状是否消失;胸痛症状是否消失。

【知识拓展】

开放性气胸的进展

开放性气胸是刀刃锐器或弹片火器所致的胸壁伤口,可成为胸膜腔与外界相通的开口,以致空气可随呼吸而自由出入胸膜腔内。空气出入量与裂口大小有密切关系。一般来说,裂口小于气管口径时,空气出入量尚少,伤侧肺还有部分呼吸活动功能;裂口大于气管口径时,空气出入时多,伤侧肺将完全萎陷,丧失呼吸功能。

(一)开放性气胸的病理生理

伤侧胸膜腔负压消失,肺被压缩而萎陷,两侧胸膜腔压力不等而使纵隔移位,健侧肺扩张因而受限。吸气时,健侧胸膜腔负压升高,与伤侧压力差增大,纵隔向健侧进一步移位;呼气

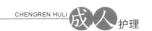

时,两侧胸膜腔压力差减少,纵隔移回伤侧,这种反常运动称为纵隔扑动。纵隔扑动能影响静脉血流回心脏,引起循环功能严重障碍。此外,吸气时健侧肺扩张,吸进气体不仅来自从气管进入的外界空气,也来自伤侧肺排出含氧量低的气体;呼气时健侧肺呼出气体不仅从上呼吸道排出体外,同时也有部分进入伤侧肺。含氧低气体在两侧肺内重复交换将造成严重缺氧。

(二)开放性气胸临床表现

患者出现气促、呼吸困难和发绀、循环障碍,以致休克。胸壁伤口开放者,呼吸时能听到空气出入胸膜腔的吹风声。除伤侧胸部叩诊呈鼓音,听诊呼吸音减弱或消失外,还有气管、心脏明显向健侧移位的体征。

(三)张力性气胸诊断检查

根据病史、临床表现结合 X 线胸片检查较易诊断,也可根据胸腔穿刺见高压气体将针筒芯向外推进一步明确诊断。

X 线表现:胸片是诊断气胸最可靠的方法,可显示肺萎陷的程度、肺部情况、有无胸膜粘连、胸腔积液及纵隔移位等。

胸部 CT 扫描:能清晰显示胸腔积气的范围和积气量、肺被压缩的程度,在有些患者可以见到肺尖部肺大疱的存在,同时胸部 CT 还能显示胸腔积液的多少。尤其是对含极少量气体的气胸和主要位于前中胸膜腔的局限性气胸,在 X 线胸片上容易漏诊,而 CT 则无影像重叠的弱点,能明确诊断。

(四)开放性气胸的急救处理

用无菌敷料如凡士林纱布加棉垫封盖伤口,再用胶布或绷带包扎固定,使开放性气胸变为闭合性气胸,然后穿刺胸膜腔,抽气减压,暂时解除呼吸困难。患者送至医院后,进一步的处理是:给氧和输血补液,纠正休克,清创、缝闭胸壁伤口,并做闭式胸膜腔引流术。如疑有胸腔内脏器损伤或活动性出血,则需胸部探查,止血、修复损伤或清除异物。术后应用抗生素,预防感染;鼓励患者咳嗽排痰和早期活动。

【技能训练】

胸腔穿刺术护理

项目	要求
目的	抽取胸腔积液送检,明确胸水性质,协助诊断。
	排出胸腔积液和积气,以减轻压迫症状。
	胸腔内注射药物辅助治疗。
操作前护理	(1)核对、解释,向患者阐明穿刺的目的和大致过程,以消除其顾虑,取得配合。 (2)做好普鲁卡因皮试。 (3)用物准备:胸腔穿刺包 1 件,内有 12 或 16 号带有乳胶管的胸腔穿刺针、小镊子、止血钳、5mL 注射器及针头、50mL 注射器、纱布、孔巾和换药碗,无菌试管数只(留送常规、生化、细菌、病理标本等,必要时加抗凝剂)。 (4)穿刺部位宜取胸部叩诊实音处,一般在肩胛下角线第 7~9 肋间,或腋中线第 5~6 肋间穿刺。包裹性积液,宜根据 X 线或超声检查所见决定穿刺部位。 (5)患者反向坐于靠背椅上,双手臂平置于椅背上缘,头伏于前臂。重症患者可在病床上取斜坡卧位,病侧手上举,枕于头下,或伸过头顶,以张大肋间隙(如图 2-5-2、图 2-5-3 所示)。

续表

项目	要求
操作中护理	(1)术者戴口罩和无菌手套,助手协助打开胸穿包,穿刺部位依常规消毒、铺巾,局部麻醉应逐层浸润达壁层胸膜。 (2)检查穿刺针是否通畅,如无阻塞将针尾乳胶管用止血钳夹紧。左手食指与中指固定穿刺处皮肤,右手将穿刺针沿下位肋骨上缘垂直缓慢刺入,不可斜向上方,以免损伤上一根肋骨下缘处的神经和血管。当穿过壁层胸膜时,针尖抵抗感突然消失,然后接注射器,放开钳子即可抽液,抽液不可过多过快,严防负压性肺水肿发生。以诊断为目的者抽液 50～200ml,以减压为目的者,第一次不超过 600mL,以后每次不超过 1000ml。助手用血管钳协助固定穿刺针,并随时夹闭乳胶管,以防空气进入胸腔。 (3)穿刺中患者应避免咳嗽及转动,必要时可事先服用可待因。术中如发生连续咳嗽或出现头晕、胸闷、面色苍白、出汗,甚至昏厥等胸膜反应,应即停止抽液,拔出穿刺针。让患者平卧,必要时皮下注射 1∶1000 肾上腺素 0.3～0.5mL。 (4)需要向胸腔内注入药物时,抽液后接上备好盛有药液的注射器,将药液注入。 (5)抽液完毕,拔出穿刺针,盖以无菌纱布,胶布固定。嘱患者卧床休息。 (6)严重肺气肿、广泛肺大疱者,或病变邻近心脏、大血管者以及胸腔积液量甚少者,胸腔穿刺宜慎重。病情危重、有严重出血倾向、大咯血、穿刺部位有炎症病灶、对麻醉药过敏属禁忌证。
操作后护理	(1)取平卧位或半卧位,观察患者胸痛、生命体征等情况。特别注意观察由于抽液(抽气)过多、过快,使胸膜腔压力骤降而导致的肺复张后肺水肿,表现为剧烈咳嗽、气促、咳大量泡沫痰,两肺布满湿啰音,一旦发生立即报告医生,根据医嘱给予吸氧,应用激素、利尿剂等治疗。 (2)注意穿刺点有无渗血或液体、气体漏出。 (3)注入药物者嘱咐患者变换体位,便于药物在胸膜腔内混匀,并观察注入药物的反应。 (4)记录抽出液的量、色、性质,标本及时送检。

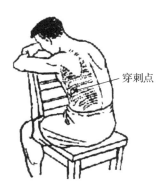
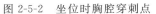

图 2-5-2　坐位时胸腔穿刺点

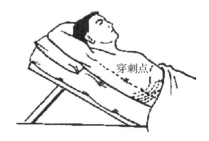

图 2-5-3　半卧位时胸腔穿刺点

胸腔闭式引流术护理

胸腔闭式引流又称水封闭式引流。胸腔内插入引流管,管的下方置于引流瓶水中,利用水的作用,维持引流单一方向,避免逆流,以重建胸膜腔负压。

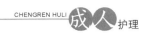

项目	要求
目的	排出胸膜腔内气体、液体、血液,重建负压,使肺复张。
	恢复和保持胸膜腔负压,维持纵隔的正常位置。
	及时发现胸膜腔内出血,支气管或食管胸膜瘘等病情变化。
操作前护理	(1)核对、解释。向患者简要说明胸腔闭式引流术的目的意义、过程及注意事项,以取得患者的理解和配合。 (2)操作前护理常规同胸膜腔穿刺术。 (3)用物和药物准备。常规消毒治疗盘一套,无菌引流插管包、1%普鲁卡因或2%利多卡因注射液,1:1000肾上腺素,无菌手套等。 　　准备一次性塑料水封瓶或消毒的玻璃水封瓶,并向引流瓶内注入适量无菌蒸馏水或生理盐水,标记好引流瓶内最初的液面。引流玻璃管的一端置于水面下2~3cm,以确保患者的胸腔和引流装置之间为一密封系统,插入过深不利于气体的引流,引流瓶塞上的另一端玻璃管为排气管,其下端应距离液面5cm以上。必要时按医嘱连接好所需的负压引流装置,调节并保持合适的压力(8~12cmH_2O)。
操作中护理	(1)选定插管部位。引流气体者,在锁骨中线第2肋间;引流液体者,多在腋中线与腋后线之间第6~8肋间。 (2)体位。安置半卧位。 (3)消毒局部皮肤,1%普鲁卡因逐层浸润麻醉,切开皮肤2cm,用血管钳分离肌层,沿肋骨上缘刺入胸膜腔,将一根带侧孔硅胶管插入胸膜腔4~5cm深度,引流管外接无菌水封瓶,缝合切口并固定引流管。
操作后护理	(1)密闭。引流瓶的长管置于液面下约3~4cm并保持直立;各接口处均应牢固、密封;搬动患者时需用两把止血钳将引流管交叉双重夹紧,防止在搬动过程中发生管道脱节、漏气或倒吸等意外情况。更换引流瓶时应先将近心端的引流管夹住,待处理安置稳妥后方可松开止血钳,以防止气体进入胸腔。一旦引流瓶被打破时,应迅速用止血钳夹住引流管并及时更换引流瓶。若胸腔引流管不慎滑出胸腔时,应立即用手捏闭伤口处皮肤,消毒后迅速覆盖凡士林纱布,并立即通知医生进行处理。 (2)固定。引流管的长度约60~100cm,可用橡皮筋或胶带条环绕引流管,以别针穿过橡皮筋或胶带条再固定于床上,或将引流管两端的床单拉紧形成一凹槽,再用别针固定,防止滑脱。 (3)通畅。随患者呼吸,水封瓶中引流管中水柱随呼吸上下移动,表明引流通畅,平静呼吸在4~6cmH_2O。注意观察水柱的波动幅度;安置半卧位;鼓励患者深呼吸和有效咳嗽,或吹气球,以促进肺组织扩张;避免引流管受压、扭曲、折叠;定时挤压引流管,保持引流通畅。 (4)无菌。每日更换引流瓶,更换时应注意连接管和接头处的消毒。 (5)观察与记录引流液色、质、量。一般开胸术后24h内胸膜腔引流的血性液不超过500mL,以后引流量递减、色泽变淡。若引流量持续或进行性过多且色鲜红,考虑胸腔内有进行性出血,应当立即通知医师。 (6)观察与记录引流气体的情况。气胸患者置管后胸膜腔内的气体将逐渐引流出,积气较多时平静呼吸水封瓶中即有气泡溢出,以后逐渐减少,仅在深呼吸甚至咳嗽时才有气泡溢出。 (7)防止逆行感染。任何情况下引流瓶不能高于患者胸部,保持水封瓶位置低于胸腔引流出口60cm以上。 (8)拔管。置管48~72h后,引流通畅,水柱波动幅度弯小,引流量明显减少且颜色变淡,24h引流液小于50mL,脓液小于10mL,无气体逸出,患者无呼吸困难,听诊呼吸音恢复,X线检查肺膨胀良好,即可拔管。拔管方法:安排患者坐在床缘或躺向健侧,嘱患者深吸一口气后屏气拔管,迅速用凡士林纱布覆盖,再盖上纱布、胶布固定。拔管后注意观察患者有无胸闷、呼吸困难、引流管口处渗液、漏气、管口周围皮下气肿等情况。

附:胸腔引流的种类及其装置

(1)单瓶水封闭式引流。一个容量约 3000mL 的广口无菌引流瓶,内装无菌盐水,上面有两个空洞的紧密橡皮塞,两根中空的管由橡皮塞上插入,短管作为空气通路,长管插至水平面下 2cm,另一端与患者的胸腔引流管连接(如图 2-5-4 所示)。当引流液逐渐增加时,应去除水封瓶内部分液体,否则深入水下的管子愈来愈长,患者加大压力才能将胸膜腔内气体或液体排出。

(2)双瓶水封闭式引流。一个空瓶子收集引流液,而另一个瓶子则是水封瓶。空引流瓶介于患者和水封瓶之间,引流瓶的橡皮塞上插入两根短管,一根管子与患者胸腔引流管连接,另一根管子用一短橡皮管连接到水封瓶的长管上(如图 2-5-5 所示)。

(3)其他。负压吸引水封瓶装置。

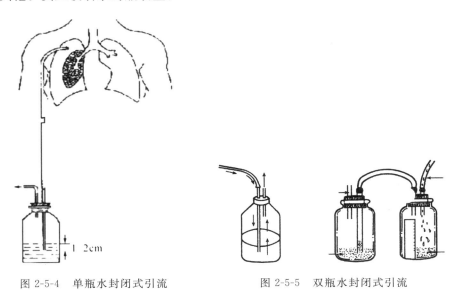

图 2-5-4 单瓶水封闭式引流   图 2-5-5 双瓶水封闭式引流

(袁爱娣 常秀春)

任务 2-6 呼吸功能衰竭患者的护理

⭐📖**学习目标**

● **知识目标**

　1.熟悉呼吸衰竭的概念及分型;

　2.了解呼吸衰竭的病因与发病机制;

　3.熟悉呼吸衰竭患者的临床特征、并发症的观察要点;

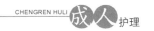

4. 熟悉呼吸衰竭患者的护理评估内容；

5. 掌握呼吸衰竭患者的一般护理内容、方法；

6. 掌握呼吸衰竭患者的氧疗护理内容、方法。

● 能力目标

1. 能正确选择呼吸衰竭患者给氧流量、浓度、方法；

2. 能指导呼吸衰竭患者用药并观察药物疗效及副作用；

3. 能根据患者病情选择并正确使用呼吸机实施辅助呼吸治疗护理。

【知识背景】

呼吸衰竭（respiratory failure，简称呼衰）是各种原因引起的肺通气和（或）换气功能严重障碍，导致缺氧伴（或不伴）二氧化碳潴留，从而引起一系列生理功能和代谢紊乱的临床综合征。动脉血气分析可作为诊断的依据。

一、分类

1. 按动脉血气分析分类　①Ⅰ型呼衰，即有缺氧，不伴有二氧化碳潴留，或伴 PCO_2 降低。②Ⅱ型呼衰，既有缺氧，又有二氧化碳潴留。

2. 按发病机制分类　①泵衰竭：由呼吸泵（驱动或制约呼吸运动的神经和胸廓）功能障碍引起，以Ⅱ型呼吸衰竭表现为主。②肺衰竭：由肺组织及肺血管病变或气道阻塞引起，可表现Ⅰ型或Ⅱ型呼吸衰竭。

3. 按有无原肺功能损害和发生的缓急分类　①急性呼衰：原肺功能正常，常因急性药物中毒、脑血管意外等引起的呼衰，由于机体不能很快代偿，如不及时抢救，将危及患者生命。②慢性呼衰：指慢性呼吸系统疾病导致肺功能损害逐渐加重而发展为呼衰。开始通过机体代偿适应，称为代偿性慢性呼衰，常因急性呼吸道感染等诱因导致严重缺氧、二氧化碳潴留及酸中毒而进入失代偿性慢性呼衰。

二、病因

1. 呼吸系统疾病　包括呼吸道疾病，如慢性支气管炎、支气管哮喘等；肺组织病变，如肺炎、重度肺结核、肺气肿、成人型呼吸窘迫综合征（ARDS）等；胸廓病变，如胸廓外伤、畸形、气胸等；肺血管疾病，如肺血管栓塞。

2. 神经系统及呼吸肌疾病　脑血管病变、脑炎、脑外伤、电击、药物中毒等直接或间接抑制呼吸中枢，脊髓灰质炎、多发性神经炎及重症肌无力等导致的呼吸肌无力和疲劳。

三、发病机制

1. 缺 O_2 和 CO_2 潴留的发生机制

（1）肺泡通气不足。在静息呼吸空气时，总肺泡通气量约为 4 L/min 才能维持正常的肺泡 O_2 和 CO_2 分压，使气体交换有效进行（如图 2-6-1 所示）。气道阻力增加、呼吸驱动力弱、无效腔气量增加均可导致通气不足使肺泡 O_2 分压下降和 CO_2 分压上升。

（2）通气/血流比例失调。正常每分钟肺泡通气量（V）4L，肺毛细血管血流量（Q）5L，两者之比应保持在 0.8，才能保证有效的气体交换。如 V/Q>0.8，表明通气过剩，血流不足，则形成生理无效腔增加，即为无效腔效应；V/Q<0.8，表明血流过剩，通气不足，使肺动脉的混合静脉血未经充分氧合进入肺静脉，则形成动静脉样分流。通气/血流比例失调，产生缺 O_2，而无 CO_2 潴留。

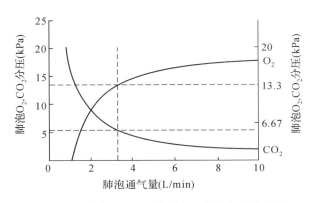

图 2-6-1　肺泡 O_2、CO_2 分压与肺泡通气量的关系

（3）弥散障碍。肺泡弥散面积减少或呼吸膜的增厚均可影响气体的弥散。O_2 弥散能力仅为 CO_2 的 1/20，故在弥散障碍时，产生单纯缺氧。

2. 缺 O_2 和 CO_2 潴留对机体的影响

（1）对中枢神经的影响。脑组织耗氧量约占全身耗量的 1/5～1/4，脑组织、细胞对缺氧最为敏感，缺 O_2 的程度和发生的缓急对中枢神经系统产生不同的影响。如突然中断供氧 20s 可出现深昏迷和全身抽搐，中断 4～5min 会发生不可逆转的脑细胞损伤；逐渐降低吸 O_2 的浓度，症状缓慢出现，轻度缺 O_2 可引起注意力不集中、智力减退、定向障碍；随缺 O_2 加重，可致烦躁不安、神志恍惚、谵妄，甚至神志丧失，乃至昏迷。CO_2 潴留对大脑皮质中枢的影响分三个阶段：开始抑制皮质活动；随着 CO_2 的增加，对皮质下层刺激加强，间接引起兴奋；若 CO_2 继续升高，皮质下层明显受抑制，进入 CO_2 麻醉状态。

缺 O_2 和 CO_2 潴留均会使脑血管扩张，血流量增加。严重缺 O_2 会引起脑间质水肿；同时由于脑细胞变性、坏死，酶系统和钠泵受抑制产生细胞内水肿，导致颅内压增高，进而加重脑组织缺 O_2，形成恶性循环。

（2）对心脏、循环的影响。缺 O_2 可使心率加快，心搏出量增加，血压上升；缺 O_2 和 CO_2 潴留均能引起肺动脉收缩而增加肺循环阻力，导致肺动脉高压和右心负荷加重；长期缺 O_2 可使心肌变性、坏死和收缩力降低，导致心力衰竭；CO_2 浓度增加，可使皮下浅表毛细血管和静脉扩张，表现为四肢红润、温暖、多汗；缺 O_2、CO_2 潴留和酸中毒可引起严重的心律失常。

（3）对呼吸的影响。缺 O_2 对呼吸的影响远较 CO_2 潴留的影响为小。缺 O_2 主要通过颈动脉窦和主动脉体化学感受器的反射作用刺激通气，如缺 O_2 程度缓慢加重，这种反射迟钝。CO_2 是强有力的呼吸中枢兴奋剂，CO_2 浓度增加，通气量成倍增加，但当 CO_2 浓度过高时，反而抑制呼吸中枢。慢性呼衰时，CO_2 缓慢增高，由于机体的慢性适应效应，通气量并无相应增加，反而有所下降，此时主要靠缺氧刺激呼吸，所以，慢性呼衰应给予低浓度氧疗，以防

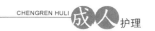

止呼吸抑制。

（4）对酸碱平衡和电解质的影响。严重缺O_2可抑制有氧氧化过程，从而降低机体能量产生的效率，又因无氧代谢增加，使乳酸在体内堆积，引起代谢性酸中毒；酸中毒使细胞内外离子发生转移，细胞内钾离子移出而导致高钾血症和低氯血症。由于同时有呼吸性酸中毒，CO_2在体内潴留使血中HCO_3^-增加，而代谢性酸中毒对HCO_3^-的消耗增加，故使pH无明显降低。

（5）对肝、肾和造血系统的影响。缺O_2可直接或间接损害肝功能使ALT上升，但随着缺O_2的纠正，肝功能逐渐恢复正常。轻度缺O_2和CO_2潴留会扩张肾血管，增加肾血流量，尿量增加，但当$PaO_2 < 5.32kPa（40mmHg）$、$PaCO_2 > 8.65kPa（65mmHg）$，则肾血管痉挛，血流量减少，尿量减少。慢性缺O_2可使红细胞生成素增加，促使红细胞增生，有利于增加血液携氧量，但增加了血液黏稠度，加重肺循环和体循环负担。

【工作任务一案例导入】

患者，男，58岁，小学文化，退休工人，慢性咳嗽，咳痰7年，活动后气短，心悸2年，发热3d，咳黄色脓痰，但不易咳出，查体：T 38.6℃、P 104次/min、R 25次/min，BP 150/100mmHg，神志清楚，口唇发绀，呼吸费力，咳嗽无力，双侧下肢水肿，尿少，颈静脉怒张，桶状胸，叩诊过清音，听诊两肺呼吸音减低，两肺干湿啰音，心律齐，未闻杂音，腹部（一），膝反射正常，巴氏征（一）。白细胞$11 \times 10^9/L$，中性粒细胞0.95，血气分析：pH 7.25，PaO_2 50mmHg，$PaCO_2$ 60mmHg。X线示右下肺动脉干扩张，右室扩大。患者吸烟史30年，几次戒烟均失败，但现在由过去的30支/d降至20支/d。既往无心脏病。

任务导向：

1.该病例完整的医疗诊断是什么？依据有哪些？

2.呼吸衰竭有哪些主要的临床表现？

3.呼吸衰竭治疗的关键是什么？

4.呼吸衰竭氧疗的原则是什么？为什么采取这样的原则？

【护理工作过程】

（一）护理评估

任务探究：什么原因导致呼吸功能衰竭的发生？

1.健康史 询问患者有无支气管炎、阻塞性肺气肿、肺心病等呼吸系统的慢性疾病史；在呼吸道感染和劳累等诱因下经常出现咳嗽、气急、呼吸困难和缺氧等症状；急性呼吸窘迫症患者有突发病因和诱因，导致呼吸功能短时间内发生改变；通过视、触、叩、听等体检手段及时观察呼吸频率、节律和深浅度有无改变、肺部触诊和叩诊音有无异常，听诊呼吸音有无延长。

孕产妇发生呼吸功能衰竭，多见孕妇从小体质差，经常引起呼吸道感染、支气管炎或者肺炎、肺扩张等疾病，导致支气管变形、阻塞、肺泡面积减少，出现肺通气功能或换气功能的受损，再加上怀孕，子宫增大，腹压增大，影响肺活量，一旦呼吸道感染或劳累等诱因，全身抵抗力下降，突发呼吸窘迫综合征或原发疾病复发加重引起慢性呼吸功能衰竭等临床症状。

2. 身体状况

任务探究：如何评估呼吸功能衰竭患者病情变化？

除引起慢性呼吸衰竭的原发症状与体征外，主要是缺 O_2 和 CO_2 潴留所致的多脏器功能紊乱的表现。

（1）呼吸困难。多数患者有明显的呼吸困难，急性呼吸衰竭早期表现为呼吸频率增加，病情严重时出现呼吸困难，辅助呼吸肌活动增加，可出现三凹征。慢性呼吸衰竭表现为呼吸费力伴呼气延长，严重时呼吸浅快，并发 CO_2 麻醉时，出现浅慢呼吸或潮式呼吸。

（2）发绀。这是缺 O_2 的典型表现。其产生机制是毛细血管血液中还原血红蛋白＞50g/L。当动脉血氧饱和度（SO_2）＜90％，口唇、指甲出现发绀；发绀的程度与还原血红蛋白含量相关，所以红细胞增多者发绀明显，贫血者则不明显或不出现；严重休克时即使 PaO_2 正常，也可出现发绀。

（3）精神神经症状。急性呼衰可迅速出现精神错乱、躁狂、昏迷、抽搐等。慢性呼衰早期表情淡漠、注意力不集中、反应迟钝及定向障碍，逐渐出现头痛、多汗、烦躁、白天嗜睡、夜间失眠（睡眠倒错）等症状，严重 CO_2 潴留可导致肺性脑病，表现为肌肉颤动或扑翼样震颤、抽搐、谵妄、脑水肿甚至昏迷等。

（4）循环系统症状。多数患者出现心动过速。严重缺氧和酸中毒时，可引起周围循环衰竭、血压下降、心肌损害、心律失常甚至心脏骤停。CO_2 潴留者出现体表静脉充盈、皮肤潮红、温暖多汗、血压升高；慢性呼衰并发肺心病时可出现体循环瘀血等右心衰竭表现。因脑血管扩张，患者常有搏动性头痛。

3. 辅助检查

（1）血气分析。PaO_2＜7.98kPa（60mmHg）或伴 $PaCO_2$＞6.65kPa（50mmHg），并根据血气分析与临床表现分为轻、中、重度。当 $PaCO_2$ 升高，pH≥7.35 时，为代偿性呼吸性酸中毒，如 pH＜7.35 则为失代偿性呼吸性酸中毒。

（2）其他检查。ALT 与尿素氮升高、蛋白尿、尿中出现红细胞和管型。常因胃肠道黏膜充血水肿、糜烂渗血或应激性溃疡引起上消化道出血。

（二）护理诊断

1. 首要护理诊断

低效性呼吸型态：与肺的顺应性降低、不能维持自主呼吸有关。

2. 主要护理诊断

（1）清理呼吸道无效。与分泌物过多或黏稠有关。

（2）意识障碍。与缺氧和二氧化碳潴留有关。

（3）营养失调，低于机体需要量。与缺氧使食欲明显下降有关。

（4）有感染的危险。与机体抵抗力降低、清理呼吸道无效有关。

（三）护理目标

患者维持呼吸通畅及正常的通气和换气功能；积极治疗原发病，去除诱因，咳嗽咳痰减轻，呼吸道分泌物减少或消失；加强锻炼，增强体质；缺氧症状体征消失。

（四）治疗与护理

1. 治疗原则　呼衰处理的原则是保持呼吸道通畅的条件下，改善缺 O_2 和纠正 CO_2 潴

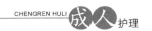

留以及代谢功能紊乱,积极治疗原发病,消除诱发因素,防治并发症。

(1)建立通畅的气道。在氧疗和改善通气之前,必须采取各种措施,保持气道通畅。具体措施包括:清理呼吸道分泌物、支气管解痉剂、建立人工气道,若经上述处理效果差,则采用经鼻气管插管或气管切开,建立人工气道。

(2)氧疗。呼衰的病因、类型不同,氧疗的指征、给氧的方法不同。

1)Ⅰ型呼衰的氧疗:可给予较高氧浓度(>35%),使 PaO_2 提高到 7.98kPa(60mmHg)或 SaO_2 在 90% 以上。此类患者主要病变是氧合功能障碍,由于通气量足够,高浓度吸氧后并不会引起 CO_2 潴留,但晚期患者吸高浓度氧效果较差,如长期吸入高浓度氧会引起氧中毒。

2)Ⅱ型呼衰的氧疗:其氧疗原则应低浓度(<35%)持续给氧。这样既能纠正缺氧,又能防止 CO_2 潴留加重。COPD引起的呼衰患者长期低流量吸氧(1~2L/min),尤其是在夜间,能降低肺循环阻力和肺动脉压,增强心肌收缩力,从而提高患者活动耐力,延长生存时间。

(3)增加通气量。应用呼吸兴奋剂,常用的呼吸中枢兴奋剂有尼可刹米、洛贝林、多沙普仑、都可喜等。对于严重呼衰的患者,机械通气是抢救生命的主要治疗措施。合理应用机械通气能维持合适的通气量、改善肺的氧合功能、减轻呼吸做功、维持心血管功能稳定。

(4)其他。治疗原发病,消除诱因如抗感染,防治并发症如纠正酸碱平衡失调和电解质紊乱等。

2.护理措施

(1)一般护理。

1)休息与活动:明显呼吸困难的患者宜采取半坐卧位,以利呼吸,并避免一切增加氧耗量的活动。

2)补充营养:鼓励患者经口进食,少食多餐,切忌过饱。抢救时常规鼻饲高蛋白、高脂肪、低糖,以及含多种维生素、微量元素的流质饮食,必要时静脉高营养治疗。

3)环境:保持室内空气新鲜,温度适宜,湿度为 60%~70%。

4)评估患者的呼吸频率、节律和深度以及使用辅助呼吸机的情况,密切观察患者呼吸困难的程度。定时监测生命体征,听诊肺部,评估有无异常呼吸音、有无咳嗽以及能否有效地咳痰,并记录痰的色、质、量。监测动脉血气。观察缺 O_2 及 CO_2 潴留的症状和体征,评估意识状况及神经精神症状,观察有无肺性脑病症状,如有异常应及时与医生联系。

(2)针对性护理。

1)按医嘱正确氧疗:氧疗能提高动脉血氧分压(PaO_2),减轻组织损伤,恢复脏器功能,提高机体运动的耐受力。临床上根据患者病情和血气分析结果采取不同的给氧方法和给氧浓度。

2)保持呼吸道通畅,促进痰液引流:①指导并协助患者进行有效的咳嗽、咳痰。②指导并协助患者更换体位,给予拍背,每 1~2h 翻身一次。③及时清除痰液,保持呼吸道通畅,以增加通气量,给不能自行咳痰的患者经口、鼻腔机械吸痰,建立人工气道,如插管或气管切开后适时有效地吸痰,吸痰时注意无菌操作。

3)促进和指导患者进行有效的呼吸:协助和指导患者取端坐位或半坐位,有利于呼吸;指导、教会病情稳定的患者缩唇呼吸及腹式呼吸,通过腹式呼吸时膈肌的运动和缩唇促使气体均匀而缓慢地呼出,以增加肺的有效通气量,改善通气功能。

4)按医嘱正确使用抗生素,以减轻肺部感染:根据痰培养及药敏试验结果选择敏感抗生素。抗生素使用时,应密切观察药物的疗效与副作用。

5)发现病情恶化及时抢救:预测患者是否需要面罩机械呼吸、气管插管或气管切开加呼吸机辅助呼吸,迅速准确准备一切有关用物,保证赢得抢救时间,提高抢救成功率。

(3)心理护理。主动向患者介绍医院环境以消除陌生感、紧张感;经常床旁巡视,细心照料,必要时专人护理;耐心向患者解释病情。采用各种医疗护理措施前,向患者简要说明,给患者以安全感;告诉患者及家属病情经适当的治疗和护理能够控制,也能维持一定的健康水平和工作生活能力,以回归社会和家庭。

(4)健康指导。

1)向患者及其家属讲解疾病的发病机制、发展和转归。语言力求通俗易懂。尤其对一些文化程度不高的老年患者应反复讲解,以便患者理解康复保健的目的。

2)促进患者康复,延缓肺功能恶化,教会患者缩唇、腹式呼吸、体位引流、有效咳嗽咳痰的技巧。

3)遵医嘱正确用药,熟悉药物的剂量、用法和注意事项等。指导低氧血症患者和家属学会合理的家庭氧疗方法以及注意事项。

4)增强体质,避免各种引起呼吸衰竭的诱因:①教会患者预防上呼吸道感染的方法,如冷水洗脸等耐寒锻炼;②鼓励患者改进膳食,加强营养,增强体质;③避免吸入刺激性气体,劝告吸烟患者戒烟;④避免日常生活中不良因素刺激,如情绪激动会加重气急而诱发呼吸衰竭;⑤少到人群拥挤的地区去,应尽量减少与感冒者接触,减少呼吸道感染的机会。

5)若痰液增多,色变黄,咳嗽加剧,气急加重或出现神志改变等应尽早就医。呼吸衰竭预后不仅取决于其严重程度、并发症的发生与否和抢救是否及时,更是取决于原发病或病因是否被去除。急性呼吸衰竭处理及时、恰当,可以完全康复。慢性呼吸衰竭者度过危重期后,关键是预防和及时处理呼吸道感染等,以减少急性发作,尽可能延缓肺功能恶化的进程,患者能保持较长时间的生活自理能力,提高生活质量。

(五)护理评价

患者咳嗽咳痰症状是否减轻或消失,缺氧症状改善和呼吸困难是否消失;通气功能和换气功能是否得到改善;患者是否熟悉预防疾病的病因和诱因等相关知识,是否学会对疾病的自我管理和自我护理。

【知识拓展】

急性呼吸窘迫综合征患者的护理

急性呼吸窘迫综合征(acute respiratory distress syndrome,简称 ARDS)系指患者原心肺功能正常,由于肺内、外致病因素而引起的急性、进行性呼吸窘迫和难以纠正的低氧血症。ARDS 是一种典型的急性呼吸衰竭,至今死亡率仍较高。

一、病因及发病机制

在许多情况下,创伤者可发生呼吸损害。多发性肋骨骨折、肺挫伤、肺破裂、血胸和气胸

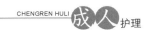

等造成胸廓及胸腔内的直接损伤是常见的原因。头部创伤后意识昏迷者,由于血液和胃内容物的误吸或神经源性反射性肺水肿,引起呼吸损害也不少见。近年来,对非胸廓的创伤者发生的急性呼吸衰竭越来越被注意,如大量输血及输液过多、骨折后的脂肪栓塞,以及创伤后感染都是造成呼吸窘迫综合征的熟知原因。

虽然目前公认肺泡毛细血管膜通透性改变所致的非心源性肺水肿是 ARDS 病理生理学的基础,但其具体发病机制目前仍未完全明确。ARDS 本身不是一个单一的疾病,而是全身炎症反应综合征(SIRS)的肺部表现,是 MOFS 的一个重要组成部分。因此,目前认为全身炎症反应在 ARDS 发生、发展过程中起主要作用,涉及炎症效应细胞和体液因子两大因素。前者主要包括中性多形核白细胞(PMN)、单核—巨噬细胞、血管内皮细胞(VEC)、肺泡上皮细胞等;后者主要包括细胞因子(CKs)、氧自由基(OFR)、补体、蛋白水解酶(PE)、前列腺素(PGs)、凝血和纤溶系统等。

二、护理评估

1. 症状 除原发病的表现外,常在受到发病因素攻击(严重创伤、休克、误吸胃内容物后)12～48h 内(偶有长达 5 天)突然出现进行性呼吸困难、发绀,常伴有烦躁、焦虑、出汗,患者常感到胸廓紧束、严重憋气,即呼吸窘迫,不能被氧疗所改善,也不能用其他心肺疾病所解释。咳嗽、咳痰,甚至出现咳血水样痰或小量咯血。早期多无阳性体征或闻及少量细湿啰音;后期可闻及水泡音及管状呼吸音。

2. 体征 早期多无阳性体征或闻及少量细湿啰音;后期可闻及水泡音及管状呼吸音。

3. 辅助检查

(1)X 线表现。发病 12～24h 两肺出现边缘模糊斑片状阴影,逐渐融合成大片浸润阴影,大片阴影中可见支气管充气征。

(2)血气分析。典型改变为 PaO_2 降低,$PaCO_2$ 降低,pH 升高。根据动脉血气分析和吸氧浓度可计算氧合功能指标,其中氧合指数(动脉血氧分压和吸入氧浓度之比值)最为常用。氧合指数降低是 ARDS 诊断的必备条件。正常值为 53.2～66.5kPa(400～500mmHg)。急性肺损伤时<39.9kPa(300mmHg),ARDS 时<26.6kPa(200mmHg)。

三、治疗原则

治疗原则是迅速纠正缺氧、克服肺泡萎陷、改善肺循环、消除肺水肿和控制原发病。

1. 氧疗 迅速纠正缺氧是抢救 ARDS 的中心环节,一般均需高浓度(>50%)正压给氧,无效时机械通气。开始选用间歇正压通气(IPPV),如仍无效,应采用呼气末正压通气(PEEP),PEEP 时患者吸气及呼气均保持在大气压以上,有利于萎陷的肺泡扩张,提高肺顺应性,促进肺间质恢复和肺泡水肿的消退。

2. 机械通气 ALI 阶段的患者可试用无创正压通气,无效或病情加重则应用有创机械通气,以提供充分的通气和氧合,支持器官功能。但由于 ARDS 的不均匀性,传统的机械通气潮气量可以使顺应性较好地处于非重力依赖区泡过度充气而造成肺泡破坏,加重肺损伤;而萎陷的肺泡在通气过程中仍维持于萎陷状态,造成局部扩张肺泡与萎陷肺泡之间产生剪切力,进一步加重肺损伤。ARDS 机械通气的关键在于:①萎陷的肺泡并使其维持在开放状态,以增加肺容积和改善氧合;②避免肺泡随呼吸周期反复开闭所造成的损伤。因此,ARDS 患者的机械通气需采用肺保护性通气。

机械通气的适应证和禁忌证

机械通气适用于脑部外伤、感染、脑血管意外及中毒等所致中枢性呼吸衰竭;支气管、肺部疾患所致周围性呼吸衰竭;呼吸肌无力或麻痹状态;胸部外伤或肺部、心脏手术;心肺复苏等。

机械通气是治疗呼吸衰竭和危重患者最为有效的呼吸支持手段。为抢救患者生命,以下一些所谓禁忌证是相对的:①张力性气胸或纵隔气肿(未引流前)。②肺大疱和肺囊肿。③活动性大咯血(已有呼吸衰竭或窒息表现者除外)。④低血压(未经治疗前)。⑤食管—气管瘘等。

(袁爱娣　常秀春)

项目3 心血管系统疾病患者的护理

任务3-1 心血管系统常见症状与体征的护理

📖 学习目标

- **知识目标**
  1. 熟悉心血管疾病常见症状的概念；
  2. 了解各种症状的发病机制；
  3. 掌握心源性呼吸困难、心源性水肿的护理措施。
- **能力目标**
  1. 能区分心源性呼吸困难和肺源性呼吸困难的不同表现；
  2. 能为患者制定心源性呼吸困难的护理措施；
  3. 能判断心源性水肿的特点，对患者进行体位和饮食的指导；
  4. 能区分心脏疾病引起的胸痛和其他原因引起的胸痛的特点。

[任务3-1-1] 心悸

心悸（Palpitation）是患者自觉心跳或心慌，或伴有心前区不适的主观感受，自述心搏强而有力、心脏停搏感或心前区震动感。

【护理工作过程】

(一)护理评估

1. 健康史 了解患者的性别、年龄、职业和工作环境、有无心律失常、心脏病、内分泌疾病、免疫等其他全身性疾病。

2. 身体状况 患者有无心脏病变，妊娠期妇女是否心脏负荷过重，及时寻找原因，进行全面评估。

(二)护理诊断

心悸：与心功能紊乱，影响心脏传导有关。

(三)护理目标

患者情绪稳定，休息和睡眠良好，心律恢复正常。

（四）治疗与护理

1. 心理护理 根据发病原因向患者说明一般心悸并不影响心功能，以免因焦虑而导致交感神经兴奋，产生心率增快、心搏增强和心律的变化，加重心悸。

2. 注意心律、心率的变化 对心律失常引起心悸的患者，应测量心率、心律、血压，必要时予心电图和血压的监护。

3. 严密观察病情 对严重心律失常引起心悸的患者，应卧床休息，进行心电监护。

（五）护理评价

患者情绪是否稳定，心律是否恢复正常。

［任务 3-1-2］ 心前区疼痛

【护理工作过程】

（一）护理评估

1. 健康史 了解患者的性别、年龄、职业和工作环境、有无高血压、高血脂、冠心病；有无心血管疾病的家族史和肥胖、孕妇有无妊娠期毒血症等。

2. 身体状况

（1）胸痛的常见原因。各种缺血缺氧或无力因素刺激肋间神经、脊髓后根传入纤维、支配心脏及主动脉的感觉纤维。

（2）临床表现。心血管系统疾病的胸痛要根据其疼痛的特点与其他疾病的胸痛进行鉴别，特别是胸骨后或心前区，可放射到颈部、背部或上臂。见于心绞痛、心肌梗死、肺栓塞、心包炎、主动脉夹层瘤、食管病变等。

（二）护理诊断

1. 舒适的改变 与缺血缺氧、代谢产物堆积刺激心肌纤维有关。

2. 活动无耐力 与疼痛影响心输出量有关。

（三）护理目标

患者了解疼痛的原因和相关知识；知道疼痛时立即停止活动，卧床休息，减少心肌耗氧量；稳定情绪，调整心态。

（四）治疗与护理

1. 病情观察 密切观察患者生命体征，疼痛发作表现、性质、持续的时间及伴随症状，注意病情的进展情况，及时通知医生并配合采取相应的措施。

2. 一般护理 疼痛时应卧床休息，减少能量的消耗，有条件时根据医嘱使用硝酸酯类药物，改善心肌供血，缓解疼痛症状。

3. 稳定情绪，分散注意力 向患者说明胸痛的原因和发生的机制、医疗护理采取的各种措施，使患者对胸痛的处理相关知识有所了解，给予心理安慰，减轻心理压力，分散注意力，消除焦虑，稳定情绪。

（五）护理评价

患者是否了解疼痛的原因和相关知识；是否知道疼痛时立即停止活动，卧床休息，减少

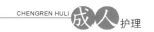

心肌耗氧量;情绪是否平稳。

[任务 3-1-3] 心源性呼吸困难

心源性呼吸困难是由于各种原因的心脏疾病发生左心功能不全时,患者自觉呼吸时空气不足,呼吸费力的状态。患者常出现发绀、端坐呼吸,伴有呼吸频率、节律和深度的异常。

【护理工作过程】

(一)护理评估

1. 健康史　了解患者有无呼吸系统、循环系统疾病的病史;青年时有无风湿性关节炎、风湿性心脏病史;了解呼吸困难发作的规律和特点。

2. 身体状况

(1)劳力性呼吸困难:这是心力衰竭患者引起呼吸困难的最早表现,一般运动和生活不引起呼吸困难,当运动量增加时出现呼吸困难,主要是心脏负荷加重、心肌耗氧量增加所致。

(2)阵发性夜间呼吸困难:患者从入睡中喘不过气来被憋醒,呼吸急促,被迫坐起,两腿下垂或站立,症状才能逐渐缓解。主要是睡眠时由于体位的改变,回心血量增多,加重心脏负担;入睡后呼吸中枢敏感性降低,肺瘀血加重,气体交换受损,缺氧加重;夜间人体的迷走神经兴奋性增高,使气道狭窄,气流急促,加重呼吸困难的症状。

(3)端坐呼吸:由于肺循环和体循环瘀血进一步加重,平卧时加重了心肺的压迫和负担,患者不能从事任何活动,被迫端坐。

(二)护理诊断

1. 气体交换受损　与肺瘀血有关。

2. 活动无耐力　与缺氧有关。

(三)护理目标

患者了解气急、呼吸困难的原因和相关知识;积极配合医护人员,注意饮食和水钠的调节、注意休息,减少心肌耗氧量;稳定情绪,调整心态。

(四)治疗与护理

(1)调整体位,安置患者坐位或半卧位。

(2)稳定情绪,了解患者心态,予以安慰和疏导。

(3)休息,减轻体力活动,加强生活护理。

(4)供给氧气。

(5)密切观察病情变化,观察呼吸困难的特点、程度、发生的时间及伴随症状,及时发现心功能变化情况,加强夜间巡视及护理。

(五)护理评价

患者是否了解气急、呼吸困难的原因和相关知识;是否积极配合医护人员,是否注意饮食和水钠的调节、注意休息,减少心肌耗氧量;情绪是否稳定。

[任务 3-1-4]　心源性水肿

心源性水肿是由于充血性心力衰竭引起体循环系统静脉瘀血等原因,使组织间隙积聚过多液体所致的水肿。

【护理工作过程】

(一)护理评估

1.健康史　了解患者有无循环系统疾病的病史;是否伴有泌尿系统和肝脏疾病;是否有静脉和淋巴管回流受阻、腹压增高等原因;妊娠妇女是否有超重、双胞胎、高血压等表现。

2.身体状况　心源性水肿主要是静脉回流受阻,使静脉压增高,有效滤过压下降,使过多的水分积聚到组织间隙所致。其特点是病变早期水肿主要在身体的下垂部位,长期卧床者主要在骶尾部、背部;站立者在足背、胫前。病变后期会引起全身性水肿、胸腔积液和腹水。

(二)护理诊断

1.体液过多　与右心功能不全所致体循环静脉瘀血有关。

2.有皮肤完整性受损的危险　与水肿、卧床过久、营养不良有关。

(三)护理目标

患者了解水肿的原因和相关知识;积极配合医护人员,注意饮食和水钠的调节,经常翻身和抬高下肢;稳定情绪,调整心态。

(四)治疗与护理

1.调整饮食　根据心功能不全程度和利尿效果以及水电解质情况调整钠盐的摄入量。向患者和家属说明限制钠盐的重要性。

2.维持体液平衡,纠正电解质紊乱　根据水肿程度控制入水量,减轻水钠潴留。

3.皮肤护理　严重水肿局部血液循环障碍,营养不良,皮肤抵抗力低,感觉迟钝,易破损和发生感染,应保持床单和患者内衣的清洁、平整;每 1～2h 翻身 1 次,保持会阴部皮肤清洁、干燥;进行有创操作时,要严格执行无菌原则,注意观察有无压疮发生。

(五)护理评价

患者是否了解水肿的原因和相关知识;是否积极配合医护人员,注意饮食和水钠的调节,经常翻身和抬高下肢;情绪是否稳定。

[任务 3-1-5]　心源性晕厥

晕厥(syncope)是由于一时性广泛的脑缺血、缺氧,导致大脑皮质一过性功能障碍,引起突然的、可逆的、短暂的意识丧失的一种临床病征。在发生意识丧失前常伴有面色苍白、恶心、呕吐、头晕、出汗等自主神经功能紊乱现象。

【护理工作过程】

(一)护理评估

1.健康史　了解患者有无循环系统疾病的病史;是否伴有心律失常、心包炎、冠心病、窦

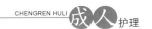

房结病变;妊娠妇女是否伴有迷走神经张力过高等反射性因素、脑循环障碍或代谢性疾病,是否有超重、双胞胎、高血压等表现。

2.身体状况

(1)心源性晕厥。因心脏输出量突然减少而发生的晕厥。常见原因有:①心律失常:常见有完全性房室传导阻滞、病态窦房结综合征、阵发性室上性或室性心动过速、心室扑动、心室纤颤等。②心脏搏出障碍:急性心包压塞、急性心肌梗死与心绞痛、左房黏液瘤、主动脉或颈动脉高度狭窄等。

(2)其他原因的晕厥。①反射性晕厥:最常见,约占各型晕厥总数的90%,大多数是通过血管迷走反射,导致心脏抑制和全身血管扩张,引起回心血流量降低、心输出量降低而导致脑缺血、缺氧引起晕厥。它们多数系压力感受器反射弧传入通路上的功能障碍所致。临床上常见有单纯性晕厥(血管减压性晕厥)、体位性低血压(直立性低血压)晕厥、颈动脉窦过敏性晕厥、咳嗽性晕厥、排尿性晕厥、吞咽性晕厥等。②脑源性晕厥:因脑部血循环障碍或脑神经组织病变所致的晕厥,临床上常见于高血压脑病、椎基底动脉供血不全、颈椎病、颅脑损伤后等。③代谢性晕厥:由于血液成分异常导致晕厥,常见于低血糖、一氧化碳中毒、二氧化碳潴留等。④精神性晕厥:癔症。

(二)护理诊断

1.活动无耐力　与脑供血不足有关。

2.有损伤的危险　与突然晕厥发作有关。

3.潜在并发症　猝死。

(三)护理目标

患者了解晕厥的原因和相关知识;积极配合医护人员,注意与医护人员联系,找出晕厥的原因,掌握服药的注意事项;稳定情绪,调整心态。

(四)治疗与护理

1.一般护理　晕厥发作频繁者应给予心电监护,卧床休息,日常生活中给予协助。

2.避免诱因　嘱患者避免剧烈活动、快速变换体位和情绪激动,尽量避免独自外出。一旦出现头晕、黑蒙等先兆症状立即平卧,以免摔伤。

3.按医嘱正规治疗　如心率显著缓慢者可给予阿托品、异丙肾上腺素等药物或配合人工心脏起搏器治疗;对其他心律失常者给予相应的处理。

(五)护理评价

患者是否了解晕厥的原因和相关知识;是否积极配合医护人员,注意与医护人员联系,找出晕厥的原因,掌握服药的注意事项;情绪是否稳定。

(袁爱娣)

任务 3-2 心力衰竭患者的护理

★ 学习目标

- **知识目标**
  1. 熟悉循环系统疾病常见的症状、体征；
  2. 了解心力衰竭的血流动力学改变；
  3. 掌握心力衰竭的临床表现、诊断要点及治疗要点。
- **能力目标**
  1. 运用病例，制订护理计划，采取护理措施，培养综合分析能力；
  2. 根据所学知识，为患者进行健康教育指导。

【知识背景】

心力衰竭是指在静脉回流正常的情况下，心脏不能排出足够的血量，造成肺及体循环静脉瘀血，引起一系列症状的临床综合征。心力衰竭常是各种原因所致心脏疾病的终末阶段。

心力衰竭按其发生的部位可分为左心、右心和全心功能不全；按其发病过程可分为急性和慢性两种，以慢性居多。

［任务 3-2-1］ 慢性心力衰竭患者的护理

【知识背景】

各种不同病因的循环系统疾病逐渐发展到心脏功能受损时，均可导致慢性心功能不全。在我国引起慢性心功能不全的病因以风湿性心脏瓣膜病为首位，其次是冠心病和高血压，扩张型心肌病近年有上升的趋势。

(一)基本病因

1. 心肌收缩无力 包括原发和继发的心肌损害，如心肌炎、扩张型心肌病、广泛性心肌梗死等。

2. 心室压力负荷过重 包括前负荷和后负荷，前负荷过重：如二尖瓣、主动脉瓣关闭不全、甲亢、慢性贫血、脚气病等；后负荷过重：如主动脉瓣狭窄、高血压、肺动脉瓣狭窄。

3. 舒张期充盈受损 如缩窄性心包炎、肥厚性心肌病等（如图 3-2-1 所示）。

(二)诱因

(1)感染。常见有肺部感染、感染性心内膜炎、风湿性心内膜炎、老年患者呼吸道感染，是诱发心力衰竭和死亡的重要原因。

(2)劳累和情绪激动。

(3)心律失常。尤其是快速型心律失常，如心房颤动、阵发性心动过速；缓慢型心律失常，如病态窦房结综合征、高度或完全性房室传导阻滞。

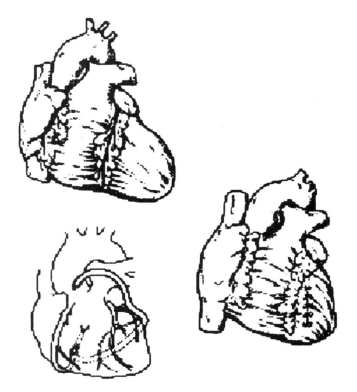

图 3-2-1　心功能不全的发病机制

（4）心脏负荷加重。如妊娠和分娩；输液输血过多或过快或摄盐量过多。

（5）水、电解质紊乱、合并甲状腺功能亢进、贫血等。

（三）发病机制

心力衰竭的基本血流动力学改变是各种原因引起心排血量减低。心排血量取决于下述四种因素（如图 3-2-2 所示）：

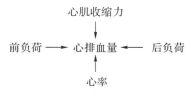

图 3-2-2　心排血量取决因素

1. 心肌收缩力减退　心肌收缩力是决定心排血量的重要因素。各种原因的心肌病变引起心肌超微结构损害，致有效收缩心肌数量减少，心肌能量代谢障碍或心肌兴奋—收缩偶联障碍，均可引起心肌收缩功能减退，发生心力衰竭。

2. 心脏前负荷增高　临床上常把左室舒张末压作为左室前负荷的指标。左室最适前负荷为 15mmHg，若超过此值则 Frank-Starling 定律不起作用，心排血量反而减少。

3. 心脏后负荷增高　心室射血时所遇到的阻力称为后负荷。在无主动脉瓣狭窄和主动脉缩窄时,左室射血阻力取决于主动脉的顺应性、周围血管阻力、血液黏稠度及动脉内血容量。当周围血管阻力增高时,心排出量减少,而周围血管阻力减低时,心排血量增加。

4.心率 心排出量＝每搏出量×心率。在一定范围内,每搏出量无改变的情况下,心率增快可使心排出量增加。但若心率超过一定限度时,则心室舒张期缩短,心室充盈不足,心排血量反而减少。

(四)病理生理

1.神经内分泌的激活 当慢性心功能不全时,体内交感神经系统(SNS)的兴奋性、肾素—血管紧张素—醛固酮系统(RAAS)活性和血管加压素水平均有增高,可增加心肌收缩力而使心排血量增加。但长期的增高却使水钠滞留和外周血管阻力增加而加重心脏前、后负荷;大量儿茶酚胺对心肌还有直接毒性作用,从而加剧心功能不全。

2.心腔扩大 由于心排出量减少,心室舒张末期容量和压力增高,而肾素—血管紧张素—醛固酮系统(RAAS)活性和血管加压素水平均有增高,水钠潴留加重心脏负担。代偿的结果是心腔扩大,心肌纤维被牵张超过了最适肌长度,使心脏搏血量减少。

3.心肌肥厚 长期心室后负荷增高,使心室向心性肥厚;长期前负荷增高可使心室离心性肥厚。心肌肥厚以增加心肌收缩力和心排出量。长期代偿时肥厚心肌处于能力饥饿状态和肥厚心肌纤维化,最终导致心功能的进一步恶化。

4.血流动力学异常 各种病因引起的心脏泵血功能减退,使心排血量降低,心室舒张末期压力增高。根据 Frank-Starling 定律,早期随着心室充盈压的增高与舒张末期心肌纤维长度的增加,心排血量可相应增加。但这种增加是有限制的,当左心室舒张末期压达 $15\sim18\text{mmHg}(2.0\sim2.4\text{kPa})$ 或以上时,此时心排血量不再增加,甚至反而降低。

【工作任务一案例导入】

患者,男,65 岁,慢性咳嗽 18 年,以冬春季明显,近 4～5 年逐渐加重,伴有气急、心慌、胸闷、心悸、乏力等症状,尤其在干活、骑车时加重。平时有食欲不振、腹胀、恶心,晚间下肢水肿,3 周前淋雨感冒,上述症状加重,喘气十分费力,来院就诊。患者吸烟史 38 年。

体检:口唇、指甲发绀、颈静脉怒张,桶状胸、叩诊过清音,听诊呼吸音轻,两肺有散在的哮鸣音和湿啰音,心率 116 次/min,心音遥远,心界不清,肺动脉第二音亢进,心前区未闻及器质性杂音,肝脏肋下 3.5cm,移动性浊音阴性,下肢凹陷性水肿(＋＋)。

任务导向:

1.根据病史,请列出该患者医疗诊断和护理诊断。

2.患者入院后还需做哪些必要的检查?

3.如治疗缓解,生活中注意事项有哪些?

【护理工作过程】

(一)护理评估

1.健康史 了解患者有无循环系统疾病的病史;是否伴有心律失常、心包炎、冠心病、窦房结病变;妊娠妇女是否伴有迷走神经张力过高等反射性因素、脑循环障碍或代谢性疾病,是否有超重、双胞胎、高血压等表现。

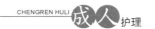

2. 身体状况

(1)左心衰竭临床表现。

1)呼吸困难:根据呼吸困难的程度可有劳力性呼吸困难、夜间阵发性呼吸困难、端坐呼吸。劳力性呼吸困难是左心功能不全最早出现的症状,由于活动后回心血量增加,使肺瘀血加重,肺活量减少,顺应性降低以及缺氧、二氧化碳的潴留,反射性引起呼吸增快。随着病情进展,轻微体力活动时即可出现,有的患者发生在夜间入睡后 $1\sim2h$,突感胸闷、气急而憋醒、迫使坐起,轻者伴有咳嗽、咳痰;重者除咳嗽外,伴有咳泡沫样痰,肺部可闻及哮鸣音和湿啰音,称为心源性哮喘。此为左心功能不全的典型表现。严重心功能不全时,患者可出现端坐呼吸,采取的坐位愈高,说明左心功能不全的程度愈重,以此也初步估计左心功能不全的严重程度。

2)咳嗽、咳痰和咯血:咳嗽也是较早发生的症状,常发生在夜间,坐位或立位时可减轻或消失。痰常呈白色泡沫状,有时痰中带血丝,当肺瘀血明显加重或有肺水肿时,可咳粉红色泡沫痰。

3)低心排血量症状:如乏力、头晕、嗜睡或失眠、尿少、心悸、发绀等,其原因主要是由于心、脑、肾及骨骼肌等脏器组织血液灌注不足。

4)体征:可表现为呼吸加快,交替脉,血压一般正常,有时脉压差减小。皮肤黏膜苍白或青紫。多数患者有左心室增大,心率加快,心尖部可闻及舒张期奔马律,肺动脉瓣区第二心音亢进。两肺底可闻及湿啰音,有时伴哮鸣音,湿啰音的分布是随体位改变而改变。此外,还有原有心脏病的体征如瓣膜疾病的杂音等。

(2)右心衰竭临床表现。

1)症状:由于各脏器慢性持续性瘀血,患者可有食欲不振、恶心、呕吐、腹痛、腹胀、尿少、夜尿等症状。

2)体征:颈静脉充盈或怒张:当患者半卧位或坐位时可见到充盈的颈外静脉,提示体循环静脉压增高;当压迫肝脏时,可见颈静脉充盈或怒张更加明显,称为肝颈静脉反流征阳性。肝大:常发生在皮下水肿之前,急性肝瘀血者,伴有上腹饱胀不适及明显的压痛,还可出现轻度黄疸和血清转氨酶升高。长期肝内瘀血可导致心源性肝硬化。水肿:主要表现为肺循环瘀血和心排血量降低的综合征。水肿主要是由水钠滞留和静脉瘀血使毛细血管内压增高所致。

3)检查:胸骨左缘第 $3\sim4$ 肋间可听到舒张期奔马律。右心室增大或全心增大导致心浊音界向两侧扩大,三尖瓣区可有收缩期吹风样杂音。

(3)全心衰竭。左、右心衰临床表现同时存在;右心衰竭体循环瘀血加重,肺瘀血减轻。临床表现呼吸困难症状减轻而发绀症状加重。

3. 心功能分级

Ⅰ级心功能:活动不受限制。日常活动不引起乏力、心悸、呼吸困难、心绞痛等症状。

Ⅱ级心功能:活动轻度受限。休息时无症状,日常活动可引起上述症状,休息后很快缓解。

Ⅲ级心功能:活动明显受限。休息时无症状,轻于日常的活动即可出现上述症状,休息较长时间后症状方可缓解。

Ⅳ级心功能:不能从事任何活动。休息时亦有上述症状,体力活动后加重。

4.辅助检查

(1)X线检查。左心功能不全的患者主要有肺门阴影增大、肺纹理增加等肺瘀血表现;右心功能不全患者则常见右心室增大,有时伴胸腔积液表现。

(2)心电图可有左心室肥厚劳损,右心室肥大。

(3)超声心动图。利用 M 型、二维、多普勒超声技术测量计算左心室射血分数(LVEF)、二尖瓣前叶舒张中期关闭速度(EF 斜率)、快速充盈期和心房收缩期二尖瓣血流速度(E/A)等,能较好地反映左心室的收缩及舒张功能。

(4)创伤性血流动力学检查。应用右心导管或漂浮导管可测定肺毛细血管楔压(PCWP)、心排出量(CO)、心脏指数(CI)、中心静脉压(CVP)。PCWP 正常值为 $6\sim12$ mmHg$(0.8\sim1.6$ kPa),当 PCWP>18mmHg(2.4kPa)时即出现肺瘀血;>25mmHg(3.3kPa)时,有重度肺瘀血;达 30mmHg(4kPa)时,出现肺水肿。CI 正常值为 $2.6\sim4.0$ L/$(\min\cdot m^2)$,当 CI 低于 2.2L/$(\min\cdot m^2)$时,出现低心排出量症状群。右心功能不全时,CVP 可明显升高。

(5)其他放射性核素与磁共振显像(MRI)检查、运动耐量与运动峰耗氧量$(VO_2 \max)$测定均有助于心功能不全的诊断。

(二)护理诊断

1.首要护理诊断

(1)气体交换受损。与左心功能不全致肺循环瘀血有关。

(2)体液过多。与右心衰竭致体循环瘀血、水钠潴留有关。

2.主要护理诊断

(1)活动无耐力。与心排血量下降有关。

(2)有皮肤完整性受损的危险。与水肿有关。

(3)潜在并发症。洋地黄中毒。

(三)护理目标

患者呼吸困难症状减轻,血气分析结果正常,水肿基本消失;焦虑减轻,治疗疾病的信心增强;无电解质紊乱、无洋地黄中毒。

(四)治疗与护理

1.一般护理

(1)病情观察。如呼吸困难的程度、发绀情况、肺部啰音的变化、血气分析和血氧饱和度等,以判断药物疗效和病情进展。

(2)适当安排休息与活动。心功能一级,可照常活动,增加午休时间;心功能二级,可起床稍事活动,增加间歇休息;心功能三级,应限制活动,多卧床休息;心功能四级,须绝对卧床休息。

(3)饮食调整。应摄取低热量、低盐、低脂、清淡、易消化、不胀气的食物,少量多餐。

(4)保持大便通畅,勿用力大便,必要时使用缓泻剂,以免用力增加心脏负荷及诱发心律失常。

2.用药护理 慢性心功能不全的治疗原则为积极治疗原发病,去除诱因,减轻心脏负荷,增强心肌收缩力,拮抗神经内分泌激活的不良影响。药物的使用原则:强心、利尿、扩血管。

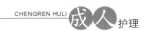

（1）病因治疗。治疗原有心脏疾病，如控制高血压，应用药物或介入性方法改善冠状动脉供血，心脏瓣膜病的手术治疗，心肌炎患者应积极控制活动性炎症等。

（2）消除诱因。如控制感染和心律失常，纠正贫血、电解质紊乱和酸碱平衡失调、治疗甲亢等。

（3）利尿剂的应用。利尿剂可抑制水、钠重吸收而消除水肿，减少循环血容量，降低心脏前负荷而改善左室功能。常用利尿剂的剂量和作用见表 3-2-1。

表 3-2-1　常用利尿剂的作用和剂量

种类	作用	每次剂量（mg）	每日次数
排钾类			
氢氯噻嗪（双克）	抑制髓袢升支皮质部对 Na 和 Cl 的重吸收	25～50 口服	3 次
呋塞米（速尿）	抑制髓袢升支髓质部、皮质部上升支对 Cl、Na^+ 重吸收	20～40 静注	1～2 次
保钾类			
螺内酯（安替舒通）	集合管醛固酮拮抗剂	20～40 口服	3～4 次
氨苯蝶啶	抑制远曲小管对 Na^+、Cl 重吸收	50～100 口服	3 次
阿米洛利	抑制肾脏远端小管和集合管的 Na^+-K^+ 和 Na^+-H^+ 交换	5～10 口服	2 次

（4）血管扩张剂的应用。血管扩张剂通过扩张容量血管和外周阻力血管而减轻心脏前、后负荷，减少心肌耗氧，改善心功能。适用于中、重度慢性心力衰竭患者，特别适用于二尖瓣、主动脉瓣关闭不全、室间隔缺损等患者。常用药物有：

1）降低前负荷为主的药物：以扩张静脉和肺小动脉为主。如硝酸甘油、硝酸异山梨醇酯（消心痛）。

2）降低后负荷为主的药物：以扩张小动脉为主。常用药物有：①血管紧张素转换酶抑制剂（ACEI），如卡托普利（开搏通）、依那普利（怡那林）。②α 受体阻滞剂，如酚妥拉明；$α_1$ 受体阻滞剂，如乌拉地尔（压宁定）。

3）同时降低前后负荷的药物：可同时扩张小动脉及静脉。常用药物有硝普钠，本药不宜长期应用，以免发生氧化物中毒。

（5）强心药物的使用。通过增加心肌收缩力而增加心排血量，适用于已有充血性心力衰竭的患者。

1）洋地黄类药物：洋地黄可加强心肌收缩力，减慢心率，从而改善心功能不全患者的血流动力学变化。常用洋地黄制剂的作用及剂量见表 3-2-2。

表 3-2-2　常用洋地黄制剂的作用及剂量

药品名	剂型	每次量（mg）	
毒毛花苷 K	0.25mg/支	0.25（静脉）	24h 总量 0.5～0.75mg
毛花苷 C（西地兰）	0.4mg/支	0.2～0.4（静脉）	24h 总量 0.8～1.2mg
地高辛	0.25mg/片	0.25（口服）	每日 1～2 次

适应证:适用于中、重度收缩性心功能不全患者。对伴有心房颤动而心室率快速的患者特别有效。

禁忌证:预激综合征伴心房颤动、二度或高度房室传导阻滞、病态窦房结综合征;单纯性重度二尖瓣狭窄伴窦性心律而无右心衰竭者;单纯舒张性心力衰竭如肥厚型心肌病,尤其伴流出道梗阻者;急性心肌梗死心力衰竭,最初 24h 内一般不用洋地黄治疗。

当患者体内洋地黄药物浓度达到一定量时能取得最好的疗效,此时的量称为治疗浓度。随后每日要给予一定量的药物以补充每日代谢排泄所丢失的药量,维持治疗浓度,这种补充的量称为维持量。洋地黄类药物的治疗量和维持量个体差异较大,在同一患者的不同病期亦有差别,因此必须随时结合病情变化加以调整。

2)非洋地黄类药物:常用药物有 β 受体兴奋剂如多巴胺、多巴酚丁胺;磷酸二酯酶抑制剂如氨力农、米力农,可是当短期使用。

3. 针对性护理

(1)给予氧气吸入,缓解呼吸困难,一般流量为 2～4L/min,肺心病患者为 1～2L/min。

(2)控制过量的液体。准确记录出入水量和体重的变化,适当控制水分摄入;控制输液量和速度,并告诉患者及家属输液滴速的重要性,以防其随意调快滴速,诱发急性肺水肿。

(3)遵医嘱给予强心、利尿及扩血管药物,注意观察和预防药物副作用。血管扩张剂如硝酸酯类可致头痛、面红、心动过速、血压下降等副作用,尤其是硝酸甘油静滴时应严格掌握滴速,监测血压;血管紧张素转换酶抑制剂的副作用有体位性低血压、皮炎、蛋白尿、咳嗽、间质性肺炎、高钾血症等;遵医嘱正确使用利尿剂,并注意有关副作用的观察和预防。如排钾类利尿剂最主要的副作用是低钾血症,严重时伴碱中毒,从而诱发心律失常或洋地黄中毒,故应监测血钾及有无乏力、腹胀、肠鸣音减弱等低钾血症的表现,同时多补充含钾丰富的食物,必要时遵医嘱补充钾盐。氨苯蝶啶的副作用有胃肠道反应、嗜睡、乏力、皮疹,长期用药可产生高钾血症,尤其是伴肾功能减退、少尿或无尿者应慎用。

4. 并发症护理

(1)洋地黄中毒。①洋地黄用量个体差异很大,老年人、心肌缺血缺氧如冠心病、重度心力衰竭、低钾低钙血症、肾功能减退等情况对洋地黄较敏感,使用时应严密观察患者用药后反应。②注意不与奎尼丁、普罗帕酮(心律平)、维拉帕米(异搏定)、钙剂、胺腆酮等药物合用,以免增加药物毒性。③必要时监测血清地高辛浓度。④严格按时按医嘱给药,教会患者服地高辛时应自测脉搏,当脉搏<60 次/min 或节律不规则应暂停服药并告诉医师;用毛花苷 C 或毒毛花苷 K 时,务必稀释后缓慢静脉注射,并同时监测心率、心律及心电图变化。⑤密切观察洋地黄毒性反应,胃肠道反应:如食欲不振、恶心、呕吐;神经系统表现:如头痛、乏力、头晕、黄视、绿视;心脏毒性反应:如频发室性期前收缩呈二联律或三联律、心动过缓、房室传导阻滞等各种类型的心律失常。⑥一旦发生中毒,立即协助处理。停用洋地黄;补充钾盐,可口服或静脉补充氯化钾,停用排钾利尿剂;纠正心律失常,快速性心律失常首选苯妥英钠或利多卡因,心率缓慢者可用阿托品静脉注射或临时起搏。

(2)皮肤完整性受损。协助患者经常更换体位,嘱患者穿质地柔软、宽松的衣服,保持床褥柔软、平整、洁净,严重水肿者可使用气垫床,保持皮肤清洁、干燥,经常按摩骨隆突处,预防压疮的发生。

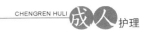

5. 心理护理 减轻焦虑,调整情绪并防止耐药性和心律失常的发生,对高度焦虑、机体不易放松的患者除借助小量镇静剂外,更需要的是信赖感。

6. 健康指导

(1)告诉患者慢性心衰是在心脏病基础上发生的,不可能根治,只能缓解。指导患者积极治疗原发病,尤其是注意避免心功能不全的诱发因素,如感染(尤其是呼吸道感染)、过度劳累、情绪激动、钠盐摄入过多、输液过快过多等。育龄妇女应避孕。

(2)告诫患者限制活动量,最大活动量需逐渐增加,以不引起不适症状为原则,避免重体力劳动,避免精神过度紧张的工作或过长时间工作;经常参加一定量的体力活动及适当的体育锻炼有助于侧支循环的建立,提高心脏储备力,提高活动耐力,改善心理状态和生活质量。

(3)指导患者根据病情调整饮食结构,坚持合理化饮食,饮食宜清淡、易消化、富营养,每餐不宜过饱,多食蔬菜、水果,防止便秘,戒烟酒。

(4)嘱患者定期门诊随访,出现不适感应及时就诊。

(五)护理评价

患者呼吸困难症状是否减轻,血气分析结果是否正常,水肿是否减轻或消失;焦虑是否减轻,治疗疾病的信心是否增强;有无电解质紊乱、洋地黄中毒。

[任务 3-2-2] 急性心力衰竭患者的护理

【知识背景】

急性心功能不全系指由于急性心脏病变或心脏负荷突然加重引起的心排血量骤然、显著降低,导致组织、器官灌注不足和急性瘀血的综合征。临床以急性左心功能不全最常见,表现为急性肺水肿,重者伴有心源性休克。

1. 病因 ①急性弥漫性心肌损害,如广泛的急性心肌梗死、急性心肌炎;②严重而突发的心脏排血受阻,如严重二尖瓣狭窄;③严重心律失常,尤其是快速型心律失常;④输液、输血速度过快,使心脏负荷突然增加。

以上病因主要导致左心室排血量急剧下降或左心室充盈障碍引起肺循环压力骤然升高而出现急性肺水肿。

2. 发病机理

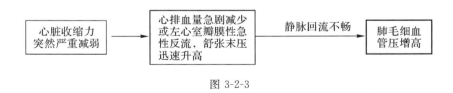

图 3-2-3

【工作任务—案例导入】

护士夜间巡视病房时,发现有一患者坐起,急促呼吸、憋气、口唇发绀、烦躁、剧烈咳嗽。测脉搏 120 次/min,呼吸 34 次/min。两肺布满湿啰音和哮鸣音。

任务导向：

1.该患者目前发生了哪些病情变化？

2.如何配合医生进行抢救和护理？

【护理工作过程】

(一)护理评估

1.健康史　了解患者有无呼吸系统、循环系统疾病的病史；青年时有无风湿性关节炎、风湿性心脏病史；了解呼吸困难发作的规律和特点。

2.身体状况

(1)劳力性呼吸困难。这是心力衰竭患者引起呼吸困难的最早表现，一般运动和生活不引起呼吸困难，当运动量增加时出现呼吸困难，主要是心脏负荷加重，心肌耗氧量增加所致。

(2)阵发性夜间呼吸困难。患者从入睡中喘不过气来被憋醒，呼吸急促，被迫坐起，两腿下垂或站立，症状才能逐渐缓解。主要是睡眠时由于体位的改变，回心血量增多，加重心脏负担；入睡后呼吸中枢敏感性降低，肺瘀血加重，气体交换受损，缺氧加重；夜间人体的迷走神经兴奋性增高，使气道狭窄，气流急促，加重呼吸困难的症状。

3.症状体征

(1)症状。典型的发作为显著气急，称端坐呼吸，面色青灰、大汗淋漓、烦躁不安、剧烈咳嗽咳出粉红色泡沫痰，严重者可出现心源性休克或猝死。

(2)体征。呼吸频率可达 30～40 次/min，吸气时锁骨上窝和肋间隙内陷，听诊两肺满布湿啰音和哮鸣音，心率增快，心尖部可闻及舒张期奔马律，动脉压早期可升高，随后下降，严重者可出现心源性休克。

4.X 线检查　肺门呈蝴蝶状阴影，肺门可见大片融合的阴影。

(二)护理诊断

1.首要护理诊断

(1)气体交换受损。与急性肺瘀血有关。

2.主要护理诊断

(1)急性意识障碍。与急性脑缺血、缺氧有关。

(2)潜在并发症。心源性休克、猝死。

(三)护理目标

患者呼吸困难症状减轻，血气分析结果正常；神志清楚、情绪稳定；无电解质紊乱、无洋地黄中毒。

(四)治疗与护理

1.一般护理

(1)收住监护病房。严密观察患者呼吸频率、深度，意识，精神状态，皮肤颜色及温度，肺部湿啰音的变化，监测血气，对安置漂浮导管者应监测血流动力学指标的变化，以判断药物疗效和病情进展；注意患者面部表情、眼神的变化，有无烦躁、焦虑；观察患者的咳嗽情况，痰液的性质和量，协助患者咳嗽、排痰，保持呼吸道通畅。

(2)立即协助患者取坐位，双腿下垂，发病期间限制探视，并向其家属讲明道理，取得配合。

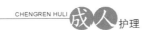

（3）病情缓解后可给予清淡、易消化饮食,并逐渐恢复到病前的饮食。

2.针对性护理

急救原则为:减轻心脏负荷、增强心肌收缩力、解除支气管痉挛、去除诱因及病因治疗。

（1）迅速建立静脉通道,遵医嘱正确使用药物,观察药物副作用。如用吗啡时有无呼吸抑制、心动过缓;用利尿剂要严格记录尿量;用血管扩张剂要注意输液速度和血压变化,防止低血压发生,用硝普钠时应注意现用现配,避光滴注,有条件者可用输液泵控制滴速;洋地黄制剂静脉使用时要稀释,推注速度宜缓慢等。

（2）立即高流量(6～8L/min)抗泡沫(20％～30％乙醇)湿化吸氧,以减少肺泡内液体的渗出,降低肺泡内泡沫的表面张力,使泡沫破裂,改善呼吸。

（3）皮下注射吗啡 3～5mg,必要时间隔 15min 可重复使用一次,共 2～3 次。吗啡可通过中枢性抑制减轻心脏前后负荷,使呼吸频率减慢,镇静作用减少耗氧。但肺水肿伴颅内出血、神志障碍、慢性肺部疾病时禁用,年老体弱应减量。

（4）快速利尿剂,如呋塞米 20～40mg 静注。立即静脉应用血管扩张剂,可选用硝普钠或硝酸甘油静滴,如有血压降低者或休克,可与多巴胺合用。

（5）洋地黄制剂适用于快速心房颤动或已知有心脏增大伴左心室收缩功能不全者,可用毛花苷 C 或毒毛花苷 K 等快速制剂静注。

（6）其他治疗,氨茶碱对解除支气管痉挛有效;必要时可四肢轮扎以减少回心血量。

（7）发病期间,应保持有一名护士陪伴在患者身边,给患者一种安全感,护理人员向患者介绍救治措施及使用检测设备的必要性,同时说明恐惧对病情的不利影响,消除患者的紧张情绪使其积极配合治疗。

3.并发症护理 心源性休克见相关章节。

4.心理护理 鼓励患者说出内心感受,允许患者表达出对死亡的恐惧感受,分析产生恐惧的原因。指导患者进行自我心理调整,如深呼吸、放松疗法等,抢救时医护人员应沉着、冷静,处理及时,各项操作前做必要的解释,以减轻其焦虑和恐惧;操作中避免因慌张给患者带来精神上的紧张和不安。

5.健康指导 向患者及家属介绍急性心功能不全的诱因,积极治疗原有心脏疾病。急性肺水肿发作过后,如原发病因得以去除,患者可缓解;若原发病因继续存在,患者可有一段稳定时间,待有诱因时又可再发心功能不全症状。嘱患者在静脉输液前主动告诉护士自己有心脏病史,便于护士在输液时控制输液量及速度。

（五）护理评价

患者呼吸困难症状是否减轻,血气分析结果是否正常;神志是否清楚、情绪是否稳定;有无电解质紊乱、洋地黄中毒。

（袁爱娣）

任务 3-3　心律失常患者的护理

- **知识目标**
  1. 熟悉心律失常概念及产生原因;
  2. 掌握过早搏动、心房颤动、心动过速、心室颤动及房室传导阻滞的主要心电图特征;
  3. 了解过早搏动、心房颤动患者的护理评估资料收集;
  4. 掌握严重心律失常的危险征兆及护士面临职责;
  5. 熟悉不同类型心律失常患者的健康指导。
- **能力目标**
  1. 结合所学知识,能制定出有效的护理措施;
  2. 根据不同病例的变化制订相应的护理措施。

【知识背景】

心律失常(cardiac arrhythmia)是因各种原因引起心脏冲动形成或冲动传导异常,使心脏活动的频率、节律、起源部位、传导速度与激动次序的异常。可由各种器质性心脏病、药物中毒、电解质和酸碱平衡失调等因素引起,部分心律失常也可因自主神经功能紊乱所致。

一、按发作时的心率的快慢分类

(1)快速性心律失常。

(2)缓慢性心律失常。

二、按发生机制分类

心律失常的发生机制可分为冲动形成异常和冲动传导异常两大类。

(一)冲动形成异常

1. 窦房结心律失常　窦性心动过速,窦性心动过缓,窦性心律不齐,窦性停搏。

2. 异位心律　①被动性异位心律:逸搏(房性、房室交界性、室性)。②主动性异位心律:过早搏动(房性、房室交界性、室性),阵发性心动过速(房性、房室交界性、室性),心房扑动、心房颤动,心室扑动、心室颤动。

(二)冲动传导异常

(1)生理性干扰及房室分离。

(2)病理性窦房传导阻滞;房内传导阻滞;房室传导阻滞;室内传导阻滞(左、右束支传导阻滞)。

(3)房室间传导途径异常:预缴综合征。

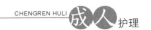

窦性心律失常

心脏的正常起搏点位于窦房结,其冲动产生的频率是 60～100 次/min,产生的心律称窦性心律。

(一)窦性心动过速(sinus tachycardia)

窦性心动过速是指成人窦性心律,频率大于 100 次/min。

1. 病因　大多属生理现象,健康人在吸烟、饮茶或咖啡、饮酒、体力活动及情绪激动时均可发生;在某些病理状态时,如发热、甲状腺功能亢进、贫血、休克、心肌缺血、心衰等以及应用肾上腺素、阿托品等药物亦可引起窦性心动过速。

2. 护理评估

(1)临床表现。患者可无症状或有心悸感,心率>100 次/min(一般不超过 160 次/min)。

(2)心电图特征。窦性 P 波规律出现,P-P 间期<0.6s,窦性心律的频率多在 100～180 次/min(如图 3-3-1 所示)。

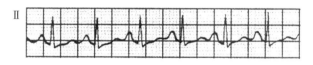

图 3-3-1　窦性心动过速

3. 治疗原则　大多无需特殊治疗,或针对原发病治疗,去除诱因。

(二)窦性心动过缓(sinus bradycardia)

窦性心动过缓是指成人窦性心律的频率低于 60 次/min,常同时伴随发生窦性心律不齐。

1. 病因　多为迷走神经张力增高所致,见于健康的青年人、运动员、老年人;在病理情况下可见于颅内高压、器质性心脏病、高血钾等;应用洋地黄及 β 受体阻滞剂等药物也可引起。

2. 护理评估

(1)临床表现。心率过缓时可引起头晕、乏力、胸痛等。心率为 40～60 次/min。

(2)心电图特征。窦性 P 波规律出现,P-P 间期>1.0s,若最大 P-P 间期与最小 P-P 间期的差异>0.12s,即为窦性心律不齐(如图 3-3-2 所示)。

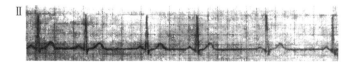

图 3-3-2　窦性心动过缓及不齐(P-P 间期最大 1.4s,最小 1.08s,差异为 0.32s)

3. 治疗原则　无症状的窦性心动过缓或伴不齐通常无需治疗;如病理性心动过缓,应针对病因采取相应的治疗措施;如因心率过慢、出现心排血量不足的症状,可应用阿托品、麻黄碱或异丙肾上腺素等药物,效果不好者,考虑心脏起搏治疗。

(三)窦性停搏(sinus pause)

窦性停搏是指窦房结不能产生冲动,由低位起搏点(如心房、房室结)逸搏取代,形成冲动,控制心室。

1.病因 迷走神经张力增高可发生窦性停搏。此外,急性心肌梗死、脑血管意外、窦房结变性与纤维化等病变,应用洋地黄类药物、奎尼丁、乙酰胆碱等药物亦可引起窦性停搏。

2.护理评估

(1)临床表现。过长时间可使患者出现眩晕、黑蒙或短暂性意识障碍,严重时可发生抽搐。

(2)心电图特征。出现较长时间无 P 波,其后可见房性或房室交界性逸搏(如图 3-3-3 所示)。

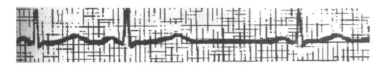

图 3-3-3　窦性停搏,长间歇后一房性逸搏(P-R 间期 0.12s)

3.治疗原则 窦性停搏有晕厥史的患者,需植入永久性心脏起搏器。

过早搏动

过早搏动(premuture beat,简称早搏)也称期前收缩,是由于窦房结以外的异位起搏点提早发出的冲动引起的心脏搏动所致。按其异位起搏点部位的不同,可分为房性、房室交界性、室性三类,其中以室性最常见。可偶发或频发,如每个窦性搏动后出现一个早搏,称二联律,在每两个窦性搏动后出现一个早搏,称三联律。起源于多个异位起搏点(即心电图示:在同一导联上如早搏的形态不同),成为多源性室性早搏。

1.病因 常见于健康人由过度劳累、情绪激动、过多吸烟、过量饮酒、进食咖啡等引起,故也称为生理性早搏;但心脏病患者更易发生,洋地黄、麻醉药等毒性作用及低血钾、心导管检查都可引起。

2.护理评估

(1)临床表现。偶发早搏,可无明显症状,部分患者有心脏停搏感。频发早搏或连续发作时可有心悸、乏力、胸闷、恶心、晕厥、心绞痛等症状。心脏听诊时心律不规则,提前出现搏动的第一心音增强,而第二心音减弱或消失,其后有一较长间歇,脉搏短绌。

(2)心电图特征。

1)房性早搏:提前出现 P′波,其形态与窦性 P 波稍有差别,其 P′-R 间期 0.12～0.20s;提前的 P′波后继以形态正常的 QRS 波群;早搏后常可见一不完全性代偿间歇(如图 3-3-4 所示)。

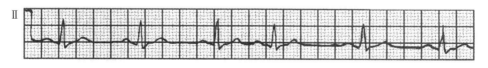

图 3-3-4　房性早搏

2)房室交界性早搏:提前出现的 QRS-T 波群,其形态与正常窦性激动的 QRS 波群基本

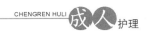

相同;提前出现的 QRS 波群前、后可见逆行 P 波,其 P-R 间期<0.12s、R-P 间期<0.20s;早搏后多有一完全性代偿间歇(如图 3-3-5 所示)。

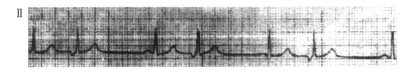

图 3-3-5 房室交界性早搏

3)室性早搏:提前出现的 QRS-T 波群,形态宽大畸形,时限常>0.12s;其前无相关 P 波;T 波与 QRS 波群的主波方向相反,早搏后有完全性代偿间歇(如图 3-3-6 所示)。

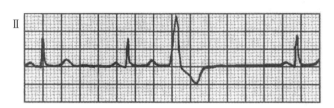

图 3-3-6 室性早搏

3. 治疗原则

(1)病因治疗。积极治疗病因、去除诱因,如缓解过分紧张或疲劳过度,改善心肌供血,控制心肌炎症,纠正电解质紊乱等。

(2)偶发早搏无重要临床意义,一般无需特殊治疗,亦可用小量镇静剂或 β 受体阻滞剂等。

(3)对反复发生、呈联律的早搏需用抗心律失常药,不同类型的早搏可选用不同的药物。房性早搏、交界性早搏可选用维拉帕米(异搏定)、普罗帕酮(心律平)、α 受体阻滞剂等药物。室性早搏可选用普罗帕酮(心律平)、胺碘酮等药物。对急性心肌梗死伴发室性早搏常用利多卡因静滴或静注,以避免室性心动过速或心室颤动发生。洋地黄中毒所致的室性早搏可选用苯妥英钠或利多卡因,并及时补充钾盐。

阵发性心动过速

阵发性心动过速(paroxysmal tachycardia)是一种阵发性快速而规律的异位心律,由连续 3 个或以上的早搏形成。根据异位起搏点的部位,可分为房性、房室交界区性和室性。由于前两者心电图难以区别,故统称为阵发性室上性心动过速。

1. 病因

(1)阵发性室上性心动过速(paroxysmal supraventricular tachycardia,PSVT)。大多发生在无明显器质性心脏病的患者,也可见于风湿性心脏病、冠心病、甲状腺功能亢进、预激综合征、洋地黄中毒等患者。

(2)阵发性室性心动过速(paroxysmal ventricular tachycardia,PVT)。多见于有器质性心脏病患者,最常见的为冠心病、急性心肌梗死,其他如心肌炎、心肌病、风湿性心脏病;洋地黄中毒、奎尼丁或胺碘酮中毒;电解质紊乱;亦有个别为病因不明的室性心动过速。尖端扭转(torsades de pointes,TDP)型室性心动过速可见于先天性 Q-T 间期延长、电解质紊乱、某些药物(IA 与 IC 类抗心律失常药等)、颅内病变等。

2. 护理评估

(1)临床表现。

1)阵发性室上性心动过速:突然发作、突然终止,持续时间不定,发作时患者可感心悸、头晕、胸闷、心绞痛,甚至发生心衰、休克,症状轻重取决于发作时的心率及持续时间。听诊心尖部第一心音强度恒定,心室率可达 150～250 次/min,心律绝对规则。

2)阵发性室性心动过速和尖端扭转型室性心动过速:可因发作时心室率不同、发作持续时间不同、原有心脏病变而异。如持续性室性心动过速可严重影响心室排血量,使心、脑、肾血流供应骤然减少,临床上可出现严重心绞痛、呼吸困难、发绀、低血压、晕厥、意识障碍、休克甚至猝死。听诊第一心音强度不一致,心率多在 140～220 次/min,心律稍不规则。

(2)心电图特征。

1)阵发性室上性心动过速:心室率 150～250 次/min,节律整齐,QRS 波群形态及时限正常,若伴有室内差异性传导或原有束支传导阻滞者 QRS 波群可增宽;P 波不易分辨(如图 3-3-7 所示)。

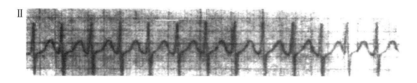

图 3-3-7　阵发性室上性心动过速

2)阵发性室性心动过速:心室率 140～220 次/min,节律略不规则,QRS 波形态宽大畸形,时限>0.12s,有继发 ST-T 改变,T 波方向常与 QRS 波群主波方向相反。如能发现 P 波,则 P 波与 QRS 波无关,且频率比 QRS 波慢,即有房室分离现象;常可见到心室夺获或室性融合波,此乃诊断 PVT 最重要的依据(如图 3-3-8 所示)。

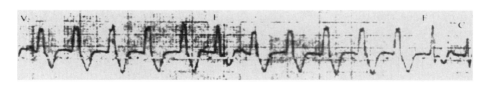

图 3-3-8　PVT,F 为室性融合波,C 为心室夺获波

3)尖端扭转型室性心动过速心室率 160～280 次/min;发作时室性 QRS 波群振幅和方向每隔 3～10 个心搏围绕等电位线上下扭转;易在长、短周期序列以后发作;Q-T 间期常延长,通常>500ms,并伴 U 波高大(如图 3-3-9 所示)。

3. 治疗原则

(1)阵发性室上性心动过速。发作时间短暂,可自行停止,不需特殊治疗。如持续发作几分钟以上或原有心脏病患者应做以下治疗:

1)发作期治疗:根据患者基础的心脏状况、既往发作情况以及对心动过速的耐受程度作

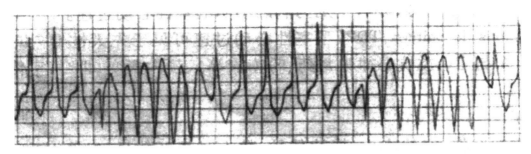

图 3-3-9　尖端扭转型室性心动过速

出适当处理。包括:①刺激迷走神经:对心功能及血压正常患者试用,如诱导恶心、将面部浸于冰水内、按压颈动脉窦(不能两侧同时按压);②药物:腺苷、维拉帕米(异搏定)、普罗帕酮(心律平)、ATP、洋地黄类;③采用同步直流电复律术(以上方法无效可试用)。

2)对于长期频繁发作,且症状较重,口服药物预防效果不佳者,应优先考虑行导管消融术以求根治。

(2)阵发性室性心动过速。应进行紧急处理,终止发作。首选药物为利多卡因静注,也可选用普罗帕酮、胺碘酮等。如患者已发生低血压、休克、心绞痛、脑部血流灌注不足等危急表现时,应迅速施行同步直流电复律术。对洋地黄中毒所致的室性阵发性心动过速,则应首选苯妥英钠静注,此外给予钾盐有助于控制发作。

(3)TDP 型室性心动过速。除可使用利多卡因外,其他抗心律失常药物(I_A、I_C 类,Ⅲ类)应禁用。起搏治疗可作首选。

扑动与颤动

当自发性异位搏动的频率超过阵发性心动过速的范围时,形成扑动或颤动。根据异位搏动起源的部位不同,可分为心房扑动与颤动、心室扑动与颤动。心房颤动是仅次于早搏的常见心律失常,心室扑动与颤动是极危重的心律失常。

1.病因

(1)心房扑动(atrial flutter,简称房扑)。与心房颤动(atrial fibrillation,简称房颤)的病因基本相同,绝大多数见于器质性心脏病,最常见于风湿性心脏病二尖瓣狭窄、冠心病、心肌病,还常见于甲状腺功能亢进、洋地黄中毒、缩窄性心包炎等。

(2)心室扑动(ventricular flutter,简称室扑)。与心室颤动(ventricular fibrillation,简称室颤)常为器质性心脏病及其他疾病患者临终前发生的心律失常,临床上多见于急性心肌梗死、心肌病、严重低血压、洋地黄中毒以及胺碘酮、奎尼丁中毒等。

2.护理评估

(1)临床表现。

1)房扑:心室率不快者多无明显症状,心室率快者可有心悸、胸闷等症状甚至诱发心衰、心绞痛、低血压等。听诊时心律可规则或不规则。

2)房颤:症状取决于心室率快慢。特发性房颤和心室率不快时可无症状;当心室率>150 次/min 时,可有心悸、气促、乏力和心前区不适感,甚至发生左心衰、心绞痛或心源性休克等。房颤是左心衰最常见的诱因之一。此外,房颤时易形成左房血栓,脱落时常发生动脉栓塞,尤以脑栓塞的发生率、致死率和残疾率最高。心脏听诊时第一心音强弱不等、心律绝对不规则、听诊有脉搏短绌。

3)室扑与室颤:一旦发生,患者迅速出现意识丧失、抽搐、继之呼吸停顿、心音消失、脉搏消失、血压测不出。

(2)心电图特征。

1)房扑:P 波消失,代之以 250~350 次/min 间隔均匀、形状相似的 F 波;QRS 波群与 F 波成某种固定的比例,最常见的为 2∶1,有时比例关系不固定,则引起心室律不规则;QRS 波群与窦性心律相同(如图 3-3-10 所示)。若比例不固定,且扑动频率>350 次/min,称为不纯性房扑。

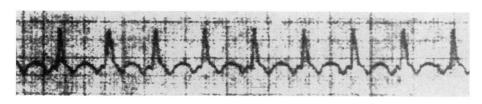

图 3-3-10　房扑

2)房颤:P 波消失,代之以频率为 500~600 次/min、形状大小不同,间隔不均匀的 f 波;QRS 波群间隔绝对不规则,心室率通常可在 100~180 次/min;QRS 波形态正常(如图 3-3-11 所示)。

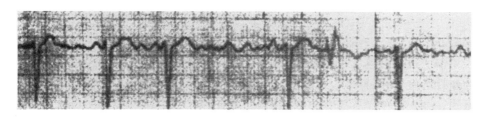

图 3-3-11　心房颤动

3)室扑:呈幅度大而规则的正弦波图形,其频率为 150~300 次/min,难以区分 QRS-T 波群(如图 3-3-12 所示)。

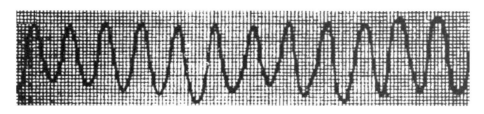

图 3-3-12　室扑

4)室颤:表现为形态、频率及振幅均极不规则的波动,其频率在 150~500 次/min,QRS-T 波群完全消失(如图 3-3-13 所示)。

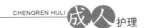

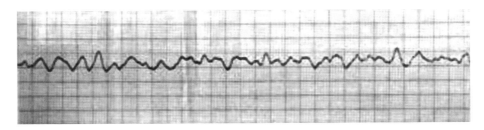

图 3-3-13　室颤

3. 治疗原则

（1）房扑。主要针对原发病治疗。普罗帕酮、胺碘酮对转复及预防房扑复发有一定疗效。维拉帕米对控制心室率也有效,而单纯控制心室率仍首选洋地黄类药物。对转复房扑最有效的方法是同步直流电复律术。

（2）房颤。除积极治疗原发病外,对阵发性房颤,若持续时间短、发作频度小、自觉症状不明显者无需特殊治疗;对发作时间长、频繁,发作时症状明显者可给予洋地黄、维拉帕米、普罗帕酮等药物治疗。对持续性房颤者,可应用洋地黄类药物控制心室率;如有复律适应证者,可采用药物复律(胺碘酮),但最有效的复律手段仍为同步直流电复律术。

（3）室扑及室颤。必须争分夺秒进行抢救,尽快恢复有效心脏收缩,包括人工呼吸、胸外心脏按压、锁骨下静脉立即注入利多卡因 100mg 或其他复苏药物,如阿托品、肾上腺素。如心电图提示颤动波高而大,频率快,应立即采用非同步直流电除颤术复律。

房室传导阻滞

房室传导阻滞(atrioventricular block,AVB)是指冲动从心房传入心室的过程中受到不同程度的阻滞。按阻滞程度可分为第一度(Ⅰ°AVB)、第二度(Ⅱ°AVB)和第三度(Ⅲ°AVB,又称为完全性房室传导阻滞)。Ⅱ°AVB 又分为Ⅰ型与Ⅱ型。

1. 病因　大多数见于器质性心脏病,如冠心病、心肌炎、心内膜炎、心肌病、先天性心脏病、原发性高血压,也可见于药物(洋地黄)中毒、电解质紊乱、甲状腺功能低下及结缔组织病等,偶见正常人在迷走神经张力增高时,可出现Ⅰ°AVB、Ⅱ°Ⅰ型 AVB。

2. 护理评估

（1）临床表现。

1）Ⅰ°AVB:除原发病症状外,常无其他症状。

2）Ⅱ°Ⅰ型 AVB(Morbiz Ⅰ型,文氏现象),患者可有心悸与心搏脱漏感;Ⅱ°Ⅱ型 AVB (Morbiz Ⅱ型,莫氏现象),患者可有乏力、头晕、心悸、胸闷及漏搏感等症状,脉搏可不规则或慢而规则。

3）Ⅲ°AVB:症状取决于心室率的快慢,当心室率过慢时,常出现疲乏、晕厥、心绞痛、心力衰竭等;若发生意识丧失,抽搐,称为阿-斯(Adams-Stokes)综合征。听诊第一心音强弱不等,可闻心房音,心率通常在 20～40 次/min,血压偏低。

（2）心电图特征。

1）Ⅰ°AVB:P-R 间期>0.20s,无 QRS 波群脱落(如图 3-3-14 所示)。

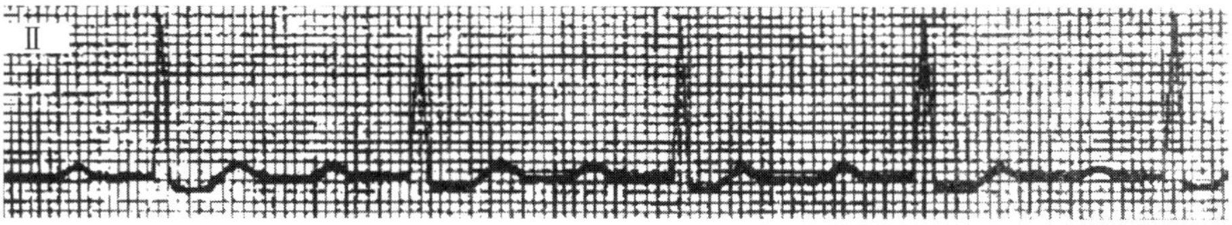

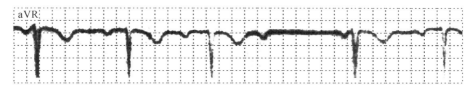

图 3-3-14　I°房室传导阻滞

2）Ⅱ°AVB

①Ⅱ°Ⅰ型 AVB（文氏型房室传导阻滞）：P-R 间期逐渐延长，直至 P 波后 QRS 波群脱落，之后 P-R 间期又恢复以前的时限，如此周而复始（如图 3-3-15 所示）。

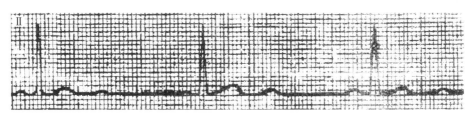

图 3-3-15　Ⅱ°Ⅰ型房室传导阻滞，4∶3 传导

②Ⅱ°Ⅱ型 AVB：P-R 间期固定，可正常亦可延长；每隔 1、2 个或 3 个 P 波后有 QRS 波群脱落，QRS 波群形态多为正常（如图 3-3-16 所示）。

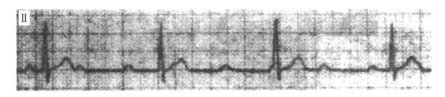

图 3-3-16　Ⅱ°Ⅱ型房室传导阻滞，2∶1 传导

3）Ⅲ°AVB：P-P 间隔相等，R-R 间隔相等，P 波与 QRS 波群无关；P 波频率大于 QRS 波频率；QRS 波形态取决于阻滞部位，如阻滞在房室束分支以上，则 QRS 波形态正常，如阻滞在双束支或以下，则 QRS 波群增宽、畸形（如图 3-3-17 所示）。

图 3-3-17　Ⅲ°房室传导阻滞

3. 治疗原则

（1）主要是病因治疗。

（2）抗心律失常治疗。

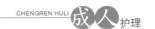

Ⅰ°AVB、Ⅱ°Ⅰ型 AVB 心室率不慢者，一般无需治疗。Ⅱ°Ⅱ型 AVB 和Ⅲ°AVB 因心室率缓慢而影响血流动力学，应及时提高心室率以改善症状，防止发生阿-斯综合征。常用的药物有:阿托品 0.5～2.0mg 静脉注射，异丙肾上腺素 1～4μg/min 静滴，肾上腺皮质激素适用于心肌炎患者。对心室率＜40 次/min，症状严重，特别是曾有阿-斯综合征发生者应首选临时性或永久性心脏起搏治疗。

预激综合征

预激综合征(preexcitation syndrome)也称 W-P-W 综合征，是指心房冲动提前激动心室的一部分或全部，或心室冲动提前激动心房的一部分或全部。发生预激综合征的解剖学基础是在室间除有正常的传导组织以外，还存在附加的房-室肌束连接，称为房室旁路通道即 Kent 束。其他较少见的有房-希氏束(James 束)、结室纤维束(Matmm 束)。

1.病因 多数无其他心脏异常征象。可见于任何年龄经体检心电图或发作 PSVT 被发现。先天性心脏病与心肌病等可并发。

2.护理评估

(1)临床表现。预激综合征本身无任何症状，但常引起快速室上性心律失常，如 PSVT、房颤，其表现分别与 PSVT、房颤类似，频率过于快速的心动过速，可恶化为心室颤动或导致充血性心力衰竭、低血压。

(2)心电图特征。

典型预激综合征的表现为:①窦性搏动的 P-R 间期缩短＜0.12s;②QRS 波群时间延长至 0.11s 以上;③QRS 波群起始部分粗钝，称为预激波(delta 波);④可见继发性 ST-T 波改变(如图 3-3-18 所示)。

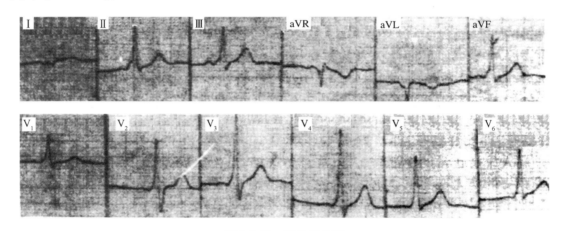

图 3-3-18　预激综合征

3.治疗原则 无心动过速发作或偶有发作但症状轻微者，无需治疗。如发作频繁，症状明显者应积极治疗，治疗方法包括药物、导管消融术、外科手术三种。目前首选导管消融术(射频消融术)，适用于预激综合征并发频繁快速心律失常患者。

药物多首选腺苷类或维拉帕米静脉注射，其他可选用普罗帕酮或胺碘酮，一般禁用洋地黄。当预激综合征伴发快速房颤时，应首选普罗帕酮或胺碘酮，如无效应及早采用同步直流电复律,因维拉帕米静注会加速预激综合征合并房颤患者的心室率,甚至还会诱发室颤,故应禁用。

【工作任务—案例导入】

患者,女,63 岁,以"心悸、气短 3 年,加重伴晕厥 1 个月"为主诉入院。患者于 3 年前无明显诱因下出现心悸、气短而住院,诊断为"冠心病、心力衰竭",经治疗缓解出院,后多次发作到当地急救中心救治。近 1 个月来上述症状加重,有发作性晕厥,心电图提示Ⅲ°AVB,收入住院。发病以来患者无胸痛及浮肿,食欲尚可,大便秘结,小便正常。

既往健康,无手术外伤史,无药物过敏史,无烟酒嗜好,51 岁闭经。

体格检查:体温 36.5℃,脉搏 50 次/min,呼吸 17 次/min,血压 130/80mmHg。发育正常,营养良好,自动体位。无发绀、无颈静脉怒张。两肺底可闻及少许湿啰音。心界不大,心率 50 次/min,心律齐,心尖区闻及Ⅱ级收缩期吹风样杂音,腹软,肝脾未触及,双肢无肿。

辅助检查:心电图:Ⅲ°AVB,QRS 波群宽大畸形呈完全性左束支阻滞图形;超声心动图:二叶式主动脉瓣,左房增大,其余各腔室大小正常,肘正中静脉压 11mmH$_2$O;血清电解质检查:K$^+$ 5.1mmol/L,Na$^+$ 140mmol/L,Cl$^-$ 110mmol/L,二氧化碳结合力(CO$_2$CP)19.6mmol/L。

任务导向:

1.上述病例中发作性晕厥和心电图提示Ⅲ°AVB 之间有什么关系?

2.请列出该患者的护理诊断及相关因素。

3.可采取哪些护理措施?

【护理工作过程】

(一)护理评估

1.健康史

对心律失常的评估:

(1)心律失常的类型。

(2)心律失常的诱因:如吸烟、饮酒、喝咖啡浓茶、剧烈运动和情绪激动等。

(3)心律失常发作的频率、节律及严重程度。

(4)心律失常对患者造成的影响,产生的症状体征及潜在的危险因素。

(5)药物对心律的影响。

2.身体状况　依据心律失常的类型、发作频率、持续时间而定,常见的有心悸、心慌、头晕、乏力等。严重心律失常是指引起血流动力学障碍,短暂意识丧失或猝死的心律失常,表现为血压下降、晕厥、心源性休克、急性心力衰竭、心源性猝死等。

(二)护理诊断

1.首要护理诊断

(1)有受伤的危险。与心律失常导致的晕厥有关。

(2)潜在并发症。心力衰竭、心绞痛、阿-斯综合征、心脏骤停、脏器栓塞等。

2.主要护理诊断

(1)活动无耐力。与严重心律失常导致心排血量减少有关。

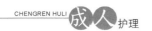

(2)焦虑。与心律失常反复发作、疗效不佳及痛苦的心灵体验有关。

(3)知识缺乏。缺乏心律失常疾病的相关信息。

(三)护理目标

(1)监测生命体征,及时发现危险征兆,与医生配合积极施行各种治疗措施,使心律失常转为窦性心律。

(2)患者对有关的检查和治疗的信息有足够的了解;能正确对待所患疾病、自述引起焦虑的原因、说出减轻焦虑的方法。

(3)心律失常缓解,生命体征保持稳定。

(四)治疗与护理

1. 一般护理　给予安静、舒适的休养环境。嘱严重心律失常的患者卧床休息,以减少心肌耗氧量和对交感神经的刺激,限制探视。给患者高蛋白、高维生素、易消化食物,戒烟酒。

(1)功能性和轻度器质性心律失常、血流动力学改变不大者,应注意劳逸结合,避免劳累与感染,一般可维持正常工作和生活。如出现新的期前收缩、心动过缓、第一度或第二度文氏现象的房室传导阻滞,应密切观察。

(2)如影响心脏排血功能或有可能导致心功能不全者,应绝对卧床休息,协助做好生活护理,饮食不宜过饱,保持大便通畅,减少和避免任何不良刺激,以利于身心休息。

(3)频发或多源性室性早搏、室性阵发性心动过速、Ⅱ°Ⅱ型 AVB、Ⅲ°AVB 等严重心律失常患者应住入监护病房,密切关注心律变化,心室颤动须紧急配合抢救。

2. 病情观察　严密观察生命体征,必要时给予心电监护,发现多源性、频发、成对或 R-on-T的室性早搏、PVT、Ⅱ°Ⅱ型 AVB、Ⅲ°AVB 应立即报告医生,协助采取积极的处理措施。监测血气分析结果、电解质及酸碱平衡情况。密切观察患者的意识状态、脉率及心率、呼吸、血压等。

3. 对症护理　一旦发生如意识突然丧失、抽搐、大动脉搏动消失、呼吸停止等猝死的表现,立即进行抢救,如心脏按压、人工呼吸、非同步直流电复律或配合临时起搏等。

4. 用药护理　几乎所有抗心律失常药物都有致心律失常作用,有些药物还可能致死(如奎尼丁),因此,护士不仅要观察药物的疗效,更要严密观察药物的副作用,以便及时停用,并得到及时有效的处理。

5. 心理护理　对轻度心律失常患者,应给予必要的解释和安慰,以稳定情绪。对严重心律失常患者,要消除恐惧心理,加强巡视,加强生活护理,给予心理支持,以增加患者的安全感。

6. 健康指导

(1)指导患者和家属了解心律失常的常见病因、诱因及防治知识。

(2)少食多餐,选择清淡、易消化、低脂和富营养的饮食,避免饱食及进食刺激性饮料(如浓茶、咖啡等)、禁止吸烟和酗酒。多食纤维素丰富的食物,保持大便通畅,心动过缓患者避免排便时屏气,以免兴奋迷走神经而加重心动过缓。心衰的患者应限制钠盐的摄入,对服用利尿剂患者应多进食含钾盐食物,如橘子、香蕉等,避免低钾性心律失常。

(3)鼓励患者维持正常的生活和工作,注意劳逸结合、生活规律,保持乐观、稳定的情绪。

(4)有晕厥史的患者避免从事驾驶、高空作业等有危险的工作,有头昏、黑蒙时立即平卧,以免晕厥发作时摔伤。

(5)说明继续按医嘱服抗心律失常药物的重要性,不可自行减慢或擅自换药,教会患者观察药物疗效和不良反应,嘱有异常时及时就诊。

(6)教会患者自己测脉搏,出现脉搏明显改变或有头晕、乏力、晕厥等不适应及时就医。指导家属学会胸外心脏按压及紧急药物的服用,记住抢救电话。当患者发生危险时切勿惊慌,先就地抢救,当症状好转后护送患者到医院。

(五)护理评价

护理人员是否能及时发现危险征兆,与医生配合积极施行各种治疗措施,使心律失常转为窦性心律;患者对有关的检查和治疗的信息是否充足,焦虑情绪是否缓解;患者心律失常是否缓解,生命体征是否保持稳定。

(袁爱娣)

任务 3-4 心脏瓣膜病患者的护理

学习目标

- **知识目标**
  1. 了解风湿热的发病机理、风湿性心瓣膜病的血流动力学改变;
  2. 熟悉二尖瓣和主动脉瓣的病变的病理生理、临床表现、诊断要点;
  3. 掌握风湿性心瓣膜病的护理诊断、护理措施及其依据。
- **能力目标**
  1. 运用病例,制订护理计划,采取护理措施,培养综合分析能力;
  2. 根据所学知识,为患者进行健康教育指导。

【知识背景】

风湿性心脏瓣膜病,是临床上最常见的心脏瓣膜病,是风湿性瓣膜炎反复发作而导致的心脏瓣膜损害,主要累及 40 岁以下的人群,女性多见。最常累及的瓣膜为二尖瓣,其次为主动脉瓣。若有两个或两个以上瓣膜同时受累,临床上称为联合瓣膜病变,多见于二尖瓣狭窄伴主动脉关闭不全。

二尖瓣狭窄:几乎全为风湿性。2/3 的患者为女性,约半数患者无急性风湿热史,但多有反复链球菌感染史。其病理生理变化为:当二尖瓣口面积小于正常($4\sim5cm^2$)的 1/2 以上时,出现严重的机械性循环障碍,当舒张期血液从左心房流入左心室时灌流不畅,使左心房扩大,压力增高,致使肺静脉和肺毛细血管压力升高,继而扩张瘀血。肺动脉压随之被动增高,肺小动脉从痉挛到硬化,引起右心室肥厚和扩大,最后发展到右心衰竭。

二尖瓣关闭不全:主要原因是风心病,也可因二尖瓣脱垂、先天性畸形、心内膜炎或心肌

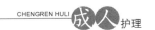

梗死后乳头肌断裂而发生。其病理生理变化为:左心室收缩时,由于二尖瓣关闭不全,部分血液反流入左心房,左心房因同时接受肺静脉与反流的血液而扩大;心室舒张时,左心房血液过多地流入左心室,左心室负荷过重而扩大,最后导致左心衰竭。

主动脉瓣关闭不全:由风湿性引起的,常常与二尖瓣狭窄并存。主动脉瓣由于风湿性炎症病变使瓣膜增厚、硬化、缩短、变形,造成主动脉瓣关闭不全。其病理生理变化为:由于主动脉瓣关闭不全,左心室舒张时,主动脉内血液大量反流至左心室,左心室既接受左心房,又接受主动脉反流的血液而使其容量明显增加而显著扩大,此时主动脉因反流,其血液明显减少导致舒张压下降。在心室收缩时,左心室大量血液进入主动脉使收缩压增高,脉压增大。由于左心室长期负荷过重最后引起左心功能不全。

主动脉瓣狭窄:孤立的主动脉瓣狭窄往往为先天性或钙化性主动脉瓣狭窄,少数也可由风湿性引起,多合并主动脉瓣关闭不全及二尖瓣病变。其病理生理变化为:主动脉瓣口面积正常时＞3.0cm²,当＞1.0cm² 时,左心室射血受阻,主动脉血明显减少,引起心、脑及全身动脉缺血,同时左心负荷过重、肥大、左心功能不全。

【工作任务—案例导入】

患者,女,35 岁,风湿性心脏病病史 15 年,重度二尖瓣狭窄,医生决定于明天上午 8:30 行二尖瓣置换术。

任务导向:

1.除了常规术前准备外,还需准备哪些检查? 术前护理有哪些?

2.该患者的术后护理措施有哪些?

3.针对该患者应如何进行健康指导?

【护理工作过程】

(一)护理评估

1.二尖瓣狭窄

(1)症状。代偿期无症状或仅有轻微症状,失代偿期可有劳累后呼吸困难、咳嗽、咯血、声音嘶哑等症状,右心受累期可表现为食欲下降、恶心、腹胀、少尿、水肿等。

(2)体征。二尖瓣面容,心尖部可触及舒张期震颤,听诊心尖部第一心音亢进,心前区可闻舒张期隆隆样杂音。肺动脉瓣区第二音亢进伴分裂。有右心功能不全时可有颈静脉怒张、肝大、下肢浮肿等。

(3)辅助检查。X 线检查:左心房扩大,严重者可见食管压迹,肺动脉段突出,右心室扩大,心外形呈梨形(二尖瓣型),有肺瘀血征;心电图检查:二尖瓣型 P 波,并可出现各类心律失常,以心房颤动最常见;超声心动图检查:为确诊二尖瓣狭窄的可靠方法。M 型示二尖瓣前叶活动曲线双峰消失,呈城墙样改变,前叶与后叶呈同向运动,左心房扩大。二维超声心动图显示狭窄瓣膜的形态和活动度,可测量瓣口开放面积,正确提供房室大小。食管心脏超声对检出左心房血栓的意义极大。

2.二尖瓣关闭不全

(1)症状。早期无症状,后期出现心悸、气急等左心功能不全的症状。

(2)体征。心尖搏动及心浊音界向左下移位,心尖区第一心音减弱,可闻及全收缩期粗糙的吹风样杂音,向左下及左背部传导。

（3）辅助检查。X 线检查:左心室、左心房增大,肺瘀血和肺间质水肿征,肺动脉段突出;心电图检查:可有左心室肥厚及继发 ST-T 改变,常见心房颤动;超声心动图检查:左心房、左心室扩大;超声心动图:M 型显示 EF 斜率降低,A 峰消失,后叶前移和瓣膜增厚;二维超声心动图显示狭窄瓣膜的形态和活动度(如图 3-4-1 所示)。

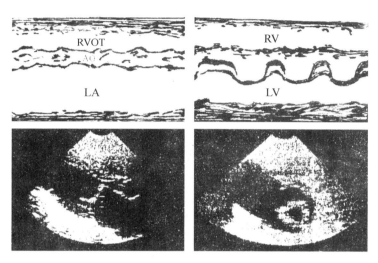

图 3-4-1　超声心动图

3.主动脉瓣关闭不全

（1）症状。早期有头部搏动感,较重时出现头晕、心绞痛,后期左心功能不全表现为呼吸困难,最初为劳力性呼吸困难,随后发展为夜间阵发性呼吸困难和端坐呼吸。

（2）体征。主要体征是主动脉第二听诊区闻及高音调递减型、哈气样舒张期杂音,前倾坐位时明显,并向心尖区传导;部分患者在心尖区可闻及舒张早、中期隆隆样杂音但不伴有第一心音亢进。

周围血管征:脉压增大,与心脏收缩一致的点头动作、水冲脉、毛细血管搏动征、枪击音、股动脉收缩期与舒张期双重杂音等。

（3）辅助检查。X 线:左室明显扩大,呈靴形心;心电图:左室肥大,ST-T 改变;超声心动图:主动脉高速射流。

4.主动脉狭窄

（1）症状。狭窄程度轻者多无明显症状。中、重度狭窄可有劳累后呼吸困难、晕厥、顽固性心绞痛三联征表现。个别患者出现急性左心功能不全,甚至猝死。

（2）体征。心尖搏动呈抬举性,主动脉瓣听诊区可触及收缩期震颤,并可闻及粗糙而响亮的收缩期喷射性杂音,向颈部、心尖区传导。主动脉瓣区第二心音减弱,脉细弱、脉压减小、血压偏低。

（3）辅助检查。X 线:左心室正常或轻度扩大,左心房增大,主动脉瓣钙化;心电图检查:左心室肥厚及继发 ST-T 改变,可有房室传导阻滞、房颤等;超声心动图检查:为诊断本病的最重要方法。左心室壁增厚,主动脉瓣开放幅度减低。多普勒超声可测出主动脉瓣口面积

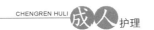

及跨瓣压差。左心导管术可直接测出左心室与主动脉之间有明显的跨瓣压差。

5. 并发症

(1)充血性心力衰竭。这是风心病最常见的并发症,也是风心病的主要死因,常因呼吸道感染而诱发。

(2)心律失常。以心房颤动最常见,多见于二尖瓣狭窄患者,开始可为阵发性,此后可发展为持续性。心律失常为诱发心功能不全、栓塞、急性肺水肿的主要原因之一。

(3)急性肺水肿。这是重度二尖瓣狭窄的严重并发症,病死率较高。这些患者突然出现严重阵发性呼吸困难、发绀、咳粉红色泡沫痰,肺内布满湿啰音。

(4)血栓栓塞。左心房扩张、瘀血和心房颤动的患者,在心房内易形成血栓,血栓脱落随血液运行而造成动脉栓塞,以脑栓塞最多见。其次可见于下肢动脉、肠系膜动脉、视网膜中央动脉等。

(5)亚急性感染性心内膜炎。较少见。

(6)肺部感染。较常见,为诱发心功能不全的主要原因之一。

(二)护理诊断

1. 首要护理诊断

(1)有感染的危险。与呼吸道抵抗力降低有关。

(2)潜在并发症。心力衰竭、心律失常、潜在血栓、亚急性细菌性心内膜炎等。

2. 主要护理诊断

(1)活动无耐力。与心输出量减少、组织缺氧有关。

(2)疼痛。与心肌缺血有关。

(三)护理目标

患者主诉活动时无不适,耐力增加;患者主诉疼痛减轻;注意保暖,加强耐寒锻炼,防止呼吸道感染;患者能描述风心病的症状、治疗及保健措施。

(四)治疗与护理

1. 治疗原则　内科治疗目的是防止病情进展,减轻症状;防止风湿活动,改善心功能,防治并发症。

(1)预防与治疗风湿活动,如长期甚至终身肌注节星青霉素 120 万 U,1 次/月;口服抗风湿药物如阿司匹林等。

(2)并发症治疗。心功能不全者应用强心剂、利尿剂和血管扩张剂;并发呼吸道感染或感染性心内膜炎者给予足够疗程的抗感染治疗;并发心房颤动者应控制心室率及抗凝治疗,以防诱发心功能不全或栓塞。

(3)外科治疗是根本性解决瓣膜病的手段。常用方法有扩瓣术、瓣膜成形术、瓣膜置换术等,具体应根据病情做出选择。

1)二尖瓣闭式扩张术;适用于儿童瓣膜病。

2)直视成形术;适用于瓣膜狭窄合并关闭不全。

3)瓣膜替换术;适用于瓣膜病变较重,无法成形者。人工瓣膜分成机械瓣膜和生物瓣膜,前者术后需终身抗凝。

(4)介入治疗主要针对二尖瓣狭窄、肺动脉瓣狭窄、主动脉瓣狭窄者,可行经皮球囊瓣膜扩张成形术。

1)经皮球囊二尖瓣扩张术:主要适应证:二尖瓣中至重度狭窄,瓣叶柔软,无明显钙化,心功能控制在Ⅱ～Ⅲ级;无中度以上关闭不全;左心房内无血栓;无或轻度主动脉瓣病变。

2)经皮主动脉瓣球囊扩张术:主要适应证:主动脉瓣中或重度狭窄,瓣叶柔软无明显钙化,无中度以上关闭不全,无二尖瓣中度以上病变。

2. 护理措施

(1)病情观察。注意观察体温、脉搏及心脏杂音变化;观察有无鼻涕、鼻塞、咳嗽、咽喉不适、咽喉充血、扁桃体充血肿大;观察有无发热、关节肿痛、皮肤损害等风湿活动的表现;体温超过 38.5℃时给予物理降温,每 4 小时一次测量体温并记录降温效果。

(2)一般护理。给予高热量、高蛋白、高维生素、易消化饮食,以促进机体恢复;保证充足的睡眠,活动量根据心功能分级决定,以不出现不适症状为度;保持病室内空气流通,温湿度适宜。

(3)针对性护理。当感染发生时,嘱患者多饮白开水,遵医嘱给予抗生素及抗风湿药物治疗,观察其疗效和副作用。如阿司匹林可导致胃肠道反应、柏油样便、牙龈出血等副作用;做好口腔与皮肤护理,出汗多的患者应勤换衣裤、被褥,防止受凉。

(4)心理护理。对患者的病情进行解释和分析,及时调整患者的情绪;向需要手术的患者介绍术前的准备、术中的配合和术后的注意事项的重要性,使他们保持良好的心态积极应对。

(5)并发症护理。

1)心力衰竭:监测生命体征,评估患者有无呼吸困难、乏力、食欲减退、尿少等症状,检查有无肺部湿啰音、肝大、下肢水肿等体征;减轻心脏负担,按心功能级别适当安排休息和活动;饮食:摄取易消化、低胆固醇、低钠、高蛋白、富维生素食物,少量多餐;积极预防和控制感染,纠正心律失常,避免劳累和情绪激动,以免诱发心力衰竭。

2)心律失常的预防和护理:帮助患者稳定情绪,学会自我监测心率,一旦发现异常及时与医生联系。

3)栓塞的预防及护理:阅读超声心动图报告,注意有无心房、心室扩大及附壁血栓,心电图有无异常(尤其是心房颤动);遵医嘱使用抗心律失常、抗血小板聚集的药物,预防附壁血栓形成;左房内有巨大附壁血栓者应严格卧床休息,以防脱落造成其他部位栓塞;病情允许时应鼓励并协助患者翻身、抬高下肢、用温水泡脚或下床活动,防止下肢深静脉血栓形成;密切观察有无栓塞征象,一旦发生:①立即报告医师;②给予溶栓、抗凝治疗;③测下肢周径,观察其颜色和温度;④抬高患肢,局部用 50% 的硫酸镁湿敷,红外线照射;⑤密切观察足背动脉的搏动情况,及时发现阻塞情况。

4)亚急性感染性心内膜:观察有无发热、心悸、皮肤黏膜瘀点、脑栓塞等表现;患者卧床休息,高蛋白、高热量、高维生素饮食,出汗时及时擦干,防止便秘,检查时严格无菌操作,按医嘱使用抗生素。

(6)外科治疗的护理。

1)术前准备:化验检查:除三大常规、肝、肾功能外,有凝血机制的检查、溶血检查、水、电解质及血气分析;辅助检查:胸部 X 线、心电图、心脏超声检查、肺功能检测、体重、身长测定、

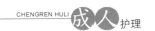

周围静脉压的测定、导管检查心血管造影、MRI 等。

2)术前护理:①心理护理:向患者讲解手术的经过及注意事项,取得患者及家属的理解和配合;②一般护理:注意保暖、防止感染,减少和避免诱发因素;注意休息;加强营养、吸氧和密切观察病情。③做好术前常规护理外,术前 1~3d 停用洋地黄、利尿剂、测体重、查血钾等。

3)术后护理:监护室监护:24h 连续心电监护,持续 48~72h,做好有创测压,直至病情稳定;循环压力监护:血压监测、CVP、左心房和左心室及肺楔压监测,及时发现有无心律失常,配合医生用药;气管监护:做好气管插管期间的护理、拔除气管插管后护理,做好呼吸机护理和呼吸道的管理,实施胸部物理疗法,预防肺部感染;体温监护:注意观察有无发热、观察皮肤的颜色变化,一旦发现异常及时通知医生,根据药敏试验使用有效的抗生素治疗;观察有无低心排血综合征的表现,观察心率、心律、血压和尿量的变化,测尿比重、尿 pH 值、做好留置导尿的护理,观察有无心、脑、肾缺血的表现,正确记录出入液量,维持水、电解质平衡;抗凝治疗:术后 3 天开始抗凝治疗,持续 3~6 个月(生物瓣膜)或终身抗凝(机械瓣膜),抗凝常用新抗凝片和华法林,抗凝期间注意有无出血的表现;做好心包、前纵隔或胸腔引流管的护理;做好输液护理、皮肤护理、饮食护理;拔管后,做好饮食护理,由流质饮食逐渐过渡到半流质和普食。注意休息,逐渐增加活动量。

(7)健康指导。

1)对术后患者指导:心瓣膜置换术后患者的自我保护,对于保证手术效果,延长手术后生存期和提高术后生存质量至关重要。为此,在术后康复期,应对患者加强健康宣传,使患者掌握抗凝药物应用的注意事项,掌握自我护理保健知识。

2)心理指导:使患者保持心情舒畅,避免情绪激动。

3)饮食指导:饮食中适当增加纤维素类食物,少量多餐,不宜过饱。

4)休息和活动指导:保证患者充足的睡眠,活动量根据心功能分级决定,以不出现不适症状为度。

5)用药指导:告知患者定时服药的重要性和正确服药的方法。

6)防寒保暖指导:尽可能改善居住环境中潮湿、阴暗等不良条件,保持室内空气流通、温暖、干燥,阳光充足,防止风湿活动。

7)预防性指导:在拔牙、内镜检查、导尿术、分娩、人工流产等手术操作前应告诉医师自己有风心病史,以便于预防性使用抗生素,劝告扁桃体反复发炎者在风湿活动控制后 2~4 个月手术摘除扁桃体。育龄妇女要根据心功能情况在医师指导下控制好妊娠与分娩。

(五)护理评价

患者活动耐力是否增加;疼痛是否减轻;能否描述风心病的症状、治疗及保健措施。

(袁爱娣)

任务 3-5　心肌病患者的护理

★ 学习目标

- **知识目标**
  1. 熟悉心肌的解剖结构和生理功能；
  2. 掌握扩张型心肌病和肥厚型心肌病的病因、临床特点、治疗原则。
- **能力目标**
  1. 运用病例，制订护理计划，采取护理措施，培养综合分析能力；
  2. 根据所学知识，为患者进行健康教育指导。

【知识背景】

心肌病也称为原发性心肌病（primary cardiomyopathy），是一组原因不明的、以心肌病变为主的心脏病。本病可分为四种类型，即扩张型心肌病、肥厚型心肌病、限制型心肌病和未定型心肌病，其中以扩张型心肌病的发病率最高，男多于女，比例为 2.5∶1；其次是肥厚型心肌病，被认为是常染色体显性遗传疾病。这里主要介绍扩张型和肥厚型心肌病。

扩张型心肌病

扩张型心肌病（dilated cardiomyopathy）是以心脏扩大（特别是左心室扩大）、室壁变薄、心室收缩功能不全为特征的心脏病，可产生充血性心力衰竭，常合并心律失常，病死率较高。

其病因尚不清楚，可能与病毒、细菌、药物中毒和代谢异常等所致各种心肌损害有关，病毒性心肌炎也可发展为扩张型心肌病。有人认为，扩张型心肌病是一种自身免疫过程引起的疾病。病理上心脏呈球形增大，心肌松弛无力。主要侵犯左心室，以心腔扩张为主、心室收缩（泵）功能降低，以上舒张期血量和压力升高，心排血量降低，是本病的病理生理变化。

治疗原则：主要是对症治疗，有心功能不全时与一般心衰处理相同。给予洋地黄、利尿剂和血管扩张剂；另外可用 β 受体阻滞剂、抗凝剂（预防血栓）和硝酸酯类（控制心绞痛）。有条件的患者可心脏移植。

肥厚型心肌病

肥厚型心肌病（hypertrophic cardiomyopathy）是以心肌非对称性肥厚、心室内腔变小、左心室血液充盈受阻、舒张期顺应性下降为特征的原因不明的心肌疾病。临床根据左心室流出道有无梗阻而分为梗阻性肥厚型及非梗阻性肥厚型心肌病。

常有明显的家族史，为常染色体显性遗传性疾病。有人认为高血压、儿茶酚胺代谢异常、高强度运动为其促发因素。

治疗原则：β 受体阻滞剂为最常用，如倍他洛克、普萘洛尔等，钙通道阻滞剂也可使用，如维拉帕米等，慎用洋地黄和利尿剂，禁用硝酸酯类。手术治疗可切除部分肥厚的室间膈，但少用。

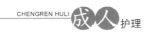

【工作任务一案例导入】

患者,男,65 岁,活动后心悸,胸闷、气急 2 月余。2 月前患者于上楼梯、干重活后气急、心慌、胸闷,休息片刻后症状减轻或消失,无咳嗽、咯血等症状。1 周来因感冒,上述症状加重,3 天来不能平卧。

既往体健,母亲在他 15 岁时死于"心脏病",父亲健在。

护理体检:P 116 次/min,BP 128/82mmHg,R 28 次/min;口唇、指甲中毒发绀,两肺底闻及中等量湿啰音,心尖区触及收缩期震颤,心浊音界向两侧扩大,心率为 115 次/min,心前区闻及 4 级收缩期杂音,肝脾未及,下肢无水肿。

心电图:频发多源性室性期前收缩。

心脏 B 超:左心室舒张末期直径 65mm,左心房舒张末期直径 58mm,二尖瓣中度反流。

初步诊断:扩张型心肌病;室性期前收缩;心功能Ⅲ级。

任务导向:

1.该患者主要的护理措施有哪些?

2.如何向患者进行健康教育?

【护理工作过程】

(一)护理评估

1.健康史　了解家庭成员的健康状况,明确家庭成员中有无发生猝死的情况,病程中有无反复发生晕厥现象等。

2.身体评估

(1)扩张型心肌病临床表现。

1)症状:起病缓慢,以收缩期泵血功能障碍,表现为活动后气促、胸闷、心悸、夜间阵发性呼吸困难,重者出现端坐呼吸等症状。

2)体征:可有心脏扩大、奔马律和严重心律失常、皮下水肿、浆膜腔积液、肝肿大,部分患者有栓塞现象。

3)辅助检查:X 线检查心脏普遍扩大、肺充血明显(图 3-5-1);心电图明显的 ST-T 波改变,各种心律失常、超声心动图可见左、右心室左心房扩大、左心室流出道增宽、心室壁活动度减少等。

(2)肥厚型心肌病临床表现。

1)症状:部分患者可完全无自觉症状而在体检中被发现或猝死。非梗阻性肥厚型心肌病患者的临床表现类似扩张型心肌病。梗阻性肥厚型心肌病患者可有劳累性呼吸困难、心悸和心绞痛,也有人伴有流出道梗阻而晕厥,甚至神志丧失而猝死。

2)体征:体检可有心脏轻度扩大,能听到第四心音,心尖部听到收缩期杂音。流出道梗阻者可在胸骨左缘第 3～4 肋间听到较粗糙的喷射性收缩期杂音。

3)辅助检查:胸部 X 线检查:心功能不全时心影左缘明显突出,升主动脉无扩张;心电图检查:最常见左心室肥厚伴劳损及病理性 Q 波、各种心律失常;超声心动图对本病诊断有非常重要的意义,检查可示室间隔的非对称性肥厚,舒张期室间隔厚度与左心室后壁厚度之比大于或等于 1.3,左心室流出道狭窄、心室壁活动度减少等;心血管造影的主要征象:左心室流出道的倒锥形狭窄、心腔变形、缩小,半数病例可继发二尖瓣关闭不全,冠状动脉及分支开通,甚至轻度扩张。

原发性心肌病(肥厚型),胸部正位示心脏未见明显增大,左心缘圆隆,两肺血管纹理正常。左心室造影左前斜位(图 3-5-2)示收缩期时左心室流出道轻度狭窄,左心室腔前缘凹陷,充盈缺损,提示室间隔肥厚。

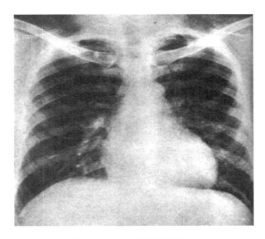

图 3-5-1　心脏普遍增大

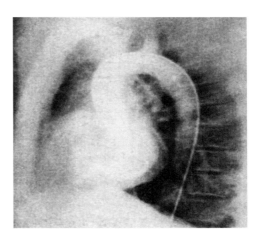

图 3-5-2　左心室造影左前斜位

(二)护理诊断

1. 首要护理诊断

潜在并发症　心力衰竭、心律失常、栓塞和感染。

2. 主要护理诊断

(1)活动无耐力。与心肌收缩无力、心排血量减少有关。

(2)气体交换受损。与左心衰竭有关。

(3)疼痛。与肥厚心肌相对缺血、缺氧有关。

(三)护理目标

保持组织正常灌流,表现为脉搏有力、皮肤温暖、毛细血管充盈;患者能够维持正常的自主呼吸;患者主诉疼痛次数减少、程度减轻;患者不发生感染、体温正常,病情稳定;患者情绪稳定、乐观,配合治疗。

(四)治疗与护理

1. 一般护理　病情观察:注意观察胸痛性质、特征及血压、心律等,发现潜在引起猝死危险的心律失常或其他情况,应立即报告医生,协助采取积极处理措施。环境:安静、舒适;卧床休息,限制活动。饮食:高蛋白、高纤维素、易消化,少量多餐,保持大便通畅,戒烟酒。

2. 针对性护理　持续给氧,避免剧烈活动、持重、屏气等;做好用药护理,遵医嘱使用 β 受体阻滞剂和钙阻滞剂,注意观察不良反应,严密监测有无洋地黄中毒、水电解质紊乱。

3. 并发症护理　严密监测心律、心率、血压等变化,一旦出现心衰、严重心律失常或栓塞等征兆时,及时通知医生积极配合抢救。

4. 心理护理　经常与患者交谈,以了解其思想动态,及时消除患者的不良情绪。

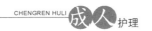

5. 健康指导

（1）告诉患者本病预后，使患者理解卧床休息和限制活动的重要性；指导患者学会放松，促进休息和缓解疼痛。

（2）饮食以低盐、富营养、高维生素的食物，避免高糖、高脂饮食和刺激性食品、少量多餐。

（3）注意保暖防寒，减少呼吸道感染。

（4）消除诱因：扩张性心肌病应防止过度劳累，避免病毒感染、酒精中毒等导致心肌受损的因素；肥厚性心肌病应指导患者避免剧烈运动、屏气、情绪激动或持重等，以减少猝死的发生。

（5）坚持科学安全用药，观察不良反应，及时复诊。

（五）护理评价

患者组织灌流是否正常；自主呼吸是否正常；疼痛是否减轻或消失；有无感染；情绪是否稳定、乐观，能否配合治疗。

（袁爱娣）

任务 3-6　高血压患者的护理

学习目标

- **知识目标**
  1. 熟悉原发性高血压的概念、分类、发病相关因素以及诊断标准；
  2. 掌握原发性高血压、高血压脑病以及高血压危象的临床表现；
  3. 了解原发性高血压的治疗原则；
  4. 掌握高血压患者的饮食护理和用药护理的措施。
- **能力目标**
  1. 结合所学知识，能制定出有效的护理措施；
  2. 为患者及家属做好原发性高血压相关知识的健康指导。

【知识背景】

高血压（hypertension）是以体循环动脉血压增高为主要表现的临床症候群，是最常见的心血管疾病。世界卫生组织和国际高血压协会（WHO/ISH）1999 年版将高血压定义为：未服高血压药情况下，正常成人动脉的收缩压（SBP）≥140mmHg 和（或）舒张压（DBP）≥90mmHg。绝大多数高血压患者的病因不明，称原发性高血压（primary hypertension）。在不足 5％ 的病例中，血压升高是某些疾病的一种表现，其病因明确，故称为继发性高血压。

（一）分类

根据 WHO/ISH 提出的分类标准，将 18 岁以上成年人的血压按不同的水平分类如下（见表 3-6-1）：

表 3-6-1　血压水平的定义和分级

级别	收缩压（mmHg）	舒张压（mmHg）
理想血压	＜120	＜80
正常血压	＜130	＜85
正常高值	130～139	85～89
1 级高血压（轻度）	140～159	90～99
2 级高血压（中度）	160～179	100～109
3 级高血压（重度）	≥180	≥110
单纯收缩期高血压	≥140	＜90
亚组（临界收缩期高血压）	140～149	＜90

当收缩压和舒张压分属于不同分级时，以较高的级别作为标准。

（二）病因

原发性高血压病因不明，与发病有关的因素有：

1. 年龄　发病率有随年龄增长而增高的趋势，40 岁以上者发病率高。

2. 饮食　摄入食盐多者，高血压发病率高，多数人认为低钙、高蛋白质摄入属于升压因素，饮酒量与血压水平呈线性相关。

3. 体重　超重或肥胖者发病率高，其发病率是体重正常者的 2～6 倍，腹型肥胖者易发高血压。

4. 遗传　高血压有明显的家族聚集性，约 60％的高血压患者有家族史，往往发病早，病情偏重，进展较快，治疗效果和预后较差。

5. 环境与职业　在有噪音的工作环境，过度紧张的脑力劳动均易发生高血压，城市中的高血压发病率高于农村。

【工作任务一案例导入】

患者，男，48 岁，以"头晕、头痛 5 年"为主诉入院。患者于 5 年前出现头晕、头胀痛及嗜睡表现，紧张时加重，当时未进行特殊治疗。3 年前受强烈精神刺激后出现严重头晕、头痛，在当地医院就诊，当时测血压 190/110mmHg。给予降压治疗后，症状明显减轻。此后，间断服用降压药物控制血压，血压在 140～160/95～100mmHg 间波动。患者患病以来无活动后心悸、气促，无少尿及下肢水肿，无心前区不适及疼痛。

既往健康，无手术外伤史，无药物过敏史，无长期饮酒史，吸烟 22 年，20 支/d，家族中父亲患原发性高血压，60 岁时死于急性心肌梗死。

体格检查：体温 36.2℃，脉搏 90 次/min，呼吸 18 次/min，血压 160/105mmHg，反应敏捷。发育正常，营养良好，多血质面容。无颈静脉怒张，颈部血管无杂音，甲状腺无肿大。双肺检查正常，心界不大，心率 90 次/min，主动脉瓣区第二心音亢进，律齐，无杂音。腹部平软，无压痛、反跳痛，未触及异常包块，肝、脾肋下未及，肝、肾区无叩痛，移动性浊音（一），未闻及血管杂音。双下肢无水肿；双侧膝反射正常，病理反射未引出。眼底检查未见异常。

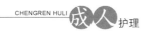

任务导向：

1. 该患者目前存在哪些护理诊断？

2. 对患者及家属如何进行健康指导？

3. 指导该患者在平时饮食中应注意哪些问题？

【护理工作过程】

(一)护理评估

1.健康史 了解高血压的起病方式、发病年龄、患者家族成员有无患有高血压；询问患者的职业、饮食和嗜好等生活方式；询问女性患者是否长期使用口服避孕药；了解平时的血压水平，有无接受药物治疗、是否能坚持服药、已经使用过哪些降压药。

2.身体评估

(1)一般症状。多数起病缓慢，病情发展缓慢，早期常无症状，约半数患者于体格检查或因其他疾病就医测量血压时才发现有高血压，少数患者甚至在出现心、脑、肾等并发症时才发现高血压。一般可有头痛、头晕、耳鸣、眼花、健忘、注意力不集中、心悸、气急、疲劳等症状。原发性高血压患者的临床表现与血压增高程度可不一致。

(2)体征。早期血压波动性升高，在精神紧张、情绪波动、劳累时血压暂时升高，休息后降至正常。随着病情进展，血压呈持续性升高。主动脉瓣区第二心音亢进呈金属音调，主动脉瓣区收缩期吹风样杂音，长期持续高血压可有左心室肥大体征。

(3)靶器官损害。血压持续升高，造成靶器官损害，并可出现相应的表现(见表 3-6-2)。

表 3-6-2　靶器官损害的临床情况

心脏疾病	肾脏疾病	脑血管疾病	血管疾病
心肌梗死	糖尿病肾病	缺血性卒中	夹层动脉瘤
心绞痛	肾功能衰竭	脑出血	症状性动脉疾病
冠状动脉血运重建	血肌酐浓度 $177\mu mol/L$	短暂性脑缺血发作	视网膜出血或渗出
充血性力衰竭			视神经乳头水肿

1)心脏：长期血压升高使心脏尤其左心室后负荷过重，致使左心室肥厚、扩大，形成高血压性心脏病，最终导致左心衰竭。可出现劳力性呼吸困难、阵发性呼吸困难和端坐呼吸。长期血压升高促进动脉粥样硬化的形成而发生冠心病。

2)肾脏：长期高血压可致肾小动脉硬化，引起肾单位萎缩、消失，最终导致功能衰竭(血肌酐＞$177\mu mol/L$)或糖尿病肾病。肾功能减退时，可引起夜尿、多尿、尿中含蛋白、管型及红细胞，尿浓缩功能低下，出现氮质血症及尿毒症。肾功能衰竭是恶性高血压死亡的最常见原因。

3)脑：长期血压升高使脑血管硬化，在此基础上可发生短暂性脑缺血发作、脑动脉血栓形成、腔隙性脑梗死和颅内微小管瘤，如动脉瘤破裂则引起脑出血。

4)血管：①持续的血压升高，可引起胸主动脉扩张和屈曲延长。当主动脉内膜破裂时，血液外渗可形成主动脉夹层动脉瘤，是原发性高血压少见而严重的并发症之一。下肢动脉粥样硬化，可引起间歇性跛行，并存严重糖尿病病变者可造成肢体坏疽。②视网膜动脉硬化早期视网膜动脉痉挛,动脉变细,属Ⅰ级。以后发展为视网膜动脉狭窄硬化,动静脉交叉压迫,属Ⅱ级。眼底出血或棉絮状渗出是Ⅲ级。视神经乳头水肿为Ⅳ级。眼底出血可使患者视力下降,甚至失明。

(4)高血压急症。

1)恶性高血压(accelerated malignant hypertension):多见于青、中年患者,发病快。主要表现为血压明显升高,持续舒张压>130mmHg,眼底、肾损害比较明显,尤其是肾衰竭,最后出现心、脑功能障碍。

2)高血压危象(hypertensive crisis):指高血压患者在短期内,周围小动脉持续痉挛,血压明显升高,以收缩压升高为主,收缩压可高达260mmHg,并出现头痛、烦躁、心悸、恶心、呕吐、视力模糊等征象。常因紧张、疲劳、寒冷、嗜铬细胞瘤阵发性高血压发作、突然停服降压药等诱因诱发。

3)高血压脑病(hypertensive encephalopathy):指血压突然或短期内迅速升高的同时,出现中枢神经功能障碍征象。脑小动脉严重而短暂地收缩,脑循环急剧障碍,导致脑水肿、颅内压增高,表现为严重头痛、呕吐和神志改变。较轻者仅出现烦躁、意识模糊,较重者可出现抽搐、癫痫样发作、昏迷。

(5)高血压危险度分层。

原发性高血压的严重程度并不单纯与血压的升高程度有关,必须结合患者总的心血管疾病的危险因素(见表 3-6-3),靶器官的损害(左心室肥厚、蛋白尿、血肌酐浓度轻度升高、超声或其他检查证实有粥样斑块、视网膜普遍或灶性动脉狭窄)及患者并存的临床情况做全面的评价。

表 3-6-3　影响预后的心血管疾病的危险因素(WHO/ISH,1999)

用于危险分层的危险因素	加重预后的其他危险因素
收缩压和舒张压水平(1～3 级)	高密度脂蛋白胆固醇降低
男性>55 岁	低密度脂蛋白胆固醇升高
女性>65 岁	糖尿病伴微量蛋白尿
吸烟	葡萄糖耐量减少
总胆固醇>5.72mmol/L(220mg/dl)	肥胖
吸烟	以静息为主的生活方式
糖尿病	血浆纤维蛋白原增高
早发心血管疾病家族史	
(发病年龄:男<55 岁,女<65 岁)	

危险度分层可根据血压水平、结合危险因素、靶器官的损害及患者并存的临床情况,将患者分低、中、高、很高危组(见表 3-6-4)。

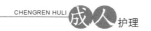

表 3-6-4　危险度分层

	血压(mmHg)		
	高血压Ⅰ级	高血压Ⅱ级	高血压Ⅲ级
	(140~159/90~99)	(160~179/100~109)	(≥180/≥110)
Ⅰ无其他危险因素	低危	中危	高危
Ⅱ1~2个危险因素	中危	中危	很高危
Ⅲ>3个危险因素或靶器官损害或糖尿病	高危	高危	很高危
Ⅳ并存临床情况	很高危	很高危	很高危

3.辅助检查

(1)血压检测。24h 动态血压监测(ABPM),有助于判断血压升高严重程度,了解血压昼夜节律,指导降压治疗以及评价降压药物疗效。血压随季节、昼夜、情绪等因素有较大波动。

(2)心电图。了解是否出现左心室肥大或伴劳损。

(3)超声心动图。在识别高血压引起的左心室肥厚方面,超声心动图为非常有意义的辅助检查。

(4)X 线检查。胸片可示左心室扩大。

(5)实验室检查。尿常规、血糖、血胆固醇、血甘油三酯、肾功能、血尿酸等检查有助于发现相关的危险因素和靶器官损害。

(二)护理诊断

1.首要护理诊断

(1)头痛。与血压升高有关。

(2)有受伤的危险。与血压升高致头晕、视力模糊以及使用降压药物引起的直立性低血压等有关。

(3)潜在并发症。高血压危象,高血压脑病、心力衰竭、肾功能衰竭。

2.主要护理诊断

(1)知识缺乏。缺乏原发性高血压的饮食、药物治疗的有关知识。

(2)焦虑。与血压未能满意控制、出现并发症有关。

(3)营养失调:高于机体需要量。与摄入热量过多、缺乏运动有关。

(三)护理目标

(1)头痛减轻,并能识别引起头痛的诱因。

(2)患者及家属能复述避免受伤的措施,患者没有摔倒或受伤。

(3)能够有效预防患者发生高血压急症,若发生高血压急症时,病情能及时发现并得到控制,急症发生时患者能避免受伤。

(4)患者及家属能复述高血压饮食、药物治疗的相关知识。

(5)患者主诉焦虑有所减轻,并能积极配合治疗,控制血压。

(6)患者及其家属能复述高血压患者的饮食、运动的相关知识。

(7)预防并发症的发生。

(四)治疗与护理

1. 治疗原则　原发性高血压治疗的目的是:使血压下降至正常或接近正常范围;预防或延缓并发症的发生。

(1)非药物治疗。合理饮食、减轻体重、增强运动或保持良好心态,避免紧张,保证适当睡眠等其他生物行为方法。

(2)降压药物治疗。这是目前治疗高血压最有效的方法,当健康的饮食和锻炼不能有效控制血压的时候,应服药。

1)降压药的种类(表 3-6-5)。

表 3-6-5　降压药的种类

种类	常用药物	药理作用	使用方法	主要副作用
利尿剂	排钾利尿剂:氢氯噻嗪、呋塞米	抑制钠、水重吸收,减少血容量,降低心排血量	氢氯噻嗪:25mg,1~3次/日;呋噻咪:20mg,1~2次/日;氨苯喋啶:50mg,1~3次/日;	低钾、低氯性碱中毒、血糖、血尿酸升高
	保钾利尿剂:氨苯喋啶、安体舒通			
β受体阻滞剂	阿替洛尔(氨酸心安)、美托洛尔(倍他乐克)	减慢心率,使心排血量减低,以及使外周循环顺应性改变以保持外周血流量	阿替洛尔:12.5~25mg,1~2次/日;美托洛尔:25~50mg,1~2次/日;	心动过缓、支气管收缩(阻塞性支气管疾病患者禁用)
钙通道阻滞剂(CCB)	硝苯地平、非洛地平(波依定)、氨氯地平(络活喜)、维拉帕米	通过阻滞 Ca^{2+} 内流以及细胞内 Ca^{2+} 移动而影响心肌和平滑肌收缩,使心肌收缩力降低,外周血管扩张,阻力下降,血压下降	硝苯地平:10mg,2~3次/日;	颜面潮红、头痛、水肿
血管紧张素转换酶抑制剂(ACEI)	卡托普利、依那普利、贝那普利(洛丁新)、培哚普利	通过抑制转换酶(ACE)而使血管紧张素Ⅱ生成减少	卡托普利:12.5~25mg,3次/日;依那普利:2.5~5mg,2次/日;	干咳、味觉异常、头痛、皮疹、肾功能损害
血管紧张素Ⅱ受体抑制剂(ARB)	氯沙坦(科素亚)、缬沙坦、依普沙坦、替米沙坦	可阻止血管紧张素Ⅱ与AⅡ受体结合及选择性地与AT1受体结合	氯沙坦:50~100mg,1次/日;	头晕
α₁受体阻滞剂	哌唑嗪	选择性阻滞突触后 α₁ 受体而引起血管阻力下降,产生降压作用	哌唑嗪:1~2mg,2次/日;	心悸、头痛、嗜睡

2)降压药物的选择与联合应用。

一般根据个体对药物的敏感程度和身体条件,先从小剂量开始,使用2~3周后,血压控制在正常范围以下,可持续用药,若不能控制,可换药或联合用药。

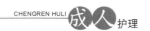

（3）高血压急症的治疗。

1）卧床休息、吸氧，避免躁动。

2）快速降压，首选硝普钠缓慢静脉滴注，其次可选用硝苯地平舌下含服或用硫酸镁肌内注射。

3）高血压脑病者宜给予脱水剂，如 20％甘露醇、快速利尿剂等。

4）有躁动或抽搐者应使用镇静剂，如地西泮、巴比妥钠等。

2.护理措施

（1）一般护理。

1）休息：早期患者宜适当休息，尤其是工作过度紧张者。对血压较高、症状明显或伴有脏器损害表现者，应充分休息。通过治疗，血压稳定在一般水平、无明显脏器功能损害者，除保证足够的睡眠外，可适当照常工作，并提倡适当的运动，如散步、做操、打太极拳等。

2）饮食：应适当控制钠盐（每日钠盐控制在 6g 以下）及动物脂肪的摄入，避免高胆固醇食物。多食含维生素、蛋白质的食物，适当控制食量和总热量，以清淡、无刺激的食物为宜。戒烟限酒。

（2）并发症护理。

1）高血压急症的护理：如发现患者血压急剧升高，同时出现头痛、呕吐等症状时，应考虑发生高血压危象或高血压脑病的可能，立即通知医师并做好以下护理：①让患者绝对卧床休息，抬高床头，避免一切不良刺激；②遵照医嘱快速降低血压和脱水降颅内压，有肢体抽搐的患者，还需用药物制止抽搐；③严密监测血压、注意病情变化，意识不清者要保持呼吸道通畅，抽搐者要保证其的安全。

2）心力衰竭的护理：吸氧，4～6L/min，急性肺水肿时酒精湿化吸氧，6～8L/min（详见心力衰竭护理章节）。

3）视力障碍的护理：对于视力障碍的患者，要保证其安全，病室、走廊内要有一定照明度，清除患者活动范围内的障碍物，地面保持干燥，以免患者滑倒。

4）脑血管意外的护理：详见神经系统疾病护理章节。

（3）用药护理。药物一般应从小剂量开始，可联合数种药物，以增强疗效，减少副作用，应遵医嘱调整剂量，不得自行增减和撤换药物，一般患者需长期服药；降压不宜过快、过低，因其可减少组织血液供应，尤其老年人，可因血压过低而影响血供；某些降压药物可造成体位性低血压，应指导患者在改变体位时要动作缓慢；当出现头晕、眼花、恶心、眩晕时，应立即平卧，以增加回心血量，改善脑部血液供应。

（4）心理护理。了解患者的性格特征和有无引起精神紧张的心理社会因素，根据患者不同的性格特征给予指导，训练自我控制的能力，同时指导亲属要尽量避免各种可能导致患者精神紧张的因素，尽可能减轻患者的心理压力和矛盾冲突。

（5）健康指导。

1）病情监测：教会患者及家属测量血压并做好记录，并告诉患者在测血压前 30min 不要吸烟，避免饮刺激性饮料，如浓茶、咖啡、可乐等；应在安静状态下休息 5min 后测量，要固定部位，一般以右上肢为准，应采用同一体位测量。

2）合理饮食、减轻体重：限制钠盐摄入，一般每天摄入食盐不超过 5～6g。限制总热量和脂肪的摄入(<25%总热量),增加维生素 C 的摄入,补充钙和钾盐。

3)改变不良生活习惯:戒烟限酒,避免劳累,保证充分睡眠,保证充分休息,不熬夜,患者要控制好自己的情绪,要保持轻松、稳定的情绪,避免紧张,尽量回避引起不快的人和事,家属应给患者以理解、宽容和安慰。

4)运动:要适当进行体力活动,以快步行走、打太极拳、做健身操等有氧运动为宜,一般每次 30~40min,运动量以使心率达到最大心率的 70%~85%(最大心率=210-年龄),避免剧烈运动。

5)坚持合理服药:告诉患者服用降压药的目的不仅是降压,也是为了防止靶器官的损害,因此,必须严格按医嘱用药,不能自行更改服药时间,更不能擅自增减或停药。

6)患者应定期到医院门诊复诊。

7)需要就诊的症状:胸痛、水肿、鼻出血、血压突然升高、心悸、剧烈头痛、视物模糊、恶心呕吐、肢体麻木、偏瘫、嗜睡、昏迷等。

(五)护理评价

患者头痛是否减轻;是否出现摔倒或受伤;是否能够有效预防高血压急症;能否复述高血压饮食、运动、药物治疗的相关知识;焦虑是否减轻;是否能预防并发症的发生。

(袁爱娣)

任务 3-7　冠状动脉粥样硬化性心脏病患者的护理

✧学习目标

- **知识目标**
  1. 熟悉冠心病及心肌梗死的发病机理、相关因素;
  2. 掌握冠心病及心肌梗死的临床表现、诊断及治疗要点;
  3. 熟悉实验室检查的各种意义。
- **能力目标**
  1. 学会对冠心病及心肌梗死患者的护理评估;
  2. 结合病例,书写一份急性心肌梗死患者的护理计划;
  3. 了解常用的心血管介入诊断和治疗的方法、PTCA 操作过程。

【知识背景】

冠状动脉粥样硬化性心脏病是指冠状动脉粥样硬化,使血管腔狭窄、闭塞,导致心肌缺血缺氧,甚至坏死而引起的心脏病,与冠状动脉功能性改变所致者统称冠状动脉性心脏病(coronary heart disease),也称缺血性心脏病。

冠状动脉粥样硬化性心脏病是动脉粥样硬化导致器官病变的常见类型,也是严重危害

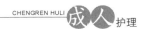

人民健康的常见病。本病多发生于 40 岁以后,男性多于女性,脑力劳动者多于体力劳动者。

(一)病因

引起动脉粥样硬化的原因是多方面的,主要与下列因素有关:

1.高血脂 目前认为和动脉粥样硬化形成关系最密切的高脂血症,有高胆固醇、高甘油三酯、高低密度和极低密度脂蛋白及低高密度脂蛋白。

2.高血压 原发性高血压患者血压持续升高,动脉粥样硬化的发生率明显增高。

3.高血糖 糖尿病多伴有高脂血症、凝血因子Ⅷ增高及血小板活力增高,使动脉粥样硬化的发病率明显增加,比无糖尿病者高 2 倍。

4.高体重 肥胖者易患本病,尤其在短期内体重明显增加者,动脉粥样硬化可急剧恶化。

5.高年龄 本病多发生于 40 岁以上的男性,随着年龄的增加,发病率也逐渐增高。

6.其他 缺乏体力锻炼、有家族史、长期吸烟、"A"型性格者均易患冠心病。

(二)临床分型

根据冠状动脉病变的部位、范围及病变严重程度、心肌缺血程度,可将冠心病分为以下五种临床类型:

1.隐匿型 无症状,心电图有心肌缺血性改变者。

2.心绞痛型 有发作性胸骨后疼痛,为一时性心肌供血不足引起,心肌可无组织形态改变或伴有纤维化改变。

3.心肌梗死型 由于冠状动脉闭塞以致心肌急性缺血坏死,症状严重,常伴有心功能不全、心律失常、心源性休克、猝死等严重并发症。

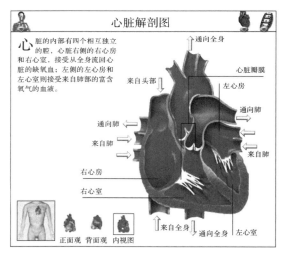

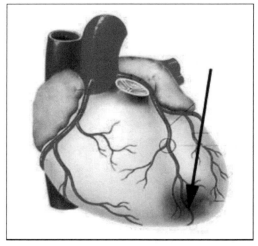

图 3-7-1 心脏解剖图

4.心律失常和心力衰竭型 表现为心脏增大、心力衰竭和心律失常,因长期心肌缺血导致心肌纤维化引起。

5.猝死型 大多数病例因心肌局部发生电生理紊乱引起严重心律失常而导致原发性心脏骤停。

［任务 3-7-1］ 心绞痛患者的护理

【知识背景】

心绞痛(angina pectoris)是指一时性冠状动脉供血不足,导致心肌暂时、急剧的缺血、缺氧所引起的以发作性胸痛或胸部不适为主要表现的临床综合征。

最基本病因是冠状动脉粥样硬化引起血管管腔狭窄或痉挛;其他病因中以重度主动脉瓣狭窄或关闭不全较为常见,肥厚型心肌病、先天性冠状动脉畸形、冠状动脉扩张症、冠状动脉栓塞等亦是本病病因。

发生机制:当冠状动脉病变导致管腔狭窄或扩张性减弱时,限制了血流通过量的增加,使心肌的供血量相对比较固定。一旦心脏负荷突然增加,如体力活动或情绪激动等,使心肌氧耗量增加时,心肌对血液的需求增加;或当冠状动脉发生痉挛时,其血流量减少;或在突然发生循环血流量减少的情况下,冠状动脉血液灌注量突降。其结果均导致心肌血液供求之间矛盾加深,心肌血液供给不足而引起心绞痛发作。

【工作任务—案例导入】

患者,男,68 岁,高血压、高血脂 12 年,头晕、头痛、胸闷心悸伴心前区隐痛 5 年,心前区压榨样痛 3 次,送医院急诊。心电图:Ⅱ、Ⅲ、aVF 导联的 S-T 段压低,其余正常。

实验室检查:AST、LDH 均属正常;X 线检查心影未见增大,两肺无阴影,膈下未见游离气体。

任务导向:

1.该患者可能的医疗诊断为何病,引起的原发疾病可能有哪些?

2.结合所学知识,如何为患者进行健康指导?

【护理工作过程】

(一)护理评估

1.健康史　询问患者发病时的感受、有哪些症状体征、有无诱因并存;发作的年龄和性别、疼痛发作有无时间关系;等等。

2.身体状况　以发作性胸痛为主要临床表现,疼痛的特点为:

(1)部位。胸骨体上段或中段之后,可波及心前区,有手掌大小范围,界限不清楚。常放射至左肩、左臂内侧达无名指和小指,或至咽、颈、背、上腹部等。

(2)性质。为压迫性不适或为紧缩、压榨、窒息感、濒死感。

(3)持续时间。多为 1～5min,最多不超过 15min。

(4)诱因。疼痛发生在体力劳动或激动时,也有在饱餐、寒冷、阴雨天气、吸烟时发病。

(5)缓解方式。停止原来的活动休息后,或舌下含服硝酸甘油后 1～5min 内缓解。

(6)体征。心绞痛发作时面色苍白、表情焦虑、皮肤湿冷或出汗、血压升高、心率增快,心尖部可出现第四心音、一过性收缩期杂音。

3.辅助检查

(1)心电图检查。可出现暂时性心肌缺血性 ST-T 下移(图 3-7-2);变异型心绞痛则上

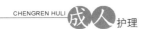

抬。运动负荷心电图及 24h 动态心电图检查可明显提高缺血性心电图的检出率,目前已作为常用的心电图检查。

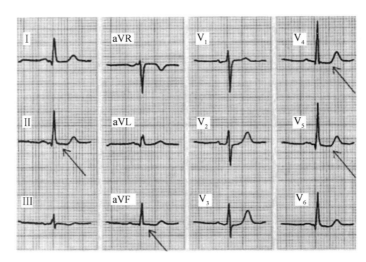

图 3-7-2　心绞痛时的心电图变化(箭头所示为许多导联上 st 段轻度下移)

(2)放射性核素检查。利用放射性铊或锝显像灌注缺损提示心肌供血不足或消失区域,对心肌缺血诊断极有价值。

(3)冠状动脉造影。可显示至少一支冠状动脉主干有明显狭窄(阻塞管腔＞75％),具有确诊价值。

(二)护理诊断

1.首要护理诊断

(1)胸痛。与心肌缺血、缺氧有关。

2.主要护理诊断

(1)活动无耐力。与活动增加心肌耗氧量有关。

(2)知识缺乏。缺乏对疾病的过程及预后的相关知识。

(3)潜在并发症。急性心肌梗死。

(三)护理目标

(1)患者主诉疼痛次数减少,程度减轻。

(2)患者能够识别引起疼痛的原因及诱因,并能够运用有效的方法缓解疼痛。

(3)患者能够了解卧床休息的重要性及活动规律,并保持最佳活动水平,表现为活动后不出现心律失常和缺氧的表现。心率、血压、呼吸维持在预定范围。

(4)患者能够运用有效的应对机制减轻或控制焦虑。

(5)患者能够了解疾病的过程,说出所服药物的名称、用法、作用和副作用。

(四)治疗与护理

1.治疗原则

(1)一般治疗。消除或避免诱发因素,如过重的体力劳动、情绪激动、饱餐等。积极治疗及预防高血压、高脂血症、过度肥胖等。

（2）控制发作。

1）立即就地休息。

2）药物治疗：①硝酸甘油片 0.3～0.6mg，舌下含服，1～2min 即开始起作用，作用持续约 30min。②硝酸异山梨醇酯，每次剂量 5～10mg，舌下含服，2～5min 见效，作用维持 2～3h；对不稳定型心绞痛可用硝酸甘油 5～10mg 或鲁南欣康 20mg 加入 250～500mL 生理盐水液体中缓慢静脉滴注，一日一次。

（3）预防发作。

1）硝酸酯类：如硝酸异山梨酯（消心痛）、单硝酸异山梨酯（鲁南欣康）等。

2）β 受体阻滞剂：美托洛尔（倍他乐克）、阿替洛尔等。支气管哮喘、重度心功能不全、显著心动过缓者不宜使用此类药物。

3）钙通道阻滞剂：硝苯地平控释剂（欣然、拜新同）、硫氮卓同（合心爽）等。

4）抑制血小板聚集的药物：常用药物有阿司匹林、双嘧达莫（潘生丁），防止血栓形成。

5）冠状动脉介入治疗：对符合适应证的心绞痛患者可行经皮腔内冠状动脉成形术及冠状动脉内支架植入术。

6）外科治疗：经冠状动脉造影后显示不适合介入治疗者，应及时做冠脉搭桥术。

2. 护理措施

（1）一般护理。严密监测心电及生命体征，观察患者有无心律失常，监测心率、面色、呼吸及血压变化并记录。心绞痛发作时立即停止活动，卧床休息，协助患者采取舒适的体位和满足生活需要，减少探视，避免刺激，患者应摄入低热量、低脂、低盐饮食，少量多餐。

（2）针对性护理。描记心电图，通知医师，给予持续吸氧 2～4L/min。做好用药护理，遵医嘱给药，硝酸酯类药物要舌下含化，舌下应保留一些唾液，以便使药物完全溶解。向患者解释硝酸酯类药物可能会出现头晕、头痛、面红、心悸等副作用。少数患者对硝酸酯类过度敏感出现体位性低血压，故应用时易平卧位观察疗效，及时发现不良反应并加以处理。

向患者解释引起疼痛的原因，指导患者避免心绞痛的诱发因素。按心绞痛发作的规律，在必要的活动前给予硝酸甘油预防心绞痛的发作，并教会患者采用放松技术，如深呼吸、全身肌肉放松。

根据患者心功能级别决定患者的活动量，鼓励患者及家属参与制订活动计划、活动量，并根据病情逐渐增加，以不引起不适症状为度，避免过度疲劳。

配合医生做好皮腔内成形术和外科手术治疗。

（3）并发症护理。评估疼痛的部位、性质、程度、持续时间、用药效果，严密观察血压、心率、心律变化和有无面色改变、大汗、恶心呕吐等。嘱患者疼痛发作或加重时要告诉护士，警惕心肌梗死，一旦发生及时通知医生，配合抢救。

（4）心理护理。稳定患者情绪，针对患者的顾虑原因，耐心地向患者解释病情，引导、平息焦虑的情绪；在精神、生活方面给予帮助；针对患者存在的诱因，制订教育计划，帮助患者建立良好的生活方式。

（5）健康指导。

1）心理指导：保持良好的心态，说明精神紧张、情绪激动、焦虑等不良情绪可诱发发作和加重病情。

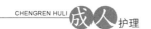

2)饮食指导:饮食宜清淡、易消化、低盐、低脂、低胆固醇,避免暴饮暴食,戒烟酒。禁咖啡、浓茶等刺激性饮料。肥胖者应限制饮食,减轻体重。

3)活动和休息指导:保持充足的睡眠,逐渐增加活动量,以不感到疲劳为宜,心绞痛发作时立即停止活动。

4)用药指导:坚持按医嘱服药,自我监测药物副作用,如 β 受体阻滞剂与钙通道阻滞剂合用时应密切注意脉搏,发生心动过缓时应暂停服药并到医院就诊。外出时随身携带硝酸甘油以应急;在家中,硝酸甘油应放在易取之处,用后放回原处。

5)出院指导:定期就诊,进行心电图、血糖、血脂检查,积极治疗高血压、糖尿病、高脂血症;告诉患者洗澡时应告诉家属,且不宜在饱餐或饥饿时进行,水温勿过冷或过热,时间不宜过长,门不要上锁,以防发生意外。

6)嘱患者当疼痛比以往频繁、程度加重、用硝酸甘油不易缓解,伴出冷汗等情况出现时应由家属即刻护送到医院就诊,警惕心肌梗死的发生。

7)心绞痛患者有发生急性心肌梗死或猝死的危险,尤其是初发型、恶化型和自发性心绞痛患者。控制冠心病进展的重要方面是防治冠状动脉粥样硬化。

(五)护理评价

患者疼痛是否减轻;是否能够识别引起疼痛的原因及诱因,并运用有效的方法缓解疼痛;是否能够了解卧床休息的重要性及活动规律并保持最佳的活动水平;是否能够运用有效的应对机制减轻或控制焦虑;是否能够了解疾病的过程,说出所服药物的名称、用法、作用和副作用。

[任务 3-7-2] 心肌梗死患者的护理

【知识背景】

心肌梗死(myocardial infarction)是指因冠状动脉供血急剧减少或中断,使相应的心肌严重而持久地缺血导致的心肌坏死。临床上以左心室心肌梗死为最常见,50%心肌梗死发生于左冠状动脉前降支供血区即左室前壁、心尖部及室间隔前2/3。25%心肌梗死在右冠状动脉供血区即左心室下壁、室间隔后1/3 及右室大部分。本病多发生于 40 岁以上,男性多于女性,冬春两季发病率较高,北方较南方为多。

心肌梗死的基本病因是冠状动脉粥样硬化。当患者的 1~2 支冠状动脉主支因动脉粥样硬化而导致管腔狭窄超过75%,一旦狭窄部位斑块增大、破溃、出血,血栓形成或出现血管持续痉挛,使管腔完全闭塞,而侧支循环未完全建立或各种原因导致心排血量锐减,心肌耗氧量剧增,以致心肌严重而持久地急性缺血达 1h 以上,即可发生心肌梗死。冠状动脉闭塞后一般需要经过 6h 后才出现明显的组织学改变。心肌梗死灶完全愈合约需 6~8 周。

【工作任务—案例导入】

患者,男,54 岁,约 40min 前进食后突然感到剑突下压榨样闷痛,并向左肩放射,伴有恶心、冷汗及濒死感。体检:T 37.8℃,P 110 次/min,BP 12.5/9.3kPa。

心电图:Ⅱ、Ⅲ、aVF 导联的 S-T 段抬高,并有深而宽的 Q 波,Ⅰ、aVF 导联的 S-T 段压低,偶见室性期前收缩。实验室检查:AST、LDH 均属正常;X 线检查心影未见增大,两肺无阴影,膈下未见游离气体。

任务导向:

1.该患者是何病? 试述病变的可能部位。

2.护理诊断有哪些? 可制订哪些护理措施?

3.该患者 1 周内有无生命危险,可能有哪些合并症和并发症?

【护理工作过程】

(一)护理评估

1.健康史　询问患者是否有高血压、冠心病、心绞痛病史;是否存在肥胖、糖尿病、高脂血症;有无嗜好烟酒及不良生活习惯;发病前是否用药,用过哪些药物并询问剂量和用法。

2.身体状况

(1)先兆症状。约有 $50\% \sim 81.2\%$ 的患者在起病前数日至数周有乏力、胸部不适、活动时出现心悸、气急、烦躁等前驱症状,其中以初发型心绞痛或恶化型心绞痛最为突出。心电图呈现明显缺血性改变。及时处理先兆症状,可避免部分患者心肌梗死发生。

(2)症状。

1)疼痛:为最早出现、最突出的症状。其性质和部位与心绞痛相似,多无明显诱因,常发生于安静时。但疼痛程度比心绞痛更加剧烈,为难以忍受的压榨、窒息或烧灼样痛,伴有大汗、烦躁不安、恐惧及濒死感,持续时间可长达数小时或数天,服硝酸甘油无效。少数急性心肌梗死患者可无疼痛,一开始即表现为休克或急性心力衰竭。

2)全身症状:有发热,体温可升高至 38℃左右,持续约一周。伴心动过速或过缓。

3)胃肠道症状:严重者常伴有恶心、呕吐、上腹胀痛。

4)心律失常:见于 $75\% \sim 95\%$ 的患者,多发生在起病一周内,尤以 24h 内最常见。以室性心律失常多见,尤其是室性期前收缩。频发的、成对出现的、多源性或呈 R-on-T 现象的室性期前收缩以及短阵室性心动过速常为心室颤动的先兆。下壁梗死易发生房室传导阻滞。

5)心源性休克:休克多在起病后数小时至一周内发生,发生率约为 20%,近年来由于早期采用冠状动脉再通的措施,使心肌坏死的面积及时缩小,休克的发生率大幅度下降。休克者主要表现为面色苍白、皮肤湿冷、脉细而快、大汗淋漓、烦躁不安、尿量减少,严重者可出现昏迷。

6)心力衰竭:主要为急性左心功能不全,其发生率约为 $32\% \sim 48\%$,为梗死后心肌收缩力显著减弱或不协调所致。患者表现为呼吸困难、烦躁、发绀、咳粉红色泡沫痰等急性肺水肿表现。

(3)体征。心脏浊音界可正常或轻至中度增大,心率可增快或减慢,心尖部第一心音减弱,可闻及奔马律,部分患者在心前区可闻收缩期杂音或喀喇音,为二尖瓣乳头肌功能失调或断裂所致,亦有部分患者在起病 2~3d 出现心包摩擦音。

3.辅助检查

(1)心电图。

1)特征性心电图:①异常深、宽的病理性 Q 波(反映心肌坏死);②ST 段呈弓背向上明显抬高(反映心肌损伤);③T 波倒置(反映心肌缺血)。

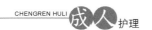
2)心电图动态改变:抬高的 ST 段可在数日至 2 周内逐渐回到基线水平;T 波倒置加深呈冠状 T,此后逐渐变浅、平坦,部分可恢复直立。病理性 Q 波大多永久存在。

(2)实验室检查。

1)白细胞:24～48h 后 WBC 升高,中性粒细胞增多,嗜酸性粒细胞减少或消失,红细胞沉降率增快。

2)血清心肌酶与肌钙蛋白变化,见表 3-7-1。

表 3-7-1　血清心肌酶与肌钙蛋白变化

	CK(血清肌酸激酶)	CK-MB(血清肌酸激酶同工酶)	AST(天门冬氨酸氨基转移酶)	LDH(乳酸脱氢酶)	LDH1(乳酸脱氢酶同功酶 1)	cTnT(心肌肌钙蛋白 T)	cTnI(心肌肌钙蛋白 I)
升高时间	<6h	1～4h	6～12h	8～10h	8～10h	3～6h	3～6h
高峰时间	24h	16～24h	24～48h	2～3d	2～3d	10～24h	14～20h
持续时间	3～4d	3～4d	3～6d	7～14d	7～14d	10～15d	5～7d

3)超声心动图:可了解心室各壁的运动情况,评估左心室梗死面积,测量左心功能,诊断室壁瘤和乳头肌功能不全,为临床治疗及判断预后提供重要依据。

4.并发症

(1)乳头肌功能失调或断裂。发生率可达 50%。二尖瓣乳头肌因缺血、坏死等使收缩功能发生障碍,造成二尖瓣脱垂及关闭不全。

(2)心脏破裂。少见,常在起病一周内出现,多为心室游离壁破裂,偶有室间隔破裂。

(3)心室膨胀瘤或称室壁瘤。主要见于左心室,发生率为 5%～20%,X 线可见左心室壁局限性扩大,心尖搏动广泛;超声心动图可见心室局部有反常运动,心电图示 ST 段持续抬高。

(4)栓塞。发生率为 1%～6%。见于起病后 1～2 周,以动脉栓塞多见。

(5)心肌梗死后综合征。发生率 10%,病后数周至数月内出现,可表现为心包炎、胸膜炎、肺炎等。

(二)护理诊断

1.首要护理诊断

(1)疼痛。与心肌缺血坏死有关。

(2)活动无耐力。与氧的供需失调有关。

(3)潜在并发症。心输出量减少。

2.主要护理诊断

(1)恐惧。与剧烈疼痛产生濒死感、处于监护病室的陌生环境有关。

(2)有便秘的危险。与进食少、活动少、不习惯床上排便有关。

(3)潜在并发症。心律失常、心力衰竭和心源性休克。

(三)护理目标

患者主诉疼痛次数减少或消失;患者的活动耐力增加;能确认恐惧的来源,主诉恐惧感消失;能描述预防便秘的措施,不发生便秘;能说出诱发并发症的因素,并及时发现和处理。

(四)治疗与护理

1. 治疗原则

(1)一般治疗。

1)休息:急性期需绝对卧床休息一周,保持环境安静,给清淡、易消化饮食。

2)吸氧:中等流量持续吸氧 2～3d,重者可以面罩给氧。

3)严密监护:急性心肌梗死患者送入冠心病监护室(CCU),行心电图、血压、呼吸等监护,注意心功能和尿量,必要时进行血流动力学的检测。

4)镇静止痛:尽快减除患者疼痛,常用药物有哌替啶、吗啡、硝酸甘油或硝酸异山梨醇酯。

(2)再灌注心肌。

1)溶栓疗法:在起病 6h 内使用纤溶酶激活剂效果最好。常用药物有尿激酶(urokinase,UK)、链激酶(streptokinase,SK),新型溶栓剂有重组组织型纤溶酶原激活剂(rtPA)。

2)急诊介入治疗:经皮腔内冠状动脉成形术(PTCA)和支架植入术。

(3)消除心律失常。心肌梗死后的室性心律失常常可引起猝死,必须及时消除。首选利多卡因 50～100mg 静注,必要时可 5～10min 后重复。发生心室颤动时,应立即行非同步直流电复律。发生二度或三度房室传导阻滞时,尽早安装临时心脏起搏器。

(4)治疗心力衰竭。主要是治疗急性左心功能不全,除应用吗啡、利尿剂外,应选用血管扩张剂减轻左心室前后负荷。

(5)控制休克。补充血容量,使用血管活性药物,纠正酸中毒及对症处理。

(6)其他治疗。

1)抗凝疗法:肝素 500～1000U/h 静滴,一般不超过 4 周,维持凝血时间在正常的1.5～2倍。其他抗凝药物有口服华法林、双香豆素等;抗血小板药物有阿司匹林、替克立等。

2)受体阻滞剂:急性心肌梗死早期应用 β 受体阻滞剂对伴有交感神经功能亢进者防止梗死范围扩大、改善预后有利,常用药物有阿替洛尔、美托洛尔。钙通道阻滞剂亦有类似效果,常用药物有地尔硫卓。

3)极化液疗法:使用极化液(10%氯化钾 1.5g、普通胰岛素 8～12U 加入 10%葡萄糖液500mL)静滴。此法对恢复心肌细胞膜极化状态,改善心肌收缩功能,减少心律失常有益。伴有二度以上房室传导阻滞者禁用。

2. 护理措施

(1)一般护理。

1)发病第一周绝对卧床休息,协助患者满足生活需要。保持环境安静,限制探视,防止不良刺激。

2)饮食宜清淡、易消化、低盐、低脂;发病 4h 内禁食,以后可进流质或半流质饮食,避免过冷、过热或过饱,少量多餐,禁烟酒。

3)适当增加膳食纤维,防止便秘。有便秘者,每日清晨给予蜂蜜 20mL 加适量温开水同饮;适当腹部按摩(按顺时针方向)以促进肠蠕动,遵医嘱给予通便药物如麻仁丸、果导或缓泻剂,但禁止灌肠,以免增加腹压。

4)严密观察病情变化,进行心电监护,有异常心律时及时记录。

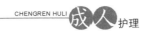

（2）针对性护理。

1）中等量持续吸氧，以增加心肌氧的供应。

2）观察病变的部位、范围、性状，遵医嘱给予吗啡或哌替啶止痛，给予硝酸甘油或硝酸异山梨醇酯，并及时询问患者疼痛及其伴随症状的变化情况，注意有无呼吸抑制、脉搏加快等不良反应，随时监测血压的变化。

3）迅速建立静脉通道，保持输液通畅。每日输液量以 $1000\sim2000mL$ 为宜，滴速以 $20\sim30$ 滴/min。但血容量不足者可酌情增加输液量。而老人、心功能不全者必须严格控制输液量。

4）心肌梗死不足 6h 的患者，可遵医嘱给予溶栓治疗。其护理包括：询问患者是否有脑血管病史、活动性出血、近期大手术或外伤史、消化性溃疡等溶栓禁忌证；准确、迅速地配制并输注溶栓药物；观察患者用药后有无寒战、发热、皮疹等过敏反应，是否发生皮肤、黏膜及内脏出血等副作用，一旦出血严重应立即终止治疗，紧急处理。使用溶栓药物后，应定时描记心电图、抽血查心肌酶，询问患者胸痛有无缓解。胸痛消失、ST 段回降、CPK 峰值前移和出现再灌注心律失常是溶栓成功的指征。

（3）并发症护理。

1）心律失常：急性期持续心电监护密切观察有无心律失常。若发现频发室性早搏或呈联律、多源性、R-on-T 现象的室性早搏或严重的房室传导阻滞时应立即通知医师，准备好抢救设备如除颤器、起搏器和急救药物，随时准备抢救。

2）心力衰竭：主要处理急性左心衰竭，行急性心力衰竭常规护理。

3）对休克者采取抗休克措施，如补充血容量，应用升压药、血管扩张剂及定时测血气分析，纠正酸中毒，避免脑缺血，保护肾功能。

（4）心理护理。稳定患者情绪，针对患者的恐惧原因耐心向患者解释病情，引导、平息恐惧的情绪，在精神上、生活上给予帮助；针对患者存在的诱因制订教育计划，帮助患者建立良好的生活方式。

（5）健康指导。除参见"心绞痛"患者的健康教育外，还应注意：

1）调整和改变以往的生活方式：低糖、低脂、低胆固醇饮食，肥胖者限制热量摄入，控制体重、戒烟酒，克服急躁、焦虑情绪，保持乐观、平和的心情，避免饱餐；防止便秘；坚持服药，定期复查等。

2）告诉家属，患者生活方式的改变需要家人的积极配合与支持，应给患者创造一个良好的身心休养环境。

3）合理安排休息与活动，注意保暖，预防感染；保证足够的睡眠，适当参加力所能及的体力活动。

（五）护理评价

患者疼痛是否减轻或消失；活动耐力是否增加；恐惧感是否消失；有无发生便秘；是否能说出诱发并发症的因素，并及时发现和处理。

（袁爱娣）

任务 3-8　感染性心血管疾病患者的护理

📖 **学习目标**

- **知识目标**

　　1.熟悉感染性心内膜炎的发病机理、相关因素；

　　2.掌握感染性心内膜炎的临床表现、诊断及治疗要点；

　　3.了解感染性心内膜炎实验室检查的各种意义；

　　4.熟悉心包炎的发病机理、相关因素；

　　5.掌握心包炎的临床表现、诊断及治疗要点；

　　6.了解心包炎实验室检查的各种意义；

　　7.熟悉病毒性心肌炎的发病机理和临床表现；

　　8.了解病毒性心肌炎患者的健康保健。

- **能力目标**

　　1.学会对感染性心内膜炎、心包炎、病毒性心肌炎患者的护理评估；

　　2.结合病例，书写一份感染性心内膜炎、心包炎、病毒性心肌炎的护理计划。

［任务 3-8-1］　感染性心内膜炎患者的护理

【知识背景】

　　感染性心内膜炎（infective endocarditis，IE）为心脏内膜表面的微生物感染，伴赘生物形成的心脏感染性疾病。赘生物为大小不等、形状不一的血小板和纤维素团块，内含大量微生物和少量炎症细胞。

　　（一）分类

　　根据病情和病程，感染性心内膜炎可分为急性感染性心内膜炎（acute infective endocarditis，AIE）和亚急性感染性心内膜炎（subacute infective endocarditis，SIE）。前者往往由毒力强的病原体所致，有严重全身中毒症状，未经治疗的可在数天至数周内死亡；后者的病原体毒力较低，病情较轻，病程较长，中毒症状较少。根据瓣膜类型，感染性心内膜炎又可分为自体瓣膜心内膜炎（native valve endocarditis，NVE）和人工瓣膜心内膜炎（prosthetic valve endocarditis，PVE）。

　　（二）病因和发病机制

　　1.病原微生物类型　　感染性心内膜炎的病原微生物近几年已有明显变化。过去最主要的病原菌草绿色链球菌现已减少至少 50％；葡萄球菌、革兰阴性杆菌、厌氧球菌、肠球菌等所致的感染性心内膜炎呈增加趋势。真菌感染引起的感染性心内膜炎与心血管手术和介入性治疗、广谱抗生素与免疫抑制剂的应用有关。

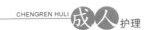

亚急性感染性心内膜炎仍以草绿色链球菌最多见,D族链球菌(如肠球菌)和表皮葡萄球菌次之。NVE 的病原体主要为链球菌,其中 AIE 以葡萄球菌最为多见(尤其是金黄色葡萄球菌),PVE 分为早期和晚期两种。早期感染途径是手术期感染、经由导管或静脉输液感染,主要病原体是表皮葡萄球菌和金黄色葡萄球菌,其次为革兰阴性杆菌、类白喉杆菌和真菌。晚期 PVE 多由一过性菌血症(如胃肠道、泌尿生殖道及牙齿等医疗操作)所致。

2.基础心血管病变 大多数感染性心内膜炎发生于伴器质性心脏病的患者。主动脉瓣和二尖瓣受累较常见,如先天性心脏病、风湿性心瓣膜病、老年退行性心瓣膜病以及人工心瓣膜置换术后等。无器质性心脏病者发生感染性心内膜炎近几年呈增加趋势,约占 10%,可能与各种内镜检查、经血管的创伤性检查和治疗等增多,以及毒瘾者使用未经消毒的注射器等有关。

【工作任务—案例导入】

患者,女,42 岁,一名银行工作者,7 月的一天,她突然寒颤高烧,体温 39.5℃,大夏天的盖上棉被,还是一个劲地喊冷。家里吃了退热药无效,皮肤上出现了许多红斑。急送医院就诊。

经过一系列的检查之后,医院确诊为:感染性心内膜炎。

任务导向:

1.该患者引起该病的原因和诱因有哪些? 主要有哪些临床表现?

2.护理诊断有哪些? 可制订哪些护理措施?

【护理工作过程】

(一)护理评估

1.健康史 询问患者有无上呼吸道感染史,有无酗酒、淋雨、过度疲劳等诱因,除了寒颤、高热外,是否伴有胸闷、气急、心悸等表现。

2.身体状况 急性感染性心内膜炎典型的临床表现为高热、寒颤、身体虚弱,病情进行性加重,而亚急性感染性心内膜炎的表现较为隐匿,这些患者通常有类似于感冒的症状,如发热、寒颤、肌痛、关节痛、乏力,临床表现差别很大。

(1)全身性感染。发热最常见,原因不明的持续发热一周以上,不规则低热,多在 37.5～39℃,表现为间歇热或弛张热,伴有乏力、盗汗、进行性贫血、脾肿大,晚期可有杵状指。

(2)心脏表现。由于赘生物的增长或脱落,瓣膜、腱索的破坏,引起杂音多变,或出现新的杂音。若无杂音时也不能除外心内膜炎存在,晚期可发生心力衰竭。当感染波及房室束或室间隔,可引起房室传导阻滞及束支传导阻滞,心律失常少见,可有早搏或心房纤颤。

(3)栓塞现象及血管病损。皮肤及黏膜病损:由感染毒素作用于毛细血管使其脆性增加而破裂出血,或微栓塞所引起。可在四肢的皮肤及眼睑结合膜、口腔黏膜成批出现瘀点,在手指、足趾末节掌面可出现稍高于表面的紫或红色的奥氏(Osler)结节,也可在手掌或足部有小结节状出血点(Janewey 结节),无压痛。

(4)脑血管病损。①脑膜脑炎:类似结核性脑膜炎,脑脊液压力增高,蛋白及白细胞计数增加,氯化物或糖定量正常。②脑出血:有持续性头痛或脑膜刺激症状,系由于细菌性动脉瘤破裂引起。③脑栓塞:患者发热,突然出现瘫痪或失明。④中心视网膜栓塞可引起突然失明。

(5)肾栓塞。最常见,约占 1/2 病例,有肉眼或镜下血尿,严重肾功能不全常由于细菌感染后,抗原—抗体复合物在肾血管球内沉积,引起肾血管球性肾炎的结果。

(6)肺栓塞。常见于先天性心脏病伴感染性心内膜炎的病例,赘生物多位于右心室或肺动脉内膜面,发病急,胸痛,呼吸困难,咯血,发绀或休克。若梗塞面积小,也可无明显症状。

此外,还可有冠状动脉栓塞,表现为急性梗塞,脾栓塞有左上腹痛或左季肋部痛,有发热及局部摩擦音。肠系膜动脉栓塞,表现为急腹症、血便等。四肢动脉栓塞可有栓塞肢体苍白发冷、动脉搏动减弱或消失、肢体缺血疼痛等。

3. 并发症

(1)充血性心力衰竭和心律失常。这是最常见的并发症。心力衰竭也是首要的死因。

(2)栓塞现象。仅次于心力衰竭的常见并发症。发生率为 15%～35%。最常见部位是脑、肾、脾和冠状动脉。

(3)心肌脓肿。常见于金葡菌和肠球菌感染,特别是凝固酶阳性的葡萄球菌。可为多发性或单个大脓肿。

(4)菌性动脉瘤。以真菌性动脉瘤最为常见。菌性动脉瘤最常发生于主动脉窦,其次为脑动脉、已结扎的动脉导管、腹部血管、肺动脉、冠状动脉等。

(5)神经精神方面的并发症。发生率约为 10%～15%。临床表现有头痛、精神错乱、恶心、失眠、眩晕等中毒症状,脑部血管感染性栓塞引起的一系列症状,以及由于颅神经和脊髓或周围神经损害引起的偏瘫、截瘫、失语、定向障碍、共济失调等运动、感觉障碍和周围神经病变。

4. 辅助检查

(1)血培养。目前血培养仍然是诊断 IE 的最敏感的方法。目前的指南推荐在第一个 12～24h 内,至少间隔 1h 在不同的静脉穿刺点抽血进行 3 次血培养。而且因为血中细菌的数量级可能是比较低的,至少要 20mL 的血才可能使血培养的敏感性达到最大。如果血培养 24～48h 后依然阴性,而临床高度怀疑 IE,则应进行更长时间的特殊培养。

(2)心脏超声。经胸超声检查:在病情稳定的患者得到血培养的结果之前和经验性抗生素治疗前进行是有必要的。后期经胸超声则用来识别诊断 IE 的瓣膜的异常和帮助决定使用抗生素治疗以及决定是否进行外科手术。

(3)影像学检查。除了 CT、MRI 外,用 SPECT 以锝－99m 标记的 GP IIb/IIIa 受体拮抗剂 DMP444 为靶点,是抗生素使用 1～2 周内诊断 IE 的重要特征,对 IE 的诊断具有重大意义。

(二)护理诊断

1. 首要护理诊断

(1)体温过高。与全身感染有关。

(2)潜在并发症。心力衰竭、心律失常、栓塞症、心肌脓肿等。

2. 主要护理诊断

(1)疼痛。与毒血症、败血症引起肌肉酸胀无力有关。

(2)心输出量减少。与心脏瓣膜损伤致关闭不全有关。

(3)活动无耐力。与心输出量减少有关。

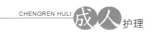

(三)护理目标

患者体温正常、血培养阴性;患者诉病痛减轻、次数减少,会应用减轻疼痛的技巧,生活能自理;心输出量充足,如血压正常、脉搏有力;患者发生栓塞的危险性降低,发生栓塞能及时发现。

(四)治疗与护理

1.治疗原则 本病预后取决于治疗早晚,抗生素对原发细菌的控制能力、心脏瓣膜的损伤程度及患者的抵抗能力。金黄色葡萄球菌、溶血性链球菌、肺炎双球菌、革兰氏阴性杆菌等,由于细菌毒力强,可较快使感染的瓣叶损伤,在抗生素治疗过程中若出现心力衰竭或原心力衰竭加重,出现新的杂音或杂音多变,有栓塞现象等,均为感染不能控制的征兆,需考虑更换抗生素。加强支持疗法,改善一般情况后,争取早日手术。

(1)抗生素的应用。选择抗生素要根据致病菌培养结果或对抗生素的敏感性。应用抗生素的原则:①选用杀菌剂,如青霉素、链霉素、先锋霉素、万古霉素等。②剂量要大。按体外杀菌浓度的4～8倍给药。若做杀菌滴价测定,以患者血清二乘积稀释加入血培养出来细菌,如1:8或更高滴价无菌生长,表示抗生素有效和剂量已足。③疗程要够。一般需4～6周,对抗生素敏感性差的细菌或有并发症的顽固病例可延长至8周。④尽早治疗。在连续血培养4～6次后即开始试验治疗,根据临床特点及可能的感染途径,可选用两种不同抗菌谱的抗生素联合应用。

(2)药物选择。致病菌不明确者:β-内酰胺环类抗生素(青霉素、头孢霉素)和氨基甙类抗生素(链霉素、卡那霉素、庆大霉素)联合应用对大多数细菌有杀灭作用,故可首先选用;致病菌为革兰氏阳性球菌时,可选用前述药物联合治疗;革兰氏阴性杆菌感染,可选用头孢霉素;真菌感染可用二性霉素,首次10mg加入液体中静滴,后每次增加5～10mg/d,直到0.5～1mg/kg/d,总剂量达3.0g,共6周。

(3)治愈标准及复发。治疗后体温恢复正常,脾脏缩小,症状消失者,在抗生素疗程结束后的第一、第二及第六周分别进行血培养,如临床未见复发,血培养阴性,则可认为治愈。本病复发率约为5%～10%,多在停药后6周复发,复发多与下列情况有关:①治疗前病程长,②抗生素不敏感,剂量或疗程不足,③有严重肺、脑或心内膜的损害。有上述情况者治疗时抗生素剂量应增大,疗程应延长,复发病例再治疗时,应采取联合用药,加大剂量和延长疗程。

(4)手术治疗。下述情况需考虑手术治疗:①瓣膜穿孔,破裂,腱索离断,发生难治性急性心力衰竭。②人工瓣膜置换术后感染,内科治疗不能控制。③并发细菌性动脉瘤破裂或四肢大动脉栓塞。④先天性心脏病发生感染性心内膜炎,经系统治疗,仍不能控制时,手术应在加强支持疗法和抗生素控制下尽早进行。

2.护理措施

(1)一般护理。保持病房温度适宜,注意保暖。卧床休息,采取舒适体位,限制活动量。给予患者高蛋白、高热量饮食,如鸡蛋、瘦肉、鱼等,适当补充水分,鼓励患者多喝温热饮料,控制输液速度,输液总量控制在1500～2000mL,以免加重心脏负担。

(2)针对性护理。采取降温措施,尽量采用物理降温,必要时使用退热剂,监测体温每4h一次,发热时遵医嘱抽血培养。

（3）生活护理。做好感染性心内膜炎患者的口腔、皮肤护理工作,勤翻身、勤按摩、勤更换衣服,防止压疮形成。根据病情鼓励患者早下床活动,增加机体活动能力,促进血液循环及肠蠕动,防止腹胀。

（4）药物护理。遵医嘱准确、按时给予抗生素,并观察其疗效及不良反应;叮嘱患者按时服药,正确服用地高辛、利尿剂 3～6 个月,并坚持长效青霉素肌肉注射 1 年,终身服用华法林等,并定期到医院进行检查,调整药物用量,防止出血和血栓形成。

（5）疼痛护理。对患者的主诉疼痛给予关心并采取相应措施,避免患者因心理因素而加重痛苦,尽可能减少应激因素;遵医嘱给予止痛药物,观察疗效和可能出现的副作用。如果疼痛部位、性质有改变时及时报告医生。指导患者使用非药物止痛方法,如松弛疗法,肌肉松弛,深呼吸;分散注意力,如听音乐、读书。

音乐疗法:每日 2 次,每次听 45min 音乐,选择通俗、舒缓的音乐。

心理调节:大脑放松入静,排除头脑中杂念。

（6）病情观察。每班评估有无心力衰竭、败血症、栓塞症状,记录出入水量;观察患者精神状态、面色、皮肤;观察生命体征,有无咳嗽加剧、气急等心衰发作征兆;若有意识改变、肢端疼痛、尿量减少等症状应及时报告。

（7）健康指导。吸烟患者要戒烟,注意保暖,防止着凉,预防呼吸道感染;为患者提供疾病的阅读资料并讲解,尤其是心脏瓣膜的解剖生理知识以及菌血症的病因和防治;与患者讨论长期用药的必要性和方法。宣传如何预防感染,如保暖、保持口腔卫生、进行口腔治疗或外科治疗前后预防性应用抗生素等,若需外科瓣膜置换术,做好知识宣教。

（五）护理评价

患者体温是否正常;病痛是否减轻,生活能否自理;心输出量是否充足;发生栓塞的危险性是否降低,发生栓塞能否及时发现。

［任务 3-8-2］　心包炎患者的护理

【知识背景】

急性心包炎是由心包脏层和壁层急性炎症引起的综合征。临床特征包括胸痛、心包摩擦音和一系列异常心电图变化。

缩窄性心包炎是由于心包慢性炎症所导致心包增厚、粘连甚至钙化,使心脏舒张、收缩受限,心功能减退,引起全身血液循环障碍的疾病,多数由结核性心包炎所致。

常见的病因有特发性(非特异性)、感染性(病毒、细菌、结核等)、免疫炎症性、肿瘤及创伤等。其中以非特异性、结核性、化脓性和风湿性心包炎较为常见。国外资料表明,非特异性心包炎已成为成年人心包炎的主要类型;国内报告则以结核性心包炎居多,其次为非特异性心包炎。恶性肿瘤和急性心肌梗死引起的心包炎在逐渐增多。随着抗生素和化学治疗的发展,结核性、化脓性和风湿性心包炎的发病率已明显减少。除系统性红斑狼疮性心包炎外,男性发病率明显高于女性。

缩窄性心包炎继发于急性心包炎,其病因在我国仍以结核性为最常见,其次为化脓性和创伤性心包炎。少数与心包肿瘤、急性非特异性心包炎及放射性心包炎等有关。

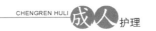

【工作任务一案例导入】

患者,男,65 岁,胸闷、气急、心悸 3d 入院。一周前因感冒发热,心前区隐痛,近 3 天来胸闷、气急、心慌伴乏力,进行性加重,伴咳嗽,少痰,无咯血。有结核病史 8 年。

护理体检:T 38.4℃,P 110 次/min,BP 120/85mmHg。心界向两侧扩大,心音遥远,未闻及杂音,两肺未闻及干、湿啰音,双下肢水肿明显。

X 线胸片示:直立位心影呈烧瓶样。超声心动图示心包积液。心电图示各导联低电压。

任务导向:

1.该患者主要的护理诊断有哪些?

2.结合病例,制订护理计划。

【护理工作过程】

(一)护理评估

1.健康史 询问患者发病以来是否有心前区疼痛,疼痛部位、性质、程度及有无加重等因素;有无胸闷、气急和心慌,呼吸困难是心包积液最突出的症状,严重时可有端坐呼吸,面色苍白,发绀;有无发热、乏力、食欲减退,咳嗽咳痰,声音嘶哑等;既往有无结核病史和心脏病史。

2.身体状况

(1)急性心包炎。

症状:①心前区疼痛:常于体位改变、卧位尤其当抬腿或左侧卧位、深呼吸、咳嗽、吞咽时加剧,坐位或前倾位时减轻。疼痛通常局限于胸骨下或心前区,常放射到左肩、背部、颈部或上腹部,偶向下颌、左前臂和手放射。有的心包炎疼痛较明显,如急性非特异性心包炎;有的则轻微或完全无痛,如结核性和尿毒症性心包炎。②心脏压塞的症状:可出现呼吸困难、面色苍白、烦躁不安、发绀、乏力、上腹部疼痛、水肿甚至休克。③心包积液对邻近器官压迫的症状:肺、气管、支气管和大血管受压迫引起肺瘀血,肺活量减少,通气受限制,加重呼吸困难,使呼吸浅而快。患者常自动采取前卧坐位,使心包渗液向下及向前移位,以减轻压迫症状。气管受压可产生咳嗽和声音嘶哑。食管受压可出现咽下困难症状。④全身症状:心包炎本身亦可引起畏寒、发热、心悸、出汗、乏力等症状,与原发疾病的症状常难以区分。

体征:1)心包摩擦音:这是急性纤维蛋白性心包炎的典型体征。在胸骨左缘第三、四肋间、胸骨下部和剑突附近最清楚。常仅出现数小时或持续数天、数星期不等。2)心包积液的积液量在 200~300mL 以上或渗液迅速积聚时产生以下体征:①心脏体征:心尖搏动减弱、消失或出现于心浊音界左缘内侧处。心浊音界向两侧扩大、相对浊音区消失,患者由坐位转变为卧位时第二、三肋间的心浊音界增宽。心音轻而远,心率快。少数患者在胸骨左缘第三、四肋间可听得舒张早期额外心音(心包叩击音),此音在第二心音后 0.1s 左右,声音较响,呈拍击样。②左肺受压迫的征象:有大量心包渗液时,心脏向后移位,压迫左侧肺部,也可引起左肺下叶不张。左肩胛肩下常有浊音区,语颤增强,并可听到支气管呼吸音。③心脏压塞的征象:快速心包积液,即使仅 100mL,可引起急性心脏压塞,出现明显的心动过速,如心排血量显著下降,可产生休克。

辅助检查:1)心电图:急性心包炎的心电图演变:典型演变可分四期:①ST 段呈弓背向下抬高,T 波高。一般急性心包炎为弥漫性病变,故出现于除 aVR 和 V1 外所有导联,持续 2 天至 2 周左右。V6 的 ST/T 比值≥0.25。②几天后 ST 段回复到基线,T 波减低、变平。③T 波呈对称型倒置并达最大深度,无对应导联相反的改变(除 aVR 和 V1 直立外)。可持续数周、数月或长期存在。④T 波恢复直立,一般在 3 个月内。病变较轻或局限时可有不典型的演变,出现部分导联的 ST 段、T 波的改变和仅有 ST 段或 T 波改变。2)超声心动图检查:检查是否存在心包积液,有助于确诊急性心包炎。心脏压塞时的特征为:右心房及右心室舒张期塌陷;吸气时右心室内径增大,左心室内径减少,室间隔左移等。3)血液化验:感染者可能有白细胞计数增多、红细胞沉降率增快及 C 反应蛋白浓度增加。肌钙蛋白可以轻度升高,可能与心外膜心肌受到炎症刺激有关,大部分急性心包炎患者合并肌钙蛋白升高者,冠脉造影正常。4)X 线检查:可见心脏阴影向两侧扩大,心脏搏动减弱;尤其是肺部无明显充血现象而心影明显增大是心包积液的有力证据,可与心力衰竭相鉴别。成人心包积液若小于 250mL,X 线难以检出。5)心脏 CT 或心脏 MRI:心脏 CT 和心脏 MRI 越来越多地用来诊断心包炎,两者均可以非常敏感地探测到心包积液和测量心包的厚度。

(2)缩窄性心包炎。

心包缩窄形成的时间长短不一,通常急性心包炎病后 1 年以上者称为慢性缩窄性,演变过程有 3 种形式:1)持续型:急性心包炎经治疗后在数天内其全身反应和症状,如发热、胸痛等可逐渐缓解,甚至完全消失,但肝大、颈静脉怒张等静脉瘀血体征反而加重,故在这类患者中很难确定急性期和慢性期的界限,这与渗液在吸收的同时,心包增厚和缩窄形成几乎同时存在有关。2)间歇型:心包炎急性期的症状和体征可在一定时间完全消退,患者以为病变痊愈,但数月后重新出现心包缩窄的症状和体征,这与心包的反应较慢、在较长时间内形成缩窄有关。3)缓起型:患者急性心包炎的临床表现较轻甚至无病史,但有渐进性疲乏无力、腹胀、下肢水肿等症状,在 1～2 年内出现心包缩窄。

体征:①血压低,脉搏快,1/3 出现奇脉,30％合并心房颤动。②静脉压明显升高,即使利尿后静脉压仍保持较高水平,颈静脉怒张,吸气时更明显,扩张的颈静脉舒张早期突然塌陷,均属非特异性体征。③心脏视诊见收缩期心尖回缩,舒张早期心尖搏动,触诊有舒张期搏动撞击感,叩诊心浊音界正常或扩大,胸骨左缘 3～4 肋间听到心包叩击音,无杂音。④其他体征:如黄疸,肺底湿啰音,肝大,腹腔积液比下肢水肿更明显,与肝硬化表现相似。

辅助检查:①X 线检查示心影大小正常,左右心缘变直,主动脉弓小或难以辨认;上腔静脉常扩张,有时可见心包钙化。②心电图中有 QRS 低电压、T 波低平或倒置。③超声心动图对缩窄性心包炎的诊断价值远较对心包积液为低。④超声检查时可见心包增厚、室壁活动减弱等,但均非特异而恒定的征象。⑤右心导管检查的特征性表现是肺毛细血管压力、肺动脉舒张压力、右心室舒张末期压力、右心房压力均升高且都在同一高水平。

(二)护理诊断

1.首要护理诊断

(1)疼痛。与心包炎症、感染有关。

(2)气体交换受损。与肺和支气管受压有关。

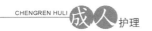

2. 主要护理诊断

(1)活动无耐力。与心排血量减少有关。

(2)体温过高。与心、肺感染有关。

(3)焦虑。与病因诊断不明、病情重、迁延时间长有关。

(三)护理目标

患者疼痛消失,呼吸困难减轻,体温恢复正常,活动耐力增强;情绪稳定,焦虑减轻;无并发症发生。

(四)治疗与护理

1. 治疗原则 急性心包炎的治疗包括对原发疾病的病因治疗、解除心脏压塞和对症治疗。风湿性心包炎时应加强抗风湿治疗;结核性心包炎时应尽早开始抗结核治疗,并给予足够的剂量和较长的疗程,直到结核活动停止后一年左右再停药,如出现心脏压塞症状,应进行心包穿刺放液;如渗液继续产生或有心包缩窄表现,应及时行心包切除,以防止发展为缩窄性心包炎;化脓性心包炎时应选用足量对致病菌有效的抗生素,并反复进行心包穿刺抽脓和心包腔内注入抗生素,如疗效不显著,应及早考虑心包切开引流,如引流发现心包增厚,则可行广泛心包切除;非特异性心包炎时肾上腺皮质激素可能有效,如反复发作亦可考虑心包切除。

缩窄性心包炎早期施行心包切除术以避免发展到心源性恶病质、严重肝功能不全、心肌萎缩等。通常在心包感染被控制、结核活动已静止即应手术,并在术后继续用药 1 年。已知或疑为结核性缩窄性心包炎,术前应抗结核治疗 1~4 周,如诊断肯定,在心包切除术后应继续服药 6~12 个月。对不能手术治疗者,主要是利尿和支持治疗,必要时抽胸腔、腹腔积液。

2. 护理措施

(1)病情观察。注意胸痛及心前区疼痛,密切观察呼吸、血压、脉搏、心率、面色等变化。如出现面色苍白、呼吸急促、烦躁不安、发绀、血压下降、刺激性干咳、心动过速、脉压小、颈静脉怒张加重、静脉压持续上升等心包填塞的症状,应立即帮助患者取坐位,身体前俯,并及时通知医师,备好心包穿刺用品,协助进行心包穿刺抽液。如不能缓解症状,应考虑心包切开引流。

(2)针对性护理。按医嘱给予镇痛剂或镇静剂。注意观察疼痛的性质、药物的疗效和毒副作用;干性纤维蛋白性心包炎,可取左侧卧位,减少胸膜摩擦,减轻疼痛。心包穿刺术既用于诊断,又是一项重要的治疗措施。既可以帮助明确心包积液性质及病原,在大量心包积液时又能解除心包填塞症状,在化脓性、结核性或癌性积液时,还可向心包腔内注入药物。

1)心包穿刺术的术前准备:协助医师做超声波检查,确定积液的多少,并可指导选择穿刺进针的部位、深浅和方向;向患者做好解释,争取患者合作,必要时给予镇静剂;术前准备好各种试管(包括培养皿及酒精灯等),以便留取标本送检,并做好抢救物品的准备。

2)术中协助医师完成各项操作,进行持续心电监护,并将穿刺针尾部与心电监护胸前导联连接,如穿刺针触及心肌,心电示波可出现 ST 段上抬,这时可后撤少许穿刺针。

3)术后密切观察患者面色、表情、呼吸,嘱患者平卧位或半卧位休息 4~6h,每小时测血压 1 次,直至平稳。进行连续心电监护,密切注意心率、心律变化,并给予氧气吸入,详细记录患者尿量及脉搏(有无奇脉)情况。术后常规应用抗生素 3~5d,以预防感染。

(3)慢性缩窄性心包炎做好术前后护理。

1)术前护理:做好心理护理:主动关心患者,避免不恰当的语言和行为,向患者讲解术前、术后注意事项,以解除顾虑,稳定情绪,积极配合治疗;结核性心包炎处理:结核性心包炎患者术前应严格执行抗结核治疗,嘱患者按时服药,控制结核活动后再行手术治疗,以免术后结核扩散。

2)一般护理:严格按医嘱给患者用药,补充电解质,纠正低蛋白血症。加强营养,鼓励患者进食高蛋白、高维生素、低盐饮食,及时从静脉补充蛋白质,并适当限制患者活动量,预防心衰。

3)术后护理:术后常规给予洋地黄药物治疗,改善心功能。密切观察生命体征的变化,每 1~2h 测量血压、脉搏、呼吸,持续心电监护,以便及时发现心律失常;静脉补液时应严格控制输液速度和输液量。一般成人每日输液小于 1500mL,速度小于 40 滴/min。监测中心静脉压,1 次/2h,记录 24h 出入水量。根据 CVP、尿量和血清电解质的变化,调节入量并及时补充电解质,维持水电解质平衡;保持各种引流管的通畅,记录引流液的性质和量,及时对症处理。术前有腹水患者,应定期测量腹围,以了解腹水吸收情况。

4)肺部并发症的预防:术后鼓励及帮助患者做有效的咳嗽、咳痰,并常规雾化吸入,合理应用抗生素。鼓励患者早期在床上活动,早期进食,术后第二天即可进低盐流质。

5)疼痛护理:可采用镇痛泵行术后镇痛,通过连续泵入小剂量镇痛药物达到缓解疼痛的目的。护士应定期观察镇痛泵的使用情况,防止泵管打折、扭曲或脱出。

6)出院指导:患者出院后应坚持按医嘱服药 1.5~2 年,并定时复查,了解心功能情况;绝对戒烟;结核性心包炎患者出院后继续抗结核治疗,如有不适应随时就诊。

(五)护理评价

患者疼痛是否消失,呼吸困难是否减轻,体温是否恢复正常,活动耐力是否增强,情绪是否稳定,有无并发症发生。

[任务 3-8-3]　病毒性心肌炎患者的护理

【知识背景】

病毒性心肌炎是指由各种病毒引起的心肌局限性或弥漫性炎症,可发生于任何年龄,以儿童和青少年多见。

(一)病因

各种病毒都可以引起心肌炎,其中以肠道和呼吸道病毒感染较常见,临床上绝大多数病毒性心肌炎由柯萨奇 A、B 病毒和埃可病毒、流感病毒等引起,尤其是柯萨奇 B 组病毒最为多见。

(二)诱因

细菌感染、营养不良、剧烈运动、寒冷、酗酒、过度劳累、妊娠、缺氧等。

(三)发病机制

早期病毒可直接侵犯心肌和心肌内小血管而引起损害,同时免疫反应可导致心肌细胞

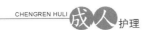

溶解、间质水肿、单核细胞浸润等急性炎症改变。在慢性阶段,免疫反应可能是发病的主要机制。

【工作任务一案例导入】

患者,女,22岁,发热、乏力、心悸、心前区隐痛两天。平素体健,2周前因受凉后咳嗽、发热、咽痛入院。护理体检:T 38.1℃,P 124次/min,R 26次/min,BP 14/11kPa,咽部充血,心率124次/min,偶闻及早搏。实验室检查:血白细胞$10×10^9$/L,中性粒细胞40%,淋巴细胞60%,血沉30mm/h,心电图偶见室性早搏。

任务导向:

1.该患者最可能的疾病是什么? 诊断依据有哪些?

2.该患者存在哪些护理问题及相关因素?

3.如何向患者进行健康教育?

【护理工作过程】

(一)护理评估

1.健康史 了解家庭成员的健康状况,明确家庭成员中有无发生猝死的情况,病程中有无反复发生晕厥现象等。

2.身体评估

(1)前驱症状。发病前1~4周大多有发热、咳嗽、咽痛,或恶心、腹痛、腹泻等上呼吸道或消化道感染病史。

(2)主要症状。轻者无明显症状;较重者常有胸闷、心前区隐痛、心悸、气短、乏力等心脏受累的表现。严重时可有咳嗽、呼吸困难、发泄、急性肺水肿等,严重者可发生心力衰竭、甚至猝死。

(3)主要体征。较常见的有各种心律失常,心率加快与体温升高不成比例,心尖部第一心音减弱,出现第三心音,重者可出现舒张期奔马律、心包摩擦音及心脏不同程度的扩大。危重者血压下降、脉细弱,出现肺部湿啰音及肝大等循环衰竭体征。

(4)辅助检查。

1)实验室检查:血白细胞计数可增高,部分患者血沉增快,天门冬氨酸氨基转移酶(AST)、肌酸激酶(CK)及其同工酶(CK-MB)、乳酸脱氢酶(LDH)等增高。血清中抗心肌抗体滴定度可增高。另外,从心肌或心包液等标本中可做病毒分离和心肌活组织检查协助诊断。

2)X线检查:心影正常或扩大,心力衰竭者可有肺瘀血征。

3)心电图检查:多有ST-T改变,R波降低,病理性Q波以及各种心律失常。

(二)护理诊断

1.首要护理诊断

(1)潜在并发症。心力衰竭、心律失常等。

2.主要护理问题

(1)活动无耐力。与严重心肌受损和心律失常引起心排血量减少有关。

(2)体温过高。与心肌炎症有关。

(3)焦虑、恐惧。与胸痛、乏力、心悸和担心疾病影响有关。

(三)护理目标

患者心肌受损减轻,心排血量增加;患者心肌炎症得到控制,体温正常;患者焦虑的情绪减轻或消失。

(四)治疗与护理

1. 治疗原则

(1)一般治疗。休息与补充营养,进食易消化、富含维生素和蛋白质的食物。

(2)心肌营养。促进心肌代谢药物静脉滴注,如能量合剂、细胞色素 C、维生素 C 等。

(3)抗病毒治疗。干扰素或干扰素诱导剂及中药等。

(4)对症治疗。抗心律失常和抗心衰治疗。

2. 护理措施

(1)一般护理。

1)病情观察:严密监测生命体征、尿量及意识状态,心律失常者必须予以心电监护,若发现潜在引起猝死危险的心律失常,应立即报告医生,协助采取积极处理措施。监测血气分析、电解质及酸碱平衡等。

2)饮食:给予低盐、高蛋白、高维生素、易消化的饮食,少量多餐,避免过饱;增加膳食纤维,保持大便通畅,必要时遵医嘱给予通便药物,戒烟酒。

3)环境安静、舒适,限制探望,减少不必要的干扰,保证患者充分的休息和睡眠时间,反复向患者解释急性期严格卧床休息及病情稳定后逐渐增加活动量的意义。卧床休息直至患者症状消失,血心肌酶谱、心电图及 X 线检查均恢复正常后,方可逐渐增加活动量。

(2)用药护理。因抗心衰药物和抗心律失常药物有致心律失常作用,注意观察药物的疗效和不良反应;利尿剂易致水、电解质紊乱,要注意观察和纠正;血管扩张剂可产生头痛、面红,甚至体位性低血压,嘱患者服药后半小时内不要起床。

(3)并发症护理。准备好抢救仪器和药物,一旦出现严重心律失常时协助医生做好抢救工作,遵医嘱给予抗心律失常药物;有猝死表现立即抢救,做好心脏按压和人工呼吸;出现室颤时采用非同步直流电复律和临时起搏等措施。

(4)心理护理。告诉患者体力恢复需要一定的时间,不要急于求成,当活动耐力有所增加时,应及时给予鼓励。对不愿活动或害怕活动的患者,应给予心理疏导,督促患者完成耐力范围内的活动量或采取小组活动的方式,为患者提供适宜的活动环境和氛围,激发患者活动的兴趣。待病情稳定后,与患者及家属一起制订并实施每日活动计划,严密监测活动时心率、心律、血压变化,若活动后出现胸闷、心悸、呼吸困难、心律失常等,应停止活动,以此作为最大活动量。

(5)健康指导。

1)告诉患者本病预后大多良好,不留后遗症;部分患者可有多次发作。

2)休息与活动指导:患者出院后应继续休息,3~6 个月后可逐渐恢复轻体力工作和学习,恢复体力活动后鼓励患者适当锻炼身体以提高机体抵抗力。指导患者多进食含维生素 C 丰富的蔬菜和水果。

3)注意保暖防寒,减少呼吸道感染,避免潮湿受凉。

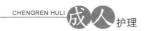

4)教会患者和家属自测脉搏与心律,发生异常及时复诊。

(五)护理评价

患者心肌受损是否减轻,心排血量是否增加;心肌炎症是否得到控制;焦虑的情绪是否减轻或消失。

(袁爱娣)

任务 3-9　周围血管疾病患者的护理

📖 学习目标

- **知识目标**
  1. 了解周围血管疾病发生的病因、病理;
  2. 熟悉周围血管疾病的临床特点;
  3. 掌握各种周围血管疾病患者的病情评估、护理措施。
- **能力目标**
  1. 能做好周围血管疾病患者的手术前护理;
  2. 能对周围血管疾病患者采取正确的护理措施;
  3. 能指导周围血管疾病患者生活防护,以减少复发的可能。

［任务 3-9-1］　下肢静脉曲张患者的护理

【知识背景】

下肢静脉曲张是指下肢浅表静脉发生扩张、延长、弯曲成团状,晚期可并发慢性溃疡的病变,是静脉系统最重要的疾病,也是四肢血管疾患中最常见的疾病之一。本病多见于中年男性,或长时间负重或站立工作者,分为原发性(单纯性)和继发性(代偿性)两种。

(一)病因及分类

1. 静脉内压持久升高　静脉血本身由于重力作用,对瓣膜产生一定的压力,在正常情况下对其不会造成损害,但当静脉内压力持续升高时,瓣膜会承受过重的压力,逐渐松弛、脱垂、使之关闭不全。这多见于长期站立工作者、重体力劳动者、妊娠者、慢性咳嗽者、长期便秘者等。

2. 静脉壁薄弱和瓣膜缺陷　静脉壁相对薄弱,在静脉压作用下可以扩张,瓣窦处的扩张导致原有的静脉瓣膜无紧密闭合,发生瓣膜功能相对不全,血液倒流。瓣膜发育不良或缺失,亦不能发挥有效的防止倒流作用,导致发病。

3. 年龄、性别　由于肢体静脉压仅在身体长度达最高时方达最高压力,青春期前身体不高,故静脉口径较小,可防止静脉扩张,所以尽管 30 岁前有患严重静脉曲张,但大多数无明显症状,随年龄增大,静脉壁和瓣膜逐渐失去其张力,症状加剧迫使患者就医。静脉曲张以女性多见,可能由于妊娠能诱发或加重静脉曲张。但在没有妊娠的女性,其发病率也比男性高(男∶女=1∶3),其原因可能是女性骨盆较宽大,血管结构过度弯曲以及月经期、妊娠期和绝经期时均可使骨盆内的静脉增加充血。妊娠期易发生静脉曲张的另一原因是妊娠期四肢浅静脉的张力降低,使其易于扩张,这种情况在产后可恢复。

怀孕时静脉曲张的形成原因:①怀孕时体内荷尔蒙改变。增加的黄体素造成血管壁扩张,再加上怀孕时全身血流量会增加,使得原本闭合的静脉瓣膜分开,造成静脉血液的逆流。②胎儿和增大的子宫压迫血管。胎儿和子宫随孕期的增加而变大,压迫骨盆腔静脉和下腔静脉,使得下肢血液回流受阻,造成静脉压升高,曲张的静脉也会越来越明显。③家族遗传或孕期过重。有家族遗传倾向,血管先天静脉瓣膜薄弱而闭锁不全,或是孕期末体重过重等,都是静脉曲张的高危因素。

(二)发病机制

静脉曲张的主要血流动力学变化发生在小腿肌肉的收缩期,由于保护血液单向流动的静脉瓣膜遭到破坏,单向限制作用丧失,引起血液倒流对下一级静脉瓣膜产生额外冲击,久之就会导致下级静脉瓣膜的逐级破坏。静脉中瓣膜的破坏使倒流的血液对静脉壁产生巨大的压力,即可引起静脉相对薄弱的部分膨胀。而长期站立、重体力劳动、妊娠、慢性咳嗽、长期便秘等可使静脉内压力增高,进一步加剧了血液对瓣膜的冲击力和静脉壁的压力,导致静脉曲张。长期的静脉曲张,血液淤滞,最终产生淤积性皮炎,色素沉着和慢性硬结型蜂窝组织炎或溃疡。

(三)并发症

1.血栓性静脉炎　曲张静脉内的血流缓慢,易发生血栓性静脉炎。表现为局部疼痛,静脉表面皮肤潮红、肿胀,静脉呈索条状,有压痛,范围较大者可发烧。治疗应抬高患肢,局部热敷或理疗,穿弹力袜,全身使用抗生素。治疗期间,若发现血栓扩展,有向深静脉蔓延趋向者,应施行高位结扎术。待炎症消退后,经适当准备,再行手术,切除受累静脉,这能解决浅静脉曲张的根本问题。

2.慢性溃疡　为最常见的并发症。多发生在小腿下端前内侧和足踝部,溃疡肉芽苍白水肿,表面有稀薄分泌物,周围皮肤色素沉着,有皮炎和湿疹样变化,有时呈急性炎症发作。治疗宜控制感染和改善静脉高压。应用等渗盐水或 3% 硼酸溶液湿敷,局部应用高压氧,抬高患肢,缠扎小腿弹力绷带或穿弹力袜,急性炎症时加用抗生素,可使溃疡缩小或愈合。若溃疡病程长,面积大,疤痕多而且底面纤维化,难以愈合,应手术切除,进行植皮,覆盖创面,并结扎和切断功能不全的交通支。待创面愈合后,即应做正规的手术治疗。

3.急性出血　由曲张静脉破裂引起,因静脉压力较高,静脉壁又无弹性,出血很难自行停止,必须紧急处理:抬高患肢,加压止血,如有明显破裂的静脉,可予缝扎止血。以后再做正规的手术治疗。

【工作任务一案例导入】

患者,男,65 岁,30 年前无意中站立时发现左下肢皮肤蚯蚓状隆起,抬高患肢稍有好转。无发热、无胸闷气促、无下肢酸胀不适等,当时未予以重视,未行诊治。30 年来上述症状逐

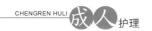

渐加重,下肢静脉曲张渐渐明显,且出现左下肢酸胀,以左小腿较重,无皮肤色素沉着,无皮肤发红脱屑,无皮温改变,无活动障碍,无畏寒发热,无皮肤溃烂。患病以来,精神尚可,胃纳可,睡眠佳,大小便无殊,体重无明显减轻。患高血压3年,血压最高达150/100mmHg,目前长期服用"珍菊降压片1♯ qd",自述血压控制可,无明显头痛头晕等不适。患者长期从事重体力劳动,其父也有下肢静脉曲张病史。

入院查体:脉搏76次/min,呼吸18次/min,血压110/65mmHg,体温36.5℃,神清,双侧腹股沟淋巴结未及肿大,左侧小腿右后方可见曲张静脉,静脉迂曲成团,无色素沉着,无渗出,无皮温增高,无活动障碍,下肢无肿胀。左下肢股动脉、胫后动脉、足背动脉可及,趾端血运可。

【护理工作过程】

(一)护理评估

1. 健康史　有无久坐少动、长期站立工作史、是否长期从事重体力劳动、有无妊娠、盆腔肿瘤、慢性咳嗽、习惯性便秘等,家族有无类似病史。

2. 身体状况

(1)原发性下肢静脉曲张多见于中年男性,以大隐静脉曲张多见,小隐静脉曲张或大隐、小隐静脉皆曲张很少。

(2)发病早期,患者感下肢沉重发胀、小腿酸痛、乏力、足部水肿等。可见下肢浅静脉扩张、弯曲、呈蚯蚓状,甚至迂曲或团块状,站立时更明显。病程较长者,皮肤可发生营养障碍,表现为足靴区皮肤萎缩、脱屑、瘙痒、色素沉着、湿疹等,可伴有血栓性浅静脉炎、曲张静脉破裂出血、小腿慢性溃疡等。

(3)肿胀。在踝部、足背可出现轻微的水肿,严重者小腿下段亦可有轻度水肿。

(4)下肢静脉功能试验。

1)大隐静脉瓣膜功能试验:用来测定大隐静脉瓣膜的功能,单纯性下肢静脉曲张患者的大隐静脉瓣膜功能丧失。方法是患者平卧位,下肢抬高,排空浅静脉内的血液,用止血带绑在大腿根部卵圆窝下方处。随后让患者站立,10s内解开止血带,若大隐静脉血柱由上向下立即充盈,则提示大隐静脉瓣膜功能不全。如果患者站立后,止血带未解开前(30s内)止血带下方的浅静脉迅速充盈,说明交通支静脉瓣膜功能不全。

2)交通静脉瓣膜功能试验:患者平卧,抬高患肢,在大腿根部扎止血带,先从足趾向上至腘窝缚缠第一根弹力绷带,再自止血带处向下,扎上第二根弹力绷带,一边向下解开第一根弹力绷带,一边向下继续缚缠第二根弹力绷带,如果在两根弹力绷带之间的间隙内出现曲张静脉,即意味着该处有功能不全的交通静脉。

3)深静脉通畅试验:用来测定深静脉回流情况,下肢静脉曲张患者的深静脉往往是通畅的。方法是在大腿用一止血带阻断大隐静脉干,嘱患者连续用力踢腿或下蹲20余次,观察静脉曲张程度的变化。若浅静脉曲张加重,并有胀痛不适,则说明深静脉回流不畅,有阻塞;若浅静脉曲张消失,或充盈程度减轻,示深静脉通畅。

3. 辅助检查　对于疑有深静脉血栓形成后遗综合征、原发性深静脉瓣膜功能不全的患者,可做血管超声、体积描记及静脉造影检查,以明确深静脉的通畅程度及瓣膜的功能情况。

4. 心理、社会状况　评估患者及家属的心理状况和承受能力。下肢静脉曲张为慢性病程,患者常感病变肢体酸胀不适,其至继发湿疹和经久不愈的溃疡,可影响患者正常生活和工作,使患者生产忧虑、悲伤等心理。

(二)护理诊断

1. 首要护理诊断

(1)组织灌注量改变与静脉瘀血有关。

(2)皮肤完整性受损与皮肤营养障碍、并发感染有关。

2. 主要护理诊断

(1)焦虑或恐惧。与对疾病的错误认识、担心手术及预后等有关。

(2)活动无耐力。与下肢静脉曲张、静脉回流不畅有关。

(3)知识缺乏。缺乏有关术后功能锻炼及弹力袜或绷带使用的相关知识。

(4)潜在并发症。感染、血栓性静脉炎、深静脉血栓形成、曲张静脉破裂出血等。

(三)护理目标

患者焦虑症状减轻,肢体血供正常,局部皮肤保持完整;能复述术后功能锻炼和使用弹力袜或弹力绷带的方法;患者未发生并发症或并发症得到及时处理。

(四)治疗与护理

1. 治疗原则

(1)非手术疗法。

1)注意休息,避免久站久坐或长时间行走;安排适当运动,在平卧时将下肢抬起并高于心脏平面以促进血液回流,有利于减轻患肢的酸胀、沉重感。指导患者正确长期使用弹力绷带或穿弹力袜,使用弹力绷带或穿弹力袜时应该注意:宽度和松紧度适宜。适用于妊娠期、病情轻、年龄过大或全身情况差不能耐受手术者。

2)硬化剂注射疗法的患者,局部用纱布卷压迫,穿弹力袜或缠绕弹力绷带后,立即开始主动活动。大腿部维持压迫 1 周,小腿部 6 周左右。适用于手术后残留曲张静脉的治疗。

(2)手术治疗。凡有症状者,只要无禁忌证均宜手术,行大隐静脉和(或)小隐静脉高位结扎,剥脱主干,切除扩张属支,结扎功能不全的交通支。

2. 护理措施

(1)术前护理。

1)心理护理:向患者讲解相关疾病的成因及发病特点、治疗方法和疾病恢复过程,帮助患者树立战胜疾病的信心,使患者能积极主动地配合治疗和护理。鼓励患者散步、看报纸和杂志、看电视节目、听音乐、与病友或医护人员交谈,以便分散对疾病的注意力,消除恐惧、焦虑心理。

2)饮食护理:鼓励患者进食高营养、高蛋白、高维生素食物,以增强机体抵抗力,忌食海腥发物,如鱼、虾等。有下肢慢性溃疡者,可多进食薏米、山药、冬瓜、西瓜、丝瓜、苦瓜、黄瓜、绿豆等有清热解毒利湿作用的食物。

3)体位与活动:嘱患者要劳逸结合,适当地户外运动,避免运动过量。避免站立过久或长时间行走,宜卧床休息,休息时抬高患肢 20°～30°,以促进静脉回流,减轻下肢静脉内压力。

4)皮肤准备:为避免手术发生感染,对下肢及腹股沟部、会阴部皮肤,应认真擦洗干净。

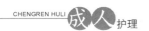

术前洗澡和更换清洁的内衣裤,尤其是下肢静脉曲张伴有慢性小腿溃疡者,即使溃疡处感染已基本控制,术前仍需每日局部换药,保持皮肤清洁。有皮肤慢性炎症或皮炎者,需应用抗生素及局部外敷消炎药直至炎症消退后再安排手术。

5)手术野皮肤准备范围:上至脐平,下至足趾,包括整个患侧下肢。

6)注意保暖,以防感冒。

(2)术后护理。

1)术后 6h 如无恶心、呕吐等不适,可进食流食或半流食,并逐渐过渡到普食。注意应进食多样化且营养丰富的食物,注意摄取多种维生素及微量元素,以加速伤口愈合,保证水分的摄入,保证大小便通畅。

2)体位:卧床休息,可平卧和侧卧,患肢抬高 20°～30°,卧床期间指导患者做足背伸屈运动,以利静脉回流。

3)术后应早期下床活动:鼓励患者术后 24～48h 后下床行走,但需穿弹力袜或用弹力绷带,避免静坐或静立不动,促进下肢静脉回流,以免下肢深静脉血栓形成。

4)注意观察弹力绷带加压情况,下肢静脉曲张做剥脱术后即用弹力绷带自下而上加压包扎,包扎不应妨碍关节活动,并注意保持合适的松紧度,以能扪及足背动脉搏动和保持足部正常皮肤温度为宜。一般 2 周后拆去绷带。患肢疼痛或水肿是因为绷带过紧,应及时松开弹力绷带,重新包扎,不宜过紧。

5)有小腿慢性溃疡者,应继续换药,并使用弹性绷带护腿。

6)活动:术后早期进行踝关节伸屈活动,以促进静脉血回流,减轻肢体肿胀;如无异常不适,术后 1～2d,鼓励患者下床行走活动,但要避免过久站立、静坐或静立不动。对行大隐静脉高位结扎加植皮者,应推迟下床活动时间,以保证植皮的成活。

7)使用冰脉治等外用中药进行恢复治疗。

(3)健康教育。

1)下肢静脉曲张行非手术治疗,穿弹力袜或弹力绷带者应注意多休息、抬高患肢。行下肢静脉高位结扎加剥脱术后,也应避免站立过久。肥胖者应计划减肥。另外,避免用过紧的腰带、吊袜和紧身衣物,保持大便通畅,避免腹内压升高。

2)平时适当注意保护好患肢,避免外伤。

3)一般需久站或久坐工作者,应定时改变体位。维持良好姿势,坐时双膝勿交叉过久,以免压迫腘静脉,影响血液回流。休息时抬高患肢。

4)定期门诊随访,时间为出院后 1 个月、3 个月分别随诊一次,半年后改 6 个月一次。如出现伤口有分泌物或红、肿、热、痛及体温升高等,需马上就诊。

5)指导患者进行适当的体育锻炼,增强血管壁弹性。

6)戒烟。适当活动,多吃新鲜蔬果,摄入足够的蛋白质,多吃富含维生素 E 的食物。

(4)预防。

1)及时治疗用力过度的疾病,如便秘、老年性肺气肿等,以免诱发下肢静脉曲张。

2)避免久站,防止下肢负重。对于长时间站立的人,一旦出现静脉曲张,则应尽早穿弹力袜,以免加重病情并导致并发症出现。

3)进行正确的腿部运动,可在床上仰卧,做蹬自行车、抬腿、双腿屈伸等运动,能够增强腿部肌肉弹性,帮助血液回流,减缓静脉曲张。

(五)护理评价

患者焦虑是否减轻;肢体静脉曲张是否得到缓解,患肢静脉瘀血等表现是否缓解,皮肤是否保持完整性,营养状况有无改善;是否了解术后功能锻炼及弹力袜或弹力绷带使用的相关知识;患肢切口愈合是否良好,并发症是否得到预防或及时处理。

[任务 3-9-2]　血栓闭塞性脉管炎患者的护理

【知识背景】

血栓闭塞性脉管炎又称伯格氏病,是发生于中小动脉(同时累及静脉及神经)的慢性进行性节段性炎症性血管损害;病变累及血管全层,导致管腔狭窄、闭塞,多发生于青壮年男性。

(一)病因及分类

血栓闭塞性脉管炎的病因至今尚不清楚,一般认为与下列因素有关:

1.吸烟　吸烟是脉管炎的重要始动因素之一,综合国内外资料,血栓闭塞性脉管炎患者中吸烟者占 60%~95%。戒烟能使血栓闭塞性脉管炎患者病情缓解,再度吸烟又可使病情恶化。因此,吸烟可能是血栓闭塞性脉管炎发病的一个重要因素,但不是唯一的病因。

2.寒冷、潮湿、外伤　血栓闭塞性脉管炎的发病率以比较寒冷的北方为高。80%的血栓闭塞性脉管炎患者发病前有受寒和受潮史;部分患者有外伤史。这些因素可能引起血管痉挛和血管内皮损伤,并导致血管炎症和血栓闭塞。

3.感染、营养不良　许多血栓闭塞性脉管炎患者有反复的真菌感染史。血栓闭塞性脉管炎在经济收入和生活水平低下的人群中多见。大多数患者的饮食中缺乏蛋白质,尤其是必需氨基酸。因此,蛋白质、维生素 B_1 和维生素 C 缺乏可能与本病有关。

4.其他　激素代谢紊乱、遗传、血管神经调节障碍、自身免疫功能紊乱等都可能与本病的发生有关。

(二)病理

血栓闭塞性脉管炎是青壮年的动脉和静脉的一种周期性、节段性炎症病变。病变多数发生在四肢血管,尤其是下肢最为常见。病理改变首先是血管内膜增厚,随后有血栓形成,最后血管完全阻塞。通常病变首先出现于肢体动脉远端,如胫后、胫前、尺、桡、足弓、掌弓、趾、指等动脉,病变进一步发展才累及股动脉和腘动脉等。病变节段和正常部分之间的界线非常分明,伴行静脉常同时受累,一般都较轻。病变晚期,血管周围有纤维组织增生、硬化。

【工作任务—案例导入】

患者,男,44 岁,因右大趾疼痛,足趾冰冷不能行走 4 年,症状加剧 1 个月入院。

患者 4 年前劳动时突感右大趾疼痛,足趾冰冷不能行走,随即到当地县医院就诊,诊断为"血栓闭塞性脉管炎"。经治疗效果不显著,后转入上级医院治疗,曾一度好转,近 1 个月病情再次加剧,右大趾、第 2 趾溃烂色紫,剧痛难忍,遂来医院就诊,并收入住院。

护理体检:右腿肌肉萎缩,汗毛稀少,足趾冰冷,右脚第 2 趾已残缺不全,右大趾溃烂紫

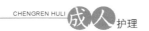

黑。足背动脉搏动(—),胫后动脉(—)。辅助检查:暂缺。

医学诊断:右下肢血栓性闭塞性脉管炎。

治疗:入院后完善检查后行手术治疗。

任务导向:

1.针对该患者的疼痛问题,应采取哪些护理措施?

2.如何评估血栓性闭塞性脉管炎患者的病情?手术后应如何护理?

【护理工作过程】

(一)护理评估

1.健康史 患者有无长期吸烟史;生活环境是否寒冷和潮湿;有无损伤和感染病史;了解患者有无自身免疫功能紊乱、性激素和前列腺素失调以及遗传史。

2.身体状况 起病隐匿,进展缓慢,周期性发作。按肢体缺血程度分为三期:

(1)第一期(局部缺血期)。患者自觉足部麻木、发凉、疼痛,病情逐渐加重后出现间歇性跛行。间歇性跛行是本期典型症状,是指患者行走一段路程以后,患肢足部或小腿出现胀痛或抽痛,如果继续行走,则疼痛加重,最后被迫止步,休息后疼痛缓解,再次行走则疼痛又会出现。随着病情的发展,即使处于休息状态时患者肢体也可出现疼痛,患肢抬高疼痛加重,下垂时略有缓解;抬高时皮肤苍白,下垂时潮红青紫。此期功能性(痉挛)大于器质性因素。

检查发现患肢皮肤温度降低,皮肤颜色较苍白,足背动脉或(和)胫后动脉搏动减弱。以手指压迫甲床,可见毛细血管充盈时间缓慢,足背动脉搏动微弱或消失。40%～50%的患者发病前或发病过程中,小腿和足部可反复出现游走性血栓性静脉炎。

(2)第二期(营养障碍期)。病情逐渐发展,患肢麻木、发凉、怕冷、酸胀等症状加重,间歇性跛行明显,行走距离缩短,休息时间延长,疼痛转为持续性,处于休息状态下肢体疼痛仍不缓解,称为静息痛,夜间更为明显。此期动脉已处于闭塞状态,以器质性变化为主,掺杂一些功能性因素,肢体依靠侧支循环保持存活,腰交感神经阻滞后仍可出现皮温增高。

检查患肢皮温显著降低,皮肤颜色更加苍白,或出现紫斑、潮红;皮肤干燥,汗毛脱落,趾(指)甲增厚变形,小腿肌肉萎缩,足背动脉或胫后动脉搏动消失。腘动脉、股动脉搏动减弱。

(3)第三期(组织坏死期)。除上述症状继续加重外,患处可因局部降温、药物刺激、拔甲、损伤等因素而发生溃疡和坏疽,多局限在脚趾或足部,大多为干性坏疽,表现为趾(指)端干枯发黑;若持续感染,则呈湿性坏疽。坏死组织脱落后可形成经久不愈溃疡。患者体力日衰、食欲减退、消瘦无力,可伴有发热、明显贫血,甚至意识模糊等,但发生败血症者很少见。

3.辅助检查

(1)肢体抬高试验(Buerger 氏试验)。患肢抬高 1min 后,观察足部皮肤色泽变化。若抬高后足趾和足底皮肤呈苍白或蜡黄色,下垂后足部皮肤恢复正常颜色的时间由正常的 10～20s 延长到 45s 以上,且颜色为潮红或出现斑块状发绀时,称为阳性。

(2)皮肤温度测定。在一定室温(15～25℃)条件下,患肢皮肤温度较对侧相应部位下降2℃以上,表示该侧肢体血供不足。

(3)小腿阻抗式血流图测定。应用血流图测定仪可了解血液供应状况和血管弹性。患肢血流图波形升支峰值幅度降低,降支下降速度减慢,其改变程度与病变程度相平行。

(4)甲皱微循环检查。患趾(指)毛细血管内血流速度减慢,血色暗红,白细胞聚集使血流呈颗粒状。异形毛细血管袢明显增多,毛细血管壁张力较差,呈绒线状和波浪形。

(5)多普勒超声血管测定。可直接探查受累动脉,显示病变动脉的形态、血管的直径和血液的流速等。

(6)动脉造影。可明确动脉闭塞的部位、范围、性质和程度,并可了解患肢侧支循环建立情况。血栓闭塞性脉管炎动脉造影的典型表现为中小动脉节段性闭塞,而在病变的动脉之间,可见管壁光滑的正常动脉。此外,常可显示许多细小的侧支血管。由于动脉造影为创伤性检查方法,可引起动脉痉挛和血管内皮损伤,加重肢体缺血,一般不作为本病的常规检查。

4. 心理、社会状况　评估患者及家属的心理状况。血栓闭塞性脉管炎患者往往病程长,躯体承受痛苦大,劳动能力丧失,严重影响生活,常使患者焦虑、悲观。加之对疾病知识的缺乏,患者往往对生活和治疗失去信心。故应评估患者及家属对本病及其治疗方法、预后的认知程度。

(二)护理诊断

1. 首要护理诊断

(1)慢性疼痛。与肢体反复缺血、血管痉挛有关。

(2)组织灌注量改变。与血管收缩引起肢体血供减少有关。

2. 主要护理诊断

(1)焦虑。与缺乏信心、担忧致残或已截肢(趾)致残有关。

(2)知识缺乏。不理解血栓闭塞性脉管炎的病情和预防知识。

(3)潜在并发症。感染。

(三)护理目标

患者焦虑症状减轻,疼痛明显缓解,局部血供得到改善,能复述自我保健的方法。

(四)治疗与护理

1. 治疗原则

(1)一般治疗。

1)坚持戒烟是血栓闭塞性脉管炎的治疗关键。避免寒冷、潮湿、外伤和注意患肢适当保暖有助于防止病变进一步加重和出现并发症。

2)患肢运动练习(Buerger 运动)有助于促进患肢侧支循环建立,增加患肢血供。

(2)药物治疗。

1)中医中药:根据辨证论治原则治疗。

2)血管扩张药:具有解除动脉痉挛、扩张血管的作用,适用于第一、第二期患者。

3)前列腺素:具有扩张血管和抑制血小板作用。

4)己酮可可碱(pentoxifylline,trental):能降低血液黏滞度,增加红细胞变形性,使其能够通过狭窄的血管,从而提高组织灌注量。

5)低分子右旋糖酐:具有减少血液黏滞度、抑制血小板聚集、改善微循环的作用。

6)蝮蛇抗栓酶:从蝮蛇蛇毒提取的具有降低纤维蛋白原和血液黏滞度的物质。

(3) 手术治疗。①交感神经节切除术和肾上腺部分切除术;②动脉血栓内膜剥除术;③动脉旁路移植术;④大网膜移植术;⑤静脉动脉化;⑥截肢术。

(4)高压氧治疗。能够提高血氧含量,增加肢体供氧量,从而减轻患肢疼痛,促进溃疡愈

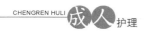

合。方法是每天在高压氧仓内行高压氧治疗 1 次,持续 2～3h。10 次为一疗程,休息 1 周后再进行第二疗程。一般可进行 2～3 疗程。

（5）镇痛

1）止痛药：吗啡、哌替啶等止痛药能有效地缓解患肢疼痛,但易成瘾,应尽量少用。解热镇痛药如索米痛、安乃近、吲哚美辛等也可试用,但疗效不肯定。

2）连续硬膜外阻滞：能缓解患肢疼痛,扩张下肢血管,促进侧支循环建立。适用于严重静息痛的下肢血栓闭塞性脉管炎患者。

3）中药麻醉：主要药物为东莨菪碱和洋金花总碱,能使患者安睡,疼痛缓解。

4）小腿神经压榨术（Smithwick 手术）：根据患肢疼痛部位施行小腿下段感觉神经压榨术,能起到良好的止痛效果,70% 的患者可得到长期止痛的效果。主要缺点是足部感觉迟钝,常需几个月才能恢复。

2. 护理措施

（1）术前护理措施。

1）控制或缓解疼痛：①戒烟是所有治疗方法的基础,香烟中的尼古丁能够收缩血管,因此,应向患者详细讲述吸烟的危害性,告知患者绝对禁烟。②注意患肢防寒保暖,无论是在工作或休息时均宜保持足部温暖,以改善足部血液循环,但不能过热,以免增加氧消耗量。③疼痛护理,运动疗法可促进患肢侧支循环的建立,对减轻疼痛有一定的疗效。早期轻症患者,可遵医嘱用血管扩张剂、中医中药缓解疼痛,疼痛剧烈时,可酌情暂时使用适当的镇痛剂,但应当避免药物成瘾。同时给予心理护理,提高患者对疼痛的耐受力。

2）心理护理：减轻焦虑,提供安静、整洁的环境,避免各种不良刺激;安慰体贴患者,与患者多交谈,以了解患者的心理状态;向患者讲述本病的相关知识、手术的安全性和必要性,树立其战胜疾病的信心。

3）预防或控制感染：①保持足部清洁、干燥：温水洗脚,但避免烫伤。②避免局部受压和外伤,皮肤瘙痒时可涂止痒药膏,避免用手抓痒,以免皮肤破溃形成经久不愈的溃疡。③保持溃疡部位的清洁,预防感染。④患者足趾有溃疡和感染时,应将各趾分离,避免脓汁浸渍临近足趾。⑤若出现湿性坏疽时,使局部裸露保持干燥,成为干性坏疽,使其自行脱落。

4）术前准备：根据手术方式和麻醉方式进行术前常规准备,以改善周围循环,避免血管痉挛和保护患肢。

（2）术后护理。

1）执行全麻或硬膜外麻醉术后护理常规。止痛药可使患者增加患肢活动,促进侧支循环建立,但应避免药物成瘾;对已成瘾者,逐渐延长用药间隔并减少药量,最后脱离止痛药物。

2）体位：静脉手术后需抬高患肢 30°,有利于静脉血液回流,静脉血管重建术后卧床制动 1 周,动脉血管重建术后患肢平置,卧床制动 2 周,自体血管移植者,若愈合较好,卧床制动时间可适当缩短。卧床制动期间应做足背运动和踝部伸屈活动,促进小腿深静脉血液回流。

3）病情观察：

①观察血压、脉搏、体温、呼吸生命体征情况;保证切口及周围皮肤清洁、干燥,遵医嘱给予抗生素;密切监测感染征象,如体温升高、血白细胞数增高、伤口有红肿和脓性渗出物等;

加强对残肢的观察与保护,防止出血和感染;术后如有残肢感染,应及时报告医生,尽早拆开原创口进行引流。

②血管重建术后,观察患肢远端末梢循环,如皮肤温度、色泽、感觉和脉搏强度以判断血管通畅度。如果动脉重建术后出现指端麻木、疼痛、皮色苍白、皮温降低、动脉搏动减弱或消失,静脉重建术后出现肢体肿胀、皮色发绀、皮温降低或静脉怒张等,均提示血管重建部位发生痉挛或继发性血栓形成,应立即报告医生,采取有效措施。

4)术后抗凝的治疗:遵医嘱用抗凝药物,保护患者,防止外伤;注意有无出血倾向,如引流液的量及性质,有无切口渗血、血尿等。

(3)健康指导。

1)出院指导:绝对禁烟,消除烟碱对血管的收缩作用;如与吸烟患者一起制订戒烟计划,帮助、监督患者戒烟,自觉抵制香烟的诱惑。

2)取合适体位,睡觉或休息时取头高脚低位,使血液容易灌注至下肢,但避免长时间维持同一姿势(站或坐)不变,以免影响血液循环;若出现肢体肿胀、皮肤颜色发紫、苍白、皮温降低、疼痛难忍等,应尽快通知医护人员。

3)指导患者合理休息与适宜的功能锻炼,避免寒冷、潮湿的生活环境,注意寒冷季节保暖;保持足部清洁与干燥,防止感染;因患部已有血液循环不良,即使轻微外伤亦易引起组织坏死和溃疡形成,故切忌外伤、感染等。

4)指导截肢患者在适当时间配装假体,介绍有关护理与功能锻炼的方法。

(五)护理评价

患者焦虑是否减轻;情绪是否稳定,疼痛是否缓解,下肢组织灌注量是否得到改善;患者懂得自我保健的知识及适当锻炼的方法。

【知识拓展】

Buerger 运动

指导血栓闭塞性脉管炎患者进行 Buerger 运动,有助于促进患肢侧支循环的建立,增加患肢血供。方法是平卧位,患肢抬高 45°,维持 1～2min。然后坐起,患肢下垂床边 2～5min,并做足部旋转、伸屈运动 10 次。最后将患肢放平休息 2min。每次重复练习 5 回,每日练习数次。

(周淑萍)

项目 4　消化系统疾病患者的护理

任务 4-1　消化系统常见症状与体征的护理

学习目标

- **知识目标**
  1. 熟悉消化系统疾病常见症状的概念；
  2. 掌握消化系统疾病常见症状的护理措施。
- **能力目标**
  能为患者制定恶心与呕吐、腹痛、腹胀及腹泻的护理措施。

［任务 4-1-1］　恶心与呕吐

　　恶心是一种特殊的主观感觉，表现为胃部不适和胀满感，常为呕吐的前奏，多伴有流涎与反复的吞咽动作；呕吐是一种胃的反射性强力收缩，通过胃、食管、口腔、膈肌和腹肌等部位的协同作用，能迫使胃内容物由胃、食管经口腔急速排出体外。恶心、呕吐可由多种迥然不同的疾病和病理生理机制引起。两者可相互伴随或独立存在。

【护理工作过程】

（一）护理评估

　　1. 健康史　注意询问患者有无下列疾病：①消化系统疾病，如胃炎、肝炎、阑尾炎、胆囊炎、腹膜炎、胰腺炎、胆石症、幽门梗阻、溃疡病、胃癌、肠粘连、肠套叠、绞窄疝、克罗恩病、肠结核、肠道肿瘤、肠蛔虫、肠扭转、胃肠功能紊乱等。②神经系统疾病，如中枢神经系统感染（脑炎、脑膜炎）、脑肿瘤、脑供血不足、脑出血、颅脑外伤、脑寄生虫病等。③内分泌代谢性疾病，如低钠血症、代谢性酸中毒、糖尿病酸中毒、甲状腺功能亢进、甲状腺功能低下、甲状旁腺功能亢进症、垂体功能低下、肾上腺功能低下、尿毒症等。④药物等理化因素，如麻醉剂、洋地黄类、化疗药物、抗生素、多巴胺受体激动药、非甾体抗感染药、茶碱、酒精、放射线等。⑤精神性呕吐，如神经性多食、神经性厌食。⑥前庭疾病，如晕动症、梅尼埃病、内耳迷路炎。⑦妊娠呕吐。

2. 身体状况

(1)呕吐的方式和特征。喷射性呕吐多见于颅内炎症、水肿出血、占位性病变、脑膜炎症粘连等所致颅内压增高的疾病，通常不伴有恶心。此外，青光眼和第 8 对脑神经病变也可出现喷射性呕吐。呕吐不费力，餐后即发生，呕吐物量少，见于精神性呕吐。

应注意呕吐物的量、性状和气味等。呕吐物量大，且含有腐烂食物提示幽门梗阻伴胃潴留、胃轻瘫及小肠上段梗阻等；呕吐物为咖啡样或血性见于上消化道出血，含有未完全消化的食物则提示食管性呕吐(贲门失弛缓症、食管憩室、食管癌等)和神经性呕吐；含有胆汁者，常见于频繁剧烈呕吐、十二指肠乳头以下的十二指肠或小肠梗阻、胆囊炎、胆石症及胃大部切除术后等，有时见于妊娠剧吐、晕动症；呕吐物有酸臭味者，或胃内容物有粪臭味提示小肠低位梗阻、麻痹性肠梗阻、结肠梗阻伴回盲瓣关闭不全或胃结肠瘘等。

(2)呕吐和进食的关系。进食过程或进食后早期发生呕吐，常见于幽门管溃疡或精神性呕吐；进食后期或数餐后呕吐，见于幽门梗阻、肠梗阻、胃轻瘫或肠系膜上动脉压迫导致十二指肠壅积；晨时呕吐多见于妊娠呕吐，有时亦见于尿毒症、慢性酒精中毒和颅内高压症等。

(3)呕吐的伴随症状。呕吐伴发热者，须注意急性感染性疾病；呕吐伴有不洁饮食或同食者集体发病者，应考虑食物或药物中毒；呕吐伴胸痛，常见于急性心肌梗死或急性肺梗死等；呕吐伴有腹痛者，常见于腹腔脏器炎症、梗阻和破裂；腹痛于呕吐后暂时缓解者，提示消化性溃疡、急性胃炎及胃肠道梗阻性疾病；呕吐后腹痛不能缓解者，常见于胆道疾患、泌尿系疾患、急性胰腺炎等；呕吐伴头痛，除考虑颅内高压的疾患外，还应考虑偏头痛、鼻炎、青光眼及屈光不正等疾病；呕吐伴眩晕，应考虑前庭、迷路疾病，基底椎动脉供血不足，小脑后下动脉供血不足以及某些药物(氨基甙类抗生素)引起的脑神经损伤。

3. 辅助检查　必要时做呕吐物毒物分析或细菌培养等检查。呕吐量大者，做血液生化检查等，有助于判断有无水、电解质紊乱及酸碱平衡失调。

4. 心理、社会状况　长期反复恶心与呕吐，常使患者烦躁不安，甚至产生焦虑和恐惧心理。

(二)护理诊断

有体液不足的危险。与大量呕吐导致失水有关。

(三)护理目标

患者生命体征恢复正常，无水、电解质紊乱和酸碱失衡；呕吐减轻或停止，逐步恢复进食。

(四)治疗与护理

(1)患者呕吐时，给予身体支持和心理安抚。对于意识清醒者，扶住患者的前额或给予身体支撑，防止患者因头晕、乏力、虚弱等发生跌倒；对于意识障碍者，保持呼吸道通畅，防止呕吐物误入呼吸道而造成窒息。

(2)观察呕吐物颜色、性状和量，必要时采取标本送检。

(3)患者呕吐后，及时帮助患者漱口，保持口腔清洁和舒适。更换因呕吐污染的衣、被，整理周围环境，避免不良刺激。

(4)频繁呕吐者，防止呕吐物污染衣、被。

(5)针对引起呕吐的不同原因实施针对性护理。妊娠呕吐者，鼓励孕妇少食多餐；精神

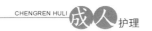

因素或条件反射引起呕吐者,应尽量避免引起呕吐因素。呕吐较轻者,可进食清淡食物,鼓励口服补液;呕吐剧烈者,宜禁食,并卧床休息。避免食用刺激性大的食物,如咖啡、浓茶,以及过冷、过热、油炸、辛辣等食物。

(五)护理评价

患者生命体征是否稳定在正常范围,有无口渴、尿少、皮肤干燥及弹性减退等脱水表现;呕吐是否减轻或消失。

[任务 4-1-2] 腹痛

腹痛多数为腹部脏器疾病引起,亦可由胸部疾病及全身性疾病引起。临床上根据起病的急缓,一般将腹痛分为急性与慢性腹痛。按病变性质可分为功能性与器质性。其中属于外科范围的急性腹痛称为"急腹症"。

【护理工作过程】

(一)护理评估

1.健康史 了解患者有无腹部脏器、腹外脏器及某些全身性疾病病史,急性腹痛常见于:①胃肠道穿孔。②腹腔器官急性炎症,如急性胃炎、肠炎、阑尾炎等。③空腔脏器阻塞或扩张,如肠梗阻、急性胃扩张等。④脏器扭转或破裂,如肠扭转、肝脾破裂等。⑤腹腔内血管阻塞,如肠系膜动脉栓塞、门静脉栓塞等。⑥胸腔疾病所致的腹部牵涉性疼痛,如肺梗死、急性心肌梗死等。⑦全身疾病所致的腹痛,如腹型过敏性紫癜、尿毒症等。慢性腹痛常见于:①腹腔内脏器的慢性炎症,如慢性胃炎、慢性胆囊炎及胆道感染、结核性腹膜炎等。②消化性溃疡。③腹内脏器包膜张力增加,实质性脏器因病变而肿胀,如肝炎、肝脓肿。④肿瘤压迫与浸润,如胃癌、大肠癌、肝癌等。⑤胃肠神经功能紊乱,如肠易激综合征等。⑥中毒与代谢障碍,如铅中毒、尿毒症等。

2.身体状况

(1)腹痛特点

1)腹痛部位:一般腹痛部位多为病变所在部位,也可因病变刺激相应脊髓节段的传入神经纤维出现牵涉性腹痛。常见腹部疼痛部位见表 4-1-1。

表 4-1-1　常见腹部疼痛部位

胃、十二指肠疾病、急性胰腺炎	疼痛多在中上腹部
胆囊炎、胆石症、肝脓肿等	疼痛多在右上腹
急性阑尾炎	疼痛在右下腹 Mc Burney 点
小肠疾病	疼痛多在脐部或脐周
结肠疾病	疼痛多在左下腹部
膀胱炎、盆腔炎及异位妊娠破裂	疼痛在下腹部
急性弥漫性腹膜炎(原发性或继发性)、机械性肠梗阻、急性出血性坏死性肠炎、血卟啉病、铅中毒、腹型过敏性紫癜等	疼痛多为弥漫性或部位不定

2)腹痛性质及程度:原发病不同,腹痛的性质及程度也各异。急性腹痛发病急骤、疼痛剧烈,可呈刀割样痛、绞痛、锐痛等,如突发的中上腹剧烈刀割样痛、烧灼样痛,多为胃、十二指肠溃疡穿孔;中上腹持续性剧痛或阵发性加剧应考虑急性胃炎、急性胰腺炎;胃肠痉挛、胆石症或泌尿系结石常为阵发性绞痛,相当剧烈,致使患者辗转不安;阵发性剑突下钻顶样疼痛是胆道蛔虫症的典型表现;持续性、广泛性剧烈腹痛伴腹肌紧张或板样强直,提示为急性弥漫性腹膜炎。慢性腹痛发病隐袭,常为隐痛、钝痛等,多为内脏性疼痛,多由胃肠张力变化或轻度炎症引起。胀痛可能为实质脏器的包膜牵张所致。

3)诱发因素及病因:腹痛与饮食或外力有关:如进油腻食物可诱发胆囊炎或胆石症;酗酒、暴饮暴食可诱发急性胰腺炎;腹部手术可致部分机械性肠梗阻;腹部受暴力作用引起的剧痛并有休克者,可能是肝、脾破裂所致。

4)与发作时间的关系:餐后痛可能由于胆胰疾病、胃部肿瘤或消化不良所致;饥饿痛发作呈周期性、节律性者见于胃窦、十二指肠溃疡;子宫内膜异位者腹痛与月经周期有关;卵泡破裂者发作在月经间期。

5)与体位的关系:十二指肠壅滞症在膝胸或俯卧位缓解;胰体癌在仰卧位时疼痛明显,而前倾位或俯卧位时减轻;反流性食管炎的烧灼痛在躯体前屈时明显,而直立位时减轻。

(2)伴随症状。

1)急性腹痛的伴随症状:腹痛伴发热,常见于急性感染,如急性胆道感染、肝脓肿等;腹痛伴黄疸,提示胆道疾病、胰腺疾病等;腹痛伴休克,考虑腹腔脏器破裂(肝、脾破裂,异位妊娠破裂);腹痛伴呕吐提示上消化道疾病、幽门梗阻等;腹痛伴血尿提示泌尿系结石等;腹痛伴腹泻考虑肠道急性炎症等。

2)慢性腹痛的伴随症状:慢性腹痛伴发热提示腹腔内慢性炎症,如脓肿、恶性肿瘤等;伴呕吐提示胃炎、胃癌等;伴腹泻考虑肠道的慢性炎症,如慢性肠炎、肝炎等;伴消化道出血提示胃癌、消化性溃疡等;伴反酸、嗳气提示消化性溃疡、胃食管反流病等。

3.辅助检查　根据疾病不同进行相应的实验室检查,必要时需做 X 线钡餐检查、消化道内镜检查等。

4.心理、社会状况　长期腹痛会影响患者正常的工作、生活及社交,让患者产生焦虑、愤怒、恐惧等情绪反应。

(二)护理诊断

腹痛。与胃肠道炎症、溃疡及肿瘤等病变累及脏器包膜、腹膜壁层或腹部(内脏)的感觉神经有关。

(三)护理目标

患者学会缓解疼痛的方法,腹痛逐渐减轻或消失。

(四)治疗与护理

(1)严密观察疼痛的变化,了解疼痛的特点,除重视患者主诉外,还应通过观察患者神志、面容、生命体征等变化,判断疼痛的严重程度。

(2)应协助患者采取有利于减轻疼痛的体位,缓解疼痛,减少疲劳感。对于烦躁不安患者,应加强防护安全措施,防止坠床。根据情况可选择局部热敷、针灸、气功、转移注意力及放松等方法缓解疼痛,但急腹症时不能热敷。

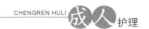

（3）针对患者发生腹痛的病因，教授患者缓解或预防腹痛的方法。如对于消化性溃疡患者，应讲解引发溃疡疼痛的诱因，使患者能够在饮食、嗜好、情绪、生活节奏等方面多加注意；对于急性胃肠炎、急性胰腺炎患者，应告诉患者如何预防疾病的再次发作。

（4）遵医嘱合理应用药物镇痛，应注意严禁在未确诊前随意使用强效镇痛药或激素，以免改变腹痛的临床表现，掩盖症状、体征而延误病情。

（五）护理评价

患者腹痛是否减轻或消失。

［任务 4-1-3］ 腹胀

腹胀可以是一种主观感觉，感到腹部的一部分或全腹部胀满，通常伴有相关的症状，如呕吐、腹泻、嗳气等；也可以是一种客观体征，腹部一部分或全腹部膨隆。

【护理工作过程】

（一）护理评估

1. 健康史 询问患者有无急性胃扩张、幽门梗阻、急性胰腺炎、急性肠梗阻及中毒性肠麻痹等病史；有无肝硬化、结核性腹膜炎及癌性腹膜炎等病史；有无溃疡性结肠炎病史；有无腹腔内巨大肿瘤病史；有无低钾血症、腹部外伤及腹部手术史等。

2. 身体状况

（1）腹胀特征。评估时应注意腹胀发生的缓急、持续时间、程度、影响因素等。急性胰腺炎引起的腹胀常与腹痛同时存在，继发感染后腹膜炎症越严重，腹胀越明显，腹水可加重腹胀；幽门梗阻多表现为上腹部饱胀不适，以餐后为甚，呕吐后可减轻；肠梗阻发生后，逐渐出现不同程度的腹胀，其程度与梗阻部位有关，高位肠梗阻因呕吐频繁则腹胀不明显，低位肠梗阻及麻痹性肠梗阻腹胀显著，遍及全腹。

（2）伴随症状。肝硬化引起的腹胀常伴有食欲减退、恶心、呕吐、出血倾向及腹水等肝功能减退和门脉高压的表现；急性胰腺炎引起的腹胀多伴有腹痛、恶心与呕吐，严重时出现麻痹性肠梗阻；肠梗阻引起的腹胀多伴有腹痛、呕吐及排便排气停止；低钾血症引起的腹胀常伴有软弱无力、厌食、恶心与呕吐等表现。

3. 辅助检查 根据不同疾病做相应的辅助检查。

4. 心理、社会状况 腹胀可使患者产生烦躁、焦虑或抑郁等心理。

（二）护理诊断

腹胀。与胃肠道积气、积食或积粪，腹水，腹腔内肿物，低钾血症等有关。

（三）护理目标

患者腹胀减轻或消失。

（四）治疗与护理

1. 减轻腹胀的方法 可采用肛管排气、应用灌肠或软便剂导泻及应用薄荷油腹部热敷的方法缓解不适。严重腹胀时，须禁食并留置胃管进行持续性胃肠减压，有效吸出胃肠道内积液和积气，能促使肠蠕动和肛门排气恢复。同时，要注意观察胃肠减压效果及引流物的性状和量。

2. 腹部按摩　待患者有少量肠蠕动时开始按摩腹部,自升结肠→横结肠→降结肠做单向反复按摩,能促使肛门排气。协助患者变换体位。

3. 鼓励患者多活动　做肢体伸屈活动能帮助肠功能恢复,解除腹胀。特别饭后应协助患者适当活动,促进肠道活动,以缓解症状。

4. 饮食护理　需要注意鼓励患者少食多餐,多食用蔬菜、高纤维食品,限制食用易产气的食品和引起便秘的食品,如豆类、牛奶、坚果、干果等。有腹水的患者应食用高蛋白、高热量、高维生素、低钠饮食。

5. 其他　对于有腹水的患者应每日测量腹围和体重,观察其变化,做好记录。应用利尿剂期间,要准确记录出入量,观察患者用药后的反应,防止水、电解质紊乱的发生。

(五)护理评价

患者腹胀是否减轻或消失。

[任务 4-1-4]　腹泻

腹泻是指排便次数明显超过平日习惯的频率,粪质稀薄,或带有未消化食物、脓血、黏液等。腹泻常伴有排便急迫感、肛门不适、失禁等症状。腹泻分急性和慢性两类。急性腹泻发病急剧,病程在 2~3 周之内。慢性腹泻指病程在两个月以上的腹泻。

【护理工作过程】

(一)护理评估

1. 健康史　询问患者有无下列疾病:①感染,如霍乱、细菌性痢疾、病毒性肠炎和阿米巴痢疾等。②急性中毒,如河豚、磷、砷等中毒。③服用某些药物,如利血平、新斯的明及洋地黄类药物等。④变态反应性肠炎、溃疡性结肠炎、肠道肿瘤、胰腺疾病及肝胆疾病等。⑤全身性疾病,如甲亢、尿毒症等。⑥不洁饮食史。

2. 身体状况

(1)起病及病程。急性腹泻起病急骤,病程较短,可伴发热、腹痛,多为感染或食物中毒所致;慢性腹泻起病缓慢,病程较长,多见于慢性感染、非特异性炎症、肠道肿瘤等。

(2)腹泻特征。病变位于直肠和(或)乙状结肠的患者多有里急后重,每次排便量少,有时只排出少量气体和黏液,多呈黏冻状,可混血液。小肠病变的腹泻无里急后重,粪便不成形,可成液状,色较淡,量较多。慢性胰腺炎和小肠吸收不良者,粪便中可见油滴,多泡沫,含食物残渣,有恶臭。霍乱弧菌所致腹泻呈米泔水样。血吸虫病、慢性痢疾、直肠癌、溃疡性结肠炎等病引起的腹泻,粪便常带脓血。

(3)伴随症状。伴发热者见于急性细菌性痢疾、伤寒及肠结核等;伴里急后重者见于急性细菌性痢疾、直肠炎症或肿瘤等;伴明显消瘦者多见于胃肠道恶性肿瘤、溃疡性结肠炎及肠结核等;伴重度脱水者见于霍乱等。

3. 辅助检查　正确采集新鲜粪便标本做显微镜检查,必要时做病原学检查。做血液生化检查,有助于判断有无水、电解质及酸碱平衡紊乱。

4. 心理、社会状况　慢性腹泻可使患者产生忧虑、紧张等心理,频繁腹泻常影响患者正常的工作和社会生活,使患者产生自卑心理。

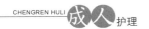

（二）护理诊断

1. 腹泻　与胃肠道疾病或全身疾病有关。

2. 有体液不足的危险　与严重腹泻导致体液丢失过多有关。

（三）护理目标

患者腹泻减轻或消失；生命体征、尿量及血生化指标在正常范围。

（四）治疗与护理

1. 治疗原则　对症支持治疗：输液疗法，补充水、电解质及葡萄糖等；药物治疗：给予止泻药物，如十六角蒙脱石、诺氟沙星等；腹泻严重时应禁食，给予静脉营养支持；病因治疗。

2. 护理措施

（1）病情观察。密切观察腹泻情况，严格记录患者排便次数、粪便性状和量，记录每日摄食量，注意监测伴随症状、全身状况、血液生化及粪便常规等。

（2）饮食护理。宜进少渣、低脂、易消化、低纤维食物，避免吃生冷、硬、辛辣及易产气的食物。急性腹泻应遵医嘱给予禁食、流质或半流质饮食。鼓励多饮水，每日 3000mL 以上，以防频繁腹泻引起脱水。

（3）活动与休息。严重腹泻时需暂停活动，指导患者卧床休息，给予腹部保暖，减少肠蠕动。慢性、轻症者可适当活动。

（4）肛周皮肤的护理。排便后温水清洗肛周，必要时涂抹无菌凡士林或抗生素软膏，避免大便刺激，指导患者穿棉质松软的内衣，减少衣物对皮肤的摩擦。

（5）讲解疾病和治疗相关知识，减轻患者焦虑。

（五）护理评价

患者腹泻是否减轻或消失；生命体征是否平稳，有无水、电解质及酸碱平衡紊乱表现。

（董燕艳）

任务 4-2　腹外疝患者的护理

学习目标

- **知识目标**

　　1. 了解腹外疝的病因、病理；

　　2. 熟悉腹外疝的临床表现、治疗原则；

　　3. 掌握腹外疝的护理措施。

- **能力目标**

　　能对腹外疝患者进行健康指导。

【知识背景】

腹外疝（abdominal external hernia）是腹内脏器或组织连同壁腹膜经腹壁薄弱点或孔隙

向体表突出所形成的肿块,是最常见的腹部疾病之一。常以疝突出的解剖部位命名,其中腹股沟疝发生率最高,股疝次之,其他还有切口疝、脐疝和白线疝。

（一）病因

腹壁强度降低和腹内压增高是腹外疝发病的两个主要原因:

1. 腹壁强度降低　①先天性因素:某些器官或组织穿过腹壁造成局部腹壁强度降低,如精索或子宫圆韧带穿过腹股沟管,股动静脉穿过股管,脐血管穿过脐环等;某些腹壁天生为薄弱区,如腹白线发育不全以及腹股沟三角区。②后天性因素:如腹部手术切口愈合不良、外伤、感染造成腹壁缺损,腹壁神经损伤、年老体弱、久病、肥胖所致肌肉萎缩等,也是腹壁强度降低的原因。

2. 腹内压增高　慢性咳嗽、便秘、排尿困难（如前列腺增生症、膀胱结石、包茎等）、腹水、妊娠、婴儿啼哭、举重、重体力劳动等是引起腹内压增高的常见原因。

先天性存在或后天形成的腹壁薄弱或缺损是腹外疝发病的基础;腹腔内压力增高是腹外疝发病的重要诱因。正常人即使存在腹内压增高因素,如腹壁强度正常,也不致发生腹外疝。

典型的腹外疝包括四个部分:①疝环:又称疝门,是疝突向体表的门户,也是腹壁的薄弱或缺损处;各种疝多以疝门所在部位命名,如腹股沟疝、股疝、脐疝、切口疝等。②疝囊:壁层腹膜经疝环向外突出的囊袋状物,由疝囊颈和疝囊体组成,疝囊颈是疝囊比较狭窄的部分,是疝囊与腹腔的连接部,疝囊体一般呈梨形或半球形。③疝内容物:进入疝囊的腹内脏器或组织,最常见的是小肠,其次是大网膜,其他如盲肠、阑尾、乙状结肠、横结肠、膀胱等亦可进入疝囊,但较少见。④疝外被盖:覆盖在疝囊外的各层组织,通常是筋膜、肌肉、皮下组织和皮肤。

（二）分类

腹外疝有易复性、难复性、嵌顿性和绞窄性四种类型:

1. 易复性疝　亦称单纯性疝,最常见。凡疝内容物在患者站立、行走、腹内压增高时突出,平卧、休息或用手向腹腔推送时很容易还纳的,称为易复性疝。

2. 难复性疝　疝内容物与疝囊壁发生粘连而不能完全还纳但并不引起严重症状者,称为难复性疝。主要因疝内容物反复突出,使疝囊颈受摩擦损伤并与疝囊壁发生粘连所致,此类疝内容物多为大网膜。少数病程长、腹壁缺损大的腹外疝,因疝内容物不断进入疝囊时产生的下坠力量,将囊颈上方的腹膜逐渐推向疝囊,导致腹腔后位器官,如盲肠、阑尾、乙状结肠或膀胱等也随之下移并经疝门而成为疝囊壁的一部分,这种疝称为滑动性疝,也属难复性疝。

3. 嵌顿性疝　疝环较小而腹内压骤增时,疝内容物可强行扩张疝囊颈而进入疝囊,随后因疝囊颈的弹性回缩将内容物卡住,使其不能还纳,称为嵌顿性疝。发生嵌顿后,疝内容物先是静脉回流受阻,导致肠壁瘀血和水肿,颜色由正常的淡红转变为深红,如能及时解除嵌顿,疝内容物可恢复正常,如不及时处理,终将发展为绞窄性疝。

4. 绞窄性疝　嵌顿如不能及时解除,疝内容物持续受压,可使其动脉血流减少,最终导致动脉血流完全阻断,称为绞窄性疝。此时肠壁逐渐失去光泽、弹性和蠕动能力,最终坏死变黑。若绞窄时间较长,因疝内容物继发感染,可引起疝外被盖组织的急性炎症和急性腹膜

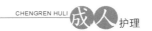

炎,严重者可并发脓毒症。嵌顿性疝和绞窄性疝是同一病理过程的两个阶段,临床上很难截然区分。

【工作任务一案例导入】

患者,男,48岁。因右腹股沟肿物8年,加重伴疼痛10h入院。患者于8年前发现右腹股沟肿物,于站立或腹压增高时反复出现,安静平卧时肿块明显缩小或消失。10h前因提重物,肿块又出现,伴腹痛、呕吐、肛门停止排气、排便。查体示右阴囊红肿,可见一梨状肿块,约10cm×8cm大小,质硬,压痛,平卧后肿块不消失,透光试验阴性。患者有长期便秘史和吸烟史。

任务导向:

1. 对该患者首选的处理方法是什么?

2. 对该患者的观察要点是什么?

【护理工作过程】

(一)护理评估

1. 健康史

问题探究:什么原因可导致腹外疝?

了解患者有无慢性咳嗽、习惯性便秘、排尿困难、腹水、多次妊娠、举重、从事重体力劳动等导致腹内压力增高的因素。了解患者的营养状况,有无腹部外伤、手术、切口感染等病史,有无糖尿病或其他慢性病史。

2. 身体状况

问题探究:腹股沟直疝、腹股沟斜疝及股疝如何鉴别?

(1)腹股沟疝。腹腔内脏器或组织从腹股沟区的间隙或薄弱处突向体表者统称为腹股沟疝。男女发病率之比约为15:1,右侧比左侧多见。根据疝囊颈与腹壁下动脉的解剖关系,可分为斜疝和直疝。

1)腹股沟斜疝:疝囊经腹壁下动脉外侧的腹股沟管内环(深环)突出,向内、向下、向前斜行经过腹股沟管,再穿出腹股沟管外环(浅环),并可进入阴囊或大阴唇,称为腹股沟斜疝,是最多见的腹外疝,多见于儿童及青壮年,发生率约占全部腹外疝的75%～90%,占腹股沟疝的85%～95%。

①易复性疝:主要表现为腹股沟区疝块突出,偶有胀痛,无其他症状。疝块多呈带蒂的梨形,可降至阴囊或大阴唇,常在站立、行走、咳嗽或用力时出现,患者平卧休息或用手将疝块向腹腔推送时,疝内容物可完全还纳。检查时,用手指通过阴囊皮肤可触及扩大的腹股沟浅环,嘱患者咳嗽时,可有膨胀性冲击感。疝块还纳后,用手指按压深环,嘱患者站立并咳嗽,疝块不再出现,移去手指可见疝块自外上向内下突出。

②难复性疝:主要表现是疝块不能完全还纳,同时局部胀痛感加重。滑动性疝是难复性疝的一种,除疝块不能完全还纳外,还伴有消化不良和便秘等症状。

③嵌顿性疝:多发生于重体力劳动、剧烈咳嗽或用力排便等因素致腹内压骤增时。表现为疝块突然增大,紧张发硬,伴明显疼痛和触痛,平卧或用手推送不能还纳。如嵌顿的疝内容物为肠袢,可伴有腹部绞痛、腹胀、恶心呕吐等急性机械性肠梗阻表现。

④绞窄性疝:若嵌顿时间过长,疝内容物缺血坏死,疝块疼痛加剧,如疝内容物发生感染,可出现周围组织的急性炎症和腹膜炎表现,严重者可发生脓毒症。但在肠袢坏死穿孔时,腹痛常因疝块压力骤减而暂时有所缓解,不可轻易认为是病情好转而延误治疗。

2)腹股沟直疝:腹内脏器或组织经直疝三角突出而形成的疝,称为腹股沟直疝。多见于年老体弱者,患者站立时,在腹股沟内侧端、耻骨结节外上方出现一半球形肿块,不伴有疼痛或其他症状,亦不进入阴囊,平卧时可自行还纳入腹腔。由于疝囊颈宽大,故直疝极少发生嵌顿。

(2)股疝。腹内脏器或组织自股环、经股管向卵圆窝突出形成的疝,称为股疝。多见于40 岁以上的经产妇,表现为站立或咳嗽时,腹股沟韧带下方卵圆窝处有一半球形突起,疝块通常不大,局部仅有胀痛,常不引起患者注意,尤其是肥胖者更易忽视。由于股管几乎垂直向下,股环本身较小,而周围组织为坚韧的韧带,疝块在卵圆窝处向前转折而形成锐角,故股疝是最容易嵌顿的腹外疝。股疝如发生嵌顿,除局部明显疼痛外,常伴有明显的急性机械性肠梗阻症状。腹股沟斜疝、直疝及股疝的鉴别见表 4-2-1。

表 4-2-1　腹股沟斜疝、直疝及股疝的鉴别

鉴别点	斜疝	直疝	股疝
好发年龄	多见于儿童及青壮年	多见于老年人	中年以上经产妇
突出途径	经腹股沟管突出,可进阴囊	由直疝三角突出,不进阴囊	股管
疝块外形	呈梨形,上部呈蒂柄状	呈半球形,基底较宽	半球形,囊颈较狭小
还纳疝块后压住深环	疝块不再突出	疝块仍可突出	疝块仍可突出
与腹壁下动脉的关系	在腹壁下动脉外侧	在腹壁下动脉内侧	腹股沟韧带下方
嵌顿机会	较多	极少	极易发生

(3)切口疝。指腹腔内器官或组织经腹壁手术切口处突出而形成的疝。主要表现为腹壁切口处逐渐膨隆,有疝块突出,切口疝较大者可有腹部牵拉感,伴食欲减退、恶心、便秘及腹部隐痛等。切口疝的疝环多较宽大,很少发生嵌顿。

(4)脐疝。指腹腔内器官或组织通过脐环突出而形成的疝,分为小儿脐疝和成人脐疝。成人脐疝多因过度肥胖,或多次妊娠导致腹壁薄弱所致,表现为腹内压增高时脐疝脱出,因疝环较小,且周围有坚韧的瘢痕组织,故成人脐疝容易发生嵌顿。

(5)白线疝。指疝囊经过白线发育不良所形成的间隙突出而形成的疝,多发生于脐以上。早期疝块较小,无明显症状,疝块逐渐增大后,可因牵拉腹膜而出现明显的上腹疼痛,并伴有消化不良、恶心、呕吐等症状,患者平卧将疝块还纳后,可在白线区扪及缺损的空隙。

3. 辅助检查

嵌顿性疝或绞窄性疝,X 线检查可见不同程度的肠梗阻征象。当疝内容物继发感染时,实验室检查白细胞计数和中性粒细胞比例升高。

4. 心理、社会状况

患者因肿块突出反复发作,而影响工作、学习、生活及社会活动,产生焦虑情绪,高龄患者因担心手术有危险而出现恐惧心理。

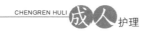

(二)护理诊断

1. 首要护理诊断

疼痛。与疝内容物嵌顿或绞窄及手术创伤有关。

2. 主要护理诊断

(1)知识缺乏。缺乏预防疝复发方面的知识。

(2)潜在并发症。阴囊血肿、切口感染、疝复发等。

(三)护理目标

患者疼痛减轻,舒适感增强;患者能叙述手术前后的注意事项和预防疝复发的保健知识;并发症能得到预防或发生时能得到有效处理。

(四)治疗与护理

1. 治疗原则 腹外疝的治疗包括非手术治疗和手术治疗。2 岁以下婴幼儿可暂不手术,因婴幼儿腹壁肌可随生长发育而逐渐增强,疝有自行消失的可能;年老体弱或伴有严重疾病而不能耐受手术者,也应采用非手术治疗;可用医用特制疝带压迫疝环,防止疝块突出;但长期使用疝带可使疝囊颈受到反复摩擦而增厚,易致疝囊与疝内容物粘连,增加嵌顿的机会。手术是治疗腹外疝的最有效方法,基本原则是高位结扎疝囊、加强或修补腹股沟管壁,手术方式包括:单纯疝囊高位结扎术、传统疝修补术、无张力疝修补术及经腹腔镜疝修补术。

嵌顿性疝原则上应立即手术。有下列情况者可先试行手法复位:①嵌顿时间在 3～4h 内,无腹膜刺激征者;②年老体弱或伴有严重疾病而估计肠袢尚未发生绞窄坏死者。复位方法:患者取头低足高卧位,注射吗啡或哌替啶后,用手缓慢地将疝块推向腹腔。复位后应严密观察腹部情况,一旦出现腹膜炎或肠梗阻表现,应立即手术探查。绞窄性疝则必须紧急手术治疗。

2. 护理措施

(1)一般护理。消除导致腹内压增高的因素,有咳嗽、便秘、排尿困难等情况者,应予相应的处理。注意保暖,避免感冒,积极治疗慢性支气管炎;多饮水、多吃蔬菜等粗纤维食物,以保持排便通畅;前列腺增生者应积极治疗,避免参加重体力劳动。

(2)病情观察。观察患者的腹部情况,若出现明显腹痛,伴疝块突然增大、紧张发硬且触痛明显、不能还纳腹腔,应警惕发生嵌顿性疝的可能。如腹痛剧烈,伴有腹膜炎表现,提示已经发生绞窄性疝,需立即通知医生。嵌顿性疝手法复位时有损伤肠管导致穿孔的可能,复位后应注意观察有无相应的症状和体征。

(3)手术患者护理。

1)术前护理。

①心理护理:向患者解释病因与诱发因素,手术治疗的必要性及手术方法,减轻患者对手术的顾虑。

②术前指导:吸烟者术前 2 周戒烟,指导患者深呼吸及有效咳嗽、咳痰方法,防止术后发生肺部感染。练习床上排便、排尿方法,防止术后发生排便、排尿困难。疝块较大者应多卧床休息,离床活动时使用疝带。

③术前准备:严格备皮是防止切口感染的重要措施。嘱患者洗澡,剃净会阴部、阴囊皮

肤的阴毛。术前晚灌肠,清除肠内积粪,防止术后腹胀及排便困难。送患者入手术室前嘱其排尿,以防术中误伤膀胱。

④嵌顿性或绞窄性疝的术前护理:应做好紧急手术的术前准备。除一般护理外,应予禁食、胃肠减压,营养支持,抗感染,纠正体液平衡失调等处理。

2)术后护理。

①病情观察:嵌顿性、绞窄性疝手术后,应密切观察体温、脉搏、呼吸和血压变化,有无腹膜炎症状和体征;观察手术切口有无渗血、渗液;高龄患者应进行心电监护,防止发生意外。

②体位与活动:术后平卧 3d,膝下垫一软枕,使膝、髋关节微曲,以减轻腹股沟切口张力和降低腹内压,减轻切口疼痛,有利于愈合。传统疝修补术后 3～5d,患者可离床活动;无张力疝修补术后平卧 6～8h,2～3d 可恢复正常活动;年老体弱、复发性疝、绞窄性疝、巨大疝患者术后可延迟至 10～14d 下床活动。

③饮食:术后 6h 无恶心、呕吐,可进流质,逐步改为半流质、普食;行肠切除吻合术者应禁食,待肠道功能恢复后方可逐渐恢复饮食。

④预防阴囊血肿:腹股沟手术区放置沙袋压迫 12～24h,以防止伤口出血,术后用丁字带将阴囊托起,或在阴囊下方垫以手术巾或沙袋抬高阴囊,防止形成阴囊血肿,并密切观察局部情况。

⑤切口护理:切口感染是疝复发的主要原因之一,绞窄性疝术后易发生切口感染。遵医嘱应用抗生素;保持敷料清洁、干燥,避免大小便污染,若发现敷料污染或脱落,应及时更换;注意体温和脉搏变化,若切口有红、肿、热、痛等感染征象,应及时处理。防止腹内压增高,以免影响切口愈合,嘱患者咳嗽时用手按压和保护切口,及时处理术后尿潴留,必要时导尿。

(4)健康教育。

问题探究:为避免腹外疝复发,应指导患者出院后注意哪些问题?

嘱患者出院后 3 个月内避免重体力劳动或提举重物。保持排便通畅,避免用力排便;多饮水、多食粗纤维食物,忌辛辣食物,养成定时排便的习惯。积极预防和治疗使腹内压增高的各种疾病。定期门诊复查,若疝复发,应及早到医院诊治。

(五)护理评价

患者疼痛是否减轻、舒适感是否增强;能否叙述手术前后的注意事项和预防疝复发的保健知识;有无并发症发生或并发症能否得到及时发现并有效处理。

【知识拓展】

无张力疝修补术

无张力疝修补术是 20 世纪 80 年代开始出现的一种新的加强腹股沟管后壁的新方法。目前在世界上应用最广泛的补片是聚酯补片、膨化聚四氟乙烯补片、聚丙烯片。聚丙烯片经大量临床观察证明,比其他补片优越,是目前应用最广的补片。开放式无张力疝修补术发展到现在最常用的有平片修补术、巨大补片加强内脏囊术、疝环充填式无张力修补术等。现在应用最多的是第三种疝环充填式无张力修补术,该术式操作简单,患者痛苦小,术后恢复快,不需要深部缝合,避免了血管损伤。手术方法:①充分游离疝囊;②还纳疝囊;③置入充填物

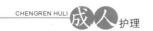
（外形为圆锥形,填塞内环使疝囊突入腹腔,可对抗腹压,降低腹压在内环口局部的作用）;
④将充填物与内环或缺损边缘缝合;⑤放置补片。

（唐莹）

任务 4-3　急性腹膜炎与腹部损伤患者的护理

学习目标

- **知识目标**

  1. 了解急性腹膜炎、腹部实质性脏器与空腔脏器损伤的病因与发病机制;

  2. 熟悉急性腹膜炎、腹部实质性脏器与空腔脏器损伤的护理诊断、辅助检查及治疗要点;

  3. 掌握急性腹膜炎、腹部实质性脏器与空腔脏器损伤的临床表现、护理措施、健康指导。

- **能力目标**

  1. 能评估急性腹膜炎、腹部损伤的发生原因;

  2. 能判断各种急性腹膜炎、腹部实质性脏器与空腔脏器损伤的可能类型;

  3. 能根据病情为腹膜炎、腹部损伤患者提供适当护理措施及健康指导;

  4. 能根据腹部损伤患者生命体征等及时判断病情变化。

【知识背景】

　　腹部是人体的重要组成部分,腹腔内有消化系统、泌尿系统众多重要器官,内衬腹膜,由体壁、横膈膜和盆底围成,相对于胸腔等部位,其保护作用有限,腹部易受外力打击受伤,一旦受伤,就有可能累及腹腔内脏器,而腹腔内脏器的穿孔、破裂,则会导致腹腔内炎症的发生（图 4-3-1）。

一、急性腹膜炎

　　急性腹膜炎是外科常见疾病,可由细菌感染、化学刺激或损伤所引起,不是单独的一种疾病,多数继发于腹腔内脏器的炎症、穿孔或外伤性破裂,发病率较高,为常见急腹症。急性炎症时,腹膜分泌渗出液,以稀释毒素,减少刺激,吸收腹腔内积液、空气和毒素等。严重腹膜炎时可因大量毒性物质的吸收,引起感染性休克。急性腹膜炎如未能及时治疗可致感染性休克,部分患者发生盆腔脓肿、肠袢间脓肿、膈下脓肿,以及粘连性肠梗阻。急性化脓性腹膜炎是外科常见急腹症,炎症累及整个腹膜腔时称为急性弥漫性腹膜炎。急性化脓性腹膜炎后期转归,主要根据患者抗菌能力和感染严重程度及治疗的效果而定。一般年轻体壮者,抗病能力强,或是致病菌数量少、毒力弱,病变损害会较轻,若治疗适当,则炎症消散,腹膜病变自行修复而痊愈。如感染局限为膈下脓肿、盆腔脓肿、肠祥间脓肿则需切开引流治疗。年老体弱、病变严重、治疗不适当、不及时治疗可迅速扩散而形成弥漫性腹膜炎。

（一）分类

（1）急性腹膜炎根据炎症性质可分为化学性腹膜炎（胃酸、十二指肠液、胰液等的强烈刺激而致）和细菌性腹膜炎（由细菌及其产生之毒素的刺激引起）。

（2）按腹膜炎发病机理分为原发性腹膜炎与继发性腹膜炎。

（3）根据病变范围分局限性腹膜炎与弥漫性腹膜炎。

各种急性腹膜炎相互间可转化，如溃疡穿孔早期为化学性腹膜炎，经过 6～12h 后可转变成为细菌性化脓性腹膜炎；弥漫性腹膜炎可局限为局限性腹膜炎，相反，局限性腹膜炎也可发展为弥漫性腹膜炎。积极预防腹膜炎的发生，发生后早期确诊和清除病灶，十分重要。

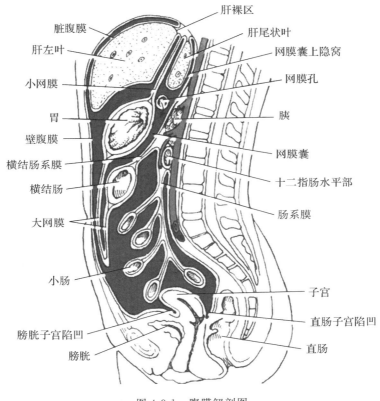

图 4-3-1　腹膜解剖图

（二）病因与发病机制

1. 继发性腹膜炎　继发性腹膜炎是临床上最常见的急性化脓性腹膜炎，病原菌是以大肠杆菌为主的多种菌群。主要继发于：①腹腔内脏器穿孔与损伤破裂，如阑尾炎穿孔、胃十二指肠溃疡急性穿孔、伤寒肠穿孔、急性胆囊炎透壁性感染或穿孔、腹部损伤时肠破裂或胰破裂等。②腹腔内脏器缺血坏死、炎性渗出，急性胰腺炎、化脓性胆囊炎、胆管炎、女性生殖器官化脓性炎症或产后感染等。③其他如腹部手术污染腹腔，胃肠道吻合口漏，以及腹壁之严重感染，均可导致化脓性腹膜炎。

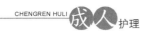

2.原发性腹膜炎 又称自发性腹膜炎,指腹腔内无原发病灶的弥漫性腹膜炎症。致病菌通过血运、淋巴管、肠壁或女性生殖道等途径侵入腹膜腔而引起的腹膜炎。病原菌多为溶血性链球菌、肺炎双球菌及大肠杆菌。该病多发生于机体免疫力低下者,患者全身情况较差,女童及成人慢性肾炎或肝硬化合并腹水患者发病率高;临床早期症状不明显,全身中毒症状轻,易造成误诊。

二、腹部损伤

腹部损伤是指由于各种原因引起腹壁或腹腔内脏器损伤,是外科常见的急腹症。发生率高,多见于战伤、工伤、交通事故、自然灾害;涉及面广,可包含多系统的脏器和组织;伤情复杂,可同时出现多脏器和组织损伤;危险性大,大出血和感染是死亡的主因。

(一)分类

腹部损伤按腹壁有无伤口分为闭合伤与开放伤两类。

(1)闭合性损伤。主要见于坠落、挤压、碰撞和爆震等钝性暴力作用致伤而腹壁完整无损者。

(2)开放性损伤。由火器、刀刺、枪弹、弹片所引起,或为锐器伤所致,穿透腹壁,呈现伤口者。

此外,临床上行穿刺、内镜、钡灌肠或刮宫等诊治措施引起的腹部损伤,称医源性损伤。

(二)病因与发病机制

腹部不管是开放性损伤还是闭合性损伤,都可导致腹腔内脏损伤,临床实践中最应引起重视的是有无腹腔内脏器的损伤,尤以闭合性损伤为甚。因腹部开放性损伤者腹壁均有伤口,一般根据腹部伤情需要进行剖腹探查(尤其是穿透伤或贯通伤),若有内脏损伤,则较易发现;闭合性腹部损伤时,由于体表无伤口,很多时候难以确定是否伴有内脏损伤,在早期症状不明显时,易被忽视,丧失抢救时机。从临床诊治的角度来看,闭合性腹部损伤具有更重要的意义。腹部损伤的范围大小及严重程度、是否涉及内脏、涉及什么内脏等情况,在很大程度上取决于暴力的强度(主要是单位面积受力大小)、速度、硬度、着力部位和作用力方向等因素。此外,内脏的解剖特点、功能状态以及是否有病理改变等内在因素对上述情况也有影响。腹部损伤中实质性脏器易损伤排序依次为脾、肾、肝、胰等,肝、脾及肾等实质性脏器组织结构脆弱、血供丰富、位置比较固定,在受到暴力打击之后,比其他内脏更容易破裂,如这些脏器原来已有病理改变者更是如此。腹部损伤时,空腔脏器如胃肠、胆道、膀胱等也易受损。

【工作任务—案例导入】

患者,女,31岁,外伤后腹痛12h,加重伴腹胀6h。

患者12h前乘车被撞,木柱击中腹部,腹壁挫伤后剧痛,休息后逐渐缓解,但6h后腹痛又开始加剧,持续疼痛,并伴腹胀,遂来院就诊。既往体健。查体:T 37.9℃,P 80次/min,R 20次/min,BP 118/78mmHg。神清,合作,头颈心肺未见异常,腹稍胀,腹式呼吸减弱,脐周可见挫伤痕迹,全腹均有压痛,而以腹中部最重,腹肌稍紧张,反跳痛较明显,肝浊音界消失,肠鸣音无。

辅助检查:Hb 120g/L,WBC 13×10^9/L,腹部平片:膈下可见游离气体;B超见肠间隙增宽。腹腔穿刺有少量淡黄色混浊液体。

任务导向：

1. 根据病史，请你判断患者属哪类腹腔脏器损伤，并说明其依据。

2. 你将对患者提供哪些护理措施来解决其健康问题？

【护理工作过程】

（一）护理评估

1. 健康史

任务探究：什么原因导致急性腹膜炎、腹部损伤的发生？

了解急性腹膜炎、腹部损伤发生原因，腹膜炎与腹部损伤之间的联系，评估是否受外伤，肠道是否受损，何处为原发病灶，以及发病或受伤后救治情况。

2. 身体状况

任务探究：如何评估急性腹膜炎、腹部损伤患者病情变化？

（1）急性腹膜炎。

1）症状。

①腹痛：这是腹膜炎最主要的症状。最早出现，一般为持续性剧烈疼痛，深呼吸、咳嗽和体位变换时加重，以病灶部位最为显著。因疼痛可呈强迫体位。

②恶心、呕吐：为早期出现的常见症状。起初因腹膜受炎症刺激引起反射性恶心、呕吐，呕吐物为胃内容物。后期出现麻痹性肠梗阻时，呕吐物转为黄绿色含胆汁液，甚至为棕褐色粪样肠内容物。由于呕吐频繁可呈现严重脱水和电解质紊乱征象。

③发热：与炎症的程度、年龄、机体抵抗力有关，突然发病的腹膜炎，开始时体温可以正常，之后逐渐升高。老年衰弱的患者，体温不一定随病情加重而升高。脉搏通常随体温的升高而加快。如脉搏增快而体温反而下降，多为病情恶化的征象。

④感染中毒表现：当腹膜炎进入严重阶段时，常出现高烧、大汗、口干、脉快、呼吸浅促等全身中毒表现。后期由于大量毒素吸收，患者则表现为表情淡漠，面容憔悴，眼窝凹陷，口唇发绀，肢体冰冷，呼吸急促、脉搏细弱，体温剧升或下降，血压下降等，若病情继续恶化，则出现代谢性酸中毒、感染性休克等，甚至可因肝肾功能衰弱及呼吸循环衰竭而死亡。

2）体征。

①视诊：腹胀、腹式呼吸减弱或消失。

②触诊：腹膜刺激征（腹部压痛、反跳痛和肌紧张，是腹膜炎的标志性体征）。突发而剧烈的刺激，胃酸和胆汁这种化学性的刺激，可引起强烈的腹肌紧张，甚至呈"木板样"强直，称"板状腹"。

③叩诊：因肠胀气而呈鼓音；空腔脏器穿孔时可有膈下游离气体，肝浊音界缩小；腹腔内积液。

④听诊：肠鸣音减弱或消失。

（2）空腔脏器损伤。临床上以弥漫性腹膜炎、感染性休克表现为主。

1）症状。

①腹痛：胃、十二指肠或上段空肠损伤时，漏出的消化液对腹膜产生强烈的化学刺激，引起持续剧烈疼痛，出现腹肌紧张、压痛、反跳痛等典型的腹膜炎表现。

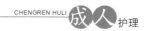

②消化道症状：出现恶心、呕吐、呕血、血便等。

③全身性中毒症状：高热、乏力、精神状况差等，随着病情进展，可发生感染性休克。

2）体征。

①明显腹膜刺激征、腹胀。下消化道破裂时，漏出物引起的化学性刺激较轻，腹膜炎体征出现较晚。下消化道脏器破裂或穿孔造成的细菌污染远较上消化道破裂或穿孔时为重。

②腹腔内游离气体致肝浊音界缩小或消失。

③肠鸣音减弱或消失。

（3）实质性脏器损伤。实质性腹腔脏器损伤以内出血、失血性休克表现为主。

1）症状。

①腹痛：呈持续性，一般不是很剧烈，腹肌紧张及压痛、反跳痛也不严重。肝破裂伴有较大肝内或肝外胆管断裂时，因发生胆汁性腹膜炎而出现明显的腹痛。胰腺损伤时，如伴有胰管断裂，胰液溢入腹腔可对腹膜产生强烈刺激而出现明显的腹痛。右肩部放射痛，提示可能有肝损伤；左肩部放射痛则提示有脾损伤。

②内出血表现：患者面色苍白，脉搏加快、细弱、脉压变小，严重时血压不稳甚至休克。如泌尿系脏器损伤，则可出现血尿。

2）体征。

①腹膜刺激征：血液对腹膜刺激较小，腹膜刺激征轻；肝破裂、胰腺损伤时较明显，体征最明显处常是损伤所在的部位。

②腹胀与移动性浊音：肝、脾破裂出血量较多者可有明显腹胀，出现移动性浊音。

③腹部包块：肝、脾包膜下破裂或系膜、网膜内出血则有时可表现为腹部包块。

膈面腹膜刺激表现（同侧肩部牵涉痛）提示上腹部脏器损伤，其中尤以肝和脾的破裂多见；有下位肋骨骨折者，提示有肝或脾破裂的可能。

3. 辅助检查

（1）急性腹膜炎。

1）实验室检查：白细胞计数增高，但病情严重或机体反应低下时，白细胞计数并不高，仅有中性粒细胞比例升高或毒性颗粒出现。

2）腹部X线：可见肠腔普遍胀气并有多个小气液面等肠麻痹征象，胃肠穿孔时，多数可见膈下游离气体存在（应立位透视）。

3）腹腔诊断性穿刺：腹腔抽出的液体大致有透明、混浊、脓性、血性和粪水样几种。结核性腹膜炎为草黄色透明粘性液，上消化道穿孔为黄绿色混浊液，含有胃液或胆汁；急性阑尾炎穿孔为稀薄带有臭味之脓液；绞窄性肠梗阻肠坏死，可抽出血性异臭液体；急性出血坏死性胰腺炎可抽出血性液体且胰淀粉酶定量高；若腹穿为完全新鲜不凝血则考虑为腹腔内实质性脏器损伤。如腹腔液体在100mL以下，诊断性腹穿不易成功，可行诊断性腹腔冲洗，在无菌下注入生理盐水后再抽出进行肉眼检查和镜检。

4）B超、CT检查：可显示腹腔内积液、积气。

（2）空腔脏器损伤。

1）实验室检查：空腔脏器破裂时，白细胞计数可明显上升。

2）影像学检查：B型超声对内脏的外形、大小、腹腔内积液检查有一定帮助。立位腹部平片可观察到膈下游离气体,以及某些脏器的大小、形态和位置的改变。有条件的还可以进行 CT 检查、选择性动脉造影、腹腔镜检查等。

3)诊断性腹腔穿刺及灌洗:诊断性腹腔穿刺对判断腹腔内脏器有无损伤和哪一类脏器损伤有很大帮助,凡怀疑有腹腔内脏损伤且一般检查方法尚难明确诊断的情况下,均可进行此项检查。若诊断性腹腔穿刺阴性而又高度怀疑腹腔内脏有严重损伤,可采取诊断性腹腔灌洗术进一步检查。

(3)实质性脏器损伤。

1)实验室检查:红细胞、血红蛋白、红细胞比容降低。胰腺损伤患者血、尿淀粉酶值多有升高。泌尿器官损伤可有肉眼血尿或镜下血尿。

2)影像学检查:X 线、B 超、CT,可了解损伤脏器及出血量。

3)诊断性腹穿:抽出不凝固血液可确诊。

4)诊断性腹腔灌洗:出血量少,诊断性腹穿不易情况下应用,阳性率较高。

5)腹腔镜。

4. 心理、社会状况　急性腹膜炎、腹部损伤患者起病急,病情发展变化快,患者及家属因缺乏疾病相关知识以及对病情的担忧,容易产生紧张、焦虑或恐惧情绪。

(二)护理诊断

1. 首要护理诊断

(1)有体液不足的危险。与实质性脏器破裂大出血、腹腔炎性渗出及呕吐有关。

(2)潜在并发症。失血性休克,与实质性脏器破裂致内出血有关。

2. 主要护理诊断

(1)疼痛。与腹膜炎症刺激、毒素吸收有关。

(2)体温过高。与腹膜炎毒素吸收有关。

(3)焦虑/恐惧。与意外创伤所致的疼痛、缺乏相关知识、担心病情有关。

(4)潜在并发症。感染性休克、手术后肠粘连、腹腔脓肿、切口感染等。

(三)护理目标

患者生命体征在正常范围;腹部体征改善及肛门排气情况良好;减少或避免并发症发生。

(四)治疗与护理

1. 治疗要点

(1)急性腹膜炎。主要包括非手术治疗与手术治疗两类。治疗原则是积极消除病因,彻底吸尽腹腔内脓液和渗出液并进行腹腔清洗,或促使渗出液尽快吸收、局限。

1)非手术治疗:应在严密观察及做好手术准备的情况下进行。

适应证:原发性腹膜炎和盆腔器官感染所致腹膜炎;病因明确的腹膜炎,腹腔积脓少,腹胀轻,全身情况良好者;弥漫性腹膜炎已有局限化趋势者。

治疗方法:

①体位:患者应取半卧位,有利于腹内渗出液积聚在盆腔,也便于引流处理,减轻中毒症状,减轻腹胀,有利于呼吸循环。半卧位时要经常活动两下肢,改换受压部位,以防发生静脉血栓。

②禁食:胃肠道穿孔患者必须绝对禁食,以减少胃肠道内容物继续漏出。

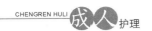

③胃肠减压：可以减轻胃肠道膨胀，改善胃肠壁血运，减少胃肠内容物通过破口漏入腹腔，是腹膜炎患者的基础治疗。

④维持水、电解质平衡：禁食患者必须通过输液以纠正水、电解质和酸碱失衡，补充热量与营养。对严重衰竭患者应输血、血浆或白蛋白，防止低蛋白血症和贫血。

⑤抗感染治疗：急性腹膜炎病情危重且多为大肠杆菌、粪链菌、厌氧菌等所致混合感染。早期即应选用大剂量广谱抗生素，可根据细菌培养结果加以调整。

⑥镇静、止痛：对于诊断、治疗方法明确的患者，可考虑。

2）手术治疗。

手术原则：去除原发病灶、清除腹腔内漏出渗出液，予以充分引流，同时对已有感染加以控制。适应证：原发病变严重，腹膜炎较重或有扩散趋势，非手术治疗难以缓解；晚期弥漫性腹膜炎，全身情况差，经非手术治疗后症状和体征无缓解反加重者；原发病严重，腹腔内感染严重、大量积液、无局限趋势者。

手术方法：

①原发病灶处理：清除腹膜炎病因是手术治疗的主要目的，感染源消除得越早，则预后愈好。根据胃肠穿孔情况行切除术或修补术。坏疽性阑尾炎和胆囊炎应切除，若局部炎症严重，解剖层次不清或病情危重而不能耐受较大手术时可简化操作，只做病灶周引流或造瘘术。待全身情况好转、炎症愈合后 3～6 个月来院做择期胆囊切除术或阑尾切除术。

②彻底清洗腹腔。

③充分引流：通常采用之引流物有烟卷引流、橡皮管引流、双套管引流、潘氏引流管、橡皮片引流，引流物一般放置在病灶附近和盆腔底部。

④术后处理：同非手术治疗，特别要注意对严重患者心、脑、肺等脏器功能的支持，引流拔管指征：一般引流量小于 10mL/d，非脓性，无发热、腹胀等。

（2）腹部空腔脏器损伤。

1）现场急救：已脱出腹腔外肠管，不能回纳，用消毒或清洁器皿或湿干净纱布保护固定，送医院进一步处理。

2）空腔脏器穿破者，明确诊断后多为手术治疗，穿孔较小可考虑非手术治疗。因休克发生较晚，一般应在纠正休克的前提下进行手术。非手术治疗者如出现：腹痛和腹膜刺激征加剧；肠蠕动消失，腹胀加重；膈下有游离气体；腹腔穿刺吸出气体；全身情况恶化等情况急需行手术治疗。

（3）腹部实质性脏器损伤。

1）现场急救：先处理对生命威胁最大的损伤；止血与包扎，及时止血，用清洁物品如纱布、毛巾、被单等包扎腹部伤口并固定；建立静脉通道，防休克。

2）非手术治疗。

适应证：诊断已明确，为轻度的单纯实质性脏器损伤，生命体征稳定或仅轻度变化。

治疗措施包括：①止血补液，防治休克；②应用抗生素；③营养支持。非手术治疗期间，做好手术准备，严密观察病情，积极术前准备，一旦出现以下情况立即行手术治疗：①腹痛和腹膜刺激征加剧；②肠蠕动消失，腹胀加重；③积极抗休克后全身情况恶化；④腹腔穿刺有不凝固血液；⑤红细胞进行性下降，血压由稳定变为不稳定。

3）手术治疗。

适应证：已确定腹腔内实质性脏器破裂大出血者，或经非手术治疗后实质性脏器损伤症状与体征无好转或恶化。实质性脏器破裂大出血，边抗休克边手术。

手术方式：剖腹探查、止血、修补、脏器切除等。

术后治疗包括：①止血、输血；②应用抗生素；③禁食、胃肠减压；④营养支持。

2. 护理措施

（1）急性腹膜炎。

1）非手术治疗护理措施。①心理支持。②对症护理、减轻不适：半卧位或休克体位、禁食、胃肠减压、吸氧、止痛与降温护理等。③密切观察病情变化：生命体征、尿量、出入量、疼痛、患者的自觉症状和腹部体征等。④治疗配合：补液、抗生素应用等。

2）手术治疗护理。

①术前准备：禁食、胃肠减压、应用抗生素、液体补充等，基本同非手术治疗护理措施。此外，术前常规备皮、辅助检查，根据情况备血。

②术后护理措施：a.术后常规护理：根据麻醉方式不同，按相应时间进行生命体征观察并记录。b.体位：生命体征平稳后平卧位改为半卧位，以利引流，减轻伤口张力，减轻疼痛。

③禁食、胃肠减压：胃肠功能恢复后，停止胃肠减压，逐渐过渡至普食。

④病情观察：生命体征变化、腹部症状改善等。

⑤治疗配合：补液，维持水：电解质和酸碱平衡，抗生素应用。

⑥管道护理：妥善固定、保持管道通畅、定时更换引流袋、注意无菌操作、观察记录引流物的性状、掌握好拔管指征。

⑦并发症预防：观察切口情况，及时更换敷料，防止切口感染；早期下床活动，防术后肠粘连。

（2）腹部空腔脏器损伤。

1）非手术治疗护理措施。

①严密观察病情：a.生命体征；b.腹部症状与体征，注意腹膜刺激征的程度和范围变化，有无移动性浊音，肝浊音界有无缩小或消失等；c.监测血常规、动态白细胞计数及中性粒细胞比例的变化。

②休息与体位：应卧床休息，取半卧位。

③"四禁"：即禁食禁饮、禁忌灌肠、禁用泻药、禁用吗啡等止痛药物。

④治疗配合：输液、使用抗生素。

⑤心理护理。

2）手术治疗护理措施。

①术前准备：常规术前准备，留置胃管、导尿管。

②术后护理：按急性化脓性腹膜炎术后护理原则实施。

3）健康指导。

①加强社会宣传，如劳动保护、安全生产、安全行车、遵守交通规则等知识，避免意外的发生。

②普及各种急救知识，在发生意外损伤时，能进行简单的自救或急救。

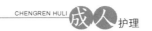

③无论腹部损伤的轻重,都应经专业医务人员检查,以免贻误诊治。

④出院后要适当休息,加强锻炼,增加营养以促进康复。若有腹痛、腹胀、肛门停止排气排便、伤口红、肿、热、痛等不适,应及时就诊。

(3)腹部实质性脏器损伤。

1)非手术治疗护理措施。

①严密观察病情:a.生命体征;b.腹部症状与体征,注意腹膜刺激征的程度和范围变化,有无移动性浊音等;c.疑有腹腔内出血者,监测血常规,动态了解红细胞计数、血红蛋白和血细胞比容的变化。

②休息与体位:疑有腹腔实质性内脏损伤患者,应绝对卧床,不随意搬动,若病情稳定,可取半卧位,如需做离床检查,应有专人护送。

③病情未稳定前禁食禁饮,诊断未明前禁用吗啡等止痛药物。

④治疗配合:禁食期间需补充足量的液体,防治水、电解质及酸碱平衡失调,遵医嘱输液和使用抗生素。

⑤心理护理:关心患者,加强交流,讲解相关的知识,使患者解除焦虑和恐惧,稳定情绪,积极配合医护工作。

2)手术治疗护理措施。

①术前准备:常规术前准备外,应包括交叉配血;留置胃管、导尿管;补充血容量等。

②术后护理:按急性腹膜炎术后护理原则实施。

(五)护理评价

急性腹膜炎、腹部损伤患者病情观察是否到位,生命体征、腹部体征、引流管及伤口情况是否正常;预防各种并发症的措施是否得到及时实施;患者焦虑症状是否减轻。

【知识拓展】

腹腔脓肿

腹腔脓肿是指腹腔内某一间隙或部位因组织坏死液化,被肠曲、内脏、腹壁、网膜或肠系膜等包裹,形成局限性脓液积聚。急性腹膜炎局限后,脓液未被吸收,为腹壁、脏器、肠系膜或大网膜及其间的粘连所包围,而形成腹腔脓肿,以膈下和盆腔为多见,有时也存在于肠袢间或腹腔其他部位。继发性腹膜炎的各种疾病、腹部手术和外伤后均可引起本病。

(一)病因与发病机制

1.膈下脓肿 脓液积聚于膈肌以下、横结肠及其系膜以上的间隙内,统称为膈下脓肿,是腹腔内脓肿最为重要的一种。大部分为腹腔脓性感染的并发症,常见于急性阑尾炎穿孔、胃十二指肠溃疡穿孔以及肝胆等的急性炎症。引起脓肿的病原菌多数来自胃肠道,其中大肠杆菌、链球菌常见,但多数是混合性感染。

2.盆腔脓肿 盆腔位于腹膜最低部位,腹腔内炎性渗出物易积于此间隙,为腹腔内感染最常见的并发症。常发生于急性腹膜炎治疗过程中或阑尾穿孔及结直肠手术后。

3.肠间脓肿 脓液被包围在肠管、肠系膜与网膜之间,可形成单个或多个大小不等之脓肿,由于脓肿周围有较广泛粘连,常伴发不同程度的粘连性肠梗阻。如脓肿穿入肠管或膀胱,则形成内瘘,脓液即随大小便排出。

(二)临床表现

1.膈下脓肿的临床表现

(1)全身症状明显。发热,脉搏增快,舌苔厚腻,乏力、消瘦、厌食等。

(2)局部症状轻。脓肿部位(肋缘下或剑突下)可有持续性钝痛,深呼吸时加重,可牵涉到肩、颈部,并可刺激膈肌而引起呃逆,可通过淋巴引起胸膜和肺反应,出现胸水、气促、咳嗽、胸痛等表现。

(3)肝浊音界升高。

2.盆腔脓肿临床表现

(1)全身中毒症状轻。腹部手术后体温下降后又升高,脉速,腹部检查常无阳性发现。

(2)局部症状明显。有典型的直肠或膀胱刺激征。表现为下腹部坠胀不适、里急后重、便意频数、粪便带有黏液;尿频、尿急,甚至排尿困难。直肠指诊有触痛,有时有波动感。

3.肠间脓肿临床表现　不同程度腹痛、腹胀等粘连性肠梗阻症状,或是腹部扪及包块,若脓肿破入肠管或膀胱,则可排出脓液便、脓尿。

(三)辅助检查

1.血常规检查　WBC 和中性粒细胞比例增加。

2.X 线　膈下脓肿可见患侧膈肌抬高,肋膈角模糊或胸腔积液。

3.B 超　可明确显示脓腔大小、部位、深浅度,又可在 B 超引导下做穿刺抽脓或将穿刺点标于体表做诊断性穿刺。

4.直肠指诊　如直肠前窝饱满及触痛,则表示有盆腔感染存在。

5.阴道检查或后穹隆穿刺

(四)治疗要点

1.膈下脓肿

(1)抗感染。

(2)引流。经皮穿刺置管引流或手术切开引流,感染在膈下形成脓肿都必须通过外科引流才能治好。

2.盆腔脓肿

(1)脓肿较小或未形成时非手术治疗,应用抗生素、热坐浴、温盐水保留灌肠、物理透热等疗法。

(2)脓肿较大者需手术治疗,经直肠前壁切开引流,已婚女性患者亦可经阴道后穹窿切开引流。放置软硅胶管引流,术后 3～4d 拔除导管。继续应用抗生素、热水坐浴、会阴部理疗等治疗措施,促使炎症消退吸收。

3.肠间脓肿　多发性小脓肿经抗生素治疗常可自行吸收。较大的脓肿则需剖腹手术,吸尽脓液,清除脓壁,并用大量盐水或抗生素溶液冲洗。

(五)常见护理诊断

1.体温升高　与炎症感染有关。

2.疼痛　与炎症刺激有关。

3.排便异常　与盆腔脓肿形成刺激直肠有关。

(六)护理措施

(1)降温。

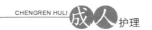

（2）病情观察。

（3）引流管道护理。

（4）治疗配合：抗生素应用、补液、坐浴。

【技能训练】

胃肠减压护理

问题探究：为什么患者需要胃肠减压？

胃肠减压术是利用负压吸引和虹吸的原理，将胃管自口腔或鼻腔插入，通过胃管将积聚于胃肠道内的气体及液体吸出，对胃肠梗阻患者可减低胃肠道内的压力和膨胀程度，对胃肠道穿孔患者可防止胃肠内容物经破口继续漏入腹腔，并有利于胃肠吻合术后吻合的愈合。常用于急性胃扩张、肠梗阻、胃肠穿孔修补或部分切除术，以及胆道或胰腺手术后。

项目	要求
目的	引流出滞留在胃内的液体、气体，消除胃肠道胀气。
	降低局部压力，促进肠壁的血液循环，防止术后感染与影响伤口愈合。
	减少感染因素，促进愈合。
操作前护理	治疗盘、治疗巾、弯盘 2 个（内置纱布数块）、胃肠减压器 1 个、胃管 1 根、50mL 注射器、内盛水杯、听诊器、压舌板、血管钳、液状石蜡棉球小瓶、棉签、胶布、手电筒、别针、一次性手套。
操作中护理	（1）操作者准备：衣帽整齐、整洁，洗手，根据情况戴口罩，熟悉患者情况。 （2）治疗车推物至床旁，对床号、姓名，与患者或家属（昏迷患者）交流、解释，取得合作。 （3）视病情协助患者取坐位、斜坡卧位或仰卧位，取出义齿。昏迷者去枕，头后仰。 （4）将治疗巾铺于患者颌下，放弯盘，检查、清洁鼻腔。 （5）检查胃肠减压器灭菌有效期、有无漏气。 （6）戴一次性手套，检查胃管是否通畅，持胃管比量插入长度，以患者前额发际到剑突的距离为宜，约 45～55cm，做好标记。液状石蜡润滑胃管前段，约总长度 1/3。 （7）左手持纱布托住胃管，右手持钳夹胃管前段由鼻腔缓慢插入，到咽喉部时（10～15cm），嘱患者做吞咽动作，顺势将胃管送入预定位置。昏迷患者，则左手将患者头部托起，使下颌靠近胸骨柄，加大咽喉通道弧度，以便顺利插入。若插管过程中患者出现恶心，应暂停片刻，嘱患者做深呼吸或做吞咽动作，随后迅速将管插入，以减轻不适。插入不畅时应检查胃管是否盘在口中。插管过程中如发现呛咳、呼吸困难、发绀等情况，表示误入气管，应立即拔出，休息片刻后重插。 （8）确认胃管位置：①用注射器抽吸胃内容物，如有胃液抽出，即证明管已至胃中；②如未抽出胃液可用以下方法检查：将听诊器置剑突下，用注射器向胃管内快速注入 10mL 空气，如能听到气过水声，表示管在胃中；③将胃管末端浸入水杯中，无气泡溢出。若有持续多量气泡溢出，则表示误入气管，应立即拔出。 （9）确认胃管在胃内，胶布固定胃管于鼻翼、脸颊。 （10）打开减压器排气口，用手掌向下压缩至最低限度，以形成负压，将减压器引流管与胃管相连，妥善放置减压器，观察负压引流是否通畅。 （11）用别针固定胃管于患者衣服或枕头处。 （12）帮助患者取舒适体位，进行相关注意事项指导。 （13）脱手套、洗手，整理床单位、用物，记录。

续表

项目	要求
操作后护理	（1）操作时一定要确认胃管置于胃内。 （2）胃肠减压期间应禁食、禁饮，一般应停服药物。如需胃内注药，则注药后应夹管并暂停减压0.5～1h。适当补液，加强营养，维持水、电解质的平衡。 （3）妥善固定：胃管固定要牢固，防止移位或脱出。 （4）保持胃管通畅，维持有效负压。 （5）观察引流物颜色、性质和量，并记录24h引流液总量。观察胃液颜色，有助于判断胃内有无出血情况，一般胃肠手术后24h内，胃液多呈暗红色，2～3d后逐渐减少。若有鲜红色液体吸出，说明术后有出血，应停止胃肠减压，并通知医生。引流装置每日应更换一次。 （6）加强口腔护理：预防口腔感染和呼吸道感染。 （7）观察胃肠减压后的肠功能恢复情况。 （8）胃管通常在术后48～72h，肠鸣音恢复，肛门排气后可拔除胃管。拔胃管时，先将吸引装置与胃管分离，捏紧胃管末端，嘱患者吸气并屏气，迅速拔出，以减少刺激，防止患者误吸。擦净患者鼻孔及面部胶布痕迹，妥善处理胃肠减压装置。

（唐　莹）

任务 4-4　食管、胃和十二指肠疾病患者的护理

学习目标

- **知识目标**

  1.熟悉食管癌的病因；

  2.掌握食管癌的手术护理；

  3.掌握胃炎患者的护理评估和护理措施；

  4.熟悉消化性溃疡的病因、发病机理和治疗；

  5.掌握消化性溃疡的护理评估；

  6.掌握消化性溃疡的并发症及手术治疗的护理；

  7.熟悉胃癌的病因和病理；

  8.掌握胃癌患者的护理措施；

  9.掌握胃肠道疾病术前、术后护理。

- **能力目标**

  1.能对食管癌患者提出正确的护理诊断与护理措施；

  2.能指导慢性胃炎患者的饮食护理，制定饮食原则；

  3.能评估胃炎患者的病情，完成护理评估记录；

  4.能对胃炎患者提出正确的护理措施；

  5.能对胃炎患者进行健康指导；

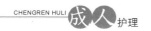

6. 能评估胃十二指肠疾病患者的病情,完成护理评估记录;

7. 能对胃十二指肠疾病患者提出正确的护理措施;

8. 能对胃十二指肠疾病患者进行健康指导;

9. 能正确鉴别胃溃疡和十二指肠溃疡;

10. 能对胃大部切除术患者进行围手术期护理;

11. 能正确进行胃肠减压法的操作及护理;

12. 能以情景剧演示胃肠道疾病患者术前、术后护理。

[任务 4-4-1] 食管癌患者的护理

【知识背景】

食管癌是常见的消化道肿瘤,全世界每年约有 30 万人死于食管癌。其发病率和死亡率各国差异很大。我国是世界上食管癌高发地区之一,每年平均病死约 15 万人。男性多于女性,发病年龄多在 40 岁以上,我国发病率以河南省最高,此外,江苏、山西、河北、福建、陕西、安徽、湖北、山东、广东等省均为高发区。食管癌典型的症状为进行性咽下困难,先是难咽干的食物,继而是半流质食物,最后水和唾液也不能咽下。

(一)病因

食管癌的人群分布与年龄、性别、职业、种族、地域、生活环境、饮食生活习惯、遗传易感性等有一定关系。已有调查资料显示,食管癌可能是多种因素所致的疾病,已提出的病因如下:

1. 化学物质 长期进食亚硝胺含量高的食物。

2. 生物性病因 真菌:在某些高发区的粮食中、食管癌患者的上消化道中或切除的食管癌标本上,均能分离出多种真菌,其中某些真菌有致癌作用。有些真菌能促使亚硝胺及其前体的形成,更促进癌肿的发生。

3. 营养因素 缺乏某些微量元素,如钼、铁、锌、氟、硒等在粮食、蔬菜、饮水中含量偏低;或缺乏维生素,如缺乏维生素 A、维生素 B_2、维生素 C 以及动物蛋白、新鲜蔬菜、水果摄入不足,是食管癌高发区的一个共同特点。

4. 饮食生活习惯对食管黏膜的慢性刺激 长期饮烈性酒,嗜好吸烟,食物过硬、过热,进食过快,引起慢性刺激、炎症、创伤或口腔不洁、龋齿等均可能与食管癌的发生有关。

5. 慢性食管疾病史 如慢性食管炎、食管白斑病、食管瘢痕狭窄、食管憩室、贲门失弛症等病变。

6. 食管癌遗传易感因素

(二)病理和分类

食管癌在食管上、中、下三段均可发生:以中段最多见,下段次之,上段较少见。90% 以上食管癌为鳞癌,其次是腺癌。食管癌在发展过程中,其早期及中晚期有不同的病理形态,早期可分为隐伏型、糜烂型、斑块型、乳头型或隆起型,这些类型的病变均局限于黏膜表面或黏膜下层。中晚期食管癌可分为以下五型。

1. 髓质型   最常见,约占 60%,恶性程度最高。此型癌肿可侵犯食管壁的各层,并向腔内外扩展,食管周径的全部或大部分,以及食管周围结缔组织均可受累,癌细胞分化程度不一。

2. 蕈伞型   约占 15%,癌瘤多呈圆形或卵圆形肿块,向食管腔内呈蕈伞状突起,可累及食管壁的大部分,较早出现阻塞症状。

3. 溃疡型   约占 10%,溃疡型表面多有较深的溃疡,出血及转移较早,而发生梗阻较晚。

4. 缩窄型   约占 10%,呈环形生长,且多累及食管全周,食管黏膜呈向心性收缩,故出现梗阻较早,而出血及转移发生较晚。

5. 未定型   少数中、晚期食管癌不能归入上述各型者,称未定型。

(三)扩散和转移

1. 直接扩散   早、中期食管癌主要为壁内扩散;因食管无浆膜层,容易直接侵犯其邻近器官。

2. 淋巴转移   这是食管癌转移的主要方式。

3. 血行转移   晚期血行转移至肝、肺、骨、肾、脑等处。

【工作任务—案例导入】

患者,男,68 岁。近 3 个月以来,自觉食管内有异物感,做食管吞钡 X 线检查可见局限性管壁僵硬、蠕动中断,患者嗜烟 15 年。

任务导向:

1.患者的可能医疗诊断是什么?

2.患者主要的护理问题有哪些?

【护理工作过程】

(一)护理评估

1. 健康史   任务探究:什么原因导致食管癌的发生?

了解患者的年龄、性别、家族史、居住地、生活习惯、烟酒史及饮食习惯等。

2. 身体状况   早期症状常不明显,但在吞咽粗硬食物时可能有不同程度的不适感觉,包括咽下食物哽噎感,胸骨后烧灼样、针刺样或牵拉摩擦样疼痛。食物通过缓慢,并有停滞感或异物感。哽噎停滞感常通过吞咽水后缓解消失。症状时轻时重,进展缓慢。

中期食管癌典型的症状为进行性咽下困难,先是难咽干的食物,继而是半流质食物,最后水和唾液也不能咽下。常吐黏液样痰,为下咽的唾液和食管的分泌物。患者逐渐消瘦、脱水、无力。

持续胸痛或背痛晚期症状,表示癌已侵犯食管外组织。当癌肿梗阻所引起的炎症水肿暂时消退,或部分癌肿脱落后,梗阻症状可暂时减轻,常误认为病情好转。若癌肿侵犯喉返神经,可出现声音嘶哑;若压迫颈交感神经节,可产生 Horner 综合征;若侵入气管、支气管,可形成食管、气管或支气管瘘,出现吞咽水或食物时剧烈呛咳,并发生呼吸系统感染。最后出现恶病质状态。若有肝、脑等脏器转移,可出现黄疸、腹腔积液、昏迷等状态。

3. 辅助检查

(1)食管吞钡,X 线双重对比造影。早期食管癌表现为局部黏膜破坏,有小的龛影或溃

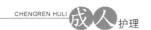

痕。中、晚期有明显的不规则狭窄和充盈缺损,管壁僵硬。有时狭窄上方口腔侧食管有不同程度的扩张。

(2)纤维食管镜检查。可直接观察癌肿的部位、大小及钳取活组织进行病理检查。

(3)食管黏膜脱落细胞检查。主要用于食管癌高发地区的现场普查,吞入双腔塑料管线套网气囊细胞采集器,充气后缓慢拉出气囊。取套网擦取物涂片做细胞学检查,阳性率可达90%,常能发现一些早期病例。

(4)B超检查、CT 检查。有无肝脏、脑部、肺部等处转移。

4. 心理、社会状况　了解患者对食管癌的认知程度;家属对患者的支持程度、关心程度和家庭经济承受能力等。

(二)护理诊断

1. 首要护理诊断

(1)营养失调:低于机体需要量。与进食减少和癌肿消耗有关。

2. 主要护理诊断

(1)体液不足。与水分摄入不足、吞咽困难有关。

(2)焦虑。与对癌肿的预后、术后是否正常进食不了解有关。

(3)潜在并发症。出血、吻合口瘘、肺不张、乳糜胸、水和电解质紊乱等。

(三)护理目标

患者全身营养状况改善;水、电解质维持平衡;心态平稳;术后并发症得到及时发现和处理。

(四)治疗与护理

1. 治疗原则　强调早期发现、早期诊断及早期治疗,其治疗原则是以手术为主的综合性治疗。主要治疗方法有内镜治疗、手术治疗、放射治疗、化学治疗和中医中药治疗等。

(1)内镜治疗。对食管原位癌,可在内镜下行黏膜切除,术后 5 年生存率可达85%～100%。

(2)手术治疗。手术是治疗食管癌的首选方法。若全身情况良好、有较好的心肺功能储备、无明显远处转移征象者,可考虑手术治疗。手术原则是切除癌肿和上下 5cm 范围内的食管及所属区域的淋巴结,然后将胃体提升至胸腔或颈部与食管近端吻合,或用一段结肠或空肠与食管吻合。近年来,对于晚期不能切除癌肿的患者,为解决进食,可采取开腹胃造瘘或食管腔内放置钛合金支架;术中确定肿瘤不能切除者,可采用胃、空肠或结肠与肿瘤上方的食管吻合。

手术禁忌证:①全身情况差,已呈恶病质。或有严重心、肺或肝、肾功能不全者。②病变侵犯范围大,已有明显外侵及穿孔征象,例如已出现声音嘶哑或已有食管气管瘘者。③已有远处转移者。

(3)放射疗法。多用于颈段、胸上段食管癌,这类患者的手术常常难度大,并发症多,疗效不满意;也可用于不宜手术的中晚期食管癌。

(4)综合治疗。采用化疗与手术治疗相结合或与放疗、中医中药相结合的综合治疗,有时可提高疗效,或使食管癌患者症状缓解,存活期延长。

2. 护理措施

(1)术前护理。

1)加强营养:尚能进食者,应给予高热量、高蛋白、高维生素的流质或半流质饮食。不能进食者,应静脉补充水分、电解质及热量。低蛋白血症的患者,应输血或血浆蛋白给予纠正。

2)注意口腔卫生,因口腔内细菌可随食物或唾液进入食管,而食管梗阻造成食物积存,容易引起细菌繁殖,造成局部感染,影响术后吻合口愈合。

3)胃肠道准备:术前 3d 改为流质饮食,术前 1d 禁食,有食物潴留者,术前晚用等渗盐水冲洗食管,有利于减轻组织水肿,降低术后感染和吻合口瘘的发生率;拟行结肠代食管者,术前须按结肠手术准备护理,见大肠癌术前准备。术前安置胃管,如果通过梗阻部位困难时,不能强行插入,以免戳穿食管,可将胃管留在梗阻上方食管内,待手术中再放入胃内。

4)术前练习:教会患者深呼吸、有效咳嗽、咳痰、床上排便等活动。

5)心理护理:患者有进行性吞咽困难,日益消瘦,对手术的耐受能力差,对治疗缺乏信心,同时对手术存在着一定程度的恐惧心理,因此,应针对患者的心理状态进行解释、安慰和鼓励,建立充分信赖的护患关系,使患者认识到手术是彻底的治疗方法,使其乐于接受手术。

(2)术后护理。

1)生命体征观察:食管癌术后早期渗液多,应加强对血压、脉搏、心率、呼吸的监测。

2)严格控制饮食:食管缺乏浆膜层,故吻合口愈合较慢,术后应严格禁食和禁水。一般要禁食 4～6d,然后先进流质饮食,进食量逐日增加。一般术后 8～10d 起进半流质饮食。2～3周后患者若无不适可进普通饮食,但短期内仍要遵守少食多餐的原则,以免导致晚期吻合口瘘。食管、胃吻合术后的患者,可能会出现进食后胸闷、气促,应告知患者与胸腔胃进食后压迫肺有关,建议少食多餐,1～2 个月后症状多可缓解。食管癌术后出现胃液反流较多,应避免餐后立刻平卧,最好到室外散步片刻。

3)维持水、电解质平衡:由于患者术前有不同程度的进食障碍,术后又不能马上进食,所以术后早期即可出现水、电解质紊乱,应及时纠正。术后早期也可发生低钾血症,应尽早预防。

4)胃肠减压的护理:严密观察引流液量、性质、颜色等,并准确记录,术后 24～48h 引流出少量血液,应视为正常,如引出大量血液,并出现休克症状,应考虑有活动性出血,立即报告医生处理。经常挤压胃管,保持胃肠减压管通畅,胃管不通畅者,可用少量生理盐水冲洗并及时回抽,避免并发吻合口瘘。胃肠减压管应保留 3～5d,以减少吻合口张力,以利愈合。注意胃管连接准确,固定牢靠,防止脱出,引流通畅。若胃管不慎脱出,避免再盲目插入,以免戳穿吻合口。

5)胸腔闭式引流观察:密切观察胸腔引流液的量及性质,食管癌术后引流量在 500mL/24h 左右。若术后引流量每小时超过 200mL,连续 3h 以上,并伴有血压下降、心率增快等血容量不足的表现,应考虑活动性出血,报告医生处理。若术后 3 天仍有较多引流液,注意是否已并发乳糜胸。

6)术后并发症的预防与护理:①吻合口瘘:多发生在术后 5～10d,这是食管癌术后最严重的并发症。发生原因主要与手术有关,其次是吻合口周围感染、低蛋白血症、进食不当等。食管吻合口瘘的临床表现为高热、脉快、呼吸困难、胸部剧痛、不能忍受;患侧呼吸音低,叩诊浊音,白细胞升高甚至发生休克。处理原则:胸膜腔引流,促使肺膨胀;选择有效的抗生素抗感染;补充足够的营养和热量。目前多选用完全胃肠内营养(TEN)经胃造口灌食治疗,效果确切、满意。②肺部并发症:包括肺炎、肺不张、肺水肿等,以肺部感染多见。术前应戒烟、控

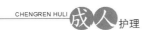

制肺部感染,术后应加强呼吸道管理,协助患者叩背,鼓励患者咳嗽、咳痰等。③乳糜胸:为术中损伤胸导管所致,多发生在术后 2~10d,患者出现胸闷、气急、心慌等症状。一旦确诊,应放置胸腔闭式引流,密切观察引流量,流量较少者,可给予低脂肪饮食,维持水、电解质平衡及补充营养,部分患者可愈合。对乳糜流量大者,应及时剖胸结扎乳糜管。④其他并发症有血胸、气胸等,根据病情进行相应处理。

（3）放疗、化疗的护理。放疗 2~3 周易出现放射性食管炎,表现为进食时有烧灼痛。此时患者避免进干硬食物,以免发生食管穿孔。放疗期间因病变部位水肿可使进食困难加重,应预先做好患者思想工作。化疗患者常出现恶心、呕吐、脱发、骨髓抑制等,要鼓励患者坚持完成化疗全程。

（五）护理评价

患者水、电解质是否维持平衡,尿量是否正常;营养状况是否改善,体重是否增加;焦虑是否减轻,睡眠是否充足,是否配合治疗和护理;有无并发症发生,并发症是否得到及时处理。

【知识拓展】

胃造瘘

晚期食管癌患者,无法切去肿瘤,可以在腹部做胃造瘘。临床上用的不少,是晚期食管癌姑息性治疗的一种,可以改善食管癌患者吃饭和喝水的痛苦,同时尽最大能力达到治疗目的,延长生命。

胃造瘘管的饮食护理:

（1）早期暂禁食,禁食期间注意从静脉中补充热量,定时检测血电解质的变化,防止发生电解质失衡及加重低蛋白血症。

（2）在病情稳定、呼吸平稳时,可由胃造瘘管注入糊状食物（造瘘管较粗）。较干的食物可减少胃内容物反流的情况发生,如蔬菜泥、水果泥等,蔬菜粥经粉碎后注入。注意蛋白质的摄入,如鱼汤、蒸鸡蛋等,以减轻患者的低蛋白血症的症状。

（3）每次注入食物时患者取半卧位,注入速度宜慢,注入量每次 150mL 左右,不宜过多,注入前后均需加入少量温开水,以冲洗管腔。

（4）喂食后需静卧半小时以上,避免搬动患者,以免胃内容物反流。喂食时如发现患者发绀、呛咳,应暂停喂食,检查有无食物反流现象。

（5）注意观察肠鸣音及有无腹痛、腹胀、恶心、呕吐等情况,以便及时调整食物的品种和数量。

（董燕艳）

［任务 4-4-2］　胃炎患者的护理

一、急性胃炎

【知识背景】

胃炎(gastritis)是发生于胃黏膜的炎症,也是一种常见的消化道疾病。按发病缓急和病程长短,可分为急性胃炎和慢性胃炎。

急性胃炎(acute gastritis)是发生于胃黏膜的急性炎症,一般持续数小时至数天。

(一)病因

1.饮食　大量饮酒和摄入刺激性食物。

2.急性感染　摄入被细菌或病毒污染食物或其他原因所致胃肠道感染。

3.急性应激　严重创伤、休克、大面积灼伤、大手术、颅脑病变和精神因素等都可成为诱因。

4.理化因素

(1)药物因素:非甾体类抗炎药、氯化钾和某些抗生素等。

(2)胆汁或胰液反流:幽门松弛所致。胆盐、磷脂酶和胰酶等可破坏胃黏膜并致糜烂。

(3)放射治疗。

(4)强酸强碱的摄入。

(二)病理生理

急性胃炎时,胃黏膜充血、水肿和浅表糜烂,部分患者可发生浅表溃疡和出血;胃液分泌量减少,多黏液少酸。

【工作任务—案例导入】

患者,女,19 岁。半天前食用了辣味的隔夜鸭肉后上腹部不适,自行在家催吐后略缓解,为进一步诊治入院。护理查体:T 36.9℃,P 94 次/min,R 21 次/min,BP 110/70mmHg。神清,焦虑,腹平软,中上腹轻压痛,无反跳痛,肝脾肋下未触及,肠鸣音正常。

任务导向:

1.患者的可能医学诊断是什么? 为明确诊断,应做何种检查?

2.请为患者进行健康教育,尤其是饮食指导。

【护理工作过程】

(一)护理评估

1.健康史　任务探究:什么原因导致急性胃炎的发生?

询问患者有无不洁食物摄入史、近期是否有应激事件、是否服用过损伤胃黏膜的药物等。

2.身体状况　任务探究:如何评估急性胃炎患者病情变化?

多数患者无明显症状,有症状者主要表现为胃部胀痛,伴恶心、呕吐、厌食、打嗝;少数患者可有上消化道出血,表现为呕血或黑便。部分患者表现为乏力、发热和头痛。查体时上腹部可有明显压痛和腹部胀满,胃穿孔患者可出现腹肌紧张和反跳痛。

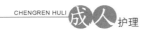
3.辅助检查

(1)实验室检查:可有白细胞计数和中性粒细胞比例升高;有出血者大便隐血试验阳性。

(2)纤维内窥镜检查:可见胃黏膜充血、水肿和浅表糜烂,胃黏膜活组织病理学检查可明确诊断。

4.心理、社会状况 患者常因起病急、上腹不适或疼痛,或有呕血、黑便,使其及家人紧张不安,非严重疾病引起的急性应激导致出血的患者,常出现焦虑、恐惧的心理反应,这种消极情绪又会加重病情。

(二)护理诊断

1.首要护理诊断

(1)疼痛:腹痛。与胃黏膜的急性炎症有关。

2.主要护理诊断

(1)潜在并发症。上消化道出血。

(2)知识缺乏。缺乏急性胃炎病因和防止知识。

(三)护理目标

患者疼痛减轻或缓解;能发现疾病病因并采取规避措施或正确使用药物;无并发症出现或出现时及时发现治疗。

(四)治疗与护理

1.治疗原则 多数患者经对症处理后可在短期内恢复。个别并发胃穿孔、幽门梗阻者需经手术治疗。

(1)去除病因。对有明显诱因者,应当去除病因或针对病因治疗。

(2)禁食或清淡饮食。症状明显者应适当禁食;症状减轻后给予清淡、无渣、不产气的饮食。

(3)支持治疗。静脉补充液体和给予支持治疗。对伴有胃出血者予相应处理。

(4)抗感染。明确为细菌或病毒感染者予以抗菌药治疗。

2.护理措施

(1)生活护理。

1)休息与活动:应注意休息,减少活动,避免紧张劳累,保证睡眠。急性应激所致急性胃炎者应卧床休息。

2)饮食:可进食少渣、温凉、清淡的半流质饮食;避免进食刺激性食物。少量出血者可给予牛奶、米汤等流食,以中和胃酸;急性大出血或呕吐频繁者应暂时禁食。

(2)病情观察。观察上腹有无不适、腹胀、食欲减退等消化不良表现。密切注意有无呕血、黑便等上消化道出血的征象,同时监测粪便隐血试验结果,以及时发现病情变化。

(3)用药护理。禁用或慎用阿司匹林、吲哚美辛等对胃黏膜有刺激的药物,指导患者正确服用抑酸剂、胃黏膜保护剂等。

(4)做好上消化道出血的预防与护理。

(5)心理护理。患者紧张、焦虑、恐惧等负性情绪,会加重病情,不利于疾病康复。帮助患者熟悉相关疾病的防治知识,了解其心理动态,及时解答患者的疑问,做好心理疏导,解除其紧张、焦虑的心理。

3.健康教育 向患者讲述急性胃炎的常见病因,帮助其分析病因并采取去除发病因素的措施,告知其避免服用对胃黏膜有刺激和损害的药物,饮食规律,避免刺激性食物,戒酒等。

(五)护理评价

患者腹痛是否缓解或消失;能否发现疾病病因;有无发生并发症或能否及时发现并处理并发症。

二、慢性胃炎

【知识背景】

慢性胃炎是指不同病因引起的胃黏膜的慢性炎性病变,发生部位常在胃窦部。慢性胃炎在临床上十分常见,约占胃镜检查患者的 80%～90%,男性多于女性;随年龄增长,发病率逐渐增高。根据 2006 年中国慢性胃炎共识,慢性胃炎分为萎缩性胃炎和非萎缩性胃炎两类,慢性胃炎病理活检示胃黏膜萎缩、固有腺体减少,即为萎缩性胃炎;按照病变部位分为胃窦胃炎、胃体胃炎和全胃炎。

慢性胃炎的病因尚未完全阐明,主要病因有以下几方面:

1. 幽门螺杆菌(Helicobacter pylori, Hp)感染　现已明确 Hp 感染为慢性胃炎的最主要病因,研究表明 80%～95%慢性活动性胃炎患者胃黏膜中有 Hp 感染,5%～20%Hp 阴性率反映了慢性胃炎病因的多样性;Hp 相关性胃炎者 Hp 的胃内分布与炎症一致;根除 Hp 可使胃黏膜炎症消退,一般中性粒细胞消退较快,淋巴细胞、浆细胞消退需较长时间。人体试验和动物模型已证实 Hp 感染可引起胃炎。

幽门螺杆菌的致病机制:①幽门螺杆菌具有鞭毛结构,可在胃内黏液层中自由活动,并依靠其黏附素与胃黏膜上皮细胞紧密接触,直接侵袭胃黏膜;②幽门螺杆菌分泌一种活性高的尿素酶,分解尿素产生氨而中和胃酸,既形成了有利于幽门螺杆菌定居和繁殖的中性环境,又损伤了上皮细胞膜;③其分泌的空泡毒素蛋白可使上皮细胞受损,细胞毒素相关基因蛋白能引起强烈的炎症反应;④幽门螺杆菌菌体胞壁可作为抗原产生自身抗体造成免疫损伤。

2. 自身免疫　壁细胞损伤后能作为自身抗原刺激机体的免疫系统而产生相应的壁细胞抗体和内因子抗体,破坏壁细胞,使胃酸分泌减少乃至缺失,还可影响维生素 B_{12} 吸收,导致恶性贫血。

3. 物理及化学因素　长期饮浓茶、酒、咖啡,食用过热、过冷、过于粗糙的食物,可导致胃黏膜的损伤;长期大量服用非甾体类抗炎药可抑制前列腺素合成而破坏黏膜屏障;烟草中主要成分尼古丁可影响胃黏膜的血液循环,同时导致幽门括约肌功能紊乱,造成胆汁反流;各种原因引起的十二指肠液反流,因其中的胆汁和胰液等均可破坏胃黏膜屏障,使其易受胃酸—胃蛋白酶的损害。

4. 其他因素　慢性胃炎与年龄关系很大,有人认为慢性萎缩性胃炎是一种老年性改变,这可能与胃黏膜退行性变,使黏膜营养不良、分泌功能下降及胃黏膜屏障功能减退等因素有关。此外,某些疾病如心力衰竭、肝硬化门静脉高压、尿毒症以及营养不良等也使胃黏膜易于受损。有人发现恶性贫血的一级亲属胃体胃炎的发病率明显高于一般人群,严重萎缩性胃炎发生的危险性是随机人群的 20 倍。他们认为其中起作用的是一常染色体显性遗传基因。因此,遗传易感性在慢性胃炎发病中起着一定的作用。

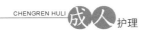

【工作任务—案例导入】

患者,女,58岁。一月前出现无诱因上腹部胀痛,呈阵发性,进食后加重,伴食欲缺乏、乏力,为进一步诊治入院。护理查体:T 37.1℃,P 64次/min,R 19次/min,BP 120/80mmHg。神清,皮肤黏膜及巩膜无黄染,浅表淋巴结未触及,心肺无异常,腹平软,上腹轻压痛,无反跳痛,肝脾肋下未触及,肠鸣音正常,双下肢无浮肿。辅助检查:胃镜示表浅性胃炎。

任务导向:

1.向患者讲解可能的病因和胃炎的分类。

2.如何对患者实施整体护理?

【护理工作过程】

(一)护理评估

1.健康史 任务探究:什么原因导致慢性胃炎的发生?

除Hp感染及自身免疫因素外,饮浓茶、酒、咖啡,食用过热、过冷、过于粗糙的食物,服用非甾体类抗炎药,胆汁和胰液的反流,年龄大,心力衰竭、肝硬化门静脉高压、尿毒症以及营养不良等也是常见原因。对妊娠期患者还应评估妊娠周数,是否有妊娠反应及其程度。

2.身体状况 任务探究:如何评估慢性胃炎患者病情变化?

慢性胃炎病程迁延,并且病情多反复,无特异性症状。部分患者可有胃肠道症状,主要表现为消化不良,如上腹隐痛、嗳气、反酸、呕吐等,上腹部疼痛,呈持续性胀痛或钝痛,可在进食后加重或减轻,也可于饮食不当时,如进食冷食、硬食、辛辣等刺激性食物后,引起明显上腹部饱胀、疼痛,少数患者在天气变化时可出现上腹部不适。这些症状的有无与疾病的严重程度及胃镜下组织病理学改变无明显相关性。病程较长的患者可出现全身症状,如乏力、消瘦、神经衰弱等。此外,慢性萎缩性胃炎可出现明显畏食、消瘦、贫血、舌炎、腹泻等。妊娠期患者,孕早期由于早孕反应,可能使慢性胃炎症状加重,妊娠中晚期,随着胎儿增大,胃肠的形态和位置及所处的环境也在变化,易出现饱胀、便秘、打嗝等消化不良症状,有慢性胃炎的女性症状可加重。

3.辅助检查

(1)胃镜及胃黏膜活组织检查。这是确诊慢性胃炎最可靠的方法。通过胃镜在直视下观察黏膜的病损情况及分布范围,取活组织检查进一步证实为何种类型的胃炎。非萎缩性胃炎和萎缩性胃炎主要特征比较见表4-4-1。

表 4-4-1　非萎缩性胃炎和萎缩性胃炎主要特征

	组织病理检查	内镜检查
萎缩性胃炎	胃黏膜固有腺萎缩(数量减少、功能减低)为其突出病变,常伴有肠上皮化生及炎性反应。	①胃黏膜颜色变淡,呈淡红、灰黄,重者呈灰白或灰蓝色。可为弥漫性,也可呈局限性斑块状分布。②黏膜下血管显著。萎缩初期可见黏膜内暗红色网状细小血管,严重者可见黏膜的蓝色树枝状较大静脉。③黏膜皱襞细小甚至消失。④当萎缩性胃炎伴有腺体颈部过度增生或肠上皮化生时,黏膜表面粗糙不平,呈颗粒状或结节状。⑤萎缩黏膜脆性增加,易出血,并可有糜烂灶。

	组织病理检查	内镜检查
非萎缩性胃炎	炎性细胞浸润,偶见上皮及小凹上皮肠化生。胃腺体无破坏或数目减少。	①胃黏膜充血、水肿,充血区和水肿区可交叉存在,形成红白相间,并以充血的红色为主。②胃黏膜表面附着黏稠的灰白色或淡黄色黏液斑。③胃黏膜有出血点。④有时黏膜上可看到小的糜烂。

(2)幽门螺杆菌检查。可通过培养、涂片、尿素酶测定等方法检测出幽门螺杆菌。治疗后可重复该检查以确定幽门螺杆菌是否根除。

(3)血清学检查。胃体萎缩性胃炎血清促胃液素水平明显升高,自身免疫性胃炎血清中可有抗壁细胞抗体和抗内因子抗体,维生素 B_{12} 水平明显减低。

(4)胃液分析。部分慢性胃炎胃酸正常,有时增多,偶有胃酸缺乏。

4. 心理、社会状况 患者因病情呈慢性经过,症状间断出现,长期存在,而产生忧虑、焦急的情绪。少数患者会害怕"癌变"而惶恐不安,四处投医。

(二)护理诊断

1. 首要护理诊断

(1)疼痛:腹痛。与胃黏膜的慢性炎症有关。

(2)营养失调:低于机体需要量。与胃酸分泌减少、消化不良、呕吐有关。

2. 主要护理诊断

(1)知识缺乏。缺乏慢性胃炎的病因、防治及预后等相关知识。

(三)护理目标

患者疼痛减轻或缓解;能合理摄取营养,体重增加;能说出致病相关因素及应对措施。

(四)治疗与护理

1. 治疗原则

(1)根除幽门螺杆菌。对于伴有胃黏膜糜烂、中重度萎缩及肠化生、异型增生、有胃癌家族史、消化不良症状经常规治疗疗效差的幽门螺杆菌感染的慢性胃炎患者可采取根除幽门螺杆菌治疗,见"消化性溃疡患者的护理"。

(2)病因治疗。由长期服用非甾体抗炎药引起者,应停服药物并给予抗酸或胃黏膜保护治疗;有十二指肠液反流者,可应用消除或减少胆汁药物。

(3)对症治疗。有胃动力改变者,可应用促胃动力药物;对于胃酸缺乏者,可应用胃蛋白酶合剂;对胃酸增高者,可应用抑酸药或抗酸药;自身免疫性胃炎有恶性贫血者可肌内注射维生素 B_{12}。

(4)手术治疗。对于重度不典型增生或重度肠腺化生者,给予预防性手术切除。

(5)妊娠期胃药的选择。

1)可选用的胃药:制酸药,如氧化镁、三硅酸镁、铝碳酸镁或复方石菖蒲碱式硝酸铋、盖胃平、复方维生素 U 片等;胃膜素,蒙脱石,谷维素,助消化药,如维生素 BT 片、胃蛋白酶及多酶片、止吐药(维生素 B_6)等。

2)禁用与慎用的胃药:H_2 受体拮抗剂,如西咪替丁、雷尼替丁、法莫替丁等;质子泵阻滞剂,如奥美拉唑、兰索拉唑等;胃肠促动力药,如甲氧氯普胺片、多潘立酮、西沙必利、莫沙必

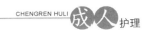

利等;前列腺素制剂,如米索前列醇、罗沙前列醇、恩前列素等;麦滋林-S等。

2.护理措施

(1)生活护理。

1)休息与活动:应注意平时生活规律,合理安排工作、学习与休息的时间,保证充足的睡眠,注意劳逸结合,避免过度劳累。

2)饮食护理:向患者说明合理饮食对于慢性胃炎的治疗、康复有着非常重要的意义。患者应选择高热量、高蛋白、高维生素、易消化的食物,如牛奶、豆腐、胡萝卜和发酵的食品。贫血者应食用含铁丰富的动物内脏、肉类、鸡蛋等。避免吃各种刺激性食物,如烈酒、浓咖啡、生蒜、芥末等对胃黏膜有损伤的食物。同时应避免吃过硬、过酸、过辣、过冷和过分粗糙的食物,并注意少用油炸、油煎等烹调方法,食物宜清淡软烂。胃酸低者可食用刺激胃酸分泌的食物,如浓肉汤、肉汁、鸡汤等,或酌情食用酸性食物,如山楂、食醋;高胃酸者应避免食用。要注意避免进食环境的不良刺激。饮食要有规律,定时定量,不暴饮暴食,每餐勿过饱,细嚼慢咽,养成良好的饮食习惯,以减轻胃的负担。

(2)病情观察。注意观察并记录患者每日进餐数、量、种类,以了解摄入营养素是否充足。定期测量体重,检测血红蛋白浓度、人血白蛋白等,以监测患者营养状况。

(3)对症护理。腹痛明显者可给予心理疏导、热敷、理疗、药物止痛等,可遵循饮食护理原则及用药来缓解消化不良症状。

(4)用药护理。指导患者餐前1h或睡前服用促胃肠动力药,且注意不与阿托品等解痉药合用。胃黏膜保护剂和抑酸药的用药护理见"消化性溃疡患者的护理"。同时应告知患者服药后可能出现的不良反应,如上腹部不适、食欲减退、恶心呕吐、口干、心慌、头晕、大便变黑、药物过敏等,停药后上述症状可消失。

(5)心理护理。护士应安慰患者,稳定其情绪,说明慢性胃炎经积极治疗预后良好,以树立患者战胜疾病的信心,使其消除顾虑,积极配合治疗。对有中度以上不典型增生的患者,告诉他们要定期随访,定期进行胃镜检查,以及时发现病情的变化进行治疗和处理,如有恶变应及时进行手术及综合治疗。

3.健康指导

(1)向患者讲解慢性胃炎的病因和诱因,指导患者注意饮食卫生,预防幽门螺杆菌的传播和感染,并指导患者避免疾病发作的诱因,遵医嘱长期用药,配合治疗。

(2)告知患者定期复查,尤其对于萎缩性胃炎患者,以及早发现病变,早期治疗。

(五)护理评价

患者疼痛有无减轻或缓解;是否能合理摄取营养,体重有无增加;能否明确致病相关因素并采取应对措施。

【知识拓展】

特殊类型胃炎

1.感染性胃炎 一般人很少患除幽门螺杆菌之外的感染性胃炎,但当机体免疫力下降时,如艾滋病患者、长期大量使用免疫抑制剂者、处于严重疾病晚期者等,可发生各种细菌(非特异性细菌和特异性细菌,如结核、梅毒)、真菌和病毒(如巨细胞病毒)所引起的感染性胃炎。其中急性化脓性胃炎病情凶险,该病常见致病菌为甲型溶血性链球菌、金黄色葡萄球菌或大肠杆菌,化脓性炎症常源于黏膜下层,并扩展至全层胃壁,可发生穿孔,内科治疗多无效而需紧急外科手术。

2. 化学性胃炎　胆汁反流、长期服用非甾体类抗炎药或其他对胃黏膜损害的物质,可引起以胃小凹增生为主且炎症细胞浸润很少的反应性胃黏膜病变。胃大部切除术后引起的残胃炎和吻合口炎是典型的化学性胃炎。治疗上可给予促胃肠动力药和吸附胆汁的药物(如硫糖铝、铝碳酸镁或考来烯胺),严重者需手术治疗。

3. Menetrier 病　多见于 50 岁以上的男性,病因未明。本病特点有:胃体、胃底皱襞粗大、肥厚,扭曲呈脑回状;病理上可见胃小凹延长扭曲、深处囊样扩张,伴壁细胞和主细胞减少,黏膜层明显增厚;检验可发现胃酸分泌减少;低蛋白血症等。目前无特效治疗。

4. 其他　嗜酸细胞性胃炎、淋巴细胞性胃炎、非感染性肉芽肿性胃炎(如 Crohn 病、结节病)、放射性胃炎(放射治疗引起)、充血性胃病(如门脉高压性胃病)、痘疮样胃炎等。

[任务 4-4-3]　消化性溃疡患者的护理、胃癌患者的护理

一、消化性溃疡患者的护理

【知识背景】

消化性溃疡(peptic ulcer,PU)是指发生在消化道黏膜由胃酸/胃蛋白酶消化作用而形成的深达黏膜肌层的组织缺损。消化性溃疡可发生于胃、十二指肠、食管下端,也可发生于胃—空肠吻合口附近或含有胃黏膜的 Meckel 憩室内。因胃溃疡(gastric ulcer,GU)和十二指肠溃疡(duodenal ulcer,DU)最常见,故一般所谓消化性溃疡是指 GU 和 DU。

消化性溃疡是全球性多发病,据国外资料估计,大约 10% 的人一生中患过消化性溃疡。十二指肠溃疡男女之比为 4.4~6.8:1,胃溃疡为 3.6~4.7:1。十二指肠溃疡比胃溃疡多见,两者之比为 1.5~5.6:1。发病年龄也有不同,十二指肠溃疡好发于青壮年,胃溃疡好发于中老年,前者发病高峰比后者早 10~20 年。

病因和发病机制　胃和十二指肠黏膜除了经常接触胃酸、胃蛋白酶外,还受微生物、胆盐、酒精、药物或其他有害物质的侵袭,正常黏膜可通过一系列防御—修复机制抵御这些侵袭因素的损害作用,维持黏膜的完整性。防御—修复因素包括黏液-碳酸氢盐屏障、黏膜屏障、丰富的黏膜血流、上皮细胞更新、前列腺素和表皮生长因子等。当这种平衡被打破,防御—修复因素减弱和(或)胃酸/胃蛋白酶侵袭作用增强时,则造成黏膜的损伤,发生溃疡。胃溃疡的发生主要是防御—修复因素削弱,而十二指肠溃疡的发生主要是侵袭因素增强。研究证实,消化性溃疡是一种多因素疾病,其中幽门螺杆菌感染和非甾体类抗炎药是已知的最常见病因,胃酸/胃蛋白酶是溃疡最终形成的决定因素。

(1)幽门螺杆菌感染。有证据显示,Hp 感染在胃溃疡患者检出率是 70%~85%,十二指肠溃疡检出率是 90%~100%;根除 Hp 治疗后,消化性溃疡的一年复发率明显降低至 10% 以下,故认为 Hp 感染是消化性溃疡的重要病因。

(2)非甾体类抗炎药(NSAID)。研究发现,长期摄入 NSAID 可诱发消化性溃疡、妨碍

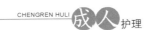

溃疡愈合,增加溃疡复发率和出血、穿孔等并发症的发生率。50%长期服用 NSAID 者内镜下可见黏膜糜烂和/或出血点,10%～25%可发生 PU,1%～4%可并发出血、穿孔。因摄入 NSAID 后接触胃黏膜的时间较十二指肠长,故与 GU 的关系更密切。非甾体类抗炎药损伤胃十二指肠黏膜的发病机制,主要包括直接损伤胃十二指肠黏膜的局部作用和抑制前列腺素的合成,削弱胃十二指肠黏膜防御因素的系统作用两方面。

(3)胃酸和胃蛋白酶。消化性溃疡的最终形成是由于胃酸/胃蛋白酶自身消化所致。胃蛋白酶可以降解蛋白质分子,对黏膜有侵袭作用,但胃蛋白酶的激活需要盐酸,胃蛋白酶的生物活性在 pH<4 的酸性环境才能维持,因而探讨消化性溃疡发生机制和治疗时主要考虑胃酸的作用。因此,胃酸是溃疡发生的决定因素。

(4)其他:应激和心理因素。长期处于紧张环境中、工作负担过重、悲伤、沮丧、愤怒等,可通过迷走神经机制影响胃十二指肠分泌、运动和黏膜血流的调控,从而易于发生溃疡。吸烟影响溃疡形成和愈合的可能机制:①吸烟增加胃酸分泌;②减少胰腺碳酸氢盐分泌;③影响胃十二指肠协调运动;④减低胃十二指肠黏膜血流和影响前列腺素合成等。另外,遗传、胃十二指肠运动异常、饮食不节等因素均可诱使消化性溃疡的发生。

总之,消化性溃疡的发病过程可概括为两种力量之间的抗衡,一种是对黏膜损伤的侵袭力,另一种是黏膜自身的防御力。侵袭力过强,防御力过低或侵袭力超过防御力时,就会产生溃疡。

【工作任务—案例导入】

患者,男,36 岁,2 年前起中上腹部间歇性隐痛,通常于饭前或餐后 3～4h 发作,夜间睡眠时也可发生疼痛,进食后疼痛好转,有时嗳气、反酸。7d 前上腹疼痛加剧,进食后不缓解,2d 前开始排柏油样便,量不详,来院就诊。体检:T 37℃,P 90 次/min,R 22 次/min,BP 109/69mmHg。神清,查体合作,面色稍黄,口唇无苍白及发绀,两肺无异常,心率齐,无病理性杂音。腹软,中上腹有轻度压痛,肝脾未及,移动性浊音阴性。实验室检查:WBC 5.0× 10^9/L,Hb 100g/L,大便隐血阳性。

任务导向:

1.患者可能的医学诊断是什么?

2.请按护理程序完善护理评估。

3.请向患者讲解治疗要点及饮食指导。

【护理工作过程】

(一)护理评估

1.健康史 任务探究:什么原因导致消化性溃疡的发生?

询问患者有无胃黏膜防御力过低、侵袭力过强或侵袭力超过防御力的因素,如幽门螺杆菌感染、长期服用非甾体抗炎药、不规律饮食、烟酒嗜好等,机体是否处于应激状态,如工作负担过重、生活应激事件、严重创伤、休克、烧伤或脑血管意外等。询问妊娠期患者有无吸烟、饮酒、应激反应、社会经济状况及孕前有无溃疡病史和幽门螺杆菌胃炎病史等。

2.身体状况 任务探究:如何评估消化性溃疡患者病情变化?

消化性溃疡患者表现不一,少数可无症状,或以出血、穿孔等并发症作为首诊症状,但绝大多数会表现中上腹疼痛。

（1）症状。

1）腹痛：上腹部疼痛是消化性溃疡的主要症状，可为钝痛、灼痛、胀痛甚至剧痛，或呈饥饿样不适感。疼痛多位于上腹中部、偏右或偏左。腹痛呈现以下特点：①慢性：病史可达几年或十几年。②周期性：发作期与缓解期相交替。发作有季节性，常发生于秋冬或冬春之交。③节律性：多数患者疼痛有典型的节律，与进食有关。十二指肠溃疡的疼痛常在餐后3～4h开始出现，至下次进餐后才缓解，即疼痛—进餐—缓解，故又称空腹痛，服用制酸药也可缓解。约半数患者于午夜出现疼痛，称午夜痛。胃溃疡的疼痛发生较不规则，可在餐后0.5～1h出现，至下次餐前自行消失，即进餐—疼痛—缓解。午夜痛也可发生，但较十二指肠溃疡少见。部分患者无上述典型疼痛，而仅表现为无规律性的上腹隐痛不适，也可因并发症的出现而发生疼痛性质及节律的改变。

2）其他症状：近年来，由于抗酸剂、抑酸剂等药物广泛应用，症状不典型的患者日益增多。由于 NSAID 有较强的镇痛作用，NSAID 溃疡临床上无症状者居多，部分以上消化道出血为首发症状，也有部分患者表现为恶心、厌食、食欲缺乏、腹胀等消化道非特异性症状。

（2）体征。发作时剑突下可有固定而局限的压痛点，缓解时无明显体征。

（3）并发症。

1）上消化道出血：这是消化性溃疡最常见并发症，20％～25％的患者可并发出血，十二指肠溃疡比胃溃疡容易发生。有10％～15％的患者以出血为首发症状且易复发。临床表现取决于出血的部位、速度和出血量。发生出血前，因溃疡局部充血致腹痛加重，出血后则因充血减轻、血液对胃酸的中和稀释作用，腹痛可缓解。如出血的临床表现不典型，需出血后24～48h 内行急诊内镜检查以确诊出血原因及出血状态，必要时内镜下止血。

2）穿孔：约见于2％～10％的病例。当溃疡深达浆膜层可发生穿孔。在饮酒、劳累、服用NSAID 等诱因存在时，可出现突发的上腹剧痛，大汗淋漓，烦躁不安，服制酸剂不能缓解。当炎症迅速波及全腹时，出现急性弥漫性腹膜炎的特征，部分患者出现休克。此为急性穿孔的特征性表现。如十二指肠或胃后壁的溃疡深至浆膜层时易与邻近的组织或器官发生粘连，穿孔时胃肠内容物不流入腹腔，称为慢性穿孔，又称为穿透性溃疡，此类腹痛规律发生改变，疼痛顽固而持久或向背部放射。邻近后壁的穿孔或游离穿孔较小，只引起局限性腹膜炎时称亚急性穿孔，症状较急性穿孔轻而体征较局限，易漏诊。

3）幽门梗阻：主要由十二指肠或幽门管溃疡引起，分为功能性和器质性。前者系溃疡急性发作时，因炎症水肿和幽门部痉挛而引起暂时性梗阻，随炎症好转而缓解；后者为慢性梗阻，主要由于瘢痕收缩而引起，呈持久性。幽门梗阻使胃排空延迟，上腹胀满不适，疼痛于餐后加重，常伴胃蠕动波，并有恶心、呕吐，呕吐物含发酵酸性宿食。严重呕吐可致失水、低氯低钾性碱中毒、营养不良和体重减轻。

4）癌变：少数胃溃疡可发生癌变，癌变率在1％以下，十二指肠溃疡则极少见。如果患者有长期慢性胃溃疡病史，年龄在45岁以上，症状顽固，经严格内科治疗8周无效，大便隐血试验持续阳性者，应怀疑是否癌变，需进一步检查，在胃镜下取多点活检做病理检查，必要时定期随访复查。

临床上可根据胃溃疡与十二指肠溃疡的不同之处，注意鉴别（见表4-4-2）。

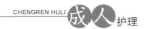

表 4-4-2　胃溃疡和十二指肠溃疡的临床鉴别

鉴别点	胃溃疡	十二指肠溃疡
年龄	中年居多	比胃溃疡早 10 年左右
发病率	低	高
好发部位	胃小弯	球部
发生机制	防御因素削弱	侵袭因素增强
胃酸	多正常	多增多
疼痛部位	中上腹或剑突下偏左	中上腹或剑突下偏右
疼痛时间	餐后痛	空腹痛、夜间痛
疼痛规律	进餐—疼痛—缓解	疼痛—进餐—缓解
并发出血	不易发生	易发生
癌变	少数	无

妊娠期活跃性的消化性溃疡比较少见，尤其发生出血和穿孔等并发症更为罕见。临床研究发现原有消化性溃疡症状的妇女，妊娠后大多数典型症状明显好转甚至消失；但在产后3 个月有半数患者重新出现溃疡症状。

3. 辅助检查

（1）胃镜检查。这是确诊消化性溃疡首选的检查方法。可直接观察溃疡部位、病变大小、性质，并可取活组织病理检查，尤其是胃后壁溃疡和十二指肠巨大溃疡。对消化性溃疡的诊断及胃良、恶性溃疡鉴别诊断的准确性高于 X 线钡餐检查。妊娠期患者可在妊娠中期根据病情选用胃镜检查。

（2）X 线钡餐检查。适用于对胃镜检查有禁忌或不愿接受胃镜检查者。溃疡的 X 线征象有直接和间接两种：龛影是直接征象，对溃疡有确诊价值。良性者向外凸出于胃、十二指肠钡剂轮廓之外，在其周围常见一光滑的堤，其外为辐射状黏膜皱襞；十二指肠球部激惹和球部畸形、胃大弯侧痉挛性切迹均为间接征象，仅提示可能有溃疡。妊娠期患者应避免此检查，确有必要，妊娠 7 个月后进行。

（3）幽门螺杆菌检测。分为侵入性和非侵入性两大类。前者需通过胃镜检查取胃黏膜活组织进行检测，主要包括快速尿素酶试验、组织学检查和幽门螺杆菌培养；后者主要有 ^{13}C 或 ^{14}C 尿素呼气试验、粪便幽门螺杆菌抗原检测及血清学检查（定性检测血清抗幽门螺杆菌 IgG 抗体）。快速尿素酶试验是侵入性检查的首选方法。^{13}C 或 ^{14}C 尿素呼气试验检测幽门螺杆菌敏感性及特异性高而无须胃镜检查，为根除治疗后复查的首选方法。^{13}C 尿素呼气试验没有放射性，妊娠期患者可选用。

（4）胃液分析和血清胃泌素测定。胃溃疡患者胃酸分泌正常或稍低于正常。$1/4\sim1/3$ 的十二指肠溃疡患者有胃酸分泌增高，以基础分泌（BAO）和夜间最大排酸量（MAO）最明显，其余则在正常偏高范围。因与正常人有重叠，故不作诊断依据，仅在与促胃泌素瘤鉴别诊断时用。若 BAO＞15mmol/h、MAO＞60mmol/h，BAO/MAO 比值＞60％，可考虑促胃泌素瘤。

(5)大便隐血试验。隐血试验阳性提示溃疡有活动性；治疗后 1～2 周内应转阴，如胃溃疡患者持续隐血阳性，应怀疑癌变的可能。

4. 心理、社会状况　患者常因症状反复出现、慢性经过，产生茫然、无望的情绪，甚至不重视治疗和保健，发生严重并发症时，患者感到危及生命而生焦虑不安、恐惧感。

(二)护理诊断

1. 首要护理诊断

(1)疼痛。与胃十二指肠黏膜受侵蚀、刺激有关。

(2)营养失调：低于机体需要量。与疾病所致长期摄入减少及消化吸收障碍有关。

2. 主要护理诊断

(1)知识缺乏。缺乏防止疾病复发的知识。

(2)潜在并发症。上消化道大量出血、穿孔、幽门梗阻、癌变。

(3)焦虑。与病情反复发作或发生严重并发症有关。

(三)护理目标

患者能说出并应用缓解疼痛的方法和技巧，疼痛减轻或消失；食欲增加，体重稳定或增加；能正确描述消化性溃疡的防治知识，主动参与配合防治；无并发症发生或出现并发症时能及时得到处理；焦虑程度减轻或消失。

(四)治疗与护理

1. 治疗要点

(1)一般治疗。包括注意饮食、休息、心理调节和慎用药物，详见护理措施。

(2)药物治疗。治疗消化性溃疡的药物可分为抑制胃酸分泌的药物和保护胃黏膜的药物两大类，常与根除幽门螺杆菌治疗配合应用。

1)根除幽门螺杆菌治疗：凡有幽门螺杆菌感染的消化性溃疡，无论初发或复发、活动或静止、有无合并症，均应予以根除幽门螺杆菌治疗。目前常用三联疗法进行幽门螺杆菌的根除治疗(表 4-4-3)。

表 4-4-3　三联疗法常用药物

PPI 或胶体铋剂	抗菌药物
奥美拉唑 40mg/d	克拉霉素 500～1000mg/d
兰索拉唑 60mg/d	阿莫西林 1000～2000mg/d
胶体次枸橼酸铋 480mg/d	甲硝唑 800mg/d
选择一种	选择两种

常在根除幽门螺杆菌疗程 1 周结束后，继续给予一个常规疗程的抗溃疡治疗，并在治疗后常规复查幽门螺杆菌是否已被根除。

2)抗酸药物：常用药物有 H2 受体拮抗剂(H2RA)(如西咪替丁、雷尼替丁、法莫替丁等)和质子泵抑制剂(PPI)(如奥美拉唑、兰索拉唑、泮托拉唑等)。H2RA 主要通过选择性竞争结合 H2 受体，使壁细胞分泌胃酸减少。质子泵抑制剂可阻滞壁细胞内的 H^+ 转移到胃腔而抑制胃酸分泌，其抑制胃酸作用较 H2 受体拮抗剂更强、更持久。

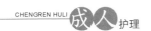

3)胃黏膜保护药物:常用枸橼酸铋钾(胶体次枸橼酸铋)和硫糖铝。胶体次枸橼酸铋和硫糖铝能黏附在溃疡面上形成一种保护膜,阻止胃酸和胃蛋白酶侵袭溃疡面。同时枸橼酸铋钾(胶体次枸橼酸铋)兼有较强抑制幽门螺杆菌的作用。

治疗妊娠期消化性溃疡安全及有效的治疗方法是以质子泵抑制剂为主的复合药物治疗。

(3)手术治疗。主要适用于大量出血经内科紧急治疗无效、急性穿孔、瘢痕性幽门梗阻、内科治疗无效的顽固性溃疡以及胃溃疡疑有癌变者。方法包括胃大部切除和迷走神经切断术。

2.护理措施

(1)生活护理。

1)休息与活动:保证患者充分休息,必要时可用药物如镇静剂和抗焦虑药物氯氮革(利眠宁)、地西泮(安定)、多赛平(多虑平)等,以稳定情绪、解除焦虑,但不宜长期应用。

2)饮食护理:①强调进餐的规律性,可形成条件反射,有助于消化腺的分泌,更利于消化。②少食多餐,每日4~5餐,避免过饱。③细嚼慢咽以减轻胃肠负担。对食物充分咀嚼次数愈多,随之分泌的唾液也愈多,对胃黏膜有保护作用。④少吃腌制、油炸食物。⑤饮水择时,最佳的饮水时间是晨起空腹时及每次进餐前1h,餐后立即饮水会稀释胃液,用汤泡饭也会影响食物的消化。⑥避免粗糙、过冷过热和辛辣刺激性饮食,如粗粮、冷饮、胡椒、芥末、浓茶、咖啡、碳酸饮料等。⑦牛奶和豆浆所含高钙高蛋白可促胃酸分泌,故不易多饮。⑧维生素C对胃有保护作用,胃液中保持正常的维生素C的含量,能有效发挥胃功能,保护胃部以及增强胃的抗病能力,因此,要多吃富含维生素C的蔬菜和水果。⑨戒烟。⑩慎用或勿用致溃疡药物,如阿司匹林、利舍平、泼尼松等。

(2)病情观察。观察患者腹痛的部位、性质、生命体征等,注意监测疼痛特点是否发生改变,以便早期发现并发症。

(3)对症护理。主要针对腹痛及出现需内科处理的出血等并发症进行护理。

1)腹痛:指导患者依据疼痛的规律采取缓解措施,给予心理疏导,教会患者放松技巧,或给予热敷理疗,必要时给予保护胃黏膜药物或抗酸药以缓解疼痛。

2)出血:①若发现呕血和黑便,立即通知医生,并嘱患者绝对卧床休息,禁食;②及时行血型测定试验、交叉配血试验并备血;③遵医嘱给予止血药物;④积极配合医生进行内镜下止血、手术或介入治疗止血等;⑤呕血后立即做口腔护理,清除血迹和呕吐物;⑥密切监测脉搏、呼吸、血压、神志改变及尿量等;⑦禁食24~48h后如出血停止,可给予营养丰富、易消化、无刺激性流质、半流质或软食,少量多餐,逐步过渡到正常饮食等。

(4)用药护理。遵医嘱给药,并注意观察药效及不良反应。

1)H2受体拮抗剂:应在餐后1h服用,以中和高胃酸,也可一日剂量在夜间服用,但不能与抗酸药同时服用。静脉点滴时,要注意控制速度,速度过快可引起低血压和心律失常。用药期间注意监测肝、肾功能和血象。西咪替丁可通过血脑屏障,偶有精神异常等不良反应;可增加抗凝剂、普萘洛尔、咖啡因、苯妥英钠的作用,亦可降低硫糖铝、四环素的药效,要分开给药;此药有弱抗雄性激素作用,可能导致性功能紊乱;亦可出现头痛、头晕、疲倦、腹泻、皮肤潮红或皮疹等反应,如出现这些反应应及时告知医生。药物可从母乳排出,哺乳期用药应停止喂奶。

2）奥美拉唑：可引起头晕，特别是用药初期，应嘱患者避免开车或做其他必须注意力高度集中的工作。

3）胶体次枸橼酸铋：因其在酸性环境中方起作用，故餐前半小时服用，以保护胃黏膜。应向患者说明服药期间粪便可呈黑色。

4）杀菌药物：阿莫西林应用前应做皮肤过敏试验，并注意有无迟发性过敏反应的出现，如皮疹等。甲硝唑可引起恶心、呕吐等胃肠道反应，遵医嘱用甲氧氯普胺、维生素 B_6 等拮抗胃肠道反应。

（5）心理护理。消化性溃疡的发生与心理因素关系密切，故心理护理十分重要。耐心讲解本病有关知识与治疗效果，告诉患者本病是可治愈的，增强患者对治疗的信心。通过指导患者相关的娱乐方式、锻炼方式、放松技巧，以及学习如何安排时间，如何建立和谐的人际关系，使其去除身心压力，减少胃酸的分泌，以增进溃疡组织的修复。

（6）手术患者护理。参见"胃癌患者的护理"。

3. 健康指导

（1）向患者和家属讲述有关疾病的病因和诱因、预防、治疗和护理知识，以减少疾病的复发。嘱患者遵医嘱服药，指导患者正确服药的方法，学会观察药效及不良反应。慎用或勿用致溃疡药物，如阿司匹林、咖啡因、泼尼松、利血平等。

（2）指导患者合理安排休息时间，保证充足的睡眠，避免长期精神紧张，过度劳累。生活起居要劳逸结合，保持乐观情绪。指导患者制订饮食计划，规律进食，少量多餐，避免摄入刺激性的食物，戒烟、酒。

（3）嘱患者定期复诊，如上腹疼痛节律发生变化并加剧，或者出现呕血、黑便时应立即就医。

（4）建议有消化性溃疡病史的孕龄妇女孕前常规到消化科体检，最好孕前将其治愈。

（五）护理评价

患者能否说出并应用缓解疼痛的方法和技巧，疼痛是否减轻或消失；食欲是否改善，体重是否稳定或增加；能否正确描述消化性溃疡的致病因素及防治知识，能否主动参与配合防治；有无并发症发生或是否及时发现并处理；焦虑程度是否减轻或消失。

【知识拓展】

特殊类型溃疡

1. 无症状型溃疡　指无明显症状的消化性溃疡，以老年人多见。无症状型溃疡在 NSAID 所诱发的消化性溃疡中占 30%～40%。因其他疾病或体检做胃镜或 X 线钡餐检查时偶然被发现；或在出血、穿孔并发症时，甚至于尸体解剖时才被发现。

2. 老年人消化性溃疡　消化性溃疡患者在中老年人中的比率有明显增高趋势，老年人消化性溃疡临床表现多不典型，常位于胃体高位溃疡，巨大溃疡多见，需与胃癌鉴别。易并发出血，常难以控制。

3. 球后溃疡　发生在十二指肠球部以后，在环行皱襞移行部及以后的溃疡称为球后溃疡。球后溃疡具有 DU 的临床特点，但午夜痛及背部放射痛多见，对药物治疗反应较差，较

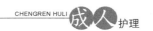

易并发出血。

4. 复合溃疡　指胃和十二指肠同时发生的溃疡。DU 往往先于 GU 出现。幽门梗阻发生率较高,其恶变率相对于单纯的胃溃疡或十二指肠溃疡要低。

5. 幽门管溃疡　与 DU 相似,常伴胃酸分泌过高,上腹痛的节律性不明显,对药物治疗反应较差,呕吐较多见,较易发生幽门梗阻、出血和穿孔等并发症。

6. 巨大溃疡　指 DU 直径>2cm、GU 直径>3cm 的溃疡。对药物治疗反应较差、愈合时间较长,易发生慢性穿孔。胃的巨大溃疡应注意与恶性溃疡的鉴别。

二、胃癌患者的护理

【知识背景】

胃癌(gastric cancer)是最常见的恶性肿瘤之一,居消化道肿瘤死亡原因的首位,在癌症病死率中居第二位。发病率在不同年龄、国家地区和种族间有较大差异。近年来全球总发病率有所下降,但 2/3 患者分布在发展中国家。55～70 岁为本病高发年龄段,男性居多,男女之比约为 2∶1。一般而言,有色人种比白种人易患本病,日本、中国、南美和东欧为高发区,我国以西北地区发病率最高。全国平均年死亡率约为(16～21)/10 万。胃癌起病隐匿,临床表现缺乏特异性,早期诊断较为困难,而当出现胃部不适时,多数已发生转移。

(一)病因与发病机制

胃癌的发生是多因素、多步骤、进行性发展的,一般认为与以下因素有关:

1. 环境、饮食与遗传　胃癌的发生因地区和人种等的不同而不同,表明生活方式、饮食习惯等对其发生有较大影响。长期食用霉变粮食、霉制食品、咸菜、烟熏和腌制鱼肉以及高盐食品,可增加胃癌发生的危险性。这些食品中含有高浓度的硝酸盐,在胃内硝酸盐还原酶的作用下形成亚硝酸盐,再与胺结合形成致癌的亚硝胺;高浓度盐可能造成胃黏膜损伤,使黏膜易感性增加协同致癌。胃癌有明显的家族聚集倾向,尤其浸润性胃癌有更高的家族发病倾向,提示该型与遗传因素有关。

2. 幽门螺杆菌　WHO 于 1994 年宣布幽门螺杆菌是人类胃癌的 Ⅰ 类致癌原。其发病机制可能是:幽门螺杆菌感染产生的氨中和胃酸,利于细菌生长,并促进硝酸盐降解为亚硝胺而致癌,同时 HP 的代谢产物,包括一些酶和毒素也可能直接损害胃黏膜细胞的 DNA 而诱发基因突变。

3. 癌前状态　胃癌的癌前状态分为癌前疾病和癌前病变。前者指与胃癌相关的胃慢性疾病,有发生胃癌的危险,如慢性胃溃疡、萎缩性胃炎、胃息肉等;后者指较易转变为癌组织的病理学变化,如肠型化生和异型增生。

(二)病理生理

胃癌好发于胃窦部,其次为贲门部,胃体部较少。组织学上,胃癌以腺癌为主,其他包括腺鳞癌、鳞癌、未分化癌和类癌等。按生长方式分为膨胀型和浸润型,前者预后较好,后者预后较差。

根据肿瘤侵犯胃壁的程度,可分为早期和进展期胃癌。早期胃癌指病变仅侵犯黏膜及黏膜下,不论病灶大小及是否淋巴转移。其中局限于黏膜内者为原位癌。肉眼形态分为隆起型、浅表型、凹陷型及混合型。进展期胃癌指病变超过黏膜下层,又称为中晚期胃癌。按国际传统的 Borrmann 分类法分为结节型、溃疡局限型、浸润溃疡型、弥漫浸润型。其中弥漫浸润型癌组织沿胃壁向四周浸润生长,使其变厚、僵硬,胃腔缩小,如革袋状,此型恶性程度最高,转移最早,预后最差。

胃癌的转移途径有四种:①直接蔓延:胃癌向纵深浸润发展,穿破浆膜后侵犯临近组织和器官;②淋巴转移:这是胃癌的主要转移途径,发生较早,癌细胞可沿淋巴管转移至所属区域,甚至直接侵犯远处淋巴结;③血行转移:多发生于晚期,最常见的是肝转移;④盆腔种植:癌细胞穿透浆膜层,脱落、种植于腹膜、大网膜或其他脏器表面,广泛播散可形成血性腹水。根据胃癌的转移情况,采用国际抗癌联盟制定的 PTNM 标准进行分期,可分为Ⅰ～Ⅳ期,该分期对治疗方法的选择具有重要意义。

【工作任务—案例导入】

患者,男,67 岁。嗳气、返酸,食欲减退、上腹不适 3 个月,胃镜检查加活检确诊为胃癌,拟行手术治疗。

任务导向:

1.请向患者及家属讲解胃癌的治疗原则。

2.护士应如何做好围手术期护理?

【护理工作过程】

(一)护理评估

1.疾病评估

(1)健康史。任务探究:什么原因导致胃癌的发生?

询问患者年龄、地理环境、生活环境、饮食习惯等;了解患者既往史,有无胃溃疡、萎缩性胃炎、胃息肉、胃切除术后残胃炎等;家族中有无胃癌患者。

(2)身体状况。任务探究:如何评估胃癌患者病情变化?

1)症状:早期可无明显表现,最常见的初发症状是嗳气、返酸,食欲减退、上腹不适等,类似慢性胃炎或十二指肠溃疡的非特异性表现。进展期胃癌患者出现上腹部痛,可急可缓,无明显规律;有时为上腹饱胀不适,餐后加重,继而隐痛,偶呈节律性溃疡样痛,最后逐渐加重不能缓解。

因癌肿的部位不同,临床症状不尽相同。胃窦部癌肿导致幽门部分或全部梗阻时,可表现为恶心、餐后饱胀、呕吐等。贲门癌肿累及食管下端时可出现吞咽困难。胃壁受累时可有易饱感。溃疡性胃癌、癌肿破溃或侵犯血管时,可有出血;一般仅为粪便隐血试验阳性,出血量较多时可有黑便,少数患者出现呕血。

晚期患者因胃纳差、进食减少,以及癌肿导致的异常代谢和全身消耗,出现消瘦、乏力、贫血,最后表现为恶病质。如癌肿转移到身体其他脏器可出现相应症状;如转移到骨骼时,可有全身骨骼剧痛;如转移到胰腺可出现持续性上腹痛并放射至背部。

2)体征:早期患者无明显体征,偶可查到上腹部深压痛。进展期胃癌可扪及上腹部肿块,多位于上腹部右侧,呈结节状,坚实有压痛。如出现肝脏等远处转移时,可有肝大、腹水、锁骨上淋巴结肿大等;如直肠前凹种植转移时,直肠指诊可摸到肿块。

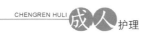

（3）辅助检查。

1）实验室检查：血常规检查时多数患者有缺铁性贫血；大便隐血试验持续阳性；胃液分析在进展期胃癌患者中表现为无酸或低胃酸分泌。

2）X线钡餐检查：这是诊断胃癌常规方法之一，确诊率达80%～90%。早期胃癌表现为局限性表浅的充盈缺损，或边缘呈锯齿状不规则的龛影；也可表现为黏膜灶性积钡，胃小区模糊不清等征象。进展期胃癌因病理类型不同而表现不同，结节性胃癌表现为向腔内、较大而不规则的充盈缺损；溃疡性胃癌表现为胃壁内龛影，边缘不整齐，黏膜集中、中断、紊乱，局部蠕动波不能通过；浸润性胃癌可见胃壁僵直，蠕动消失，呈狭窄的"革袋状胃"。

3）纤维胃镜检查：这是诊断早期胃癌的有效和可靠的方法，可在内镜直视下观察病变部位，并进行活检确定诊断。早期胃癌可呈现为一片变色的黏膜，或局部黏膜粗糙不平呈颗粒状；进展期胃癌可表现为凹凸不平、表面污秽的肿块，或不规则的较大溃疡，常见渗血及溃烂。超声胃镜能观察到黏膜以下各层次和周围临近脏器的图像，有助于术前对胃癌进行临床分期。

（4）心理、社会状况。患者得知胃癌的诊断后，会产生悲伤、绝望的心理，甚至有自伤倾向；也有的会产生侥幸心理，希望被误诊，四处就医求证，关心各项检查结果。多数患者希望知道治疗方案和新的治疗手段。同时了解疾病对经济、工作状况、家庭关系、社会关系的影响，以及家人及社会对患者的反应和支持。

2. 围手术期评估

（1）手术相关情况。了解术前准备是否完成，判断患者对手术的耐受程度；掌握麻醉、手术方式的选择，了解患者及家属对手术的认知程度、应对方式等。

（2）术后康复情况。密切观察生命体征、引流液性状及切口愈合情况等，是否存在手术引起的疼痛和不适，掌握呼吸、循环、神经、泌尿等各个系统的功能变化和康复状况，了解患者饮食、生活自理能力、心理状态等，评估可能发生的并发症及原因、临床表现、处理效果等。

（3）心理和认知情况。了解患者对手术及术后改变的认知和接受情况，掌握患者在术后不同阶段的情绪反应。

（二）护理诊断

1. 首要护理诊断

（1）疼痛。与肿瘤侵蚀组织、手术创伤有关。

（2）营养失调：低于机体需要量。与胃肠消化功能减退、进食不足、术后禁食、机体代谢率增加等有关。

2. 主要护理诊断

（1）恐惧、焦虑。与环境改变、手术治疗、恶性疾病诊断及预后不佳、死亡威胁等。

（2）有体液不足的危险。与呕吐、胃肠减压、术后禁食、出汗较多、可能的胃肠梗阻并发症等有关。

（3）潜在并发症。上消化道出血、穿孔、梗阻、吻合口瘘、感染、伤口裂开等。

（4）知识缺乏。缺乏胃癌治疗和护理知识。

（三）护理目标

患者疼痛缓解或减轻，患者的疼痛控制在2～3分（采用10分制的疼痛评分表）；能摄入足够的营养以满足代谢需求,维持体重和水、电解质平衡;恐惧、焦虑减轻或得到控制,能够理解和讨论疾病及治疗的选择;并发症得到预防、及时发现与处理;患者能配合护理,复述术后康复知识,与护理人员共同制订并执行康复计划。

(四)治疗与护理

1. 治疗原则　早期发现、早期诊断和早期治疗是提高胃癌疗效的关键,手术治疗仍是首选方法,对中晚期患者可辅以化疗、放疗及免疫治疗等。

(1)手术治疗。按肿块部位及转移的情况,可实施根治性或姑息性手术。根治性手术是整块切除受累胃部及相应的大、小网膜和区域淋巴结,并重建消化道,切除端应离癌肿边缘5cm 以上;若癌肿范围较大或侵犯周围脏器,可采用胃癌扩大根治术或联合脏器(包括胰体、尾及脾在内)切除。近年来胃癌的微创手术不断发展,可在腹腔镜下行胃楔形切除胃部分切除、甚至全胃切除术。姑息性手术是癌肿浸润并广泛转移,无法完全切除,为缓解梗阻、出血等症状,并延长生存期而进行的胃次全切除术或胃空肠吻合、食管空肠吻合等改道手术。

(2)内镜下治疗。原位癌可在胃镜下行胃黏膜病灶切除;早期胃癌可在内镜下用电灼、激光或微波做局部灼除;中晚期胃癌不能手术者,可在内镜下局部注射抗肿瘤药物、无水乙醇或免疫增强剂等。

(3)其他治疗。全身治疗有化疗、生物免疫治疗、中医中药治疗等,局部治疗有放疗、腹腔灌注疗法、动脉介入治疗等。化疗是最主要的一种辅助治疗方法,可在术前、术中或术后使用,以抑制癌细胞的扩散以及杀伤残存的癌细胞,联合化疗亦可用于胃癌晚期不能施行手术者。另外,支持疗法可通过高能量静脉营养增强患者体质,并使用免疫增强剂提高患者的免疫力,中医中药可扶正固本。

2. 护理措施

(1)疼痛护理。术前及术后都可能出现疼痛,疼痛对睡眠和饮食均有影响,继而导致身心伤害,应密切观察疼痛的性质、程度、持续时间、伴随症状等,并采取有效措施控制疼痛。如为晚期肿瘤引起的癌痛,应采取国际规定,采取循序渐进的方式,制订镇痛药使用的计划,有效缓解疼痛,提高患者生活质量。对于病情突然改变、程度加剧的疼痛,应考虑穿孔、化学性腹膜炎等的发生,必须及时采取外科治疗措施。对于术后疼痛,可采用非药物治疗结合药物治疗的方法,包括分散注意力、指导性想象、行为疗法、针灸等,使用药物应密切观察用药反应,按需给药,及时停药,减少药物依赖和药物副作用。必要时还可采用自控镇痛泵,有效缓解疼痛。

(2)饮食和营养。术前患者因消化道不适症状,以及可能存在的出血、溃疡及梗阻情况影响食物的正常摄入,应采取有效措施缓解症状,并鼓励患者少量多餐,进食高蛋白、高热量、富含维生素、易消化、无刺激的饮食,为手术做好准备。术后应根据患者恢复情况,制订周密的饮食和营养计划,从禁食、流质,逐渐过渡到半流质,量由少到多,并密切观察各个阶段的反应。饮食应选择柔软、少渣、易消化食物,忌产气、生冷、刺激性食物,每日少量、多餐,定时定量。必要时可采用完全胃肠外营养(TPN),及时提供充分的营养支持。

(3)心理护理。术前应向患者解释胃癌的相关知识,根据患者个体情况提供信息,帮助分析有利条件和因素,帮助患者接受事实并增强对治疗和预后的信心。同时应向患者讲述手术相关的知识,包括手术环境、方法、相关人员和需要的配合等,并介绍成功手术的案例,

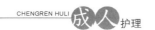

克服对手术的恐惧。术后应向患者解释各种治疗、护理措施的方法和作用,包括引流管、用药等,取得患者配合,告知治疗的进程和可能出现的反应,减少因不了解这些知识而造成的恐惧和担忧。

(4)术后护理。

1)术后常规护理:密切观察病情,监测生命体征、脉搏、呼吸、血压并记录。按照医嘱输入各种液体和药物,维持水、电解质和酸碱平衡。

2)伤口及引流管的护理:术后应定期观察切口及敷料情况,保持切口干燥、清洁,并定时换药。如切口愈合良好,无红、肿、热、痛、炎性渗出等感染表现,可于7~10d拆线。保持胃肠减压管通畅,避免打折、堵塞等现象。观察引流量及性状并准确记录,如发现大量血性引流物,可能为术后出血,必须立即采取外科干预措施。胃管必须妥善固定,并做好刻度标记,班班交接,不得随意调整位置,自行拔出和插入,以免造成意外损伤、穿孔或吻合口瘘。术后48~72h肠功能恢复后,可拔除胃管。

3)饮食护理:术后病情平稳,符合拔除胃肠引流管指征后,可给少量饮水,每次4~5汤匙,第二天进半量流质,每次50~80mL,1~2h一次,第三日进全量流质,每次100~150mL,2~3h一次,进食后如无不适,第四日可进半流质,以稀饭为宜,术后10~14d可进软食。要注意少量多餐(每日5~6次),一般需要6个月到一年才能恢复到正常的三餐饮食。

4)休息与活动:患者术后血压平稳后给予半卧位,以保持腹肌松弛,减轻疼痛,也有利于改善呼吸和循环。协助患者翻身拍背,注意口腔护理,鼓励患者早期活动,促进肠蠕动恢复和预防肠粘连。为患者做好全面的生活护理,满足患者生理需求。

5)术后并发症护理:①术后胃出血:手术后24h内从胃管中可引流出100~300mL暗红或咖啡色胃液,属手术后正常现象。如果出现胃管内流出鲜血每小时100mL以上,甚至呕血或黑便,持续不止,趋向休克的情况,多属吻合口活动性出血,应密切观察出血量及患者生命体征变化,多数患者给予止血药、抗酸药、输鲜血等保守治疗后出血停止,少数患者经上述处理出血不止,需要再次手术止血。②十二指肠残端破裂:多发生在术后3~6d,表现为右上腹突发剧痛和局部明显压痛、腹肌紧张等急性弥漫性腹膜炎症状,酷似溃疡急性穿孔,需立即进行手术治疗。术后妥善固定引流管,持续负压吸引保持通畅,观察记录引流的性状、颜色和量。纠正水、电解质失衡,抗感染、胃肠外全营养支持。用氧化锌软膏保护引流处皮肤。③胃肠吻合口破裂或瘘:少见,多发生在术后5~7d,大多由于缝合不良,吻合口处张力过大、低蛋白血症、组织水肿等原因所致。一旦发生常引起严重的腹膜炎,必须立即进行手术修补;若周围组织已发生粘连,形成局部脓肿和外瘘,应给予脓肿外引流,并加强胃肠减压,加强营养和支持疗法,促进吻合口瘘自愈,必要时再次手术。④术后梗阻:术后梗阻按照梗阻部位可分为输入段、吻合口及输出段梗阻,表现为大量呕吐,不能进食。输入段梗阻:急性、完全性输入段梗阻属于闭袢性肠梗阻,典型症状为突发剧烈疼痛,频繁呕吐,不含胆汁,量较少,上腹部偏右有压痛及可疑包块,患者全身情况差,应立即手术处理。慢性、不完全性输入段梗阻则表现在进食后15~30min,上腹阵发性胀痛,大量喷射状呕吐,含胆汁,呕吐后症状缓解,亦需早期手术治疗。吻合口梗阻:主要表现为上腹饱胀,呕吐,通常需手术治疗。输出段梗阻:表现为上腹饱胀,呕吐食物、胆汁等,X线及钡餐检查可确定梗阻部位,如不能自行缓解则需行手术治疗。⑤倾倒综合征及低血糖综合征:倾倒综合征一般表现为进食、特别是进食甜的流质 10～20min 后,患者出现剑突下不适、心悸、乏力、出汗、头晕、恶心、呕吐,甚至虚脱,并伴有肠鸣音亢进和腹泻等。其原因是胃大部切除后丧失了幽门括约肌的约束作用,食物过快排入上段空肠,未经胃肠液充分混合、稀释而呈高渗状态,将大量细胞外液吸入肠腔,循环血量骤减所致;也与肠腔突然膨胀,释放 5-羟色胺,刺激肠蠕动剧增等有关。应做好健康宣教,告诫患者少量多餐,细嚼慢咽,避免过甜及过热的流质,进餐后平卧10～20min。低血糖综合征多发生在进食后 2～4h,表现为心慌、无力、眩晕、出汗、手颤、嗜睡,也可导致虚脱,与食物一过性刺激胰岛素大量分泌有关,应做好饮食指导,少量多餐进行预防。

3. 健康教育

(1)帮助患者树立战胜癌症的信心和决心,保持积极、良好的情绪。在患者住院期间,有计划地向患者介绍胃癌的相关知识,包括诊断、病程、治疗、预后等知识,并通过康复患者的实例告诉患者早期诊断、及时治疗可明显缓解症状,控制疾病发展,同时与家属及亲友共同努力,关爱、支持患者,帮助其树立战胜疾病的信心和决心。选择并教会患者调节情绪的方法,鼓励患者保持积极、良好的情绪。

(2)指导患者制订康复计划,尤其是饮食计划。向患者解释胃部疾病的发展进程和治疗方法,使其理解胃肠道的改变和适应需要的过程,在 3 个月内采取正确的治疗饮食和方法,少量、多餐,避免并发症;在 1 年后逐渐适应,并根据康复情况恢复到正常饮食。帮助患者了解这一过程,并执行促进康复的饮食计划,同时观察患者适应情况,不断调整,早日达到康复状态。

(3)指导患者戒烟酒、劳逸结合,避免刺激胃肠道的食物,帮助患者养成良好的生活习惯。

(4)指导患者正确服药,缓解不适症状,教会患者预防和处理并发症的方法,提高生活质量。

(5)嘱患者定期门诊随访,若有不适及时就诊。

(五)护理评价

患者疼痛是否得到缓解,疼痛主诉是否减少;营养状况有无改善,水、电解质是否维持平衡;心理状况是否正常,恐惧、焦虑减轻的程度,情绪是否稳定;并发症是否得到预防、及时发现和处理;患者和家属是否掌握疾病及其康复知识,能否主动配合护理。

【知识拓展】

胃癌的预后

进展期胃癌如不治疗,存活时间平均约 1 年。胃癌在根治术后 5 年的存活率取决于胃壁受累深度、淋巴结受累范围和肿瘤生长方式。早期胃癌预后良好,术后 5 年生存率可达90％～95％;侵及肌层或深达浆膜层者,预后不佳。

(王晋荣　刘腊梅)

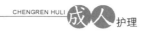

任务 4-5 肠疾病患者的护理

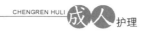 学习目标

- **知识目标**

    1.了解阑尾的解剖、急性阑尾炎的病因和病理;

    2.熟悉急性阑尾炎的临床表现和治疗原则;

    3.掌握急性阑尾炎的护理措施;

    4.掌握妊娠合并急性阑尾炎的治疗和护理要点;

    5.了解肠梗阻的解剖生理、分类、病理生理;

    6.熟悉肠梗阻的概念、临床表现、各种类型肠梗阻的临床特点、治疗原则;

    7.掌握肠梗阻的护理措施、健康教育;

    8.了解结肠癌和直肠癌的病因、病理;

    9.熟悉结肠癌和直肠癌的辅助检查、手术方法;

    10.掌握结肠癌和直肠癌的主要临床表现、术前肠道准备及术后护理要点(人工肛门的护理)。

- **能力目标**

    1.能正确评估急性阑尾炎的症状、体征及病情变化;

    2.能对急性阑尾炎患者术前、术后采取正确的护理措施;

    3.能及时发现急性阑尾炎患者病情变化并及时处理并发症;

    4.能正确评估急性肠梗阻患者病情并进行分类;

    5.能观察急性肠梗阻患者病情变化及并发症并及时处理;

    6.能协助肠梗阻患者进行各辅助检查或操作,能对其进行胃肠减压管、腹腔引流管等管道护理,并指导患者合理的饮食等健康教育;

    7.能正确评估结肠癌和直肠癌的症状、体征;

    8.能协助进行各项辅助检查或操作(如纤维结肠镜等);

    9.能对结肠癌和直肠癌患者进行术前肠道准备、术后病情观察及并发症的观察和处理;

    10.能进行胃肠减压管、腹腔引流管等管道护理和人工肛门的护理,并对患者进行健康教育。

［任务 4-5-1］　急性阑尾炎患者的护理

【知识背景】

急性阑尾炎是腹部外科中最为常见的急腹症之一，可在各个年龄层发病，多发生于20～30 岁的青年人，男性发病率高于女性。

(一)阑尾解剖位置

阑尾位于右髂窝部(图 4-5-1)，起于盲肠根部，附于盲肠内后侧壁，三条结肠带汇合于阑尾根部。

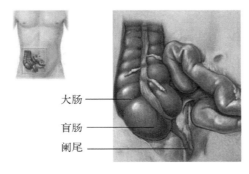

大肠
盲肠
阑尾

图 4-5-1　阑尾解剖

阑尾根部的体表投影在脐与右髂前上棘连线中外 1/3 交界处称麦氏点(McBurney)。由于阑尾其底部与盲肠的关系恒定，因此阑尾的位置随盲肠位置变异，可以位于回肠前位、盲肠后位、盲肠内位、回肠后位、盲肠外位、盲肠前位、盲肠下位及回肠下位等，其中前三种位置较为多见(图 4-5-2)。

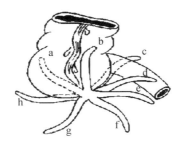

a: 盲肠后位　　b: 盲肠前位
c: 回肠后位　　d: 回肠前位
e: 回肠下位　　f: 盲肠内位
g: 盲肠下位　　h: 盲肠外位

图 4-5-2　阑尾的常见几种位置

(二)病因

1. 阑尾管腔阻塞　这是急性阑尾炎最常见的病因。导致阑尾管腔阻塞的原因有：①淋巴滤泡明显增生，约占 60％，多见于年轻人；②粪石阻塞，约占 35％；③异物、炎性狭窄、食物残渣、蛔虫、肿瘤等，较少见；④阑尾管腔细，开口狭小，系膜段，使阑尾卷曲。

2. 细菌入侵　阑尾管腔阻塞后，细菌繁殖并分泌内毒素和外毒素，损伤黏膜上皮，产生溃疡，细菌经溃疡面进入阑尾肌层。致病菌多为肠道内的各种革兰氏阴性杆菌和厌氧菌。

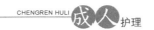

(三)分类

1.急性单纯性阑尾炎 属轻型阑尾炎或病变早期。炎症多限于黏膜和黏膜下层。阑尾外观轻度肿胀,浆膜充血并失去正常光泽,表面有少量纤维素性渗出物。临床症状和体征均较轻。

2.急性化脓性阑尾炎 又称急性蜂窝织炎性阑尾炎。常由单纯性阑尾炎发展而来。阑尾肿胀明显,浆膜高度充血,表面覆有脓性渗出物。阑尾周围的腹腔内有稀薄脓液,形成局限性腹膜炎。临床症状较重。

3.坏疽性及穿孔性阑尾炎 这是一种重型阑尾炎。阑尾病变进一步加剧,致阑尾管壁坏死或部分坏死,呈暗紫色或黑色。由于管腔梗阻或积脓,压力升高,加重管壁血运障碍,严重者发生穿孔,穿孔多发生在阑尾根部和近端;若穿孔后局部未能被大网膜包裹,感染扩散,可引起急性弥漫性腹膜炎。

4.阑尾周围脓肿 急性阑尾炎化脓坏疽或穿孔时,大网膜可移至右下腹部,将阑尾包裹并形成粘连,形成炎性肿块或阑尾周围脓肿。

【工作任务——案例导入】

患者,女,25岁,妊娠3个月,今晨5时无明显诱因下感上腹及脐周隐痛,后感转移性右下腹痛,疼痛持续,伴有轻度恶心和呕吐、头晕和乏力,测体温37.8℃。查体右下腹麦氏点压痛、反跳痛明显,有肌紧张。诊断为妊娠合并急性阑尾炎。

任务导向:

1.该患者应采取什么治疗?

2.若采取手术治疗,请简述护理措施。

【护理工作过程】

(一)护理评估

1.健康史 任务探究:什么原因导致阑尾炎的发生?

询问患者的一般情况,有无急性阑尾炎发作、胃十二指肠溃疡穿孔、右肾或右输尿管结石、急性胆囊炎等病史,妊娠期妇女要询问妊娠时间及有无妇科疾病史、有无手术治疗史等。

2.身体状况 任务探究:如何评估急性阑尾炎患者的症状和体征?

(1)症状。主要表现为腹部疼痛、胃肠道反应和全身反应。

1)腹痛:多开始于上腹或脐部,疼痛位置不固定,系阑尾管腔阻塞后扩张、收缩引起的内脏神经反射疼痛所致;数小时(6~8h)后疼痛转移并局限于右下腹,呈持续性,这是因为炎症侵及浆膜,刺激壁腹膜而引起体神经的定位疼痛,称为转移性右下腹痛。

不同位置的阑尾炎,腹痛部位也有差异。盲肠后位阑尾炎,表现为右侧腰部疼痛;肝下区阑尾炎可引起右上腹痛;盆位阑尾炎,疼痛在耻骨上区;极少数内脏反位者的阑尾炎呈左下腹痛。

不同类型的阑尾炎,腹痛特点不同:单纯性阑尾炎仅有轻度隐痛;化脓性阑尾炎表现为阵发性胀痛和剧痛;坏疽性阑尾炎呈持续性剧烈腹痛;穿孔性阑尾炎因阑尾腔压力骤减,腹痛可暂时减轻,但出现腹膜炎后,腹痛又呈持续加剧。

在急性阑尾炎的病程中,有的患者腹痛可突然完全缓解,这种现象可能是粪石、异物被排入盲肠,阑尾腔的梗阻突然解除,腔内压迅速减轻,疼痛随即缓解,表示病情好转;也可能是阑尾壁坏死、穿孔后,脓性渗出进入腹腔,阑尾腔的压力也迅速减轻,腹痛也可随即减轻,但随着腹腔内的炎症逐渐扩散,在短暂的缓解后,右下腹痛又会逐渐加重。

2)胃肠道反应:发病早期可有厌食、恶心或呕吐,但程度较轻。有些患者可发生腹泻或便秘,如盆腔阑尾炎时,炎症刺激直肠和膀胱,引起排便次数增多、里急后重等症状。弥漫性腹膜炎可致麻痹性肠梗阻而表现为腹胀、停止排气和排便。

3)全身表现:早期乏力、炎症重时可出现脉速、发热等中毒症状,但体温多在38℃以下。阑尾穿孔形成腹膜炎者,出现寒战、体温明显升高,若发生门静脉炎则可出现高热和轻度黄疸。

4)妊娠期合并急性阑尾炎的症状:①妊娠早期合并急性阑尾炎与非孕期急性阑尾炎相同。②妊娠中期随着子宫逐渐增大,盲肠和阑尾的位置也随之改变,逐渐向上向后移位,压痛点随之上移,腹壁被抬高,炎症刺激不到壁腹膜,故压痛、肌紧张和反跳痛均不明显,加上阑尾炎的体征与病理变化可能不一致,容易被误诊或漏诊。③妊娠后期,盆腔脏器充血,阑尾一旦出现炎症,病变将迅速进展,且增大的子宫常将大网膜向上推移,阑尾坏疽穿孔后不易局限,常引起弥漫性腹膜炎、毒血症或败血症等全身性炎症扩散的严重并发症,腹腔内炎症易通过子宫浆膜层,经血道进入子宫和胎盘,刺激子宫收缩,易引起流产或早产,威胁母子安全。

(2)体征。

1)右下腹压痛:这是急性阑尾炎的重要体征。压痛点通常位于麦氏点,亦可随阑尾位置变异而改变;但始终固定在一个位置,压痛程度与病变程度相关。当阑尾炎症波及周围组织时,压痛范围亦相应扩大,但仍以阑尾所在部位的压痛最明显。

常见的压痛点如下(图4-5-3):

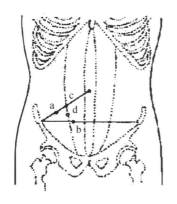

a点:马氏点　　b点:兰氏点
c点:苏氏点　　d点:中立点

图4-5-3　阑尾根部体表投影点

①马氏点(Mc Burney's point):在脐与右侧髂前上棘连线的中外1/3交界处。

②兰氏点(Lanz's point):在两侧髂前上棘连线的中、右1/3交界处。

③苏氏点(Sonmeberg's point):在脐和右髂前上棘连线与右侧腹直肌外缘相交处。

④中立点:在马氏点和兰氏点之间的区域内,距右髂前上棘约7cm的腹直肌外侧缘处。

2)腹部包块:右下腹扪及压痛性包块,边界不清,固定,多见于阑尾穿孔或阑尾周围形成脓肿者。

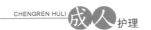

3）腹膜刺激征：包括反跳痛（Blumbers征）、腹肌紧张和肠鸣音减弱或消失等。这是壁腹膜受到炎症刺激的一种防御性反应，常表示阑尾炎症加重，有渗出、化脓、坏疽或穿孔等病理改变。但孕妇、小儿、老人、肥胖者、虚弱者或盲肠后位阑尾炎者，腹膜刺激征不明显。

4）间接体征：临床上还可以检查其他一些体征，只要手法正确并获得阳性结果，对阑尾炎的诊断就有一定的参考价值。

①结肠充气试验（Rovsing征）：患者仰卧位，检查者一手压迫左下腹降结肠区，另一手压近端结肠，结肠内气体因此被压向盲肠和阑尾，引起右下腹疼痛者为阳性结果（图4-5-4）。

②腰大肌征（Psoas征）：让患者左侧卧位，检查者帮助患者将右下肢用力后伸，引起右下腹疼痛者即为阳性，提示阑尾可能位于盲肠后或位于腰大肌前方（图4-5-5）。

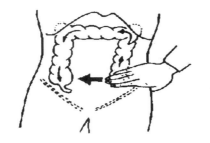 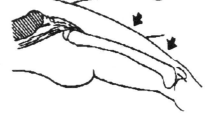

图4-5-4　结肠充气试验示意图　　　图4-5-5　腰大肌征的示意图

③闭孔肌征（Obturator征）：患者仰卧后，当右侧髋关节屈曲时被动内旋，引起右下腹疼痛者即为阳性，表示阑尾位置较低，炎症波及闭孔内肌的结果（图4-5-6）。

④直肠指诊：盆腔位阑尾炎常在直肠右前方有触痛。若阑尾穿孔，炎症波及盆腔直肠前壁时，有广泛触痛。若发生盆腔脓肿，可触及痛性肿块。

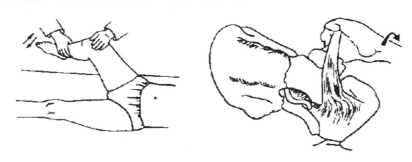

图4-5-6　闭孔肌征的示意图

3.辅助检查

（1）实验室检查。大多数急性阑尾炎患者的血白细胞计数和中性粒细胞比例增高。

（2）影像学检查。阑尾穿孔、腹膜炎时，腹部X线平片可见盲肠扩张和气液平面，可帮助诊断。超声检查有时可发现肿大的阑尾或脓肿。CT扫描可获得与B超检查相似的结果。

（3）腹腔镜检查。可用于急性阑尾炎的诊断，一旦确诊，可同时在腹腔镜下做阑尾切除术。

4.心理、社会状况　患者常为青年人，平素身体多健康，突发腹痛，且需急诊手术治疗，常产生焦虑情绪;妊娠期患者常担心胎儿的安危,焦虑情绪更为明显。了解患者及家属对急性腹痛及阑尾炎的认知、对手术的认知程度及心理承受能力;了解妊娠期患者及其家属对胎儿风险的认知、心理承受能力及其应对方式。

(二)护理诊断

1. 首要护理诊断

(1)疼痛。术前与疾病刺激神经有关,术后与手术切口有关。

2. 主要护理诊断

(1)焦虑/恐惧。与环境改变和缺乏疾病知识有关,与妊娠期患者担心胎儿安危有关。

(2)知识缺乏。缺乏疾病知识。

(3)潜在并发症。切口感染、粘连性肠梗阻、腹腔脓肿。

(三)护理目标

患者主述疼痛减轻;患者能适应病室环境并进入角色,采取有效措施减轻焦虑;患者能积极配合手术治疗及各项护理;及时发现和处理并发症,或不发生并发症。

(四)治疗与护理

1. 治疗原则　一旦确诊,绝大多数急性阑尾炎应早期手术治疗。

(1)手术治疗。急性单纯性阑尾炎行阑尾切除术;穿孔性阑尾炎应手术切除阑尾并清除腹腔脓液后放置引流管;阑尾周围脓肿先行非手术治疗,待肿块缩小、体温正常,3个月后再行阑尾切除手术,若在非手术治疗过程中,体温日渐升高、肿块增大、疼痛无减轻,则应行脓肿切开引流术,待伤口愈合,3个月后再行阑尾切除术。

(2)非手术治疗。对单纯性阑尾炎及较轻的化脓性阑尾炎可采用非手术治疗,包括禁食、补液、应用抗生素。中药以清热、解毒、化淤为主。在非手术治疗期间,若病情有发展趋势,如右下腹痛加剧、发热、血白细胞计数和中性粒细胞比例上升,应改为手术治疗。

(3)妊娠合并急性阑尾炎的治疗。妊娠期急性阑尾炎主张尽早确诊及手术治疗,不论其妊娠期限。妊娠早期(1~3个月)合并急性阑尾炎,此期子宫尚未明显增大,阑尾移位小,手术比较容易,手术创伤较少,不致刺激子宫引起流产;妊娠中期(4~7个月)合并急性阑尾炎,此期手术可能减少并发症和降低胎儿病死率;妊娠晚期(8个月以上)合并阑尾炎,采用手术治疗,即使手术造成早产,婴儿多能存活,且对孕妇影响不大。

2. 护理措施

(1)术前护理。

1)心理护理:了解患者及其家属的心理反应,在与患者和家属建立良好沟通的基础上,做好解释安慰工作,向患者和家属介绍有关急性阑尾炎的知识,稳定患者的情绪,减轻其焦虑;讲解手术的必要性和重要性,使之积极配合治疗和护理。

2)严密观察病情:定时测量体温、脉搏、血压和呼吸,以及监测血白细胞计数的变化;加强巡视,观察患者的腹部症状和体征,尤其注意腹痛的变化;禁用镇静止痛剂,如吗啡等,以免掩盖病情。若患者腹痛加剧、出现发热等,应及时通知医师。

3)避免增加肠内压力:疾病观察期间,患者需禁食、输液、应用抗生素;禁服泻药及灌肠,避免腹部受凉,以免肠蠕动加快,增高肠内压力,导致阑尾穿孔或炎症扩散。

4)术前准备:术前常规准备,确定手术时间后可给适量的镇痛剂,有弥漫性腹膜炎者,需

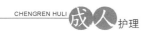

行胃肠减压。

（2）术后护理。

1）卧位：患者全麻清醒后或硬膜外麻醉平卧6h后，血压、脉搏平稳者，改为半卧位，以减少腹壁张力，减轻切口疼痛，有利于呼吸和引流。

2）密切监测生命体征及病情变化：定时测量体温、血压及脉搏，并准确记录；加强巡视，注意倾听患者的主诉，观察患者腹部体征的变化。

3）切口和引流管的护理：保持切口敷料清洁、干燥，及时更换有渗血、渗液的敷料；观察切口愈合情况，观察有无出血及感染的征象。引流管应妥善固定，防止扭曲、受压，保持通畅；经常从近端至远端挤压引流管，防止因血块或脓液而堵塞；观察并记录引流液的颜色、性状及量。当引流液量逐渐减少、颜色逐渐变淡至浆液性，患者体温及血象正常，可考虑拔管。

4）饮食：患者术后禁食6h，若腹膜炎较重可考虑胃肠减压并静脉补液。待肠蠕动恢复，肛门排气后，逐步恢复饮食。

5）抗生素的应用：术后应用有效抗生素，控制感染，防止并发症发生。妊娠期患者术后应用青霉素类广谱抗生素。

6）活动：鼓励患者术后在床上翻身、活动肢体，6h后可下床活动，促进肠蠕动恢复，减少肠粘连的发生。

7）并发症的观察。

①切口感染：多见于化脓性或穿孔性阑尾炎。可通过术中有效保护切口、彻底止血、消灭无效腔等措施预防切口感染。切口感染表现为术后3～5d体温升高，切口局部胀痛或反跳痛、红肿、压痛等。治疗原则：先试穿刺抽脓液，或在波动处拆除缝线敞开切口，排出脓液，放置引流，定时换药。一般于短期内可愈合。

②粘连性肠梗阻：与局部炎性渗出、粘连性体质和术后长期卧床等因素有关。肠梗阻时可采用禁食、胃肠减压等措施，必要时手术治疗。

③出血：多因阑尾系膜的结扎线松脱而引起系膜血管出血。临床表现为腹痛、腹胀和失血性休克等。一旦发生出血，应立即输血、补液，紧急手术止血。

④腹腔感染或脓肿：多发生于化脓性或坏疽性阑尾炎术后，尤其阑尾穿孔伴腹膜炎的患者。常因炎性渗出物常积聚于膈下、盆腔、肠间隙而易形成脓肿。多出现于术后5～7d，患者表现为体温升高或下降后又升高，有腹痛、腹胀、腹部压痛、腹肌紧张或腹部包块，亦可出现直肠子宫膀胱刺激症状及全身中毒症状等，应及时和医生联系进行处理。

8）健康教育。

①对非手术治疗的患者，应向其解释禁食的目的，教会患者自我观察腹部症状和体征变化的方法。

②指导患者术后饮食，鼓励患者摄入营养丰富的食物，以利于切口愈合；饮食种类及量应循序渐进地增加，避免暴饮暴食；注意饮食卫生，避免进食不洁食品。

③向患者介绍术后早期离床活动的意义；鼓励患者尽早下床活动，促进肠蠕动恢复，防止肠粘连。

④术后短期内避免重体力劳动，特别是增加腹压的活动，防止形成切口疝。

⑤患者出院后，嘱其规律生活，劳逸结合，若出现腹痛、腹胀等不适应及时就诊。

(五)护理评价

患者疼痛是否缓解或消失；焦虑程度是否减轻，能否配合治疗与护理；并发症是否发生或得到及时发现和处理。

【知识拓展】

其他常见类型的阑尾炎

1. 新生儿急性阑尾炎　新生儿急性阑尾炎很少见。由于新生儿不能提供病史，其早期临床表现又无特殊性，仅有厌食、恶心、呕吐、腹泻和脱水等，发热和白细胞升高均不明显，因此术前难于早期确诊，穿孔率可高达80%，死亡率也很高。诊断时应仔细检查右下腹部压痛和腹胀等体征，并应早期手术治疗。

2. 小儿急性阑尾炎　急性阑尾炎是小儿最常见急腹症，多见于较大儿童，发病年龄多见于5～15岁，2岁以下少见，男性发病率多于女性。小儿阑尾炎的特点是阑尾壁薄，免疫机制不健全，细菌毒力强，易发生穿孔。穿孔后由于大网膜短，经常不能将阑尾包裹，容易形成全腹膜炎，故年龄越小，病势越重。小儿急性阑尾炎的主要症状为腹痛，腹痛开始于脐周或上腹部，经数小时后转移，病情发展快且较重，穿孔率较高，并发症发生率和死亡率也相应较高。处理原则为早期手术，输液、纠正脱水，应用广谱抗生素。

3. 老年人急性阑尾炎　老年人急性阑尾炎发病率虽然不高，但并发症多，病死率较高。老年人对疼痛感觉迟钝，腹肌薄弱，防御减退，其临床特点有：①患者主诉不强烈，体征不典型，体温和血白细胞升高不明显；②临床表现轻而病理改变重；③老年人多伴动脉硬化，阑尾动脉也有相应改变；④老年人常并发心血管疾病、糖尿病等，使病情更趋复杂严重，容易延误诊断和治疗。处理原则为一旦诊断明确，及时手术治疗。

4. 慢性阑尾炎　大多数慢性阑尾炎由急性阑尾炎转变而来，少数也可开始即呈慢性过程。慢性阑尾炎分为原发性和继发性两种。原发性慢性阑尾炎起病隐匿，症状发展缓慢，间断发作，病程持续较长，几个月到几年。病初无典型的急性发作史，病程中也无反复急性发作的现象。继发性慢性阑尾炎是首次急性阑尾炎发病后，经非手术治疗而愈或自行缓解，其后遗留有临床症状，久治不愈，病程中可再次或多次急性发作。患者经常右下腹疼痛，部分患者只有隐痛或不适，多于剧烈活动或饮食不洁时急性发作；经常有阑尾部位的局限性压痛，位置较固定；部分患者左侧卧位时右下腹可扪及阑尾条索。X线钡剂灌肠检查，可见阑尾不充盈或充盈不全，阑尾腔不规则，72h透视复查阑尾腔内仍有钡剂残留，这些现象有助于明确诊断。诊断明确后手术切除阑尾，并行病理检查证实诊断。

[任务 4-5-2]　肠梗阻患者的护理

【知识背景】

肠内容物不能正常运行或顺利通过肠道，称为肠梗阻(intestinal obstruction)。肠梗阻是外科常见的急腹症之一，诊断困难，发展快、病情重，常需急诊处置。肠梗阻发生的部位在小肠和结肠，小肠包括十二指肠、空肠和回肠。成人小肠全长约3～5m，其中十二指肠长约25cm；小肠始于十二指肠空肠悬韧带(Treitz 韧带)，上段2/5为空肠，下段3/5为回肠，其间

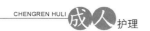

无明确的解剖标志(图 4-5-7)。小肠是食物消化和吸收的主要部位。小肠黏膜能分泌含有多种酶的碱性肠液,使食糜在小肠分解为葡萄糖、氨基酸、短肽、脂肪酸,经小肠黏膜吸收(图 4-5-8)。小肠还吸收水、电解质、各种维生素以及包括胃肠道分泌液和脱落的胃肠道上皮细胞的成分在内的大量内源性物质,这些内源性物质所构成的液体量在成人每天约达8000mL,因此在小肠疾病,如肠梗阻或肠瘘时,可引起严重的营养障碍和水、电解质、酸碱平衡失调。结肠包括升结肠、横结肠、降结肠、乙状结肠,其主要生理功能是吸收水分和排便。

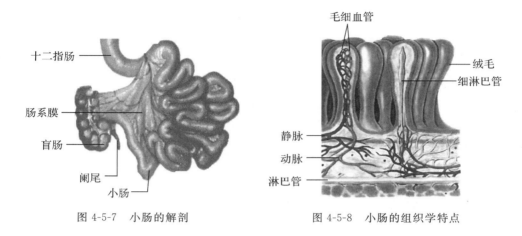

图 4-5-7　小肠的解剖　　　　图 4-5-8　小肠的组织学特点

(一)病因及分类

1. 按肠梗阻发生的基本原因分类

(1)机械性肠梗阻(mechanicalintestinal obstruction)。最常见,系各种原因引起肠腔变狭小,因而使肠内容物通过发生障碍。主要原因:①肠腔堵塞,如寄生虫、粪块、结石、异物等。②肠管受压,如粘连带压迫、肠扭转、嵌顿疝或受肿瘤压迫等。③肠壁病变,如先天性肠道闭锁、狭窄、肿瘤等(图 4-5-9)。妊娠期肠梗阻,有人认为与妊娠无关,也有人认为是由于妊娠子宫增大,推移肠袢,使原来无症状的肠粘连因受压或扭转形成肠梗阻,或因先天性肠系膜过短,受增大的子宫推移而限制肠活动度,过度牵拉和挤压导致机械性肠梗阻。一般认为,妊娠期有 3 个阶段好发肠梗阻:妊娠后 4～5 个月,当长大的子宫从盆腔升到腹腔时;妊娠 8～9 个月,当胎头降入盆腔时;分娩期及产后早期,当子宫体积明显改变时。这三个阶段腹腔内脏器官之间的相互关系最易发生紊乱,尤其是妊娠后期,更易发生肠梗阻。

(2)动力性肠梗阻。肠壁本身无病变,是由于神经反射或毒素刺激引起肠壁肌肉功能紊乱,致肠内容物不能正常运行,但无器质性肠腔狭窄,可分为麻痹性肠梗阻与痉挛性肠梗阻两类。前者是肠管丧失蠕动功能所致,常见于急性弥漫性腹膜炎、腹部大手术、腹膜后血肿或感染等;后者比较少见,是由于肠壁肌肉异常收缩所致,可见于肠道功能紊乱或慢性铅中毒引起的肠痉挛。

(3)血运性肠梗阻。由于肠系膜血管受压、栓塞或血栓形成,使肠管血运障碍,继而发生肠麻痹使肠内容物不能运行,是较为严重和致命性的肠梗阻。

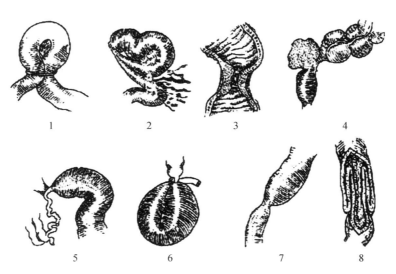

图 4-5-9　机械性肠梗阻原因

1.腹外疝　2.肠粘连和束带　3.肠腔内肿瘤　4.肠外肿瘤压迫
5.先天性肠狭窄或闭锁　6.肠扭转　7.肠狭窄　8.肠套叠

2.按肠壁血运有无障碍分类

(1)单纯性肠梗阻。仅为肠内容物通过受阻,而无肠管血运障碍。

(2)绞窄性肠梗阻(strangulated intestinal obstruction)。指梗阻并伴有肠管血运障碍。

除上述分类外,还可按肠梗阻发生的部位分为高位(空肠上段)和低位(回肠末段和结肠)肠梗阻;根据肠梗阻的程度,可分为完全性和不完全性肠梗阻;此外,按肠梗阻发生的快慢还可分为急性和慢性肠梗阻。若一段肠袢两端完全阻塞,称为闭袢性肠梗阻,如肠扭转,肠腔高度膨胀,容易发生肠坏死和穿孔。

(二)病理生理变化

肠梗阻发生后,肠管局部和机体全身将出现一系列复杂的病理和生理变化。

1.肠管局部病理生理变化　单纯性机械性肠梗阻一旦发生,梗阻以上肠段蠕动增强,以克服肠内容物通过障碍,肠腔积气积液、扩张。肠腔内 70% 的气体来自咽下的气体,30% 来自血液弥散的气体及肠内容物经肠道细菌分解或发酵而产生的气体。积液主要来源于胃肠道液体。梗阻部位愈低、时间愈长,肠腔扩张愈明显。梗阻以下肠管则瘪陷、空虚或仅有少量粪便。扩张肠管和瘪陷肠管交界处即为梗阻所在。梗阻近端肠腔内压力升高压迫肠壁,至一定程度可使肠壁血运发生障碍。肠壁充血水肿、血运障碍,随梗阻时间延长及加剧,最初表现为静脉血回流受阻,肠壁瘀血水肿,呈暗红色;若肠腔内压力继续增高,可使小动脉血流受阻,血栓形成,肠壁表面失去光泽,呈暗黑色,最后肠管可缺血坏死而溃破穿孔。

2.全身性病理生理变化

(1)体液丢失和电解质、酸碱平衡失调。肠梗阻发生后,由于频繁呕吐,胃肠液大量丢失,尤以高位肠梗阻时为甚。同时由于组织缺氧,毛细血管通透性增加,致使液体自肠壁渗透至肠腔和腹腔,即丢失于第三间隙。绞窄性肠梗阻时,血液渗出更多,常伴有休克。这些变化可造成严重的缺水,并导致血容量减少和血液浓缩,以及酸碱平衡失调。

（2）全身性感染和毒血症。在梗阻以上的肠腔内细菌大量繁殖并产生多种强烈的毒素；同时因肠壁通透性的改变,肠内细菌和毒素渗入腹腔,并经腹膜再吸收,可引起腹膜炎、脓毒症,乃至全身性感染(图 4-5-10)。

局部变化   全身变化

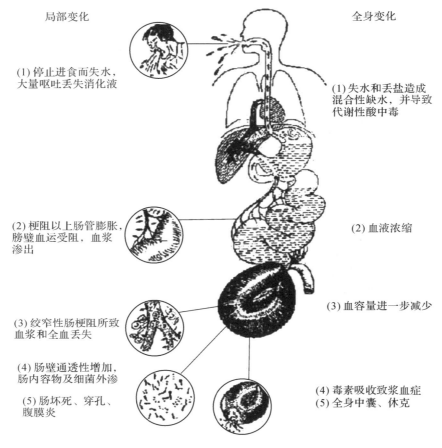

（1）停止进食而失水,大量呕吐丢失消化液

（1）失水和丢盐造成混合性缺水,并导致代谢性酸中毒

（2）梗阻以上肠管膨胀,膀壁血运受阻,血浆渗出

（2）血液浓缩

（3）绞窄性肠梗阻所致血浆和全血丢失

（3）血容量进一步减少

（4）肠壁通透性增加,肠内容物及细菌外渗

（5）肠坏死、穿孔、腹膜炎

（4）毒素吸收致浆血症
（5）全身中毒、休克

图 4-5-10　肠梗阻的病理生理变化

（3）呼吸和循环功能障碍。肠腔膨胀使腹内压增高、膈肌上升、腹式呼吸减弱,影响肺内气体交换；同时妨碍下腔静脉血液回流,而致循环、呼吸功能障碍。

【工作任务—案例导入】

患者,男,45 岁,腹部持续性胀痛,阵发性加重伴呕吐,排便排气停止 2 天入院。患者 3 年前有阑尾炎手术史。护理查体:BP 10/8kPa,P 110 次/min,神志清,皮肤干燥,腹部稍隆,未见肠形,右下腹麦氏切口 5cm,愈合佳,腹肌无紧张,下腹散在轻压痛、反跳痛、肠鸣音亢进,可闻气过水声。血常规检查示白细胞计数 16.5×10^9/L,中性粒细胞比例 80%；腹部 X 线检查可见多个气液平面。初步诊断为粘连性肠梗阻,暂行保守治疗。

任务导向:

（1）该患者在行保守治疗中应密切观察病情,出现哪些征象时应考虑发生绞窄性肠梗阻可能?

（2）患者若行手术治疗,术后应该采取哪些护理措施?

【护理工作过程】

(一)护理评估

1.健康史 任务探究:什么原因导致肠梗阻的发生?

重点评估患者有无引起肠梗阻的危险因素,如患者年龄大小,是否妊娠,是否有慢性便秘病史;有无感染、饮食不当、过度劳累等诱因;既往有无腹部手术或外伤史;有无腹外疝、肿瘤、溃疡性结肠炎、结肠息肉等病史。

2.身体状况 任务探究:如何评估肠梗阻患者的症状和体征?

（1）症状。

1）腹痛:单纯性机械性肠梗阻的特点是阵发性腹部绞痛,系由梗阻上方的肠管强烈蠕动所致。疼痛多位于腹中部,也可偏于梗阻部位。腹痛发作时,患者自觉有"气块"在腹中窜动,并受阻于某一部位,此刻绞痛最为剧烈。当腹痛的间歇期不断缩短以至成为剧烈的持续性腹痛时,应考虑绞窄性肠梗阻的可能。麻痹性肠梗阻时,为持续性胀痛。肠扭转是严重的机械性肠梗阻,可在短期内发生肠绞窄、坏死,死亡率高达 15%～40%。肠蛔虫堵塞时为阵发性脐周腹痛。

2）呕吐:在肠梗阻早期,呕吐呈反射性。根据梗阻部位不同,呕吐出现的时间和性质各异。高位肠梗阻时,呕吐出现早且频繁,呕吐物主要为胃液、十二指肠液和胆汁;低位肠梗阻呕吐出现较晚,呕吐物常为带臭味的粪汁样物。若呕吐物为血性或棕褐色液体,常提示肠管有血运障碍。麻痹性肠梗阻时的呕吐呈溢出性。乙状结肠扭转,呕吐一般不明显。小肠扭转则呕吐频繁。

3）腹胀:一般梗阻发生一段时间后出现,其程度与梗阻部位有关。高位肠梗阻由于呕吐频繁,腹胀并不明显;低位或麻痹性肠梗阻则腹胀明显,遍及全腹。乙状结肠扭转时,腹胀明显。小肠扭转、肠蛔虫堵塞,腹胀不明显。

4）停止自肛门排气排便:不完全性肠梗阻可有数次少量排气、排便。完全性肠梗阻患者多停止排气、排便;但在梗阻早期,尤其是高位肠梗阻时,梗阻以下肠腔内残存的气体和粪便仍可排出,故早期有少量排便时,并不能排除肠梗阻。某些绞窄性肠梗阻,如肠套叠、肠系膜血管栓塞或血栓形成,则可排出血性黏液样粪便。

（2）体征。

1）腹部:视诊:单纯性机械性肠梗阻常可见腹胀、肠型和异常蠕动波;肠扭转等闭袢性肠梗阻的腹胀多不对称;麻痹性肠梗阻则呈均匀性全腹胀。触诊:单纯性肠梗阻可有轻度压痛,但无腹膜刺激征;绞窄性肠梗阻时可有固定压痛和腹膜刺激征;蛔虫性肠梗阻时,常在腹部触及条索状团块。叩诊:绞窄性肠梗阻时腹腔有渗液,可有移动性浊音。听诊:可闻及气过水声或金属音、肠鸣音亢进,为机械性肠梗阻时的表现;麻痹性肠梗阻时,肠鸣音减弱或消失。

2）全身:单纯性肠梗阻早期多无明显全身性改变,晚期可有唇干舌燥、眼窝凹陷、皮肤弹性差、尿少等脱水体征。严重脱水时,可出现脉搏细速、血压下降、面色苍白、四肢发凉等休克征象。绞窄性肠梗阻时,病情发展快,感染中毒症状重,休克出现早或难以纠正。

3.妊娠期合并肠梗阻时 由于增大的子宫占据腹腔,推挤肠管向子宫后方或两侧,或因

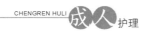

产后腹壁松弛,使上述体征不明显,临床表现不典型,故在诊断中应高度警惕。

4. 辅助检查

(1)实验室检查。单纯性肠梗阻的早期,随病情发展变化不明显,因脱水和血液浓缩而使血红蛋白值及红细胞压积升高。绞窄性肠梗阻时,可有明显的白细胞计数及中性粒细胞比例增加,呕吐物及粪便检查见大量红细胞或隐血试验阳性。合并电解质酸碱失衡时可有血钠、钾、氯及血气分析值的变化。

(2)X线检查。一般在肠梗阻发生4~6h后,立位或侧卧位X线平片可见胀气袢及数个阶梯状排列的气液平面,但无此征象也不能排除肠梗阻的可能。由于肠梗阻的部位不同,X线检查也各有特点:如空肠梗阻、胀气可见"鱼肋骨刺"状的环形黏膜纹;绞窄性肠梗阻时,可见孤立、突出、胀大的肠袢,其位置不因时间而改变(图4-5-11);乙状结肠扭转,钡剂灌肠检查时,见钡剂在结肠扭转处受阻,尖端呈"鸟嘴"状(图4-5-12);肠蛔虫堵塞,腹部X线平片可见肠腔内成团的蛔虫成虫体阴影。

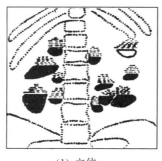
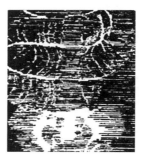

(1) 立位　　　　　　　　　(2) 平卧位

图 4-5-11　急性肠梗阻 X 线象示意图

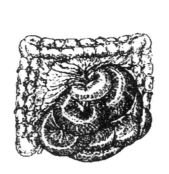
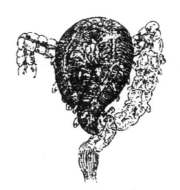

(1) 全小肠扭转(已坏死)　　　　(2) 乙状结肠扭转

图 4-5-12　肠扭转

5. 心理、社会状况　肠梗阻发病急且病情严重,患者表现为异常痛苦,常产生不同程度的焦虑或恐惧,对手术及预后的顾虑,尤其是粘连性肠梗阻反复发作,或多次手术,常使患者情绪消沉、悲观失望,甚至不愿配合治疗和护理。妊娠期合并肠梗阻患者更会担心胎儿的安危,焦虑或恐惧程度加重。

(二)护理诊断

1.首要护理诊断　疼痛:与肠梗阻、手术创伤有关。

2.主要护理诊断

(1)体液不足。与肠梗阻时大量体液丧失、导致血容量不足有关。

(2)潜在并发症。肠坏死、腹腔感染、术后肠粘连、休克等。

(3)知识缺乏。缺乏有关肠梗阻护理及预防的知识。

(三)护理目标

患者腹痛减轻或消失;体液不足得到及时纠正,脉搏、血压稳定;并发症得到控制或未出现;患者及家属能了解关于肠梗阻的相关知识。

(四)治疗与护理

1.治疗原则　纠正因梗阻引起的全身性生理紊乱以及解除梗阻。

(1)基础治疗。

1)胃肠减压:这是治疗肠梗阻的重要措施之一。通过胃肠减压,吸出胃肠道内的气体和液体,从而减轻腹胀、降低肠腔内压力,减少肠腔内的细菌和毒素,改善肠壁血运,有利于改善局部病变和全身情况。

2)纠正水、电解质及酸碱平衡失调:输液的量和种类根据呕吐及脱水情况、尿量以及血液浓缩程度、血清电解质值及血气分析结果决定。单纯性肠梗阻早期,上述生理紊乱较易纠正。肠梗阻已存在数日、高位肠梗阻及呕吐频繁者,需补充钾。必要时输血浆、全血或血浆代用品,以补偿丧失的血浆或血液。

3)防治感染:应用肠道抗生素防治感染、减少毒素的产生。

4)肠蛔虫堵塞:可口服生植物油驱虫;若腹痛剧烈,可用解痉剂;腹胀明显者行胃肠减压;症状缓解后经胃管注入氧气驱虫;若经非手术治疗无效或并发肠扭转、腹膜炎时,应手术取虫,术后继续驱虫治疗。

(2)解除梗阻。分非手术治疗和手术治疗两大类。

1)非手术治疗:适用于单纯性粘连性(特别是不完全性)肠梗阻、麻痹性或痉挛性肠梗阻、蛔虫或粪块堵塞引起的肠梗阻、肠结核等炎症引起的不完全性梗阻。

2)手术治疗:适用于各种类型的绞窄性肠梗阻、肿瘤、先天性肠道畸形引起的肠梗阻,以及经非手术治疗无效的患者。由于肠梗阻患者的全身情况常较严重,原则是在最短时间内,以最简单的方法解除梗阻或恢复肠腔的通畅。方法包括粘连松解术、肠切开取出异物、肠切除吻合术、肠扭转复位术、短路手术和肠造口术、粘连带切断和分离术、小肠折叠排列术和肠吻合术等(图 4-5-13)。

2.非手术治疗的护理

(1)严密观察病情。定时测量记录体温、脉搏、呼吸、血压,严密观察腹痛、腹胀、呕吐、压痛、反跳痛等及腹部体征。结合生命体征,有异常情况时及时报告医生做好术前准备。

(2)体位与饮食。取低半卧位,休克患者应平卧位,头侧向一边,以免误吸引起吸入性肺炎或窒息。肠梗阻患者应禁食,若肠梗阻缓解,如患者排气、排便,腹痛、腹胀消失后可进流质饮食,忌食产气的甜食和牛奶等。

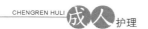

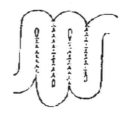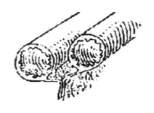

图 4-5-13　小肠折叠排列术（Noble 法）示意图

（3）胃肠减压。注意固定胃管,保持其通畅。胃肠减压期间应观察和记录引流液的颜色、性状和量,若发现有咖啡色或血性液体,应考虑有绞窄性肠梗阻的发生。

（4）缓解腹痛和腹胀。若无肠绞窄或肠麻痹,可应用阿托品类抗胆碱药物解除胃肠道平滑肌痉挛,使腹痛得以缓解。禁用吗啡类止痛剂,以免掩盖病情。

（5）记录出入液量和合理输液。观察记录呕吐物的颜色、性状和量及胃肠减压量和尿量等,结合血清电解质和血气分析结果合理安排输液种类和调节输液量。

（6）防治感染和脓毒症。应用抗生素防治细菌感染,减少毒素产生,同时观察用药效果和副反应。

3. 术后护理

（1）观察病情。观察患者的生命体征、腹部症状和体征的变化。观察腹痛、腹胀的改善程度,呕吐及肛门排气、排便情况等。

（2）体位与活动。血压平稳后给予半卧位,若病情允许,患者应早期下床活动,促进肠蠕动恢复,防止肠粘连。

（3）饮食与补液。禁食期间给予补液。待肠蠕动恢复并有肛门排气后可开始进少量流质,进食后若无不适,逐步过度至半流质。

（4）胃肠减压和腹腔引流管的护理。妥善固定引流管,保持引流通畅,留置胃肠减压和腹腔引流管时,观察和记录引流液的颜色、性状及量。避免引流管受压、扭曲。

（5）并发症的观察与护理。观察有无感染、腹膜炎、肠瘘、切口感染等并发症。

4. 妊娠期合并肠梗阻的治疗和护理　肠梗阻危及孕妇和胎儿的安全,应及早诊断、及早治疗。一般妊娠期肠梗阻多是采取保守疗法和手术疗法,不宜药物治疗。保守疗法主要是禁食、胃肠减压、合理输液等,但治疗时间不宜超过 12～24h。若经过保守治疗症状仍未缓解,梗阻没有解除,必须进行手术治疗以免延误治疗时机。此外,由于胎儿的存在,发生肠梗阻后是保胎或是中止妊娠,应根据治疗的情况而谨慎行事,不然会使母子双方都受影响。

5. 心理护理　急性肠梗阻患者因担心病情恶化,可出现悲观急躁情绪。护理人员要耐心帮助患者消除思想顾虑,增加安全感,以便更好地配合诊疗和护理。

6. 健康教育

（1）术后早期活动对预防肠粘连发生的意义。

（2）告知患者注意饮食卫生,不吃不洁的食物,预防肠道感染;出院后进易消化食物,少食刺激性食物;避免暴饮暴食。

（3）嘱患者避免腹部受凉并保持大便通畅。饭后不宜剧烈运动和劳动,防止发生肠扭转。

(4)老年便秘者应及时服用缓泻剂,以保持大便通畅。

(5)指导孕妇怀孕期间一定要注意适当运动,多吃易消化、富含纤维素的植物性食物,少吃动物性食物,尤其不要吃太多含高蛋白且不易消化吸收的食物;肉类食品需煮至熟烂后再吃;特别是经常便秘者,平时更应多活动、多饮水、多吃蔬果、少吃辛辣食物,必要时可在医生指导下服用一些药物。此外,积极防治各种孕期并发症,也是预防肠梗阻的重要举措之一。

(6)出院后若有腹痛、腹胀、停止排气和排便等不适,及时就诊。

(五)护理评价

患者腹痛是否减轻或消失;体液不足是否得到及时纠正,脉搏、血压是否稳定;并发症是否得到控制或未出现。

【知识拓展】

肠套叠

一段肠管套入其远端或近端的肠腔内,使该段肠壁重叠并拥塞于肠腔,称为肠套叠(intussusception),其发生常与肠管解剖特点(如盲肠活动度过大)、病理因素(如息肉、肿瘤)及肠功能失调、蠕动异常有关。肠管套是小儿肠梗阻的常见原因,80%发生于 2 岁以下的儿童,也极易引起绞窄性肠梗阻。

1. 类型

(1)按病因分型。可分为原发性与继发性两类。绝大多数原发性肠套叠发生在婴幼儿,其中尤以 4～11 月者最多,男性患儿约为女性患儿的 2 倍。常因断乳后食物性质改变造成肠功能紊乱及运动异常而发生。继发性肠套叠多见于成人患者,是由于肠壁或肠腔内器质性病变(如息肉、肿瘤等)被蠕动推至远侧而将肿物所附着的肠壁折叠带入远侧肠腔。妊娠期合并肠套叠可能由于妊娠期子宫增大使以往粘连的肠管受牵拉,以及妊娠期孕激素的作用,使肠管平滑肌张力减低,肠蠕动减弱,特别是小肠管,受增大的妊娠子宫推移,其蠕动节律紊乱,使上段肠管蠕动不能下传,而嵌入下段肠管中。

(2)按发病部位分型。可分为回肠—结肠型(最常见)、回肠盲肠—结肠型、小肠—小肠型,以及结肠—结肠型(图 4-5-14)。

2. 护理评估 以腹痛、便血、腹部肿块为三大特征。

(1)阵发性腹痛。腹痛突然发生,患儿哭闹不安,常伴有面色苍白,出汗,下肢屈曲,有些患儿并不啼哭,表现烦躁不安,持续数分钟而突然安静,玩喜如常,但不久后上述情况又重复出现。

(2)呕吐。腹痛发作以后立即出现,初起较频繁,随后可减轻,呕吐物多为胃内容物。患儿常拒绝哺乳或拒食。到后期如发展为完全性肠梗阻时,常见呕吐物为粪便样带有臭味。

(3)便血。为肠套叠最重要症状之一。发病后 4～12h 可出现果酱样黏液血便。直肠指诊指套上可染血迹,有时可触到套叠之头部。

(4)腹部包块。在患儿安静或熟睡时,腹壁松弛情况下,在腹部可摸到"腊肠样"的肿块,如为回盲型,则肿块多在右上腹部或腹中部,表面光滑,稍可移动;腹痛发作时,肿块明显,肠鸣音亢进,右下腹有"空虚感"。

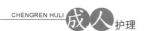

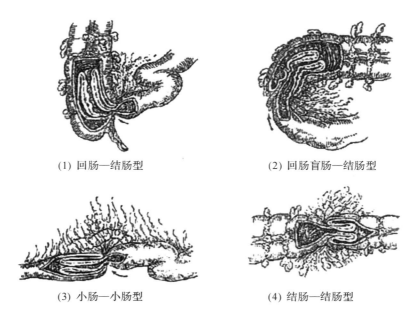

(1) 回肠—结肠型　　　　　　　　　(2) 回肠盲肠—结肠型

(3) 小肠—小肠型　　　　　　　　　(4) 结肠—结肠型

图 4-5-14　肠套叠的几种类型

X线低压钡剂灌肠显示气或钡在结肠受阻,前端呈"杯口状",则可进一步证明为肠套叠。

慢性复发性肠套叠,多见于成年人,其发生原因多与肠管本身病变有关,如小肠或回盲部肿瘤。慢性复发性肠套叠多系部分性肠梗阻,临床症状不典型,主要为阵发性腹痛及腹部包块,呕吐及便血很少见,常在鉴别诊断中必须除外细菌性痢疾、急性胃肠炎、急性阑尾炎、出血性肠炎、肠蛔虫症、过敏性紫癜、流行性出血热(急腹症型)等。行 X 线钡剂检查方可确诊。

3. 治疗　肠套叠发生后即应禁食、补液、控制感染;早期可用空气或氧气及钡剂灌肠法促使已套叠的肠管复位。开始可用低压灌肠法,灌肠筒内钡剂液平面一般放在高出于体位水平线 $80\sim90$cm,缓缓注入,注入压力最高不应超过 130cmH$_2$O。但发病已超过48h,疑有肠坏死者或一般情况较差的患儿,不宜采用此法。肠套叠晚期或经钡灌肠复位无效者,均应采取手术疗法进行复位,避免延误时机,造成肠坏死或穿孔。晚期肠套叠,常因肠管水肿不易复位,甚至有部分发生坏死,可将坏死部分切除,然后做肠吻合术。成人的肠套叠,由于肠道常同时存在肿瘤、息肉、憩室等病变,一般宜采用手术治疗,切除病变后行肠吻合术。

由于孕期妊娠子宫的占位,肠套叠症状常不典型,体征不易查清,临床虽不多见,但因其危重,如及早诊治,可转危为安。而一旦发生漏诊、拖延、手术过迟,则丧失手术条件,即使手术也因肠坏死导致肠切除,甚至危及母子生命。

[任务 4-5-3] 结肠、直肠癌患者的护理

【知识背景】

结肠、直肠癌是胃肠道常见的恶性肿瘤,好发于 40～60 岁。在我国的大肠癌发病中,以直肠癌为第一位,占 56%～70%,其余依次为乙状结肠、盲肠、升结肠、降结肠及横结肠的恶性肿瘤。

(一)病因

发病原因目前尚不完全清楚,据流行病学调查和临床观察发现,与下述因素有关。

1. 遗传因素　遗传易感性在结肠癌的发病中具有重要地位,如家族性结肠息肉病,发生癌的机会是正常人的 5 倍,多发性息肉者发生癌的机会为单个息肉者的 2 倍。

2. 结肠慢性炎性疾病　如溃疡性结肠炎、血吸虫病使肠黏膜处于反复破损和修复状态而癌变。近年来已被列为癌前病变,其 10 年癌变率为 10%,25 年后癌变率可达 45%。

3. 结肠腺瘤　以家族性腺瘤和绒毛状腺瘤癌变率最高。

4. 饮食习惯　高脂肪、高蛋白和低纤维饮食使肠道中致癌物质增加,可诱发结肠癌。

(二)病理和分型

1. 大体形态分型(图 4-5-15)

(1)肿块型(菜花型)。肿瘤向肠腔内生长,瘤体较大,呈半球状或球状隆起,易溃烂出血并继发感染、坏死。该型多数分化较高,浸润性小,生长较慢,好发于右半结肠,特别是盲肠。

(2)浸润型(缩窄型)。肿瘤环绕肠壁浸润,有显著的纤维组织反应,易引起肠腔狭窄和梗阻。该型细胞分化程度较低,恶性程度高,出现转移早,好发于左侧结肠。

(3)溃疡型。肿瘤向肠壁深层生长并向周围浸润,早期即可出现溃疡,形状为圆形或卵圆形,边缘隆起,底部深陷,易发生出血、感染,并易穿透肠壁。细胞分化程度低,转移早,是结肠癌中最常见的类型。

2. 组织学分型

(1)腺癌。腺癌细胞可辨认,排列成腺管状或腺泡状,按其分化程度可分为三级,Ⅲ级分化最差。

(2)黏液癌。在细胞外可见间质内有黏液以及纤维组织反应,癌细胞在片状黏液中似小岛状。分化低,预后较腺癌差。

(3)未分化癌。癌细胞弥漫成片或团块状,易侵入小血管和淋巴管。癌细胞小,形状与排列不规则。分化很低,预后最差。

3. 扩散和转移方式

(1)直接浸润。结肠、直肠癌穿透肠壁后可浸润邻近器官,如乙状结肠癌常侵犯膀胱、子宫、输尿管前列腺、阴囊腺、阴道,横结肠癌肿可侵犯胃壁,甚至形成内瘘。

(2)淋巴转移。这是结肠、直肠癌最常见的播散方式。常先累及邻近病变部位的淋巴结,再至所属的动脉旁淋巴结。上段直肠癌向上沿直肠上动脉,经肠系膜下动脉根部淋巴结、沿腹主动脉旁淋巴结向上转移。下段直肠癌以向上方和侧方转移为主。齿状线周围癌肿可向上侧、下方转移。向下方可转移至腹股沟淋巴结。晚期患者可出现左锁骨上淋巴结

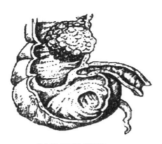
(1) 肿块型结肠癌

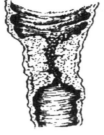
(2) 浸润型结肠癌

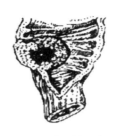
(3) 溃疡型结肠癌

图 4-5-15　结肠肿瘤大体型态分型

转移。

（3）血行转移。不多见。晚期患者，其癌细胞可经门静脉系统进入体循环向远处转移，常见部位为肝和肺，少数可有脑或骨骼转移。

（4）种植播散。脱落的癌细胞可种植于腹膜或其他器官表面。

【工作任务—案例导入】

患者，男，77 岁，因排便次数增多半年入院。

患者半年前开始大便次数增多，每天 2～3 次，大便较软，有时有脓血，排便后自觉排便不净，一周前到当地医院就诊，经病理检查确诊为直肠癌。

护理体检：T 37.5℃，P 98 次/min，R 22 次/min，BP 125/88mmHg。神志清，体型消瘦。腹部检查：腹平，腹部未及明显包块，无压痛及肌紧张，无移动性浊音，肠鸣音正常。直肠指检触及直肠壁高低不平，质硬，指套染血。

治疗：入院后做好术前准备，择期手术。

任务导向：

1. 如何为该患者做好术前肠道准备？

2. 若该患者做了人工造瘘，如何做好人工肛门的护理？

【护理工作过程】

（一）护理评估

1. 健康史　任务探究：什么原因导致结肠、直肠癌的发生？

评估患者既往史时注意有无大肠息肉、溃疡性结肠炎等；了解患者饮食习惯等。

2. 身体状况　任务探究：如何评估结肠、直肠癌患者的症状和体征？

结肠、直肠癌的临床表现根据病灶的大小、所在部位及病理类型而有所不同。

（1）结肠癌。早期常无特殊症状，发展后主要有下列症状：

1）排便习惯和粪便性状改变：常为最早出现的症状，多表现为排便次数增加、腹泻、便秘，粪便带血、脓或黏液、便前腹痛等。

2）腹痛也是早期出现的症状之一，常为定位不确切的持续隐痛，或仅为腹部不适后腹胀感，出现肠梗阻时则腹痛加重或阵发性绞痛。

3）肠梗阻症状：一般属晚期症状，多表现为慢性低位不完全性肠梗阻，表现为腹胀和便秘,腹部胀痛或阵发性绞痛。当发生完全性梗阻时,症状加剧。体检可见腹部膨隆、肠型、局部有压痛,并可闻及亢进的肠鸣音。

4)腹部肿块:为瘤体或与网膜、周围组织相连的肿块,质硬,形体不规则,有的可随肠管活动,晚期肿瘤浸润严重,肿块可固定。

5)全身症状:由于慢性失血、癌肿溃烂、感染、毒素吸收等,患者可出现贫血、消瘦、乏力、低热等。晚期有黄疸、腹水、浮肿等肝转移征象,直肠前凹肿块、锁骨上淋巴结肿大等肿瘤远处扩散转移的表现,以及恶病质。

左半与右半结肠癌肿,由于两者在生理、解剖及病理方面的差异,其临床特点也表现不同。

①右半结肠癌。右半结肠肠腔较宽大,此段肠腔粪便较稀,结肠血运及淋巴丰富,吸收能力强,癌肿易溃烂、坏死致出血感染,故临床表现以中毒症状为主。但在病情加重时也可出现肠梗阻表现。

②左半结肠癌。左半结肠肠腔相对狭小,此段肠腔粪便已黏稠成形,且该部多为浸润型癌,肠腔常为环状狭窄,故临床上较早出现肠梗阻症状,有的甚至可出现急性梗阻。中毒症状表现轻,出现晚。

(2)直肠癌。早期无明显症状,即使有少量出血,肉眼也不易觉察到,到癌肿发展为溃疡或感染时才出现症状。

1)直肠刺激症状:癌肿刺激直肠产生频繁便意,致排便习惯改变,便前感肛门下坠,有里急后重排便不尽感;晚期有下腹痛。

2)黏液血便:癌肿破溃时,大便表面带血及黏液。血便是直肠癌患者最常见的症状,85%病例早期出现便血,出血量由少到多。感染时可出现脓血便。

3)肠腔狭窄症状:随肿瘤增大,肠腔变窄,粪便逐渐变细。癌肿造成肠管部分梗阻时可表现为腹胀、腹痛或阵发性绞痛,肠鸣音亢进,排便困难。

4)晚期症状:若侵犯了周围组织器官,可出现相应器官病变的症状,如侵犯肛管可有局部剧痛。肛门括约肌受累可致大便失禁,常有脓血溢出肛外。前方侵及泌尿系可出现尿频、尿痛、排尿困难等。向后侵犯骶神经丛时,出现骶部、会阴部的持续性剧痛,并牵涉下腹部、腰部及大腿部疼痛。癌转移至肝脏时,可有肝大、黄疸、腹水等症状。晚期患者可有消瘦、贫血、水肿或恶病质等。

(3)妊娠合并直肠癌、结肠癌。妊娠合并直肠癌、结肠癌的误诊率极高,孕妇常常将大便性状及大便习惯的改变认为是孕期胎儿压迫所致,误认为正常现象,绝大部分孕妇因为担心流产、早产而不同意行肛门指检及阴道检查,故失去早期诊断的机会;另外,患者本人即使知道身体有异常情况,因担心检查会对胎儿有影响而隐瞒病情,从而延误诊治。

3. 辅助检查　局限于黏膜的早期癌肿,普查可早期诊断。对出现早期症状或有大便潜血阳性的患者及时检查诊断并不困难。

(1)直肠指检。约75%的直肠癌指检均可触及,一般指检可达肛门以上8厘米,取蹲位指检可触及更高的病变。指检时动作要轻柔,触及肠管全周,了解包块的大小、性质、活动度、浸润范围等,并注意指套有无脓血。直肠癌常误诊为"痢疾"、"痔"、"肠炎"等,皆因不做指检所致。

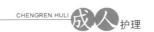

（2）直肠镜检。可直视下进一步了解病变的外视、性状、病理分型等，并可直接取可疑组织进行组织学检查而确诊。

（3）纤维结肠镜检查。纤维结肠镜长 120～180cm，可以弯曲，可以观察全结肠，能做电切、电凝及活检，可发现早期病变。当前述检查难以确诊时可做此项检查。

（4）X 线检查。包括全消化道钡餐检查及钡灌肠检查，对结肠肿瘤患者以后者为宜。其病变征象最初可出现肠壁僵硬、黏膜破坏，随之可见恒定的充盈缺损、肠管腔狭窄等。对较小病灶的发现还可通过肠腔注气做钡气双重对比造影，检查效果更佳。对有结肠梗阻症状的患者，不宜做全消化道钡餐检查，因钡剂在结肠内干结后排出困难，可加重梗阻。

（5）B 型超声扫描、CT 扫描检查。均不能直接诊断结肠癌，但对癌肿的部位、大小以及与周围组织的关系，淋巴及肝转移的判定有一定价值。

（6）血清癌胚抗原（CEA）。这是目前公认的在大肠癌诊断和术后监测有意义的肿瘤标记物，但以为 CEA 作为早期结肠、直肠癌的诊断尚缺乏价值。

（7）其他检查。疑侵及阴道后壁时可做妇科双合诊检查。必要时做膀胱镜检，确定有无尿道膀胱浸润。肛管受侵伴腹股沟淋巴结肿大时，可取淋巴结做病理检查。

直肠癌手术前必须取得病理学诊断，尤其是对需做永久人工肛门的患者，以避免良性病变如结核、炎症、寄生虫病等当作癌肿处理。

4.心理、社会状况　了解家属对疾病的认知程度，以及对患者的态度。因患者对手术治疗的预后、可能出现的并发症产生焦虑和恐惧。如需做永久性结肠造口时，患者对身体的结构和功能的改变，影响工作和社交活动，会产生更强烈的心理反应，有些患者甚至拒绝手术。

（二）护理诊断

1.首要护理诊断

（1）自我形象紊乱。与结肠造口的建立和排便方式改变有关。

（2）焦虑。与对癌症、手术的恐惧及结肠造口影响生活、工作的忧虑有关。

2.主要护理诊断

（1）营养失调：低于机体需要量。与癌症消耗、手术创伤、饮食控制等有关。

（2）知识缺乏。缺乏有关术前准备知识及结肠造口术后的护理知识。

（3）潜在并发症。切口感染、吻合口瘘、泌尿系统损伤及感染、造口并发症及肠粘连等。

（三）护理目标

患者能适应新的排便方式，并自我认可；患者未发生过度焦虑或焦虑减轻，恢复正常睡眠型态；获得足够的营养，患者体重维持在一定基础水平；患者可以复述疾病相关知识，并能配合治疗和护理；患者术后未发生并发症，或并发症得到及时发现和处理。

（四）治疗与护理

1.治疗原则　手术切除仍然是目前的主要治疗方法，并可辅以化疗、免疫治疗、中药以及其他支持治疗。

（1）手术治疗。

1）结肠癌根治术。

①右半结肠切除术（图 4-5-16）：适用于盲肠、升结肠及结肠肝曲部癌肿。切除范围：回肠末端 15～20cm、盲肠、升结肠及横结肠的右半，连同所属系膜及淋巴结。肝曲的癌肿尚

需切除横结肠大部及胃网膜右动脉组的淋巴结。切除后做回肠、结肠端端吻合或端侧吻合（缝闭结肠断端）。

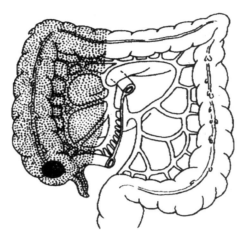

右半结肠癌切除术保留结肠中动脉　　右半结肠癌切除术切除结肠中动脉

图 4-5-16　右半结肠癌切除术

②左半结肠切除术（图 4-5-17）：适用于降结肠部分、结肠脾曲部癌肿。切除范围：降结肠、部分或全部乙状结肠及横结肠的左半，连同所属系膜及淋巴结。

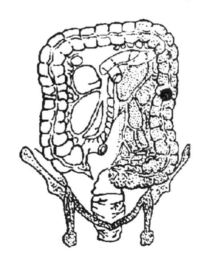

图 4-5-17　左半结肠癌切除术

③横结肠切除术（图 4-5-18）：适用于横结肠癌肿。切除范围：横结肠及其肝曲、脾曲。切除后做升、降结肠端端吻合。若吻合张力过大，可加做右半结肠切除，做回肠、结肠吻合。

④乙状结肠癌肿的根治切除（图 4-5-19）：根据癌肿的具体部位，采用切除乙状结肠，或做降结肠切除或部分直肠切除。做结肠或直肠吻合。

⑤伴有肠梗阻患者的手术原则：术前做肠道准备后如肠内容物明显减少，患者情况允许，可做一期切除吻合，但术中要采取保护措施，尽量减少污染。如肠道充盈，患者情况差，

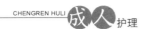

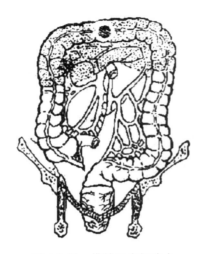

图 4-5-18　横结肠癌切除术

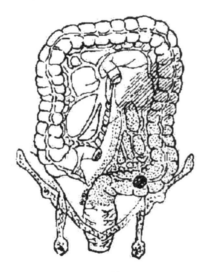

图 4-5-19　乙状结肠癌切除术

可先做肿瘤近侧的结肠造口术,待患者情况好转后再行二期根治性切除术。

⑥不能做根治术的手术原则:肿瘤局部浸润广泛,或与周围组织、脏器固定不能切除时,若肠管已梗阻或不久可能梗阻,可用肿瘤远侧与近侧的短路手术,也可做结肠造口术。如果有远处脏器转移而局部肿瘤尚允许切除时,可用局部姑息切除,以解除梗阻、慢性失血、感染中毒等症状。

⑦姑息性手术:适用于晚期癌肿,有远处转移,但局部癌肿尚能切除者。可做癌肿所在肠段局部切除及肠吻合术。肝内有转移癌尚能切除者,近年主张行肝叶切除术。晚期、局部癌肿已不能切除时,为解除梗阻,可将梗阻近端肠管与远端肠管做端侧或侧侧吻合术,或梗阻近端做结肠造口术。

⑧结肠癌并发急性肠梗阻的处理:约 90% 的大肠梗阻是由结肠癌引起。发生于左半结

肠的梗阻是右半结肠的 9 倍。当回盲瓣功能正常而出现急性梗阻时,即形成闭袢性梗阻,需紧急处理。在行胃肠减压,纠正水、电解质、酸碱失衡后,手术处理。右半结肠癌梗阻较适合一期切除做肠吻合术;若患者全身情况差,可先行切除肿瘤、肠道造瘘或短路手术;待病情稳定后,再行二期手术。分期手术常适用于左半结肠癌致完全性肠梗阻的患者。

2)直肠癌根治术。

①腹会阴联合直肠切除术(Miles 手术):原则上适用于腹膜返折以下的直肠癌。切除范围包括部分乙状结肠、全部直肠、肠系膜下动脉周围淋巴结,提肛肌,坐骨直肠窝组织,肛门周围约 3～5cm 直径的皮肤及肛管、括约肌。切除后结肠断端在腹部做永久性人工肛门,会阴伤口缝闭。手术时经腹游离,腹会阴部同时手术(图 4-5-20)。

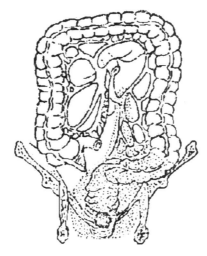

图 4-5-20　直肠癌腹会阴联合直肠切除术

该手术的优点是切除彻底,缺点是创面大,永久性人工肛门给生活带来不便。所以,近年来有人设计了股薄肌代替括约肌、结肠肌管代替内括约肌、结肠套叠、骶前结肠成角等手术方法,企图在去除肛门及括约肌的情况下,将人工肛门设置于会阴切口处,虽有一定效果,但控制排便能力与正常人仍有一定差异。

②经腹直肠癌切除术(直肠前切除术或 Dixon 氏术):适用于距齿状结 5cm 以上的直肠癌。切除范围包括足够长的乙状结肠和直肠,相应的系膜及周围组织连同内含的淋巴结。切除后做结肠、直肠端端吻合。若吻合平面较低时可借助吻合器进行。该手术可保留肛门,若切除彻底是比较理想的手术方式。

③经腹直肠癌切除、近端造口、远端封闭手术(Hartmann 手术):适用于因全身一般情况很差,不能耐受 Miles 手术或急性梗阻下宜行 Dixon 手术的直肠癌患者。

直肠癌切除后保留肛门的术式较多,皆企图在直肠低位切除后做结肠、直肠的低位吻合。如腹膜外套叠式吻合术(Lockart mummerg 氏术)、肛门外翻出吻合术(Welch 氏术),以及经腹游离骶前吻合术(Best 氏术)等。近年由于吻合器的应用,腹腔镜下直肠癌切除低位结肠、直肠吻合已较方便。

④局部治疗:冷冻治疗:用液氮冷冻癌肿(－196℃),近年来有很大发展,对较早期的癌

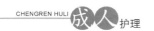

肿冷冻后部分患者可消除、缩小,有的局限化。该治疗还可提高患者的免疫能力。晚期癌肿,尤其是梗阻患者,冷冻后可解除梗阻,改善症状,延长生命。局部电灼:对不能耐受手术的患者是一种姑息性的措施,冷冻治疗发展后已较少应用。

(2)非手术治疗。

1)化疗配合根治性切除手术,可提高5年生存率。目前多采用以5-氟尿嘧啶为基础的联合化疗方案。

2)中医药治疗以中药补益气血、调理脏腑,配合化疗或手术后治疗,可减轻毒副作用。

3)放射治疗。术前治疗:对某些术前估计不能切除的患者,放疗后肿瘤可以缩小松动,增加手术切除的概率。术后放疗:直肠癌术后复发多见于会阴部,术后放疗可延缓复发,提高生存率。对不能切除或复发患者的放疗,只能暂时控制病程并延缓发展,但不能达到治愈性目的。

(3)妊娠期合并直肠癌的处理方法。对于早、中期妊娠合并直肠癌的患者,原则上不考虑胎儿的存活,先终止妊娠,再治疗直肠癌。晚期妊娠合并直肠癌,因胎儿有存活能力,而经产道分娩时胎先露挤压盆腔引起软组织不同程度的挫伤或裂伤,可以加速癌细胞的扩散和转移,原则上应择期行剖宫产术。

2. 术前护理

(1)心理护理。癌肿诊断、检查时的难堪,手术和诊治的经济负担都可能令患者产生较严重的不良心理反应。若需做结肠造口时,患者承受的打击将更大,会感到自我形象受损,对生活、工作失去信心,有些患者甚至拒绝手术。要随时掌握患者的情绪变化,关心患者,根据患者情况做好安慰和解释工作,真实而技巧性地回答患者的问题,解释治疗过程,尤其针对需做结肠造口的患者。可通过图片、模型、实物向患者解释造口的部位、功能以及护理知识,说明结肠造口虽然会给患者生活带来不便,但如果处理得当,仍能正常生活。必要时,可安排成功的同类疾病患者与其交谈。寻求可能的社会支持以帮助患者增强治疗疾病的信心,提高适应能力。

(2)加强营养。结肠、直肠癌患者由于长期食欲下降、腹泻及癌肿消耗,可导致营养不良、低蛋白血症。术前应多给予高蛋白、高热量、丰富维生素、易于消化的少渣饮食。必要时采取输液、输血、输蛋白,以纠正贫血和低蛋白血症。若患者脱水明显,注意纠正水、电解质及酸碱平衡的紊乱,以增强其对手术的耐受性。

(3)肠道准备。术前清洁肠道,可以减少术中污染,防止术后腹胀和切口感染,有利于吻合口愈合。

1)传统肠道准备法:①术前3d进少渣半流质饮食,术前2d起进流质饮食。②术前3d,番泻叶6g泡茶饮用,每日上午1次。手术前2d晚用1‰～2‰肥皂水灌肠1次,手术前1d晚清洁灌肠。③口服肠道不吸收的抗生素,抑制肠道细菌,如卡那霉素1g,每日2次,甲硝唑0.4g,每日4次。④因控制饮食及服用肠道杀菌剂,使维生素K的合成及吸收减少,需补充维生素K。

2)甘露醇口服肠道准备法:术前1d午餐后0.5～2h内口服5％～10％的甘露醇1500mL左右。因甘露醇为高渗性,口服后可吸收肠壁水分,促进肠蠕动,起到有效腹泻,达到清洁肠道的效果。采用此法基本不改变患者饮食或术前2d进少渣半流质饮食。但因甘露醇在肠道内被细菌酵解,可因术中使用电刀而产生易引起爆炸的气体,应予注意;对年老体弱、心、肾功能不全、肠道梗阻者禁用。

有肠梗阻症状者,肠道准备时间需延长;直肠癌肠腔有狭窄时,应选择粗细合适的肛管,在直肠指诊引导下(或直肠镜直视下),轻轻通过狭窄口至狭窄病变以上肠腔做灌肠。高位直肠癌禁用高压灌肠,以防癌细胞扩散。

3)肛门坐浴和阴道冲洗:直肠癌患者术前 2d 每晚用 1∶5000 高锰酸钾溶液肛门坐浴;女患者若肿瘤已侵犯阴道后壁,术前 3d 每晚需冲洗阴道。

4)手术日晨安置胃管和尿管:有梗阻症状的患者应及早放置胃管,减轻腹胀;留置导尿管可维持膀胱排空,预防手术时损伤及因直肠切除后膀胱后倾或骶神经损伤所致的尿潴留。

5)备好术中所用抗癌药。

3. 术后护理

(1)一般护理。①体位:病情平稳者,可改半卧位,以利腹腔引流。②严密观察病情:术后应每半小时测量血压、脉搏、呼吸,4~6 次以后改为每小时一次;病情平稳后延长测量间隔时间。③注意有无内出血和吻合口瘘迹象。④饮食:禁食、胃肠减压期间由静脉补充水和电解质,准确记录 24h 出入水量,防止水和电解质失衡。2~3d 后肛门排气或结肠造口开放后即可拔除胃肠减压,进流质饮食。若无不良反应,改为半流质饮食,术后 1 周可进少渣饮食,2 周左右可进普食,应给予高热量、高蛋白、丰富维生素、低渣的食物。为防止腹泻,要注意饮食卫生,并少吃纤维素类食品或生冷、油腻的食物。

(2)引流管的护理。①留置导尿管护理:直肠癌手术后常有排尿功能的障碍,留置导尿管 1~2 周,必须保持其通畅,防止扭曲、受压;观察尿液情况,详细记录。每日 2 次进行尿道口护理。每日用 1∶5000 呋喃西林液冲洗膀胱 1~2 次,每周更换导尿管;数天后关闭导尿管,每隔 4~6h 或有尿意时开放尿管一次,训练膀胱收缩排尿功能;防止排尿功能障碍。②腹腔引流管、骶前引流管通畅,避免受压、扭曲、堵塞,防止渗血、渗液潴留于残腔;Dixon术后用负压引流,观察记录引流液的色、质、量。骶前引流管需待引流液量少、色清方可拔除,一般引流 5~7d。一旦发现引流管性状改变及时报告医生处理。引流管周围敷料湿透时应及时更换。

(3)预防和处理并发症。

1)切口感染:应注意预防,术后给予抗生素;保持伤口周围清洁、干燥,及时换药;对会阴部切口,可于术后 4~7d 用 1∶5000 高锰酸钾温水坐浴,每日两次;观察体温变化及局部切口有无红、肿、热、痛;若发生感染,则开放伤口,彻底清创。

2)吻合口瘘:局部血供差、肠道准备不充分、低蛋白血症等都可导致 Dixon 手术后吻合口瘘,应注意观察术后引流管是否通畅。若发生瘘,应行盆腔持续滴注、冲洗、吸引等,同时予肠外营养支持。若瘘口大,伴有腹膜炎或盆腔脓肿,则必须横结肠造口以转流粪便,并做腹腔灌洗,彻底清除残留粪便以加速愈合。

(4)结肠造口护理。

1)造口开放前的护理:观察造口有无异常,用凡士林或生理盐水纱布外敷结肠造口,敷料渗湿后应及时更换,防止感染。要注意肠段有无回缩、出血、坏死、狭窄等。

2)保护腹壁切口:结肠造口一般于术后 2~3d 开放。造口开放初期,粪便稀薄,排便次

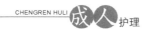

数多；开放后取侧卧位，用塑料薄膜将腹壁切口与造口隔开，以防流出的稀薄粪便污染腹壁切口，导致感染。

3）正确使用造口袋，保护造口周围皮肤：选择袋口大小合适，袋口对准造口贴紧，袋囊朝下，并用弹性的腰带将造口袋固定于腰间。更换造口袋，当造口袋内充满三分之一的排泄物时，须及时更换和洗净，先用中性皂液或0.5%氯己定（洗必泰）溶液清洁造口周围皮肤，再涂上氧化锌软膏，防止皮炎和皮肤糜烂；观察造口周围皮肤有无红、肿、破溃等现象。除使用一次性造口袋外，患者可备多个造口袋用于更换，使用过的造口袋可用中性洗涤剂和清水洗净，或用1∶1000氯己定（洗必泰）溶液浸泡30min，擦干、晾干备用。

4）饮食指导：注意饮食卫生，避免食物不清洁等原因引起腹泻。避免进食胀气性或有刺激性气味的食物。避免食用引起便秘的食物。

5）预防并发症：结肠造口可能发生的并发症有结肠造口残端坏死、结肠造口狭窄、结肠造口旁疝、结肠造口脱出等。护理中应注意：①造口处拆线愈合后，每日扩肛1次，防止造口狭窄。观察患者有无恶心、呕吐、腹痛、腹胀、停止排气、排便等肠梗阻症状。②若进食后3～4d未排便，可将导尿管插入造口不超过10cm灌肠，常用液状石蜡或肥皂水，注意压力不能过大，以防肠道穿孔。

6）帮助患者正视并参与造口的护理：由于人工肛门没有括约肌，不能自行控制，患者常常产生思想负担，因此要多解释和鼓励，并帮助和指导患者做好人工肛门护理：①观察患者是否出现否认、哀伤或生气的情绪反应，鼓励患者及家属说出对造口的感觉和接受程度。②促使患者以正向且接受的态度处理造口，避免出现厌恶情绪。③护理过程中注意保护患者的隐私和自尊。④鼓励家属参与患者造口的护理。⑤协助患者逐步获得独立护理造口的能力：先让患者正视造口，讨论自我照顾的注意事项，教导处理的步骤；当患者达到预定目标时，给予适当的鼓励。⑥向患者及家属解释经过一段时间的实践，定时定量饮食，可达到定时排便，恢复正常生活，能参加适量的运动和社交活动。

4. 健康教育

(1)积极预防和治疗结直肠癌的癌前期病变，如结直肠息肉、腺瘤、溃疡性结肠炎、结肠克罗恩病等；避免高脂肪、低纤维饮食；应逐步养成定时排便的习惯。如有几天没有大便，可服用导泻药或到医院进行人工肛门灌肠。为防止腹泻，要注意饮食卫生，并少吃纤维素类食品或生冷、油腻的食物。

(2)指导患者做好结肠造口的护理，出院后可每1～2周扩张造口一次，持续2～3个月。若发现造口狭窄、排便困难应及时到医院检查、处理。3个月内避免腹内压增高。

(3)参加适量活动，保持心情舒畅。参与正常人的生活和社交。建议患者出院后加入造口患者协会，学习交流彼此的经验和体会，学习新的控制排便方式，获得自信心。

(4)定期随访，一般3～6个月复查一次。化疗的患者，应每周检查白细胞和血小板计数一次。若患者有消瘦、骶骨部疼痛、会阴部硬块、腹块、腹水、肝脏肿大等，应及时到医院就诊。

（韩慧慧）

任务 4-6　直肠肛管疾病患者的护理

📖 学习目标

- **知识目标**
  1. 了解直肠肛管疾病的病因、病理及治疗；
  2. 熟悉直肠肛管疾病的主要临床表现及检查；
  3. 掌握肛裂、痔的定义及直肠肛管疾病的护理要点。
- **能力目标**
  1. 能正确评估直肠肛管疾病的症状、体征；
  2. 能进行直肠指检，能协助进行各项辅助检查或操作（如直肠镜等）；
  3. 能完成术前准备；
  4. 能观察直肠肛管疾病患者的病情变化及术后并发症；
  5. 能指导患者肛门坐浴、保持大便通畅；
  6. 能指导患者进行缩肛训练。

［任务 4-6-1］　痔患者的护理

【知识背景】

痔(hemorrhoid)是直肠下段黏膜下和肛管皮肤下的静脉丛瘀血、扩张和屈曲所形成的静脉团。痔是常见病，任何年龄都可发病，但随年龄增长，发病率增高。

(一)直肠肛管的解剖

肛管上接直肠，下至肛门缘，长约 3～4cm。直肠下端与口径较小的肛管相连，其黏膜呈现 8～10 个隆起的纵行皱襞，称为肛柱。相邻两个肛柱基底之间有半月形皱襞，成为肛瓣。肛瓣与直肠柱下端黏膜围成袋状小窝，称为肛窦。窦口向上，深 3～5mm，底部有肛腺开口。在肛管与直肠柱连接的部位有三角形乳头状隆起，称肛乳头。肛瓣边缘和肛柱下端共同在直肠和肛管交界处形成一锯齿状环行线，称齿状线，成为直肠与肛管的分界线。

直肠肛管肌属不随意肌，肌内排列方式为内环外纵，环肌层在直肠下段伸延并增厚，成为肛管内括约肌。肛管括约肌分为内括约肌和外括约肌。内括约肌与外括约肌的皮下部交界处在肛管内形成一浅沟，称肛管白线。肛管内括约肌、直肠纵肌的下部、肛管外括约肌的深部和耻骨直肠肌共同组成肛管直肠环，具有收缩肛门的功能，若手术切断后，可引起肛门失禁(图 4-6-1)。

在直肠与肛周有数个间隙，又称外科解剖间隙。其内充满脂肪结缔组织，容易发生感染，形成肛周脓肿，直肠肛管周围间隙有：①骨盆直肠间隙；②直肠后间隙；③坐骨肛管间隙；④肛门周围间隙。

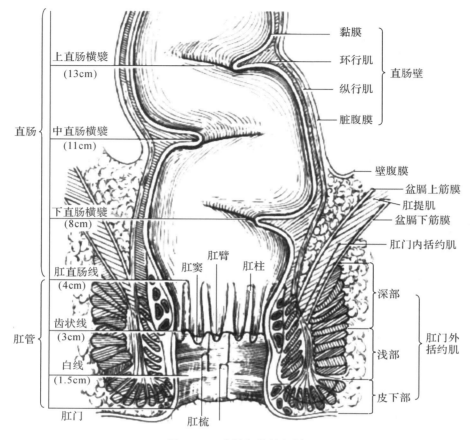

图 4-6-1 直肠肛管的解剖

齿状线以上直肠肛管的血液供应来自直肠上、下动脉和骶中动脉。齿状线以下的血液由肛管动脉供应。

直肠肛管有两个静脉丛：①直肠上静脉丛，位于齿状线以上的黏膜下，回流至门静脉。②直肠下静脉丛，位于齿状线下方，汇集成直肠下静脉和肛管静脉，回流到下腔静脉。

齿状线以上的直肠黏膜由自主神经系统支配，无痛觉；而齿状线以下的肛管皮肤则由体神经系统的阴部内神经支配，痛觉异常敏锐，故肛管的皮肤为"疼痛敏感区"。

(二)病因

病因尚未完全明确，目前有以下两种学说。

1. 肛垫下移学说　肛垫（又称肛管血管垫）是位于直肠末端的组织垫，由平滑肌、结缔组织及静脉（或称静脉窦）构成的复合体，位于肛管的左侧、右前、右后三个区域，突向肛管内。起到协调肛管括约肌，完善肛门闭合的作用。肛垫可由于反复便秘、腹压增高等因素而向远侧移位，其中的纤维间隔逐渐松弛、直至断裂；同时伴有静脉丛瘀血、扩张、融合，甚至夹杂细小的动静脉瘘，形成痔。

2. 静脉曲张学说　直肠上静脉属门静脉系统，因无静脉瓣使血液不易回流，加上直肠上下静脉丛管壁薄、位置浅，末端直肠黏膜下组织松弛，易出现血液淤积和静脉扩张。直肠、肛管位于腹腔最下部,可引起直肠静脉回流受阻的原因很多,如长期坐立、便秘、妊娠、前列腺肥大、腹水及盆腔巨大肿瘤压迫等,在发生直肠静脉回流受阻、瘀血、扩张而形成痔。此外,肛周感染可引起静脉周围炎,使静脉壁组织纤维化,失去弹性,引起回流障碍、扩张而导致痔的发生。

(三)分型

按部位分为内痔、外痔和混合痔三种(图 4-6-2)。

1. 内痔　位于齿状线以上。由直肠上静脉丛形成,表面为直肠黏膜所覆盖。内痔的分度:Ⅰ度:排便时出血,痔块不脱出肛门。Ⅱ度:排便时痔块脱出肛门,排便后自行回纳。Ⅲ度:痔脱出于肛门,需用手辅助才可回纳。Ⅳ度:痔块长期脱出于肛门外,不能回纳或回纳后又立即脱出。

2. 外痔　位于齿状线下方。由直肠下静脉丛形成,表面为肛管皮肤所覆盖。表现为肛管皮肤下有一至数个椭圆形突出。血栓性外痔最常见,是血液在肛缘皮下静脉丛形成血栓而成,表现为暗紫色、半球形的血凝块,形成硬结,血块吸收后遗留纤维性皮垂(结缔组织外痔)。

3. 混合痔　因直肠上下静脉丛互相吻合致齿状线上、下静脉丛同时曲张形成。内痔发展到Ⅲ度以上多形成混合痔,混合痔逐渐加重,呈环状脱出肛门外,脱出的痔块在肛周呈梅花状,称环状痔。

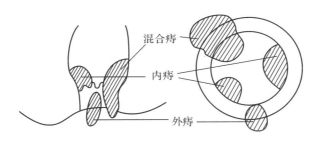

图 4-6-2　痔的类型与齿状线的关系

【工作任务—案例导入】

患者,男,26 岁,因反复便血 2 周入院,护理体检:T 37.2℃,P 64 次/min,BP 98/62mmHg。患者神志清,营养良好,心脏检查未发现阳性体征,肝、脾、肋下未及。肛门口外观无异常,膝胸位进行肛门镜检查,发现齿状线附件有多个红色赘生物,触之出血。辅助检查:暂缺。医学诊断:内痔。治疗:保守治疗并进一步观察。

任务导向:

1. 如何进行肛门镜检查,可以安置哪些体位?

2. 若保守治疗效果欠佳,需要手术治疗,如何进行术后护理?

【护理工作过程】

(一)护理评估

1. 健康史　任务探究:什么原因导致痔的发生?

评估痔患者的发病相关因素,比如是否从事久站、久坐、少活动的职业,是否有便秘、饮

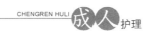

酒、吃辛辣等刺激性食物史,是否有慢性咳嗽、习惯性便秘等致腹内压增高的因素,是否伴有糖尿病、高血压、心脏病等,是否妊娠,因为增大的子宫压迫盆腔的血管,使腿部、会阴部及直肠等处的静脉血不能顺畅地回流,使直肠下段和肛门周围的静脉瘀血膨大而形成痔;妊娠期妇女活动量相对减少,引起胃肠功能减弱,粪便停留于肠腔时间较长,水分被吸收引起大便干燥、便秘;增大的子宫对直肠的压迫,可加重便秘。

2.身体状况 任务探究:如何评估痔的临床表现?

(1)内痔临床表现。

1)便血:便时出血是内痔的常见症状,呈鲜红色,无痛,出血量一般不多,有时较多,呈喷射状,日久可造成严重贫血。

2)痔块脱出:内痔第Ⅱ、Ⅲ度即可脱出肛门外,由自行还纳变为必须用手还纳,否则容易嵌顿、坏死。

3)疼痛:单纯内痔无疼痛。当内痔黏膜糜烂、水肿、继发感染可有疼痛,如发生嵌顿绞窄,坏死感染,可有剧痛。

4)瘙痒:直肠黏膜脱出时常有黏液分泌物流出,可刺激肛门周围皮肤引起瘙痒或湿疹。

内痔需通过肛门镜检查,了解痔块情况。对有脱垂者,在蹲位或排便后可观察到痔块大小、数目及部位。

(2)血栓性外痔临床表现。多因用力排便,肛门边缘静脉破裂,血液渗于皮下组织,形成血肿,凝结成疼痛肿块。排便和活动时加重,检查见肛缘处有一突出的暗紫色长圆形肿块,表面皮肤水肿,质硬、压痛明显,不活动。外痔在肛门表面即可见红色或暗红色硬结,大小不一。

(3)结缔组织外痔临床表现。肛缘皮肤皱折变大,内有结缔组织增生,血管少,无曲张静脉,外痔底宽尖长,大小形成不等,可单发,也可多发。局部不易保持清洁,有炎症时可疼痛。

妊娠期痔疮对胎儿的主要危害是:孕妇贫血影响胎儿的正常发育,易造成胎儿发育迟缓、低体重;严重者可能引起胎儿早产或死亡。

3.辅助检查 肛门镜检查可确诊,不仅可见到痔的情况,还可观察到直肠黏膜有无充血、水肿、溃疡、肿块等,以及排除其他直肠疾患。

4.心理、社会状况 病程迁延常给患者生活和工作带来痛苦和不便,评估患者家属对患者的关心程度,以及对疾病防治知识的了解程度。

(二)护理诊断

1.首要护理诊断 急性疼痛:与血栓形成、痔块嵌顿、术后创伤等有关。

2.主要护理诊断

(1)便秘。与不良饮食、排便习惯等有关。

(2)潜在并发症。贫血、肛门狭窄、尿潴留、创面出血、切口感染等。

(三)护理目标

患者疼痛得到及时有效的缓解;排便状态恢复;并发症未发生或得到及时处理。

(四)治疗与护理

1.治疗原则

(1)非手术治疗。

1)一般治疗:适用于在痔的初期和无症状静止期的痔,主要措施:①改变饮食结构,多饮水,多进食膳食纤维,忌酒及辛辣有刺激的食物,保持大便通畅;②热水坐浴以改善局部血液循环;③肛管内注入含有消炎止痛的油膏或有润滑和收敛作用的栓剂;④血栓性外痔可先予局部热敷,外敷消炎止痛药物,若疼痛缓解可不手术;⑤内痔脱出者,需立即手法复位,若内痔嵌顿,用手轻轻地将脱出的痔块推回肛门内,防止再脱出。

2)注射疗法:治疗Ⅰ、Ⅱ度出血性内痔的效果较好,是将硬化剂(5%石炭酸植物油或5%鱼肝油酸钠、4%明矾水等)溶液注射于痔基底部的黏膜下层,使痔和痔块周围产生无菌性炎症反应,导致黏膜下组织纤维化、痔内静脉闭塞、痔块萎缩(图 4-6-3)。

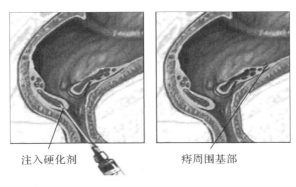

注入硬化剂　　　痔周围基部

图 4-6-3　内痔注射疗法

3)胶圈套扎疗法:可用于治疗Ⅰ、Ⅱ、Ⅲ度内痔,原理是将特制胶圈套至内痔根部,利用胶圈的弹性阻断痔的血供,使痔缺血、坏死、脱落而愈合(图 4-6-4)。

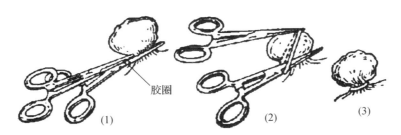

胶圈

(1)　　　(2)　　　(3)

图 4-6-4　内痔胶圈套扎术

(2)手术疗法。主要适用于病程长、出血严重、痔核脱出、混合痔及包括外痔血栓形成或血肿在内的非手术治疗无效者。手术方法有痔结扎术、痔单纯切除术、血栓外痔剥离术和吻合器上黏膜环切术等。

2.检查配合

(1)体位的安置。根据病情选择体位,常用:①膝胸位:适用矮小肥胖患者。②左侧卧位:适用于病重、年老体弱的患者。③截石位:适用于肥胖患者。④蹲位:患者做排便姿势,向下用力屏气,适用于内痔脱出、直肠息肉、直肠脱垂等检查。

(2)检查步骤。①肛门视诊:用两手拇指轻轻分开患者的臀部,观察肛门及周围有无脱出物如外痔,有无瘘、脓肿、肛裂等。②直肠指诊:又称肛指检查。戴上手套或右食指戴上指套,涂润滑油,用右手食指前端放在肛门口,待患者适应后再轻轻插入肛门口,先试验肛门括

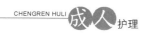
约肌的松紧度,然后对肛管直肠四周依次进行检查,应注意肠壁周围有无触痛、肿块、波动、狭窄等。在直肠前壁,男性可扪及前列腺,女性可触及子宫颈,手指抽出时,观察手套上有无血液、黏液。③肛镜检查:肛镜涂润滑油,缓慢插入肛门,抽出芯子,对好灯光,由深至浅观察直肠黏膜颜色,直肠瓣有无溃疡、息肉、肿瘤、异物等,将肛镜慢慢往外退出,边退边观察直肠和齿线附近有无病变,如瘘的内口、痔等。

上述三项检查发现的病变,采用顺时针定位法予以记录。如检查时取截石位,则肛门后正中 6 点,前方中点为 12 点,例如检查时在肛门前方偏右见一痔团,应记录"截石位 11 点或胸膝位 5 点"处有痔一个,如图 4-6-5 所示。

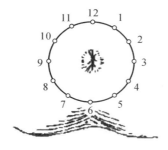

图 4-6-5　肛门检查后时钟定位法(截石位)

3. 术前护理

(1)调节饮食。鼓励患者多饮水,多吃新鲜蔬菜、水果及富含纤维素的食物,少吃辛辣食物,避免饮酒。

(2)保持大便通畅。养成每日定时排便的习惯。习惯性便秘者通过增加粗纤维食物,每日饮用适量蜂蜜,也可服用缓泻剂,如蓖麻油、液状石蜡等。

(3)热水坐浴。坐浴是清洁肛门、改善局部血液循环、促进炎症吸收的有效方法,并有缓解括约肌痉挛、减轻疼痛的作用。可用 1:5000 高锰酸钾溶液坐浴,温度为 43～46℃,每日 2～3 次,包括便后坐浴,每次 20～30min。坐浴盆应大而深,能盛放 3000mL 溶液。

(4)肠道准备。术前三日进少渣饮食,并口服缓泻剂或肠道杀菌剂,以预防感染。术前一日进全流质饮食,必要时手术前晚或手术晨进行清洁灌肠。

(5)皮肤准备。做好手术野皮肤准备,每晚坐浴,保持肛门皮肤干净,女性已婚患者术前冲洗阴道。

4. 术后护理

(1)病情观察。术后由于创面容易渗血或因结扎线脱落造成出血,需定时观察血压、脉搏、呼吸及伤口渗血情况,警惕内出血的发生。随后,应注意有无肛门失禁、切口感染等其他并发症。

(2)疼痛护理。手术后常因肛管括约肌痉挛或肛管内填塞敷料过紧而引起剧烈疼痛,术后 1～2d 可适当给予止痛剂,必要时放填塞物,并注意防止伤口受压。若伤口水肿可温水坐浴。

(3)尿潴留处理。肛管手术后,局部因手术、麻醉刺激、切口疼痛、肛管内填塞敷料或不习惯床上排便可造成尿潴留。通过术后止痛、多饮水、解除恐惧情绪或诱导排尿等处理,一般能自行排尿,也可针刺治疗,必要时导尿。

(4)饮食与排便。术后 2～3d 内进流质或无渣或少渣饮食,以后逐步改为普食。一般术后不必限制排便,应保持大便通畅,若有便秘,可口服液状石蜡或其他缓泻剂,但禁忌灌肠。

(5)伤口的护理。术后取仰卧位或侧卧位,臀部垫气圈,以防止伤口受压。肛门部手术后,多数伤口敞开不缝合,每日均需换药。排便后用 1∶5000 高锰酸钾温水坐浴然后换药。换药时注意引流通畅,使肉芽组织从基底向上生长,促进伤口愈合。

(6)并发症的观察与处理。

1)肛门狭窄:注意患者有无排便困难、大便变细或大便失禁。为防止肛门狭窄,术后 5～10d 内可用食指扩肛,每日 1 次。同时鼓励患者有便意时即排便。肛门括约肌松弛者,手术 3d 后可做肛门收缩运动。

2)感染:当切口发生红、肿、热、痛时,应及时处理,缝合的切口可间断拆线,肛门部可理疗或热敷、坐浴,必要时抗菌治疗,一旦脓肿形成,尽早切开引流。

3)出血:术后 24h 内出血,多数经局部止血,如纱布压迫、涂止血粉等,均可止血,少数需重新缝扎止血。若出现脉搏快、血压下降,应积极抗休克治疗。

5.心理护理　根据心理、生理、社会医学模式和患者心理特点进行护理,尽可能满足患者合理要求,倾听患者内心感受,耐心向患者及家属详细讲解病情及手术情况,争取家属配合,解除患者对手术的顾虑。尤其是妊娠期患者,更应该耐心倾听患者对胎儿的担心,并讲解病情及手术麻醉对胎儿的影响。

6.健康指导

(1)防止便秘,注意饮食调节,多吃蔬菜、水果,禁辛辣食物和饮酒。

(2)通便,每日定时大便,预防、处理便秘。

(3)注意卫生,每日或便后清洁肛门。

(4)加强运动,加强肛门括约肌舒缩能力锻炼。

(5)处理导致腹内压增高因素。

(6)出院后,若创面未完全愈合,每次排便后仍需坐浴。

(7)若出现排便困难,应及时去医院就诊,有肛门狭窄者行肛门扩张。

(8)妊娠期妇女应多取侧卧位睡,以缓解或消除妊娠子宫对下腔静脉的压迫,避免血液淤积。

(五)护理评价

患者疼痛是否得到及时有效的缓解;排便状态是否恢复;并发症是否发生或得到及时处理。

[任务 4-6-2]　肛裂患者的护理

【知识背景】

肛裂(anal fissure)是齿状线下肛管皮肤层裂伤后形成经久不愈的溃疡。多见于青、中年人,绝大多数肛裂位于肛管的后正中线上,少数发生于前正中线处。

长期便秘、粪便干结引起的排便时机械性创伤是大多数肛裂形成的直接原因。肛管外

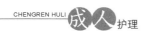

括约肌浅部在肛管后方形成肛尾韧带,较为坚硬,伸缩性差,此区域血供亦差。排便时,肛管后壁承受压力最大,故后正中线处易受损伤。肛裂常为单发纵向、椭圆形溃疡或感染的裂口(图 4-6-6)。因反复损伤与感染,基底不整齐,质硬,边缘纤维化,肉芽呈灰白色。裂口上端的肛瓣和肛乳头水肿,形成肥大乳头;下端皮肤因炎症水肿及静脉、淋巴回流受阻,形成突出于肛门外的袋状皮垂,形似外痔,称"前哨痔"。肛裂、前哨痔和肛肥大乳头常同时存在,称为肛裂"三联症"。妊娠后期,由于胎儿日渐增大,压迫直肠,可影响肠管蠕动使粪便排出困难,因此妊娠期易出现便秘,由于大便秘结,排便过于用力,也会引起齿线以下的肛门皮肤破裂。

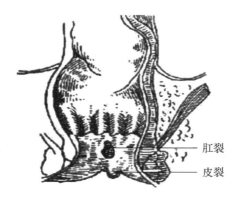

图 4-6-6　肛裂

【工作任务—案例导入】

患者,女,27 岁,妊娠 6 月余,便秘 3 月余,近一周排便时和排便后肛门部剧烈疼痛,有鲜血滴于粪便表面。

任务导向:

1.该患者的医学诊断是什么?

2.该患者目前采取保守治疗,如何对其进行健康教育?

【护理工作过程】

(一)护理评估

1.健康史　任务探究:什么原因导致肛裂的发生?

评估患者是否有长期便秘、粪便干结等导致排便时损伤肛管及皮肤层的因素。

2.身体状况　任务探究:如何评估肛裂患者的临床表现?

(1)疼痛。这是肛裂最为主要的症状,排便时和排便后肛门部剧烈疼痛。排便时干硬粪便直接挤擦溃疡创面和撑开肛管撕拉裂口,排便后肛门括约肌较长时间的反射性痉挛引起两次疼痛高峰。常持续几分钟到数小时。

(2)便秘。便秘是病因,也是症状。肛裂多由便秘引起,形成肛裂后患者因疼痛而惧怕排便,更加重便秘,形成恶性循环。

(3)出血。每次排便擦伤或撕拉肛裂时,创面常有少量出血。鲜血见于粪便表面、便纸上或便时滴出,大量出血少见。

3.辅助检查　已确诊者,一般不宜行直肠指诊或肛镜检查,避免增加患者痛苦,可以取活组织做病理检查,以明确诊断。

4. 心理、社会评估 患者常有排便时剧烈疼痛,会给生活和工作带来痛苦和不便;患者常常因为羞于就医而延误诊治,而且心理压力大,出现焦虑、忧郁等心理反应;评估患者家属对患者的关心程度,以及对疾病防治知识的了解程度。

（二）护理诊断

1. 首要护理诊断 急性疼痛:与粪便刺激、肛管括约肌痉挛、手术创伤等有关。

2. 主要护理诊断

（1）便秘。与患者惧怕疼痛而不愿排便有关。

（2）潜在并发症。出血、排便失禁等。

（三）护理目标

患者疼痛得到及时有效的缓解;排便状态恢复;并发症未发生或得到及时处理。

（四）治疗与护理

1. 治疗原则

（1）非手术治疗。

1）软化大便:口服缓泻剂或液状石蜡使大便松软、润滑,增加水和膳食纤维的摄入,纠正便秘。

2）坐浴:排便后用 1：5000 高锰酸钾温水坐浴以改善局部血液循环,促进炎症吸收,缓解括约肌痉挛及其引起的疼痛,保持局部清洁,促进裂口愈合。

3）扩肛疗法:局部麻醉后,患者侧卧位,用食指和中指缓慢、均衡地扩张肛门括约肌,使之松弛,疼痛消失,溃疡愈合。

（2）手术治疗。适用于非手术治疗无效或经久不愈的陈旧性肛裂者。手术方式包括:

1）肛裂切除术:即切除肛裂缘及周围不健康的组织、"前哨痔"和肥大的肛乳头等,创面敞开引流、更换敷料直至愈合。

2）肛管内括约肌切断术:肛管内括约肌为环形不随意肌,其痉挛收缩是引起肛裂疼痛的主要原因。垂直切断部分内括约肌的同时切除肥大的肛乳头和"前哨痔";数周后切口自行愈合,该手术治愈率高,但手术不当可导致肛门失禁。

2. 调整饮食 增加膳食中新鲜蔬菜、水果及粗纤维食物的摄入,少食或忌食辛辣和刺激食物,多饮水,以促进胃肠蠕动,防止便秘。

3. 保持大便通畅 长期便秘是引起肛裂的主要病因。指导患者养成每日定时排便的习惯,进行适当的户外锻炼,必要时可服缓泻剂或液状石蜡等,也可选用蜂蜜、番泻叶等泡茶饮用,以润滑、松软大便利于排便。

4. 妊娠期用药护理 孕期用药,大多数可通过胎盘进入循环,为预防和减少药物对胎儿的不良影响,治疗时应采取局部用药,如需全身用药时,要选择对胎儿生长发育没有影响的药物,如用中药配制成的栓剂、熏洗剂、外敷药、痔疮膏等。

5. 心理护理 向患者详细讲解肛裂的相关知识,鼓励患者克服因惧怕疼痛而不敢排便的情绪,配合治疗。多数妊娠期间伴便秘的患者在早期未引起重视,造成肛裂的发生,护理人员应及时做好心理护理,使患者积极地配合护理。

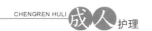
6. 术后常见并发症的预防和护理

(1)切口出血。多发生于术后1~7d,常见原因为术后便秘、猛烈咳嗽等,这些原因导致创面裂开、出血。预防措施包括:保持大便通畅,防止便秘;预防感冒;避免腹内压增高的因素,如剧烈咳嗽、用力排便等。密切观察创面的变化,一旦出现切口大量渗血,紧急压迫止血,并报告医师处理。

(2)排便失禁。多由于术中不慎切断肛管直肠环所致。询问患者排便前有无便意,每日的排便次数、量及性状。若仅为肛门括约肌松弛,可于术后3d开始指导患者进行提肛运动;若发现患者会阴部皮肤常有黏液及粪便沾染,或无法随意控制排便,立即报告医师,及时处理。

其余护理措施参考痔围手术期护理。

(五)护理评价

患者疼痛是否得到及时有效的缓解;排便状态是否恢复;并发症是否发生或得到及时处理。

[任务 4-6-3] 直肠肛管周围脓肿患者的护理

【知识背景】

直肠肛管周围脓肿(perianorectal abscess)是指发生在直肠肛管周围软组织或其周围间隙的急性化脓性感染,并形成脓肿。按脓肿所在部位分为:肛旁皮下脓肿、坐骨肛门窝(坐骨肛管间隙)脓肿、骨盆直肠窝(骨盆直肠间隙)脓肿。多数脓肿在穿破或切开后形成肛瘘。

直肠肛管周围脓肿多数由肛腺感染引起,也可由肛周皮肤感染、损伤等引起。肛腺开口于肛窦,肛窦容易被粪便擦伤而发生感染并累及肛腺,形成肛窦肛腺肌间感染。由于直肠肛管周围间隙为疏松的脂肪结缔组织,感染极易蔓延扩散,向上、下、外扩散到直肠肛管周围间隙,形成不同部位的脓肿(图 4-6-6)。

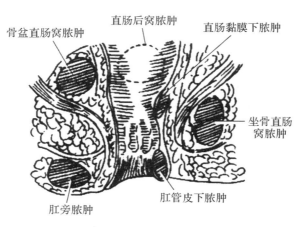

图 4-6-6 肛门直肠周围脓肿

【护理工作过程】

(一)护理评估

1. 健康史   任务探究：什么原因导致肛裂的发生？

评估患者是否有肛周皮肤感染、损伤,有无外伤、肛裂或痔疮药物注射治疗等。

2. 身体状况   任务探究：如何评估直肠肛管周围脓肿患者的临床表现？

(1)肛旁皮下脓肿。以肛周皮下脓肿最常见,位置表浅。主要表现为肛周持续跳动性疼痛,排便时加重。局部红肿,有压痛,脓肿形成后可有波动感,全身感染症状不明显。

(2)坐骨肛门窝(坐骨肛管间隙)脓肿。比较常见。因坐骨肛管间隙较大,形成的脓肿也较大,症状较重,临床表现为局部持续性胀痛逐渐加重,变为显著性跳痛,排便时疼痛加重,里急后重或有排尿困难。随之出现全身感染性症状,如乏力、食欲减退、寒战、高热等。直肠指诊,患侧有明显压痛或扪及有压痛性的肿块。

(3)骨盆直肠窝(骨盆直肠间隙)脓肿。较为少见。此间隙位置较深,空间较大,因此全身性感染症状更为明显而局部症状不明显。患者可出现持续高热、头痛、恶心等,严重时有脓毒症表现。局部表现为直肠坠胀感,便意不尽,常伴排尿困难。直肠指检可扪及局部肿胀、压痛,可有波动感。局部穿刺抽出脓液即明确诊断。

3. 辅助检查

(1)局部穿刺抽脓。有确诊价值,且可将抽出的脓液行细菌培养。

(2)实验室检查。有全身感染症状的患者血常规可见白细胞计数和中性粒细胞比例增高,严重者可出现核左移及中毒颗粒。

(3)直肠超声、MRI 检查。直肠超声可协助诊断。MRI 检查对肛周脓肿的诊断很有价值,可明确与括约肌的关系及有无多发脓肿,部分患者可观察到内口。

4. 心理、社会评估   患者常常因为羞于就医而延误诊治,而且心理压力大,患者可出现焦虑、忧郁等心理反应;评估患者家属对患者的关心程度,以及对疾病防治知识的了解程度。

(二)护理诊断

1. 首要护理诊断   急性疼痛:与肛周炎症、手术有关。

2. 主要护理诊断

(1)便秘。与疼痛惧怕排便有关。

(2)体温过高。与脓肿继发全身感染有关。

(三)护理目标

患者疼痛得到及时有效的缓解;排便状态恢复;患者体温在正常范围。

(四)治疗与护理

1. 治疗原则   发病早期可用抗生素控制感染;局部理疗,热水坐浴;口服缓泻剂以减轻患者排便时的疼痛。脓肿形成后,应及早切开排脓。

2. 护理措施   根据医嘱全身应用抗生素控制感染,有条件时穿刺抽取脓液,并根据药敏试验结果选择合适的抗生素治疗;行脓肿切开引流者,密切观察引流液颜色、量及性状并记录;予以甲硝唑或中成药液等定时冲洗脓腔,当脓液变稀,引流量小于 50mL/d 时,可考虑拔管;告知患者忌食辛辣刺激食物,多食蔬菜、水果、蜂蜜等,鼓励排便;协助患者采取舒适体位,避免局部受压加重疼痛;高热患者给予物理降温。

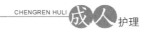

其余护理措施参见痔围手术期护理。

(五)护理评价

患者疼痛是否得到及时有效的缓解;排便状态是否恢复;患者体温是否在正常范围内。

[任务 4-6-4] 肛瘘患者的护理

【知识背景】

肛瘘(anal fistula)是指肛门周围的肉芽肿性管道,由内口、瘘管、外口三部分组成,是常见的直肠肛管疾病之一,任何年龄都可发病,多见于青壮年男性。

(一)病因和病理

大部分肛瘘由直肠肛管周围脓肿引起。因此内口多在齿状线上肛窦处,脓肿自行破溃或经手术切开引流处成为外口,原发灶为内口,脓腔逐渐缩小,脓腔周围的肉芽组织和纤维组织增生形成管道;粪便经常由原发感染病灶进入,由于肛瘘管道迁曲、引流不畅,而外口皮肤生长较快,常致假性愈合并形成脓肿。脓肿亦可从另处皮肤穿出形成新口,反复发作造成多个瘘口。

(二)分类

按瘘管位置高低分类。

1.低位肛瘘 瘘管位于外括约肌深部以下,可分为低位单纯性肛瘘(只有一个瘘管)和低位复杂性肛瘘(有多个瘘管和瘘口)。

2.高位肛瘘 瘘管位于外括约肌深部以上,包括高位单纯性肛瘘(只有一个瘘管)和高位复杂性肛瘘(有多个瘘管和瘘口)(图 4-6-7)。

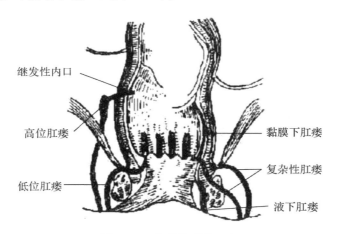

图 4-6-7　各种类型的肛瘘

【护理工作过程】

(一)护理评估

1.健康史 任务探究:什么原因导致肛瘘的发生?

评估患者的既往史及排便饮食习惯,有无直肠肛管周围脓肿。

2. 身体状况　任务探究：如何评估肛瘘患者的临床表现？

（1）症状。以瘘外口流出少量脓性、血性、黏液性分泌物为主要症状。由于分泌物刺激，肛门周围部潮湿、瘙痒，严重时出现湿疹。较大的高位肛瘘常有粪便或气体从外口排出。当外口堵塞或假性愈合时，瘘管内脓液不能排出，再次形成脓肿，可出现直肠肛管周围脓肿症状，随脓肿破溃，脓液外流，症状缓解。反复形成脓肿是肛瘘的特点。

（2）体征。外口呈红色乳头状突起，压之有少量脓液或脓血性分泌物排出。直肠指检时在内口处有轻度压痛，自外口向肛门方向可触及条索样瘘管。

3. 辅助检查　确定内口位置对明确肛瘘诊断非常重要，常用的辅助检查有：

（1）内镜检查。肛门镜检查有时可以发现内口。

（2）特殊检查。若无法判断内口位置，可将白色纱布条填入肛管及直肠下端，并从外口注入亚甲蓝溶液，根据白色纱布条染色部位确定内口。

（3）实验室检查。当发生直肠肛管周围脓肿时，患者血常规检查可出现白细胞计数及中性粒细胞比例增高。

（4）影像学检查。碘油瘘管造影是临床常规检查方法，可明确瘘管分布；MRI 检查可清晰显示瘘管位置及与括约肌之间的关系。

4. 心理、社会评估　患者常常因为羞于就医而延误诊治，而且心理压力大，患者可出现焦虑、忧郁等心理反应；评估患者家属对患者的关心程度，以及对疾病防治知识的了解程度。

（二）护理诊断

1. 首要护理诊断　急性疼痛：与肛周炎症及手术有关。

2. 主要护理诊断

（1）皮肤完整性受损。与肛周脓肿破遗、皮肤瘙痒、手术治疗等有关。

（2）潜在并发症。肛门狭窄、肛门松弛等。

（三）护理目标

患者疼痛得到及时有效的缓解；肛周皮肤完整；并发症未发生或得到及时处理。

（四）治疗与护理

1. 治疗原则　手术切开或切除瘘管。手术时应避免损伤肛门括约肌，防止肛门失禁，同时避免瘘的复发。

（1）肛瘘切开术。这是将瘘管全部切开开放，靠肉芽组织生长使伤口愈合的方法，适用于低位肛瘘。

（2）挂线疗法。利用橡皮筋或有腐蚀作用的药线机械性压迫作用，缓慢切开肛瘘。切开瘘管后的炎症反应使切断的肌肉与周围组织粘连，肌肉不至于收缩过多而逐渐愈合（图 4-6-8）。适用于距肛门 3～5cm 内，有内外口低位或高位单纯性肛瘘，此法可防止术后肛门失禁。

（3）肛瘘切除术。切开瘘管并将瘘管壁全部切除，切至健康组织，创面不予以缝合，填入油纱布，使其逐渐愈合。此法适用于低位单纯性肛瘘。

2. 挂线疗法护理

（1）皮肤护理。保持肛门皮肤清洁，嘱患者局部皮肤瘙痒时不可搔抓，避免皮肤损伤感染。术前清洁肛门及周围皮肤；术后每次便后均采用 1:5000 高锰酸钾或中成药坐浴，创面

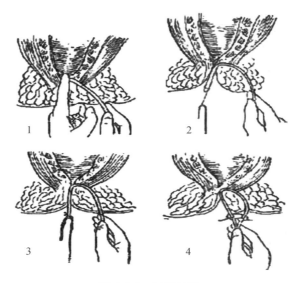

图 4-6-8　肛瘘挂线

换药至药线脱落后 1 周。

（2）饮食护理。挂线治疗前 1d 晚餐进半流质,术晨可进流质。术后予清淡、易消化食物,保持大便通畅。

（3）温水坐浴。术后第 2d 始每日早晚及便后采用 1∶5000 高锰酸钾或中成药坐浴,既可缓解局部疼痛,又有利于局部炎症的吸收、消散。

（4）健康教育。①收紧药线:嘱患者每 5～7d 至门诊收紧药线,直到药线脱落。脱线后局部可涂生肌散或抗生素软膏,以促进伤口愈合。②扩肛或提肛运动:为防治肛门狭窄,术后 5～10d 内可用食指扩肛,每日 1 次。肛门括约肌松弛者,术后 3d 起可指导患者进行提肛运动。

3.围手术期护理　同痔围手术期护理。

(五)护理评价

患者疼痛得到及时有效的缓解;肛周皮肤完整;并发症未发生或得到及时处理。

（韩慧慧）

任务 4-7　肝胆胰疾病患者的护理

学习目标

- **知识目标**

　　1.了解肝硬化的病理；

　　2.熟悉肝硬化的病因、治疗原则；

　　3.掌握肝硬化的临床特征、护理措施；

　　4.掌握上消化道出血临床表现；

　　5.掌握上消化道出血量的估计和出血持续或停止的判断；

　　6.掌握上消化道出血患者的护理措施；

　　7.熟悉三腔二囊管压迫止血术的术前准备、术后护理；

　　8.了解原发性肝癌的病理；

　　9.熟悉原发性肝癌的病因、治疗原则；

　　10.掌握原发性肝癌的临床特征、护理措施；

　　11.了解肝性脑病的病理；

　　12.熟悉肝性脑病的病因、治疗原则；

　　13.掌握肝性脑病的临床特征，护理措施；

　　14.掌握胆道疾病的特殊检查及护理；

　　15.熟悉胆道结石的分类；

　　16.掌握胆囊结石及急性胆囊炎的临床表现和护理；

　　17.掌握胆管结石及急性胆管炎的临床表现和护理；

　　18.掌握急性梗阻性化脓性胆管炎的临床表现和护理；

　　19.掌握妊娠期胆道疾病患者实施腹腔镜手术时的注意事项；

　　20.了解急性胰腺炎病因、病理；

　　21.熟悉急性胰腺炎治疗原则；

　　22.掌握急性胰腺炎护理评估和护理措施；

　　23.掌握妊娠期合并胰腺炎的特殊产科处理方法。

- **能力目标**

　　1.能评估肝硬化患者的病情，完成护理评估记录；

　　2.能对肝硬化患者提出正确的护理措施；

　　3.能对肝硬化患者进行健康指导；

　　4.能评估上消化道出血患者的病情，完成护理评估记录；

　　5.能对上消化道出血患者提出正确的护理措施；

　　6.能进行三腔二囊管压迫止血术的操作配合和护理；

　　7.能评估原发性肝癌患者的病情，完成护理评估记录；

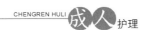

8.能对原发性肝癌患者提出正确的护理措施；

9.能对原发性肝癌患者进行健康指导；

10.能对肝癌手术患者进行围手术期护理；

11.能评估肝性脑病患者的病情，完成护理评估记录；

12.能对肝性脑病患者提出正确的护理措施；

13.能对肝性脑病患者进行健康指导；

14.能判断各种胆道结石的类型；

15.能根据各种胆道疾病的特殊检查提供相对应的护理措施；

16.能根据病情及临床表现提供正确、及时的护理措施；

17.能根据手术方式观察术后并发症并采取相应的护理措施；

18.能分析妊娠期实施腹腔镜手术的潜在危险并进行预防和处理；

19.能根据临床表现判断胰腺炎的分期；

20.能评估急性胰腺炎的病因，指导患者预防加重病情的不利因素；

21.能根据放置的不同种引流管进行相应的护理；

22.能密切观察及时发现各类并发症，并采取相应的护理措施；

23.能根据胰腺炎的特殊类型如合并妊娠的胰腺炎进行针对性的护理。

［任务 4-7-1］　肝硬化患者的护理

【知识背景】

肝硬化(cirrhosis of liver)是因一种或多种病因长期或反复作用于肝脏而造成的慢性进行性弥漫性肝病，是在广泛的肝细胞变性坏死基础上，产生肝纤维化，形成再生结节和假小叶，致使肝小叶结构和肝内血管解剖被破坏的疾病。主要临床表现为肝功能损害和门静脉高压，晚期出现严重并发症，是严重和不可逆的肝脏疾病。

(一)病因

引起肝硬化的病因有很多种，在我国，病毒性肝炎引起肝硬化最多见，占我国肝硬化病因的 60%～80%，主要为乙型、丙型或乙型加丁型肝炎病毒单独或重叠感染，通常经过慢性肝炎，尤其是慢性活动性肝炎阶段演变而来，称为肝炎后肝硬化。欧美国家的肝硬化以慢性酒精中毒多见，在我国约占 15%，近年来有上升趋势。长期大量饮酒（每日摄入乙醇 80g 达10 年以上）时，乙醇及其中间代谢产物（乙醛）的毒性作用，引起酒精性肝炎，继而发展为肝硬化。胆汁淤积、慢性充血性心力衰竭等引起的循环障碍，工业毒物或药物，代谢障碍，营养障碍亦可导致肝硬化。

(二)病理

不论引起肝硬化的病因如何，其病理变化、发展过程基本相同，包括：①广泛肝细胞变性、坏死、正常肝小叶纤维支架塌陷。②残存肝细胞排列改变，形成不规则结节状肝细胞团（再生结节）。③各种细胞因子促进纤维化的产生，形成纤维束、纤维间隔，包绕再生结节或将残留肝小叶重新分割，改建成为假小叶，形成肝硬化典型形态改变。肝纤维化早期是可逆的,到后期假小叶形成时是不可逆的。④上述病理改变造成血管床缩小、闭塞和扭曲,血管受到再生结节挤压,肝内门静脉、肝静脉和肝动脉三者分支之间失去正常关系,并且出现交通吻合支等。这些严重的肝脏血循环障碍,不仅是形成门静脉高压的基础,而且加重了肝细胞的营养障碍,促进肝硬化病变的进一步发展。

【工作任务—案例导入】

患者,男,54 岁。乏力、食欲减退 2 年,腹胀 3 个月,加重 3d。

两年前患者无诱因出现乏力、食欲减退,无腹痛、腹胀、腹泻,无呕血、黑便、黄疸、不适,未引起注意,后自觉上述症状逐渐加重。3 月前患者自觉腹胀,四肢浮肿,曾到当地中医诊所就诊,中药煎服,具体不详,效果欠佳。近 3d 自觉上述症状加重,来院就诊,以"肝硬化失代偿期"入院。发病以来,胃纳差,小便减少少许,日均 600～700mL,大便一天两次,量约 200g,色黄,质软,非陶土样,夜间睡眠差,体重近期增加少许。

护理查体:T 36.8℃,P 90 次/min,R 20 次/min,BP 140/90mmHg,体重 75kg,腹围 110cm。神清,无扑翼样震颤,肝病面容,四肢见色素沉着,前胸及面颈部见数枚蜘蛛痣,双手见肝掌,皮肤黏膜、巩膜黄染,浅表淋巴结未触及肿大,无发绀,无颈静脉怒张,双肺呼吸音清,未闻及啰音,心率 100 次/min,律齐,未闻及杂音。患者直立时下腹部饱满,仰卧时腹部两侧膨隆呈蛙腹,见脐疝,无腹型及胃肠蠕动波,见腹壁静脉曲张,脐以上腹壁静脉血流方向向上,脐以下腹壁静脉血流方向向下,脐周静脉呈海蛇头样。剑突下轻压痛,无反跳痛,肝肋下 3cm 可触及,质硬,表面欠光滑,脾脏轻度肿大,莫菲氏征阴性,液波震颤阳性,移动性浊音阳性,肝上界位于右侧锁骨中线第五肋间,肝区轻叩痛,双肾区无叩痛,肠鸣音 3 次/min。四肢轻度凹陷性水肿,肌力正常,肌张力不高,生理反射存在,病理放射未引出。

辅助检查:ALT 400IU/L,AST 400IU/L。腹部超声检查提示肝硬化。

任务导向:

1.该患者哪些症状和体征符合肝硬化失代偿期? 可能会发生哪些并发症?

2.请为该患者制订护理计划。

【护理工作过程】

(一)护理评估

1.健康史　任务探究:什么原因导致肝硬化的发生?

了解引起肝硬化的病因:有无肝炎或输血史、胆道疾病等既往史;是否长期大量饮酒,有无长期接触化学毒物;是否长期服用肝损药物,如甲基多巴、双醋酚汀等,有无慢性肠道感染、消化不良、消瘦、黄疸、出血史。对妊娠期患者还应询问末次月经时间,以确定孕周,从而明确诊断,估计胎儿的存活力。

2.身体状况　任务探究:如何评估肝硬化患者病情变化?

(1)症状和体征。起病隐匿,病程发展缓慢,可隐伏数年至 10 年以上,但少数因短期大片肝坏死,可在数月后发展为肝硬化。

1)代偿期:肝轻度肿大、质地结实或偏硬,无或有轻度压痛,脾轻度、中度肿大。乏力、食欲减退、恶心、呕吐、上腹隐痛、轻微腹泻等症状轻且无特异性,常在肝活检或手术中发现。症状多呈间歇性,因劳累或伴发病而出现,经休息或治疗后可缓解。

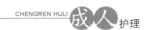

2)失代偿期:肝脏触诊早期肿大、晚期缩小,质地坚硬,边缘较薄,表面可呈结节或颗粒状,通常无压痛,但肝细胞进行性坏死或炎症时则可有轻压痛。显著症状主要有肝功能减退和门静脉高压症两大类。①肝功能减退表现:包括消瘦乏力、精神不振、皮肤干枯、面容晦暗无光泽、黄疸,不规则发热等全身表现;食欲不振、厌食、恶心或呕吐,上腹饱胀不适等消化道表现;鼻出血、牙龈出血、皮肤紫癜、胃肠出血、女性月经过多等出血倾向和贫血;男性患者性欲减退、睾丸萎缩、毛发脱落及乳房发育,女性患者月经不调、闭经、不孕,体检见蜘蛛痣和肝掌等内分泌紊乱表现。②门静脉高压症:脾大、侧支循环的建立和开放、腹水。脾脏多为轻、中度大,系长期瘀血所致。晚期常伴白细胞、血小板和红细胞减少,称为脾功能亢进。侧支循环的建立和开放是门脉高压症的特异性表现,有食管下段和胃底静脉曲张、腹壁静脉曲张、痔静脉扩张。其中腹壁静脉曲张可在腹壁见到水母头样紫蓝色曲张静脉。腹水是肝硬化最突出的表现,系水钠潴留所致,也与下列因素有关:门静脉压力增高、低蛋白血症、肝淋巴液生成过多、继发性醛固酮增多、抗利尿激素分泌增多、有效循环血容量不足等。腹水可加重腹胀,大量腹水患者行走困难,端坐呼吸,腹部检查可有脐疝,触诊移动性浊音阳性。

(2)并发症。

1)上消化道出血:食管胃底曲张静脉破裂所致上消化道出血为肝硬化最常见的并发症,多突然发生大量呕血或黑便。

①呕血与黑便:上消化道出血的特征性表现。出血量>50~100mL/d,可有黑便。幽门以上出血常伴有呕血,若出血量较少、速度慢亦可无呕血;反之,幽门以下出血量大、速度快,可因血液反流入胃腔引起恶心、呕吐而表现为呕血。呕血多为棕褐色呈咖啡渣样,如出血量大,未经胃酸充分混合即呕出,则为鲜红或有血块。黑便呈柏油样,黏稠而发亮,当出血量大,血液在肠内推进快,粪便可呈暗红甚至鲜红色。

②失血性周围循环衰竭:急性大量失血由于循环血容量迅速减少而导致周围循环衰竭。一般表现为头昏、心慌、乏力,突然起立时发生晕厥、肢体冷感、心率加快、血压偏低等。严重者呈休克状态,表现为烦躁不安或神志不清、面色苍白、四肢湿冷、口唇发绀、呼吸急促等,血压下降(收缩压<80mmHg)、脉压差变小(<25~30mmHg)及心率加快(>120次/min)。尿少或尿闭者应考虑并发急性肾衰竭。

上消化道出血的临床表现主要取决于出血量及出血速度,也与患者年龄、心肾功能等全身情况有关。临床上对患者的出血量进行评估对治疗和护理都极为重要(表4-7-1)。

表 4-7-1　出血量的评估

上消化道出血量	临床表现
5~10mL	隐血试验阳性
>10mL	黑色成形便
50~70mL 以上	柏油样便
250~300mL 以上	呕血
400~500mL 以上	伴全身症状
1000mL 以上	周围循环衰竭或休克

③发热:上消化道大量出血后,多数患者在24h内出现发热,一般不超过38.5℃,可持续3~5d。发热机制可能为循环血容量减少,急性周围循环衰竭,导致体温调节中枢功能障碍,

失血性贫血亦为影响因素。分析发热原因时,要注意寻找有无并发肺炎或合并其他感染等引起发热的因素。

④氮质血症:上消化道大量出血后,由于大量血液蛋白质的消化产物在肠道被吸收,血中尿素氮浓度可暂时增高,称为肠源性氮质血症。一般血尿素氮多在一次出血后数小时上升,24～48h 达到高峰,一般不超过 14.3mmol/L,3～4d 恢复正常。

2)肝性脑病:这是最严重的并发症,最常见的死亡原因,详见"肝性脑病患者的护理"。

3)感染:肝硬化患者抵抗力下降,加上门体静脉间侧支循环建立,增加了病原体感染机体的机会,故患者常并发细菌感染,如肺部、胆道、败血症、自发性腹膜炎等。自发性腹膜炎常由革兰氏阴性杆菌致病,表现为腹痛、腹水迅速增长、腹膜刺激征等。

4)肝肾综合征:又称功能性肾衰竭,由于肾血管收缩,致肾皮质血流量和肾小球滤过率持续降低,而出现自发性少尿或无尿氮质血症,稀释性低钠血症和低尿钠,而进行肾脏检查却无明显病理改变。

5)水、电解质平衡紊乱:低钠血症、低钾低氯血症和代谢性碱中毒等多见。

6)原发性肝癌:有 10%～25% 的肝硬化患者可发生原发性肝癌,尤其是乙型肝炎、丙型肝炎、血色病引起的肝硬化和酒精性肝硬化。临床表现为短期内肝迅速增大、持续肝区疼痛、肝表面发现肿块或出现血性腹水。

肝硬化女性不易怀孕,一旦妊娠,母体死亡率可达 10%～20%,食管静脉曲张破裂出血是死亡最常见原因,其次为肝性脑病、产后出血、细菌性腹膜炎和原行血管分流处破裂。妊娠期患者除全身性水钠潴留外,不常发生腹水和肝性脑病。

3. 辅助检查

(1)血液检查。代偿期多正常,失代偿期有轻重不等的贫血。脾功能亢进时白细胞、红细胞和血小板计数减少。有感染时白细胞升高,需要与自身以前白细胞水平相比较。

(2)尿液检查。代偿期正常,失代偿期有黄疸时可出现尿胆红素阳性,尿胆原增加。

(3)肝功能试验。代偿期正常或轻度异常,失代偿期多有异常,且其异常程度往往与肝脏的储备功能减退程度相关。①血清胆红素:结合胆红素、非结合胆红素和总胆红素升高。②血清酶学:转氨酶升高与肝脏炎症、坏死相关。一般为轻至中度升高,以丙氨酸转氨酶(ALT)升高较明显,肝细胞严重坏死时则天门冬氨酸转氨酶(AST)升高更明显。③血清蛋白:白蛋白降低,球蛋白增高,白蛋白/球蛋白比率降低或倒置;在血白蛋白电泳中,γ-球蛋白显著增高。④凝血酶原时间:不同程度延长。

(4)免疫功能检查。血清 IgG 显著增高;病因为病毒性肝炎。乙型、丙型或乙型加丁型肝炎病毒标记可呈阳性反应。

(5)腹水检查。一般为漏出液,腹水呈血性应高度怀疑癌变,并发自发性腹膜炎腹水介于漏出液和渗出液之间,为中性渗液。

(6)超声显像。可显示肝脏大小和外形改变,脾大,门脉高压症时可见门静脉、脾静脉直径增宽,有腹水时可见液性暗区。

(7)X 线钡餐检查。食管静脉曲张时行食管吞钡 X 线检查显示虫蚀样或蚯蚓状充盈缺损,纵行黏膜皱襞增宽,胃底静脉曲张时可见菊花样充盈缺损。

(8)纤维内镜检查。可确定有无食管胃底静脉曲张,阳性率较钡餐 X 线检查高,可直视

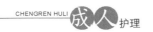

静脉曲张及其分布和程度。

(9)腹腔镜检查。可直接观察肝外形、表面、色泽、边缘及脾等改变,直视下对病变明显处做穿刺活组织检查。

(10)肝穿刺活组织检查。具确诊价值,尤适用于代偿期肝硬化的早期诊断,对鉴别肝硬化、慢性肝炎和原发性肝癌以及明确肝硬化的病因也很有帮助。肝活检观察肝内组织结构,若见有假小叶形成,可确诊为肝硬化。

4.心理、社会状况 评估患者有无个性、行为的改变,有无焦虑、抑郁、悲观等情绪,并要注意鉴别患者是心理问题还是并发肝性脑病的精神障碍表现。

(二)护理诊断

1.首要护理诊断

(1)营养失调:低于机体需要量。与肝功能减退、门静脉高压引起食欲减退、消化和吸收障碍有关。

(2)体液过多。与肝功能减退、门静脉高压引起钠、水潴留有关。

2.主要护理诊断

(1)活动无耐力。与肝功能减退、大量腹水有关。

(2)潜在并发症。上消化道出血、肝性脑病。

(三)护理目标

患者能说出营养不良的原因,遵循饮食计划,保证营养物质的摄入;能叙述腹水和水肿的主要原因,腹水和水肿有所减轻,身体舒适感增加;能遵循休息活动计划,活动耐力有所增加;不发生上消化道出血及肝性脑病等并发症。

(四)治疗与护理

1.治疗原则 治疗原则是延缓代偿期,对失代偿期对症治疗,改善肝功能,防治并发症。

(1)一般治疗。维持水、电解质平衡,应用复方氨基酸、白蛋白或新鲜冰冻血浆支持治疗。

(2)药物治疗。目前无有效逆转肝硬化的药物,常用维生素、消化酶、水飞蓟宾、秋水仙碱等药护肝抗纤维化治疗。

(3)腹水治疗。①限制钠、水的摄入:无盐或低盐饮食。②利尿剂:首选螺内酯,从小剂量开始用药,也可合并应用呋塞米。③放腹水和输注白蛋白:适用于大量腹水,尤其对伴有周围水肿者、利尿剂疗效差者。对肝硬化低蛋白血症者,每周定期输注白蛋白或血浆,可通过提高胶体渗透压促进腹水消退。但应注意不宜用于有严重凝血障碍、肝性脑病、上消化道出血等情况的患者。④腹水浓缩回输:这是治疗难治性腹水的较好办法,但注意,应用该法前必须对腹水进行常规、细菌培养和内毒素检查,感染性或癌性腹水不能回输。不良反应包括发热、感染、电解质紊乱等。⑤门体分流术:这是一种以血管介入的方法在肝内的门静脉分支与肝静脉分支间建立分流通道。能有效降低门静脉压力,但易诱发肝性脑病。妊娠期患者如果有手术指征,可于妊娠期行门体分流术。

(4)并发症的治疗。①上消化道出血:根据具体情况选择药物止血、内镜直视下止血、三腔双气囊管压迫止血、手术和介入止血法。②自发性腹膜炎:合并自发性腹膜炎常迅速加重肝损害、诱发肝肾综合征、肝性脑病等严重并发症,故应早诊、早治。一旦确诊应足量、联合应用抗生素,疗程足够长(2周以上),也可腹腔局部用药,放腹水或腹腔冲洗,同时要加强支持治疗。③肝肾综合征:积极防治诱发因素,避免强烈利尿、单纯大量放腹水及服用损害肾功能的药物等;严格控制输液量,纠正水、电解质和酸碱失衡;输注右旋糖酐、白蛋白或浓缩腹水,在扩容基础上应用利尿剂;透析治疗。

(5)肝移植。这是晚期肝硬化治疗的最佳选择,掌握手术时机及尽可能充分做好术前准备可提高手术存活率。

2.护理措施

(1)一般护理。

1)休息与活动:失代偿期应卧床休息,以减少肝脏负担,有利于肝细胞恢复;代偿期患者可参加轻工作,活动量以不感到疲劳、不加重症状为度。有并发症者应注重严格卧床休息,尽量取平卧位;下肢水肿者抬高下肢;大量腹水者卧床时可取半卧位,使膈肌下降,有利于呼吸运动,减轻呼吸困难和心悸。

2)饮食护理:既保证饮食营养又遵守必要的饮食限制是改善肝功能、延缓病情进展的基本措施。应向患者及家属说明导致营养状况下降的有关因素、饮食治疗的意义及原则,与患者共同制订符合治疗需要而又为其接受的饮食计划。饮食以高热量和维生素丰富的、易消化的食物为宜,并根据病情变化及时调整。①肝功能显著损害或有肝性脑病先兆时,应限制或禁食蛋白质,待病情好转后再逐渐增加摄入量,并应选择植物蛋白,如豆制品。②食管胃底静脉曲张者,注意饮食护理,应食菜泥、肉末、软食,进餐时细嚼慢咽,咽下的食团宜小且外表光滑,切勿混入糠皮、鱼刺、甲壳等,药物应磨成粉末,以防损伤曲张的静脉导致出血。③有腹水应低盐或无盐饮食,钠限制在每日 500～800mg(氯化钠 1.2～2.0g),进水量限制在每日 1000mL 左右。护士要向患者解释限盐、限水的目的,建议患者摄入含钠较少的食物,如粮谷类、瓜茄类、水果等。应向患者介绍高钠食物如咸肉、酱菜、酱油、罐头食品、含钠味精等,应尽量少食用。

(2)病情观察。

1)疾病表现观察:患者有无鼻出血、牙龈出血、皮肤紫癜等出血倾向;有无皮肤、巩膜黄染;观察腹水和下肢水肿的消长,准确记录出入量,测量腹围、体重,并教会患者正确的测量和记录方法。

2)并发症表现观察:肝硬化并发自发性腹膜炎后易并发各种并发症,应注意观察有无性格改变、行为异常及智力、定向力障碍,以及时发现肝性脑病;有无呕血、黑便等上消化道出血的表现;有无少尿、无尿、水肿加重等肝肾综合征的表现;有无发热、咳嗽等感染的表现。如上述情况出现,应立即报告医生,并协助处理。

(3)用药护理。①避免应用一切损害肝、肾药物。②利尿剂应少量、间歇应用,利尿忌过快,以每日体重减轻不超过 0.5kg 为宜,同时应特别注意维持水、电解质和酸碱平衡。否则可诱发水、电解质紊乱,肝性脑病和肝肾综合征。腹水渐消退者可将利尿剂逐渐减量。在利尿剂治疗过程中,护士要评估出入量是否均衡,每日测量患者的体重、腹围,监测电解质。

(4)对症护理。

1)水肿和腹水:肝硬化并发自发性腹膜炎时腹水迅速增加,应注意:①限制水、钠摄入。②衣着宜柔软、宽松,床铺应平整、干燥。③对于长期卧床者鼓励和协助患者经常更换体位,臀部、足部可用软垫,并行热敷或按摩,促进血液循环,防止压疮发生。④注意监测水肿和腹水的消长。

2)低蛋白血症:患者免疫力低下,故应注意避免发生感染:①保持环境清洁,通风良好,室内温湿度适宜,避免受凉及交叉感染。②每晚用温水擦浴,保持皮肤清洁。皮肤瘙痒者应

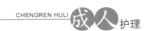

给予止痒,防止抓破而引起感染。③注意清洗会阴部,防止发生尿路感染。④加强口腔护理,每日用3‰的碳酸氢钠粉漱口液漱口,预防真菌感染。

(5)心理护理。告诉患者本病并非是不可逆转的疾病。良好的护理,适当的治疗,积极配合常可使病情缓解或延缓发展,甚至重症患者转为代偿期,以此给患者精神上的安慰和支持,使其消除悲观失望情绪。保持精神愉快,安心休息,积极配合治疗。家庭及社会也要给予理解和经济上的支持。

3. 健康指导

(1)指导患者和家属掌握本病的有关知识和自我护理方法,分析和消除不利于个人和家庭应对的各种因素,把治疗计划落实在日常生活中。

(2)告知患者保证身心两方面的休息。指导患者劳逸结合,起居规律,保证足够的休息和睡眠,根据病情安排休息和活动。活动量以不加重疲劳感和其他症状为度。开导患者,使其正确对待疾病,遇事豁达开朗,保持愉快心情。

(3)指导患者合理安排饮食,遵循饮食治疗原则和计划,戒烟酒,保持大便通畅;注意保暖和个人卫生,预防感染。

(4)遵医嘱用药。告诉患者勿滥用药物,以免增加肝脏负担。定期复查肝功能。

(5)家属应理解和关心患者,给予精神支持和生活照顾。细心观察、及早识别病情变化,例如当患者出现性格、行为改变等可能为肝性脑病的前驱症状时,或消化道出血等其他并发症时,应及时就诊。

(五)护理评价

患者能否说出营养不良的原因,是否遵循饮食计划,摄入营养是否充足;能否叙述腹水和水肿的主要原因,腹水和水肿是否减轻;能否遵循休息活动计划,活动耐力是否增加;不发生上消化道出血及肝性脑病等并发症。

【知识拓展】

酒精性肝病的发病机制及预防

酒精性肝病是指酒精的毒性作用导致的各种肝脏病变,包括酒精性脂肪肝、酒精性肝炎、酒精性肝硬化。

(1)发病机制。①酒精可使脂蛋白合成、分泌减少,外周脂肪分解过多,进而肝细胞增多。②酒精对细胞线粒体膜直接有损伤作用。③肝细胞微粒体在氧化酒精过程中产生自由基使膜结构和蛋白质损伤。④酒精代谢的中间产物(乙醛)导致脂质过氧化和乙醛蛋白化合物的形成,引起细胞骨架和细胞膜功能损伤。⑤酒精自身或通过乙醛导致肝细胞抗原的改变,引起免疫损伤。⑥乙醛的自由基在肝小叶中心区浓度最高,引起肝小叶中央区损伤最严重。

(2)预防。①适量饮酒,一旦出现酒精性脂肪肝,须绝对禁酒。②合理饮食,以素食、谷类为主,粗细搭配、清淡、忌油腻、富营养、易消化。③保持良好的心态。④注意锻炼身体,平衡体内脂肪;酒精性肝病者要注意休息,起居有节,劳逸适量。⑤定期体检,早发现、早治疗。

【技能训练】

双气囊三腔管压迫止血术与护理

问题探究:如何用压迫法对食管胃底静脉曲张破裂出血的患者进行止血?

项目	要求
目的	食管胃底静脉曲张破裂出血,药物不能控制时,暂时使用双气囊三腔管压迫止血术,以争取时间准备其他治疗措施。
操作前护理	**1.患者准备**　向患者说明目的和方法,取得配合。 **2.用物准备** (1)双气囊三腔管。检查两个气囊是否漏气,导管腔是否通畅,气囊胶皮是否老化。分别标记出三个腔的通道。测试气囊的注气量(一般胃气囊注气 200mL,食管气囊注气 120～150mL),要求注气后气囊足够大小,外观匀称。 (2)其他用品。50mL 注射器 1 支,止血钳 3 把,治疗盘 1 个,医用胶布,液状石蜡,血压计,滑车牵引架或输液架。 (3)牵引重物。可用沙袋、输液瓶内装水或沙子,重量根据患者个体大小选择 0.25～0.75kg。
操作中护理	(1)润滑。将三腔管的前 50～60cm(大约从管前段、气囊段至患者鼻腔段)涂以液状石蜡,用注射器抽尽囊内残气后夹闭导管。 (2)插管。经鼻插入三腔管,在通过咽喉部时,可嘱患者做吞咽动作配合。注意勿插入气道或使三腔管在口腔内卷曲。至 65cm 标记处,可从胃管内抽得胃液,提示前端已达胃部。 (3)注气。向胃囊注气 200mL 左右,可用血压计测量注气后压力,维持在 60mmHg(8.0kPa)为宜。向外牵引三腔管,有明显阻力时表示胃囊已达胃底部,即用止血钳夹闭注气端。用医用胶布将三腔管固定于患者面部,用牵引重物通过滑车牵引架或输液架牵引三腔管,并固定于床架上,以免三腔管滑入胃内。一般情况下,仅用胃囊即可达到止血目的。若食管止血效果不佳,可向食管囊注气 120～150mL 后夹管,压力维持在 40mmHg(5.3kPa)为宜。
操作后护理	(1)可从胃管抽吸物中了解止血效果。 (2)出血停止 24h 后,可放去食管囊内的气体,放松牵引,继续观察 24h 仍无出血即可拔管。 (3)拔管前先口服液状石蜡 20～30mL,然后抽尽食管囊和胃囊内的气体,缓缓拔管。 (4)观察囊壁上血迹的位置,借以了解出血的大概部位。
注意事项	(1)操作前应检查三腔管上各段长度标记是否清晰,三个腔通道的标志是否正确和易于辨认。精确测量各囊最大注气量。 (2)胃囊注气量必须充足,以使胃囊充分膨胀,防止向外牵引时三腔管因胃囊过小而滑过贲门进入食管。 (3)食管囊注气不可太多,以免过度压迫引起食管黏膜坏死。 (4)压迫期间,密切观察,防止气囊脱出阻塞咽喉导致窒息,或气囊漏气导致压迫无效。预防食管分泌物或出血吸入等。 (5)定期抽吸胃液,确定压迫疗效。每次气囊放气前和再注气前均应抽吸。 (6)每隔 8～12h 将食管囊放气并缓慢牵引 1 次,防止压迫性溃疡的发生。放气前先口服液状石蜡 20～30mL,根据病情,放气间隔从 30min 可酌情延长至 24h。 (7)三腔管压迫时间一般为 3～5d,个别患者若出血不止,可适当延长。 (8)压迫无效者,应及时检查气囊内压力,偏低者须再注气,注气后压力不升者,提示囊壁已破裂。

(王晋荣　刘腊梅)

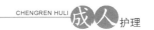

［任务 4-7-2］　原发性肝癌患者的护理

【知识背景】

原发性肝癌是指发生于肝细胞和肝内胆管上皮细胞的癌,是我国常见的恶性肿瘤之一。肝癌流行于我国东南沿海地区,好发于 40～50 岁年龄段,男女比例约为 2：1。近年来,肝癌发病率有增高趋势,年死亡率位居我国恶性肿瘤的第二位。

(一)病因

原发性肝癌的病因尚未明确。目前认为与肝炎病毒感染、黄曲霉素污染、饮水污染等因素有关。

1.病毒性肝炎　研究表明,乙型肝炎表面抗原阳性者其肝癌发病的危险性 10 倍于乙肝标志物阴性者,提示乙型肝炎(HBV)与肝癌有一定关系。

2.黄曲霉素污染　调查发现,肝癌相对高发区的粮食被黄曲霉素及其毒素污染的程度高于其他地区。黄曲霉素能诱发动物肝癌已被证实。

3.饮水污染　江苏启东、上海崇明和南汇、广西扶绥地区均发现肝癌与不洁饮水有关。污水中已发现有数百种致癌或促癌物质,如六氯苯、氯仿、氯乙烯和苯并芘等。

(二)病理生理

1.大体类型　按全国病理协作组分类(1982 年),肝癌的大体类型可分以下四种:结节型、块状型、弥漫型和小肝癌型。其中以结节型多见。小肝癌型指单个癌结节最大直径不超过 3cm,或多个癌结节数目不超过 2 个,其最大直径总和小于 3cm。小肝癌可分为膨胀性或浸润性生长。

2.组织学分型　按组织病理学可分为肝细胞型肝癌、胆管细胞型肝癌和混合型三类。最常见的是肝细胞型,约占 90%。

3.转移途径　原发性肝癌的预后远较其他癌为差,早期转移是其预后不良的重要因素之一。通常先有肝内播散,然后再出现肝外转移。原发性肝癌极易侵犯门静脉分支,癌栓经门静脉系统形成肝内播散,甚至阻塞门静脉主干;肝外转移多为血行转移;其次为淋巴道转移。血行转移部位最多见于肺,其次为骨、脑等。淋巴转移至肝门淋巴结为最多,其次为胰周、腹膜后、主动脉旁和锁骨上淋巴结。此外,向横膈及附近器官直接蔓延和腹腔种植性转移也不少见。

【工作任务—案例导入】

患者,男,44 岁。右上腹不适伴纳差 3 月,乙肝病史 10 年。CT 检查示肝右叶低密度占位,AFP>500μg/mL。诊断为原发性肝癌。

任务导向:

1.作为该患者的责任护士,如何将病情告知患者及其家人?

2.请运用护理程序为患者进行整体护理。

【护理工作过程】

(一)护理评估

1.健康史　任务探究:什么原因导致原发性肝癌的发生?

有无肝炎、肝硬化;饮食和生活习惯怎样,有无进食含黄曲真菌的食品、有无亚硝胺类致癌物的接触史等;是否居住在肝癌高发区;家族中有无肝癌或其他肿瘤患者。

2. 身体状况　任务探究:如何评估原发性肝癌患者的病情变化?

早期缺乏特异性表现,多数患者在普查或体检时发现。晚期可有局部和全身症状。

(1)症状。

1)肝区疼痛:为最常见和最主要的症状,约半数以上患者以此为首发症状,多呈间歇性或持续性钝痛或刺痛。主要是由于肿瘤迅速生长,使肝包膜张力增加所致,左侧卧位明显,夜间或劳累时加重。位于肝右叶顶部的癌肿累及横膈时疼痛可牵涉右肩。

2)消化道和全身症状:常表现为食欲减退、腹胀、恶心、呕吐或腹泻等,易被忽视。可有不明原因的持续性低热或不规则发热,抗菌药治疗无效;早期,患者消瘦、乏力不明显;晚期,体重呈进行性下降,可伴有贫血、出血、浮肿等恶病质表现。

(2)体征。肝大,为中、晚期肝癌的主要临床特点。肝呈进行性肿大、质地较硬、表面高低不平、有明显结节或肿块。癌肿位于肝右叶顶部者,肝浊音界上移,有时膈肌固定或活动受限,甚至出现胸水。晚期患者可出现黄疸和腹水。

(3)其他。患者还可出现肝性脑病、上消化道出血、癌肿破裂出血及继发性感染等并发症。

妊娠期合并肝癌少见,临床表现与非妊娠期相似,多发生于肝硬化患者。

3. 辅助检查

(1)实验室检查。

1)甲胎蛋白(alpha-fetoprotein,AFP)测定:对诊断肝细胞癌有相对专一性,阳性率约为70%,是目前诊断原发性肝癌最常用、最重要的方法。

2)血清酶学:各种血清酶检查对原发性肝癌的诊断缺乏专一性和特异性,只能作为辅助指标。常用的血清酶有:血清碱性磷酸酶(ALK),γ谷氨酰转酞酶(γ-GT),5'-核苷酸磷酸二脂酶同功酶(AAT)等,各种酶的联合检测可提高诊断价值。

3)肝功能及乙肝抗体系统检查:肝功能异常及乙肝标志阳性常提示有原发性肝癌的肝病基础,结合其他检查,有助于肝癌的定性诊断。

(2)影像学检查。

1)B型超声检查:能发现直径为 $2\sim3cm$ 或更小的病变,可显示肿瘤的部位、大小、形态及肝静脉或门静脉有无栓塞等;诊断正确率可达90%,是目前肝癌定位检查中首选的一种方法。

2)X线检查:腹部透视或摄片可见肝阴影扩大。如肝右叶顶部癌肿,可见右侧横膈抬高。

3)CT 和 MRI 检查:能显示肿瘤的位置、大小、数目及其与周围器官和重要血管的关系,有助制定手术方案。

4)放射性核素扫描:应用 ^{198} 金、^{99m} 锝、^{131} 碘玫瑰红、^{113} 铟等进行肝扫描,诊断肝癌的阳性率为 $85\%\sim90\%$ 。

5)选择性腹腔动脉或肝动脉造影检查:属侵入性检查手段。适用于定性诊断疑为肝癌而其他非侵入性定位诊断方法未能明确定位者、肝内占位病变使用非侵入性定位诊断方法

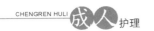

未能鉴别诊断者。

(3)肝穿刺活组织检查。多在 B 超引导下行细针穿刺活检,具有确诊意义,但有出血、肿瘤破裂和肿瘤沿针道转移的危险。

(4)腹腔镜探查。经各种检查未能确诊而临床又高度怀疑肝癌者,必要时可行腹腔镜探查以明确诊断。

4. 心理、社会状况　　了解患者的心理状况,包括对癌症的认识和接受程度,掌握患者的情绪反应,是否出现恐惧、愤怒、否认、消沉等不良情绪,观察患者对治疗的配合程度;家属对本病及其治疗方法、预后的认知程度及心理承受能力。家庭对患者手术、化疗、放疗等的经济承受能力。

(二)护理诊断

1. 首要护理诊断

(1)疼痛。与肿瘤迅速生长导致肝包膜张力增加或手术、放疗、化疗后的不适有关。

(2)营养失调:低于机体需要量。与厌食、化学药物治疗的胃肠道不良反应及肿瘤消耗有关。

2. 主要护理诊断

(1)预感性悲哀。与担忧疾病预后和生存期限有关。

(2)潜在并发症。出血、肝性脑病、膈下积液或脓肿等。

(三)护理目标

患者疼痛减轻或缓解;能主动进食富含蛋白、能量、维生素等营养均衡的食物或接受营养支持治疗;愿意表达出悲哀情绪,能正确面对疾病、手术和预后,并参与对治疗和护理的决策。未出现出血、肝性脑病、膈下积液或脓肿等并发症或出现时能及时发现和处理。

(四)治疗与护理

1. 治疗原则　　早期肝癌尽量切除,不能切除者采取综合治疗。

(1)手术治疗。

1)肝切除术:癌肿局限于一个肝叶内,可肝叶切除;已累及一叶或刚及邻近肝叶者,可做半肝切除;若已累及半肝,但无肝硬化者,可考虑做三叶切除;位于肝边缘的肿瘤,亦可做肝段或次肝段切除或局部切除;对伴有肝硬化的小肝癌,可采用距肿瘤 2cm 以外切肝的根治性局部肝切除术。肝切除手术一般至少要保留 30% 的正常肝组织,对有肝硬化者,肝切除量不应超过 50%。

2)手术探查不能切除肝癌的手术:可做液氮冷冻、激光气化、微波或做肝动脉结扎插管,以备术后做局部化疗。也可经皮下植入输注泵、术后连续灌注化疗。

3)根治性手术后复发癌的手术:肝癌根治性切除术后 5 年复发率在 50% 以上。在病灶局限、患者尚能耐受手术的情况下,可再次施行手术治疗。复发性肝癌再切除是提高 5 年生存率的重要途径。

4)肝移植:原发性肝癌是肝移植的指征之一,但术后极易复发,约 60% 的患者在 6 个月内复发,预后差,一般不考虑。

(2)非手术治疗。

1)局部治疗:由于肝硬化,肝功能受限,一些小肝癌不能采取手术治疗,可在肿瘤局部注入药物或用加热和冷冻的方法杀灭癌细胞,对全身及肝功能影响小,多数患者可耐受。现采用较多的是 B 超引导下经皮穿刺肿瘤内注射无水酒精、微波加热、射频治疗等。

2)肝动脉栓塞化疗(transcatheter arterial chemoembolization,TACE):原则上肝癌不做全身化疗。TACE 为不能手术切除肝癌者的首选治疗方法。

3)放射治疗:对一般情况较好、肝功能尚好、不伴肝硬化、黄疸、腹水、脾功能亢进和食管静脉曲张,癌肿较局限,尚无远处转移而又不适于手术者,或手术后肝断面仍有残癌或手术切除后复发者,可采用放射为主的综合治疗。常用^{60}钴、深部 X 线或其他高能射线照射。

4)免疫治疗:常用有卡介苗、自体或异体瘤苗,胎儿胸腺埋藏、胸腺素、转移因子、免疫核糖核酸、左旋咪唑和白细胞介素 2(IL-2)等。

5)中药治疗:多根据患者病情采取辨证施治、攻补兼施的方法,常与其他治疗配合应用,以改善患者全身情况,提高机体抗病能力。

6)基因治疗:最近国内已见采用基因转染的疫苗治疗原发性肝癌的报道,其临床试验阶段已获成功并显示出较好的应用前景。

2. 护理措施

(1)减轻或有效缓解疼痛。对肝叶和肝局部切除术后疼痛剧烈者,应给予积极有效的镇痛,若患者有止痛泵则教会患者使用,并观察药物效果及副作用。指导患者控制疼痛和分散注意力的方法。术后 48h,若病情允许,可取半卧位,以降低切口张力。

(2)维持体液平衡。对肝功能不良伴腹水者,积极保肝治疗,严格控制水和钠盐的摄入量,准确记录 24h 出入水量,每天观察、记录体重及腹围变化。

(3)加强心理支持,减轻悲哀。告知患者手术切除是早期肝癌患者获得根治的机会;肝癌的综合治疗有可能使以前不能切除的大肝癌获得手术治疗机会,使不治之症转变为可治之症,患者有望获得较长的生存时间。在患者悲痛时,应提供一种开放式且支持性的环境,尊重患者,表示同情和理解,并让家属了解发泄的重要性。与家属共同讨论并实施照顾患者的措施,允许家属参与患者的照顾工作,鼓励家属与患者多沟通交流。通过各种心理护理措施,促进患者的适应性反应。

(4)改善营养状况。

1)术前:原发性肝癌患者,宜采用高蛋白、高热量、高维生素饮食。选择患者喜爱的食物种类,安排舒适的环境,少量多餐。此外,还可给予营养支持、输血等,以纠正低蛋白血症,提高手术耐受力。

2)术后:术后禁食、胃肠减压,待肠蠕动恢复后逐步给予流质、半流质,直至正常饮食。患者术后肝功能受影响,易发生低血糖,禁食期间应从静脉输入葡萄糖液或营养支持。术后二周内适量补充白蛋白和血浆,以提高机体抵抗力。

(5)并发症的预防和护理。

1)出血。

术前:①改善凝血功能:肝硬化患者肝合成的凝血因子减少及因脾功能亢进而致血小板减少;因此,需了解患者的出凝血时间、凝血酶原时间和血小板数等,术前三天给维生素 K1 肌内注射,以改善凝血功能,预防术中、术后出血。②癌肿破裂出血:是原发性肝癌常见的并发症。告诫患者尽量避免致肿瘤破裂的诱因,如剧烈咳嗽、用力排便等致腹内压骤升的动

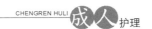

作。加强腹部体征的观察,若患者突然主诉腹痛,伴腹膜刺激征,应高度怀疑肿瘤破裂出血,应及时通知医师,积极配合抢救。少数出血可自行停止;多数患者需手术止血,故需做好急诊手术的各项准备。对不能手术的晚期患者,可采用补液、输血、应用止血剂、支持治疗等综合性方法处理,但预后较差。

术后:术后出血是肝切除术常见的并发症之一,因此术后应注意预防和控制出血。①严密观察病情变化:术后48h内应有专人护理,动态观察患者生命体征的变化。②体位与活动:手术后患者血压平稳,可给予半卧位,为防止术后肝断面出血,一般不鼓励患者早期活动。术后24h内卧床休息,避免剧烈咳嗽,以免引起术后出血。③引流液的观察:肝叶切除术后,肝断面和手术创面有少量渗出,常放置引流管,应加强对引流液的观察。一般情况下,手术后当日可从肝旁引流管引流出血性液体100～300mL,若血性液体增多,应警惕腹腔内出血。若明确为凝血机制障碍性出血,可遵医嘱给予凝血酶原复合物、纤维蛋白原、输新鲜血、纠正低蛋白血症。若短期内或持续引流出大量的血液,或经输血、输液,患者血压、脉搏仍不稳定时,应做好再次手术的准备。

2)肝性脑病。

术前:术前3d进行肠道准备,链霉素1g/次,每天2次,或卡那霉素1g/次,每天2次,口服,以抑制肠道细菌。手术前晚清洁灌肠,以减少氨的来源和消除术后可能发生肝昏迷的部分因素。

术后:①病情观察:患者因肝解毒功能降低及手术创伤,易致肝昏迷。肝昏迷常发生于肝功能失代偿或濒临失代偿的原发性肝癌者。应注意观察患者有无肝昏迷的早期症状,若出现性格行为变化,如欣快感、表情淡漠或扑翼样震颤等前驱症状时,及时通知医师。②吸氧:作半肝以上切除的患者,需间歇吸氧3～4d,以提高氧的供给,保护肝功能。③避免肝性脑病的诱因,如上消化道出血、高蛋白饮食、感染、便秘、应用麻醉剂、镇静催眠药等。④禁用肥皂水灌肠,可用生理盐水或弱酸性溶液(如食醋1～2mL加入生理盐水100mL),使肠道pH保持为酸性。⑤口服新霉素或卡那霉素,以抑制肠道细菌繁殖,有效减少氨的产生。⑥使用降血氨药物,如谷氨酸钾或谷氨酸钠静脉滴注。⑦给予富含支链氨基酸的制剂或溶液,以纠正支链/芳香族氨基酸的比例失调。⑧肝昏迷者限制蛋白质摄入,以减少血氨的来源。⑨便秘者可口服乳果糖,促使肠道内氨的排出。

3)膈下积液及脓肿:膈下积液和脓肿是肝切除术后的一种严重并发症。术后引流不畅或引流管拔除过早,使残肝旁积液、积血,或肝断面坏死组织及渗漏胆汁积聚造成膈下积液,如果继发感染则形成膈下脓肿。护理应注意:①保持引流通畅,妥善固定引流管,避免受压、扭曲和折叠,保持引流通畅;每天更换引流瓶,观察引流液色、质、量。若引流量逐日减少,一般在手术后3～5d拔除引流管。对经胸手术放置胸腔引流管的患者,应按闭式胸腔引流的护理要求进行护理。②加强观察:膈下积液及脓肿多发生在术后1周左右,若患者术后体温在正常后再度升高,或术后体温持续不降;同时伴有上腹部或右季肋部胀痛、呃逆、脉快、白细胞增多,中性粒细胞达90%以上等表现时,应疑有膈下积液或膈下脓肿。③脓肿引流护理,若已形成膈下脓肿,必要时协助医生行B超或超声引导下穿刺抽脓,对穿刺后置入引流管者,加强冲洗和吸引护理。④加强支持治疗和抗菌药的应用护理。

3. 健康教育

（1）注意防治肝炎，不吃霉变食物。有肝炎肝硬化病史者和肝癌高发区人群应定期体格检查，做 AFP 测定、B 超检查；以期早期发现，及时诊断。

（2）坚持后续治疗。患者和家属应了解肝癌虽然是严重疾病，但不是无法治疗的疾病，目前已有不少患者被治愈，应树立战胜疾病的信心，根据医嘱坚持化疗或其他治疗。

（3）注意营养，多吃含能量、蛋白质和维生素丰富的食物和新鲜蔬菜、水果。食物以清淡、易消化为宜。若有腹水、水肿，应控制食盐的摄入量。

（4）保持大便通畅，防止便秘，可适当应用缓泻剂，预防血氨升高。

（5）患者应注意休息，如体力许可，可作适当活动或参加部分工作。

（6）自我观察和定期复查。嘱患者或家属注意有无水肿、体重减轻、出血倾向、黄疸和疲倦等症状，必要时及时就诊。定期随访，每 2～3 个月复查 AFP、胸片和 B 超检查。若发现临床复发或转移迹象、患者情况良好，可再次手术治疗。

（7）给予晚期患者精神上的支持，鼓励患者和家属共同面对疾病，互相扶持，尽可能平静舒适地度过生命的最后历程。

（五）护理评价

患者疼痛是否减轻或缓解；营养状况是否改善，体重是否稳定或有所增加；能否正确面对疾病、手术和预后；神志是否清醒，生命体征是否平稳，循环容量是否充足，尿量是否大于 30mL/h；有无腹痛、腹胀、体温升高、白细胞及中性粒细胞增高表现？

【知识拓展】

<h3 style="text-align:center">肝癌患者的介入治疗及护理</h3>

肝动脉栓塞化疗术是肝癌患者介入治疗的主要术式，经肝动脉插管化疗，同时作肝动脉栓塞，可提高疗效。抗癌药物常选用氟尿嘧啶、丝裂霉素、阿霉素、表柔比星、顺铂、卡铂等。经栓塞化疗后，癌组织坏死较明显，有些中晚期肝癌经治疗后肿瘤缩小，为二期手术创造了条件。但重复多次的肝动脉栓塞化疗能加重肝功能损害、食管静脉曲张出血及消化性溃疡。对有顽固性腹水、黄疸及门静脉瘤栓的患者则不适宜。

1. 介入治疗前护理　向患者解释介入治疗的目的、方法及治疗的重要性和优点，帮助患者消除紧张、恐惧的心理，争取主动配合。向患者解释肝动脉插管化疗的目的及注意事项。注意出凝血时间、血象、肝肾功能、心电图等检查结果，判断有无禁忌证。穿刺处皮肤准备，术前禁食 4h，备好一切所需物品及药品，检查导管的质量，防止术中出现断裂、脱落或漏液等。

2. 介入治疗后护理

1）预防出血：术后嘱患者平卧位，穿刺处沙袋加压 1h，穿刺侧肢体制动 6h。注意观察穿刺侧肢体皮肤的颜色、温度及足背动脉搏动，注意穿刺点有无渗血及血肿。

2）导管护理：①妥善固定和维护导管；②严格遵守无菌原则，每次注药前消毒导管，注药后用无菌纱布包扎，防止细菌沿导管发生逆行性感染；③保持导管通畅，为防止导管堵塞，注药后用肝素稀释液 2～3mL（25U/mL）冲洗导管。

3）栓塞后综合征的护理：肝动脉栓塞化疗后多数患者可出现发热、肝区疼痛、恶心、呕吐、心悸、白细胞下降等，称为栓塞后综合征。①发热是由于被栓塞的肿瘤细胞坏死吸收引

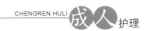

起,一般为低热,若体温高于38.5℃,可予物理、药物降温。②肝区疼痛多因栓塞部位缺血坏死、肝体积增大、包膜紧张所致,必要时可适当给予止痛剂。③恶心呕吐为化疗药物的反应,可给予甲氧氯普胺、氯丙嗪等。④当白细胞计数<$4×10^9$/L时,应暂停化疗,并应用升白细胞药物。⑤介入治疗后嘱患者大量饮水,减轻化疗药物对肾的毒副作用,观察排尿情况。

4)并发症防治:密切观察生命体征和腹部体征,若因胃、胆、胰、脾动脉栓塞而出现上消化道出血及胆囊坏死等并发症时,及时通知医师并协助处理。肝动脉栓塞化疗可造成肝细胞坏死,加重肝功能损害,应注意观察患者的意识状态、黄疸程度,注意补充高糖、高能量营养素,积极给予保肝治疗,防止肝功能衰竭。

5)拔管护理:拔管后局部加压15min,卧床24h,防止局部出血。

(王晋荣　刘腊梅)

[任务4-7-3]　肝性脑病患者的护理

【知识背景】

肝性脑病(hepatic encephalopathy,HE)是指由严重肝病引起的,以代谢紊乱为基础的中枢神经系统功能失调的综合病征,主要临床表现是意识障碍、行为失常和昏迷。

导致HE的肝病可为肝硬化、重症肝炎、暴发性肝功能衰竭、原发性肝癌、严重胆道感染及妊娠期急性脂肪肝等,以肝硬化引起者最为多见。门体分流是肝性脑病发生的主要病理生理学基础,常见的诱因有上消化道出血、大量排钾利尿、放腹水、高蛋白饮食、安眠镇静药、麻醉药、便秘、尿毒症、外科手术、感染等。

肝性脑病的发病机制迄今未完全明了,目前主要有如下假说:

(1)氨中毒学说。氨以非离子型氨(NH_3)和离子型氨(NH_4^+)两种形式存在,两者的互相转化受pH梯度影响,当肠内pH>6时,NH_3大量弥散入血,血氨(NH_3)升高;pH<6时,则NH_4^+增多,血氨(NH_3)下降。氨(NH_3)是促发HE最主要的神经毒素。肠道吸收的氨是体内氨的主要来源,而肝脏则参与氨的转化,使之极少进入体循环。肝功能衰竭时,肝脏对氨的代谢能力明显减退;当有门体分流存在时,肠道的氨不经肝脏代谢而直接进入体循环,血氨增高。前述的许多诱因均可致氨的生成和吸收增加,使血氨更进一步增高,从而引起严重的神经毒性,诱发肝性脑病。

(2)假性神经递质学说。神经冲动的传导是通过神经递质来完成的。神经递质分兴奋和抑制两类,正常时两者保持生理平衡。食物中的芳香族氨基酸如酪氨酸、苯丙氨酸等经肠菌脱羧酶的作用分别转变为酪胺和苯乙胺,后者在肝内清除。当肝脏疾病时,此两种胺可进入脑组织,形成β羟酪胺和苯乙醇胺。后两者的化学结构与正常的神经递质去甲肾上腺素相似,但不能传递神经冲动或作用很弱,因此称为假性神经递质。当假性神经递质被脑细胞摄取并取代了突触中的正常递质,则神经传导发生障碍。

(3)氨基酸代谢不平衡学说。正常胰岛素可促使支链氨基酸进入肌肉,并在肌肉内分解,而严重肝病使胰岛素在肝内灭活减少,血胰岛素浓度升高,使支链氨基酸进入肌肉,其血内浓度下降,最后血浆支链氨基酸与芳香族氨基酸浓度比例下降,上述两种氨基酸是在相互竞争和排斥过程中通过血脑屏障,到达大脑,芳香族氨基酸浓度高时,对大脑具有抑制作用,产生嗜睡、昏迷等肝昏迷症状。

(4)氨基丁酸/苯二氮卓(GABA/BZ)复合体学说。大脑神经元表面 GABA 受体与 BZ 受体及巴比妥受体紧密相连,组成 GABA/BZ 复合体,复合体中任何一个受体被激活均可促使氯离子内流而使神经传导被抑制,而高血氨对 GABA/BZ 复合体抑制神经活性的能力有协同增进作用,从而抑制中枢神经系统功能。

【工作任务—案例导入】

患者,男,59 岁。三天前上呼吸道感染后出现躁动不安、淡漠少言,到附近诊所处理后症状无缓解,处理措施不详。患者既往有乙肝病史 25 年。

护理查体:T 37.1℃,P 114 次/min,R 23 次/min,BP 100/60mmHg。一般情况差,神志不清,呼吸急促,面色灰暗,巩膜无黄染。瞳孔反射迟钝,面部及颈部可见蜘蛛痣数个。颈软,无颈静脉怒张,两肺未闻及啰音,心率 114 次/min,律齐,未闻及杂音,腹软隆起,移动性浊音阳性。

任务导向:

1.患者神志不清的原因是什么? 如何处理?

2.现存的护理问题有哪些? 采取哪些护理措施?

【护理工作过程】

(一)护理评估

1.健康史　任务探究:什么原因导致肝性脑病的发生?

了解患者有无肝硬化、重症肝炎、暴发性肝功能衰竭、原发性肝癌、严重胆道感染及妊娠期急性脂肪肝等病因,有无上消化道出血、大量排钾利尿、放腹水、高蛋白饮食等诱因。

2.身体状况　任务探究:如何评估肝性脑病患者病情变化?

肝性脑病发生在严重肝病和(或)广泛门体分流的基础上,临床上主要表现为高级神经中枢的功能紊乱(如性格改变、智力下降、行为失常、意识障碍等)以及运动和反射异常(如扑翼样震颤、肌阵挛、反射亢进和病理反射等)。为了观察脑病的动态变化,有利于早期诊断、处理及分析疗效,一般根据意识障碍程度、神经系统表现和脑电图改变,将肝性脑病自轻微的精神改变到深昏迷分为四期,各期主要临床特点见表 4-7-2。

表 4-7-2　肝性脑病临床分期特点

分期	主要症状	体征	脑电图
一期（前驱期）	轻度性格改变和行为异常	扑翼样震颤可引出	正常
二期（昏迷前期）	意识错乱、睡眠障碍、行为失常	扑翼样震颤阳性、腱反射亢进、肌张力增高、锥体束征阳性	特征性异常
三期（昏睡期）	昏睡、精神错乱	扑翼样震颤阳性、肌张力增高、锥体束征阳性	明显异常
四期（昏迷期）	不同程度的昏迷	扑翼样震颤无法引出,浅昏迷者腱反射亢进、肌张力增高,深昏迷各种反射消失	明显异常

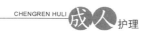

以上各期的分界不很清楚,可有重叠,病情发展或治疗好转时,程度可进级或退级。对于有严重肝病但尚无明显的肝性脑病的临床表现,而用精细的智力测验或电生理检测可发现异常情况者,称之为亚临床型肝性脑病或轻微肝性脑病,是肝性脑病发病过程中的一个阶段,这些患者的反应力常降低,驾驶或高空作业时,有发生交通事故或工伤事故的危险。

3. 辅助检查

(1)血氨。慢性尤其是门体分流性脑病多有血氨升高,急性患者血氨可以正常。

(2)脑电图。脑电图是大脑细胞活动时所发出的电活动,肝性脑病脑电图的改变特异性不强,尿毒症、呼吸衰竭、低血糖亦可有类似改变。此外,脑电图对亚临床肝性脑病和早期肝性脑病的诊断价值较小。

(3)诱发电位。诱发电位是大脑接收到由各种刺激信息后所产生的电位,有别于脑电图所记录的大脑自发性电活动。可用于轻微肝性脑病的诊断和研究。

(4)心理智能测验。一般将木块图试验、数字连接试验及数字符号试验联合应用,适合于肝性脑病的诊断和轻微肝性脑病的筛选。这些方法受年龄、教育程度的影响。老年人和教育层次比较低者在进行测试时较为迟钝,影响结果。

4. 心理、社会状况 家属对患者目前状态的态度,应对能力如何,能提供哪些照顾。

(二)护理诊断

1. 首要护理诊断

(1)感知改变。与肝功能减退、血氨升高及中枢神经系统功能失调有关。

(2)照顾者角色困难。与照顾者缺乏有关照顾经验、应对能力不足及经济负担过重等有关。

2. 主要护理诊断

(1)营养失调:低于机体需要量。与代谢紊乱、消化吸收不良有关。

(2)知识缺乏。缺乏肝性脑病防治知识。

(三)护理目标

患者的感知恢复正常,无受伤、误吸、感染的发生;能获得切实可行的照顾计划。

(四)治疗与护理

1. 治疗原则 主要治疗措施包括去除诱因、保护肝脏功能、治疗氨中毒及调节神经递质。

(1)及早识别及去除肝性脑病发作的诱因。

(2)减少肠内氮源性毒物的生成与吸收。①限制蛋白质饮食。②清洁肠道:服用乳果糖能降低肠道的 pH 值,使肠道细菌所产的氨减少;此外,酸性的肠道环境可减少氨的吸收,并促进血液中的氨渗入肠道排出。乳果糖的疗效确切,可用于各期肝性脑病及轻微肝性脑病的治疗。乳梨醇的疗效与乳果糖相似。两种药物均可促进有毒物质代谢清除,纠正氨基酸代谢紊乱。③口服抗生素:可抑制肠道产尿素酶的细菌,减少氨的生成。④益生菌制剂:口服某些不产尿素酶的有益菌可抑制有害菌的生长,对减少氨的生成可能有一定作用。

(3)促进体内氨的代谢。目前常用药物 L-鸟氨酸-L-门冬氨酸(ornithine-aspartate,OA)是一种鸟氨酸和门冬氨酸的混合制剂,能促进体内的尿素循环(鸟氨酸循环)而降低血氨。鸟氨酸-α-旷酮戊二酸降氨机制与 OA 相同,但其疗效不如 OA。

（4）调节神经递质。①GABA/BZ复合受体拮抗剂：氟马西尼（flumazenil），可以拮抗内源性苯二氮卓所致的神经抑制。对部分Ⅲ～Ⅳ期患者具有促醒作用。②减少或拮抗假神经递质：支链氨基酸（BCAA）制剂竞争性抑制芳香族氨基酸进入大脑，减少假神经递质的形成。对于不能耐受蛋白质的营养不良者，补充BCAA有助于改善其氮平衡。

（5）对症治疗。①纠正水电解质和酸碱平衡紊乱。②降颅温、应用脱水剂保护脑细胞功能及防治脑水肿。③深昏迷者保持呼吸道通畅。④抗感染，控制内毒素血症。⑤防止出血与休克。⑥防治肾功能衰竭、呼吸衰竭和心力衰竭。

（6）其他。促使肝细胞再生、人工肝和肝移植等。肝移植是治疗各种终末期肝病的一种有效手段，严重和顽固性的肝性脑病有肝移植的指征。

2.护理措施

（1）一般护理

1）休息与活动：肝性脑病患者应绝对卧床休息，取仰卧位，头略偏一侧，用床档保护，对表现为兴奋、躁动不安的意识障碍患者，要去除义齿，发夹，必要时应用保护带，以免发生意外损伤。限制探视，尽量安排专人护理。强镇静药能作为诱因加重肝性脑病，故应禁止应用，即使对于躁狂症状患者也应禁止应用。

2）饮食护理：①足够热量：每日供给总热能1200～1600kcal和足量维生素。昏迷患者可采用鼻饲或静脉注射25％的葡萄糖溶液，以减少蛋白质的分解，有利于降低血氨。脂肪可延缓胃的排空，宜少用。②蛋白质的摄入：意识障碍者应禁食蛋白质。神志清醒后，可从小量逐渐恢复，每天20g，病情好转后可每隔3～5d增加10g，逐渐达到50g左右。若病情复发，需再度禁食蛋白质。一般认为肉类蛋白致脑病的作用最大，牛乳蛋白次之，植物蛋白最小，且植物蛋白含支链氨基酸较多，芳香氨基酸较少，并含非吸收性纤维素较多，有利于通便及氨的排除，纠正患者的负氮平衡。③注意水电解质的平衡：肝性脑病患者多有水钠潴留倾向，水不宜摄入过多，一般2000mL/d左右。对可疑脑水肿的患者，尤应限水。除肾功能有障碍者外，均应补钾限钠。正确记录出入液量，按需要测定血钠、钾、氯化物、血氨、尿素等。

（2）病情观察。加强对患者生命体征，意识及瞳孔等的监测并做好记录。定期抽血，复查肝、肾功能及电解质的变化，及时处理以控制病情的恶化。对意识障碍者，应加强巡视，确保患者安全。注意有无出血、休克、脑水肿、感染以及肝肾综合征等并发症。

（3）对症护理。

1）消除诱因，减少有毒物质的产生和吸收：饮食注意以植物蛋白为宜，避免增加脑、肝负担，防止低钾碱中毒，防止感染等。肝性脑病患者用酸性灌肠导泻液减少肠道氨的生成，从而降低血氨。

2）清除肠内积食、积血或其他含氮物质：可用生理盐水或弱酸性溶液（如稀醋酸液）灌肠，或口服或鼻饲25％硫酸镁30～60mL导泻。对门体分流性脑病患者用乳果糖500mL加水500mL灌肠作为首选治疗。

3）纠正水、电解质和酸碱平衡失调：入液量以不超过2500mL/d为宜。及时发现、纠正低钾、低钠或酸、碱中毒。用冰帽降低颅内温度，以减少能量消耗，保护脑细胞功能。深昏迷者，应做气管切开排痰给氧。

4）昏迷的护理：对昏迷患者，要注意保持呼吸道畅通和防止感染；并定时帮助患者翻身，

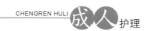

按摩受压部位,预防压疮;做好口腔护理;经常剪指甲,以防抓伤皮肤;尿潴留患者给予留置导尿管,并详细记录尿量、颜色、气味;给患者做肢体被动运动,防止静脉血栓形成及肌肉萎缩。

5)保护脑细胞:对有抽搐,脑水肿的患者可戴冰帽保护脑细胞功能,要防止冻伤。

(4)去除、避免诱因。

1)慎用镇静药及损伤肝功能的药物:患者发生肝性脑病出现烦躁、抽搐时禁用阿片类、巴比妥类、苯二氮䓬类镇静剂,可试用异丙嗪、氯苯那敏(扑尔敏)等抗组胺药。

2)纠正电解质和酸碱平衡紊乱:注意避免排钾利尿药的大量应用及大量排放腹水。

3)注意有无上消化大出血,一旦发生,应协助医生迅速处理,及时清除肠道内积血。

4)预防和控制感染。有感染症状出现,遵医嘱及时准确给予抗生素。

5)注意防治便秘。门体分流对蛋白不耐受者应避免大量蛋白质饮食。警惕低血糖若发生应及时纠正。

6)输血要用新鲜血。不宜用库存血,因其含氨较高。

(5)用药护理。

1)在大量滴注葡萄糖的过程中,须警惕低钾血症、心力衰竭和脑水肿。不宜用维生素 B_6,因其可使多巴在周围神经处转化为多巴胺,影响多巴进入脑组织,减少中枢神经系统的正常传导递质。

2)抗生素:应用抗生素可抑制肠道产尿素酶的细菌生长,减少氨的生成。常用的药物有新霉素、甲硝唑等。新霉素可引起听力或肾功能损害,故应用不宜超过一个月,并定期监测听力和肾脏功能。口服甲硝唑可有明显的胃肠道反应,服用前应交代患者餐后服药。

3)降氨药物:L-鸟氨酸-L-门冬氨酸不良反应为恶心、呕吐。

4)乳果糖和乳梨醇:乳果糖不良反应主要有腹胀、腹痛、恶心、呕吐等,此外,其口感甜腻,使少数患者不能接受。乳果糖有轻泻作用,多从小剂量开始,观察患者服药后的排便次数,以排便 2~3 次/d,粪 pH 5.0~6.0 为宜,以防氨的积聚。乳梨醇其甜度低,口感好,不良反应亦少。口服乳梨醇后可显著降低轻微肝性脑病患者的血氨。

5)支链氨基酸:静脉注射支链氨基酸可以补充能量,降低血氨,但应注意输液速度不宜过快。

3.健康指导

(1)向患者及其家属介绍肝性脑病的有关知识和导致肝性脑病的诱发因素以及肝性脑病发生时的早期征象。

(2)与患者及家属一起制定合理的饮食方案,避免进食过量蛋白质及粗糙食物。

(3)慎用或避免应用对肝脏有损害的药物。

(4)根据病情和体力,适当活动,并保持大便通畅,戒烟酒。

(5)定期随访复诊,如有肝性脑病先兆、消化道出血应随时就诊。

(五)护理评价

患者的感知是否恢复正常;有无受伤、误吸、感染的发生;是否获得切实可行的照顾?

【知识拓展】

人工肝脏

人工肝脏是目前治疗肝衰竭不可或缺的重要手段之一,其原理是借助体外物理、化学或生物性装置,暂时辅助或部分替代肝脏功能,清除体内毒物,代偿相应肝功能,从而使肝细胞得以再生直至体内肝脏功能恢复或等待机会进行肝移植。传统上按照人工肝组成及性质分为非生物型人工肝、生物型人工肝及混合型生物人工肝。非生物型人工肝主要是通过物理手段利用特有的生物膜和化学物质的吸附作用,将患者体内的对人体有害物质清除,并补充体内所需的物质。如用分子吸附剂再循环系统(molecular absorbent recycling system,MARS)可清除肝性脑病患者血液中部分有毒物质、降低血胆红素浓度及改善凝血酶原时间,对肝性脑病有暂时的、一定程度的疗效,有可能赢取时间为肝移植作准备,尤适用于急性肝功能衰竭患者。生物人工肝的研究近年有一定进展,期望可在体外代替肝的部分生物功能。它是通过体外的生物反应器,利用人源性或动物源性肝细胞代替体内不能发挥生物功能的肝脏而发挥代偿功能,从这一点讲,生物性人工肝更符合"人工肝"这一名称。但由于生物性人工肝问题多,远没有达到临床的需要,所以目前仍是非生物型人工肝治疗为主。

(王晋荣　刘腊梅)

［任务 4-7-4］　胆石病患者的护理

【知识背景】

胆石病指发生在胆囊和胆管的结石导致的疾病,是最常见的胆道系统疾病。胆囊结石的发病率高于胆管结石,女性发病高于男性。妊娠期急性胆囊炎比较少见。经内科治疗可使大约 70% 的患者症状、体征缓解,待分娩后手术,但大约 30% 的患者因内科治疗效果不佳而采用手术治疗。

(一)胆道解剖生理概要

胆道系统包括肝内和肝外胆管、胆囊及 Oddi 括约肌。胆道可分为肝内和肝外两大系统。肝内胆管起始于肝内毛细胆管,汇集成小叶间胆管、肝段、肝叶胆管和肝内左右肝管。其走行与肝内门静脉和肝动脉分支基本一致,三者由同一结缔组织鞘(Glisson 鞘)所包裹。肝外胆管包括肝外左右肝管、肝总管、胆囊、胆囊管和胆总管。左右肝管汇合成肝总管,肝总管与胆囊管汇合形成胆总管。胆总管下端与主胰管在十二指肠壁内汇合成一共同通道,并膨大形成壶腹,称为(Vater)壶腹。其周围有 Oddi 括约肌围绕,具有调节和控制胆汁和胰液的排放,防止十二指肠液反流的作用(图 4-7-1),胆囊位于肝脏脏面的胆囊窝内,外观呈梨形,分为底、体、颈三部分。底部圆钝,为盲端;体部向上弯曲形成胆囊颈,颈上部呈囊性膨大,称 Hartmann 袋,是胆囊结石易嵌顿的部位。

胆道系统具有分泌、贮存、浓缩和输送胆汁的功能。胆汁由肝细胞、胆管分泌,胆汁具有乳化脂肪、协助脂溶性维生素的吸收、抑制肠内致病菌生长和内毒素生成、刺激小肠和结肠

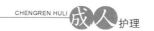

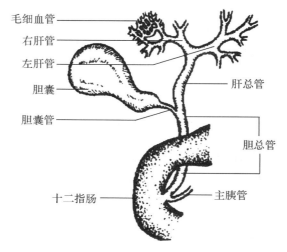

图 4-7-1　胆道解剖位置

蠕动、中和胃酸等生理功能。

正常胆汁中胆盐、磷脂酰胆碱、胆固醇三种成分按一定的比例组成微胶粒溶液。如果胆汁中的胆盐与胆固醇比例失调,则易使胆固醇析出形成结石。胆红素在肝内与葡萄糖醛酸结合,成为可溶性的结合胆红素。当胆道感染时,大肠杆菌所产生的 β-葡萄糖醛酸酶将结合性胆红素水解为非结合性胆红素,非结合胆红素与钙结合形成胆红素钙,促进胆色素结石形成。

(二)胆道疾病的特殊检查

1. B 型超声波检查　是诊断胆道疾病的首选方法。检查胆囊时,需空腹 8h 以上,前一天晚餐宜进清淡素食。肠道气体过多者,事先可服缓泻剂或灌肠排便后再检查,以减少气体干扰。B 超对胆道结石的诊断率高达 70％甚至 90％以上;对黄疸可进行定位和定性诊断。

2. 放射学检查

(1)腹部 X 线平片。15％的胆囊结石可在腹部平片上显影。由于其显示率较低,一般不作为常规检查手段。

(2)口服法胆囊造影。口服碘番酸经肠道吸收后进入肝脏并随胆汁排入胆囊,含有造影剂的胆汁浓缩后使胆囊在 X 线下显影;脂肪餐后可观察胆囊的收缩情况。由于该检查结果受多种因素影响,故近年来已逐渐被超声波检查所替代。

(3)静脉胆道造影。造影剂经静脉输入体内后随肝脏分泌的胆汁排入胆道,可使胆道在 X 线下显影。该方法可检查胆道系统有无结石、蛔虫、肿瘤、梗阻等;亦可检查胆囊、胆道形态和功能变化。

(4)经皮肝穿刺胆管造影(percutaneous transhepatic cholangiography,PTC)。在 X 线透视或 B 超引导下,利用特制穿刺针经皮肤经肝穿刺将造影剂直接注入肝内胆管,显示整个胆道系统,该法为有创检查,有发生胆汁漏、出血、胆道感染等并发症的可能,故术前应做充分的检查和准备,术后注意预防并发症的发生。

1)目的:了解胆道梗阻情况及病变部位,必要时可行置管引流。

2)适应证:①原因不明的梗阻性黄疸而 ERCP 失败者。②术后黄疸,疑有残余结石或胆管狭窄者。③B 超提示有肝内胆管扩张者。

3)患者准备:①术前检查出凝血时间、血小板计数、凝血酶原时间等。②有出血倾向者,根据病因治疗如注射维生素 K₁,待出血倾向纠正后再检查。③30%泛影葡胺 1mL 做碘过敏试验。④做普鲁卡因过敏试验。⑤检查前 3 天全身应用抗生素。⑥术前晚服缓泻剂,术日晨禁食。

4)注意事项:①经肋间穿刺时患者取仰卧位,经腹膜外肝穿刺时取俯卧位。②嘱患者在穿刺过程中平稳呼吸,避免憋气或深呼吸。③术后平卧 4～6h,每小时测血压、脉搏 1 次,共 6 次,或至平稳为止。密切观察腹部情况,注意有无出血。有引流者注意观察引流是否通畅,有无胆道出血,必要时用生理盐水冲洗。遵医嘱应用抗生素及止血药。出凝血时间异常、碘过敏、心功能不全、急性胆道感染者禁忌作此检查。

(5)内镜逆行胰胆管造影(endoscopic retrograde cholangio-pancreatography,ERCP)。

1)目的:诊断胆道及胰腺疾病,取活体组织、收集十二指肠液、胆汁和胰液做理化及细胞学检查、取出胆道结石。

2)适应证:①胆道疾病伴有黄疸。②疑为胆源性胰腺炎、胆胰或壶腹部肿瘤。③胆胰先天性异常。④可经内镜治疗的胆管及胰腺疾病。如可行 Oddi 括约肌切开术等进行治疗。

3)患者准备:基本同其他纤维内镜检查前的准备,包括检查前 15min 常规注射地西泮 5～10mg,东莨菪碱 20mg。

4)注意事项:急性胰腺炎、碘过敏者禁忌作此检查。患者于造影后 2h 方可进食。造影过程中发现特殊情况者,应留观并做相应处理。由于该方法可能诱发急性胰腺炎和胆管炎等并发症,故造影后 1～3h 及第二日晨各测血淀粉酶 1 次,并观察体温,白细胞计数和分类,若有异常反应及时处理。可遵医嘱预防性应用抗生素。

(6)术中及术后胆管造影。胆道手术时,可经胆囊管插管至胆总管作胆道造影。术后拔除 T 管前,应常规行 T 管造影。

1)目的:检查胆道有无残余结石、狭窄、异物,了解胆总管下端或胆肠吻合口通畅与否。

2)适应证:疑有胆道残余结石、狭窄或异物;胆总管切开留置 T 管者。

3)患者准备:向患者解释检查的必要性,以取得合作。一般术后造影检查在术后 2 周左右进行。嘱患者检查前排便,必要时灌肠排便,检查前禁食一餐。

4)操作及配合:术后造影患者取仰卧位,左侧抬高约 15°。腹壁 T 形管局部常规消毒。经 T 形管抽出一定量胆汁;以排出空气,将事先抽好 20mL 造影剂(泛影葡胺)的注射器接上 T 管,任其自行流入胆道。注入造影剂后立即摄片。造影完毕,尽量抽出造影剂,T 形管接引流袋,以引流剩余造影剂。

5)注意事项:造影时切忌注入空气,以免将气泡误诊为阴性结石。因造影剂刺激胆道或造影剂逆流,可加重胆道感染,造影后出现高热、黄疸时,除注意保持引流通畅外,可遵医嘱给予抗生素治疗。

(7)电子计算机体层扫描(computed tomography,CT)、磁共振成像(magnetic resonance Imaging,MRI)。能清晰地显示肝、胆、胰的形态和结构及其内结石、肿瘤或梗阻的情况,属于无创伤、准确性较高的检查。但对某些胆道疾病的诊断准确率并不比 B 超高,故不作为常规的检

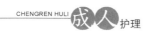

查手段,而主要用于 B 超诊断不清,疑有肿瘤的患者。

检查前向患者解释检查的目的及注意事项,以取得合作。CT 检查前两天开始进渣少、产气少的食物以减少肠道内气体的产生。检查前一日做碘过敏试验,4h 内禁食。

(8)核素扫描检查。适用于肝内外胆管及肝脏病变的检查,如肝内胆管结石、急慢性胆囊炎、胆道畸形、胆道术后观察以及黄疸的鉴别诊断。注意检查胆囊时,无须完全禁食,可进少量素食早餐,但不宜进高脂肪餐。

3.其他检查 纤维胆道镜检查(fibro-choledochoscope examination)与腹腔镜检查(L/L)用于协助诊断和治疗胆道结石,了解胆道有无狭窄、畸形、肿瘤、蛔虫等。

(1)术中胆道镜(intraoperative choledochoscopy,IOC)。术中经胆总管切口直接放入胆道镜进行检查和治疗。适应证:①术前胆道疾病诊断不明。②术中发现与术前诊断不符。③胆囊造瘘取石术后及腹腔镜取石术后。操作中应随时注意吸引溢出的胆汁及腹腔内渗出液。检查顺序为先肝内胆管,后肝外胆管。

(2)术后胆道镜(postoperative choledochoscopy,POC)。适用于:①胆道术后疑有残余结石、胆道蛔虫、狭窄、肿瘤等。②胆道出血。术后单纯胆道镜检查应于术后 4 周、胆道镜取石于术后 6 周方可开始。患者取仰卧位,拔除 T 管后立即从窦道插入胆道镜。边进边观察,检查顺序为先肝外胆管后肝内胆管。检查后应注意观察患者有无发热、恶心呕吐、腹泻、窦道穿孔、胆管出血等并发症。严重心功能不全、严重胆道感染、有出血倾向者禁忌做此检查。

胆石症和胆道感染

(一)病因

多数学者认为胆石症主要与胆道感染和代谢异常等因素有关。

1.胆道感染 由于各种原因所致的胆汁滞留,细菌或寄生虫入侵胆道而致感染。胆汁内的大肠杆菌产生 β-葡萄糖醛酸酶,使可溶性的结合胆红素水解为游离胆红素,后者与钙结合形成胆红素钙,促进胆红素结石形成。虫卵(常见蛔虫、华支睾吸虫)和成虫的尸体也可作为核心形成结石。

2.代谢异常 胆汁内的主要成分为胆盐、磷脂酰胆碱和胆固醇。正常情况下,保持相对高的浓度而又呈溶解状态,该三种成分按一定比例组成,其中胆固醇一旦代谢失调,如回肠切除术后,胆盐的肝肠循环被破坏等,即可使胆固醇呈过饱和状态,析出结晶,沉淀成为胆固醇结石。

(二)结石的部位及类型

根据结石的发生部位分为胆囊结石和胆管结石,胆管结石又分肝外胆管结石、肝内胆管结石,肝外胆管结石多位于胆总管下端,肝内胆管结石可局限于一叶肝内胆管,也可广泛分布于两叶,以肝左叶居多。按结石的组成成分不同分为三类(图 4-7-2)。

1.胆固醇结石 以胆固醇为主要成分,好发于胆囊。结石外观呈白黄、淡灰黄色或黄色。质硬,表面光滑,呈多面体、圆形或椭圆形,剖面见放射状排列的条纹;大小不一。X 线检查多不显影。

2.胆色素结石 以胆色素为主要成分。多发生在胆管内,外观呈棕黑色或棕褐色,大小不一,形状可为粒状或长条状,质地松软,易碎。松软不成形者称为泥沙样结石。剖面呈层状。X 线检查常不显影。

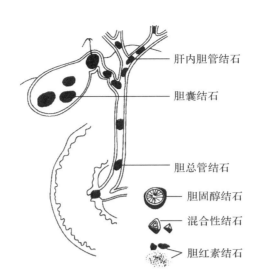

图 4-7-2　肝内、肝外胆道系统

3. 混合性结石　主要由胆红素、胆固醇、钙盐等混合而成。结石剖面呈层状,有的中心呈放射状而外周呈层状。因其含钙盐较多,X 线检查常显影。

胆囊结石及急性胆囊炎

胆囊结石常与急性胆囊炎并存,是临床常见病、多发病。主要见于成年人,以女性多见。

病因和病理　急性胆囊炎的致病因素主要包括:①胆囊管梗阻,80％由胆囊结石引起,其他如蛔虫或胆囊管扭曲等也可引起胆囊炎;②致病菌入侵,可经胆道逆行或血循环入侵;③创伤、化学性刺激,如较大的手术、创伤,胰液反流入胆囊等。根据胆囊内结石嵌顿与否以及感染的严重程度,可有不同的病理变化:

(1)胆囊积液。胆囊结石长期嵌顿而未合并感染时,可因胆汁中的胆色素被胆囊黏膜吸收、胆囊黏膜分泌黏液性物质而引起胆囊积液,因其透明无色而称"白胆汁"。

(2)急性单纯性胆囊炎。病变起始于胆囊管梗阻,继之胆囊内压升高,胆囊黏膜充血水肿,渗出增加。

(3)化脓性胆囊炎。炎症继续发展,累及胆囊壁,使囊壁水肿、增厚和血管扩张,浆膜有纤维性和脓性渗出物。

(4)急性坏疽性胆囊炎。若胆囊内压继续升高,压迫囊壁致血液循环障碍,则引起胆囊缺血坏疽。

(5)胆囊穿孔。当胆囊壁血供持续障碍时,可致囊壁坏死穿孔,导致胆汁性腹膜炎。胆囊穿孔的部位常为颈部和底部。

【工作任务—案例导入】

患者,女,31 岁,妊娠 37 周,进食油腻食物后,右上腹强烈绞痛,阵发性加重,伴右肩背部痛、恶心、呕吐,患者表情痛苦,T 39.1℃,BP 120/86mmHg,P 121 次/min,R 32 次/min,主诉既往有慢性胆囊炎史。检查:右上腹肌紧张,murphy 征阳性。入院诊断:慢性胆囊炎急性发作。

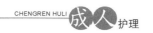

任务导向:

1.请根据病史及收集的主客观资料,判断患者存在哪些护理诊断?

2.针对患者的具体情况,你将对患者采取哪些护理措施来保障患者的安全?

【护理工作过程】

(一)护理评估

患者临床出现任务探究:如何评估胆囊结石胆囊炎患者病情变化?

可因结石的大小、部位、性质,有无梗阻、感染等而不同。单纯性胆囊结石、无梗阻和感染时,常无临床症状或仅有轻微的消化系统症状。当胆结石嵌顿时,可出现下列症状和体征:

(1)腹痛。常发生于进油腻饮食后,胆囊收缩,结石嵌顿于胆囊颈部,胆汁排空受阻,胆囊内压力增高,胆囊强力收缩而出现右上腹部突发剧烈绞痛。疼痛为阵发性,可向右肩胛部或背部放射,伴有恶心、呕吐和发热。患者右上腹部有压痛和肌紧张。有时可在右上腹部触及肿大而有触痛的胆囊。若胆囊穿孔,疼痛程度加重。右上腹部肌紧张范围扩大、有明显压痛、反跳痛。墨菲征(Murphy)阳性(检查者将左手平放于患者的右肋部,拇指置于右腹直肌外缘与肋弓交界处,嘱患者缓慢深吸气,使肝脏下移,若因拇指触及肿大胆囊发生疼痛而突然屏气为阳性)。

(2)消化道症状。常伴恶心、呕吐、食欲不振、腹胀、腹部不适等非特异性消化道症状,较大结石长时间嵌顿和压迫胆囊壶腹部或颈部,尤其胆囊管与肝总管平行时,可引起肝总管狭窄或胆囊胆管瘘,表现为反复发作的胆囊炎、胆管炎及梗阻性黄疸。

(3)中毒症状。随胆囊炎症反应程度,患者表现出不同程度的体温升高、脉搏加速等感染征象,严重者可出现感染性中毒症状。

(二)护理诊断(同胆管结石及急性胆管炎)

(三)护理目标(同胆管结石及急性胆管炎)

(四)治疗与护理

1. 非手术治疗　病情较轻的急性胆囊炎、胆石症患者,可予以禁食、胃肠减压、补液、记出入水量、控制感染,解痉止痛。伴严重心血管疾病不能耐受手术、麻醉者,可在上述治疗基础上加强全身支持治疗,待病情缓解后可考虑溶石疗法。

2. 手术治疗　胆囊切除术是治疗结石的首选方法,近年来,腹腔镜胆囊切除术已普及,具有创伤小、恢复快等特点。胆囊切除术适用于:①发病在 48～72h 以内者;②经非手术治疗无效且病情发展者;③伴急性并发症,如胆囊坏疽或穿孔、弥漫性腹膜炎、急性化脓性胆管炎、急性坏死性胰腺炎等。行胆囊切除时,若遇下列情况,应同时行胆总管探查术:①术前证实或疑有胆总管结石,如有梗阻性黄疸病史;反复发作的胆管炎、胰腺炎病史;术中造影发现胆管结石、胆道梗阻或胆管扩张。②手术中探察发现胆总管内结石、蛔虫或肿块,胆总管显著扩张,胆囊内为细小结石等。③有胰头肿大伴胆总管扩张。④胆管穿刺抽出脓液、血性胆汁或泥沙样胆色素颗粒。胆总管探查术后一般放置 T 管引流。

少数高危不能耐受较长时间手术或局部炎症水肿、粘连严重者行胆囊造口术,待病情稳定后再行胆囊切除术。

妊娠合并胆道疾病时选择开放式手术切除(OC)会带来较高的流产和胎儿死亡率。在开展腹腔镜胆囊切除术(LC)的初期,许多作者将妊娠期急性胆囊炎作为 LC 的禁忌证,但近来的统计资料证明:LC 并不比 OC 有更多的危险,且因术后伤口疼痛轻,可少用或不用对胎儿有潜在不良影响的止痛剂,在妊娠后期行 LC,不必担心分娩时腹压增加而导致的伤口疼痛,切口裂开,切口疝等。由于 LC 术后患者胃肠道功能恢复较快,可早期进食,改善营养状况,同时较早的下床活动也避免了下肢深静脉血栓形成的危险。术前应请产科医生会诊,确定预产期。凡有习惯性流产史,发现或疑为前置胎盘,妊娠高血压,或有严重心肺功能障碍的孕妇,均不宜进行 LC。

(五)护理评价(同胆管结石及急性胆管炎)

胆管结石及急性胆管炎

胆管结石根据病因不同,分为原发性和继发性胆管结石。在胆管内形成的结石,称为原发性胆管结石,其形成与肝内感染、胆汁淤积、胆道蛔虫有密切关系;以胆色素结石或混合性结石为主。胆管内结石来自胆囊者,称为继发性胆管结石;以胆固醇结石多见。

根据结石所在部位,分为肝外胆管结石和肝内胆管结石。其病理生理变化因结石部位不同而异。

(1)肝外胆管结石。多位于胆总管下端,其病理改变主要有以下几个方面:

1)胆管梗阻:多为不完全性,梗阻近侧的胆管有不同程度的扩张,管壁增厚,胆汁淤积。

2)继发性感染:胆管梗阻后,胆管壁充血、水肿,炎性渗出,加重梗阻,继发化脓性感染。脓液积聚于胆管内,胆管内压骤升,细菌和毒素随脓性胆汁逆流入血液循环,产生脓毒症。其次,感染可致胆管壁糜烂、溃破、坏死,甚至形成胆管与肝动脉或门静脉瘘,并发胆道大出血。

3)肝细胞损害:胆道化脓性炎症可致肝细胞坏死或肝脓肿形成。长期胆汁淤积、继发感染可致肝细胞变性、坏死、肝小叶结构破坏,最终导致胆汁性肝硬化和门脉高压症。

4)胆源性胰腺炎:胆石嵌顿于胆总管壶腹部时,致胰液排出受阻甚或逆流,可引起胰腺炎。

(2)肝内胆管结石。可局限于一叶肝内胆管,也可广泛分布于两叶,以肝左叶居多。肝内胆管结石者多合并肝外胆管结石,除具备肝外胆管结石的病理改变外,还可具有肝内胆管狭窄、胆管炎或肝胆管癌的病理变化。

【工作任务一案例导入】

患者,女,31 岁,妊娠 30 周,突发右上腹痛,寒战高烧,黄疸。入院后查体:一般情况可,神清,精神萎,皮肤巩膜黄染。B 超检查:胆囊增大,胆管扩张。入院诊断:急性胆管炎。

任务导向:

1.请根据病史及收集的主客观资料,判断患者存在哪些护理诊断?

2.针对患者的具体情况,你将对患者采取哪些护理措施来保障患者的安全?

【护理工作过程】

(一)护理评估

任务探究:如何评估胆管结石胆管炎患者病情变化?

临床表现:胆管结石、梗阻继发胆管炎时,可出现典型的夏柯氏三联征(Charcot),即腹

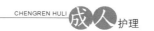

痛,寒战、高热,黄疸。

（1）腹痛。位于剑突下或右上腹部,呈阵发性、刀割样绞痛,或持续性疼痛伴阵发性加剧。疼痛向右后肩背部放射,伴有恶心、呕吐。主要是结石嵌顿于胆总管下端或壶腹部,刺激胆管平滑肌、Oddi 括约肌痉挛所致。

（2）寒战、高热。于剧烈腹痛后,出现寒战、高热。体温可高达 39～40℃,呈弛张热,是梗阻胆管继发感染后,脓性胆汁和细菌逆流随肝静脉扩散所致。

（3）黄疸。结石堵塞胆管后,胆红素逆流入血,患者出现黄疸。由于黄疸的轻重程度与梗阻的程度、是否继发感染及阻塞的结石是否松动有关,故临床上黄疸多呈间歇性和波动性变化。

（4）单纯性肝内胆管结石。可无症状或有肝区和患侧胸背部持续性胀痛,合并感染时除有夏柯氏三联征(Charcot)外,还易并发胆源性肝脓肿、胆管支气管瘘;感染反复发作可导致胆汁性肝硬化、门静脉高压症等,甚至并发肝胆管癌。

（二）护理诊断

1. 首要护理诊断

（1）疼痛。与胆道结石、胆道梗阻所致胆汁流出不畅及 Oddi 括约肌痉挛、胆道感染等有关。

（2）体温过高。与胆道感染、炎症反应有关。

2. 主要护理诊断

（1）营养失调。低于机体需要量,与发热、恶心、呕吐、食欲不振、感染、手术创伤等有关。

（2）皮肤完整性受损。与皮肤瘙痒、引流液刺激等有关。

（3）焦虑/恐惧。与胆道疾病反复发作,担心预后等有关。

（4）潜在并发症。黄疸、胆道出血、胆瘘。

（三）护理目标

（1）疼痛减轻。

（2）体温恢复正常。

（3）营养状况得到改善。

（4）皮肤黏膜无破损和感染。

（5）情绪稳定,自述焦虑减轻。

（6）并发症得到及时发现和处理或无并发症发生。

（四）治疗与护理

1. 治疗原则

（1）非手术治疗。

1）一般治疗:胆管结石并发感染症状较轻时,禁食、胃肠减压、补液、记出入水量;抗生素控制感染,解痉止痛。待症状控制后再择期手术治疗。

2）取石、溶石:术后胆管内残留结石者,可经 T 管窦道插入纤维胆道镜直视下取石。

3）中西医结合疗法:应用消炎利胆类中药、针灸等治疗。

（2）手术治疗。

常用手术方法:①胆总管探查或切开取石、T 管引流术:适用于单纯胆管结石,胆管上、下端通畅,无狭窄或其他病变者。若有胆囊结石,同时行胆囊切除术。②胆总管空肠 Roux-en-Y 吻合术:适应于胆总管扩张≥2.5cm,下端梗阻且难以用手术方法解除,但上段胆管通畅者。③Oddi 括约肌成形术:适应证同胆总管空肠吻合术,特别是胆总管扩张程度轻不适于行胆肠吻合术者。④经内镜 Oddi 括约肌切开取石术:适用于胆石嵌顿于壶腹部和胆总管下端良性狭窄者。

2. 护理措施

(1)一般护理。

1)饮食:低脂、高糖、高维生素易消化饮食,病情较重者应暂禁食,静脉补充营养。注意纠正水、电解质、酸碱平衡紊乱。

2)病情观察:观察生命体征的变化,注意观察腹部情况,如腹痛加剧和腹膜刺激征等,黄疸有无加重,有无神志改变等。

3)用药护理:根据医嘱给予抗生素抗感染、肌注维生素 K_1 改善凝血机制及解痉剂缓解疼痛,常常阿托品和哌替啶合用,因吗啡会引起 Oddi 括约肌痉挛,故不宜使用。

4)心理护理:关心患者,适当讲解有关疾病的知识和各种治疗的必要性,使患者主动接受检查,配合治疗。

(2)手术护理。

1)术前护理:在一般护理的基础上做好备皮、配血、药物过敏试验等常规术前准备。

2)术后护理。

①体位:麻醉清醒后采取半卧位,协助患者翻身和早期活动。

②饮食:术后禁食并胃肠减压,肛门排气后拔除胃管进流质。禁食期间,静脉补充液体,维持水、电解质、酸碱平衡。

③病情观察:严密生命体征观察和腹部体征的变化,观察和记录引流液的量和性状,判断有无出血和胆汁渗出,观察黄疸程度、黄疸消退情况等。

④继续应用抗生素抗感染。

⑤T 型管护理:见"技能训练"。

⑥心理护理:鼓励患者保持乐观情绪,促进早日恢复。

⑦腹腔镜胆囊切除术护理:腹腔镜胆囊切除术虽然创伤小、痛苦小、恢复快,但由于腹腔镜视野小,有时视野外的损伤不易发现或手术中止血不彻底,可导致出血、胆汁渗漏。因此要注意观察有无发热、黄疸、腹痛等情况,以便及时发现和处理。

(五)护理评价

患者疾病是否得到控制,生命体征是否平稳;腹部体征是否正常;有无出血和胆汁渗出,观察黄疸程度、黄疸消退情况如何?

急性梗阻性化脓性胆管炎

急性梗阻性化脓性胆管炎(acute obstructive suppurative cholangitis,AOSC)是在胆道梗阻的基础上,并发胆道系统的急性化脓性细菌感染,亦称急性重症型胆管炎(acute cholangitis of severe type,ACST)。

(一)病因

常见原因是胆道结石,其次为蛔虫、胆管狭窄或胆管、壶腹部的肿瘤等。引起胆道感染

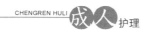

的致病菌有大肠杆菌、变形杆菌、克雷伯菌、假单孢菌、厌氧菌等;胆道感染可为单一细菌感染,也可为两种以上细菌混合性感染。

(二)病理

胆管完全梗阻后引起梗阻以上胆管扩张,胆管壁充血、水肿、增厚;黏膜糜烂,形成溃疡;肝脏充血、肿大、肝细胞肿胀、变性,肝内胆小管内胆汁淤积。继发感染后,胆管腔内充满脓性胆汁;胆道内压力升高,胆管内细菌和毒素可渗出至腹腔淋巴管;胆管内细菌和毒素也可逆行入肝窦,造成肝急性化脓性感染、肝细胞坏死,并发多发性胆源性细菌性肝脓肿。胆小管破裂可与门静脉形成瘘,引起胆道出血。少数患者的脓性胆汁穿越破碎的肝细胞进入肝静脉,再进入肺内,导致肺内发生胆源性血栓。大量细菌、毒素进入胸导管、血循环,可导致脓毒症和感染性休克,甚至发生多脏器功能障碍或衰竭。

【工作任务—案例导入】

患者,女,47岁,该患者上午10时许突发剑突下及右上腹部胀痛伴绞痛,继之寒战高热伴恶心、呕吐。入院后查体:患者神志淡漠,烦躁、嗜睡、神志不清,有明显黄疸,腹部触诊:上腹压痛及肝区有叩击痛,Murphy征阳性。T 39.1℃,BP 85/63mmHg,P 125次/min,R 32次/min,主诉有胆道手术史。

入院诊断:急性梗阻性化脓性胆管炎。

任务导向:

1.首要抢救措施是什么?你将对患者采取哪些护理措施来挽救患者的生命?

2.该患者可能出现的并发症有哪些?如何预防并发症的发生?

【护理工作过程】

(一)护理评估

1.健康史 任务探究:什么原因导致急性梗阻性化脓性胆管炎的发生?

了解疾病发生的原因,如有无胆道疾病史或胆道手术史;受伤后或发病后的救治情况。

2.身体状况 任务探究:如何评估急性梗阻性化脓性胆管炎患者病情变化?

患者多有胆道疾病史或胆道手术史。起病急骤,病情进展快,并发症凶险。临床表现除具有一般胆道感染的 Charcot 三联症外,还有血压降低、中枢神经受抑制的表现,故常称为雷诺氏(Reynolds)五联征。

患者为突发性剑突下及右上腹部胀痛伴绞痛,继之寒战高热伴恶心、呕吐。若病情继续发展,多数患者可出现明显黄疸;近半数患者很快出现神经系统症状,如神志淡漠,烦躁、谵妄或嗜睡、神志不清,甚至昏迷等,严重者可在短期内出现代谢性酸中毒、感染性休克的表现。体格检查可见急性病容,神志改变,发绀;体温持续升高至39~40℃以上,呈弛张热,出冷汗,脉搏细速,可达120次/min以上,血压下降。腹部触诊可有不同程度的上腹压痛或腹膜刺激征,可扪及肿大的肝脏、胆囊,肝区有叩击痛,Murphy征阳性。若不及时救治可导致死亡。

(二)护理诊断

1.首要护理诊断

(1)疼痛。与胆道结石、胆道梗阻所致胆汁流出不畅及Oddi括约肌痉挛、胆道感染等有关。

（2）体温过高。与胆道感染、炎症反应有关。

2. 主要护理诊断

（1）体液不足。与 T 管引流、感染性休克有关。

（2）营养失调。低于机体需要量，与发热、恶心、呕吐、食欲不振、感染、手术创伤等有关。

（3）皮肤完整性受损。与皮肤瘙痒、流液刺激等有关。

（4）焦虑/恐惧。与胆道疾病反复发作，担心预后等有关。

（5）潜在并发症。黄疸、胆道出血、胆瘘。

（三）护理目标

（1）疼痛减轻。

（2）体温恢复正常。

（3）患者体液维持在正常范围。

（4）营养状况得到改善。

（5）皮肤黏膜无破损和感染。

（6）情绪稳定，自述焦虑减轻。

（7）并发症得到及时发现和处理或无并发症发生。

（四）治疗与护理

1. 治疗原则　　紧急手术抢救患者生命。迅速解除胆道梗阻并置管引流，达到有效减压和减轻感染的目的。通常采用胆总管切开减压、取石、T 管引流术。在准备手术的同时，必须全身支持治疗，积极抗休克，补充血容量，改善微循环，纠正代谢性酸中毒，必要时使用肾上腺皮质激素、维生素、血管活性药物等以维持主要脏器功能，同时给予对症治疗，如降温、吸氧等。联合使用足量、有效的抗生素，控制感染。

2. 护理措施

（1）术前护理。

1）病情观察：密切观察患者病情变化，加强生命体征及尿量监测，必要时作血气分析。若出现寒战、高热、腹痛进行性加剧，压痛、反跳痛明显，应考虑病情加重，及时报告医师，积极做好术前准备。

2）缓解疼痛：患者卧床休息，采取舒适卧位，针对患者疼痛的部位、性质、程度、诱因、缓解和加重的因素，根据医嘱给予解痉剂以缓解疼痛。

3）改善和维持营养状态：入院后立即准备手术者，禁食、休息，必要时吸氧，并积极补充液体和电解质，以维持水、电解质、酸碱平衡。

4）并发症的预防：①拟行胆肠吻合术者，术前 3d 口服卡那霉素、甲硝唑等，术前 1d 晚行清洁灌肠。观察药物疗效及副作用。②肌注维生素 K_1 10mg，每日 2 次。纠正凝血功能障碍，应观察其疗效及有无副作用出现。

5）心理护理：观察了解患者及家属对手术的心理反应，有无烦躁不安、焦虑、恐惧的心理。耐心倾听患者及家属的诉说。根据具体情况给予详细解释，说明手术的重要性，疾病的转归，以消除其顾虑，积极配合手术。

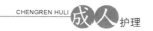

(2)术后护理。

1)病情观察:①生命体征:尤其是心率和心律变化。术后患者意识恢复慢时,注意有无因肝功损害、低血糖、脑缺氧、休克等所致的意识障碍。②观察、记录有无出血和胆汁渗出:包括出血量、速度、有无休克征象等。胆道手术后易发生出血,量小时,表现为柏油样便或大便隐血;量大时,可导致出血性休克。若有发热和严重腹痛,可能为胆汁渗漏引起的胆汁性腹膜炎,需立即报告医师处理。③黄疸程度、黄疸消退情况:观察和记录大便的颜色,检测胆红素的含量,了解胆汁是否流入十二指肠。若黄疸加重,可能有胆汁引流不畅。

2)T管引流的护理:见"技能训练"。

3)并发症的观察和预防:①黄疸:术前有肝硬化、慢性肝炎或肝功能损害者,术后可出现黄疸,一般于术后3~5d减退;若术前有较重的肝功能损害、胆管狭窄或术中损伤胆管,术后黄疸持续时间较长。护理应注意:密切观察血清胆红素浓度,发现问题及时报告医师,并遵医嘱肌注维生素 K_1。将患者指甲剪短,防止因黄疸所致皮肤瘙痒时抓破皮肤。以温水擦洗皮肤,保持清洁。②出血:术后早期出血多由于止血不彻底或结扎血管线脱落所致。观察患者出血量,若每小时出血大于 100mL,持续3h以上,或患者有血压下降、脉细速、面色苍白等休克征象,应立即与医师联系,并立即配合医师进行抢救。③胆漏:由胆管损伤、胆总管下端梗阻、T 管脱出所致。注意观察腹腔引流情况,若患者切口处有黄绿色胆汁样引流物,每小时 50mL 以上者,应疑有胆漏,立即与医师联系并处理。长期大量胆漏者,遵医嘱及时补充水和电解质,以维持平衡。同时长时期胆汁丢失将影响脂肪消化、吸收,可引起营养障碍和脂溶性维生素缺乏,应补充热量和维生素。能进食者,鼓励进低脂、高蛋白、高维生素饮食,少量多餐。

4)心理护理:鼓励患者保持乐观情绪,正确对待疾病和预后,尤其对晚期胆囊癌患者,心理上给予开导,生活上给予关心照顾,尽量满足其要求,鼓励其主动配合治疗,提高生活质量。

(3)健康指导。

1)指导患者选择低脂、高糖、高蛋白、高维生素易消化的饮食,忌油腻食物及饱餐。肥胖者应适当减肥,糖尿病者应遵医嘱坚持药物和饮食治疗。养成良好的工作、休息和饮食规律,避免劳累及精神高度紧张。

2)非手术治疗的患者,应遵医嘱坚持治疗,按时服药,定期复查。若出现腹痛、黄疸、发热、厌油腻等症状时,应立即到医院就诊。嘱中年以上胆囊结石患者,应定期复查或尽早行胆囊切除术,以防胆囊癌发生。

3)向带 T 管出院的患者解释 T 管的重要性,告知出院后的注意事项:尽量穿宽松柔软的衣服,以防引流管受压;沐浴时采用淋浴,用塑料薄膜覆盖引流管处,以防增加感染的机会。日常生活中避免提举重物或过度活动,以免牵拉 T 管而致其脱出。在 T 管上标明记号,以便观察其是否脱出。引流管口每日换药 1 次,周围皮肤涂氧化锌软膏加以保护。若敷料渗湿,应立即更换。每日在同一时间更换引流袋,并记录引流液的颜色、量和性状。若发现引流液异常或身体不适等,应及时就医。

(五)护理评价

患者疾病是否得到控制;疼痛是否得到减轻;体温是否恢复到正常范围;并发症是否得

到及时发现和处理或无并发症发生；焦虑情绪是否得到改善；营养状况是否得到改善？

【技能训练】

T 形管护理

(一)放置 T 形管的目的

胆总管探察或切开取石术后，在胆总管切开处放置 T 管引流，一端通向肝管，一端通向十二指肠，由腹壁戳口穿出体外，接引流袋。主要目的是：

1. 引流胆汁   胆总管切开后，可引起胆道水肿，胆汁排出受阻，胆总管内压力增高，胆汁外漏可引起胆汁性腹膜炎、膈下脓肿等并发症。

2. 引流残余结石   将胆囊管及胆囊内残余结石，尤其是泥沙样结石排出体外；术后亦可经 T 管溶石、造影等。

3. 支撑胆道   避免术后胆总管切口瘢痕狭窄、管腔变小、粘连狭窄等。

(二)护理

1. 妥善固定   术后除用缝线将 T 管固定于腹壁外，还应用胶布将其固定于腹壁皮肤。但不可固定于床上，以免因翻身、活动、搬动时牵拉而脱出。对躁动不安的患者应有专人守护或适当加以约束，避免其将 T 管拔出。

2. 保持有效引流   平卧时引流管的高度不能高于腋中线，站立或活动时应低于腹部切口，以防胆汁逆流引起感染。若引流袋的位置太低；可使胆汁流出过量，影响脂肪的消化和吸收。T 管不可受压、扭曲、折叠，经常予以挤捏，保持引流通畅，若术后 1 周内发现阻塞，可用细硅胶管插入管内行负压吸引。1 周后，可用生理盐水加庆大霉素 8 万 U 低压冲洗。

3. 观察并记录引流液的颜色、量和性状   正常成人每日的胆汁分泌量为 800～1200mL，呈黄或黄绿色，清亮无沉渣。术后 24h 内引流量约为 300～500mL，恢复饮食后，可增至每日 600～700mL，以后逐渐减少至每日 200mL 左右。术后 1～2d 胆汁呈混浊的淡黄色，以后逐渐加深、清亮，呈黄色。若胆汁突然减少甚至无胆汁流出，则可能有受压、扭曲、折叠、阻塞或脱出。应立即检查，并通知医师及时处理，若引流量多，提示胆道下端有梗阻的可能。

4. 预防感染   严格无菌操作。长期带 T 管者，应定期冲洗，每周更换无菌引流袋。引流管周围皮肤每日以 75％酒精消毒，管周垫无菌纱布，防止胆汁浸润皮肤引起发炎、红肿。行 T 管造影后，应立即接好引流管进行引流，以减少造影后反应和继发感染。

5. 拔管   一般在术后 2 周，患者无腹痛、发热，黄疸消退，血象、血清黄疸指数正常；胆汁引流量减少至 200mL、清亮，胆管造影或胆道镜证实胆管无狭窄、结石、异物、胆道通畅，夹管试验无不适时，可考虑拔管。拔管前引流管应开放 2～3d，使造影剂完全排出。拔除后残留窦道用凡士林纱布填塞，1～2d 内可自行闭合。

腹腔镜检查和腹腔镜手术及护理

(一)概述

腹腔镜与电子胃镜类似，是一种带有微型摄像头的器械。腹腔镜手术就是利用腹腔镜及其相关器械进行的手术：使用冷光源提供照明，将腹腔镜镜头（直径为 3～10mm）插入腹腔内，运用数字摄像技术使腹腔镜镜头拍摄到的图像通过光导纤维传导至后级信号处理系统，并且实时显示在专用监视器上。然后医生通过监视器屏幕上所显示患者器官不同角度

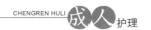

的图像,对患者的病情进行分析判断,并且运用特殊的腹腔镜器械进行手术。

(二)腹腔镜的应用范围

1.胆囊结石及胆道疾病 腹腔镜胆囊切除术乃腹腔镜最广泛使用的一种手术,甚至可做胆道摄影或将胆总管结石取出。术后一两天即可出院。

2.急性腹痛及腹膜炎 腹腔镜的使用可避免不必要的剖腹探查,确定疾病的诊断,并将病变部位加以切除。

3.消化性溃疡的检查和治疗。

4.肠阻塞 腹腔镜可用于肠阻塞之定位及诊断。对于单纯性之肠粘连可轻易以腹腔镜加以处理。

5.腹股沟疝气 腹腔镜疝气修补术对于复发性疝气及双侧性疝气有很好的治疗效果,并可充分辨识疝气缺损部位及腹内器官。

6.胃肠道良性肿瘤 以腹腔镜配合术中内视镜可将胃肠道良性肿瘤切除并做胃肠道吻合,减少患者术后疼痛,加速患者康复。

7.腹部外伤 对于腹部钝伤或穿刺伤。腹腔镜可提供良好的评估及治疗,减少不必要的剖腹探查。

8.妇科 卵巢囊肿,不孕,宫外孕,良性疾病的子宫次全切和全切除,85%以上的传统妇科手术均可由腹腔镜手术替代。

9.泌尿外科 肾囊肿,精索静脉曲张等。

(三)腹腔镜手术的优点

(1)手术创伤小,术后疼痛轻,一般患者术后不再需要止痛药物。

(2)术后恢复快。手术后次日可食半流质食物,并能下床活动,术后一般3天就可出院,一周后恢复正常生活、工作。

(3)腹部不留明显疤痕。

(4)住院时间短,减低费用。

(5)术后无肠粘连等不良并发症。

(四)腹腔镜检查、手术护理

1.术前准备

(1)患者准备。

1)说明检查目的,取得患者合作。

2)腹部备皮,普鲁卡因皮试,阴性做好记录。

3)检查日禁食,术前2h排空大小便。

4)术前半小时按医嘱给镇静剂。

(2)术前特殊准备用物。

1)腹腔镜及附属器械应保持完好,穿刺器套管的活塞应灵活,封闭用橡皮圈或塑料垫应不漏气并灭菌处理。

2)其他用物:治疗盘、腹腔穿刺包、气胸箱、氧气(或 CO_2 瓶、吸引器、无菌热盐水、无菌手术衣、腹带等)。

2. 术中配合

(1)手术前常规消毒、铺巾。

(2)配合做气腹,一般注入 CO_2 气体约 3000~4000mL,同时注意观察患者有无呼吸困难及胸闷等症状,有异常情况时及时报告医生。

(3)穿刺部位在脐孔上下方各 2cm 或腹正中线脐孔下 3~4cm 处,局部麻醉后,切开皮肤约 1cm 左右,分离皮下组织和筋膜,将装有针芯的腹腔镜套管,以旋转的手法从皮肤切口处插入腹腔内。

(4)拔出腹腔镜,对腹腔内脏器进行观察和手术活检。注意备好固定标本容器,留取标本。

(5)根据检查需要调整患者体位,如检查上腹部脏器时,取头高脚低位,检查下腹部脏器时,取头低脚高位。

(6)术毕协助排出腹腔的气体,待术者缝合或黏合切口,用纱布覆盖后,协助固定切口敷料。

3. 妊娠期腹腔镜手术术中注意事项

(1)向患者及家属交代手术致流产、早产甚至死胎的可能性。

(2)术前应备血。

(3)如为妊娠后期患者完成 LC,手术时产科医生应到场。

(4)如需做术中胆道造影,应在下腹部的前部放置铅板以保护胎儿不受 X 线照射。

(5)为妊娠晚期行 LC 手术,患者的双下肢应穿用充气加压长筒袜,以免气腹加重双下肢深静脉瘀血。

(6)麻醉可用全麻或硬膜外,尽量采用对胎儿无不良影响的麻醉药物。

(7)术中采用向左倾斜和头高足低位,增大肝下间隙。

(8)一般采用开放法建立气腹,防止穿刺损伤子宫及胎儿,气腹压应维持在 1.2kPa 左右,不宜超过 1.5kPa。

(9)手术中应轻柔操作,尽量减少对子宫的刺激。

(10)尽量避免割破胆囊,避免胆汁及胆石外溢,污染腹腔。

(11)切下的胆囊应从剑突下戳孔取出。

(12)术中应严密监视胎儿心率变化(通过腹前壁,或阴道内超声探头监测)。

(13)术中如患者有原因不明的腹痛,或阴道流血应请产科会诊。

4. 术后护理

(1)观察患者脉搏、呼吸、血压等变化,观察患者腹痛、腹胀情况,识别有无感染、出血等术后并发症。

(2)若无特殊情况卧床休息 24h 后可起床活动,4h 后可进流质饮食。

(3)常规使用抗生素,适当使用止血剂。

(4)标本及时送验。

5. 妊娠期患者术后护理要点

(1)术后疼痛的管理。要及时准确地评估疼痛的性质、程度,并与宫缩痛相鉴别。积极止痛,遵医嘱及时有效地应用止痛剂。避免一切疼痛的诱因,患者卧床休息。创造安静、舒适的休养环境,术后的治疗和操作尽量集中进行。

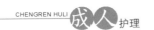

（2）预防感染。高热易引起流产,术后遵医嘱应用抗生素,注意妊娠期用药安全;加强营养,促进伤口愈合,增强机体抵抗力;限制人员探视,防止交叉感染;监测体温血象等。

（3）保胎的护理。积极有效地镇痛,尤其要鉴别宫缩疼痛;预防先兆流产,黄体酮治疗时注射剂量准确,适当休息,避免过度劳累、外伤引发先兆流产。休息时嘱患者左侧卧位,使胎盘血流得以改善;并间断吸氧,提高母血的血氧浓度,预防宫内缺氧,有利于存活胎儿的发育。在饮食方面给予高维生素、高蛋白和纤维素、易消化食物,保持大便通畅。

（4）观察阴道流血情况。患者术后基本上没有阴道出血。如若有阴道出血属宫内孕流产先兆,应立即通知医生、护士及时处理,预防术后流产的发生。

（徐霞）

[任务 4-7-5]　急性胰腺炎患者的护理

【知识背景】

急性胰腺炎(acute pancreatitis)是指胰腺分泌的消化酶被激活后对自身器官产生消化所引起的炎症,是常见的急腹症之一。分单纯性(水肿性)和出血坏死性(重症)胰腺炎两种。前者病变较轻微;后者是急性胰腺炎的严重类型,表现为胰腺广泛出血、坏死、病情发展快,并发症多,死亡率高。急性胰腺炎可发生于整个妊娠期,以妊娠晚期及产褥期较多。重症急性坏死性胰腺炎发病急、病情重,威胁母婴生命。妊娠期急性胰腺炎产妇死亡率为 33.3%,非孕期死亡率为 22.2%。

(一)病因

急性胰腺炎的病因比较复杂,与下列因素有关。

1.胆道疾病　是最常见的病因,占我国急性胰腺炎发病原因的 50%。当胆道管下端发生结石嵌顿、胆道蛔虫症、Oddi 括约肌水肿和痉挛、壶腹部狭窄时,即可引起梗阻。梗阻后胆汁逆入胰管,活化胰酶。梗阻又可使胰管内压力增高,致胰小管和胰腺腺泡破裂,胰液外溢,损害胰腺组织。

2.过量饮酒和暴饮暴食　约占我国急性胰腺炎发病率原因的 30%。酒精可刺激胃酸,促胰素和胰液分泌增多;增加 Oddi 括约肌的阻力,或使胰管被蛋白堵塞,导致胰管内压增高、破坏腺泡;酒精还对胰腺有直接毒性作用。在饮酒时常过食高蛋白、高脂肪食物,更促使胰液过量分泌,在伴有胰管部分梗阻时,即可导致胰腺炎的发生。

3.代谢异常

（1）高脂血症。约 5%～20% 的急性胰腺炎患者存在高脂血症,可能与肾炎、应用外源性雌激素或家族性高脂血症(Ⅰ型、Ⅴ型)有关。

（2）高钙血症。甲状旁腺功能亢进或其他原因可致急性高钙血症。钙能诱导胰蛋白酶原激活使胰腺自身破坏、高钙可产生结石造成胰管梗阻、可刺激胰酶。

4.损伤　上腹部手术、外伤可直接或间接损伤胰腺组织,经内镜逆行胰管造影检查亦可能导致胰损伤,并发急性胰腺炎。

5.其他　某些药物和毒性物质可以导致急性胰腺炎,如磺胺、噻嗪类药物、糖皮质激素、农用杀虫剂等;特异性感染性疾病如腮腺炎病毒、肝炎病毒、伤寒杆菌等感染,可能累及胰腺。此病还可能与妊娠剧吐、增大的子宫机械性压迫、妊娠期高血压疾病有关;有少数患者最终因找不到明确的发病原因,被列为特发性急性胰腺炎。

总之,各种原因导致的胆汁反流入胰管、胰液分泌增多或排出障碍是导致急性胰腺炎的主要原因。

(二)病理生理

在正常情况下,胰液中的胰蛋白酶原在十二指肠内被胆汁和肠液中的肠激酶激活变成有活性的胰蛋白酶,方有消化蛋白质的作用。当胆汁、胰液反流或胰管内压增高,使胰腺管破裂、上皮受损,胰液中的大量胰酶被激活。胰蛋白酶又能激活其他酶,如弹性蛋白酶和磷脂酶 A。弹性蛋白酶能溶解弹性组织,血管壁和胰腺导管被破坏,使胰腺充血、出血、坏死;磷脂酶 A 被激活后分解甘油磷脂为溶血卵磷脂,溶血卵磷脂可溶解破坏胰腺细胞膜和线粒体膜的脂蛋白结构,细胞坏死,引起胰腺和胰周组织的广泛坏死。细胞内胰蛋白酶可造成细胞的自身消化。脂肪酶分解脂肪,与钙离子结合形成皂化斑,血钙降低。糜蛋白酶是蛋白水解酶。大量胰酶被腹膜吸收入血,血淀粉酶和脂肪酶升高。大量胰酶入血可导致肝、肾、肺、心、脑等多器官功能受损。

1.急性水肿型胰腺炎　胰腺间质充血、水肿并有中性粒细胞和单核细胞浸润。若及时解除病因,炎症在短期内消退。

2.急性出血坏死型胰腺炎　胰腺广泛出血、坏死。腹腔内有血性腹水,胰腺周围组织可见散在的黄白色皂化斑或小块状的脂肪坏死灶。

重症急性胰腺炎的病程可归纳为三期(但并非所有患者都明显):①急性反应期:自发病至 2 周左右,因腹腔大量渗出、麻痹的肠腔内液体积聚、呕吐及出血,使血容量锐减,可导致休克、呼吸衰竭、肾衰竭等并发症;②全身感染期:发病 2 周~2 月左右,以全身细菌感染、深部真菌感染(后期)或双重感染为主要表现;③残余感染期:为发病 2~3 个月以后,主要表现为全身营养不良、胰瘘或肠瘘。部分患者可形成胰腺假性囊肿、慢性胰腺炎等。

【工作任务一案例导入】

患者,女,31 岁,妊娠 28 周,既往有胆囊结石病史,怀孕前有长期饮酒史,前一日参加完喜筵回来出现恶心、呕吐、腹痛等表现,于 10 时许腹痛加重疼痛难忍遂送医院就医,T 39.1℃,BP 110/73mmHg,P 101 次/min,R 32 次/min,入院后查体:患者意识清,表情痛苦,呈急症面容,血清淀粉酶 1100U/L,X 线呈"结肠切割样"改变。入院诊断:妊娠合并急性胰腺炎。

任务导向:

1.根据既往病史及临床表现,你作为急诊室护士能否做出初步诊断?

2.首要抢救措施是什么?你将对该患者采取哪些特殊的护理措施来确保母子的平安?

【护理工作过程】

(一)护理评估

1.健康史　任务探究:什么原因导致急性胰腺炎的发生?

了解急性胰腺炎发生原因,如有无胆道疾病,有无长期饮酒的嗜好,有无感染及外伤史;

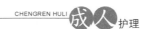

妊娠期的患者还要评估患者妊娠周数,受伤后或发病后的救治情况。

2.身体状况　任务探究:如何评估急性胰腺炎患者病情变化?

(1)腹痛。主要症状,系胰腺包膜肿胀、胰胆管梗阻和痉挛、腹腔内化学性物质刺激及腹腔神经丛受压所致。常突然发作,呈持续性、刀割样剧痛,起始于中上腹、偏右或偏左;有时呈束带状,并放射至腰背部。胆源性胰腺炎常在饱餐后出现疼痛。饮酒诱发的胰腺炎常在饮酒后 12～48h 发病。

(2)恶心、呕吐、腹胀。常与腹痛伴发,呕吐频繁而剧烈,呕吐后腹痛并不减轻。早期为反射性肠麻痹,随病情发展,因肠管浸泡在含有大量胰液、坏死组织和毒素的血性腹水中而发生麻痹,甚至梗阻,腹胀更为明显,出现持续性呕吐,排便排气停止,肠鸣音减弱或消失。

(3)腹膜炎体征。水肿性胰腺炎时,中上腹部中度压痛,常无明显肌紧张。出血坏死性胰腺炎时,腹膜刺激征明显,范围广泛或弥漫全腹。妊娠期宫底升高,胰腺位置相对较深,使腹膜炎体征出现迟,且不明显。受胰腺坏死及炎性渗液的刺激引起宫缩致流产、早产。胰腺炎症坏死组织及消化酶通过血循环及淋巴管进入体内各脏器,可致子宫胎盘血液循环障碍,导致胎儿严重缺氧或死胎。

(4)水、电解质紊乱。由于呕吐和胰周渗出,多数患者可有轻重不等的脱水和代谢性酸中毒。呕吐频繁者可有代谢性碱中毒。部分病例可因低血钙而引起手足抽搐。严重者出现休克症状,表现为脉搏细速,血压下降,呼吸加快,面色苍白,神志淡漠或四肢湿冷,尿少等。有的患者以突然休克为主要表现。

(5)皮下出血。少数严重出血坏死性胰腺炎在起病后数天内出现皮下出血。主要系外溢的胰液沿组织间隙到达皮下,溶解皮下脂肪使毛细血管破裂出血所致,表现为皮肤出血斑点,腰部蓝—棕色斑(Crey-Turner 征)或脐周青紫色斑(Cullen 征)。

(6)其他。发热,提示继发胆道感染、胰腺脓肿或肺部感染,体温常超过 39℃;黄疸,可见于胆源性胰腺炎,或胆道结石、感染等胆系疾病和胰头水肿。病程较长者,可因肝脏中毒性损害而致黄疸。早期由于应激反应,后期可因胰岛细胞破坏致血糖升高。

3.辅助检查

(1)实验室检查。

1)血清淀粉酶:是广泛应用的诊断方法。在发病 3～12h 内升高,24～48h 达高峰,2～3d 后恢复正常。血清淀粉酶升高大于 500U/dL(正常值 40～180U/dL,Somogyi 法),即提示本病,但其高低并不反映急性胰腺炎的严重程度。血清淀粉酶的同工酶的测定提高了本病诊断的正确性,当血清淀粉酶升高但同工酶不高时可除外急性胰腺炎的诊断。

2)尿淀粉酶:尿淀粉酶测定也是敏感指标,其升高稍迟但持续时间比血清淀粉酶长。尿淀粉酶明显升高(正常值 80～300U/dL,Somogyi)具有诊断意义。但尿淀粉酶受尿量和肾小球滤过等因素的影响,可测定 24h 尿中的淀粉酶排出量和尿淀粉酶与肌酐排出的比例,以提高正确率。

3)其他:包括白细胞升高、高血糖、肝功能异常、低血钙,血气分析及血液凝血功能指标异常。

(2)影像检查。

1)腹部 CT 检查:是敏感的确诊方法,可见胰腺弥漫性肿大,密度不均匀,边缘模糊,胰周脂肪间隙消失,胰内、胰周积液,有助明确坏死部位、胰外侵犯程度。

2)B 型超声波检查:可以发现胰腺水肿及是否合并胆系结石和腹水。水肿性胰腺炎胰腺呈均匀性肿大,而出血坏死性胰腺炎胰腺组织回声不均匀。但受局部充气肠袢的影响,限制其应用。

3)腹部 X 线平片:可见横结肠、胃充气扩张,左侧膈肌升高,左下胸腔积液等或可见胆结石和胰管结石影。

(3)腹腔穿刺。对有腹膜炎体征而诊断困难者可行腹腔穿刺。穿刺液外观呈血性混浊,见脂肪小滴,并发感染时呈脓性。血性腹水的颜色深浅常能反映胰腺炎的严重程度。穿刺液可作淀粉酶测定,若明显高于血清淀粉酶水平,表示胰腺炎严重。

(二)护理诊断

1. 首要护理诊断

(1)疼痛。与胰腺及周围组织炎症,胆管阻塞等有关。

(2)有体液不足的危险。与呕吐、胃肠减压、炎症渗出等有关。

2. 主要护理诊断

(1)营养失调。低于机体需要量,与呕吐、禁食、胃肠减压以及感染、高热至机体高代谢状态有关。

(2)体温过高。与胰腺炎症、坏死和继发感染有关。

(3)知识缺乏。缺乏相关疾病防治及康复知识。

(4)潜在并发症。休克、MDOS、感染、出血、胰瘘、胆瘘等。

(三)护理目标

(1)患者无痛苦面容,自动体位,能说出缓解疼痛的方法,疼痛症状减轻或消失。

(2)患者生命体征正常,各系统、器官功能正常,无休克发生。

(3)患者营养物质得到及时补充,已逐步恢复经口进食,体重维持在正常范围之内。

(4)患者体温恢复正常。

(5)患者能自觉遵守保健指导,改变自己不良的生活方式。

(6)患者的并发症得到预防或及时处理。

(四)治疗与护理

1. 治疗原则　减少及抑制胰腺分泌,抑制胰酶活性,纠正水电解质紊乱,维持有效血容量,预防和治疗并发症。急性胰腺炎大多考虑非手术治疗,少数非手术治疗无效才考虑手术治疗。妊娠期急性胰腺炎来势凶猛,病情进展迅速,预后极差,是妊娠期母婴死亡率较高的疾病之一。早期确诊重症胰腺炎是减低母儿死亡率的关键。

(1)非手术治疗。

1)抑制或减少胰腺分泌。

①禁食和胃肠减压。

②生长抑素如奥曲肽,对急性出血坏死型胰腺炎效果较好。

③抗胆碱能药物,常用阿托品、654-2 等肌注。

2)解痉镇痛:阿托品或 654-2 肌注,剧痛者可加用哌替啶 50～100mg 肌内注射,必要时6～8h 重复一次。

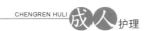

3)抗感染:胆道疾病引起的胰腺炎和出血坏死性者酌情使用抗生素,通常选用青霉素、链霉素、头孢菌素类等。

4)抗休克及纠正水、电解质平衡失调:应积极补充液体和电解质,休克者在扩容的基础上用血管活性药,注意纠正酸碱平衡。

5)胰酶抑制剂,仅用于出血坏死型早期,常用抑肽酶 2 万 U/(kg·d),分两次溶于葡萄糖液静脉滴注。应用于妊娠期药物虽能通过胎盘,但病情危重时仍须权衡利弊使用。

6)并发症的处理:对腹膜炎患者,多主张采用腹膜透析治疗;成人型呼吸窘迫综合征,除药物治疗外,可做气管切开应用人工呼吸机;有急性肾衰竭时,多主张采用透析治疗;并发糖尿病可使用胰岛素。

(2)手术治疗。在积极非手术治疗的情况下,如病情恶化、疑有腹腔脏器穿孔或肠坏死、黄疸加深等则须急诊手术探查。手术原则是清除坏死组织及渗出液,处理胆道病变,去除原发病灶。

1)清除坏死组织:是针对胰腺实质坏死的处理方法。切开胰腺被膜及胰周的后腹膜,彻底清除胰腺和胰周坏死组织,也可行规则性部分或全胰腺切除,但尽量保留仍然存活的胰腺组织。必要时,需多次手术清除胰腺组织。

2)灌洗引流:由于术后胰腺组织可继续坏死,因此,术中须在胰床、胰周、腹腔和盆腔深布置多个腹腔冲洗管及双套管负压吸引,每日用 400～20000mL 液体灌洗,以吸出渗液和坏死组织。

3)三造瘘:指在手术时建立胃、空肠和胆囊造瘘。胃造瘘管可避免长期经鼻胃管胃肠减压造成的不适;空肠造瘘管可留待肠道功能恢复时提供肠内营养;对伴有胆道疾病者应做胆总管探查,并放置 T 形管引流。探查困难者,可做胆囊造瘘术。

(3)中药治疗。早期可应用通里攻下中药,能恢复肠蠕动,保护肠黏膜,减少肠源性感染;还具有减轻胰腺出血与坏死的程度、抑酶、抑菌、导泻、解除括约肌痉挛等作用;清热解毒及活血化瘀类中药具有改善腹腔脏器的供血、减少炎性渗出、促进炎症消散及减少脓肿形成等作用。

(4)产科处理。

1)预防早产率可达 60%。

2)密切监护胎儿宫内情况。

3)对终止妊娠及手术时机、指征的选择:多数妊娠晚期重症胰腺炎可以用非手术方法治愈,待病情基本控制(约 3～8.5d)后再终止妊娠。病情危重时亦可考虑立即剖宫产,终止妊娠,以抢救母儿生命。在治疗期间应严密观察宫缩情况,如孕妇已临产可自然分娩,如死胎可引产,如胎儿窘迫但有生存能力应及时剖宫产。

2. 护理措施

(1)休息。患者应绝对卧床休息,以降低机体代谢率,增加脏器血流量,促进组织修复和体力恢复。

(2)心理护理。由于发病突然、病情重、术后引流管多、恢复时间长,患者易产生悲观、急躁、消极情绪。因此为患者提供安静舒适的环境,耐心解答患者的问题,讲解有关疾病的知识,有关治疗护理措施,帮助患者树立战胜疾病的信心,积极配合治疗护理。

（3）针对性护理。

1）病情观察。

①密切观察患者的意识、生命体征、皮肤黏膜色泽、温度、尿量及比重、CVP 变化，以便及时发现休克、多脏器功能衰竭等并发症。

②密切观察腹部症状、体征变化，每日早晚测腹围，定时观察腹痛、腹胀情况，肠鸣音和腹膜刺激征变化。

③动态监测血气分析、血电解质、血糖、血、尿淀粉酶的变化和肝肾功能变化。

④注意观察呕吐物的量和性质，行胃肠减压者观察、记录引流量及性质，准确记录 24h 出入液量。

2）饮食：患者需禁食，以抑制胰腺分泌，待疼痛症状消失后，可给少量流质饮食；急性期均行胃肠减压，坏死性胰腺炎要延长胃肠减压时间。目的在于减少胃液分泌，以减少胰液的分泌。禁食患者每天的液体摄入量需达 3000mL 以上，及时补充因呕吐、发热所丢失的液体、电解质，保持体液平衡，并做好口腔护理。

3）用药护理。

①按医嘱使用抗生素及抑制胰酶分泌如斯太林、善宁等药物，用药后注意观察效果及反应，如疼痛有无减轻、疼痛的性质和特点有无改变。

②中医治疗：对急性胰腺炎效果良好。a. 中药大承气汤内含芒硝为挥发性药，应单独包放，待每次灌入前加入所需量。b. 药物如从胃管内灌入，需夹闭胃管 30min。c. 密切观察用药后反应：注意腹部症状、体征，大便次数、性状及量。d. 加强皮肤护理：大承气汤泻下作用强烈，患者大便次数及量增多，需加强肛门周围的皮肤护理，防止皮肤糜烂的发生。

4）对症护理：发热护理（参见护理学基础）。

（4）并发症护理。

1）休克防治：出血坏死型胰腺炎患者因多种因素而丢失大量液体，可致有效循环血量锐减，出现低血容量性休克。需严密观察病情的变化，早期迅速补充液体，根据患者脱水程度和心肺功能，调节输液速度，并观察治疗效果。

2）急性呼吸窘迫综合征（ARDS）防治：①严密观察病情的变化。②无休克者采用半卧床，有利呼吸。③保持呼吸道通畅，协助患者翻身、拍背，鼓励患者深呼吸、有效咳嗽。④雾化吸入。⑤鼻导管吸氧，氧流量为 3～4L/min。⑥若发现患者呼吸困难、低氧血症，予以气管插管或切开，应用呼吸机辅助呼吸。

3）急性肾功能衰竭（ARF）防治：严密观察病情的变化，如尿量每小时＜30mL，遵医嘱静脉滴注碳酸氢钠、应用利尿剂，必要时做血液透析。

（5）手术前护理。随着影像学的发展，监测手段的进步及新的抑酶制剂的显著疗效，人们对急性胰腺炎手术治疗在观念上发生了明显变化，治疗趋向于中西医结合的非手术治疗，手术适应证范围很小，手术的方式则趋向于根据术中病理发现不同选用不同的术式。手术前护理内容包括上述护理措施和术前常规护理。

（6）术后护理。除了术后常规护理外，重点做好下面三方面护理：

1）加强病情观察，以便及早发现并发症

①术后出血：定时监测血压、脉搏，观察患者的排泄物、呕吐物色泽，注意有无出血倾向，

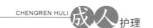

如因胰腺坏死引起胃肠道糜烂、穿孔、出血,立即做好急诊手术准备。

②胰瘘:表现为腹腔引流管引流出无色透明的液体,淀粉酶含量高,为胰液外漏所致,合并感染时可呈脓性。立即禁食、胃肠减压,保持腹腔负压引流通畅,保护周围皮肤后,多数胰瘘可逐渐自行愈合。

③肠瘘:注意观察腹部体征,一旦出现腹膜刺激征,且腹腔引流液中伴草绿色或淡黄色液体,即可明确诊断。立即禁食,注意保持引流通畅,保持水、电解质平衡,营养支持,长期不愈者考虑手术治疗。

④胰腺或腹腔脓肿:急性胰腺炎术后尤在术后 2 周出现发热,腹部肿块,应检查并确定有无胰腺脓肿或腹腔脓肿的发生。

2)营养支持:营养支持和改善全身状况对预后有重要意义。

①术前和术后早期:需抑制胰腺分泌功能,使胰腺处于休息状况,同时因胃肠功能障碍。此时主要是胃肠外营养(TPN)支持,约 2～3 周。

②术后病情稳定,症状消失,肠功能基本恢复,尿淀粉酶正常,可通过空肠造瘘提供营养(TEN),逐渐恢复经口进食。

3)做好各种管道护理:急性出血坏死型胰腺炎患者术后留置多种导管,包括胃管、导尿管、腹腔双套管、T 形管、空肠造瘘管、胰引流管。护士应分清每根导管的名称、放置部位及作用,将导管贴上标签后与相应引流装置正确连接固定;保持引流通畅,防止引流管扭曲、堵塞和受压,定时更换引流瓶、袋;注意无菌操作,防止逆行感染;观察、记录引流管的引流量、颜色、性质。

不同引流管的引流不同要求:

①腹腔双套管灌洗引流护理:a.体位:生命体征平稳后改为半卧位,并经常更换体位,以利引流。b.持续腹腔灌洗:可在生理盐水内加抗生菌,一般维持 20～30 滴/min 为宜,冲洗液现配现用。持续腹腔灌洗,可稀释腹腔渗出液,去除残余坏死组织,减少并发症,降低死亡率。c.保持引流通畅:维持一定负压,但吸力不宜过大,以免损伤内脏组织和血管,若引流管被血块、脱落坏死组织阻塞,可用无菌生理盐水缓慢冲洗,注意无菌操作。d.观察、记录引流物的性状、色泽和量:引流液开始为暗红色混浊液体,内含有小血块和坏死组织,2～3d 后颜色渐淡、清亮。若引流液呈血性并有休克表现,应考虑大血管受腐蚀破裂,继发出血,应立即通知医生,做好紧急手术准备;若引流液含有胆汁、胰液或肠液应考虑胆瘘、胰瘘、肠瘘的可能。e.保护引流管周围的皮肤:引流管在皮肤的出口处可用凡士林纱布加以保护或局部涂氧化锌软膏,防止胰液腐蚀,发生皮肤糜烂。f.动态监测检查引流液中淀粉酶并作细菌培养,了解效果。g.拔管护理:患者体温正常并稳定 10 天左右,血白细胞计数正常,腹腔引流液每天少于 5mL,引流液淀粉酶正常可考虑拔管,拔管后注意拔管处伤口有无渗漏,若有渗出应及时更换敷料。

②胰引流管护理:留置 2 周后,胰引流液减少,细菌培养阴性,腹部无阳性体征,切口愈合好,可考虑拔管。

③胃造瘘管护理:同胃肠减压管的护理。

④空肠造瘘管护理:空肠造瘘管是提供营养的途径之一,注意保持造瘘口的清洁和通畅。

⑤T形管护理:详见"胆石症患者的护理"。

（7）健康指导。

1)向患者及家属介绍本病与油腻食物、暴饮暴食、酗酒、胆道疾病等诱发因素的关系及本病具有易复发性特性。教育患者改变不良的饮食习惯,避免暴饮暴食,应低脂饮食,少量多餐,戒烟酒;积极治疗胆道疾病,注意防治胆道蛔虫,消除诱发胰腺炎的因素。

2)告知患者及家属易引发胰腺炎的药物,指导患者遵医嘱服药并注意药物须知,如药物的剂量、给药途径、副作用等。

3)如有高血糖症,遵医嘱服用降糖药或注射胰岛素,定时查血糖、尿糖,将血糖控制在稳定水平,防止各种并发症。

4)注意腹部症状和体征,如出现左上腹剧烈疼痛应及时就诊。

5)避免情绪激动,过度劳累,保持良好的精神状态。

（五）护理评价

患者病情是否得到控制,生命体征是否平稳;实验室各项指标是否正常;各种并发症是否得到及时处理;焦虑症状是否减轻?

（徐　霞）

项目5 泌尿系统疾病患者的护理

任务5-1 泌尿系统常见症状与体征的护理

［任务5-1-1］ 肾性水肿

肾性水肿是由肾脏疾病引起组织间隙过多液体积聚而导致的组织肿胀水肿,是肾小球疾病常见的临床表现,其病理学基础是水钠异常潴留。

【护理工作过程】

(一)护理评估

1. 健康史　了解患者既往病史,如糖尿病、原发性高血压、结缔组织疾病等疾病均可累及肾脏;家族史,如多囊肾、遗传性肾炎等疾病具有遗传倾向;曾做过哪些检查、治疗及激素和免疫抑制剂的使用情况,患者的遵医情况等;水肿出现的经过、时间、部位、特点、伴随症状、体征及诱因(感染、劳累)。肾性水肿按发病机制可分为肾病性水肿(常见于肾病综合征)和肾炎性水肿(最常见于肾小球肾炎)。

(1)肾病性水肿。既往多认为肾病性水肿发病机制的中心环节是低蛋白血症所致的血浆胶体渗透压下降,引起组织间液增多,导致水肿和有效循环血量下降。目前研究发现仅部分患者,尤其在微小病变性肾病患儿证实存在血容量减少和肾素-血管紧张素系统(RAS)激活。成人肾病综合征患者检测结果和动物实验证据表明:肾内钠离子转运异常的主要机制是 GFR 下降和远端肾小管钠重吸收增加。

(2)肾炎性水肿。既往认为肾炎性水肿多为肾小球滤过率明显下降所致,最近研究表明肾炎性水肿的根本原因是原发性水钠潴留导致血浆容量和血管外细胞外液量的明显增多。水钠潴留的主要原因是肾小球炎症通过细胞因子或其他信号途径传递至肾小管,导致肾小管对钠的重吸收增加,而不是肾小球滤过率明显下降。

2. 身体状况

(1)水肿出现的时间和部位。肾炎性水肿首先发生在组织疏松部位,多表现眼睑、颜面或腰骶部等非凹陷性水肿,常为全身性水肿。肾病性水肿特点是晨起眼睑水肿,傍晚时踝部水肿,随着水肿的加重,面部及下肢出现持续性水肿,儿童水肿受重力影响较小,主要是面部及腹部水肿,成人则主要出现双下肢水肿,重者可出现胸水、腹水和外生殖器水肿。

(2)伴随症状。肾炎性水肿常可伴血尿、蛋白尿、红细胞管型、少尿、高血压等,甚至出现心力衰竭、肺水肿。肾病性水肿除全身水肿外,还有蛋白尿、低蛋白血症和高脂血症。患者常伴有血压升高、贫血及感染等表现。急性期过后水肿可消退。

3. 辅助检查

(1)尿液检查。检查内容包括尿量、颜色、透明度、气味、酸碱度和尿比重、24h 尿蛋白、尿沉渣的镜下检查和定量计数(如细胞、管型、结晶体)、尿液的细菌学检查等。

(2)肾功能试验。

1)肾小球滤过功能:内生肌酐清除率(Ccr)是检查肾小球滤过功能最常用的指标,其降低程度基本能反映肾实质受损的程度。Ccr 是指肾在单位时间内,把若干毫升血浆中的内生肌酐全部清除的能力。测定 Ccr 前应让患者连续进行低蛋白饮食 3d,每日摄入的蛋白质少于 40g,并禁食肉类(无肌酐饮食),避免剧烈运动,于第 4 天晨 8 时将尿排尽,再准确收集24h 的全部尿液,加入防腐剂。取血 2~3mL,与尿液同时送检,根据血、尿肌酐值的测定结果,计算出 Ccr。

2)肾小管功能测定:包括近端和远端肾小管功能试验。临床上通常用 β_2 微球蛋白和溶菌酶测定来估计近端肾小管功能,通过尿浓缩稀释试验、尿渗透压测定、渗透溶质清除率测定等来估计远端肾小管功能,早期浓缩功能不佳多表现为夜尿量增多。

3)其他肾功能试验:肾血流量测定,肾小管葡萄糖最大重吸收量试验、肾小管对鞍马尿酸盐最大排泄量试验,肾小管性酸中毒诊断试验等。

(3)肾病免疫学检查。血浆及尿纤维蛋白降解产物(FDP)测定,血清补体测定,链球菌溶血素(ASO)试验。

(4)肾活检组织检查。简称肾活检,是获取肾脏病理标本的手段之一。经皮肾穿刺活检简称肾穿刺,是目前国内外最普及的肾活检法,对确定诊断、探讨临床与病理的联系、决定治疗方案和估计预后都有重要价值。对于内科各种原发、继发及遗传性肾实质疾病而无肾穿刺禁忌证者,均可进行肾穿刺。

(5)X 线尿路平片,静脉肾盂造影、B 超等。

4. 心理、社会状况　评估疾病对患者日常生活、学习或工作的影响如何,水肿反复出现或突然出现全身性水肿,患者较易产生紧张、焦虑和抑郁等负性情绪。评估患者及家属对本

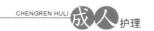

病及其治疗方法、预后的认知程度。

(二)护理诊断

1. 首要护理诊断

体液过多：与水、钠潴留，肾小球滤过率下降，低蛋白血症等有关。

2. 主要护理诊断

(1)有皮肤完整性受损的危险。与皮肤水肿、机体抵抗力降低等有关。

(2)焦虑或恐惧。与疾病迁延、担心预后及经济负担过重有关。

(3)知识缺乏。缺乏对肾脏疾病的防治知识。

(三)护理目标

患者水肿减轻或消退，症状减轻；皮肤无破损，无感染发生；情绪稳定，能复述肾病的自我保健知识。

(四)治疗与护理

1. 合理饮食和休息

(1)重度水肿患者应卧床休息，轻度水肿者也应多卧床，避免劳累。安静卧床能减轻肾脏负担，并有利尿作用，有利于水肿消退。

(2)加强皮肤护理。保证皮肤清洁、干燥，衣着柔软、宽松。卧床休息时宜抬高下肢，增加静脉回流。定时协助或指导卧床患者更换体位，按摩骨隆突处。护理操作时动作要轻巧，防止损伤患者皮肤。用热水袋时水温不宜太高，以免烫伤。严重水肿者避免肌肉注射，可采用静脉途径保证药物准确及时的输入。及时观察皮肤有无红肿、破损、化脓等情况的发生。

(3)限制水钠摄入。严重水肿并高血压者应严格限制水钠的摄入，尿少者还需限制钾、磷的摄入。如水肿主要是因低蛋白血症引起，而肾功能正常者，可给予正常量的优质蛋白饮食（每日每千克体重 1.0g）；对于有氮质血症的水肿患者，应摄取高热量优质低蛋白饮食，以免引起负氮平衡。对全身性水肿患者应准确记录 24h 出入液量以保持体液平衡，即进液量＝前一天尿量＋500mL。定期测量体重和腹围，以观察水肿消长情况。

2. 心理护理　告知患者及家属水肿发生的原因，如何观察水肿的变化，说明饮食限制的重要性，以取得患者的配合。同时与患者建立良好的护患关系，鼓励患者说出自己的思想顾虑，并给予心理疏导，保持患者情绪稳定。

3. 病情观察　严密观察并记录患者病情变化，及时监测患者的生命体征，准确记录 24h 出入量、体重及血压变化，注意有无高血压脑病、心力衰竭等并发症；密切监测尿常规、肾功能、电解质等变化情况。

4. 用药护理　按医嘱给予利尿剂，应用利尿剂期间，应注意观察尿量、尿比重和体重变化，并注意电解质的改变及有无有效循环血容量不足和血压下降等表现。使用糖皮质激素或其他免疫抑制剂时，应注意交代患者及家属不可擅自改变剂量或停药。

(五)护理评价

患者水肿是否减轻或消退；皮肤是否破损，有无继发感染；是否获得心理支持，焦虑是否减轻、情绪是否稳定；患者及家属是否获得相关疾病知识？

［任务 5-1-2］　肾性高血压

高血压是指体循环动脉血压过高,可分为原发性高血压和继发性高血压。肾性高血压指由于肾脏实质性疾病和肾动脉病变引起的血压升高。肾性高血压按解剖可分为肾血管性高血压和肾实质性高血压两种,一般所说的肾性高血压是指肾实质性高血压,是继发性高血压的最常见原因之一。

【护理工作过程】

(一)护理评估

1. 健康史　了解患者病史,如糖尿病、原发性高血压、结缔组织疾病等疾病均可累及肾脏,高脂血症、冠心病、脑卒中等;家族史,如多囊肾、遗传性肾炎等疾病具有遗传倾向;治疗经过,如患者首次发现高血压的时间、血压升高最高水平、降压药物治疗情况及效果、患者遵医行为等;是否伴有心血管危险因素,如吸烟、过量饮酒、高盐饮食、静坐生活方式、高脂血症、超重、长期精神紧张、忧郁等。

2. 身体状况

(1)肾血管性高血压。大部分均有显著持续高血压,多数收缩压高于 200mmHg 和(或)舒张压高于 120mmHg,以舒张压增高幅度较大为特点,易进展为急进性高血压。一般降压药治疗效果不佳。

(2)肾实质性高血压。临床表现与原发性高血压基本类似。此外,具有以下特点:舒张压较高、脉压小,血压波动小;症状较少;肢体往往湿冷,以苍白居多,恶性高血压者居多。

3. 辅助检查　常规检查血常规、尿常规、肾功能及水电解质水平,此外还包括眼底检查;心脏评估,包括心电图检查、胸部放射学检查、心脏超声检查、腔静脉超声波检查;周围血管的评估,包括超声波或 CT,肢体动脉 B 超、二维多普勒和 X 线检查;此外还可以进行磁共振血管造影等检查。

4. 心理、社会状况　评估患者的心理反应,是否伴有紧张、焦虑、恐惧等负性情绪反应;同时应评估患者及家属对肾性高血压疾病知识防护的认识程度。

(二)护理诊断

1. 首要护理诊断

潜在并发症:急性心力衰竭、高血压脑病、慢性肾功能衰竭。

2. 主要护理诊断

(1)疼痛、头痛。与血压升高及颅内压升高有关。

(2)焦虑或恐惧。与血压控制不满意,已发生并发症有关。

(3)知识缺乏。缺乏肾性高血压疾病防治知识。

(三)护理目标

患者降压达标,疼痛缓解或减轻,情绪稳定,能自诉肾性高血压疾病防治知识。

(四)治疗与护理

参考循环系统"原发性高血压"相关内容。

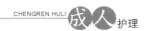
[任务 5-1-3]　尿路刺激征

尿路刺激征包括尿频、尿急、尿痛、排尿不尽感及下腹坠痛等。尿频指单位时间内排尿次数明显增加,每次尿量不多且每日尿量正常。尿急指一有尿意即要排尿,不能控制,常伴有尿失禁。尿痛指排尿时膀胱区及尿道受刺激产生疼痛或烧灼感。主要原因为尿路感染;非感染性炎症也可导致如结石、理化因素(环磷酰胺、射线等)、肿瘤和异物对膀胱黏膜的刺激等。

【护理工作过程】

(一)护理评估

1. 健康史　询问患者每日排尿次数,是否有尿痛、尿急及排尿不尽感等,发病的起始时间、诱因及治疗的经过,使用过哪些抗生素、药物的剂量、用法、疗程及疗效及副作用。患者有无留置导尿、进行尿路器械检查,有无泌尿系统畸形、前列腺增生、妇科炎症、结核病等病史。

2. 身体评估　体温有无升高、肾区有无胀痛或隐隐作痛。体检时有无肾区压痛、叩击痛、输尿管行程有无压痛点、尿道口有无红肿,有无夜尿增多等。此外,需评估患者的精神及营养状况。

3. 辅助检查

(1)尿常规检查。是否出现白细胞尿(脓尿)、血尿、尿比重降低。

(2)尿病原体检查。包括直接涂片镜检、清洁中段尿培养,膀胱穿刺尿细菌培养,是否为有意义的细菌尿。传统标准将清洁中段尿培养细菌菌落计数$\geqslant 10^5$/mL 称为有意义的菌尿。此外还包括浸渍片法、化学方法等。此外还应常规行细菌药物敏感试验。

(3)尿路感染定位诊断检查。如尿酶测定、肾脏浓缩功能、抗体包裹细菌检查等。

(4)影像学检查。复杂性尿路感染,如怀疑存在泌尿道畸形和(或)梗阻时应行影像学检查,根据情况可选用 B 超、静脉肾盂造影、逆行造影、CT、磁共振或放射性核素肾显像等。

4. 心理、社会状况　尿路刺激征反复发作,且部分患者可能伴发肾功能损害,应评估患者的心理反应,是否伴有紧张、焦虑、恐惧等负性情绪状态及其家庭、社会支持系统情况等。

(二)护理诊断

排尿异常:尿频、尿急、尿痛,与尿路感染有关。

(三)护理目标

患者的尿路刺激征有所减轻或消失。

(四)治疗与护理

1. 休息与活动　患者急性发作期间注意休息,放松心情,避免过分紧张加重尿频。指导患者从事一些感兴趣的活动如听音乐、和室友聊天、看小说等,以分散患者对自身不舒服的注意力,减轻焦虑,缓解尿路刺激征。此外尽量少干扰患者,各项治疗、护理操作集中进行。

2. 多饮水,勤排尿　病情允许下告知患者多饮水,勤排尿,每 2h 一次,以达到自然冲洗尿路,减少细菌在尿路停留时间的目的。

3. 加强个人卫生　女患者月经期间增加外阴清洗次数,穿棉质内裤,注意不穿过紧的裤子,指导正确清洗外阴及留取尿标本的方法,从而减轻膀胱刺激症状。

4. 疼痛护理　可采用膀胱区热敷或按摩,以缓解疼痛,对于有全身症状如高热、头痛及肾区疼痛者给予退热镇痛药。

5.药物护理　根据药物敏感试验给予抗生素,注意观察药物疗效及副作用,按时、按量、按疗程给药,不随意停药以达到彻底治疗的目的。口服碳酸氢钠以碱化尿液、减轻尿路刺激征,症状明显者可给予阿托品、普鲁苯辛等抗胆碱药物对症治疗。

6.尿路感染的预防

(1)预防尿路感染的一般措施。

1)多饮水,保证每日尿量 2L 以上。糖尿病患者要增加饮水量,加强盆底肌训练、膀胱功能训练。

2)存在膀胱输尿管反流者,每 2～3h 定时排尿,且为 2 次排尿(指每次排尿数分钟后,再重复排尿一次)。

3)与性生活有关的感染反复发作,应注意事后立即排尿和清洗会阴部,也可预防性使用抗生素,常用的有氟喹诺酮类和头孢菌素类。

4)避免在浴缸水中加入起泡剂或化学添加剂。

5)保持大便通畅。

(2)预防留置尿管相关尿路感染的措施。

1)严格掌握适应证,及时拔除尿管,避免不必要的操作。

2)必须有密闭的无菌引流系统。

3)尿管碘伏(碘仿)消毒后,必须从尿管中吸取尿液行尿细菌培养。

4)引流管必须低于膀胱水平面,定期排空引流袋。

5)及时处理导尿管堵塞与粘连,严格无菌操作。

(五)护理评价

患者的尿路刺激征是否有所减轻或消失?

［任务 5-1-4］　尿异常

尿异常主要指尿量、尿液性质及排尿异常,是泌尿系统疾病常见的症状与体征,少数正常人也可出现生理性尿异常。

【护理工作过程】

(一)护理评估

1.健康史　了解患者病史,如是否有各种急慢性肾病如慢性肾盂肾炎、肾功能衰竭、肾髓质退行性变,尿路感染、结石、肿瘤、畸形及肾外疾病如尿崩症、糖尿病、肾上腺皮质功能减退、脊柱外伤史、神经精神病史。曾做过哪些检查、治疗及用药经过,患者的遵医情况及此次发病诱因,女性还需要了解月经及妊娠情况等。

2.身体状况　观察尿量、颜色、性质及排尿形态;伴随症状如下腹疼痛或腰区疼痛、体温升高、血压异常、水肿、胸闷、气促、胸水腹水及其他感染症候等,是否出现感染、肾功能衰竭、心力衰竭、血栓形成、贫血、肾积水、恶病质等并发症。

(1)尿量异常。常见的尿量异常包括多尿、少尿、无尿。正常人每日尿量平均约为 1500mL,尿量的多少取决于肾小球滤过率,肾小管重吸收量及两者的比例。尿量超过 2500mL/d,称为

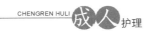

多尿。多见于各种原因引起的肾小管功能不全,如慢性肾盂肾炎、肾功能硬化、肾髓质退行性变等,使肾小管破坏,降低肾小管对水的重吸收功能。肾外疾病见于尿崩症、糖尿病、肾上腺皮质功能减退等,他们引起多尿的原因主要是因为肾小管内溶质过多或肾小管重吸收功能收到抑制。尿量少于400mL/d或100mL/d,分别称为少尿、无尿。引起少尿或无尿的原因主要是肾小球滤过率降低,分别由肾前性(心排血量减少、血容量不足等)、肾实质性(如急慢性肾衰竭)和肾后性(尿路梗阻等)三类因素引起。

(2)尿液性质异常。包括蛋白尿、血尿、脓尿、白细胞尿、菌尿及管型尿等。

1)蛋白尿:每日尿蛋白含量持续超过150mg,蛋白质定性试验呈阳性反应,称为蛋白尿。若每日持续超过3.5g/1.73m²(体表面积)或者50mg/kg体重,称大量蛋白尿。蛋白尿按发生机制,可分为五类:①肾小球性蛋白尿:是最常见的一种蛋白尿,由于肾小球滤过膜通透性增加,原尿中蛋白尿超过肾小管重吸收能力所致。该类蛋白尿主要由各种肾小球器质性病变引起,少部分与生理因素有关(如剧烈运动、发热、体位改变等),生理性蛋白尿每日一般不超过100mg。②肾小管性蛋白尿:正常肾小球可以滤过一些较清蛋白分子量小的蛋白质,而后在肾小管重吸收。当肾小管重吸收功能下降时,β_2微球蛋白、溶菌酶等小分子蛋白质随尿排出增多,但一般<2g/d,常见于肾小管病变,以及其他引起的肾间质损害的病变,如金属盐类(如汞、镉等)或有机溶剂(如苯、四氯化碳等)以及抗菌药物(如磺胺)引起的肾小管损害。③混合性蛋白尿:为肾脏病变同时累及肾小球及肾小管而产生的蛋白尿,尿中所含的蛋白成分具有上述两种蛋白尿的特点。见于各种肾小球疾病的后期,肾小球和肾小管均受损引起,如慢性肾炎、多种肾小管间质病变、继发性肾脏病变等。④溢出性蛋白尿:某些肾外疾病引起的血中异常蛋白质如血红蛋白(Hb)、免疫球蛋白轻链等增加,经肾小球滤过后不能被肾小管全部重吸收,见于多发性骨髓瘤、巨球蛋白血症、急性溶血性疾病等。⑤组织性蛋白尿:在尿液形成过程中,肾小管代谢产生的蛋白质和肾组织破坏分解而产生的蛋白质,以及由于炎症或药物刺激泌尿系统分泌而产生的蛋白质。如Tamn-Horsfall蛋白,及肾小球肾炎时尿中纤维蛋白含量增加等。此类蛋白尿一般与肾小球性、肾小管性蛋白尿同时发生。

2)血尿:不同原因所致的红细胞持续进入尿中,如新鲜尿沉渣每高倍视野红细胞>3个或1h尿红细胞计数超过10万,或12h计数超过50万,可诊断为镜下血尿。尿外观呈血样或洗肉水样,称肉眼血尿,此时尿液中含血量不低于1mL/L,肉眼血尿反复发作最常见于IgA肾病,血尿程度与疾病严重程度不成正比。血尿可由各种泌尿系统疾病引起,如肾小球肾炎。泌尿系结石、结核、肿瘤、血管病变,先天畸形等,肾对药物的过敏或毒性反应等;也可由全身性疾病引起,如过敏性紫癜、风湿病、心血管疾病等;此外还有肾下垂、剧烈运动后发生的功能性血尿。新鲜尿沉渣相差显微镜检查示:肾小球源性血尿尿中红细胞大小形态不一,出现畸形红细胞,常伴有红细胞管型、蛋白尿等。其产生的原因主要是肾小球基底膜断裂,红细胞通过该裂缝时受血管内压力挤出时受损,受损的红细胞其后通过肾小管各段又受不同渗透压和pH作用,而出现变形、容积变小,甚至破裂。非肾小球源性血尿系来自肾小球外的病变,如尿路感染、结石、肿瘤、畸形等,红细胞大小形态均一。

3)白细胞尿、脓尿和菌尿:新鲜离心尿液每个高倍视野白细胞超过5个,1h新鲜尿液白细胞数超过40万或12h计数超过100万,称为白细胞尿或脓尿,尿中白细胞明显增多常见于泌尿系统感染。肾小球肾炎等疾病也可出现轻度白细胞尿。菌尿是指中段尿涂片镜检,若每个高倍视野均可见细菌,或培养菌落计数超过 10^5 个/mL,可做出泌尿系统感染的诊断。

4)管型尿:尿中管型是由蛋白质、细胞或其碎片在肾小管内形成,可分为细胞管型、颗粒型、透明管型、蜡样管型等。正常人尿中偶见透明及颗粒管型。若 12h 尿沉渣计数管型超过 5000 个,或镜检出现其他类型管型时,称为管型尿。其中白细胞管型是诊断肾盂肾炎或间质性肾炎的重要依据,上皮细胞管型可见于急性肾小管坏死,红细胞管型提示急性肾小球肾炎。

(3)排尿异常。包括尿频、尿急、尿痛、排尿困难、尿失禁、尿潴留、夜尿增多、滴尿等。

1)尿频、尿急、尿痛:见"尿路刺激征"相关内容。

2)排尿困难:排尿时须增加腹压才能排出,严重时发生尿潴留或充溢性尿失禁。排尿困难可分功能性和阻塞性两大类。应了解排尿困难发生速度和病程,后尿道出血、脓肿则速度快、病程短,而前列腺疾病起病缓慢病程较长。

3)尿失禁:是一种可以得到证实的、不自主的经尿道漏尿现象,并由此给患者带来社会活动不便及个人卫生方面的麻烦。国际控尿协会(1977)将尿失禁分为压力性尿失禁、急迫性尿失禁、反射性尿失禁和充溢性尿失禁四个类型。

4)夜尿增多:若夜间尿量超过 750mL,称为夜尿增多,此时尿比重低于 1.018,提示肾小管浓缩功能减退,多见于肾功能不全患者。

5)滴尿:排尿完毕后,仍有少量尿液从尿道排出,多见于尿道炎、前列腺炎等泌尿生殖系统炎症。

3. 辅助检查

(1)血液检查。包括血液分析红细胞、白细胞、血红蛋白、血小板计数等,如怀疑血液病还应及时检查出凝血时间、凝血酶原时间等。

(2)尿常规检查。是否出现白细胞尿(脓尿)、血尿、管型尿、尿比重降低等。

(3)尿蛋白的实验室检查。包括定量检查如 24h 尿化学物质定量测定,定性检查,特殊检查如尿蛋白电泳检查、放射免疫法测定等。

(4)尿渗透压测定。若为少尿患者,任意一次尿均可送检,若渗透压>500mmol/L 提示肾前性少尿,若渗透压<350mmol/L 为肾性少尿。若为正常尿量患者,应做禁饮尿压检测。

(5)血尿的辅助检查。

1)尿三杯实验:用来区别血尿来源定位分析,如血尿仅见于排尿的开始为初始血尿,病变多在尿道。血尿只出现在排尿行将结束时,则为终末血尿,病变多在膀胱三角区、膀胱颈部或后尿道。血尿出现在排尿的全过程为全程血尿,出血部位多在膀胱、输尿管或肾脏。

2)尿沉渣检查及尿培养:用位相显微镜检查尿沉渣,是鉴别是否为肾小球性源性血尿最常用的方法。

3)前列腺液检查:诊断是否有前列腺炎。

4)其他如 X 线检查、CT、磁共振、膀胱尿道镜活检等。

4. 心理、社会状况　尿异常患者常伴有负性情绪,应评估患者的心理反应,是否伴有紧张、焦虑、恐惧等负性情绪状态及其家庭、社会支持系统情况等。

(二)护理诊断

1. 首要护理诊断

排尿异常:与尿路感染、尿道损伤或功能障碍等有关。

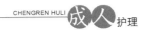

2. 主要护理诊断

(1)焦虑。与疾病知识缺乏或病情迁延担心预后及经济负担过重有关。

(2)体液过多。与尿量减少、水钠潴留、低蛋白血症有关。

(3)体液不足。与利尿药物使用或排尿过多有关。

(4)潜在并发症。肾功能不全、心力衰竭、贫血等。

(三)护理目标

患者是否出现尿异常;是否了解疾病相关知识,能够正确进行疾病康复应对;是否发生或有效控制并发症。

(四)治疗与护理

详见相关疾病护理章节。

(五)护理评价

患者未出现尿异常,了解疾病相关知识,能够正确进行疾病康复应对,未发生或有效控制并发症。

（袁爱娣）

任务 5-2　肾小球疾病患者的护理

学习目标

- **知识目标**
  1. 了解急性、慢性肾小球肾炎的病因及发病机制;
  2. 掌握急性、慢性肾小球肾炎的临床表现、护理措施;
  3. 熟悉急性、慢性肾小球肾炎的辅助检查及治疗要点。
- **能力目标**
  1. 能对急性、慢性肾小球肾炎患者实施正确的整体护理评估;
  2. 能对急性、慢性肾小球肾炎患者实施准确的护理措施;
  3. 能对急性、慢性肾小球肾炎患者进行针对有效的健康教育。

[任务 5-2-1]　急性肾小球病患者的护理

【知识背景】

肾小球疾病是一组临床表现相似(如水肿、血尿、蛋白尿、高血压),但病因、发病机制、病理、病程和预后不尽相同,且主要侵犯双肾肾小球的疾病,分为原发性、继发性和遗传性三大类。其中原发性占肾小球疾病的绝大多数,多数病因不明,是引起慢性肾功能衰竭的主要疾病。

急性肾小球肾炎(acute glomerulonephritis,简称急性肾炎)是以急性发作的血尿、蛋白尿、水肿、高血压为主要临床特征的一组肾小球疾病,并可伴有一过性的氮质血症。常继发于链球菌感染后,故又称为链球菌感染后急性肾炎。好发于儿童,男性多于女性。

(一)病因及发病机制

急性肾小球肾炎常由 β-溶血性链球菌等"致肾炎菌株"引起的上呼吸道感染(如急性扁桃体炎、咽炎)、猩红热、皮肤感染(脓疱疮)后诱发的免疫反应引起,血循环免疫复合物沉积于肾小球,或链球菌致病抗原种植于肾小球,形成原位免疫复合物,并激活补体,中性粒细胞及单核细胞浸润,导致肾脏病变,主要累及肾小球。病理类型为毛细血管内增生性肾炎。电镜下可见肾小球上皮细胞下驼峰状大块电子致密物。免疫病理检查可见 IgG、补体 C_3 呈粗颗粒状沉积。光镜下本病呈弥漫病变,以肾小球中内皮及系膜细胞增生为主,肾小管病变不明显。

(二)原发性肾小球疾病的分类

1.原发性肾小球疾病的病理学分类,采用 1995 年 WHO 拟定的肾小球疾病形态学分类标准

(1)轻微肾小球病变(包括微小病变性肾小球病)。

(2)局灶性节段性肾小球病变(包括局灶节段性肾小球硬化)。

(3)弥漫增生性肾小球肾炎。

1)膜性肾病(膜性肾小球肾炎)。

2)增生性肾小球肾炎:①系膜增生性肾小球肾炎;②毛细血管内增生性肾小球肾炎;③系膜毛细血管性肾小球肾炎;④新月体和坏死性肾小球肾炎;⑤硬化性肾小球肾炎。

(4)未分类的肾小球肾炎。

2.以急性肾炎综合征起病的肾小球疾病

(1)其他病原体感染后急性肾炎。常见于多种病毒(如水痘—带状疱疹病毒,EB 病毒、流感病毒)等感染极期或感染后 3~5d,多数临床表现较轻,常不伴血清补体下降,肾功能一般正常,少有水肿和高血压,可自愈。

(2)系膜毛细血管性肾小球肾炎。又称膜增生性肾小球肾炎,多数有持续性低补体血症,8 周内不恢复,常伴有肾病综合征,病变持续无自愈倾向。

(3)系膜增生性肾小球肾炎。部分患者有前驱感染呈急性肾炎综合征表现,但患者补体 C3 正常,病情无自愈。IgA 患者疾病潜伏期短,感染后短期即可出现肉眼血尿,部分患者血清 IgA 增高。

3.急进型肾小球肾炎　起病过程与急性肾炎相似,常早期出现少尿、无尿及肾功能急剧恶化为特征。

【工作任务一案例导入】

患者,男,7 岁,小学一年级学生,主诉颜面浮肿 15d,血尿、进行性少尿 3d。患儿 15d 前晨起发现双眼睑浮肿,尿色发红,3d 前,出现尿量进行性减少(具体不详)。近 2 月来有反复咽部不适感,无用药史,患病以来精神食欲稍差,大便正常,睡眠可。既往曾患"气管炎、咽炎",无肾病史。

护理体检:T 36.9℃,P 90 次/min,R 24 次/min,BP 160/98mmHg。发育正常,营养中

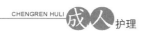

等,精神差,眼睑浮肿,结膜稍苍白,巩膜无黄染。咽稍充血,扁桃体Ⅰ°～Ⅱ°肿大,未见脓性分泌物,黏膜无出血点。心肺无异常。腹稍膨隆,肝肋下2cm,无压痛,脾未及,移动性浊音(一),肠鸣音正常,双下肢可压陷性水肿(＋)。

辅助检查:Hb 90g/L,RBC $3.0×10^{12}$/L,网织红细胞1.4％,白细胞 $12.1×10^9$/L,中性粒细胞82％,淋巴细胞16％,单核细胞2％,PLT $200×10^9$/L,血沉110mm/h,尿蛋白(＋＋),红细胞10～12/HP,白细胞1～4/HP,比重1.010,24h尿蛋白定量2.2g。血生化:尿素氮6.7mmol/L,肌酐146.60μmol/L,总蛋白60.9g/L,白蛋白35.4g/L,胆固醇4.5mmol/L,补体 C_3 0.45g/L,ASO 800IU/L。肾活检电镜下可见肾小球上皮下驼峰状大块电子致密斑。

医疗诊断:急性肾小球肾炎。

任务导向:

针对该患儿实际情况,我们该如何应用护理程序为患者提供临床整体护理及出院健康教育呢?

【护理工作过程】

(一)护理评估

1. 健康史　了解发病前是否有感染、劳累等诱因,是否为初次患病、患病治疗经过,用药情况、效果、用药依从性及是否有遗传性肾炎等家族病史。

2. 身体状况　本病起病较急,其表现主要有:

(1)前驱表现。急性肾炎常在起病前1～3周有咽炎、扁桃体炎或皮肤化脓性感染史。

(2)血尿。首发症状常为血尿,几乎所有患者都有血尿,40％为肉眼血尿,呈洗肉水样,尿中无血凝块,镜下红细胞少数可迁延数周至1～2年。

(3)蛋白尿。几乎所有患者均有蛋白尿,一般较轻。大部分患者数月后可消失,少数会持续一年以上,长期的蛋白尿,尤其是白蛋白,提示预后不良。

(4)高血压。一般为轻、中度高血压,大多给予利尿后能迅速降压,血压持续升高,表明肾脏病变严重。

(5)水肿。典型表现为晨起眼睑水肿、面部肿胀,指压凹陷性不明显,儿童可能出现腹水及全身水肿。

(6)肾功能异常。可有尿量减少及轻度氮质血症。起病1～2周后,尿量渐增,肾小球功能可逐渐恢复。

(7)其他。常有乏力、纳差、恶心、呕吐、腰部钝痛等症状。

3. 辅助检查

(1)尿液检查。尿中有肉眼或镜下红细胞,尿蛋白多为＋～＋＋,尿沉渣可有白细胞、上皮细胞、红细胞管型和颗粒管型等。

(2)免疫学检查。起病初期血清 C_3、总补体下降,约6～8周内恢复正常,此为本病的特征性表现。患者血清抗链球菌溶血素"O"(ASO)滴度升高。

(3)肾穿刺活组织检查。简称肾活检,是确诊肾脏病病理类型最可靠的方法,典型病例不需要肾活检。如肾小球滤过率进行性下降或病情于1～2月未见全面好转,应及时做肾活检。

4. 心理、社会状况　急性肾小球肾炎患者由于起病急,部分患者并发症多见,发病以儿童多见,对疾病知识缺乏,常常出现家庭应对无效的情况,应充分评估患者及家庭成员的心理反应,是否伴有抑郁,悲观、紧张、焦虑、恐惧等负性情绪状态及其社会支持系统情况等。

(二)护理诊断

1. 首要护理诊断

(1)排尿异常。与肾实质损害有关。

(2)体液过多。与肾小球滤过率降低、尿量减少、水钠潴留有关。

2. 主要护理诊断

(1)活动无耐力。与水肿、低盐饮食和并发症等有关。

(2)有皮肤完整性受损的危险。与皮肤受损,机体抵抗力下降有关。

(3)有感染的危险。与肾脏损伤、机体抵抗力下降有关。

(4)知识缺乏。缺乏自我照顾的相关知识。

(5)潜在并发症。急性肾衰、左心衰。

(三)护理目标

患者能自觉控制水、钠的摄入,水肿程度减轻或消失;能按活动计划进行活动;精神状态好转,活动耐力增强;患者认识感染与疾病复发及预后的关系,并能掌握预防感染的方法;延缓或未发生并发症?

(四)治疗与护理

1. 治疗原则

(1)一般治疗。急性期应卧床休息,待肉眼血尿消失、水肿消退、血压正常后逐渐增加活动。水肿或高血压应低盐饮食,氮质血症时应限制蛋白质摄入。

(2)感染灶治疗。应选用无肾毒性抗生素治疗,如青霉素、头孢类等,不宜用激素及细胞毒类药物。

(3)对症治疗。水肿明显者,应适当使用利尿剂治疗,常选噻嗪类利尿剂,必要时改用袢利尿剂;有高血压者应选用降压药物,如血管紧张素转换酶抑制剂或钙通道阻滞剂。

(4)透析治疗。少数患者发生急性肾衰并有透析指征时应及时给予透析治疗。

2. 护理措施

(1)一般护理。

1)饮食:患者患有水肿、高血压时应严格限制盐的摄入,低于 $3g/d$,急性期应限制蛋白质摄入。此外,饮食应易消化,热量充足。

2)休息:急性期应绝对卧床休息,以增加肾血流量和减少肾脏负担,症状明显者应卧床休息 $4\sim6$ 周,对水肿明显者应加强皮肤护理。待肉眼血尿消失、水肿消退、血压正常后方可离床,逐渐增加活动量,应避免劳累和剧烈活动,坚持 $1\sim2$ 年,待完全康复后才能恢复正常的体力劳动。

(2)病情观察。

1)观察水肿及血压:观察水肿的范围,程度,出现时间,有无胸腔、腹腔积液等,每日测体重一次。动态监测血压变化,若出现血压突然升高、呕吐、头痛、复视及躁动等症状,提示高血压脑病,应及时报告医生。

2)观察脉搏、心率,有无呼吸困难,及时识别心力衰竭。

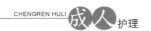

3)观察尿色、性质和量及肾功能变化,记录每日出入量,及早发现有无肾功能不全表现。

(3)用药护理。注意利尿剂和降压药的使用情况,密切观察患者尿量、血压的变化及药物副作用。少尿时应慎用保钾利尿剂和血管紧张素转换酶抑制剂,以防诱发高血钾。

(4)并发症护理。可出现左心衰竭、急性肾衰竭等并发症,应按医嘱作对症处理。

(5)心理护理。患者可产生焦虑、抑郁等负性情绪,要及时疏导,帮助患者建立有效的支持系统。

(6)健康教育。

1)急性肾炎大多预后良好,仅少数转变为慢性肾炎。患病期间应加强休息,痊愈后可适当参加体育活动;血沉正常后可恢复入托、上学,1 年后可逐渐恢复正常活动。

2)告知患者及家属应注意口腔清洁、保持皮肤卫生,积极预防上呼吸道及皮肤感染。反复发作的慢性扁桃体炎应摘除扁桃体。

3)急性肾炎的完全康复可能需要 1～2 年,临床症状消失后蛋白尿,镜下血尿可能仍然存在,应定期随访,监测病情。

（五)护理评价

患者是否能自觉控制水、钠的摄入,水肿程度减轻或消失;是否能按活动计划进行活动;精神状态好转,活动耐力增强;是否认识感染与疾病复发及预后的关系,并能掌握预防感染的方法;是否发生并发症?

［任务 5-2-2］　慢性肾小球病患者的护理

【知识背景】

慢性肾小球肾炎(chronic glomerulonephritis,简称慢性肾炎)是指起病缓慢,病情迁延,最终发展成慢性肾衰竭的一组肾小球疾病。临床特点为病程长,缓慢进展,有不同程度的蛋白尿、血尿、高血压、水肿和肾功能损害。可发生于任何年龄,以中青年多见,男性多于女性。

慢性肾小球肾炎多数病因不明,仅少数患者由急性肾小球肾炎发展所致。大部分患者通过免疫机制引起慢性肾炎,血循环免疫复合物沉积于肾小球,或肾小球原位的抗原、抗体结合激活补体,导致肾小球损伤,肾小球滤过率下降,水、钠潴留。另外,非免疫因素如疾病过程中高血压及"健存"肾单位代偿性血液灌注压升高,脂质代谢紊乱等对肾损害也起重要作用。本病病理变化常见有系膜增生性肾小球肾炎、系膜毛细血管性肾小球肾炎、膜性肾病及局灶性节段性肾小球硬化等,不同病理类型疾病表现可多样化。

【工作任务一案例导入】

患者,男,59 岁,已婚,退休。因双眼睑、下肢浮肿反复发作 3 年,加重 1 周入院。一周前受凉感冒后眼睑及下肢浮肿加重伴恶心呕吐、腹胀、不能进食、小便量少。

护理体检:T 36.4℃,P 84 次/min,R 21 次/min,BP 90/70mmHg。患者神清,精神差,自动体位,贫血貌,颜面部轻度浮肿,双肺呼吸音清,心率 84 次/min,律齐,腹部膨隆,腹部移动性浊音(＋),肝脾未触及,双肾无叩击痛,双膝关节以下指凹性水肿。入院后食欲、睡眠差。既往无高血压,糖尿病等慢性病史,无传染病史、冶游史及过敏史,配偶健在,育一子二女,均体健。

辅助检查：尿常规示：尿蛋白（＋＋＋＋），尿潜血（＋＋）；血生化示：血肌酐 140.4μmol/L，胆固醇 18.67mmol/L，尿酸 10.73mg/dL，甘油三酯 7.28mmol/L，胆固醇 18.67mmol/L，总蛋白 48g/L，人血白蛋白 24g/L。入院诊断：慢性肾小球肾炎、肾功不全代偿期。双肾 B 超示：左肾 8.2cm×3.4cm×3.2cm，右肾 8.4cm×4.1cm×3.4cm。双肾皮质变薄，集合系统回声紊乱。

医学诊断：慢性肾小球肾炎，慢性肾功能不全（代偿期）。

任务导向：

请问如何评估患者病情严重程度，根据其具体临床表现我们该如何应用护理程序为患者提供全方位的整体护理及出院健康教育呢？

【护理工作过程】

(一)护理评估

1. 健康史　了解患者既往病史，是否有原发性急性肾炎、反复发作肾盂肾炎病史，是否为糖尿病、原发性高血压、结缔组织等疾病继发改变；是否有家族史，如多囊肾、遗传性肾炎等疾病具有遗传倾向；曾做过哪些检查、治疗效果及用药依从性，此次发病的经过等。

2. 身体状况　本病起病缓慢、隐匿，表现呈多样性，以蛋白尿、血尿、高血压、水肿为基本临床表现，可有不同程度的肾功能减退，早期可有乏力、疲倦、贫血、腰部疼痛、纳差等。

(1)水肿。多数以水肿为首要表现，轻重不一，轻者可表现为颜面部和下肢轻度凹陷性水肿，重者可出现肾病综合征，一般无体腔积液。

(2)蛋白尿。这是本病必有的表现，一般 1～3g/d。

(3)高血压。可正常或轻度升高，以舒张压升高为特点。部分患者血压持续性中等以上程度升高，严重者可致高血压危象、高血压脑病，如血压控制不好，肾功能恶化较快，预后较差。

(4)血尿。多为镜下血尿，也可有肉眼血尿。

(5)肾功能损害。多数为轻到中度。肾功能呈慢性渐进性损害，最后发展为尿毒症。其进展速度主要与病理类型相关。

(6)其他。贫血、心脑血管并发症等。

3. 辅助检查

(1)尿液检查。尿蛋白＋～＋＋＋，尿蛋白定量<3.5g/d，尿蛋白电泳以大、中分子蛋白为主。尿红细胞＋～＋＋，呈多形性、颗粒管型、透明管型。

(2)血液检查。肾功能不全时尿素氮、肌酐增高，并发贫血时可有红细胞和血红蛋白下降。部分患者可有血脂异常，血清蛋白降低。血清补体 C_3 始终正常，或持续降低 8 周以上不恢复正常。

(3)B 超检查。双肾可有结构紊乱、皮质回声增强及缩小等改变。

(4)肾活组织病理学检查。可确定慢性肾炎的病理类型。

4. 心理、社会状况　慢性肾炎患者由于病程长，疾病反复迁延，担心预后及经济负担，常伴有负性情绪，应评估患者的心理反应，是否伴有抑郁、悲观、紧张、焦虑、恐惧等负性情绪状态及其家庭、社会支持系统情况等。

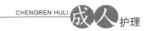

(二)护理诊断

1. 首要护理诊断

体液过多：与肾小球滤过率下降有关。

2. 主要护理诊断

(1)营养失调。低于机体需求量，与蛋白质摄入受限及肠道吸收障碍有关。

(2)知识缺乏。缺乏本病防治知识。

(3)焦虑。与疾病的复发及预后不良有关。

(4)潜在并发症。慢性肾功能衰竭。

(三)护理目标

患者能自觉控制水、钠的摄入，水肿程度减轻或消失；能正确执行饮食计划，合理选择饮食；认识疾病的诱因、防治要点，积极配合治疗；焦虑感减轻，情绪平稳。

(四)治疗与护理

1. 治疗原则　慢性肾炎的治疗以防止或延缓肾功能进行性恶化、改善或缓解临床症状及防治严重并发症为主要目标。

(1)降压治疗。高血压可加速肾小球硬化，导致肾功能恶化，故控制高血压十分重要。对容量依赖性高血压首选利尿剂。对肾素依赖性高血压首选血管紧张素转换酶抑制剂(ACEI)，如卡托普利、贝那普利(洛丁新)和β受体阻滞剂。血管紧张素转换酶抑制剂除能降低高血压和保护肾功能外，还有减少蛋白尿等作用，此外还可以应用钙通道阻滞剂及血管扩张剂。

(2)饮食治疗。氮质血症的患者给予优质低蛋白饮食，如鸡蛋、鱼、瘦肉、牛奶等，限制磷的摄入。可辅以 α-酮酸和肾衰氨基酸(含8种必需氨基酸和组氨酸)治疗，既可降低血尿素氮、血磷，减轻肾小球滤过负担，又可满足机体对蛋白质的需求。

(3)抗血小板聚集。可口服大剂量双嘧达莫(潘生丁)或小剂量阿司匹林。

(4)中药活血化瘀。如冬虫夏草、大黄苏打及川芎等具有保护肾功能的作用。

2. 护理措施

(1)休息与活动。急性发作患者或有明显水肿、严重高血压、大量血尿和蛋白尿、肾功能不全时应绝对卧床休息；轻度水肿、高血压，血尿和蛋白尿不显著者，且无肾功能不全，可适当活动，从事一些力所能及的体力劳动，避免感染、过劳。

(2)饮食护理。一般给予低盐、优质低蛋白、高维生素饮食。每日食盐摄入不超过 6g/d，氮质血症患者应限制蛋白质摄入，一般 $0.5\sim0.8g/(kg \cdot d)$。向患者解释饮食治疗的重要性。高盐饮食可以使尿钠排出增多，平均动脉压升高，尿蛋白排出增多，加重肾损害。低蛋白饮食可以减少蛋白尿排泄、改善胰岛素抵抗，减少蛋白质代谢毒素产生等，延缓肾损害。水肿时应限制水分的摄入。

(3)用药护理。慢性肾炎用药的目的主要是为了保护肾功能、延缓或阻止肾功能进一步发展和减轻病情等，不是以消除蛋白尿和血尿为目标，具体参考"原发性高血压"一章；降压不宜过快、过低，尤其是老年人。降压目标：尿蛋白定量<1g/d 患者，血压应降至 130/80mmHg，尿蛋白定量>1g/d 患者，血压则应降至 125/75mmHg。

(4)心理护理。多数患者病程较长，疗效较差，肾功能损害逐渐加重，甚至发展为肾衰竭；同时又逐渐失去了正常的工作、学习和生活条件；服用免疫抑制剂、肾上腺皮质激素类药物者多担心发生脱发、肥胖等副作用,患者常有紧张、焦虑等负性情绪,可引起肾血流量的减少,加重肾损害。护士应耐心细致地做好解释及护理工作,减轻患者心理负担。

(5)并发症护理。详见慢性肾功能衰竭护理。

(6)健康教育。

1)告诫患者和家属,避免加重肾损害的因素,如受凉、过劳、感染、妊娠、肾毒性药物如氨基糖苷类抗生素、抗真菌药等。

2)指导进食高热量、高维生素、优质低蛋白、易消化食物,禁烟、酒。

3)定期门诊随访。告知患者病情变化的特点,如出现水肿或水肿加重、尿液泡沫增多、血压增高或急性感染等情况应及时就医。

(五)护理评价

患者能否自觉控制水、钠的摄入,水肿程度有无减轻或消失,能否正确执行饮食计划,合理选择饮食;能否认识疾病的诱因、防治要点,积极配合治疗;焦虑感是否减轻?

【知识拓展】

慢性肾脏病

1.慢性肾脏病(chronic kidney disease,CKD)概念　①肾损伤≥3个月,呈现为肾结构或功能异常,肾小球滤过率下降或不下降。肾损害可表现为:肾病理学检查异常;或存在肾损伤标志(包括血和尿液检查异常或影像学检查异常)。②肾小球滤过率低于 60mL/(min·1.75m^2)≥3个月;不论有无肾损伤证据。

2.分期和临床行动计划

分期	特征	GFR	临床行动计划
1	肾损伤 GFR 正常或增高	≥90	诊断和治疗 治疗并发症 延缓进展 减少 CVD 危险
2	肾损伤 GFR 轻度下降	60~89	评估进展
3	GFR 中度下降	30~59	评估和治疗并发症
4	GFR 重度下降	15~29	肾脏替代治疗准备
5	肾衰竭	<15(或透析)	肾脏替代治疗

3.新认识和评价　CKD 已成为一个全球性的公共卫生问题,早期识别和早期干预治疗,可以延缓大部分患者的肾脏病进展,可以防止部分患者的肾功能丧失,并改善肾衰竭患者及其他脏器的功能,减少并发症,是减轻终末期肾脏病(ESRD)对卫生资源巨额负荷的重要策略。

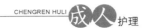

【技能训练】

肾脏穿刺活组织检查术护理

项目	要求
目的	协助医师完成肾脏穿刺活组织检查术以便为肾实质疾病的诊断、判断预后和指导治疗及研究肾脏疾病发病机制、判断疗效和探讨疗效机制提供客观的依据。
操作前护理	**1. 患者准备** 征求患者本人及家属的同意,填写知情同意书。询问病史,特别注意有无出血性疾病和肉眼血尿、抗凝药物服用史及月经史。评估全身情况,有无尿路感染,测量血压,高血压必须控制在 140/85mmHg 以下。测定血常规、肾功能、出凝血功能、血型、输血前全套(乙肝表面抗原、艾滋病、梅毒等)。做 B 超了解肾脏的大小及位置等。向患者讲明穿刺的目的、必要性、安全性、操作过程及术中配合的重要性,解除患者紧张焦虑情绪,必要时遵医嘱应用镇静药物。术前 2~3d 服用维生素 K,术前排空膀胱。并指导患者练习吸气、呼气、屏气及床上排尿。 **2. 用物准备** 常规消毒治疗盘 1 套,穿刺针、无菌肾穿包(小镊子、止血钳、7 号针头、孔巾和纱布、5mL 和 50mL 注射器)、一次性腹带、沙袋、无菌敷料、2% 利多卡因、无菌手套、无菌生理盐水、无菌手术刀、甲紫液、甲醛固定液标本瓶、冰瓶。 **3. 自身准备及环境准备** 参考无菌技术操作要求进行准备。
操作中护理	(1)协助患者取俯卧,腹部加垫约 10cm 厚的硬枕,将肾脏顶向背侧。 (2)定位并用甲紫液标明穿刺点,多选择右肾下极,位于 12 肋至骶棘肌角之顶部,可避开肾脏大血管,避免穿入肾盏、肾盂,且右肾位置较低易于进针。临床常用的定位方法有三种:①B 型超声定位:是目前应用最广的定位方法。②静脉肾盂造影电视荧屏定位:碘过敏、骨髓瘤患者、妊娠患者及严重肾功能衰竭患者不能用此法定位。③经验定位,即解剖定位,定位不精确易导致穿刺失败,临床已较少应用。 (3)训练患者做控制呼吸运动。 (4)协助消毒皮肤、铺巾,2% 利多卡因逐层局部麻醉,在穿刺点切一小口,用分叶活检针穿刺,达肾脏时可见穿刺针随呼吸运动上下摆动。 (5)拔出针芯接针管抽吸,见血液即将分叶活检针插入针管,嘱患者屏气,向深进针 1~2cm 刺入肾囊达被膜外,确实见穿刺针随呼吸同步运动后,再让患者屏气,刺入肾保持活检针原位旋转,随后连同针管边旋转边拔出,完成取材操作。穿刺针拔出后用无菌纱布紧压穿刺点 3~5min 捆绑腹带。
操作后护理	**1. 制动** 术后平躺仰卧位,严禁翻身活动和下床。对非高危者,术后尿色正常,无腰痛或腹痛者,术后 4h 可以翻身,8~10h 可下床轻微活动。对于出血高危患者需卧床 24h,如出现肉眼血尿、腰痛或腹痛者应持续卧床直到症状消失。 **2. 监测生命体征** 活检后第 1 小时内每 15 分钟测血压和脉搏,此后每小时监测 1 次,连续 3~4 次,如无异常可改为每 4 小时测一次至 24 小时。 **3. 观察尿色** 观察有无肉眼血尿、血块等,此外应了解有无腰痛或腹痛、腹胀等情况。告知患者多饮水,并遵医嘱连续应用 3d 止血药及抗生素,预防感染及出血。 **4. 监测血红蛋白和血细胞比容** 术后当天和第 2 天常规检测血红蛋白和血细胞比容。评估有无出血及严重程度。 5. 观察并发症如血尿、肾周血肿、感染、动静脉瘘、肾盏瘘等。 6. 术后 24h 内各班护士注意密切观察生命体征的变化,并做好护理记录。

（尤爱娣　袁爱娣）

任务 5-3　肾病综合征患者的护理

学习目标

- **知识目标**
  1. 掌握肾病综合征的概念、分型；
  2. 了解肾病综合征的病理类型；
  3. 熟悉肾病综合征的常见护理诊断；
  4. 掌握肾病综合征的典型症状、体征和护理措施。
- **能力目标**
  1. 能对肾病综合征患者实施正确的整体护理评估；
  2. 能对肾病综合征患者实施准确的护理措施；
  3. 能对肾病综合征患者进行针对有效的健康教育。

【知识背景】

肾病综合征(nephrotic syndrome)是各种原因所致的以大量蛋白尿($>3.5g/d$)、低蛋白血症(人血白蛋白$<30g/L$)、高度水肿和高脂血症以及其他代谢紊乱为特征的一组临床综合征。其中前两项为诊断所必需。

(一)病因

可由多种肾小球疾病引起，分为原发性和继发性两大类。原发性肾病综合征多因各种肾小球肾炎引起；继发性肾病综合征可继发于系统性红斑狼疮、糖尿病、乙肝病毒感染等。

(二)发病机制

免疫(包括体液免疫和细胞免疫)在介导肾病综合征发病中起重要作用，其他炎症介导以及非免疫非炎症性肾小球损害也可以诱发起病。肾小球基底膜通透性的变化是肾病综合征时蛋白尿形成的基本原因，当肾小球滤过血浆蛋白超过肾小管重吸收而形成大量蛋白尿，导致血浆白蛋白降低而引起水肿。低蛋白血症刺激肝脏合成蛋白质时，脂蛋白合成也增加，加之后者分解下降，出现高脂血症。本病病理类型主要有微小病变型肾病、系膜增生性肾小球肾炎、系膜毛细血管性肾小球肾炎、膜性肾病。

【工作任务—案例导入】

患者，女，55 岁，农民，已婚，因间断性颜面、双下肢浮肿 3 年，加重 1 周伴咳嗽咳痰入院。1 周前患者着凉后咳嗽咳痰，再发颜面、下肢水肿，以晨起为重，并有尿量较前减少，尿中泡沫较前明显增加。无明显洗肉水样尿，无尿频、尿急、尿痛，无明显胸闷、心悸、气促，无明显尿量减少。不伴四肢关节红肿畸形，无明显皮肤出血点及腹痛、柏油样黑便，无畏冷发热。上述症状以"感冒"后尤为明显。但未在意，未进一步诊疗。

护理体检：体温 37.6℃，脉搏 92 次/min，呼吸 20 次/min，血压 120/76mmHg。患者面色苍白、颜面部轻度浮肿，颈静脉无充盈，双肺呼吸音粗，心率 92 次/min，律齐。腹部膨隆，

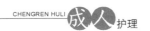

肝、脾肋下未触及,全腹未触及包块。肝区、双肾区无叩痛,移动性浊音(+),肠鸣音弱,颜面及双下肢中度指凹性水肿。

辅助检查:尿液常规示:白蛋白(++++),颗粒管型 5~8 个/HP,血常规示:白细胞(WBC)$13.5×10^9$/L,红细胞(HBC)$4.1×10^{12}$/L,血红蛋白(Hb)35g/L,血生化示:血清甘油三酯(TG):3.5mmol/L,低密度脂蛋白(LDL-C)5.6mmol/L,人血白蛋白(Alb)22g/L,IgG 4.6g/L,乙肝病毒(一),肾活检示膜性肾病。

医学诊断:肾病综合征(肾病性水肿)。

任务导向:

1.请问该患者突出的护理问题有哪些?

2.我们该如何应用护理程序为患者提供全方位的整体护理及出院健康教育呢?

【护理工作过程】

(一)护理评估

1.健康史   了解患者既往病史,原发性肾脏本身的肾小球疾病在疾病进展过程中均可发生肾病综合征。继发性全身性疾病如糖尿病、原发性高血压、结缔组织疾病等疾病均可累及肾脏;家族史,如 Alport 综合征等疾病具有遗传倾向;曾做过哪些检查、治疗及激素和免疫抑制剂的使用情况,患者的遵医情况等;水肿出现的经过、时间、部位、特点、伴随症状、体征及诱因(感染、劳累)。

2.身体状况

(1)水肿。常为肾病综合征患者最明显的体征。主要原因为低蛋白血症。呈全身性,久卧或晨起以眼睑、颜面或骶部明显,活动后以身体下垂部位明显,指压呈凹陷性。严重者全身水肿,可有阴囊水肿或胸腔、腹腔及心包积液。

(2)血压改变。成人肾病综合征约 20%~40%有高血压,血压一般为中度增高,随水肿消退可降为正常。部分患者因血容量不足(低蛋白血症、利尿等)可出现低血压。

(3)消化道症状。可有食欲减退、恶心、呕吐、腹胀等。

3.并发症

(1)感染。在糖皮质激素及抗生素的合理有效使用前是患者死亡的主要原因。常见的致病菌为肺炎双球菌、溶血性链球菌、大肠杆菌等。呼吸道和腹腔是常见的感染部位,肠道和尿路感染也较常见。

(2)血栓和栓塞。主要由于有效血容量减少、高脂血症等导致高凝状态,包括凝血因子和血小板功能紊乱。常见于肾静脉血栓(RVT)、肺栓塞和其他部位深静脉栓塞。

(3)急性肾功能衰竭。是原发性肾病综合征最严重的并发症。可发生在病程中的任何阶段,甚至可为首发表现。应积极寻找病因,采取针对性的治疗,大多数患者是可逆的,预后较好。

(4)其他。包括营养不良、肾小管功能损害、骨和钙代谢异常、内分泌及代谢异常等。

4.辅助检查

(1)尿液检查。尿蛋白一般+++~++++,可有红细胞管型;尿蛋白定量>3.5g/d,尿中可查到免疫球蛋白、补体 C_3 等。

(2)血液检查。人血白蛋白明显降低,常低于 30g/L。血清蛋白电泳可见 $α_2$ 和 $β_2$ 微球蛋白增高。IgG 可降低,血胆固醇增高。

(3)肾脏 B 超。双肾正常或缩小。

(4)肾活组织病理检查。可确定肾小球的病理类型,持续性血尿和中量蛋白尿($>1g/d$)一般应作肾活检。

5. 分型

(1)Ⅰ型。患者无持续性高血压和肾功能不全,离心尿 RBC<10 个/HP,无贫血。蛋白尿高度选择性,尿纤维蛋白降解产物(FDP)及 C_3 在正常范围内,病情相对较轻。

(2)Ⅱ型。患者常伴有高血压、血尿或肾功能不全,贫血,尿 FDP 及 C_3 值往往超过正常,蛋白尿通常为非选择性,病情相对较重。

6. 心理、社会状况　肾病综合征患者由于病情变化快,疾病反复迁延,担心预后及经济负担,常伴有负性情绪,应评估患者的心理反应,是否伴有抑郁、悲观、紧张、焦虑、恐惧甚至绝望等负性情绪状态,部分患者对激素治疗持有怀疑和恐惧的态度,此外还要评估患者家庭及社会支持系统情况等。

(二)护理诊断

1. 首要护理诊断

体液过多:与低蛋白血症、肾病性水肿等因素有关。

2. 主要护理诊断

(1)有感染的危险。与水肿、激素及免疫抑制剂的应用等有关。

(2)营养失调:低于机体需要量。与大量蛋白尿、摄入量及肠道吸收减少有关。

(3)有皮肤完整性受损的危险。与水肿、营养不良等有关。

(4)焦虑。与疾病时间长及易反复发作有关。

(5)潜在并发症。急性肾衰、血栓形成。

(三)护理目标

患者水肿程度减轻或消失;认识感染与疾病复发及预后的关系,并能掌握预防感染的方法;能正常进食,营养状况有明显改善;焦虑症状减轻;不发生并发症或得到及时处理。

(四)治疗与护理

1. 治疗原则

(1)一般治疗。包括卧床休息,低盐和优质蛋白质饮食等。

(2)利尿。不宜过快过猛,一般选用噻嗪类和保钾尿剂并用,疗效不佳时选用呋塞米。

(3)提高血浆胶体渗透压。补充血浆及人血白蛋白。

(4)血管紧张素转换酶抑制剂(ACEI)和(或)血管紧张素抑制酶(ARB)。减少尿蛋白是肾病综合征治疗中的关键,也是有效阻止或延缓肾功能恶化的关键。ACEI 和(或)ARB 除具有降压作用外,还能减少尿蛋白,延缓肾功能的恶化。其对肾脏的保护作用的主要机制包括对肾小球血流动力学的特殊调节作用(扩张入球和出球小动脉,但对出球小动脉扩张作用强于入球小动脉),降低肾小球内高压力、高灌注和高滤过,以及非血流动力学作用,延缓肾小球硬化及肾间质纤维化发展。

(5)糖皮质激素。因病理类型不同疗效不同,微小病变型肾病疗效最好,系膜毛细血管型肾炎效果最差。应用时遵循"首剂要足,减药要慢,维持要长"的原则,常用的有泼尼松(强

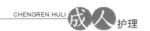

的松)1mg/(kg·d),口服 8 周,必要时可延长至 12 周,此外还有泼尼松龙、地塞米松等。

(6)细胞毒类。用于"激素依赖型"或"激素无效型"的患者。常用药物有环磷酰胺、氮芥等。

(7)中药治疗。雷公藤多甙有抑制免疫、抑制肾小球系膜细胞增生、改善肾小球滤过膜通透性作用,一般与激素、免疫抑制剂合用。

2.护理措施

(1)休息与活动。全身严重水肿,出现呼吸困难患者应绝对卧床休息,取半坐卧位,保持肢体功能位。病情稳定后,可逐渐增加活动量。

(2)饮食指导。

1)热量摄入。一般为 35kcal/(kg·d),肥胖、老年人和糖尿病患者可酌减为 30kcal/(kg·d)。

2)适量蛋白质:提倡适量的优质蛋白 0.8～1.0g/(kg·d)。为减轻高脂血症,应多吃富含不饱和脂肪酸的食物,如芝麻油等植物油及鱼油。

3)限盐:轻中度水肿患者每日低盐饮食(<3g/d),严重水肿应给予低盐饮食(<1g/d)。

4)维生素和微量元素:长期肾病综合征患者应补充钙剂、维生素 D、维生素 B、维生素 C、叶酸及锌、铁、铜等。

5)检查营养指标:定期测量血清蛋白、血红蛋白等指标。

(3)用药护理。

1)按医嘱给予糖皮质激素或细胞毒类药物,并向患者及家属介绍所用药物的治疗作用、用药方法、注意事项、副作用等,切勿自行加量、减量甚至停药,使之能积极配合治疗。

2)观察用药不良反应。使用糖皮质激素者应注意有无水钠潴留、上消化道出血、精神症状、继发感染、骨质疏松等副作用;有无医源性库欣综合征发生,并告诉患者该综合征的表现特点和停药后可以恢复正常,以消除患者的顾虑。应用细胞毒类药物者应注意观察血象、尿的颜色及肝功能的改变等。应用中药雷公藤多甙时要注意其对血液系统、胃肠道、生殖系统及内分泌系统的副作用。

(4)心理护理。主动关心和体贴患者,经常与患者交谈,向患者解释肾病综合征是一种慢性病变,短期内疗效不会很显著,要树立长期治疗的观念,增强战胜疾病的信心。

(5)健康教育。

1)指导患者合理饮食,注意休息,适度进行体育锻炼,增加机体抵抗力,避免劳累。

2)告诫患者应避免受凉、受寒、受湿,特别应注意避免呼吸道感染。一旦发生应及时应用抗生素,避免使用肾毒性药物。

3)告知患者出院后坚持按治疗方案正规口服用药,勿自行减用或停用激素。

4)学会每天用浓缩晨尿自测尿蛋白,作为疾病活动的可靠指标。

5)定期到医院复诊,监测肾功能。

(五)护理评价

患者水肿程度有无减轻或消失;能否认识感染与疾病复发及预后的关系,能否掌握预防感染的方法;营养状况有无改善;焦虑症状有无减轻;有无并发症发生?

【知识拓展】

与继发性肾病综合征鉴别

1. 紫癜性肾炎　青少年发病，多见于 3～20 岁的继发性综合征，其中以过敏性紫癜所致者最多见，除原发病的特征外，又有血尿、蛋白尿、高血压及水肿等肾小球肾炎的特点。病史有助于诊断，肾活检多为增生性肾小球肾炎，免疫荧光多以 IgA 沉积为主，新月体形成多见。

2. 乙型肝炎相关肾炎　多见于儿童、青少年，尤男性多见。最常见的病理类型是膜性肾病。患者血清乙肝病毒 HBV 抗原（＋），肾活检在肾组织中找到 HBV 抗原（特别是 e 抗原）可确诊。

3. 系统性红斑狼疮　青、中年女性多发，常见于 20～40 岁女性，约 20％～50％呈现肾病综合征的临床表现。患者常有发热、皮疹、关节炎、口腔溃疡、面部蝶形红斑、浆膜炎及神经系统症状等多系统受累的肾外表现，实验室检查有抗核抗体、抗 dsDNA 抗体、抗 Sm 抗体等多种自身抗体阳性，活动期血清补体下降，血 FDP 阳性，血中免疫球蛋白升高。血中可找到狼疮细胞，皮肤狼疮带试验阳性。光镜下病理改变呈多样性及不典型性特点，有时可见白金耳样病变及苏木素小体，免疫病理检查呈"满堂亮"。

4. 糖尿病肾病　中老年发病，多见于糖尿病 10 年以上患者，尤其是胰岛素依赖型而未得到满意控制者，出现大量蛋白尿及肾病综合征时，眼底检查可见增生性视网膜病变等特殊改变，早期肾脏体积增大，肾血浆流量及肾小球滤过率增加或正常，后期肾功能减退。光镜下系膜基质增多但系膜细胞增生不明显，有时呈典型的 K-W 结节。

（尤爱娣　常秀春）

任务 5-4　肾功能不全患者的护理

学习目标

- **知识目标**
  1. 了解急性、慢性肾功能不全的病因及发病机制；
  2. 掌握急性、慢性肾功能不全的临床表现、护理措施；
  3. 熟悉急性、慢性肾功能不全的治疗要点、常用护理诊断。
- **能力目标**
  1. 能对急性、慢性肾功能不全进行分期；
  2. 能对急性、慢性肾功能不全患者做出正确的护理评估；
  3. 能对高钾血症进行紧急处理；
  4. 能对急性、慢性肾功能不全患者的健康教育。

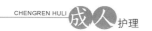

[任务 5-4-1]　急性肾功能不全患者的护理

【知识背景】

急性肾功能不全又称之为急性肾衰竭(acute renal failure, ARF),是由于各种原因引起的短时间内(数小时或数天)肾功能突然下降而出现的临床综合征。主要表现为血肌酐(Cr)和尿素氮(BUN)升高,水、电解质和酸碱平衡失调及全身各系统并发症。常伴有少尿,但也可以无少尿表现。本综合征有广义和狭义之分。广义的肾衰竭可以分为肾前性、肾后性和肾性三类。狭义的急性肾衰竭是指急性肾小管坏死(acute tubular necrosis, ATN)。本节主要以 ATN 为代表进行叙述。

(一)病因

1. 肾前性　肾脏本身无病变,由于大出血、休克、严重水和电解质平衡紊乱等原因引起有效循环血量减少,使肾血流量降低而出现少尿或无尿。早期少尿属于功能性,如处理及时,肾功能即可恢复,否则发展成不可逆性损害。

2. 肾实质性　由肾脏本身病变引起,主要病因有肾缺血和肾中毒。在肾小管缺氧的情况下,肾小管细胞对某些毒性物质极为敏感,可造成肾实质不同程度的损害,甚至坏死。对肾脏有毒物质如重金属化合物(砷、汞等)、药物(四氯化碳、磺胺类、新霉素、卡那霉素等)、生物性毒素(蛇毒、蕈毒、生鱼胆等)等都可造成肾中毒。体内产生的肾毒素,如大量溶血时的血红蛋白、严重挤压伤时产生的肌红蛋白、阻塞性黄疸时的胆红素,及肝脏解毒功能不全时体内有毒物质的蓄积等,对肾脏都可引起不同程度的损害。这些骨生性肾毒素还可引起肾血管痉挛和堵塞肾小管,加速肾功能衰竭。

3. 肾后性　①两侧输尿管阻塞:髂或腰淋巴癌转移,例如子宫颈癌或前列腺癌转移可导致两侧输尿管阻塞;两侧输尿管结石;妇科手术或腹部会阴切除直肠时,不慎伤及输尿管或错误结扎。②膀胱肿瘤致膀胱出口受阻,严重的前列腺肥大压迫尿道,使尿排出受阻。③两侧肾盂积液。

(二)发病机制

本节主要讲述最常见的急性肾小管坏死的发病机制。主要病因为缺血性、肾毒性、感染性等。

1. 肾血流动力学改变　肾脏的血液供应很丰富,正常成人安静时每分钟约有 1200mL 血液流过两侧肾脏,其中 94% 左右的血液分布在肾皮质层,肾髓质层血流很少。

ARF 时肾血流动力学的特点发生改变,表现为肾血流量下降和肾内血流分布异常,导致 GFR 降低。持续性肾缺血和肾血流量远离皮质分布,是 ARF 初期的主要机制。肾血流动力学改变与下列血管活性物质有关:①肾素-血管紧张素系统活性增高;②体内儿茶酚胺增加;③前列腺素产生减少。

上述血管活性物质的改变导致肾缺血,但当缺血后血液再灌注时,细胞损伤反而加重,即出现肾缺血-再灌注损伤,引起肾缺血-再灌注损伤的机制是细胞内钙超载和氧自由基大量生成。钙超载可引起线粒体功能障碍,使 ATP 生成减少,并可促进氧自由基生成。氧自由基可损伤血管内皮细胞,引起血管阻塞和通透性增高,血液浓缩等,加重肾血流动力学障碍。

2.肾小管损伤 肾缺血或中毒会引起肾小管上皮细胞损伤,其中近曲小管和髓袢升支粗段又是外髓中最易受损的部位。损伤初期,细胞内 ATP 减少,细胞膜泵功能降低,引起细胞内水肿和细胞内钙积蓄。后者可激活蛋白水解过程,导致细胞坏死,还可使肾血管收缩,加重肾缺血。肾小管上皮细胞坏死后,基膜断裂,原尿回漏到肾间质,造成肾间质水肿,并压迫肾小管,阻碍原尿通过。同时肾小管上皮细胞坏死脱落形成管型阻塞肾小管,引起管腔内压升高,导致 GFR。

3.返漏学说 肾小管上皮细胞坏死脱落,肾小管管腔与肾间质直接相通,致使小管腔中原尿反流扩散到肾间质,引起间质水肿,压迫肾单位,加重肾缺血,使肾小球滤过率更低。

4.弥散性血管内凝血 多见于败血症、流行性出血热、休克、产后出血等。

总之,ARF 是多种因素同时或先后作用的结果,一般而言,在 ARF 的初期,肾血流动力学改变起主导作用;当病变进一步发展,出现肾小管上皮细胞坏死时,肾小管损伤及肾血液流变学改变对 ARF 的持续与发展起重要作用。

【工作任务一案例导入】

患者,男,40 岁,被汽车撞伤 10h 入院,诊断为外伤性脾破裂,失血性休克,入院急诊行脾切除术。手术中血压偏低用升压药。手术后 24h 尿量 300mL,第二天常规补液 2500mL,尿量 200mL,患者出现烦躁不安,恶心,全身浮肿,呼吸急促等症状。

护理体检:体温 37.6℃,脉搏 118 次/min,呼吸 22 次/min,血压 140/100mmHg。患者神志清楚,烦躁,颜面及全身浮肿,双肺底可闻及湿啰音。

辅助检查:化验血肌酐 400μmol/L,尿素氮 21mmol/L,血钾 6.5mmol/L,血钠 130mmol/L,血氯 90mmol/L,CO_2CP 16mmol/L,尿常规蛋白(++),粗大颗粒管型(++),尿比重 1.011。

医学诊断:急性肾功能衰竭。

任务导向:

1.该患者肾衰原因是什么? 在预防方面应吸取什么教训?

2.该患者处于肾衰哪一阶段? 护理时应注意什么?

3.纠正酸中毒时,可能会出现什么问题? 如何预防?

4.如血钾继续升高,应采取什么措施? 为保护心脏,首先使用什么药物?

【护理工作过程】

(一)护理评估

1.健康史 了解患者此次发病的原因是肾脏微血管血流受损所致还是各种原因所致的肾灌注不良或尿路系统梗阻性疾病所致,了解起病时间、急诊治疗经过及疗效。

2.身体状况

(1)少尿期或无尿期。

1)尿量和性质改变:患者尿量骤减或逐渐减少,每日尿量持续少于 400mL 以下者称为少尿,少于 100mL 者称为无尿。尿比重低而固定,多在 1.010～1.014,并含有蛋白、红细胞和管型等成分。

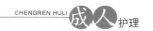

2)水、电解质、酸碱平衡紊乱。

水中毒:由于肾脏排出功能障碍,水分在体内潴留,细胞外液被稀释,呈低渗,引起细胞水肿,主要表现为脑水肿和肺水肿。患者有恶心、呕吐、头昏、嗜睡、昏迷、呼吸困难、咳泡沫样痰等症状。

电解质紊乱:患者常表现为血钾、血磷增高,血钠、血钙降低。高钾血症是因细胞分解代谢增强,肾排泄功能障碍而引起。低钠血症因水潴留使体液稀释而引起。高磷及低钙血症是因无机磷不能从肾脏排出而部分改为由肠道排出,在肠道中与钙结合形成磷酸钙,减少钙的吸收而引起体内钙盐缺少。

代谢性酸中毒:由于酸性代谢产物不能排出,而肾衰患者的分解代谢亢进,故有大量酸性产物潴留在体内。

3)尿毒症:肾功能下降后,尿素、肌酐等代谢产物不能排出,血中尿素氮增多,称为氮质血症。尿素氮升高同时有毒物质如酚类、胍类等在体内蓄积,出现恶心、呕吐、头痛、烦躁、乏力、昏迷、抽搐等症状,称尿毒症。

此期持续时间约7~14d。主要致死原因为高钾血症、水中毒和酸中毒,尤其高钾血症可引起心跳突然停止,最为危险。

(2)多尿期。尿量逐渐增加,每日超过400mL,即表示进入多尿期。每日可达5000~7000mL。这是由于肾小球的滤过功能已开始恢复,但新生肾小管上皮细胞尚缺乏再吸收能力,故排出的原尿未被浓缩,尿量虽多而所含溶质甚少,尿比重低(1.005~1.006)而固定。血钾和尿素氮未见降低,有时因组织分解代谢亢进而略有上升,故患者并未脱离危险。后阶段因大量水分和电解质排出,可出现低血钠、低血钾和脱水等病理生理改变。约需持续2~3周,尿量才逐渐接受正常。此期患者肾功能仍然很差,免疫力十分低下,极易并发感染,约有20%患者在此期死亡。

(3)恢复期。自我感觉良好,尿量逐渐恢复正常,血尿素氮和肌酐,水电解质、酸碱平衡基本恢复正常。但一年以后肾功能还不及正常人,部分患者可能转入慢性肾衰。

3.辅助检查

(1)血液检查。①肾前性衰竭:血中尿素氮(BUN)中等度升高,肌酐(Cr)稳定,血钾过高。②肾实质性衰竭:血中尿素氮在71.4mmol/L左右,肌酐在884~1326μmol/L或更高,血钾大于5.5mol/L。③肾后性衰竭:血中尿素氮及肌酐皆中等度升高。

(2)尿液检查。①肾前性衰竭:尿比重大于1.012。尿中钠含量在20mmol/L以下。②肾后性衰竭:尿比重固定不变,尿中钠含量轻度升高。③肾实质性衰竭:尿比重小于1.015,尿中钠含量在40mol/L以上。

(3)X线检查:肾实质性衰竭,可发现肾脏大小改变、泌尿道结石以及阻塞等情形。

4.心理、社会状况 患者及家属心理压力较大,会出现各种情绪反应,如抑郁、焦虑、恐惧等。护理人员应细心观察,及时了解患者的心理变化。评估患者的社会支持情况,包括家庭经济情况、家庭成员对该病的认识及态度、患者的工作单位所能提供的支持等。

(二)护理诊断

1.首要护理诊断

(1)体液过多。与肾小球滤过率降低所致的尿量减少、水钠潴留有关。

(2)潜在并发症。高钾血症、急性肺水肿。

2. 主要护理诊断

(1)体液不足。与肾功能恢复期而肾小管功能尚未恢复引起的多尿、失水有关。

(2)焦虑。与病情变化多、患者有死亡的威胁感有关。

(三)护理目标

患者了解控制水钠摄入的必要性和重要性,浮肿减轻;患者生命体征平稳,并发症未发生或并发症及时发现或得到及时处理;焦虑症状减轻,情绪稳定。

(四)治疗与护理

1. 治疗原则

(1)少尿期的治疗。限制水分摄入,以减少水潴留;严格控制钾盐和含钾食物摄入,以防引起高钾血症;限制蛋白质摄入;纠正酸中毒;预防感染;透析疗法排出各种代谢产物及其他有害物质。

(2)多尿期治疗。多尿期开始,威胁生命的并发症依然存在,治疗重点仍为维持水、电解质和酸碱平衡,控制氮质血症,治疗原发病和防止各种并发症。

(3)恢复期治疗。一般无需特殊处理,定期随访肾功能,避免使用对肾有损害的药物。

2. 护理措施

(1)少尿期护理。

1)心理护理:急性肾功能不全是急危重病之一,患者可有濒死感、恐惧感。应向患者介绍急性肾功能不全的疾病发展过程,告诉患者如果及时诊治和去除病因,肾功能可完全恢复正常,减轻其不安情绪,积极配合治疗。

2)密切观察病情变化:定时测量生命体征并做好记录。准确记录 24h 出入量。出入液量包括尿量、呕吐、腹泻、引流液、失血量等;入液量包括摄入的所有食物的含水量、补液量。

3)控制入液量:非透析患者应严格控制入液量,这是避免水中毒的重要措施。补液原则:量出为入,可参考下面公式:每天入液量＝显性失水＋不显性失水－内生水。对于急性肾功能衰竭患者输液量是否适当,可参考下列标准进行衡量:体重每日减轻 0.5kg 为适当;血钠应高于 130mmol/L;中心静脉压在正常范围;无呼吸困难、心率加快、颈静脉怒张及肺水肿等表现。

4)饮食护理:指导患者进食高效价蛋白质、含钾量和含水量少的食物。能进食的非透析患者蛋白质摄入量为每日 0.55～0.6g/kg,患者有残余肾功能、无高分解代谢时,蛋白质摄入量为每日 0.8g/kg,接受血液透析的患者蛋白质摄入量为每日 1.0～1.2g/kg,腹膜透析的患者为每日 1.2～1.3g/kg,热量供给能量应每日大于 125.5kJ/kg,其中 30％～40％由脂肪供给,其余由碳水化合物供给。食盐量为每日 1～2g。尽量避免食用含钾较多的食物,如蘑菇、冬菇、榨菜、荠菜、马铃薯、柑橘等。不能进食的患者要通过静脉补充营养,给予含支链氨基酸的必需氨基酸、10％脂肪乳剂、高渗糖和胰岛素。此外,还需要给予矿物质、多种维生素等。

5)纠正电解质和酸碱平衡紊乱:详见"水电解质、酸碱平衡"相关内容。但低钙血症与酸中毒并存时症状可被掩盖,但当酸中毒被纠正时,可随即出现低钙症状。故在用碱性溶液之前,应先静脉注射 10％葡萄糖酸钙以防发生抽搐。

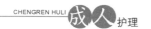

6)预防感染:注意病房环境清洁和消毒隔离制度,严格遵守无菌操作规程,并使用抗生素。使用抗生素时应考虑其对肾脏的副作用,根据对肾脏毒性大小,有的抗生素需减量,有的需禁忌使用。

7)做好透析护理。

(2)多尿期护理。多尿期患者并未脱离危险,体内种种紊乱依然存在,故仍应按少尿期治疗原则进行处理。此期尿量逐渐增多,可超出正常。补液量不应按"量出为入"计算,只要出水量的 1/2～1/3。在大量排尿数日后,可能发生低钾、低钠,可口服氯化钾或氯化钠,或从静脉补充,同时加强营养,使患者早日恢复健康。

(3)恢复期护理。此期较长,约 1 年。患者出院时应嘱咐补充营养,促进肾功能恢复;避免各种有害于肾脏因素如妊娠、创伤、对肾脏有害的药物等。

(五)护理评价

患者的水、电解质是否维持在平衡状态;恶心、呕吐及食欲不振是否减轻,有无酸中毒现象;能否应付急性病带来的冲击,是否能获得患者、亲友以及医护人员的精神支持?

【知识拓展】

功能性 ARF 与器质性 ARF 的异同点

1. 相同的变化　少尿、氮质血症、代酸、水中毒、高血钾、尿毒症。

2. 不同的变化(表 5-4-1)。

表 5-4-1　功能性 ARF 与器质性 ARF 差异比较

项目	功能性 ARF	器质性 ARF
尿比重	↑	↓
尿渗透压	↑	↓
尿钠	↓	↑
尿/血肌酐	↑	↓
尿常规	—	+

[任务 5-4-2]　慢性肾功能不全患者的护理

【知识背景】

慢性肾功能不全又称之为慢性肾衰竭(chronic renal failure,CRF)是指各种慢性肾脏疾病(包括原发性和继发性)缓慢进展,肾单位逐渐硬化,数量减少,肾功能缓慢进行性减退,最终出现以代谢产物潴留,水、电解质紊乱和酸碱失衡为主要表现的一组临床综合征,而不是独立的疾病。

(一)分期

根据肾小球滤过功能降低的程度,将慢性肾功能不全分为三个阶段。

1. 肾功能不全代偿期　肾小球滤过率(GRF)下降,>50mL/min,血肌酐<178μmol/L,

血尿素氮＜9mmol/L,无临床表现。

2. 肾功能不全失代偿期　又称氮质血症期。GRF 降至 25~50mL/min,血肌酐明显升高＞178μmol/L,血尿素氮＞9mmol/L,临床上大多有明显贫血,夜尿增多,水电解质失调,并可有轻度的消化道、心血管和中枢神经系统症状。

3. 肾功能衰竭期　又称为尿毒症期,GRF＜25mL/min,血肌酐明显升高＞445μmol/L,临床上出现各种尿毒症症状,如明显贫血,严重恶心、呕吐以及各种神经系统并发症等。水电解质和酸碱平衡明显紊乱。若 GRF 持续下降至＜10mL/min,称尿毒症晚期。

(二)慢性肾功能不全的发病机制

1. 健存肾单位学说　一部分肾单位因病变损害时,另一部分"健存"肾单位发生代偿性肥大。随病变的进展,"健存"肾单位越来越少,当健存的肾单位终于不能调节以适应机体的最低要求时,就发生肾衰竭。

2. 矫枉失衡学说　发生肾衰竭时,机体出现一系列失衡现象,为了矫正这些现象,机体在调整过程中又出现新的不平衡,从而遭受新的损害。例如:肾衰竭出现血磷增高时,机体为了矫正磷的潴留,甲状旁腺功能发生亢进,以促进排磷,使高血磷症改善,但同时甲状旁腺亢进也引起骨质脱钙,发生肾性骨病。

3. 肾小球"三高"学　肾单位破坏导致残余的肾单位代偿性发生肾小球血流量增加、入球小动脉扩张和出球小动脉收缩,出现肾小球高灌注、高压力和高滤过现象,引起肾小球毛细血管壁损伤、肾小球硬化。

4. 肾小管代谢学说　因肾小球的高滤过,原尿生成增多,肾小管重吸收增多,其耗氧量也增加,使氧自由基产生增多,细胞的脂质过氧化,引起肾小管、肾小球、肾间质损害、硬化。

5. 肾小球动脉硬化和脂质代谢紊乱学说　认为肾小球硬化的发病机制与动脉粥样化的发病机制相似,均有脂质代谢紊乱及低密度脂蛋白沉积,病理发现硬化灶类似粥样硬化灶。

【工作任务—案例导入】

患者,女,48 岁。10 年前体检时偶然发现蛋白尿,诊断为慢性肾小球肾炎,近两周食欲不振、恶心、呕吐,前来就诊。

护理体检:T 36.5℃,P 84 次/min,R 20 次/min,BP 160/95mmHg。患者神志清晰,贫血貌,心肺听诊(—),双下肢中度水肿。

辅助检查:血红蛋白 70g/L,尿常规蛋白质++,尿比重 1.012,内生肌酐清除率 25mL/min,血肌酐 416μmol/L,尿素氮 28mmol/L。

医学诊断:慢性肾功能不全。

任务导向:

1.该患者处于慢性肾功能不全哪一分期？治疗方面需要注意什么？

2.患者双下肢水肿应如何护理？

3.怎样正确制定饮食治疗方案？什么是必需氨基酸疗法？

4.如需要血液透析,应采取什么护理措施？

【护理工作过程】

(一)护理评估

1.健康史　慢性肾功能不全可由多种疾病发展而成,应询问患者在以前是否患过下列

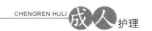

各种疾病:慢性肾小球肾炎、慢性肾盂肾炎、肾硬化以及先天性肾发育不全、高血压肾小动脉硬化症、糖尿病肾病、多囊肾、系统性红斑狼疮性肾病、急性肾功能不全、严重感染和药物中毒等。

2.身体状况　早期多无临床症状,或仅表现为原发疾病的症状。如肾功能进一步恶化,血肌酐增高,就会出现尿毒症症状。尿毒症可累及全身各个脏器和组织,并出现相应的临床症状和体征。

(1)消化系统表现。这是尿毒症最常见、最早出现的症状。初期以厌食、腹部不适为主,逐渐出现呃逆、恶心、呕吐、腹泻、舌炎和口腔黏膜出血,严重时可出现上消化道大出血。

(2)呼吸系统表现。口腔有尿素臭味,可有尿毒症性支气管炎、肺炎、胸膜炎等。

(3)心血管系统表现。

高血压:80%以上尿毒症患者有高血压,与水、钠潴留,肾素-血管紧张素活性增高、前列腺素减少有关。

心包炎:可以是干性,也可以是渗出性,严重时可发生心包填塞。

尿毒症性心肌病:主要表现为心肌肥厚、心脏扩大等,与高血压尿毒症毒素有关。

动脉粥样硬化:常发展迅速,是主要死亡原因之一。

心力衰竭:是常见死因之一。主要是急性肺水肿、左心衰的表现,与原发疾病、高血压、高脂血症、贫血及水钠潴留等因素有关。

(4)血液系统表现。

贫血:多为正细胞正色素性贫血。主要原因是:肾脏促红细胞生成素减少;毒素使红细胞寿命缩短;毒素抑制红细胞生成素的活性;尿毒症消化道病变不能进食和重吸收障碍,造血原料不足以及体内缺乏蛋白质等。

出血倾向:表现有皮下出血、鼻出血、月经量过多等,与毛细血管脆性增加、凝血因子减少、血小板数量减少及功能异常有关。

(5)肾性骨营养不良症。又称肾性骨病,包括纤维性骨炎、骨软化症、骨质疏松和骨硬化症。

(6)皮肤症状。尿毒霜、皮肤瘙痒、尿毒症面容。

3.辅助检查

(1)血常规检查。红细胞计数下降,血红蛋白浓度降低,白细胞计数可升高或降低。

(2)尿液检查。夜尿增多,尿渗透压下降。尿沉渣检查可见红细胞、白细胞、颗粒管型和蜡样管型。

(3)肾功能检查。内生肌酐清除率降低,血肌酐、血尿素氮水平升高。

(4)血生化检查。血浆清蛋白降低,血钙降低,血磷升高,血钾和血钠可增高或降低,可有代谢性酸中毒等。

(5)B超或X线平片。示双肾缩小。

4.心理、社会状况　慢性肾衰竭患者的预后不佳,治疗费用又昂贵,尤其是需要进行长期透析或做肾移植手术时,患者及家属心理压力较大,会出现各种情绪反应,如抑郁、恐惧、绝望等。护理人员应细心观察以便及时了解患者及其家属的心理变化。评估患者的社会支持情况,包括家庭经济情况、家庭成员对该病的认识及态度、患者的工作单位所能提供的支持等。另外,也应对患者居住地段的社区保健情况进行评估。

(二)护理诊断

1. 首要护理诊断

(1)营养失调:低于机体需要量。与长期限制蛋白摄入、消化吸收功能紊乱等因素有关。

(2)潜在并发症。水、电解质、酸碱平衡失调;心力衰竭、上消化道出血等。

2. 主要护理诊断

(1)有皮肤完整性受损的危险。与体液过多致皮肤水肿、瘙痒、凝血机制异常、机体抵抗力下降有关。

(2)活动无耐力。与心血管并发症、贫血、水电解质和酸碱平衡紊乱有关。

(3)有感染的危险。与机体免疫功能低下、白细胞功能异常、透析有关。

(三)护理目标

患者能保持足够的营养物质的摄入,身体营养状况有所改善;机体水、电解质、酸碱平衡;水肿减轻或消退,皮肤完整;保持最佳的活动水平;住院期间不发生感染。

(四)治疗与护理

1. 治疗原则

(1)治疗原发病和纠正加重慢性肾衰竭的因素。纠正某些可逆因素,如水、电解质紊乱、感染、尿路梗死、心力衰竭等,以防止肾功能进一步恶化,促使肾功能不同程度的恢复。

(2)延缓慢性肾衰竭的发展。

1)饮食治疗:饮食控制可以延缓尿毒症症状,延缓"健存"肾单位的破坏速度。

2)应用必需氨基酸:适当的应用必需氨基酸可使尿毒症患者维持较好的营养状态,并有助于减轻尿毒症症状。

3)控制高血压和(或)肾小球内高压力。

4)其他西医治疗:高脂血症的治疗一般与高血脂者相同。

5)中医中药治疗。

(3)并发症的治疗。

1)水、电解质和酸碱平衡失调。

①钠、水平衡失调:有水肿者,应限制盐和水的摄入。若水肿较重者,可使用利尿剂。已透析者,应加强超滤。若水钠平衡严重失调致病情危重,用常规方法治疗无效,可选用透析治疗。

②高钾血症:尿毒症患者易发生高钾血症,应定期监测血钾、高钾血症的防治同急性肾衰竭。

③代谢性酸中毒:一般可通过口服碳酸氢钠纠正,严重者静脉补碱。若不能纠正,透析治疗。

④钙、磷代谢失调:一般进餐时口服碳酸钙补给钙减少肠道内磷的吸收。

2)心血管系统和呼吸系统并发症。

①高血压:通过减少血容量、清除水钠潴留后,多数可恢复正常。

②尿毒症性心包炎:透析可改善心包炎症状,出现心脏压塞时,应紧急心包切开。

③心力衰竭:与一般心力衰竭治疗相同。

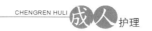

④尿毒症肺炎:可用透析疗法,能迅速获得疗效。

3)贫血:常用重组人类促红细胞生成素,其疗效显著。

4)感染:抗感染治疗时,应选择对肾无毒性或毒性较低的抗菌药。

5)神经—精神和肌肉系统症状:充分透析可改善症状。

6)其他。

2.护理措施

(1)病情观察。注意神志及精神状态的变化;生命体征的监测,特别是血压的波动情况;定期检测患者的体重变化、血尿素氮、血肌酐、血清蛋白和血红蛋白水平等,以了解其肾功能损害情况和营养状况;准确记录 24h 出入量;注意观察贫血、出血倾向、感染的前驱症状、呼吸困难、心率加快等,以便及时发现并发症。

(2)一般护理。慢性肾衰竭患者应卧床休息,避免过度劳累。休息与活动的量视病情而定。①病情较重或心力衰竭者,应绝对卧床休息,并提供安静的休息环境,协助患者做好各项生活护理。②能起床活动的患者,则应鼓励其适当活动,如室内散步、在力所能及的情况下自理生活等,但应避免劳累和受凉。活动时要有人陪伴,以不出现心慌、气喘、疲乏为宜。一旦有不适症状,应暂停活动,卧床休息。③贫血严重者应卧床休息,并告诉患者坐起、下床时动作宜缓慢,以免发生头晕。有出血倾向者活动时应注意安全,避免皮肤黏膜受损。④对长期卧床患者应指导或帮助其进行适当的床上活动,如按摩四肢等,指导家属定时为患者进行被动的肢体活动,避免发生静脉血栓或肌肉萎缩。

(3)饮食护理。饮食治疗在慢性肾衰竭的治疗中具有重要的意义,因为合理的营养膳食调配不仅能减少体内氮代谢产物的积聚及体内蛋白质的分解,以维持氮平衡,而且还能在维持营养、增强机体抵抗力、减缓病情发展、延长生命等方面发挥其独特的作用。

1)蛋白质:应根据患者的 GRF 来调整蛋白质的摄入量。当 GRF<50mL/min 时,应限制蛋白质的摄入,且饮食中 50% 以上的蛋白质是富含必需氨基酸的蛋白,如鸡蛋、牛奶、鲜肉等,一般认为摄入 $0.6\sim0.8g/(kg\cdot d)$ 的蛋白质可维持患者的氮平衡。当内生肌酐清除率<5mL/min 时,每天蛋白质摄入量不应超过 20g 或 $0.3g/(kg\cdot d)$,此时需经静脉补充必需氨基酸;当内生肌酐清除率为 5~10mL/min 时,蛋白质摄入量为 25g/d 或 $0.4g/(kg\cdot d)$;内生肌酐清除率为 10~20mL/min 者则为 35g/d 或 $0.6g/(kg\cdot d)$;内生肌酐清除率为>20mL/min 者则为 40g/d 或 $0.7g/(kg\cdot d)$ 的优质蛋白。尽量少食植物蛋白,比如花生、豆类及其制品,因其含非必需氨基酸多。米、面中所含的植物蛋白也要设法去除,如可部分采用麦淀粉做主食。

2)热量:供给患者足够的热量,以减少体内蛋白质的消耗。每天供应的热量为 126kJ/kg(30kcal/kg),并主要由碳水化合物和脂肪供给。为摄入足够的热量,可给予较多的植物油和糖。同时注意供给富含维生素 C 和 B 族的食物。对已开始透析的患者,应改为透析饮食。

(4)必需氨基酸疗法的护理。必需氨基酸(EAA)疗法主要用于低蛋白饮食的肾衰患者和蛋白质营养不良问题难以解决的患者。以 8 种必需氨基酸配合低蛋白高热量饮食治疗尿毒症,可使患者达到正氮平衡,并改善症状。必需氨基酸有口服制剂和静滴剂,能口服者口服为宜。静脉输入应减慢速度,注意有无恶心、呕吐等不良反应。

(5)皮肤护理。

1)评估皮肤情况:评估皮肤的颜色、弹性、温湿度及有无水肿、瘙痒,检查受压部位有无发红、水疱、感染、脱屑及尿素霜等。

2)皮肤的一般护理:避免皮肤过于干燥,应以温和的肥皂和沐浴液进行皮肤清洁,洗后涂上润肤剂,以避免皮肤瘙痒。指导患者修剪指甲,以防皮肤瘙痒时抓破皮肤,造成感染。必要时,按医嘱给予抗组胺类药物和止痒剂,如炉甘石洗剂等。

3)水肿的护理:如患者有水肿,应指导抬高水肿部位,且每 2h 改变体位 1 次。

(6)预防感染。

1)监测感染征象:注意患者有无体温升高、寒战、疲乏无力、食欲下降、咳嗽、咳脓性痰、尿路刺激征、白细胞计数增高等。准确留取各种标本如痰液、尿液、血液等送检。

2)预防感染:采取切实可行的措施,预防感染的发生。具体措施如下:①最好将患者安置在单人房间,病室定期通风并作空气消毒。②各项检查治疗严格无菌操作,避免不必要检查,特别注意有无留置静脉导管和留置尿管等部位的感染。③加强生活护理,尤其是口腔及会阴部皮肤的卫生。卧床患者应定期翻身,指导有效咳痰。④教导患者尽量避免去公共场所。⑤接受血液透析的患者,其乙型和丙型肝炎的发生率明显高于正常人群,故应进行乙肝疫苗的接种,并尽量减少输注血液制品。

3)用药护理:遵医嘱合理使用对肾无毒性或毒性低的抗菌药物,并观察药物的疗效和不良反应。

(7)健康教育。

1)疾病知识指导:向患者及家属讲解慢性肾衰竭的基本知识,使其理解本病虽然预后较差,但只要坚持积极治疗,消除或避免加重病情的各种因素,可以延缓病情进展,提高生存质量。指导家属参与患者的护理,给患者以情感支持,使患者保持稳定积极的情绪状态。

2)合理饮食:强调合理饮食对治疗本病的重要性,指导患者严格遵从慢性肾衰竭的饮食原则,尤其是蛋白质和水钠限制,强调保证足够热量供给的重要性,教会其选择适合自己病情的食物品种及数量。有高血钾症时,应限制含钾高的食物。

3)维持出入量平衡:指导患者准确记录每天的尿量和体重,并根据病情合理控制水钠的摄取,指导患者自我监测血压,每天定时测量,血压以控制在 150/90mmHg 以下为宜。若血压升高、水肿和少尿时,应严格限制水钠摄入。

4)预防感染:根据病情和活动耐力进行适当的活动,以增强机体的抵抗力,但需避免劳累,做好防寒保暖。注意个人卫生;注意室内空气清洁,经常开窗通风,但避免对流风。避免与呼吸道感染者接触,尽量避免去公共场所,指导患者监测体温变化,及时发现感染征象并及时就诊。

5)治疗指导与定期随访:遵医嘱用药,避免使用肾毒性药物,不要自行用药。向患者解释有计划的使用血管以及尽量保护前臂、肘等部位的大静脉,对于以后进行血透治疗的重要性,以使患者理解并配合治疗。已行血液透析者应指导其保护好动静脉瘘管,腹膜透析者保护好腹膜透析管道。定期复查肾功能、血清电解质等。

(五)护理评价

患者的贫血状况是否有所好转,血红蛋白、血浆清蛋白是否在正常范围;未出现水、电解质、酸碱失衡或失衡是否得到纠正;水肿程度有无减轻或消退,皮肤是否完整;体温是否正常,有无发生感染;心理压力有无减轻,能否获得家人和亲友的全力支持?

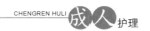

【知识拓展】

急性肾衰竭与慢性肾衰竭的区分

1.病史资料 夜尿量增多超过全天量的1/2,或夜尿次数增多(此种情况需除外前列腺肥大等影响因素),既往肾脏病、高血压、蛋白尿史,往往提示慢性肾衰竭。若短期内尿量进行性减少,或近期有明确的肾毒性药物应用史,或有明显的体液丢失则提示急性肾衰竭的可能。

2.化验检查 贫血可见于慢性肾衰竭,也可见于肾小球性或肾血管性急性肾衰竭而肾小管性 ARF 多无贫血,因此不伴贫血的肾衰竭多为肾小管性 ARF。急性肾衰竭多无明显的钙磷代谢异常。

3.B 超检查 肾脏体积大小对鉴别 ARF 和 CRF 意义重大、操作方便。一般情况下肾脏体积增大提示为 ARF,此时需除外早期糖尿病肾病肾脏淀粉样变等;若肾脏体积明显缩小,诊断 CRF 无疑。肾实质厚度、肾实质回声及肾内结构对鉴别诊断亦有重要参考价值,须注意超声检查主观性较强,应由操作熟练经验丰富者完成,必要时应重复此项检查。若肾脏体积及肾实质厚度接近正常,鉴别困难,须借助其他检查。

4.指甲肌酐测定 指甲肌酐可反映近 3 个月来的血肌酐水平对鉴别急、慢性肾衰竭有重要参考价值,适用于肾脏体积正常,从病史资料又难以鉴别的肾衰竭患者。指甲肌酐升高提示为慢性肾衰竭。

5.肾活检 肾衰竭时行肾穿刺活检应严格把握指征充分评估肾穿刺的获益和风险,操作前充分控制血压,纠正凝血功能异常。病理诊断对鉴别急、慢性肾衰竭,明确急性肾衰竭的类型,指导治疗、判断预后有非常重要的意义。慢性肾衰竭表现为硬化性肾炎肾小球硬化、肾间质纤维化;急性肾衰竭则可有新月体肾炎、肾小管坏死或间质性肾炎等表现。

(尤爱娣 袁爱娣)

任务 5-5 泌尿系统感染患者的护理

学习目标

● **知识目标**
  1.了解尿路感染的病因及发病机制;
  2.掌握尿路感染患者的临床表现;
  3.掌握尿路感染患者的一般护理内容、方法,健康教育内容;
  4.熟悉尿路感染患者治疗原则。

● 能力目标

　　1.能评估尿路感染患者的病情；

　　2.能正确完成尿路感染患者尿液标本的留取；

　　3.能观察常用抗生素的副作用并采取相应护理措施；

　　4.能对尿路感染患者进行饮水、用药、活动等健康教育。

［任务 5-5-1］　肾盂肾炎患者的护理

【知识背景】

　　产后大约有 2%～4% 的产妇会发生泌尿系统感染，引起感染的病原体绝大部分为革兰阴性杆菌，以大肠杆菌为多见，其他有变形杆菌、产气杆菌和葡萄球菌等。感染途径主要为上行性感染，即细菌从尿道外口侵入，首先感染膀胱，随后再沿输尿管上行感染肾盂、肾盏。

(一)产妇肾盂肾炎病因

　　(1)女性尿道短、直，尿道口与肛门靠近，产后机体抵抗力低，容易造成上行感染引起膀胱炎、肾盂肾炎。

　　(2)分娩过程中，膀胱受压引起黏膜充血、水肿、挫伤，容易发生膀胱炎。

　　(3)分娩过程中安插尿管或过多的阴道检查、无菌技术执行不彻底，可引起细菌侵入造成感染。

　　(4)分娩时膀胱受压迫导致膀胱肌失去收缩力，不能将膀胱内的尿液完全排出，引起尿潴留而引起膀胱炎。

　　(5)产后尿道和膀胱张力降低，对充盈不敏感，或因会阴部伤口疼痛使产妇不敢排尿，造成尿潴留而引起细菌感染。

(二)肾盂肾炎易感因素

　　1.尿路梗阻或畸形　其发生率较正常 10 倍之多。常见于尿路结石、狭窄、畸形、异物或尿路受外来压迫等，使细菌在肾脏内停留并生长、繁殖而引起。

　　2.女性　由于女性尿道短、直而宽，尿道口较接近肛门易被污染；女性的经期、妊娠期、绝经期因内分泌激素改变及性生活易受感染等。

　　3.医源性感染　导尿、尿路器械检查，既能损伤尿路黏膜也将尿道口的细菌直接带入引起尿路感染。

　　4.机体抵抗力下降　全身体抗力下降，如糖尿病、重症肝病、晚期肿瘤、长期使用免疫抑制剂；局部抵抗力下降，如尿道口周围或盆腔炎症。

(三)病理

　　肾盂肾炎可侵犯单侧或双侧肾脏。急性期肾盂肾盏黏膜肿胀、充血、表面有脓性分泌物，黏膜下有细小脓肿。肾小球多无形态改变，周围可有白细胞浸润。慢性肾盂肾炎，由于急性肾盂肾炎反复多次发作导致肾外形缩小，表面疤痕形成导致凹凸不平，皮质和髓质变薄，因疤痕收缩而造成的肾盂、肾盏变形、狭窄，肾实质损害加重，演变成"肾盂肾炎固缩肾"，最终导致慢性肾功能不全。

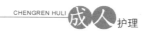

【工作任务一案例导入】

患者,女,28岁,已婚,职员。剖腹产术后 3 天突然发冷、高热,伴腰痛,尿频、尿急、尿痛,尿不尽感。

护理体检:T 40℃,P 108 次/min,R 24 次/min,BP 120/85mmHg。患者神志清晰,焦虑不安,营养良好,肾区有压痛及叩击痛,子宫复旧好,阴道出血少。

辅助检查:尿蛋白(+),白细胞成堆,白细胞管型可见,肾功能正常,中段尿培养有大肠埃希菌,菌落计数$>10^5$/mL。

医学诊断:G3P1 孕 39^{+2} w LST 手术产活婴　臀位　急性肾盂肾炎

任务导向:

1.该病的致病菌主要是什么? 常见的感染途径有哪些?

2.该病治疗原则是什么? 如何正确应用抗菌药物?

3.针对患者如何实施健康教育?

【护理工作过程】

(一)护理评估

1.健康史　首先要评估患者过去是否有泌尿系感染的病史,本次分娩情况,如是否有产程过长、排尿困难、手术助产、安放尿管的经历;并了解产后第一次自解小便时间、尿量、膀胱功能恢复情况。

2.身体状况

(1)膀胱炎。症状多在产后 2~3d 出现,患者表现有尿频、尿急、尿痛,排尿时有烧灼感或排尿困难;也有表现为尿潴留或膀胱部位压痛或下腹部胀痛不适;也可伴有低热,但通常没有全身症状。体格检查,膀胱炎患者可有轻度发热,体温在 37.8~38.3℃,表现为膀胱部位的压痛。

(2)肾盂肾炎。感染多由下泌尿道上行所致,较常发生在右侧,也可能两侧均受累,患者症状通常发生在产后第 2、3d,也可发生在产后 3 周,表现为单侧或双侧腰部疼痛、高热、寒战、恶心、呕吐,周身酸痛等,同时伴有尿频、尿急、尿痛、排尿未尽感及膀胱刺激症状。体格检查,肾盂肾炎患者有高热,体温常达 40℃ 并表现为单侧或双侧的肾区叩痛阳性。

3.辅助检查　尿常规检查可见脓细胞、白细胞、红细胞;可有蛋白尿、管型尿;中段尿培养细菌数$\geqslant10^5$/mL。做血尿素氮及肌酐检查,以确定肾功能有无受损。

4.心理、社会状况　评估患者及家属心理状态和承受能力。肾盂肾炎患者因症状反复,影响工作与身心恢复,应与患者解释清楚,注意个人卫生,避免过度劳累,坚持锻炼身体,增强机体的抵抗力。多饮水、勤排尿是最简便有效的预防尿路感染的措施,有症状及时治疗可避免复发。

(二)护理诊断

1.首要护理诊断

(1)疼痛。与尿路感染有关。

(2)体温升高。与泌尿系感染引起产热过多有关。

(3)排尿异常。尿频、尿急、尿痛与尿路受炎症和理化刺激有关。

2. 主要护理诊断

(1)焦虑。与患者对疾病认识不足及疾病反复发作等因素有关。

(2)知识缺乏。缺乏预防泌尿系统感染的相关知识。

(3)潜在并发症。慢性肾衰。

(三)护理目标

(1)患者疼痛缓解或消失;体温恢复正常;排尿异常症状解除;焦虑症状减轻;并发症未发生或得到及时处理。

(2)患者能讲述预防泌尿道感染的相关知识。

(四)治疗与护理

1. 治疗原则　及时有效抗感染并保证液体摄入量。

(1)急性肾盂肾炎。

1)一般治疗:卧床休息 1~2 周。多饮水,保持尿量每天在 2500mL 以上。给予高热量、高蛋白、高维生素易消化饮食,及时补充各种电解质。

2)抗菌治疗:急性肾盂肾炎抗菌药物治疗极为重要。起病急、病情重,在留取尿液标本行细菌检查之后立即根据细菌种类选用抗菌药物。常用药物有以下几种:

磺胺类:如复方磺胺甲噁唑,同时加用碳酸氢钠。

头孢类:如头孢他啶、头孢曲松、头孢派酮等。

青霉素类:如舒他西林、阿莫西林/克拉维酸钾等。

喹诺酮类:如氧氟沙星、环丙沙星、诺氟沙星等。

抗菌药物的应用方法:通常先用注射剂,至退热 72h 后可改用口服剂。一般患者可用一种,较重者应联合用药。在治疗 72h 未显效时,应更换药物。疗程一般为 2 周,或用药至症状消失,尿检阴性后继续使用 3~5d。停药后每周复查尿常规和尿细菌培养 1 次。共 2~3 周,至第 6 周再复查一次,若均为阴性,即为临床治愈,若尿检阳性,再用一个疗程。

3)碱化尿液:口服碳酸氢钠片,既可增强抗生素的疗效,又可减轻尿路刺激症状。

(2)慢性肾盂肾炎。

1)积极查找病因,去除易感因素,如解除尿路梗阻,校正尿路畸形;平时多饮水,勤排尿;加强营养,增强机体抵抗力。

2)抗菌治疗:①急性发作时用药方法同急性肾盂肾炎,但通常需联合用药,且疗程要长,一般需 2~4 周;②其他类型应选用几组药物轮换使用,一般每组用一个疗程,停药 3~5d 后换另一组药物,总疗程共 2~4 个月,不能选用氨基苷类抗生素;③慢性肾盂肾炎复发者,应另换敏感药物或改变治疗途径、方法和疗程等;④结合中药治疗,既可消除病因又可增强抵抗力。

2. 护理措施

(1)一般护理。包括休息和睡眠、饮食护理、饮水护理(见尿路刺激征部分内容)。

(2)病情观察。

1)仔细评估产妇产后子宫底的高度、恶露量并识别尿潴留的临床表现。采取各种方法使产妇自解小便,例如提供排尿所需的环境,协助产妇如厕,用温水冲洗会阴,加压于耻骨联合上方、听流水声或针灸疗法等。

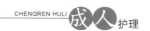

2)指导产妇注意会阴部的清洁,每次便后冲洗会阴部,以防逆行感染。

3)急性感染期患者应卧床休息,摄取营养丰富、易消化、少刺激的食物。同时,鼓励产妇多饮水,每日需饮水 3000~4000mL,达到膀胱自身冲洗的目的。

(3)用药的护理。按医嘱使用敏感有效抗菌药物,症状减轻后仍需持续用药,直至感染症状完全消除,并让患者了解药物的作用、用法、疗程的长短以及不良反应;须复查尿常规,必要时行尿培养直至确定无菌为止;预防转为慢性病例,慢性患者避免使用对肾功能有毒性的抗菌药物,如氨基苷类抗生素等;注意观察治疗过程中药物的疗效与副作用,用磺胺类药后注意有无食欲减退、恶心、呕吐等症状,并嘱患者多饮水,用奎诺酮类药后有无血管炎与消化道反应,用氨基苷类抗生素对肾脏和听神经均有毒性作用,可引起耳鸣、听力下降,甚至耳聋以及过敏反应等。按医嘱必要时使用抗痉挛药和止痛药,以缓解患者不适,对发热及其他症状给予对症护理。

(4)尿细菌学检查的护理。向患者解释检查的意义和方法。作尿细菌定量培养时需注意:在应用抗生素之前或停用抗生素 5 日后留取尿标本;取清晨第一次(尿液在膀胱内停留6~8h以上)的清洁、新鲜的中段尿送检;留取尿标本时,严格无菌操作,并在 1h 内做细菌培养,或加防腐剂冷藏保存;女性留取尿标本,注意避开月经期。

(5)心理护理。向患者宣教本病的发生、发展和治疗护理特点,指导患者放松心态、转移注意力,消除紧张情绪,积极配合治疗。对反复发作、迁延不愈的患者,应与患者分析原因,共同制订护理计划,克服急躁情绪,保持良好心态,树立信心。

(6)健康教育。

1)告知患者必须按医嘱坚持用药,急性患者大多可痊愈,慢性患者也能明显缓解。

2)指导产妇平时应多饮水,保证摄入充足的液体量;督促产妇每 4h/次定时排空膀胱,有助于除去感染尿液,避免膀胱过度膨胀,有利于恢复正常的排尿,少憋尿是防止尿路感染复发简便而有效的措施。

3)加强营养,锻炼身体,增强体质,提高机体的防御能力。

4)注意去除诱因,如避免劳累、感冒,保持外阴清洁等,尤其是女性,不穿紧身裤,勤淋浴,勤换衣,局部有炎症及时诊治,房事后立即排尿。

5)女性急性肾盂肾炎治愈后 1 年内应严格避孕。

6)反复发作的慢性肾盂肾炎患者应定期复查尿常规及尿培养。

7)给予患者健康教育和出院指导,减少泌尿系统感染的复发。

(五)护理评价

(1)出院时患者疼痛是否缓解或消失;体温是否恢复正常;不适症状是否消失,排尿是否恢复正常;焦虑是否减轻;患者尿液检查和细菌培养阴性;并发症是否得到及时处理?

(2)患者出院后是否能进行自我护理,并能定期复查?

[任务 5-5-2]　肾结核患者的护理

【知识背景】

肾结核(renal tuberculosis)好发于 20~40 岁的青壮年,男性多见。

结核杆菌由原发病灶经过血行进入肾小球血管丛,在双侧肾皮质形成多发性微结核病灶,即病理肾结核;若患者免疫状况良好,可全部愈合。若患者免疫力较低,肾皮质结核病灶不愈合则发展为肾髓质结核,即临床肾结核,多数为单侧病变。病理改变主要是结核结节、溃疡、干酪坏死、空洞、纤维化等。

肾髓质结核不能自愈,并进行性发展,肾乳头发生溃疡、干酪样坏死,病变蔓延至肾盏并扩散累及全肾。纤维化可使肾盏颈或肾盂出口狭窄,形成局限的闭合性脓肿或无功能的结核性脓肾。结核钙化可以是愈合的结核病灶,也可使全身成为弥漫性钙化肾。

结核病变经肾盏黏膜表面、黏膜下层和结核杆菌尿液的直接接触扩散至输尿管、膀胱和尿道。纤维化的输尿管呈僵硬条索样,管腔狭窄可致肾积水和结核性脓肾。有时输尿管完全闭合,含菌的尿液不能再进入膀胱,膀胱病变反见好转,膀胱刺激症状缓解,尿中亦无明显改变,即为临床所谓的"自截肾"(autonephrectomy)。膀胱结核继发于肾结核,始于输尿管开口周围,后扩散至膀胱处。起初膀胱黏膜充血、水肿,可有浅黄色结核结节,而后形成溃疡、肉芽肿或纤维化,使患侧输尿管口狭窄或呈"洞状",引起上尿路积水或反流。病变严重,广泛纤维化时,可形成挛缩性膀胱,容量不足 50mL;还可引起健侧输尿管口狭窄或"闭合不全",从而形成肾结核对侧肾积水。尿道结核形成的溃疡、纤维化可导致尿道狭窄。

【工作任务—案例导入】

患者,男,35 岁。既往 5 年前有肺结核病史,近一周出现尿频、尿急、尿痛,前来就诊。

护理体检:T 40℃,P 108 次/min,R 24 次/min,BP 120/85mmHg。患者神志清晰,焦虑不安,营养良好,心肺听诊(一),肾区无叩击痛。

辅助检查:尿检酸性,尿蛋白(+),红细胞(+);连查三次晨尿结核杆菌(+);影像学检查显示肾盏呈轻度模糊不规则外形。

医学诊断:肾结核。

任务导向:

1.该患者有哪些临床表现? 最常见的感染途径是什么?

2.该患者目前应该选用何种治疗方式? 护理时应注意什么?

3.术后的护理应该怎么做? 如何指导患者抗结核治疗?

【护理工作过程】

(一)护理评估

1.健康史 包括性别、年龄、发病时间,既往有无肺结核、骨关节结核病史。

2.身体状况 了解病变程度,包括膀胱刺激症状,单侧或双侧病变,是否合并非特异性感染、男生殖系统结核。肾功能损害情况和营养状况,有无肾外结核,抗结核药物治疗的效果。

肾结核病灶在肾,症状在膀胱。早期临床肾结核,仅尿中有少量白细胞和结核杆菌,病变进一步发展可有明显症状。

(1)膀胱刺激症状。尿频是肾结核患者最早出现的症状,起初是含结核杆菌的酸性脓尿刺激膀胱所致,不久膀胱结核病变引起溃疡,尿频加重,并同时有尿急、尿痛。膀胱病变愈严重,这些现象愈明显。晚期膀胱挛缩,尿频次数不计其数,甚至尿失禁。

(2)血尿。多在膀胱刺激症状发生之后出现。常因结核性膀胱炎、溃疡出血所致,多为

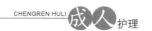

终末血尿。膀胱或肾血管被破坏，也可为全程血尿。

（3）脓尿。表现为显微镜下脓尿至肉眼脓尿，甚至呈洗米水状，并含有碎屑或絮状物。

（4）肾区疼痛和肿块。少数结核病变波及肾包膜或继发感染时出现腰部酸痛。结核性脓肾时可出现腰部肿块。

（5）全身症状。常不明显，晚期肾结核可有发热、盗汗、贫血、虚弱、消瘦、食欲减退等症状和红细胞沉降率增快。双侧肾结核或肾结核对侧积水时，可出现恶心、呕吐、浮肿、贫血、少尿或无尿等。

3. 辅助检查

（1）尿液检查。尿呈酸性，有脓细胞、少量蛋白及红细胞，连查三次晨尿结核杆菌，若结果为阳性对诊断肾结核有决定意义。结核杆菌培养费时较长但可靠，动物接种已较少采用。

（2）影像学检查。可判断病变在何侧肾及肾损害程度，是确定肾结核治疗方案的主要手段，以 X 线检查最为重要。

1）X 线检查：泌尿系统平片可见到病肾钙化，甚至全肾钙化。排泄性尿路造影及逆行性肾盂造影，早期肾结核表现为肾盏边缘不光滑如虫蛀状，继而肾盏、肾盂不规则地扩大或模糊变形，形成空洞。输尿管僵硬呈虫蛀状，管腔狭窄。若全肾广泛被破坏、肾功能低下或完全丧失，肾盏、肾盂不明显。

2）超声检查：对严重肾结核可确定病变部位、明确对侧肾有无积水、膀胱是否挛缩。

3）CT 和 MRI：一般不用于诊断肾结核，多在泌尿系统造影图像不清时采用。MRI 水成像在肾结核对侧肾积水可有良好显示。

（3）膀胱镜检查。早期可见黏膜充血水肿、结核结节；后期可见有溃疡，检查时易出血，以膀胱三角区、病侧输尿管口为显著，必要时取活组织检查。

4. 心理、社会状况　肾结核病程较长，患者担心病肾切除以及并发症等因素导致焦虑、恐惧心理。评估患者及家属心理状态和承受能力，了解患者和家属对该病的治疗方法及其预后的认知程度，家庭经济状况及社会支持系统等。

（二）护理诊断

1. 首要护理诊断

排尿形态异常：与结核性膀胱炎、膀胱挛缩有关。

2. 主要护理诊断

（1）恐惧/焦虑。与病程长、病肾切除、晚期并发症有关。

（2）有感染的危险。与机体抵抗力降低、肾积水、置管引流有关。

（3）潜在并发症。肾功能不全。

（三）护理目标

患者恐惧、焦虑减轻；能维持正常的排尿形态；感染的危险性下降或未发生感染；肾功能不全的危险性下降。

（四）治疗与护理

1. 治疗原则　根据患者肾脏病变和全身情况，选择治疗方法。

（1）药物治疗。适用于早期肾结核，病变较轻或局限，无空洞性破坏及结核性脓肿。常用药物：异烟肼 300mg/d、利福平 600mg/d、吡嗪酰胺 1.0～1.5g/d（两个月后改用乙胺丁醇

1g/d)、维生素 C 1.0g/d,顿服。一般至少治疗半年以上,服药期间注意药物的肝毒性。

（2）手术治疗。手术前服用抗结核药不少于 2 周,术后继续服药。

1）肾切除手术:适用于肾结核破坏严重,对侧肾功能正常或对侧结核病变较轻且经药物治疗一段时间后。肾结核对侧肾积水,肾功能不良应先引流积水肾,挽救肾功能,而后再切除结核肾。

2）保留肾组织的肾结核手术:适用于局限的结核性脓肿或闭合性空洞。如结核病灶清除术、部分肾切除术可作为药物治疗的补充。

3）挛缩膀胱的手术治疗:肠膀胱扩大术适用于结核病肾切除、膀胱结核已愈合、无尿道结核的患者。尿流改道手术(输尿管皮肤造口术、回肠膀胱术等)适用于有尿道梗阻的挛缩膀胱患者。

2. 护理措施

（1）手术前护理。

1）一般护理:鼓励患者进食营养充分、富含维生素饮食,多饮水以减轻结核性脓尿对膀胱的刺激,保证休息,改善并纠正全身营养状况。

2）药物护理:患者术前均进行一定时间的抗结核治疗,定期协助好尿液常规和尿结核杆菌检查、泌尿系造影,以观察药物治疗效果。及早发现药物的副作用和对肝肾的损害,及时处理。

3）心理护理:临床肾结核为进行性疾病,不经治疗不能自愈。向患者讲明全身治疗可增强抵抗力,合理的药物治疗及必要的手术治疗可消除病灶、缩短病程。消除患者的焦虑情绪,保持愉快心情和良好的心理素质对结核病的康复有重要意义。

（2）术后护理。

1）病情观察:注意观察患者的血压、脉搏及有无发生术后出血的迹象。当肾部分切除或肾病灶切除的患者出现大量血尿;肾切除患者伤口内引流血性液体 24h 未减少,每小时超过100mL 并达到 300～500mL;术后 7～14d 因咳嗽、便秘等情况突然出现虚脱、血压下降、脉搏加快等症状时,均提示有内出血可能,应尽快通知医师并协助处理。

2）体位:肾切除患者血压平稳后可取半卧位。鼓励其早期活动,以减轻腹胀、利于引流和机体恢复。保留肾组织的手术患者,应卧床 7～14d,减少活动,以避免继发性出血或肾下垂。

3）饮食:因手术刺激后腹膜,患者多腹胀,待肛门排气后开始进食易消化、营养素丰富饮食。

4）引流管护理:观察并记录各引流管引流液的量、质、色变化。

5）观察健肾功能:一侧肾切除,另一侧肾能否完成代谢需要,是肾手术后护理观察最关键的一点。因此要连续 3d 准确记录 24h 尿量,且观察第一次排尿的时间、尿量、颜色。若手术后 6h 仍无排尿或 24h 尿量较少,可能提示健肾功能障碍,应通知医师处理。

6）预防感染:结核病灶使人体免疫能力降低,更因尿路梗阻或手术创伤等因素,均可能引起感染。术后须注意观察体温及血白细胞计数变化,保证抗生素的正确应用,切口敷料渗湿及时更换,充分引流,适时拔管、减少异物刺激及分泌物增加等,预防感染发生。

（3）健康教育。

1）康复指导:加强营养、注意休息、适当活动、避免劳累,以增强机体抵抗力,促进恢复。

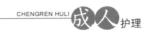
有肾造瘘者注意自身护理,防止继发感染。

2)用药指导:①术后继续抗结核治疗 6 个月以上,以防结核复发。②用药要坚持联合、规律、全程,不可随意间断或减量、减药,不规则用药可产生耐药性而影响治疗效果。③用药期间须注意药物副作用,定期复查肝肾功能、测听力、视力等。若出现恶心、呕吐、耳鸣、听力下降等症状,及时就诊。④勿用和慎用肾毒性药物,如氨基糖苷类、磺胺类抗菌药物等,尤其是双肾结核、孤立肾结核、肾结核对侧肾积水的患者更应注意。

3)定期复查:单纯药物治疗者必须重视尿液检查和泌尿系造影的变化。术后也应每月检查尿常规和尿结核杆菌,连续半年尿中无结核杆菌称为稳定转阴。5 年不复发可认为治愈。

4)预后:早期正规治疗肾结核,防止膀胱产生严重的结核病变及肾积水,无肾功能不良及继发感染,可有较好的预后。若并发膀胱挛缩症,须正规抗结核治疗,待膀胱病变治愈后才能再次手术治疗,同时应加强支持疗法、保护肾功能。

(五)护理评价

患者焦虑是否减轻,情绪是否稳定;排尿形态是否正常,有无膀胱刺激征;有无发生感染;肾功能是否正常或有无好转?

(尤爱娣　常秀春)

任务 5-6　肾、膀胱和尿道损伤患者的护理

📖 学习目标

● **知识目标**

　　1.了解肾损伤的病因、病理类型;

　　2.熟悉肾损伤的身体状况、治疗原则;

　　3.掌握肾损伤的护理措施;

　　4.了解膀胱损伤的病因、病理类型;

　　5.熟悉膀胱损伤的身体状况、治疗原则;

　　6.掌握膀胱损伤的护理要点;

　　7.了解尿道损伤的病因、病理类型;

　　8.熟悉尿道损伤的常见部位、身体状况、治疗原则;

　　9.掌握尿道损伤的护理要点。

● **能力目标**

　　1.能对肾损伤患者进行病情评估;

　　2.能对肾损伤患者做紧急救护及术前准备;

　　3.能对肾损伤患者采取正确的护理措施;

　　4.能对肾损伤患者进行正确的健康教育指导;

5. 能对膀胱损伤患者的紧急处理做医疗配合及术前准备;

6. 能对膀胱造瘘管、耻骨后引流管做正确的护理;

7. 能对膀胱损伤患者作适当的健康指导;

8. 能对尿道损伤患者的紧急处理做医疗配合及急症术前准备;

9. 能对各种泌尿系引流管作正确的护理;

10. 能采取正确的护理措施防止尿道损伤的并发症;

11. 能对尿道损伤患者作正确有效的健康指导。

【知识背景】

泌尿系统损伤包括肾、输尿管、膀胱及尿道损伤。其中以男性尿道损伤最多见,肾、膀胱损伤次之,输尿管损伤最少见。泌尿系统损伤可合并胸、腹、骨盆等部位损伤,临床表现上与合并的脏器伤常相互掩盖。

[任务 5-6-1]　肾损伤患者的护理

【知识背景】

肾脏深藏于腹膜后,受周围组织的保护(前面有腹壁和腹腔脏器,后面有脊柱、肋骨和肌肉,上面则被盖膈肌),且肾脏随呼吸有一定活动度,故肾脏不易受伤,比腹腔脏器损伤要少。但随着我国经济社会和交通的不断发展,肾损伤的发生率有增加的趋势。

(一)病因

肾开放性损伤多见于刀刃伤、火器伤、枪刺伤等,多合并有胸腹脏器损伤。闭合性肾损伤致伤原因可分为直接暴力和间接暴力,直接暴力如撞击、挤压、跌打等,多见于交通事故,为最常见的原因;间接暴力如高处跌落时足部或臀部着地的震荡伤,急剧刹车所产生的减速性损伤等,这种间接暴力可引起肾蒂的撕裂或肾盂输尿管交界处破裂。此外,肾本身有肾积水、肾肿瘤等病理改变时,受轻微外伤亦可造成肾破裂,常被称为"自发性"肾破裂。偶然发生医源性损伤如肾穿刺、肾镜时的肾损伤。

(二)病理

肾损伤病理按损伤程度、范围及部位不同可分为(图 5-6-1):

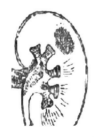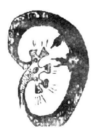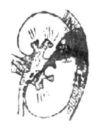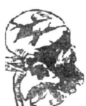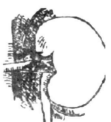

图 5-6-1　肾损伤的病理类型

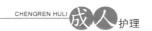

1.肾挫伤 包膜及肾盂黏膜完整,只限于肾实质内损伤或包膜下血肿。血尿症状轻,可自愈。

2.肾部分裂伤 肾实质有一处或多处较深裂口。裂口若与肾盂肾盏相通,血尿最严重。若伴有包膜破裂,可引起肾周围血肿。此类伤势重者可导致休克,但非手术治疗尚可治愈。

3.肾全层裂伤 肾实质深度裂伤,外可累及肾包膜,内可达肾盂肾盏黏膜,血尿和尿外渗致肾周围血肿均较严重。包括肾横断伤和粉碎伤,往往伤势严重,需积极手术治疗。

4.肾蒂损伤 为最严重的肾损伤。如肾蒂血管完全断裂,大量出血常来不及抢救;若是肾动脉内膜撕裂及血栓形成,应立即手术或介入治疗。

【工作任务—案例导入】

患者,男,32岁。车祸时撞伤右腰部引起腰痛并排血尿1h来诊。测 BP 12/10kPa(90/75mmHg),痛苦貌,面色苍白,四肢湿冷,右腰部饱满压痛。尿常规检查示镜下红细胞布满视野,肾B超提示右肾实质裂伤并肾周围血肿。

任务导向:

1.你认为目前患者发生了什么紧急情况?

2.应立即采取什么护理措施?

【护理工作过程】

(一)护理评估

1.健康史 任务探究:什么原因导致的肾损伤?

了解患者外伤史,如受伤的原因、部位、时间及地点,外力作用的性质、强度及方向,肾的既往病史,受伤后的救治经过。

2.身体状况 任务探究:如何评估肾损伤患者的病情?

(1)休克。严重的肾损伤多有程度不同的休克,主要为大量出血所致,伴有腹内实质脏器损伤时更易发生,严重休克可危及生命。

(2)血尿。肾损伤大多有血尿,且以肉眼血尿为多见,是肾损伤最常见的症状,但血尿与肾损伤的病理严重程度可不相一致,如肾蒂血管断裂、肾动脉内血栓形成等严重肾损伤血尿却轻微或没有。见尿中伴有条索状的铸型血块,说明血从上尿路而来。血尿一般持续2~4周,若伤后活动过早、腹内压增加或并发感染,可再继发出血或血尿时间延长。

(3)疼痛或压痛。肾损伤时肾包膜激惹可引起腰部或上腹部疼痛,血块阻塞输尿管或在输尿管内移动可产生肾绞痛,外渗的血和尿流入腹腔或合并腹内脏器损伤时可引起腹膜炎。

(4)局部肿块。肾损伤时血和尿外渗至肾周围组织,可在上腹部及腰部扪及肿块,伴明显局部触痛和肌强直。

(5)其他。肾损伤可有吸收热或合并感染时出现发热等全身中毒表现,可见局部伤痕、伤口或伤道,合并胸、腹脏器及脊柱或远处组织损伤时可出现相应表现。

3.辅助检查

(1)实验室检查。尿常规有大量红细胞,可监测血尿的轻重;血常规可监测有无活动性出血或是否合并感染等。

（2）影像学检查。可发现肾损伤的部位、程度、有无血肿或尿外渗、合并伤及肾功能的情况等。

1）B 超、CT 或 MRI：可查出肾损伤的程度、尿外渗和血肿范围等，B 超是明确肾损伤及是否合并腹腔实质性脏器伤的首选检查。

2）X 线：平片可见肾损伤时的肾影增大或模糊，腰大肌影消失，脊柱凸向健侧，并可发现骨盆、脊柱及其他骨折。排泄性尿路造影可评价肾损伤的程度和范围，了解对侧肾功能的情况。逆行肾盂造影、肾动脉造影及放射性同位素扫描不作为常规性检查。

4. 心理、社会状况　评估患者对伤情、手术的危险性及术后并发症产生的恐惧、焦虑，对病情的认知程度和治疗所需费用的承受能力等。

（二）护理诊断

1. 首要护理诊断

（1）组织灌流量改变。与肾损伤引起休克、失血有关。

（2）疼痛。与肾损伤血肿、尿外渗等有关。

2. 主要护理诊断

（1）有感染的危险。与肾损伤后血肿、尿外渗及全身免疫力低下有关。

（2）皮肤完整性受损的危险。与肾损伤或术后需卧床有关。

（3）焦虑。与肾损伤程度、治疗疗效及心态变化等有关。

（三）护理目标

患者生命体征稳定，组织灌流量充足；疼痛缓解或解除，血尿消失，排尿通畅；感染等并发症得到预防或处理；焦虑减轻，心情舒畅，睡眠良好。

（四）治疗与护理

1. 治疗原则　肾损伤的治疗应根据损伤的程度决定，轻微肾挫伤经短期休息可康复，多数肾损伤可用非手术的保肾治疗，仅少数严重损伤需手术治疗。

（1）紧急治疗。有大出血、休克等危及生命的情况应迅速采取抢救措施，输液、输血同时明确有无合并其他器官损伤，并做好紧急手术的准备。

（2）非手术治疗。应绝对卧床休息 2～4 周，病情稳定，血尿消失后才可以允许离床活动，过早过多离床活动，有再度出血的危险。补充血容量和热量，维持水、电解质、酸碱平衡，保持足够尿量，必要时输血。应用抗生素以预防感染。使用止痛、镇静剂及止血药物对症处理。

（3）手术治疗。开放性肾损伤及闭合性肾损伤在保肾治疗期间出现手术指征者都应施行手术探查，对肾损伤可依具体情况决定做肾修补、部分肾切除术或患侧肾切除术。肾损伤血肿继发感染致肾周围脓肿应切开引流，持久性血尿可施行选择性肾动脉栓塞术等。

2. 护理措施

（1）一般护理。①活动与休息：非手术治疗患者应绝对卧床休息 2～4 周，期间即使血尿消失，仍需继续卧床休息至预定时间，防止继发出血。骨突受压处可经常按摩避免压疮发生，但患侧腰部禁忌按摩以免加重出血。勿搬动或小心地、轻轻地平移搬动患者，不可随意翻身，以免加重肾损伤。②饮食与营养：给予高热量、高蛋白、高维生素饮食，多饮水，保持足够的尿量；按医嘱输液，维持水、电解质、酸碱及血容量的平衡。

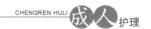

（2）病情观察。密切观察生命体征，每隔 1～2h 测量血压、脉搏、呼吸 1 次。并注意局部、全身的症状和体征的变化，如观察血尿的颜色、量及次数变化，可每 2～4h 留取尿液于试管中，观察血尿颜色深浅，若颜色逐渐加深，说明出血加重；准确测量并记录腹部肿块的大小，观察腹膜刺激症状的轻重，以判断渗血、渗尿情况，若肿块逐渐增大，说明有进行性出血或尿外渗。定时检测血红蛋白和血细胞计数，以判断有无出血或其变化；定时观察体温和血白细胞计数，以判断有无继发感染。

（3）用药护理。高热者必要时可予药物降温；腰腹部疼痛明显者，可按医嘱给予止痛镇静剂，以减轻疼痛，避免躁动，加重出血；应用止血药物以减少和控制出血；应用抗生素以防治感染。

（4）术前准备。有手术指征者，积极进行各项常规术前准备。

（5）术后护理。

1）一般护理：①体位与休息：麻醉作用消失且血压平稳者，可取半卧位，以利于引流和呼吸。患侧肾切除术后应卧床休息 2～3d，肾损伤修补、肾周引流术后应卧床休息 2～4 周，防止术后出血。②饮食与营养：术后禁食 2～3d，待肠蠕动恢复后开始逐渐进食。应加强营养，促进修复。

2）观察病情：严密监测生命体征，每隔 1～2h 测量血压、脉搏、呼吸 1 次直至平稳。观察尿液的量及颜色变化，术后 12h 内，尿大多带有血色，但尿色鲜红且浓时应视为异常；准确测量并记录尿量，如果发现患侧肾切除术后尿量突然减少或尿量逐日减少，均应寻找原因，立即报告医生及时处理。

3）切口及各种引流管护理：保持手术切口清洁干燥，防止感染；引流管妥善固定，保持引流通畅，翻身活动时避免引流管被拉出、扭曲及引流袋接口脱落，注意观察引流物的量、颜色及性状，引流管一般于术后 3～5d 引流停止后可拔除，若发生感染或尿漏，则延迟拔管时间。

（6）心理护理。主动帮助、关心照顾患者，解释各项检查、治疗措施及恢复过程，解除患者思想顾虑，有利积极配合治疗和护理，加快康复。

（7）健康指导。告诉患者绝对卧床休息以及观察血尿、肿块、腹痛等症状的注意事项和重要性；介绍卧床期间保护皮肤的意义，解释疾病转归的情况；宣传保肾者出院后 2～3 个月避免重体力劳动，患侧肾切除术者保护对侧肾的重要性及方法。

（五）护理评价

患者生命体征是否平稳，组织灌注量是否正常；疼痛、焦虑是否减轻、情绪是否稳定，是否接受治疗并获得心理支持；血尿是否消失，排尿是否通畅；感染等并发症是否得到预防或及时处理？

［任务 5-6-2］　膀胱损伤患者的护理

【知识背景】

膀胱是贮存、排泄尿液的空腔器官，并随着贮存尿液的多少而呈膨起或空虚状态。膀胱位于骨盆深处受到周围组织保护，当其处于空虚时不易受伤，当其充盈时膀胱壁紧张而薄，且高出耻骨联合伸展至下腹部，则可遭受损伤。膀胱损伤的类型、部位和范围可因其位置、年龄、性别、尿液充盈程度及与周围脏器关系的不同而不同。

(一)病因

膀胱以闭合性损伤多见,且多见于膀胱充盈时,下腹部遭受直接撞击、挤压或骨盆骨折的骨片刺破膀胱壁(图 5-6-2)所致;膀胱开放伤多见于火器伤、锐器伤,常合并盆腔内脏器损伤;医源性原因有膀胱内器械操作如膀胱镜检查、输尿管镜操作、腔内碎石、前列腺增生或膀胱癌电切等,盆腔手术及疝修补术时可误伤膀胱,难产时胎头的压迫亦可造成膀胱阴道瘘。

(二)病理

1.膀胱挫伤　膀胱壁未破裂,仅伤及黏膜或肌层,可发生血尿但无尿外渗,经休息后可自愈。

2.膀胱破裂　膀胱全层破裂,有尿外渗(图 5-6-3),可分为:

(1)腹膜内形。膀胱壁破裂伴腹膜破裂,多发生于膀胱的顶部和后壁(有腹膜覆盖),结果膀胱与腹腔相通,大量膀胱内尿液流入腹腔,引起腹膜炎。

(2)腹膜外形。多由骨盆骨折所引起,破裂口在膀胱的前壁或颈部(无腹膜覆盖),腹膜完整,故尿外渗在腹膜外膀胱周围组织及耻骨后间隙。

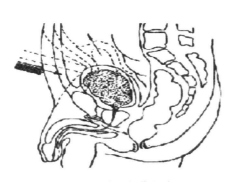

图 5-6-2　膀胱损伤的病因

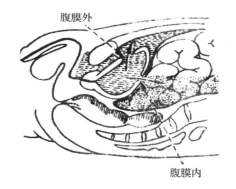

图 5-6-3　膀胱破裂的尿外渗

【工作任务一案例导入】

患者,女,42 岁。憋尿后不慎下腹部受硬物撞击并腹痛渐加重 1h 来院就诊。自诉尿急但无法排尿,仅排出少量血尿。测量 BP 100/70mmHg,P 98 次/min,神志清,腹部压痛、反跳痛,以下腹部明显,移动性浊音(+),予试插导尿管能顺利插入膀胱,经导尿管注入 200mL生理盐水,稍等片刻后抽吸出的液体量仅为 90mL。

任务导向:

1.你认为目前患者首要的护理诊断是什么?

2.应配合医疗采取什么护理措施?

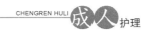

【护理工作过程】

(一)护理评估

1.健康史 任务探究:什么原因导致膀胱损伤?

了解患者受伤的原因、部位、时间及地点,外力作用的性质、强度及方向,受伤前膀胱的状态(膀胱是否充盈),受伤后的救治经过。

2.身体状况 任务探究:如何评估膀胱损伤患者的病情?

(1)休克。膀胱损伤多无休克,若伴骨盆骨折、巨大血肿或其他脏器损伤时可出现休克。

(2)疼痛和肿胀。膀胱损伤疼痛、压痛在下腹部或耻骨上区且可见腹壁伤痕,血尿外渗于膀胱周围和耻骨后间隙可导致局部肿胀。伴有骨盆骨折时尤为明显。腹膜内型膀胱破裂可引起腹膜炎表现。

(3)排尿障碍和血尿。膀胱挫伤仅有少量终末血尿,可无排尿障碍;膀胱破裂时有尿急或排尿感,但排尿障碍,或因血块堵塞或尿外渗,血尿也少见或无血尿。

(4)尿瘘。开放性膀胱损伤可见尿液自伤口溢出,如膀胱腹壁瘘、膀胱直肠瘘及膀胱阴道瘘等,易合并尿路感染。

3.辅助检查

(1)导尿或膀胱测漏试验。若无尿道损伤,导尿管可顺利插入膀胱,判断是否有膀胱破裂则须在插入导尿管后做膀胱测漏试验,即经导尿管注入无菌生理盐水 200mL,片刻后进行抽吸,若吸出的液体量明显多于或少于注入量,提示有膀胱破裂。

(2)X 线检查。平片可发现是否骨盆骨折,经导尿管注入造影剂行膀胱造影可确诊膀胱破裂。排泄性尿路造影可评价上尿路情况。

4.心理、社会状况 评估患者对伤情的认知程度和承受能力,有无焦虑或恐惧心理反应。

(二)护理诊断

1.首要护理诊断

(1)排尿障碍。与膀胱损伤后尿液贮存、排泄异常有关。

(2)疼痛。与损伤、血肿、尿外渗等有关。

2.主要护理诊断

(1)组织灌流量改变。与损伤引起休克、失血有关。

(2)有感染的危险。与损伤后出血、尿外渗及尿瘘有关。

(三)护理目标

患者生命体征稳定,组织灌流量充足;排尿通畅;疼痛不适减轻或消失;感染得到预防或控制。

(四)治疗与护理

1.治疗原则 膀胱破裂的治疗原则为完全的尿流改道,充分引流尿外渗尿,闭合膀胱壁缺损。

(1)紧急治疗。有大出血、休克时应迅速采取输液、输血等抢救措施,同时明确有无合并其他器官损伤,并做好紧急手术的准备。

(2)非手术治疗。主要适于膀胱挫伤者,通过支持疗法、适当休息、充分饮水、抗感染等即可痊愈。挫伤较重者可加上留置导尿 1 周左右,多饮水并保持通畅。

(3)手术治疗。腹膜外形膀胱破裂作膀胱修补加耻骨上膀胱造瘘术,留置导尿管 2 周左右。腹膜内型膀胱破裂应行剖腹探查,修补膀胱壁及处理其他脏器损伤和清洗腹腔,并作腹膜外耻骨上膀胱造瘘。

2.护理措施

(1)一般护理。①休息与活动:患者应卧床休息,合并骨盆骨折应睡硬板床 6～8 周。②饮食与营养:予高营养支持饮食,根据病情应输液及补充血容量。

(2)病情观察。密切观察生命体征直至平稳;注意观察排尿、血尿、疼痛及有无腹膜炎或是否改善;监测体温和血白细胞计数,以判断有无感染存在。

(3)用药护理。伤情明确且疼痛剧烈者,可给予止痛镇静剂,以减轻疼痛;应用止血药物,减少和控制出血;应用抗生素,预防或控制感染。

(4)术前准备。膀胱破裂者,应积极做好各项术前准备。

(5)术后护理。除腹部术后常规护理外,应做好各种引流管护理,尤其耻骨上膀胱造瘘管护理。管道应妥善固定,防止过度牵拉造成患者不适;保持引流通畅,注意有无血块堵塞、导管扭曲、受压、脱落等情况,若堵塞可用无菌生理盐水或 0.02% 呋喃西林液间断冲洗导管,每次冲洗量不宜超过 100mL,早期压力也不宜太大,以免外渗;保护造瘘口周围皮肤清洁,可涂氧化锌软膏,避免尿液刺激,瘘口周围敷料浸湿及时更换;瘘管一般留置 10d 左右,拔管前先夹管,观察排尿通畅后才可拔管。

(6)心理护理。向患者及家属解释手术的方法及效果,缓解过度焦虑,使患者密切配合治疗与护理。

(7)健康指导。告诉患者膀胱破裂愈合前禁止自行排尿,尤其用力排尿,以免加重尿外渗,甚至发生尿瘘。

(五)护理评价

患者生命体征是否平稳,组织灌流量是否充足;排尿是否通畅;疼痛是否减轻或消失;感染是否得到预防或控制?

[任务 5-6-3] 尿道损伤患者的护理

【知识背景】

男性尿道长而弯曲,约 20cm 长,有耻骨下和耻骨前两个弯曲。又以尿生殖膈为界可分为前后两段,前尿道包括阴茎部和球部,后尿道包括膜部和前列腺部。其为一肌肉黏膜管,且血供丰富。故男性尿道因解剖上的特点,易遭受损伤,是泌尿外科常见的急症,可产生尿外渗、感染、尿道狭窄和尿瘘等并发症。女性尿道短而直很少损伤。

(一)病因

尿道闭合伤多见于骑跨伤、骨盆骨折、尿道内检查和治疗不当等。骑跨伤指会阴部骑跨于硬物上,致尿道球部挤压于耻骨弓与硬物之间而受伤;骨盆骨折的骨断端可刺破尿道或骨折断端移位使尿生殖膈移位而撕裂尿道膜部;尿道内检查和治疗不当为医源性损伤,如尿道探子、导尿管、膀胱镜或经尿道电切镜、输尿管镜等使用不当。尿道开放伤为锐器、火器等引

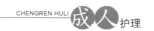

起,但少见。

(二)病理

男性尿道损伤多在前尿道的球部和后尿道的膜部。

1.球部损伤 病理类型可为挫伤、裂伤或完全断裂。尿道挫伤时仅有水肿和出血,愈合后不留瘢痕。尿道裂伤可引起尿道周围血肿和尿外渗,愈合后有明显的瘢痕性尿道狭窄。尿道完全断裂除血肿大,尿外渗多而广以外,可断端退缩、分离使尿道连续性破坏而发生尿潴留。其血肿和尿外渗的部位及范围在会阴部、阴囊、阴茎及下腹壁。

2.膜部损伤 骨盆骨折时使尿生殖膈移位而撕裂尿道膜部,甚至在前列腺尖端处撕断,使前列腺向后上方移位。骨盆骨折又可引起大量出血,在前列腺和膀胱周围形成血肿。膜部损伤尿外渗范围均在尿生殖膈以上的膀胱周围及耻骨后间隙。

【工作任务一案例导入】

患者,男,28岁,工人。因会阴部被踢伤不能排尿4h来院。测BP 120/75mmHg,痛苦呻吟状,尿意强烈难忍,尿道口滴出少量鲜血,会阴部皮下瘀斑,小腹部隆起。尿道插入F20号双腔气囊导尿管仅10cm,无尿液引流。

任务导向:

1.你认为患者首要的护理诊断是什么?

2.应立即采取什么护理措施?

【护理工作过程】

(一)护理评估

1.健康史 任务探究:什么原因导致尿道损伤?

了解患者受伤的原因、部位、时间及地点,外力作用的性质、强度及方向,受伤后的救治经过。

2.身体状况 任务探究:如何评估尿道损伤患者的病情?

(1)休克。常见于严重的尿道损伤,如伴有骨盆骨折或巨大血肿的后尿道损伤,因出血多而引起休克。

(2)疼痛、肿胀和瘀斑。会阴部或下腹部等受损伤处有疼痛,有时可放射到尿道外口,排尿时更为剧烈。受伤处可见肿胀、瘀斑等伤痕。如尿道骑跨伤可发生会阴部、阴囊处明显疼痛及血肿。

(3)尿道出血。球部损伤可见尿道外口滴血;膜部损伤则见于排尿前或后有少量血液滴出,大部分血液逆流至膀胱或渗至尿道周围形成血肿。

(4)排尿困难和尿潴留。尿道完全断裂时患者完全无法排出尿液出现急性尿潴留;尿道挫裂伤时可因局部出血、水肿或疼痛致尿道括约肌痉挛而排尿困难,甚至发生尿潴留。

(5)尿外渗和尿瘘。尿道全层裂伤后尿液可由裂口外渗到周围组织中,易继发感染致蜂窝组织炎,甚至脓毒症,尤其由于排尿困难和尿潴留患者用力排尿时更加导致尿外渗。尿道开放性损伤则尿液可从皮肤伤口、肠道或阴道瘘口流出,晚期形成尿瘘。

(6)直肠指检。后尿道膜部断裂时可出现前列腺尖部浮动及触及血肿。

3.辅助检查

(1)导尿试验。试插导尿管可以检查尿道是否连续、完整。如果导尿管能插入膀胱,说明无尿道损伤或损伤轻微,反之说明尿道有明显的病理损伤,连续性、完整性破坏。但插导尿管可形成假道或插入血肿、耻骨后间隙。

(2)X线检查。平片可发现是否合并骨盆骨折,经导尿管注入造影剂行尿道造影可显示造影剂从尿道损伤处外渗,明确尿道损伤的部位和范围。

4.心理、社会状况　评估患者焦虑或恐惧心理反应的程度,对伤情、并发症及手术治疗的认知程度和承受能力。

(二)护理诊断

1.首要护理诊断

(1)排尿障碍。与尿道损伤后尿液排泄异常有关。

(2)组织灌流量改变。与损伤引起休克、失血多有关。

2.主要护理诊断

(1)疼痛。与损伤、血肿、尿外渗等有关。

(2)潜在并发症。尿道狭窄、感染和尿瘘。

(3)焦虑或恐惧。与尿道损伤、排尿异常、并发症及治疗效果等有关。

(4)知识缺乏。缺乏尿道损伤的并发症及后续处理知识。

(三)护理目标

患者生命体征稳定,组织灌流量充足;导尿管引流通畅;疼痛不适缓解或消失;并发症得到预防或及时处理;焦虑或恐惧减轻或消失;能复述尿道损伤的相应医护知识。

(四)治疗与护理

1.治疗原则　尿道损伤的治疗原则为纠正休克,引流尿液及尿外渗,恢复尿道连续性,防治尿道狭窄。

(1)紧急治疗。有大出血、休克等危及生命的情况应迅速采取输血、输液等抢救措施,同时明确有无合并其他器官损伤,做好紧急手术的准备。

(2)非手术治疗。轻微尿道挫伤能自行排尿者无需特殊治疗;不能自行排尿但能插入导尿管至膀胱者,留置导尿管2周左右;导尿管无法插入膀胱又不宜一期手术者可耻骨上膀胱造瘘引流尿液;同时抗感染、止血、止痛及维持体液平衡等治疗。

(3)手术治疗。尿道球部断裂可急症行经会阴尿道修补术或断端吻合术,留置导尿管2～3周;有休克或会阴及阴囊血肿巨大者,可先做膀胱造瘘术,以后再做尿道瘢痕切除、端-端吻合术。尿道膜部断裂一部分患者可采用急症尿道会师术,合并骨盆骨折而休克严重者则不宜作此手术,先作一期高位膀胱造瘘,3个月后再二期行尿道瘢痕切除、端-端吻合术或其他手术。明显的尿外渗区需做切开引流术,以防感染。

(4)并发症治疗。尿道损伤后期及术后常并发尿道狭窄,一般在导尿管拔除后排尿尿线变细时需定期做尿道扩张术。尿瘘者适时进行手术治疗。

2.护理措施

(1)一般护理。参照肾、膀胱损伤患者的护理。

(2)病情观察。参照肾、膀胱损伤患者的护理。

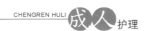

（3）用药护理。有尿路感染或预防术后感染,按医嘱应用抗生素。

（4）术前准备。尿道损伤若急症手术,应做好急症的各项术前准备及处理。

（5）术后护理。除泌尿系损伤术后常规护理外,主要是以下两点。

1）留置导尿管的护理:向患者及其家属解释留置导尿管的目的与意义;管道应妥善固定;保持引流通畅,避免受压、扭曲、堵塞等造成引流不畅,引流不畅时应根据原因处理,如挤捏、冲洗尿管等;定时观察尿的颜色、性质、量,以判断双肾功能及尿路情况;每日定时无菌更换尿袋,引流管应低于耻骨联合水平,防止逆行感染,每日2次尿道口及外阴消毒,除去分泌物及血痂,鼓励患者多饮水;尿管一般留置2～3周左右,拔管前先定时夹闭尿管以训练膀胱反射功能,拔管后观察能否自行排尿及尿线粗细等情况。

2）并发症的护理:伴骨盆骨折长期卧床的患者,应鼓励其做深呼吸、帮助排痰,防止坠积性肺炎的发生;防止便秘及尿管不畅,禁止用力排尿、排便,遵医嘱给予己烯雌酚,避免阴茎勃起,防止尿道修补的吻合口撕裂,继发出血感染;后期并发尿道狭窄应接受定期尿道扩张,开始每周1次,1个月后每2周1次,以后可再延长间隔时间,直至尿线不再变细。

（6）心理护理。尿道损伤并发症多,后期尚有尿道狭窄、闭锁、阳痿等并发症,患者常情绪低落,不愿与人交往,食欲下降,难以入睡等。所以应进行心理疏导,积极进行本病的健康教育指导,在思想精神上进行鼓励,使之积极配合治疗与护理,争取早日康复。

（7）健康指导。告诉患者及家属留置导尿管、膀胱造瘘管的目的与意义;宣传卧床、多饮水、进易消化饮食、防止感染、配合医护的知识;讲清出院后注意事项及定期来院复查,讲清后期尿道狭窄进行尿道扩张的重要性及意义。

（五）护理评价

生命体征是否平稳,组织灌注量是否正常;患者疼痛不适、焦虑或恐惧是否减轻,情绪是否稳定;导尿管引流是否通畅;并发症是否得到预防或及时处理;对伤情、并发症及治疗的认知度是否改进?

【知识拓展】

内窥镜下尿道内会师术

内窥镜下尿道内会师术是运用导丝引导置入导尿管治疗后尿道断裂的新手术方式,前尿道断裂也可试用。一般用输尿管镜直接在尿道断裂处找到近端,先放入导丝或输尿管导管,然后沿导丝或输尿管导管置入F18～F20号三腔导尿管,如在断裂处找不到尿道近端,行耻骨上膀胱穿刺造瘘置入软性膀胱镜或输尿管镜,从后尿道插入导丝或输尿管导管引导尿道内置入的膀胱镜或输尿管镜进入膀胱,或直接拉出导丝或输尿管导管引导置入导尿管。

（沈开忠）

任务 5-7　肾、输尿管、膀胱和尿道结石患者的护理

学习目标

- **知识目标**
  1. 了解肾、输尿管结石的病因、病理；
  2. 熟悉肾、输尿管结石的身体状况、治疗原则；
  3. 掌握肾、输尿管结石的护理措施；
  4. 了解膀胱、尿道结石的病因、病理生理；
  5. 熟悉膀胱、尿道结石的身体状况、治疗原则；
  6. 掌握膀胱、尿道结石的护理措施。
- **能力目标**
  1. 能协助做好肾、输尿管结石患者的各项术前准备；
  2. 能对各种引流管做正确的护理；
  3. 能对肾、输尿管结石患者采取正确的护理措施；
  4. 能对肾、输尿管结石患者进行正确的健康教育指导；
  5. 能协助做好膀胱结石患者的术前准备；
  6. 能对膀胱造瘘管和导尿管做正确的护理；
  7. 能对膀胱镜下碎石术及膀胱切开取石术后采取正确的护理措施；
  8. 能对膀胱、尿道结石患者进行正确的健康指导。

【知识背景】

泌尿系统结石是肾、输尿管、膀胱及尿道等部位结石的统称，又称为尿路结石或尿石症，是泌尿系统的常见疾病之一。尿路结石分为上尿路结石和下尿路结石。上尿路结石指肾和输尿管结石，下尿路结石指膀胱和尿道结石。男性多于女性，约 3∶1。

[任务 5-7-1]　肾、输尿管结石患者的护理

【知识背景】

近代，我国肾、输尿管结石发病率比膀胱、尿道结石明显提高，肾、输尿管结石以单侧多见，双侧同时发生者约占 10%。输尿管结石常停留在三个生理狭窄处(图 5-7-1)，即肾盂输尿管连接处、输尿管跨过髂血管处及输尿管膀胱壁段，其中以输尿管下 1/3 处最常见。

(一)病因

尿路结石形成机理至今尚未完全明了，可能与多种因素有关。

1. 性别和年龄　尿石症的发生率男性高于女性，肾、输尿管结石多见于 20～40 岁的青壮年男性。

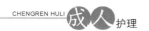

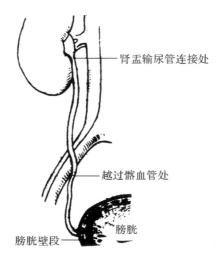

图 5-7-1 输尿管三个生理狭窄

2. 种族和职业 有色人种比白种人患结石少。高温作业的人员、飞行员、海员、办公室工作人员等发病率高。

3. 地理环境和气候 尿石症我国南方好发,以广东、广西、云南、贵州、湖南、江西及安徽省等地区发生率较高,北方相对少见。山区、沙漠和热带地域尿石症发生率较高。

4. 饮食、饮水和营养 饮食的成分和结构对尿石形成有重要影响。大量摄入动物蛋白,可增加肾、输尿管结石形成的危险性。其他如脂肪、嘌呤、草酸、钙、磷、微量元素、维生素等都会影响尿石形成。饮水过少,使尿液浓缩促进尿石形成。

5. 精神与全身性疾病 高度职业紧张状态的人群尿石发生率较高,可能与下丘脑垂体对尿浓缩及成分的调节失常有关。尿石还与某些代谢性和遗传性等疾病有关,如甲状旁腺功能亢进的患者,血钙增高,血磷降低,尿钙增高而形成尿石;痛风患者嘌呤代谢紊乱,血中尿酸增高,尿中尿酸排泄增多而形成尿石。遗传性疾病如胱氨酸尿症、家族性黄嘌呤尿等易形成相应成分的尿石。

6. 尿液改变和尿路异常 尿液中钙、草酸或尿酸排出增加易引起尿石;尿 pH 改变影响尿石形成,如在碱性尿中易形成磷酸镁铵及磷酸镁盐沉淀,在酸性尿中易形成尿酸和胱氨酸结晶;尿量减少、尿中抑制晶体形成和聚集的物质减少(如枸橼酸、焦磷酸盐、酸性黏多糖、镁等)、尿路感染、尿路梗阻(如尿道狭窄、前列腺增生、动力性排尿功能障碍等)、尿路内存留异物(如长期留置的尿管,不吸收的手术缝线等)、尿路解剖结构异常等都可导致尿石形成。

(二)病理

1. 尿石成分及特性 尿石以草酸盐结石最多见,磷酸盐、尿酸盐、碳酸盐次之,胱氨酸结石罕见,通常是以其中一种成分为主的混合性结石。肾结石一般以草酸盐或磷酸盐成分为主。草酸盐结石多为棕褐色,质坚硬,表面呈颗粒或刺状如桑葚,X 线平片易显影;磷酸盐结石多为灰白色,质脆,表面较粗糙,常存在分层结构,有时随肾盂形状长成鹿角形结石(图 5-7-2),X 线平片亦易显影;尿酸盐结石多为黄色或棕黄色、质硬、表面光滑,圆形或椭圆形,X 线平片常不显影。胱氨酸结石质硬,光滑呈蜡样,淡黄至黄棕色,X 线平片亦不显影。

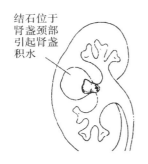 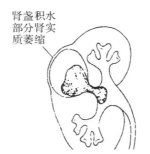 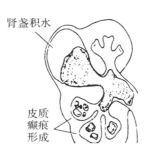

图 5-7-2　肾鹿角形结石的形成

2.病理生理　泌尿系统结石引起的病理损害及病理生理改变与结石的部位、大小、数目、继发感染和梗阻程度等有关。结石可引起尿路黏膜充血、水肿、破溃、出血的直接损害，结石长期的慢性刺激甚至可引起尿路上皮癌变；肾、输尿管结石导致尿路梗阻，尿液引流不畅，久之引起肾积水及输尿管扩张，损害肾组织及其功能；尿石对尿路上皮的直接损害多可伴发感染，特别是引起尿路梗阻时，感染则更易发生，感染严重者可导致肾盂肾炎、肾积脓及肾周围炎。

结石引起梗阻，梗阻诱发感染，感染又促成结石，加重梗阻，三者互为因果，促使病变发展，最终破坏肾组织，损害肾功能。

【工作任务—案例导入】

患者，男，25 岁。长途旅途驾车返城时突感右腰部绞痛不适，并向同侧下腹部及大腿根部放射，即刻来院。伴有恶心、呕吐、面色苍白、出冷汗，右腰部有触痛，查示 RBC＋＋，腹部 B 超、X 线平片、排泄性尿路造影检查结果提示：右肾下盏多个绿豆大小结石伴下盏扩张积水，左肾功能形态正常。

任务导向：

1.目前患者首要的护理诊断是什么？

2.体外冲击波碎石前、后的护理要点怎样？

【护理工作过程】

（一）护理评估

1.健康史　任务探究：什么因素导致肾、输尿管结石的发生？

了解患者的性别、年龄、职业特点、生活饮食习惯、居住地域与气候等结石的危险因素，询问止痛药、钙剂的应用情况及既往有无代谢性和家族性病史，了解有无尿路感染、尿路梗阻及尿路手术病史。

2.身体状况　任务探究：如何评估肾、输尿管结石患者的病情？

（1）症状。肾、输尿管结石的主要症状是活动后疼痛和血尿。大部分患者出现腰痛或腹部疼痛。较大的结石，在肾盂或肾盏内压迫、摩擦或引起肾积水，多为患侧腰部钝痛或隐痛，常在活动后加重；较小的结石，在肾盂或输尿管内移动和刺激，引起平滑肌痉挛而出现肾绞痛，这种绞痛常突然发生，阵发性发作，疼痛剧烈，如刀割样，沿患侧输尿管向下腹部、外阴部和大腿内侧放射。有时患者伴有面色苍白、出冷汗、恶心、呕吐，严重者出现脉弱而快、血压

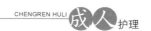

下降等症状。如输尿管末端结石,尚可引起尿路刺激症状。疼痛以后,有的患者可从尿内排出小的结石,对诊断有重要意义。由于结石直接损伤肾和输尿管的黏膜,常在剧痛后出现镜下血尿或肉眼血尿,血尿的严重程度与损伤程度有关。肾和输尿管结石并发感染时可有脓尿,甚至伴有高热。另外还会并发肾积水、肾功能不全、胃肠道症状、贫血等。

(2)体征。查体可发现患侧肾区有触痛或叩击痛,并发感染、肾积水时叩击痛更为明显,肾积水较重者可触及肿大的肾脏,输尿管末端结石有时可经直肠或阴道指检而被触及。

3. 辅助检查

(1)实验室检查。尿液常规检查可见红细胞、白细胞或结晶,尿 pH 在草酸盐及尿酸盐结石患者常为酸性;磷酸盐结石常为碱性。合并感染时尿中出现较多的脓细胞,甚至尿细菌学培养为阳性。并发急性感染及感染较重时,血常规检查可见白细胞总数及嗜中性粒细胞升高。多发性和复发性结石的患者,应测定血、尿的钙磷值、尿酸值等,以进一步明确结石的病因。

(2)X 线检查。X 线检查是诊断肾、输尿管结石的重要方法,约 95% 以上的尿路结石可在 X 线平片上显影。必要时作排泄性尿路造影、逆行肾盂造影,对确定结石的部位、有无梗阻及梗阻程度、对侧肾功能是否良好、区别来自尿路以外的钙化阴影、排除上尿路的其他病变、确定治疗方案以及治疗后结石部位、大小及数目的对比等都有重要价值。

(3)B 超。为无创伤性检查,是肾、输尿管结石常用诊断和随访的检查手段,可发现 X 线平片不能显示的小结石和阴性结石。

(4)CT 和 MRI。可选作尿路结石的诊断方法,常用于与肿瘤、血凝块等的鉴别。

(5)其他检查。如同位素肾图、肾镜、输尿管镜等,内镜既可以明确诊断又可进行治疗。

4. 心理、社会状况 评估患者对病情、结石的危害性、并发症及治疗措施的认知程度及心理反应,如肾绞痛反复发作或面临手术,患者出现痛苦、忧虑,甚至悲观等情绪;同时评估家属对疾病的认知程度和患者治疗所需费用的经济承受能力等。

(二)护理诊断

1. 首要护理诊断

(1)排尿障碍。与结石引起血尿、排尿困难及尿路刺激等有关。

(2)疼痛。与结石阻塞、刺激尿路及合并感染等有关。

2. 主要护理诊断

(1)有感染的危险。与结石引起尿路梗阻及损伤有关。

(2)潜在并发症。肾功能损害、术后大出血、漏尿。

(3)知识缺乏。缺乏结石发生原因、预防知识。

(4)焦虑。与结石引起疼痛、肾功能损害等有关。

(三)护理目标

患者排尿通畅,血尿减轻或消失;疼痛、焦虑症状缓解或消失;感染得到预防或控制;并发症未发生或得到及时处理;预防结石知识增加。

(四)治疗与护理

1. 治疗原则 由于肾、输尿管结石复杂多变,治疗必须实施个体化治疗,有时需要综合运用各种治疗方法,才能取得良好疗效。当肾绞痛发作时,首先应该使症状缓解,而后再选择治疗方案。尤其是复杂性肾、输尿管结石,需综合治疗。值得注意的是肾、输尿管结石形成的影响因素很多,治疗后结石复发率高,因而要强调结石的预防。

(1)病因治疗。少数患者能找到形成结石的确切原因,只要消除病因,就能治愈结石。如尿路梗阻者,只要解除梗阻,就可避免结石发生;由甲状旁腺腺瘤引起的甲状旁腺功能亢进而导致的尿路结石,只要切除腺瘤,结石就会自行溶解、消失。

(2)药物治疗。感染性结石(如磷酸钙、磷酸镁铵结石)需应用抗生素等控制尿路感染,应用脲酶抑制剂控制结石生长,口服氯化铵酸化尿液溶解磷酸盐结晶,应用氢氧化铝凝胶限制肠道对磷酸的吸收预防结石形成等。尿酸盐结石患者体内嘌呤代谢紊乱,可口服别嘌呤醇,尿酸和胱氨酸结石还可口服枸橼酸钾或碳酸氢钠碱化尿液以增加其溶解度。大量饮水以增加尿量冲洗尿路,减少尿中晶体沉淀,是预防和治疗尿路结石与感染的必要措施。中草药排石治疗,常用药物是由金钱草、海金沙、车前子、木通、鸡内金、石苇等制成的冲剂或口服液。肾绞痛的治疗以解痉止痛为主,常用药物有阿托品、哌替啶、黄体酮、吲哚美辛等。

(3)体外冲击波碎石(extracorporeal shock wave lithotripsy,ESWL)。通过 X 线或 B 超对结石进行定位,利用高能冲击波聚焦后作用于结石,使结石裂解,并随尿液排出体外。它是一种无痛、安全而有效的非侵入性治疗,绝大多数的上尿路结石可采用此方法治疗。当然它也有适应证、禁忌证和并发症。主要适用于肾、输尿管上段结石,尤其是结石直径＜2.5cm 有正常肾功能者,碎石成功率达 90％。禁忌证有结石远段尿路梗阻、肾功能不全、急性尿路感染期、妊娠、凝血机制异常、严重心血管疾患等,对过于肥胖、肾位置过高、骨关节严重畸形、结石定位不清等患者,由于技术性原因也不适宜采用此法。并发症主要有输尿管内碎片堆积即"石街"、发热、出血性并发症(血尿、皮肤出血、消化道出血及咯血)、脏器损伤等。

(4)开放手术治疗。手术是肾、输尿管结石的传统治疗方法,主要术式包括肾盂或肾窦切开取石术、肾实质切开取石术、肾部分切除术、肾切除术、输尿管切开取石术等。

(5)其他治疗。如一般疗法(包括饮食调节、运动、利尿等)、中医针刺方法,输尿管膀胱壁段结石可直肠指检按摩促使结石排入膀胱等。

2. 护理措施

(1)一般护理。①饮食饮水与营养:结石患者应进食低钠、低脂、低糖饮食,注意动物蛋白质、谷类、蔬菜、纤维素搭配食用。根据结石的成分,适当调节饮食,如草酸盐结石者宜进食少食胡萝卜、芹菜、西红柿、竹笋、菠菜、橘子汁、菠萝、草莓、土豆、花生、浓茶、咖啡、巧克力等,磷酸盐结石者宜低磷低钙饮食,少食奶、蛋、肉、鱼等,尿酸盐结石者禁食动物内脏,少吃肉类,不宜饮酒。养成多饮水的习惯,成年每天饮水 2000mL 以上,夏季或活动后可适当增加饮水量,睡前和夜间也应适量饮水,一般以尿液呈淡黄色或无色为准,大量饮水可稀释尿液,防止尿液结晶沉积,起到尿路内冲洗的作用。②活动与休息:适当体育锻炼、运动或增加体力活动可促进结石排出,如跳跃、体位拍击等。肾下盏结石因解剖因素难于排出,可让患者采取头低腰高的健侧卧位,并可轻轻叩击腰背部以利结石排出。长期卧床患者应协助其进行床上肢体活动、勤翻身,以减少骨质脱钙。③解痉止痛:肾绞痛发作时患者宜适当休息,避免大幅度运动,可遵医嘱给予解痉镇痛药,并随时观察止痛效果。

(2)病情观察。观察血尿程度变化,收集排出尿液并观察尿液中有否结石排出,密切观察是否发生并发症,发现异常及时报告医生处理,如发现患者有尿路刺激症状、体温和血白

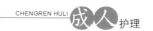

细胞计数升高,可能继发急性尿路感染。

(3)体外冲击波碎石护理。

1)碎石前准备:协助患者做好出凝血时间、凝血酶原时间及血、尿常规检查,了解有无出血性疾病,如使用阿司匹林、非甾体消炎药等患者,治疗前需停用至少 2 周,并检查凝血功能。做好肝肾功能、心电图及胸透或胸片检查,帮助了解重要器官功能,以排除可能存在禁忌证。由于肠道内容物及气体阻碍冲击波传播,影响碎石效果,治疗前 3d 避免进食易产气食物,治疗前 1d 晚给予患者服用缓泻剂或灌肠以减少肠内容物和积气,治疗日晨禁食,若下午碎石,则当日中午禁食。碎石当天应行 X 线平片检查,了解结石确切位置。

2)碎石后护理:鼓励患者多饮水,保证每日尿量在 2000mL 以上;若饮水存在困难,应给予静脉补液。适当增加活动帮助排石,但运动量过大有促使结石碎片大量排出造成梗阻的危险,因此巨大肾结石或孤立肾结石患者碎石后不宜立即剧烈活动,肾上、中盏结石和输尿管中上段结石患者碎石后取立位以利结石碎片排出。按医嘱给止血剂、解痉剂、排石药物及抗生素。收集排出尿液滤过,观察排石情况,讲解排石规律,并对患者进行饮食方面的指导。密切观察是否发生并发症,发现异常及时报告医生处理。定期复查 X 线平片或 B 超(阴性结石),了解结石粉碎及排出的情况。若需重复碎石,间隔时间至少 7d。

(4)术前护理。按医嘱术前用药如给抗生素控制感染。做好各项常规检查。按手术部位要求做好皮肤准备。术前晚及术日晨分别行大量不保留灌肠,做好肠道准备。对输尿管结石患者,术日晨送手术室前需先去 X 线摄片,以明确结石是否移动或确定结石的位置;手术室巡回护士安置手术体位时千万注意明确是哪一侧手术,应询问医生核实后安置。

(5)术后护理。

1)一般护理:安排适宜体位,除麻醉需要外一般术后 48h 内可取半卧位,有利于呼吸及引流。作一侧肾切除术后应卧床休息 2～3d,肾盂切开取石术后应卧床休息 3～5d,如无异常,才可下床活动;肾部分切除术及肾实质切开取石术后应卧床 14d 以上,以防止继发性出血和肾下垂。注意合理正确的饮食与营养,多饮水。

2)病情观察:早期密切监测生命体征及观察尿液排出情况,若发现少尿或无尿,可能为急性肾功能衰竭,应立即通知医生处理。观察、预防术后出血、感染等并发症。

3)呼吸道护理:术后由于切口痛及腹胀等,患者容易痰液郁积,导致肺部感染或肺不张,故应鼓励其有效咳嗽排痰,保持呼吸道通畅。

4)各种管道护理:如做好肾盂造瘘管的护理:保持管道通畅,一般不必常规冲洗,若遇阻塞,则可予无菌、低压冲洗,每次冲洗量应≤5mL,若发生出血,可予凉液冲洗,减少出血和血凝块形成,防止管道阻塞;一般置管 10d 以上可拔管,拔管前夹管观察患者反应,如无反应并经管行肾盂造影证实尿路通畅后拔管;拔管后患者取健侧卧位,瘘口覆盖无菌敷料,防止漏尿;始终保持瘘口周围皮肤清洁,直至瘘口愈合。

(6)心理护理。耐心向患者介绍或解释各种诊疗方法及过程,消除其紧张、焦虑及恐惧心理,使患者密切配合治疗与护理。

(7)健康指导。①宣传结石患者的饮食、饮水、营养及休息与活动知识,加强预防意识和康复信心。②讲述各种治疗措施的目的、注意事项及按医嘱定期复查的重要性。③嘱咐肾实质切开取石、肾部分切除术患者出院后 3 月内不能参加体力劳动和剧烈的运动,防止继发出血。

(五)护理评价

患者是否排尿通畅,血尿是否减轻或消失;疼痛、焦虑症状是否缓解或消失;感染是否得到预防或控制;并发症是否发生或得到及时处理;预防结石知识是否增加?

【知识拓展】

内镜取石或碎石术

肾、输尿管结石的内镜治疗主要有输尿管镜、经皮肾镜等取石或碎石术。输尿管镜取石或碎石术主要适用于中、下输尿管结石、ESWL 困难者及 ESWL 所致的"石街"、X 线平片不显影的结石等。经皮肾镜取石或碎石术(PCNL)适用于>2.5cm 的肾盂结石及肾下盏结石,对结石远段尿路梗阻、质硬的结石、残留结石等尤其适宜。内镜治疗也有漏尿、出血,甚至肠穿孔或其他周围脏器损伤的并发症可能。

［任务 5-7-2］　膀胱、尿道结石患者的护理

【知识背景】

膀胱、尿道结石为下尿路结石,随着我国经济社会的发展,人民生活水平的不断提高,下尿路结石的发病率已趋减少,主要见于男性。

(一)病因

膀胱结石多在膀胱内形成,少数自上尿路移行而来;老年人膀胱结石常为前列腺增生引起尿路梗阻的并发症,小儿膀胱结石可能与营养不良和低蛋白血症有关。尿道结石往往是膀胱内结石随尿流冲出时梗阻所致,原发于尿道结石少见,常继发于尿道狭窄或尿道憩室。

(二)病理

原发性膀胱结石成分以尿酸盐多见,病理见肾、输尿管结石。

【工作任务—案例导入】

患者,男,65 岁。排尿困难及血尿 1 个月。伴有尿频、尿急、尿痛,曾出现排尿突然中断,但改变体位后又能继续排尿。5 年前被查出有前列腺增生,平时服药治疗。直肠指检:前列腺Ⅱ度大小,质中,表面光滑,中央沟消失。膀胱 X 线摄片显示膀胱内有一淡的不透光阴影,B 超探及膀胱内回声影。

任务导向:

1.该患者是什么因素导致膀胱内发生结石的?

2.应采取什么治疗?

【护理工作过程】

(一)护理评估

1.健康史　任务探究:什么因素导致膀胱、尿道结石的发生?

了解患者的性别、年龄、职业特点、生活饮食习惯、有无尿路感染、尿路梗阻及尿路手术病史等结石的危险因素。

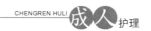

2.身体状况 任务探究:如何评估膀胱、尿道结石患者的病情?

(1)膀胱结石。典型症状为排尿突然中断,伴剧烈疼痛且放射至会阴部及尿道口,改变体位后又能继续排尿或重复出现尿流中断。如结石刺激膀胱黏膜可出现尿频、尿急和终末性排尿疼痛等膀胱刺激症状,另外可伴排尿困难及终末血尿,合并感染时出现脓尿。小儿膀胱结石者排尿时常用手牵拉阴茎,由于疼痛而啼哭不止。较大的膀胱结石常在行直肠或阴道腹壁双合诊时可触及。

(2)尿道结石。主要症状有尿痛和排尿困难,有时出现血尿。疼痛常在排尿时出现,后尿道结石疼痛可放射至阴茎头或会阴部。排尿困难由尿道结石阻塞尿道引起,常排尿尿线变细、滴沥,甚至急性尿潴留。沿尿道体表扪查可及前尿道结石;经直肠指检可触及后尿道结石;用尿道探条探查时可有结石碰击感。

3.辅助检查

(1)X线检查。膀胱区摄片多能显示膀胱结石阴影;尿道结石摄片可明确结石部位、大小及数目,尿道造影更能明确结石与尿道的关系。

(2)B超。可探及膀胱内结石声影,尿道结石不需该检查。

(3)膀胱镜检查。可以确定膀胱内有无结石,结石的大小、形状及数目,且能发现膀胱内阴性结石以及其他病变。

4.心理、社会状况 评估患者焦虑或恐惧心理反应,对病情及治疗的认知程度和承受能力。

(二)护理诊断

1.首要护理诊断

(1)排尿障碍。与结石阻塞尿路有关。

(2)疼痛。与结石移动刺激、梗阻及尿路感染有关。

2.主要护理诊断

有感染的危险:与出血、尿路梗阻有关。

(三)护理目标

患者排尿或引流通畅;疼痛不适减轻或消失;感染得到预防或控制。

(四)治疗与护理

1.治疗原则

(1)膀胱结石。在病因治疗及控制感染的同时,对结石常采取手术治疗。结石<2～3cm可行膀胱镜下取石或碎石术,碎石方法可用超声、液电、激光及气压弹道碎石等。若结石过大过硬或合并膀胱其他病变时可行耻骨上膀胱切开取石术,术后膀胱造瘘引流尿液,促使膀胱切口愈合。

(2)尿道结石。前尿道结石可在麻醉下先于结石近侧压紧尿道防止其后退,再尿道内注入液状石蜡后进行钩取或钳取,一般不行尿道切开取石,以免发生尿道狭窄或尿道瘘。后尿道结石应用金属探条将结石推回膀胱,再按膀胱结石处理。

2.护理措施

(1)一般护理。多饮水或静脉补液,以利结石排出。予营养丰富的饮食,维持患者良好的营养状况,以利术后修复。

(2)病情观察。观察排尿症状的变化,以分析病情。

（3）用药护理。有尿路感染或预防术后感染，按医嘱应用抗生素。

（4）术前准备。完成手术前各项检查及常规准备，耻骨上膀胱切开取石术应作肠道准备，术前 1d 晚上给予甘油灌肠。

（5）术后护理。①饮食护理：能饮食后应多摄取水分，每日 3000～4000mL 液体，以利结石晶体排出。②病情观察：监测生命体征、意识至平稳。重点观察尿液的量、颜色及性状，无论碎石术或开放手术后刚开始时都有少量血尿，以后应消失，若尿色鲜红提示有出血。碎石后密切注意尿中排石情况并收集保存碎石。③切口护理：保持手术切口敷料清洁干燥，避免大小便污染，防止切口感染。④管道护理：留置导尿管或有耻骨上膀胱造瘘管者须执行管道护理，并按医嘱拔除管道。

（6）心理护理。向患者及家属解释手术的方法及效果，缓解过度焦虑心理，使患者密切配合治疗与护理。

（7）健康指导。嘱咐患者尽量多摄取水分，多走动以利结石排出。养成良好的排尿习惯，不要憋尿。平时尽量少吃易引起结石的食物，预防结石复发。膀胱切开取石术后 1 月内不宜参加重体力劳动和剧烈的运动，防止继发出血。按医嘱定期复查。

（五）护理评价

患者排尿或引流是否通畅；疼痛不适是否减轻或消失；感染是否得到预防或控制？

（沈开忠）

任务 5-8　泌尿系统肿瘤患者的护理

学习目标

- **知识目标**

　　1.了解肾肿瘤的病因、病理；

　　2.熟悉肾肿瘤的身体状况、治疗原则；

　　3.掌握肾肿瘤的护理要点；

　　4.了解膀胱肿瘤的病因、病理；

　　5.熟悉膀胱肿瘤的身体状况、治疗原则；

　　6.掌握膀胱肿瘤的护理措施；

　　7.了解前列腺增生病因、病理；

　　8.熟悉前列腺增生的身体状况、治疗原则；

　　9.掌握前列腺增生的护理措施及膀胱冲洗术护理。

- **能力目标**

　　1.能对肾肿瘤患者做术前准备；

　　2.能对肾窝引流管做正确的护理；

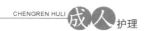

3. 能及时发现肾肿瘤术后的并发症;

4. 能对肾肿瘤患者作正确的健康指导;

5. 能做膀胱肿瘤患者的术前准备;

6. 能正确护理膀胱肿瘤术后的各种管道;

7. 能对膀胱肿瘤患者作正确的健康指导;

8. 能对急性尿潴留做紧急处理;

9. 能做前列腺增生的术前准备;

10. 能对引流管做正确的护理;

11. 能正确地执行膀胱冲洗操作;

12. 能对前列腺增生患者作正确的健康教育指导。

【知识背景】

泌尿系统肿瘤是人体常见的肿瘤之一,绝大多数都是恶性的,其中以膀胱癌发病率最高,其次为肾肿瘤,生殖系统的睾丸肿瘤、阴茎肿瘤少见。

[任务 5-8-1] 肾肿瘤患者的护理

【知识背景】

肾脏肿瘤绝大多数为恶性,常见的有肾癌、肾盂癌、肾母细胞瘤三种,良性肾肿瘤相对少见,如纤维瘤、脂肪瘤、血管瘤、平滑肌瘤以及各种组织来源的混合性错构瘤等。肾肿瘤约占成人恶性肿瘤的 2%～3%。

(一)病因

肾癌多见于 50～70 岁,肾盂癌见于 40～70 岁,两者男女比例约 2∶1,多数单侧发病,两侧发病者少见。肾母细胞瘤又称肾胚胎瘤或 Wilms 瘤,绝大多数 5 岁前发病,是幼儿最常见的恶性肿瘤,多数单侧发病,男女无明显差异。引起肾肿瘤的原因至今未完全清楚,但可能与吸烟、职业接触染料化工毒物、病毒、激素、肥胖、慢性刺激及遗传因素等有关。

(二)病理

1. 肾癌 起源于肾实质的肾小管上皮细胞,又称肾细胞癌,是肾脏最常见的肿瘤,大体观其外有包膜,切面呈黄色,可伴有出血、中心坏死、钙化及囊性变。显微镜下所见有透明细胞癌、颗粒细胞癌、梭形细胞癌、嗜色细胞癌及嫌色细胞癌等,以透明细胞癌和透明、颗粒细胞混合癌常见,透明细胞癌细胞由大的多角形细胞所组成,胞浆含有较多的胆固醇,在切片过程中胆固醇被溶解,故细胞在镜下呈透明状,其恶性程度较颗粒细胞癌、梭形细胞癌低。

肾癌早期局限于包膜内,但生长迅速可直接突破肾包膜而侵犯肾周围组织,或向肾盂、肾盏方向侵及而引起血尿,或直接扩散至肾静脉、下腔静脉而形成癌栓。肾癌主要是通过淋巴和血行二条途径转移,淋巴转移最先是转移至肾蒂淋巴结,以后再转移至肺门淋巴结等远处淋巴结及经血流转移至肺、骨骼、肝、脑等器官。

2. 肾盂癌 在肾肿瘤中属少见,多数是起源于肾盂或肾盏上皮的移行细胞癌,少数为鳞癌和腺癌。移行细胞癌在肾盂或肾盏内呈乳头状生长,分化中等,恶性程度远较鳞癌和腺癌低。肾盂癌主要经淋巴途径转移。

3.肾母细胞瘤　起源于肾实质中胚胎性组织,由上皮、间质和胚芽组成的恶性混合瘤。常为一大的实体性肿瘤,切面呈灰白色,外有包膜,内含多种组织,如腺体、神经、肌纤维、软骨、脂肪等。肿瘤早期即可发生转移,转移途径同肾癌,恶性程度高。

【工作任务—案例导入】

患者,男,58 岁,印染工人。间歇性肉眼血尿伴右腰部疼痛 1 个月住院。患者肉眼血尿及腰部胀痛,劳累后加重,休息后能自行缓解,无尿频、尿急、尿痛。有吸烟史 30 余年。右肾可扪及下极,横径 8.0cm,表面光滑,有压痛,活动度尚好。B 超提示右肾下极有一巨大实质性占位肿块,右肾大小约 11.7cm×6.6cm×6cm。

任务导向:

1. 该患者有哪些因素可能导致其肾肿瘤?

2. 主要治疗原则是什么?

【护理工作过程】

(一)护理评估

1.健康史　任务探究:什么原因导致肾肿瘤?

了解患者的年龄、职业、吸烟史、用药史、化工毒物接触史及家族史等,既往有无心、肺、肝、肾等脏器慢性疾病史。

2.身体状况　任务探究:如何评估肾肿瘤患者的病情?

(1)血尿。全程间歇肉眼血尿是肾癌患者的主要症状,常无任何诱因,数次血尿后病情逐渐加重。肾盂癌直接长于尿路,无痛性肉眼血尿是其最早最常见的症状,有时可见典型的条状输尿管管型血块排出。肾母细胞瘤血尿少见,因为肿瘤一般不侵犯肾盂。

(2)疼痛。肾肿瘤早期体积小常无任何疼痛不适,病变晚期肿瘤增大后则可侵及肾包膜或牵拉肾蒂或侵犯周围组织器官而引起腰部胀痛、钝痛及隐痛,血尿严重时可因血块通过或阻塞输尿管引起肾绞痛。

(3)肿块。肾癌长大后可在肋缘下触及包块,质硬,表面不平。血尿、疼痛、肿块三者被称为"肾癌三联征",同时出现表明肾癌已为晚期。肾盂癌因肿瘤长大或梗阻引起肾积水出现腰部包块,但少见。腹部肿块是肾母细胞瘤最常见最重要的症状,肿块质地中等,表面光滑,长大迅速。

(4)其他。肾癌可出现副瘤综合征即肾癌肾外表现,如发热、高血压、血沉增快、高血钙、高血糖及红细胞增多症等,左肾肿瘤可引起左侧精索静脉曲张,癌栓侵及下腔静脉时可出现下肢水肿,癌肿肺转移可出现咳嗽、咯血,骨骼转移可出现病理性骨折等。晚期可出现明显贫血、消瘦、低热、纳差、体重锐减等恶病质表现。

3.辅助检查

(1)B 超。可发现肾脏占位性病变,是无创伤性的简便方法,且分辨率高,可为临床首选。

(2)CT 或 MRI。CT 是目前肾肿瘤诊断最可靠的影像学检查方法,准确率高,也是术前

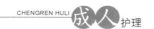

的常规检查,MRI准确性与CT近似。

(3)X线检查。尿路平片可见肾外形改变及肿瘤钙化影等。排泄性尿路造影可见到肾癌、肾母细胞瘤引起的肾盂肾盏受压、变形、缺损、不显影等情况,见到肾盂或肾盏内有不规则的充盈缺损提示肾盂癌,患肾不显影提示肾功能受损严重,此时可作逆行肾盂造影显示患肾情况。上述影像检查不能明确病情时可选择肾动脉造影检查。

(4)实验室检查。肾盂癌患者有时尿中细胞学检查可找到癌细胞,但阳性率低。肿瘤标记物检测是一项新的检查方法,但特异性不高。

(5)其他检查。肾盂癌患者作膀胱镜检查可见患侧输尿管口喷血及明确膀胱情况。

4.心理、社会状况 评估患者和家属对病情、肿瘤的危害性及手术治疗认知程度和治疗所需费用的经济承受能力。

(二)护理诊断

1.首要护理诊断

(1)焦虑或恐惧。与对肾肿瘤及其治疗的认知不足有关。

(2)营养失调。低于机体需要量,与肿瘤夺取机体营养及营养摄入不足有关。

2.主要护理诊断

(1)知识缺乏。缺乏肿瘤预防及术后康复、随访的知识。

(2)潜在并发症。术后出血、感染等。

(三)护理目标

患者焦虑或恐惧减轻或消失,情绪稳定;营养状况改善;有关的疾病、健康知识增加;出血、感染等并发症得到预防或控制。

(四)治疗与护理

1.治疗原则 肾肿瘤均应尽早施行手术治疗为主加上其他辅助治疗的综合治疗。

(1)手术治疗。肾癌主要行根治性肾切除术,手术可经腹或11肋间途径,充分暴露后尽快阻断肾蒂血管,避免肿瘤细胞扩散,肾切除同时,尚应切除肾周脂肪、筋膜组织及淋巴结清扫,累及肾上腺切除,肾静脉、下腔静脉癌栓取出。肾盂癌手术时除应切除患肾及全长输尿管外,还包括输尿管开口处的膀胱壁一部分切除。肾母细胞瘤多经腹行患肾切除术。目前也有应用腹腔镜手术的,一般适用于肿瘤直径≤5cm,且肿瘤局限于肾周筋膜内的患者。

(2)放疗、化疗。因为肾癌、肾盂癌对放疗、化疗不敏感,一般不采用。肾母细胞瘤采用放疗、化疗可显著改善预后,提高患儿的生存率。

(3)生物治疗。干扰素、白细胞介素、基因疗法等对预防复发或缓解病情发展有一定作用,可积极采用。

2.护理措施

(1)一般护理。戒烟忌酒,保证充足的睡眠与休息,适当户外活动与锻炼,提高抵抗力。给易消化富于营养的食物,必要时按医嘱输液、输血及输白蛋白等,改善营养状况。

(2)病情观察。严密监测生命体征;观察尿液颜色、次数及性状,并准确记录24h尿量,尿量的多少能直接反映健肾功能,若发现异常,立即报告医生予以及时处理。

(3)术前准备。术前晚或术晨做清洁灌肠,以清洁肠道内积便和积气,以避免麻醉及术中大便失禁而污染手术床,同时防止术后的便秘及腹胀。积极做好备皮、皮试及备血。

（4）术后护理。

1）卧位与休息：生命体征平稳后可取半卧位，有利于呼吸、循环及引流，肾肿瘤根治术后应卧床休息 5～7d，可进行被动翻身及肢体的活动，但避免腹内压增高及过早下床活动，以防手术部位出血。

2）饮食与营养：术后禁食 2～3d，待肛门排气后开始进食，应进食高蛋白、高维生素的营养丰富饮食，有利于术后伤口的修复。

3）观察病情：严密监测生命体征至平稳；观察尿液的量、颜色及次数变化，并准确记录24h 尿量，因一侧肾被切除后，健肾负担会加重，尿量的多少能直接反映健肾功能的好坏。

4）切口护理：保持伤口敷料清洁干燥，若被渗湿或污损应及时更换；取正确的体位，避免切口受压；若出现切口疼痛，可先给予精神安慰，减轻压力，分散其注意力，严重的切口痛可遵医嘱给予镇痛剂，以免影响呼吸及休息睡眠。

5）肾窝引流管护理：妥善固定引流管；保持引流通畅，防止折叠、扭曲、受压等，定期挤捏疏通；观察并记录引流液的量、颜色及性状；无菌地更换引流袋。

（5）心理护理。解释各项检查和治疗措施的必要性和重要性，解除思想顾虑，以取得配合；主动帮助、关心照顾及经常访视患者，及时发现患者过度焦虑或恐惧的心理并作恰当处理，帮助患者树立战胜疾病的信心。

（6）健康指导。嘱患者加强营养，适当锻炼，提高抗病力；平时多饮水，每天 2000～2500mL，以增加尿量达到尿路内冲洗的作用；遵医嘱坚持放疗、化疗等辅助治疗，并定期来院复查。

（五）护理评价

患者焦虑或恐惧是否减轻或消失，情绪是否稳定；营养状况是否改善；有关的疾病、健康知识是否增加；出血、感染等并发症是否得到预防或控制？

［任务 5-8-2］　膀胱肿瘤患者的护理

【知识背景】

膀胱肿瘤是最常见的泌尿系统肿瘤，发生率居首位，且绝大多数是来自上皮组织的恶性肿瘤即膀胱癌。膀胱癌发病年龄多在 50～70 岁，男多于女，约为 4∶1。膀胱癌治疗后复发再发概率极高，且其生物学行为也随之改变，病理及临床分期向更高级别发展。

（一）病因

膀胱肿瘤起病复杂多样，可能与以下因素有关。

（1）长期接触某些外源性致癌物质。β-萘胺、联苯胺、4-氨基联苯等是肯定的膀胱肿瘤致癌物，其主要存在于染料纺织、橡胶皮革、油漆塑料及印刷等化工行业中，环境和职业暴露于此种行业的人员膀胱肿瘤发病率特别高。

（2）不良的生活饮食习惯。吸烟是常见的诱发膀胱肿瘤的肯定因素之一，可能与烟中含有芳香胺的衍生物有关。过多摄入甜味剂糖精也是膀胱肿瘤的危险因素。

（3）长期慢性的膀胱黏膜刺激或炎症。膀胱慢性感染、膀胱埃及血吸虫病、膀胱结石、腺性膀胱炎及异物刺激等是诱发膀胱肿瘤的病因之一。

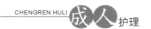

（4）内源性致癌物质及基因因素。色胺酸和菸酸代谢异常,其中间代谢产物邻羟氨基酚类物质具有致癌性。癌基因和抑癌基因的突变致膀胱肿瘤发生。

（5）其他。病毒感染、长期尿潴留（憋尿）、药物（非那西丁、环磷酰胺）等可能增加膀胱肿瘤的发生。

（二）病理

膀胱肿瘤最多位于膀胱侧壁及后壁,其次为三角区和膀胱颈部,顶部最少,其可单发,亦可为多中心癌灶,同时可伴尿路中的肾盂、输尿管及尿道肿瘤。

膀胱肿瘤大多为乳头状的移行上皮细胞癌,占 90% 以上,鳞状细胞癌和腺癌较少见,非上皮来源的肿瘤如横纹肌肉瘤等则罕见,但恶性程度远较移行细胞癌为高。膀胱移行上皮细胞癌在生长方式上,有原位癌、乳头状癌和浸润性癌三种。在膀胱镜下或大体标本观察,仅为黏膜红点状改变无蒂无隆起者为原位癌,肿瘤呈粉红色有细长蒂者为乳头状癌,广基无蒂团块状或溃疡形成者为浸润性癌。膀胱乳头状癌最常见,据癌细胞分化不同,可 I、Ⅱ、Ⅲ 三级。根据膀胱移行上皮细胞癌的浸润深度,可 TNM 分期为：T_{is} 原位癌,T_a 无浸润乳头状癌,T_1 浸润黏膜固有层,T_2 浸润肌层,T_3 浸润膀胱周围脂肪组织,T_4 浸润膀胱周围器官但局限于盆腔内。

膀胱肿瘤的直接扩散主要是向膀胱壁深部浸润,转移途径以淋巴为主,如髂淋巴结、腹主动脉淋巴结等,晚期可血行转移至肺、骨、肝等器官。

【工作任务—案例导入】

患者,男,57 岁,工人。间歇性无痛性全程肉眼血尿 1 周来院就诊。有吸烟史 30 余年。B 超及膀胱镜：膀胱左侧壁有一 1.0cm×1.0cm×1.0cm 大小菜花样肿块,浅红色,有细蒂。初步诊断：膀胱肿瘤。治疗方案：行经尿道膀胱肿瘤电切术或膀胱部分切除术。

任务导向：

1.该患者的首要护理诊断是什么？

2.经尿道膀胱肿瘤电切术后的护理要点有哪些？

【护理工作过程】

（一）护理评估

1.健康史 任务探究：什么原因导致膀胱肿瘤？

了解患者的职业、生活或居住环境等,有无吸烟史,有无接触外源性致癌物（如橡胶、染料、塑料、油漆等）、相关药物、膀胱慢性刺激性病变等高危因素。

2.身体状况 任务探究：如何评估膀胱肿瘤患者的病情？

（1）血尿。无痛性血尿是膀胱肿瘤的最常见和最早的症状,且常为间歇性肉眼血尿,具有全程性及终末加重的特点,易造成"治愈"或"好转"的假象而被忽视或延误诊治。

（2）膀胱刺激症状。当肿瘤浸润、坏死、溃疡及合并感染时,可出现尿频、尿急、尿痛等膀胱刺激征,表明膀胱肿瘤已属晚期。

（3）排尿困难或尿潴留。肿瘤较大影响膀胱容量,或肿瘤发生在膀胱颈口附近,或出血严重形成血块阻塞尿道内口时,可引起排尿困难甚至尿潴留。

（4）其他表现。当肿瘤浸润肌层、盆腔及转移时,可出现疼痛。膀胱肿瘤位于输尿管口附近影响上尿路尿液排空时,可造成患侧肾积水,影响肾功能。晚期可有贫血、浮肿、下腹部肿块等症状。非上皮性的膀胱鳞癌、腺癌血尿轻而浸润表现重,恶性程度高,病程短。

3. 辅助检查

(1)尿液脱落细胞检查。可查找肿瘤细胞,方法简便易行,可作血尿患者的初步筛检,但检出的阳性率不高。

(2)影像学检查。B超无创、清晰、简便易行,为临床首选检查。CT 和 MRI 可看清肿瘤浸润的情况,可在决定治疗方案前检查。膀胱造影可见膀胱内充盈缺损,静脉肾盂造影对排除上尿路有无肿瘤及全面了解尿路等有一定意义。

(3)膀胱镜检查。通过该检查不但能确诊有无膀胱肿瘤,而且可直接看到肿瘤生长的部位、大小、数目及形态,同时进行活检。缺点是在肿瘤体积较大、膀胱容量很小、炎症或出血较重、尿液混浊时膀胱镜检查无法进行或无法看清。

4. 心理、社会状况　评估患者对病情的认知程度和承受能力,有无焦虑或恐惧心理反应。

(二)护理诊断

1. 首要护理诊断

(1)排尿障碍。与膀胱肿瘤引起血尿、浸润膀胱壁、刺激尿路等有关。

(2)营养失调。低于机体需要量,与肿瘤夺取机体营养及营养摄入不足有关。

2. 主要护理诊断

(1)焦虑或恐惧。与对膀胱肿瘤及其治疗措施与预后的认知不足等有关。

(2)自理缺陷。与医疗限制、术后有多根引流管、腹部造瘘口等有关。

(3)有皮肤完整性受损的危险。与术后卧床时间较长,尿液刺激造瘘口或肛周皮肤有关。

(4)自我形象紊乱。与全膀胱切除后尿流改道有关。

(5)潜在并发症。术后出血、感染、尿瘘和肠瘘、高氯性酸中毒等。

(三)护理目标

患者排尿或引流通畅;营养改善或加强;焦虑、恐惧减轻或消失;接受并适应排尿方式改变;感染等并发症得到预防或控制。

(四)治疗与护理

1. 治疗原则　膀胱肿瘤以手术治疗为主。根据肿瘤的部位、数目、病理及全身情况来决定手术方式。手术可分为保留膀胱手术(经尿道膀胱肿瘤电切术、膀胱切开肿瘤切除和膀胱部分切除术)和膀胱全切术两类。膀胱内灌注化学治疗、免疫治疗等可作为一种保留膀胱手术的辅助治疗,预防或延迟肿瘤复发与再发。

(1)经尿道肿瘤电灼或电切术(TUR-BT)。适用于较小的单发的肿瘤、部位又易于操作的表浅性膀胱肿瘤(T_{is}、T_a、T_1),该术创伤小,恢复快。

(2)膀胱切开肿瘤切除或膀胱部分切除术。对多发浅表性肿瘤可切开膀胱施行电灼及电切或肿瘤膀胱黏膜下切除。对局限 T_2 及部分 T_3 期患者可做膀胱部分切除术,切除包括肿瘤的全层膀胱壁及距肿瘤不少于 2cm 的部分膀胱,肿瘤若邻近输尿管口则一并切除,输尿管另行膀胱移植。

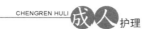

（3）根治性膀胱全切术。适用于浸润性膀胱肿瘤（T_2、T_3、T_4）、肿瘤范围广或肿瘤位于膀胱三角区内等上述治疗方法难以根治者。手术包括膀胱全切、切除除直肠外的膀胱邻近盆腔器官、清扫盆腔淋巴结及尿流改道。尿流改道方式有回肠或结肠代膀胱术（非可控性）、肠管膀胱术（可控性）及输尿管皮肤造口等，最经典的仍是回肠代膀胱术。

（4）化学治疗。对膀胱肿瘤主要采取经膀胱内灌注化学抗癌药的方法，是一种局部化疗。膀胱内灌注药物有丝裂霉素、阿霉素、羟喜树碱、顺铂及长春新碱等，每次药液灌注后保留在膀胱内 2h 左右再排出，以使药液充分起作用，刚开始每周 1 次，共 8 次，以后延长间隔时间，4 周 1 次，最好坚持 1～2 年。全身化疗主要用于晚期转移的患者。

（5）免疫治疗。膀胱内灌注卡介苗（BCG）对保留膀胱手术后预防肿瘤复发再发疗效最好，也可全身应用干扰素、白细胞介素等免疫治疗提高疗效。

（6）放射治疗。对肿瘤晚期（T_4 期）无法手术根治者可用钴 60 或电子加速器治疗，对控制病情及延长生命有一定作用。

2. 护理措施

（1）一般护理。戒烟忌酒，保证充足的睡眠与休息；给易消化富于营养的食物及具有防癌抗癌作用的食物，必要时按医嘱输血、输白蛋白等改善营养，提高机体抵抗力及对手术的耐受力。

（2）病情观察。密切监测生命体征的同时注意观察有无血尿或膀胱刺激征或排尿困难等症状，监测体温和血白细胞计数，以判断有无感染存在。

（3）膀胱内灌注护理。将药液稀释至 40～50mL 抽于 50mL 注射器内，患者排空膀胱平卧位，无菌插入普通导尿管，通过导尿管将药液注入膀胱内并嘱保留 2h，每隔 15min 改变体位，如按仰卧、左右侧卧、俯卧改变，以使药液充分与膀胱壁接触或作用，提高疗效。

（4）术前准备。全膀胱切除术前 1 周开始，进行深呼吸锻炼，每日数次，减少术后肺不张及肺炎的危险；练习床上排便，以减轻术后疼痛及便秘；指导患者进行代膀胱功能训练，如有规律地收缩提肛肌及腹肌，每天练习 4～6 次，加强提肛肌收缩力，能增强代膀胱睡眠时的闭锁压，从而防治尿失禁，加强利用横膈和腹肌的收缩，可使代膀胱内压力增高促使排尿。肠代膀胱术前需作肠道准备，如术前 3d 给予肠道抑菌药及维生素 K，进无渣半流质饮食，术前 1～2d 改流质，术前晚或术晨做清洁灌肠。术前 1～2d 使用抗生素预防感染。完善各项检查（代膀胱手术需做肠道钡剂检查以明确肠道无病变）及备皮、皮试及备血等常规性准备。

（5）术后护理。

1）一般护理：生命体征平稳后可取半卧位。全膀胱切除术后应卧床休息 8～10d，术后禁食，一般待肛门排气后开始进食，尤其代膀胱术后进食不宜过早，以防肠瘘，进食时予高蛋白、高维生素的营养丰富饮食，有利于术后切口及吻合口的修复。加强生活护理及基础护理。

2）观察病情：严密监测生命体征至平稳；观察尿液的量、颜色及性状，并准确记录，以便及时发现有无出血、尿路感染及漏尿并发症；观察腹壁造瘘口乳头的血运，如有无水肿、出血、发紫及回缩等情况，一旦异常立即报告医生协助处理。代膀胱术后定期测定血电解质，以便及时纠治高氯性酸中毒，后者是膀胱全切除、肠代膀胱者，因肛门括约肌的作用，潴留在肠内尿液中的电解质，被肠黏膜重吸收所致。

3)引流管护理：TUR-BT 后有留置导尿管，膀胱部切后导尿管及耻骨后引流管，肠代膀胱术后膀胱窝引流管、输尿管支架管（双 J 管）、代膀胱造瘘管或引流管及胃肠减压管。同时有多根管道时应分别标记清楚，以便记录各管的引流情况。保持各引流管固定、通畅，床旁引流袋低于导尿管出口水平，防止逆流。引流袋、冲洗用物等每天更换，操作时严格执行无菌技术。因出血凝成血块或尿液刺激肠黏膜产生较多黏液，输尿管支架管、代膀胱引流管易阻塞，此时应用生理盐水或 5% 碳酸氢钠 10～15mL 低压冲洗疏通。

4)腹壁造瘘口护理：用柔软的毛巾或棉球清洗造瘘口周围皮肤，有漏尿刺激时用 0.5% 洗必泰液清洗，每天 1～2 次，保持瘘口周围皮肤清洁与干燥；发现湿疹时，涂氧化锌软膏保护皮肤。待瘘口愈合、收缩完成后，使用开口与瘘口匹配的永久性集尿袋，及时清洗和更换集尿袋，以防逆行尿路感染。

（6）心理护理。帮助患者寻找产生焦虑或恐惧的原因，进行心理疏导，使其树立战胜疾病的信心，可利用散步、看书报、听音乐、与室友交谈等方式分散注意力，保持情绪稳定及良好的精神状态；告诉患者血尿等症状的来源，只有切除肿瘤，才能彻底消除血尿；向患者适当解释膀胱肿瘤的治疗方法和效果，增强其治疗信心，以便主动配合治疗和护理；让患者表达术后的内心感受，引导其正视造瘘口及尿路改道后的排尿方式改变，减轻心理负担，增强康复信心。

（7）健康指导。

1)解释膀胱肿瘤治疗后的复发倾向，定期复查的必要性，凡保留膀胱术后 2 年内每隔 3 个月做 1 次膀胱镜检查，以便尽早发现肿瘤复发或再发并治疗，复发后治疗仍有治愈的可能。

2)告诉患者按医嘱进行膀胱灌注化疗、放疗及免疫治疗等综合治疗的重要性，防止肿瘤复发或再发；提醒患者放疗和化疗可能有骨髓抑制现象，应定期检查血象，以便指导治疗。

3)指导可控性代膀胱术后患者用腹压排尿，非可控性代膀胱术后的集尿袋更换及使用，保持会阴或瘘口周围皮肤清洁，防止尿路逆行感染。

4)嘱患者注意休息，增强营养，改变不良生活饮食习惯，鼓励每日饮水 2000～3000mL，适当锻炼身体，提高抵抗力。

（五）护理评价

患者排尿或引流是否通畅；营养是否改善或加强；焦虑、恐惧是否减轻或消失；是否接受并适应排尿方式改变；感染等并发症是否得到预防或控制？

【知识拓展】

膀胱癌术后的随访

膀胱癌的随访应根据肿瘤的复发与进展的危险程度来决定，表浅性膀胱癌术后的随访推荐意见为：①所有患者应以膀胱镜为随访手段，在术后 3 个月接受第一次复查。②低危肿瘤患者如果第一次膀胱镜检阴性，则 9 个月后进行第二次随访，此后改为每年一次直至 5 年。③高危肿瘤患者前 2 年中每 3 个月随访一次，第三年开始每 6 个月随访一次，第五年开始每年随访一次直至终身。④中危肿瘤患者的随访方案介于两者之间，由个体的预后因素决定。

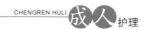

［任务 5-8-3］ 前列腺增生患者的护理

【知识背景】

前列腺增生全称为良性前列腺增生（BPH），是老年男性最常见的慢性病之一，是老年男性排尿困难的最常见病因，也是泌尿外科的常见病。前列腺增生在成人即出现，但产生症状的年龄大多在 50 岁以后，且随着年龄增长其发病率也不断升高，50 岁后出现症状的人约 40％～50％，60 岁后约 60％，70 岁后约 70％，80 岁后达到 90％。前列腺增生造成尿路梗阻，影响排尿，最终损害肾功能，对老年男性的生活与健康带来严重的危害。

(一)病因

前列腺增生有两个必要的条件：年龄增长和有功能的睾丸。其发病机制有多种学说，其中最主要是与雄性激素的作用关系最密切。男性雄激素主要是睾酮，其在 5α 还原酶的作用下转变为双氢睾酮，双氢睾酮通过血运与前列腺腺上皮细胞的受体结合并被转送到细胞核中，与染色质相互作用促使腺上皮细胞增生，所以双氢睾酮是刺激前列腺增生的主要活性激素。另外，雌、雄激素的协同效应（雌激素能增加雄激素与腺上皮细胞的受体的结合）、前列腺腺上皮细胞与间质细胞的相互影响、多种肽类生长因子（表皮生长因子、胰岛素样生长因子及成纤维细胞生长因子等）的作用可能都参与了前列腺增生。

(二)病理

前列腺正常的解剖结构大致由前列腺移行带（围绕尿道精阜部位的腺体）、中央带（射精管通过的部位腺体）和外周带三部分组成，各部分约占前列腺组织的 5％、25％和 70％。前列腺增生部位起始于移行带，中央带和外周带是前列腺癌常发生的部位。前列腺的组织主要由纤维组织、平滑肌组织及腺组织构成，其增生的组织类型有基质型（纤维和平滑肌）、腺泡型（腺组织）及混合型（纤维和腺组织），基质型是前列腺增生的主要病理组织类型和重要特征。由移行带开始增生的前列腺组织将外周的腺体压扁形成假包膜，又称外科包膜，外科包膜使增生的腺体与被挤压的正常前列腺有明显的界线，给手术摘除增生腺体时的分离提供了方便，以减少损伤直肠的危险。

前列腺增生的病理危害主要是增生体使前列腺段尿道延长、弯曲、受压变窄引起的尿道梗阻，前列腺基质及膀胱颈部有丰富的 α 肾上腺素能受体，当 α 肾上腺素能受体兴奋时，后尿道平滑肌刺激收缩，更加加重了膀胱流出道的梗阻。尿道梗阻的程度与前列腺增生的大小不一定成正比，而主要取决于增生的前列腺对尿道压迫的程度。尿道梗阻出现的早期，由于膀胱代偿，可仅为膀胱逼尿肌增强收缩而增厚，肌束形成小梁或假性憩室，输尿管间嵴肥厚；如梗阻继续发展膀胱会失代偿，膀胱容量减小，逼尿肌退变，顺应性变差，出现逼尿肌不稳定收缩，出现更加明显的排尿异常症状（尿频、尿急和急迫性尿失禁），长期排尿困难、尿潴留使膀胱高度扩张，输尿管开口处括约肌活瓣功能丧失，膀胱内尿液逆流入输尿管，导致肾积水和肾功能损害。尿道梗阻引起尿潴留还会继发膀胱结石及尿路感染。

【工作任务一案例导入】

患者，男，65 岁。赴酒宴后完全不能排尿，下腹极度胀满 4h 紧急入院。平时有夜尿次数增多,排尿不畅,服用保列治、高特灵等药物治疗。查体下腹呈半球形隆起,拒按压,肛诊示前列腺Ⅱ度大小,质中,表面光滑,中央沟消失。

任务导向:

1. 该患者目前发生了什么情况?

2. 应立即采取什么护理措施?

【护理工作过程】

(一)护理评估

1. 健康史　任务探究:什么原因导致的前列腺增生?

了解或询问患者年龄、生活习惯(吸烟、饮酒、饮食、性生活)、社会地位等前列腺增生有关的危险因素,有无尿潴留、尿失禁及使用类激素样药物等病史。

2. 身体状况　任务探究:如何评估前列腺增生患者的病情?

前列腺增生的症状与体征与其引起尿路梗阻的程度、膀胱的功能、并发症及症状诱发因素等有关。一类是尿路梗阻相关表现,另一类是并发症的表现。

(1)尿频。这是前列腺增生最早最常见的症状,且逐渐加重,尤其是夜尿次数增多,一般是每夜 2～3 次起病,多到十余次,严重影响患者的睡眠。引起尿频的早期原因是膀胱颈口充血、膀胱逼尿肌代偿,后期是由于尿道梗阻严重后膀胱的残尿量增多、有效容量减少、顺应性降低等因素所致。当并发尿路感染及结石时,还可伴有膀胱刺激症状。

(2)排尿困难。这是前列腺增生的典型症状,其原因有增大前列腺的机械性梗阻和膀胱出口平滑肌痉挛的动力性梗阻等。刚开始表现为排尿缓慢、费力用腹压、尿射程缩短,以后逐渐尿线变细,最后尿流不成线呈滴沥状、尿不尽感等。

(3)尿潴留及尿失禁。当排尿困难严重后,每次排尿结束,膀胱内残余尿量不断增加引起尿潴留;当存留大量残余尿的膀胱过度膨胀,膀胱内压力增高超过尿道的阻力时,尿液可随时自行从尿道口溢出引起充盈性或充溢性尿失禁,夜间熟睡盆底肌肉松弛时更易出现,也可为伴有强烈尿频、尿急的急迫性尿失禁。当天气寒冷、疲劳、饮酒或辛酸辣饮食、久坐、便秘及感染等诱发因素作用时,患者会突然完全无法排尿,不久即感下腹胀满、疼痛难忍,引起急性尿潴留,其原因可能是由上述的各种诱发因素致前列腺腺体和膀胱颈口急性充血水肿,从而完全阻塞尿道。

(4)并发症及其他症状。前列腺增生患者的膀胱三角区或颈口或尿道前列腺部黏膜表面常有静脉血管扩张或充血,排尿时可破裂出血引起血尿,可为间歇性肉眼血尿;出血量大时形成血块充满膀胱,刺激膀胱黏膜,甚至阻塞尿道。前列腺增生致尿路梗阻损害肾功能时可出现食欲不振、乏力、恶心呕吐、高血压及贫血等表现。长期排尿困难而导致的腹内压增加可出现痔、脱肛及腹股沟疝等表现。

(5)直肠指检。前列腺紧贴直肠前壁,直肠指检时可清楚触及,正常前列腺一般为栗子大小,质地韧或中等,表面光滑,中央沟存在。若摸到前列腺增大、中央沟变浅或消失甚至凸出即为前列腺增生。按指检情况可分三度:Ⅰ度增生为腺体增大、中央沟变浅;Ⅱ度增生为腺体明显增大,中央沟消失或略凸出;Ⅲ度增生为腺体显著增大,中央沟明显凸出,甚至手指不能触及腺体上缘。直肠指检是前列腺增生初步诊断首先应进行的简便而重要方法。

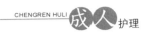

3.辅助检查

(1)B超。不仅可检测前列腺的大小、形态及结构,正常前列腺的大小为 4cm×3cm× 2cm,呈椭圆形,左右对称。还可测定残余尿量,明确膀胱内有无结石、肿瘤、憩室及了解上 尿路情况。前列腺 B 超主要经直肠或下腹部进行,专科以经直肠途径最常用。

(2)尿流动力学检查。主要是尿流率测定,是反映前列腺增生引起下尿路梗阻严重程度 (排尿困难)的客观指标,能作为决定治疗方案的参考指标,手术前后对比可判别治疗效果。 若最大尿流率<15mL/s,平均尿流率<8mL/s,说明尿路梗阻存在。最大尿流率<10mL/s 可作为手术治疗指征。要明确膀胱及尿道内压变化、膀胱逼尿肌及尿道括约肌的功能改变 等,还需收集尿流动力学检查的其他客观数据,以较全面了解排尿困难的原因。

(3)膀胱尿道镜检查。能直接观察前列腺增生突入膀胱或后尿道的情况,并可明确膀胱 内有无肿瘤、结石、憩室等病变。

(4)其他检查。血清前列腺特异性抗原(PSA)测定可鉴别前列腺癌,残余尿量除 B 超测 定外还可用排尿后导尿法、膀胱造影法测定,放射性同位素肾图可了解两肾功能及上尿路通 畅情况,术前做实验室、心、肺、肝、肾功能等检查。

4.心理、社会状况　前列腺增生引起的一系列下尿路症状给患者带来明显的身体和心 理负担,同时对家庭又带来麻烦和压力,评估患者是否焦虑、抑郁及家属支持状况。

(二)护理诊断

1.首要护理诊断

(1)排尿障碍。与膀胱出口梗阻、逼尿肌损害、留置导管和手术刺激有关。

(2)尿潴留。与尿道梗阻有关。

2.主要护理诊断

(1)疼痛。与手术、导管刺激引起的膀胱痉挛有关。

(2)有感染的危险。与尿路梗阻、留置导尿、伤口引流不畅、术后免疫能力低下有关。

(3)焦虑或恐惧。与自我观念(老年)和角色地位受到威胁、担忧手术及预后有关。

(4)潜在并发症。术后前列腺窝出血、膀胱痉挛、尿失禁、感染、TURS 等。

(三)护理目标

患者排尿或引流通畅;尿潴留解除;疼痛减轻或消失;感染得到预防或控制;焦虑、恐惧 减轻或消失;并发症未发生或得到及时处理。

(四)治疗与护理

1.治疗原则　前列腺增生如无尿路梗阻症状及膀胱、肾功能障碍等并发症者可先观察, 无需特殊治疗;如已有尿路梗阻症状但较轻或年老体弱、心肺功能不全等而不能耐受手术者 可采用药物治疗等非手术治疗;如出现手术指征者应尽早手术治疗。

(1)紧急治疗。当前列腺增生引起急性尿潴留时,一般应先插导尿管并留置以引流尿 液,若普通导尿管插入困难,可在应用 α 肾上腺素受体阻滞剂松弛膀胱颈及后尿道后或尿道 表面麻醉下试插前列腺导尿管,如仍不能放入,待膀胱剧烈胀尿时可行耻骨上膀胱穿刺抽尿 或造瘘术,留置导尿或膀胱造瘘引流尿液一段时间后,膀胱功能改善又无手术禁忌再择期手 术治疗。

(2)药物治疗。目前常用的药物主要有三大类:①α_1 受体阻滞剂:该类药通过抑制膀胱颈部、尿道前列腺部的 α_1 肾上腺能受体,降低该部平滑肌张力,使排尿通畅。其疗效肯定、起效快,与 5α-还原酶抑制剂合用更受推崇。第一代代表药为酚苄明(竹林胺),每次 5～10mg 口服,每天 1 次。第二代代表药有哌唑嗪,每次 1～2mg 口服,每天 2 次;阿夫唑嗪(桑塔),每次 2.5～5mg 口服,每天 2 次;特拉唑嗪(高特灵),每次 1～2mg 口服,每晚睡前 1 次。第三代代表药为坦索罗辛(哈乐),每次 0.2mg 口服,每日 1 次。②$5\alpha$-还原酶抑制剂:该药通过抑制 5α-还原酶,使睾酮转变为活力更强的双氢睾酮减少,增生的前列腺部分萎缩而改善排尿症状。其特点为疗效确切,但起效时间较长,需长期服药,停药后症状易复发。主要代表药物为非那雄胺(保列治),每次 5mg 口服,每天 1 次。③天然植物类药物:该药作用有调节性激素代谢,抑制 5α-还原酶、生长因子,协调膀胱功能等。代表药物有前列康、舍尼通、伯必松、通尿灵等。

(3)腔内手术治疗。当前列腺增生患者出现严重尿路梗阻症状、残余尿量超过 60mL 或曾有过急性尿潴留、并发尿路感染或膀胱结石或肾功能损害等、药物治疗效果不佳而一般情况良好时,应尽早手术治疗。腔内手术有经尿道前列腺电切术(TURP)、经尿道前列腺电汽化术(TUVP)、激光消融术等多种,临床上以 TURP 较为成熟。

(4)开放手术治疗。这是治疗前列腺增生最有效的方法,包括耻骨上经膀胱前列腺增生体摘除术、耻骨后前列腺切除术及经会阴前列腺切除术,临床上采用前两者为多。

(5)其他治疗。有冷冻治疗、微波和超声治疗、球囊扩张术及前列腺尿道支架等。

2. 护理措施

(1)一般护理。嘱患者进食富营养、易消化、含粗纤维的食物,以防便秘;忌饮酒及辛辣食物;鼓励白天多饮水,勤排尿。生活规律,保证充足睡眠,天气寒冷时注意保暖,避免劳累、情绪激动、久坐或长时间骑车等,防止引起急性尿潴留。

(2)观察病情。观察患者的排尿症状变化,及时发现病情变化及并发症,以便及时处理。

(3)用药护理。按医嘱正规、及时服用 5α-还原酶抑制剂及 α 受体阻滞剂等;非那雄胺一般服用 3 个月才开始起效,应长期坚持服用,停药易使症状复发加重;同时注意药物的不良反应,如头晕、头痛、鼻塞、恶心呕吐、乏力、直立性低血压等,但多较轻微,严重者可再就诊处理。

(4)术前准备。急性尿潴留留置导尿或膀胱造瘘者,应保持管道通畅,既解除梗阻,又改善肾功能,伴尿路感染者,应鼓励多饮水,必要时给予间断膀胱冲洗或遵医嘱应用抗生素,待膀胱逼尿肌、肾功能改善、尿路感染控制后再手术;前列腺增生患者多年事已高,往往合并心、肺、肝、肾等脏器功能的损害,术前应进行全面仔细的检查及相应治疗,病情稳定后再行手术,减少麻醉和手术的危险;控制血尿,凝血功能差者,可给予适当补全血、血小板等,并备足血量待输;预防感冒,做深呼吸,有效咳嗽排痰练习;训练床上大小便,便秘者给予缓泻剂,术前晚灌肠,术前禁食 12h,术晨禁水;术前 1d 备皮等。

(5)术后护理。

1)一般护理:术后第 1 天取平卧位,减少活动防止出血,第 2d 可改半卧位,以利于引流;鼓励患者做深呼吸及有效咳嗽,痰多者给予雾化吸入,减少肺部并发症;卧床期间给予下肢肌肉按摩,防止下肢静脉血栓形成;拔管后方可下床活动,活动应循序渐进,须有人陪护,防止意外。术后禁食、禁水,肠蠕动恢复后可进流质,逐步过渡到半流质、普食;多饮水以增加

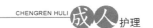

尿量,多食纤维素以防便秘,避免因排便用力使前列腺窝出血。加强基础护理及生活护理,如做好晨晚间口腔护理;保持床铺整洁干燥,保持腹部、臀部、会阴部皮肤清洁干燥,预防湿疹及褥疮发生。

2)观察病情:严密监测生命体征及意识状态,尤其是原有心血管系统疾病的患者,TURP中采用截石位,双下肢血液因重力作用流向身体较低部位,而术后放平肢体,大量血液于一瞬间移向下肢,易出现血压骤降和心功能障碍。密切观察引流液或膀胱冲洗液的颜色与量,以及时发现和处理术后出血并发症,出血量多时极易造成管道阻塞,引发一系列问题。观察有无疼痛、腹胀、恶心呕吐、管周漏尿及拔管后排尿情况等,以便分析原因及处理。记录 24h 出入量,尿量＝排出量－冲洗量。

3)膀胱冲洗护理:手术结束时留置的三腔导尿管气囊注入无菌盐水 30～50mL,并牵拉导尿管用布胶固定于大腿内侧或做一定牵引力的牵引,以气囊压迫前列腺窝防止窝面渗血,6h 后或术后第 2 天早晨放松。回到病房后立即做膀胱冲洗,具体见"技能训练"。

4)引流管护理:妥善固定各引流管。保持气囊导尿管、膀胱造瘘管及耻骨后引流管的通畅,翻身时,注意引流管有无移位和脱落,确保各管不扭曲、不折叠,并定期挤压引流管,防止血块堵塞。每日用新洁尔灭棉球擦洗尿道口 1 次,每天或隔天更换引流袋,防止逆行感染。耻骨后引流管术后 3～5d,引流量很少时拔除;TURP 术后 3～5d 即可拔出导尿管,耻骨上经膀胱前列腺切除术后 5～7d 及耻骨后前列腺切除术后 7～9d 拔除导尿管;术后 10～14d,若夹闭膀胱造瘘管训练排尿通畅则可拔除造瘘管,然后用凡士林油纱布填塞瘘口,排尿时用手指压迫瘘口敷料以防漏尿,一般 2～3d 瘘口愈合。

5)术后并发症护理:①出血:早期出血多发生在术后 1～2d,若发现引流液或膀胱冲洗回流液颜色深红或出现血凝块,甚至出现面色苍白、血压下降、脉搏细速等休克症状,提示术后出血并发症,需立即报告医生处理。晚期出血多发生在术后 1～4 周,由于电凝痂脱落,合并感染或过度活动等引起,需急诊处理,故手术 1 周后,患者逐渐离床活动时避免腹内压增高,保持大便通畅,避免用力排便,禁止灌肠或肛管排气,以免造成前列腺窝出血。②感染:术后留置管道、出血、免疫力低下等原因易发生尿路感染和精道感染,为防止感染,每日以 0.5%碘伏棉球擦拭尿道口 2 次,尿道口保持清洁,勤换内裤;尿袋应低于膀胱水平以下,以防止逆流,及时更换尿袋并严格无菌操作;早期应用抗生素。③膀胱痉挛:表现为阵发性剧痛,痛苦不适,严重时导致膀胱冲洗不畅、逆流及出血,多因逼尿肌不稳定、导管刺激、血块堵塞冲洗管等引起。术后留置硬脊膜外麻醉导管,按需定时注射小剂量吗啡进行自控镇痛,对防止其发生有良好效果;也可用口服硝苯地平、丙胺太林、地西泮或用维拉帕米 30mg 加入生理盐水内冲洗膀胱等方法处理。④尿失禁:拔除导尿管后患者常出现尿频、尿急、轻度尿失禁,多为暂时性,原因为手术损伤尿道括约肌而未完全恢复。嘱患者做盆底肌肉收缩训练:放松腹部和大腿肌肉,收紧肛门 2～3s,放松片刻再收紧,如此反复,每天数次,每次 20～30min;同时指导患者尽量忍耐以增加膀胱容量,一般 1～4 周可恢复。⑤TURS:即电切综合征(稀释性低钠血症),因 TURP 时间过长,冲洗液被大量吸收入血使血容量急剧增加,血液被稀释,血钠降低,血浆渗透压下降,表现为血压一过性升高,继之下降,伴心动过缓、烦躁不安或神志淡漠、胡言乱语等,很快出现明显的脑水肿、肺水肿、心力衰竭等一系列临床表现。应立即减慢输液速度、吸氧,给利尿剂、脱水剂,强心、纠酸等处理。

(6)心理护理。向患者介绍经管医师、护士及病室环境,消除患者陌生感,增强信任感和安全感。耐心地给患者做本病的健康教育指导。多与患者交流,耐心地听患者倾诉,及时答疑解惑。帮助患者适应角色转换,出现不良心理反应时应找出原因加以解决,建立良好的护患关系。

(7)健康指导。

1)告诉患者即使在非手术治疗期间,也应避免受凉、劳累、饮酒、便秘等,以防急性尿潴留。

2)解释继发性出血的原因,术后1～3月内应避免剧烈活动,如快速上下楼梯、登山、跑步、骑自行车、性生活等。

3)术后前列腺窝的修复需3～6个月,因此术后可能仍会有排尿异常的现象。嘱白天多饮水,每天保持尿量在2000mL以上,定期做尿常规、尿流率及残余尿量检查。指导患者经常有意识地锻炼提肛肌,以加强尿道括约肌功能。有明显的血尿等严重症状并持续时,速来院就诊。

4)说明前列腺手术后常会出现逆行射精,少数会出现阳痿,可予以心理辅导,并做针对性治疗。

(五)护理评价

患者排尿或引流是否通畅;尿潴留是否解除;疼痛是否减轻或消失;感染是否得到预防或控制;焦虑、恐惧是否减轻或消失;并发症是否未发生或得到及时处理。

【知识拓展】

前列腺癌

近年来,随着我国人口平均寿命的延长,饮食结构的改变,医疗技术水平的提高,前列腺癌明显增多,其发病率显著上升。前列腺癌早期可无任何症状,随着癌肿的发展主要出现尿频、尿急、排尿缓慢、不畅、中断等下尿路梗阻症状,严重者出现尿潴留或尿失禁。肛诊前列腺可触及不规则硬结。血清PSA可升高($>4ng/mL$),经直肠超声可见前列腺内低回声区,CT或MRI可见前列腺形状不规则,前列腺穿刺活组织检查可以证实。治疗可根据患者的年龄、全身情况、分期分级等综合考虑行手术、放疗、内分泌治疗等。

【技能训练】

膀胱冲洗术护理

通过留置导尿管或耻骨上膀胱造瘘管,将一定的药液注入膀胱内,然后再经导管排出体外,如此反复进行,称为膀胱冲洗。常用的方法有两种:①开放式冲洗法:即为应用膀胱冲洗器或大注射器进行冲洗的方法,每次冲洗时先消毒留置尿管或膀胱造瘘管的接头并与引流管分开,远端引流管接头用无菌纱布包好放在一边,导尿管或膀胱造瘘管末端消毒后用无菌纱布托住,将吸有冲洗液的冲洗器接在导管末端,缓慢注入冲洗液,然后使其自然流出或缓慢吸出。如此反复,直至流出液澄清(或管道通畅)为止。一般冲洗液温度为35～37℃,膀胱有出血的应用冷冲洗液,每日冲洗2～3次,每次药液50～100mL,膀胱手术后的冲洗液量不超过50mL,冲洗时观察患者的反应,有鲜血流出或剧烈疼痛、回流量少于输注量等异常情况应停止冲洗,必要时报告医生。冲洗结束后,将远端引流管冲洗一次,然后消毒接口,与导尿管或膀胱造瘘接通,继续引流尿液,保持通畅。②密闭式冲洗法:将已连接输液管的冲洗瓶或袋(含冲洗药液)悬挂在输液架上,输液管下端接三通管,三通管另两端再分别与尿管(或

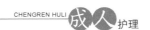

膀胱造瘘管)和引流管相接。冲洗时先将引流管夹闭,以一定速度输入冲洗液,输入一定量之后再开放引流管,使冲洗液流出,即为密闭式冲洗。

常用膀胱冲洗液有生理盐水、0.02%呋喃西林溶液、3%硼酸溶液、0.02%依沙吖啶等。

项目	要求
目的	保持留置导尿管或膀胱造瘘管的引流通畅,防止阻塞。
	清除膀胱内血液(包括小血块)、残渣、脓液等,预防下尿路感染。
	泌尿外科的术前准备和前列腺、膀胱等手术后护理。
	防治慢性膀胱炎等。
操作前护理	(1)操作者戴口罩、帽子,认真洗手,严格执行无菌操作。 (2)根据膀胱冲洗方式备齐用物,仔细检查冲洗液,如密闭式膀胱冲洗用物:冲洗瓶连接输液管或带输液管的冲洗袋、连接橡皮管、三通管、尿袋、别针、输液架、冲洗液、消毒液、消毒棉签、弯盘1个、血管钳1把等。 (3)核对患者床号与姓名等。 (4)向患者简要解释操作目的及过程,消除疑虑,取得配合。
操作中护理	(1)将已连接输液管的冲洗瓶或袋(含冲洗药液)倒挂在床旁输液架上,高度距离患者骨盆1m左右,排气后夹闭输液导管。 (2)用血管钳夹闭导尿管(或膀胱造瘘管),松开其与尿袋引流管连接,管口予消毒。 (3)取出无菌的三通管,将其三端分别与尿袋引流管、导尿管(或膀胱造瘘管)、冲洗输液管连接,使三通管高度略低于耻骨联合平面,以利于膀胱内液体排空。 (4)先开放尿袋引流管和导尿管(或膀胱造瘘管),使膀胱内尿液排空。 (5)然后夹闭尿袋引流管,开放冲洗输液管,使冲洗液以60～80滴/min速度输入膀胱200～300mL或输至患者有尿意。 (6)再夹闭冲洗输液管,开放尿袋引流管,使冲洗液全部流出。 (7)如此反复冲洗3～4回,并经常询问或观察患者的反应及引流液的性状。 (8)冲洗完毕后,夹闭冲洗输液管和尿袋引流管,松开三通管,再将导尿管和尿袋引流管分别消毒后连接,打开导尿管和尿袋引流管,保持通畅。 (9)若患者留置的是三腔气囊导尿管作膀胱冲洗则不需用三通管,输液管下端接导尿管的侧方管(细管),引流管接导尿管的中央管(粗管)即可行膀胱冲洗。 (10)若是膀胱、前列腺手术后,患者既留置导尿管,又有耻骨上膀胱造瘘管,则也不需用三通管,输液管下端接导尿管,引流管接膀胱造瘘管即可冲洗,刚开始冲洗也不是间断的反复进行,应为连续的冲洗,以防止血凝块形成而阻塞尿管,冲洗速度应根据回流液颜色调节,出血多时可直线冲洗,直至流出液清澈、无血色为止。
操作后护理	(1)清理膀胱冲洗物品。 (2)协助患者取舒适体位,整理床单,并告知注意事项。 (3)记录冲洗液出入量及护理经过。

(沈开忠)

项目6　血液及造血系统疾病患者的护理

任务6-1　血液及造血系统常见症状与体征的护理

[任务6-1-1]　贫血

【知识背景】

贫血是血液病最常见的症状，常见原因如下：

1. 红细胞生成减少　缺铁性贫血、巨幼细胞贫血、再生障碍性贫血、白血病等。

2. 红细胞破坏过多　各种溶血性贫血，如遗传性球形红细胞增多症、葡萄糖-6-磷酸脱氢酶缺乏症、自身免疫性溶血性贫血、脾功能亢进症等疾病。

3. 急、慢性失血　消化道大出血、溃疡病、钩虫病、痔出血、反复鼻出血、月经过多等疾病。

【护理工作过程】

(一)护理评估

1. 健康史　任务探究：什么原因导致贫血的发生？

了解贫血的病因，贫血发生的速度和时间，贫血的程度。询问患者有无消化系统疾病，家族有无血液病遗传史，既往健康情况。女性患者应特别询问月经情况，有无月经过多、月经周期缩短、经期延长等。

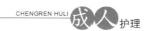

2. 身体状况　任务探究:如何评估贫血患者病情变化?

贫血若为缓慢发生,机体能逐渐适应低氧状态,患者自觉症状可相对较轻;若贫血发展迅速,红细胞携氧能力骤然大幅下降,可导致全身严重缺氧出现严重的各系统的症状,甚至循环衰竭而死亡。

轻度贫血的患者多无明显的症状;中度以上者常出现头晕、耳鸣、疲乏无力、活动后心悸、气短等;重度贫血者休息时也可有气短或心绞痛、心功能不全等。

皮肤黏膜苍白是贫血的主要体征,一般以观察甲床、口唇、口腔黏膜、眼睑结膜及舌质较为可靠。平静时呼吸次数可能不增加,活动后呼吸加深加快,重度贫血者休息状态下即可出现气短,甚至端坐呼吸。观察心率有无改变,心尖区或肺动脉听诊区有无吹风样收缩期杂音,是否出现心功能不全的体征。某些治疗贫血的药物(如糖皮质激素)可引起血压的改变。长期贫血会减弱男性特征,用雄激素治疗者可出现男性特征亢进的表现,如毛发增多、声音变粗、女性男性化等。造血系统恶性肿瘤所致的贫血还合并肝、脾、淋巴结肿大。

3. 辅助检查

(1)血常规检查。可以确定有无贫血,贫血是否伴有白细胞、血小板数量变化。红细胞体积参数(MCV、MCHC)反映红细胞大小及血红蛋白改变,为明确贫血的病因及发病机制提供相关线索。

(2)骨髓检查。包括骨髓细胞涂片分类和骨髓活检,了解骨髓造血细胞生成的质和量的变化。

(3)贫血发病机制的检查。包括造血原料缺乏的原发病检查,失血性贫血的原发病检查,造血细胞质异常有关的染色体、自身抗体、酶及细胞调控检查,以及造血系统肿瘤性疾病和其他继发性贫血的原发病检查。

4. 心理、社会状况　贫血患者由于缺血、缺氧引起不适和活动无耐力,使学习、工作、社交活动受到影响,因而常感不安或易激动、烦躁;患者可能担心某些检查对身体有影响,或担心输血可能会被传播疾病而忧虑;原发于骨髓造血功能障碍所致的贫血,由于治疗难度大、医疗费用多,会给患者及家庭带来沉重的心理负担和经济负担。接触工业毒物及放射性核素,家庭经济拮据,可能成为发生贫血的社会因素。

(二)护理诊断

1. 首要护理诊断

(1)活动无耐力。与贫血所致组织缺氧有关。

(2)有受伤的危险。与严重贫血可能发生晕倒有关。

2. 主要护理诊断

(1)恐惧。与贫血程度逐渐加重有关。

(2)知识缺乏。缺乏与疾病相关的饮食烹调知识。

(三)护理目标

患者活动耐力增强,或在帮助下可以进行活动,活动后不感到疲劳;不发生受伤情况;患者增强战胜疾病的信心,减轻对疾病产生的恐惧心理;患者及家属了解疾病的相关知识,掌握正确的饮食烹调方法。

(四)治疗与护理

1. 生活护理

(1)休息与活动。根据患者贫血的程度及发生的速度安排适当的休息与活动,活动量以不感到疲劳、不加重症状为度。妥善安排各种治疗和护理时间,使患者有充分时间休息,减少氧的消耗。重度贫血或贫血发生急骤,症状明显者应绝对卧床休息,同时抬高床头,利于肺扩张而有助于肺泡内气体的交换;给予吸氧,以改善组织缺氧症状,缓解心肺功能的负担。轻、中度贫血也应增加休息时间,注意劳逸结合、避免过度劳累。

(2)饮食。高蛋白、高热量、高维生素、易消化饮食。缺铁性贫血患者应食富含铁质的食物,如动物肝、瘦肉、蛋黄、鱼、豆类、海带、紫菜、香菇、木耳等;巨幼细胞贫血应食富含叶酸及维生素 B_{12} 的食物,如新鲜绿色蔬菜、水果、豆类、肉类、动物肝肾等。

(3)环境。保持病室清洁,空气新鲜,温度适宜,注意保暖,必要时增加被盖。

2. 病情观察　应加强全身情况的观察,尤其是心血管和神经系统的变化,一旦发现,应积极采取相应的护理措施并与医生联系,按医嘱使用有关药物,积极配合治疗。保持口腔、皮肤、会阴部清洁,防止因缺氧、抵抗力低下而致皮肤黏膜感染。

3. 对症及其他护理　严重缺氧患者,应给予吸氧;急性大失血患者应做好输血准备;按医嘱应用各种抗贫血药物,注意观察药物副作用;如需骨髓移植,应配合医生做好各种检查,同时根据医嘱做好骨髓移植的各项准备。

4. 心理护理　针对贫血的不同病因、临床特点、疗效、预后做好必要的疏导和解释工作。向患者解释有关贫血的知识和注意事项,增强患者的自我保健意识。

(五)护理评价

患者在帮助下能进行活动,运动、休息安排合理,活动后未感到疲劳;患者住院期间时未发生摔倒受伤等情况;患者自述恐惧程度减轻;患者及家属已掌握正确的饮食烹调知识。

[任务 6-1-2]　出血倾向或出血

【知识背景】

出血倾向是指机体自发性多部位出血和(或)血管损伤后出血不止。出现皮肤黏膜反复自发出血或外伤后出血时间延长、不易控制的鼻出血、牙龈出血、关节出血、血尿、消化道出血、子宫出血等,出血部位可遍及全身,不能用局部因素解释的出血或远远超出创伤所能解释的严重出血。常见的病因及发病机制包括血管壁异常、血小板异常、凝血因子异常。

【护理工作过程】

(一)护理评估

1. 健康史　任务探究:什么原因导致出血倾向的发生?

询问和观察出血特点,如出血发生的年龄、时间、持续时间、部位、范围、出血量、出血方式等;出血是否为自发性,还是存在诱因;做过哪些检查,是否确诊;接受过哪些治疗,疗效如何,有无副作用;止血处理方法、用药及效果如何。了解患者有无出血性疾病,消化性溃疡、痤疮、月经过多等既往史;有无特殊用药史;家族中有无遗传性出血性疾病。

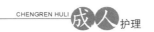

2. 身体状况 任务探究：如何评估出血倾向或出血患者病情变化？

评估皮肤是否出现出血点，直径大小测量，压之是否褪色，出血部位、范围、分布如何；有无眼结膜、巩膜、牙龈、鼻出血。评估消化道、呼吸道出血是否咯血、呕血、黑便；是否颅内出血；泌尿道是否有血尿；关节腔是否肿胀、疼痛等。是否有周围循环衰竭表现，如头晕、眼花、全身乏力、出冷汗、脉搏增快、血压下降等。

3. 辅助检查 有无血小板计数减少或功能异常、凝血因子缺乏或功能异常、束臂试验阳性、血管壁功能异常等。

4. 心理、社会状况 评估出血对患者日常生活、工作的影响程度，有无生活自理缺陷，程度如何，能否正常工作。如出血量大或内脏出血，患者及家属是否出现情绪过度紧张、恐惧心理。

（二）护理诊断

1. 首要护理诊断

有受伤的危险：出血。与血小板计数减少或功能异常、凝血因子缺乏或功能异常、血管壁功能异常有关。

2. 主要护理诊断

恐惧。与出血量大、出血部位特殊及反复出血有关。

（三）护理目标

患者能明确出血的原因，避免各种导致出血的诱因；各部位有出血时能及时发现与处理，出血逐渐被控制，或不发生出血。能认识自己的恐慌感，自诉恐慌程度减轻或消失。

（四）治疗与护理

1. 病情观察 观察患者皮肤、黏膜有无损伤，有无内脏或颅内出血的症状和体征，如呕血、便血、阴道出血、血尿、头晕、头痛、血压下降、脉率增快以及呕吐、意识模糊、视力变化等。皮肤、黏膜受损出血时，应注意出血的部位、出血量和时间；了解化验结果，如血红蛋白、血小板计数、出凝血时间、凝血因子情况、束臂试验；监测心率、血压、意识状态等。

2. 一般护理 血小板低于 $50 \times 10^9/L$ 时应减少活动，增加卧床休息时间，防止身体受伤如跌倒、碰伤，保证充足睡眠，避免情绪激动。在患者发热、寒战、神志不清或虚弱时更应注意防护。进食营养丰富、清洁易消化的软食或半流质软食，禁食过硬、粗糙的食物，以防消化道出血。保持大便通畅，大便时不可用力过大，必要时要用开塞露帮助排便，避免腹内压增高引起出血，严重出血不止者应卧床休息。

3. 鼻出血的预防及护理 指导患者勿用手挖鼻孔和用力擤鼻，鼻腔干燥时，可用棉签蘸少许液状石蜡或抗生素软膏轻轻涂抹，防止干裂出血；少量出血时，可用棉球或明胶海绵填塞，无效可用 1∶1000 肾上腺素棉球填塞，局部冷敷；出血严重时，尤其是后鼻腔出血可用凡士林油纱布做后鼻孔填塞术，术后定时用无菌液状石蜡滴入，以保持黏膜湿润，术后 3d 可轻轻取出油纱条；若仍有出血，需更换油纱条再填塞；患者鼻腔填塞后，被迫张口呼吸，因此应加强口腔护理，保持口腔湿润，增加患者舒适感，同时可避免感染发生；对血友病患者鼻出血，可用吸引器将血吸出，并做好气管插管或气管切开的急救护理。

4. 口腔、牙龈出血的预防及护理 指导患者用软毛刷刷牙，忌用牙签剔牙，以防止牙龈损伤；保持口腔清洁，定时用氯己定或生理盐水漱口。牙龈渗血时，可用肾上腺素棉球或明胶海绵片贴敷牙龈，及时用生理盐水或 1% 过氧化氢清除口腔内陈旧血块，以避免口腔异味而影响患者的食欲和心情，鼓励患者进餐前后用该液体漱口。此外血液是细菌最好的培养基，加强口腔护理,对预防感染有着重要的意义;鼓励患者进食清淡、少渣软食,以防口腔黏膜擦伤。

5.关节腔出血或深部组织血肿的预防及护理 减少活动量,避免过度负重或创伤性运动。一旦出血,立即停止活动,卧床休息,抬高患肢、固定于功能位,给予冰袋冷敷或采取绷带压迫止血,测量血肿范围及带血敷料重量,以估计出血量。

6.内脏出血的护理 消化道小量出血者,可进食温凉的流质饮食;大量出血者应禁食,并建立静脉输血通道,做好配血和输血的准备,以保证液体和血液的输入。准确记录出入液量。

7.眼底及颅内出血的护理 眼底出血时,应减少活动,尽量让患者卧床休息,嘱患者不要揉擦眼睛,以免引起再出血。若患者突然视力模糊、头晕、头痛、呼吸急促、喷射性呕吐,甚至昏迷,提示颅内出血的可能,应及时与医生联系,并协助处理:立即去枕平卧、头偏向一侧;随时吸出呕吐物或口腔分泌物,保持呼吸道通畅;吸氧;按医嘱快速静脉点滴或推注20%甘露醇、50%葡萄糖液、地塞米松等,以降低颅内压力;观察并记录患者的生命体征、意识状态及瞳孔大小。

(五)护理评价

患者能明确出血的原因,避免各种诱因;各部位出血能被及时发现处理,出血逐渐被控制。患者能否认识自己的恐慌感,自诉恐慌程度减轻或消除?

[任务6-1-3] 感染与发热

【知识背景】

由于白细胞数量减少和质量的改变,患者食欲下降导致营养不良,机体抵抗力下降,贫血化疗等因素影响,血液病患者容易继发感染。继发感染是白血病患者最常见的死亡原因之一。发热是继发感染最常见的症状。感染部位多见于口腔黏膜、咽及扁桃体、肺部、泌尿道以及肛周皮肤,严重时可发生败血症。反复或连续发生感染、多部位感染、发展速度超乎寻常的感染、非致病菌引起的或抗生素很难控制的感染,常反映机体抗感染能力降低。常见病因有白血病、再生障碍性贫血、淋巴瘤等。

【护理工作过程】

(一)护理评估

1.健康史 任务探究:什么原因导致继发感染的发生?

评估有无感染的诱因,如受凉、感染性疾病的接触史(感冒等)。有无感染及感染灶的表现,如发热、寒战、咽痛、咳嗽、膀胱刺激征或肛周疼痛等。评估用药史,有无长期应用广谱抗生素、激素及化疗药物。评估是否有白细胞数量减少和质量的改变。女性患者有无外阴瘙痒及异常分泌物。

2.身体状况 任务探究:如何评估血液病继发感染患者病情变化?

评估口腔溃疡、咽部和扁桃体是否充血、肿大,肺部有无湿啰音,肛周溃烂程度等。评估有无体温升高、脉搏增快等表现。女性患者注意观察外阴情况等。

3.辅助检查 血常规、尿常规及X线检查,感染部位分泌物、渗出物或排泄物的细菌涂片或培养及药敏试验等。

4.心理、社会状况 患者因反复感染常有忧郁、无助感,或对治疗失去信心。如急性再生障碍性贫血和急性白血病的患者,病情危重、症状复杂,加上治疗效果不佳和较重的经济

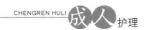

负担,给患者带来沉重的心理压力,常出现焦虑、悲观、沮丧,甚至绝望等情绪,家人常因经济压力大,照顾能力不足而身心疲惫。

(二)护理诊断

1. 首要护理诊断

体温过高,与感染有关。

2. 主要护理诊断

有感染的危险。与正常中性粒细胞的减少、免疫功能下降有关。

(三)护理目标

患者体温降至正常,并保持稳定;认识到引起感染的危险因素,并有效预防;出现感染时能被及时发现和处理。

(四)治疗与护理

1. 病情观察　观察有无感染的表现,特别注意体温变化;询问患者有无咽痛、咳嗽、咳痰、胸痛、尿痛以及肛周疼痛;了解患者痰液、尿液及大便的性质等;监测患者白细胞总数及分类结果,尿常规有无异常。若以上各项提示有感染的迹象,要及时通知医生。

2. 饮食护理　选择高蛋白、高热量、富含维生素的食物,以加强营养,提高机体抵抗力。中药中不少品种有提高机体免疫功能的作用,如人参、黄芪、党参、枸杞子等。另外其他制剂,螺旋藻、茯苓多糖、香菇多糖等,均可遵医嘱适当选择。

3. 高热的护理　充分休息,维持室温在 20～24℃、湿度 55％～60％,每日早晚通风换气,患者应穿透气、棉质衣服;注意补充营养及液体,鼓励患者进食高热量、高维生素、营养丰富的半流质或软食。必要时遵医嘱静脉补液;高热患者可给予物理降温即冰帽、冰枕、温水擦浴等。禁用乙醇擦浴,防局部血管扩张加重出血。必要时遵医嘱药物降温;注意降温后反应,出汗过多者及时擦干,随时更换衣服,保持皮肤和床单清洁、干燥、防受凉。

4. 预防外源性感染　保持病室清洁、空气新鲜、温度适宜,定时开窗通风,用紫外线或臭氧每周 2～3 次,每次 20min 进行室内空气消毒。定期用消毒液擦拭家具、地面。限制探视人数及次数,防交叉感染。对粒细胞绝对值≤0.5×10⁹/L 者,行保护性隔离,向患者及家属解释其必要性,使其自觉遵守隔离制度;必要时,遵医嘱输浓缩粒细胞液,增强机体抗感染的能力。

5. 口腔护理　进餐前后、睡前晨起用盐水、氯己定或朵贝尔液(复方硼砂溶液)交替漱口。口腔黏膜有溃疡时,可增加漱口次数,局部用维生素 E、甲紫或溃疡膜涂敷。应用抗生素或化疗药物时易发生真菌感染,必要时用 2.5％制霉菌素或碳酸氢钠液含漱。

6. 肛周护理　睡前使用 1∶5000 高锰酸钾溶液坐浴,每次 15～20min。保持大便通畅,便后清洗肛周皮肤,防肛裂。发现肛周脓肿,及时通知医生,必要时切开引流,遵医嘱局部、全身使用抗生素。预防肠道感染,指导患者餐前、便后洗手,注意饮食卫生,禁食生、冷食物。

(五)护理评价

患者体温是否降至正常,并保持稳定;是否认识到引起感染的危险因素,能有效预防,能及时发现和处理感染?

（刘腊梅　王晋荣）

任务 6-2　贫血性疾病患者的护理

学习目标

- **知识目标**

  1.掌握缺铁性贫血的常见病因、实验室检查特点、临床特征和治疗原则、护理诊断和护理措施；

  2.熟悉再生障碍性贫血的临床特征、实验室检查特点和治疗原则、护理诊断和护理措施；

  3.了解贫血的分类及发病机理。

- **能力目标**

  1.能评估贫血患者的病情，完成护理评估记录；

  2.能对贫血患者提出正确的护理措施；

  3.能对贫血患者进行健康指导；

  4.能正确鉴别不同贫血类型。

【知识背景】

贫血（anemia）是指人体外周血红细胞容量减少，低于正常范围下限的一种常见的临床症状。由于红细胞容量测定较复杂，临床常以血红蛋白（Hb）浓度来代替。我国血液病学专家认为，在我国海平面地区，成年男性 Hb<120g/L，成年女性（非妊娠）Hb<110g/L，孕妇 Hb<100g/L，可诊断为贫血。

基于不同的临床特点，贫血有不同的分类。根据血红蛋白降低的程度可将贫血分为轻度、中度、重度和极重度四类（表 6-2-1）。

表 6-2-1　贫血的严重度划分标准

贫血的严重程度	极重度	重度	中度	轻度
血红蛋白浓度	<30g/L	30～59g/L	60～90g/L	>90g/L

按红细胞形态、红细胞平均体积（MCV）、红细胞平均血红蛋白浓度（MCHC）将贫血分为大细胞性贫血、正常细胞性贫血和小细胞低色素性贫血三类（表 6-2-2）。

表 6-2-2　贫血的红细胞形态分类

类　　型	MCV(fL)	MCHC(%)	常见疾病
大细胞性贫血	>100	32～35	巨幼细胞贫血
正常细胞性贫血	80～100	32～35	再生障碍性贫血、急性失血性贫血、溶血性贫血
小细胞低色素性贫血	<80	<32	缺铁性贫血、铁粒幼细胞性贫血、地中海贫血

注：MCV—红细胞平均体积；MCHC—红细胞平均血红蛋白浓度。

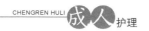

按骨髓红系增生情况将贫血分为骨髓增生不良性贫血和骨髓增生性贫血两类(表6-2-3)。

表6-2-3　贫血的骨髓增生程度分类

分　类	相关疾病
骨髓增生不良性贫血	再生障碍性贫血
骨髓增生性贫血	除再生障碍性贫血以外的贫血

根据贫血的病因及发病机制将贫血分为红细胞生成减少性贫血、红细胞破坏过多性贫血及失血性贫血三类(表6-2-4)。

表6-2-4　贫血的病因及发病机制分类

病因及发病机制		临床疾病
红细胞生成减少性贫血	造血干祖细胞异常	再生障碍性贫血;纯红细胞再生障碍性贫血;先天性红细胞生成异常性贫血;造血系统恶性克隆性疾病(骨髓增生异常综合征、白血病)
	造血微环境异常	除再生障碍性贫血以外的贫血
	造血原料不足或利用障碍	骨髓坏死、骨髓纤维化、骨髓转移癌和各种感染或非感染性骨髓炎 巨幼细胞性贫血;缺铁性贫血;球蛋白生成障碍性贫血;慢性病贫血
红细胞破坏过多性贫血	红细胞自身异常	遗传性球形红细胞增多症、葡萄糖-6-磷酸脱氢酶缺乏症、海洋性贫血
	红细胞周围环境异常	免疫性溶血性贫血、人造心脏瓣膜溶血性贫血;化学毒物及药物中毒、大面积烧伤、血浆渗透压改变
失血性贫血	出凝血性疾病	特发性血小板减少性紫癜、血友病、严重肝病
	非出凝血性疾病	外伤、肿瘤、支气管扩张、消化性溃疡、肝病、痔疮、泌尿生殖系统疾病等

［任务6-2-1］　缺铁性贫血患者的护理

【知识背景】

缺铁性贫血(iron deficiency anemia,IDA)是贫血中最常见的一种,是由于体内贮存铁缺乏,血红蛋白合成减少而引起的一种小细胞低色素性贫血,以生长发育期儿童和育龄妇女发病率较高。

缺铁性贫血的病因与发病机制包括:

1.铁的需要量增加而摄入不足　是妇女儿童缺铁性贫血的主要原因。婴幼儿、青少年、妊娠和哺乳期的妇女需铁量增加,挑食或偏食致饮食结构不合理而导致铁摄入量不足则可引起缺铁性贫血。妊娠后期的妇女需铁量高达37mg/d,哺乳期的女性每天需额外增加

0.51mg 铁。

2.铁吸收不良　胃及十二指肠切除术后的患者,由于胃酸分泌不足,Fe^{2+} 易被氧化成 Fe^{3+},加之食物在肠内流速快、滞留时间短导致铁吸收减少,术后数年贮存铁将耗尽而致缺铁性贫血。

3.铁丢失过多　慢性失血是成人缺铁性贫血最常见和最重要的病因。反复多次或持续少量的失血,如消化性溃疡、肠息肉、痔疮、钩虫病、月经过多、反复鼻出血等,都会造成铁的大量流失。严重皮肤脱屑亦可使铁丧失过多。

【工作任务—案例导入】

患者,女,25 岁,因面色苍白、头晕、乏力 1 年余,加重伴心慌 1 个月来诊。1 年前无明显诱因头晕、乏力,被家人发现面色不如从前红润,但能照常上班,近 1 个月来加重伴活动后心慌,曾到医院检查显示血红蛋白低(具体不详),口服硫酸亚铁,因胃难受仅用过 1 天。病后进食正常,不挑食,二便正常,无便血、黑便、尿色异常、鼻出血和齿龈出血。睡眠好,体重无明显变化。既往体健,无胃病史,无药物过敏史。结婚半年,月经初潮 14 岁,7d/27d,末次月经半月前,近两年月经量多,半年来更明显。

护理查体:T 36℃,P 104 次/min,R 18 次/min,Bp 120/70mmHg,一般状态好,贫血貌,皮肤黏膜无出血点,浅表淋巴结不大,巩膜不黄,口唇苍白,舌乳头正常,心肺无异常,肝脾不大。

辅助检查:Hb 60g/L,RBC 3.0×10^{12}/L,MCV 70fL,MCH 25pg,MCHC 30%,WBC 6.5×10^{9}/L,分类,中性分叶 70%,淋巴 27%,单核 3%,PLT 260×10^{9}/L,网织红细胞 1.5%,尿蛋白(—),镜检(—),大便潜血(—),血清铁 50g/dL。

医学诊断:①缺铁性贫血;②月经增多原因待查。

任务导向:

1.缺铁性贫血的常见原因有哪些?

2.如何帮助患者配合补铁?

【护理工作过程】

(一)护理评估

1.健康史　任务探究:什么原因导致缺铁性贫血的发生?

询问患者有无慢性失血、慢性胃肠道疾病和胃肠手术病史;有无铁的需要量增加的情况;有无挑食、偏食等不良习惯。对妊娠期患者还应询问停经周数,判断子宫大小是否与停经时间相符。

2.身体状况　任务探究:如何评估缺铁性贫血患者病情变化?

本病多呈慢性经过,其临床表现包括原发病和贫血两个方面:

(1)缺铁原发病的表现。如消化性溃疡、慢性胃炎、溃疡性结肠炎、克罗恩病、功能性子宫出血、痔疮等疾病相应的临床表现。

(2)一般贫血的表现。如头痛、头晕、乏力、易倦、心悸、气促、眼花、耳鸣等。

(3)缺铁性贫血的特殊表现。

1)组织缺铁表现:如皮肤干燥、角化、萎缩、无光泽,毛发干枯易脱落,指(趾)甲扁平、不

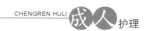

光整、脆薄易裂,甚至出现反甲或匙状甲;黏膜损害多表现为口角炎、舌炎、舌乳头萎缩,可有食欲不振,严重者可发生吞咽困难。

2)神经、精神系统异常:儿童较为明显,如过度兴奋、易激惹、好动、难以集中注意力、发育迟缓、体力下降等。少数患者可有异食癖,喜吃生米、泥土、石子、冰块等。约 1/3 的患者可发生末梢神经炎或神经痛,严重者可出现智能发育障碍等。

3. 辅助检查

(1)外周血检查。呈现典型的小细胞低色素性贫血。红细胞体积较正常小,形态不一,大小不等,中心淡染区扩大。平均红细胞体积(MCV)、平均红细胞血红蛋白浓度(MCHC)、平均红细胞血红蛋白含量(MCH)值均降低,血红蛋白降低,网织红细胞正常或略升高。严重病例可出现三系细胞减少。

(2)骨髓检查。增生活跃或明显活跃,以红系中、晚幼红细胞为主,细胞体积偏小、染色质颗粒致密、胞浆少,成熟红细胞中心淡染区扩大。粒细胞和巨核细胞无明显变化。骨髓铁粒幼细胞减少或消失,为缺铁的可靠诊断依据。

(3)铁代谢检查。血清铁(SI)降低,$<8.95\mu mol/L$;血清总铁结合力(TIBC)增高,$>64.44\mu mol/L$;转铁蛋白饱和度(TS)下降,$<15\%$;血清铁蛋白(SF)下降,$<12\mu g/L$。血清铁蛋白可准确反映体内贮存铁情况,是早期诊断贮存铁缺乏的一个常用指标,但易受多种因素的影响,如受炎症、肿瘤、感染影响而增高。另外,红细胞游离原卟啉(FEP)在缺铁或铁利用障碍时升高,$>4.5\mu g/gHb$,为诊断缺铁性贫血的一项较灵敏的指标。

(4)其他检查。主要涉及与缺铁性贫血的原因或原发病诊断相关的检查。如大便潜血、尿常规检查、肝肾功能、出凝血检查、纤维胃镜或肠镜检查等。

4. 心理、社会状况 患者由于头晕、疲乏、心悸和气短等,加上缺铁导致的精神神经症状,常感到烦躁不安、易激动,甚至失眠,影响到学习、工作、生活和社交。部分患者可能认为贫血是常见而简单的疾病而不重视,不能较好地配合诊断和治疗。

(二)护理诊断

1. 首要护理诊断

(1)营养失调:低于机体需要量。与铁摄入不足、吸收不良以及需要量增加有关。

(2)活动无耐力。与贫血引起的组织缺血、缺氧有关。

2. 主要护理诊断

(1)有感染的危险。与严重贫血引起营养缺乏和衰弱,免疫力下降有关。

(2)知识缺乏。缺乏营养、饮食、药物有关知识。

(三)护理目标

患者的活动耐力逐渐恢复正常;造血营养素的缺乏得到纠正。

(四)治疗与护理

1. 治疗原则

(1)病因治疗。这是根治缺铁性贫血的关键所在。包括改变不合理的饮食结构与方式,预防性增加含铁丰富的食物或铁强化食物。积极治疗原发病,如慢性胃炎、消化性溃疡、功能性子宫出血等。

（2）铁剂治疗。这是纠正缺铁性贫血的有效措施。

1）口服铁剂：为治疗缺铁性贫血的首选方法。常用的铁剂有硫酸亚铁、富马酸亚铁、葡萄糖酸亚铁等。铁剂治疗有效者于用药1周左右网织红细胞数开始上升，10d左右渐达高峰；2周左右血红蛋白开始升高，于12个月恢复至正常。为进一步补充体内贮存铁，在血红蛋白恢复正常后，仍需继续服用铁剂3~6个月，或待血清铁蛋白>50μg/L后停药。

2）注射铁剂：口服铁剂不能耐受或吸收障碍及病情要求迅速纠正贫血（妊娠后期、急性大出血）的患者，可选用注射铁剂治疗。注射铁剂前必须计算应补铁剂总量，避免过量导致铁中毒。计算公式为：注射铁总量(mg)=[150-患者Hb(g/L)]×体重(kg)×0.33。可用右旋糖酐铁肌内注射，每次50mg，每日或隔日1次，缓慢注射，注意过敏反应。

（3）中药治疗。可作为辅助性治疗，主要药物有皂矾、山楂、陈皮、半夏、茯苓和甘草等配伍服用。

2. 护理措施

（1）生活护理。

1）休息与活动：根据患者贫血程度及发生速度制定合理的休息与活动计划，原则上以不出现疲劳、不加重症状为度。病情好转后，逐渐增加活动量。妥善安排各种治疗及护理时间，使患者有充分时间休息。重度贫血者应卧床休息，以减少心脏负荷，同时抬高床头，以有利于肺扩张，改善缺氧症状，必要时吸氧，协助患者做好生活护理。

2）饮食：指导患者均衡饮食，避免偏食或挑食；养成良好的饮食习惯，定时、定量、细嚼慢咽，必要时可少量多餐；尽可能减少刺激性过强食物的摄取。鼓励患者多吃含铁丰富且吸收率较高的食物，如动物肝脏、血、蛋黄、鱼、海带、紫菜及黑木耳等。在提倡均衡饮食的同时，指导患者多吃富含维生素C的食物，也可加服维生素C，促进食物铁的吸收；尽可能避免同时进食或饮用可减少食物铁吸收的食物或饮料。

（2）用药护理。

1）口服铁剂：口服铁剂易引起胃肠道反应，如恶心、呕吐、胃部不适和排黑便等，严重者可致患者难以耐受而被迫停药。可建议患者餐后或餐中服用，反应过于强烈者宜减少剂量或从小剂量开始。避免与牛奶、茶、咖啡同服。此外，为促进铁的吸收，还应避免同时服用抗酸药（碳酸钙和硫酸镁）及H_2受体拮抗剂。可服用维生素C、乳酸或稀盐酸等酸性药物或食物。口服液体铁剂时须使用吸管，避免牙齿染黑。服铁剂期间，粪便会变成黑色，此为铁与肠内硫化氢作用而生成黑色的硫化铁所致，应做好解释，消除患者的顾虑。强调要按剂量、按疗程服药，定期复查相关实验室检查，以保证疗效、补充贮存铁，避免药物过量而引起中毒或相关病变的发生。

2）注射铁剂：注射铁剂的不良反应主要有：注射局部疼痛、硬结形成，皮肤发黑和过敏反应。后者常表现为脸色潮红、头痛、肌肉关节痛和荨麻疹，严重者可出现过敏性休克。为减少或避免注射铁剂的不良反应，应做好如下护理：采用深部肌内注射，不要在皮肤暴露部位注射，并注意更换注射部位，避免硬结形成；抽取药液入空针后，更换针头注射；采用"Z"形注射法或留空气注射法，以免药液外溢；注射时应备肾上腺素，以便过敏时急用。

（3）病情观察：观察患者有无心悸气促、疲乏无力；观察患者有无感染迹象，监测体温、血白细胞计数。观察患者进食情况，有无口角炎、舌炎发生而影响进食，有无食欲不振、便秘或

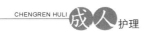
腹泻。监测外周血血象,如血红蛋白、网织红细胞等,以判断贫血程度。

3.健康指导

(1)告知患者缺铁性贫血的病因、临床表现、对机体的危害、相关实验室检查、治疗及护理的配合与要求等,提高患者及其家属对疾病的认识和对治疗、护理的依从性,积极主动地参与疾病的治疗与康复。

(2)告知患者积极治疗慢性胃炎、消化性溃疡、痔疮出血等导致贫血的疾病。

(3)教会患者和家属自我监测的内容和方法,如原发病的症状、贫血的一般症状及缺铁性贫血的特殊表现、静息状态下呼吸与心频率变化、有无水肿及尿量变化等。一旦出现自觉症状加重,应及时就医。

(4)孕妇产前检查时,需检测血常规,妊娠后期更应重复检查,妊娠4个月起常规补充铁剂,每日口服硫酸亚铁0.3g,直至足月。

(五)护理评价

患者的活动耐力是否逐渐恢复正常;造血营养素的缺乏有无得到纠正?

【知识拓展】

铁的代谢

1.铁的分布 铁在体内的分布大致可分为功能状态铁和贮存铁两大部分,前者包括血红蛋白、肌红蛋白、转铁蛋白、乳铁蛋白及酶和辅因子结合的铁,后者包括铁蛋白和含铁血黄素。成人男性体内含铁量为50～55mg/kg,女性为35～40mg/kg。其中,血红蛋白铁约占67%,贮存铁29%,余4%为组织铁,存在于肌红蛋白、转铁蛋白及细胞内某些酶类中。

2.铁的来源 成人每天用于造血的需铁量约为20～25mg,主要来自衰老红细胞破坏后释放的铁,但食物中的铁也是重要来源。

3.铁的吸收 每日食物中的含铁量约为10～15mg,但能被人体吸收的仅占5%～10%,因此每日从食物中吸收的铁仅有1～1.5mg。食物中的三价铁需转化为二价铁后才易为机体吸收。十二指肠及空肠上段是铁主要吸收部位。胃肠功能、体内铁贮存量、骨髓造血功能及某些药物等是影响铁吸收的主要因素。

4.铁的转运 吸收入血的二价铁经铜蓝蛋白氧化成三价铁,与转铁蛋白结合后转运到组织或通过幼红细胞膜转铁蛋白受体胞饮入细胞内,再与转铁蛋白分离并还原成二价铁,参与形成血红蛋白。

5.铁的贮存与利用 多余的铁以铁蛋白和含铁血黄素的形式贮存于肝、脾、骨髓等器官的单核巨噬细胞系统。正常成年男性的贮存铁为1000mg,女性为300～400mg。当体内需铁量增加时,铁蛋白可解离后为机体所利用。

6.铁的排泄 正常情况下,人体每天排铁不超过1mg,主要通过肠黏膜脱落细胞随粪便排出,少量通过尿、汗液、哺乳妇女乳汁排出。

[任务 6-2-2]　再生障碍性贫血患者的护理

【知识背景】

再生障碍性贫血(aplastic anemia,AA)简称再障,是由多种因素引起的骨髓造血功能衰竭,以造血干细胞损伤、外周血全血细胞减少为特征的疾病。主要临床表现为进行性贫血、出血和感染。发病以青壮年居多,老年人发病有增多趋势;男性略多于女性。

(一)病因

再障的发病原因不明确,可能与下列因素有关:

1.药物及化学因素　为再障最常见的致病因素。已知具有高度危险性的药物包括各类可以引起骨髓抑制的药物如氯霉素、合霉素、抗肿瘤药、磺胺类等和工业用化学物品如苯及其衍生物等。抗生素、磺胺药及杀虫剂等引起再障与使用剂量关系不大,而和个人敏感性有关。

2.物理因素　各种电离辐射如 X 线、γ 射线及其他放射性物质等均可引起再障。

3.生物因素　风疹病毒、流感病毒、肝炎病毒及各种严重感染均可影响骨髓造血。其中病毒性肝炎与再障的关系较为明确,主要与丙型肝炎有关,其次是乙型肝炎,临床上又称为病毒性肝炎相关性再障,预后较差。

4.其他因素　长期未经治疗的贫血、慢性肾衰竭、阵发性睡眠性血红蛋白尿等偶可引起再障。

(二)发病机制

尚未完全阐明。目前的研究多认为再障的发生主要是在一定遗传易感倾向的前提下,相关的致病因子通过下列三种机制而产生作用的结果。①造血干细胞缺陷("种子"学说):包括造血干细胞质和量的异常。②造血微环境异常("土壤"学说):再障患者骨髓活检除显示造血细胞减少外,还有骨髓"脂肪化"、静脉窦壁水肿、出血、毛细血管坏死;部分骨髓基质细胞体外培养生长差,各类造血因子明显不同于正常人。③免疫异常("虫子"学说):相关研究结果表明,T 淋巴细胞数量和功能异常及其所导致的相关细胞因子分泌失调与再障的发病关系密切。

近年来认为再障的主要发病机制是免疫异常。T 细胞功能异常亢进,细胞毒性 T 细胞直接杀伤和淋巴细胞介导的造血干细胞过度凋亡引起骨髓衰竭是再障的主要发病机制。造血微环境和造血干细胞量的改变是异常免疫损伤的结果。

【工作任务—案例导入】

患者,男,23 岁。无诱因出现面色苍白伴头晕、心悸、皮肤瘀斑 1 月余,间有低热,37～37.8℃,无伴呕吐咖啡样物及排黑便,无浓茶样小便。当地卫生院检查血常规:血红蛋白65g/L,红细胞 2.1×10^{12}/L,白细胞 3.2×10^9/L,分类,中性粒细胞 0.40,淋巴细胞 0.60,血小板 34×10^9/L,网织红细胞 0.004,粪尿常规正常,因诊断未明而转院。患病以来,无明显骨关节痛,消瘦不明显。胃纳、睡眠尚好。无特殊服药史及有毒物质接触史。

体检:发育正常,四肢皮肤可见散在性瘀点,全身浅表淋巴结无肿大,眼结膜苍白,无黄

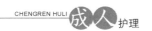

染,口腔无溃疡,扁桃体无脓性分泌物。甲状腺不大,无血管杂音,胸骨无压痛,心肺无异常。肝、脾、肋下未触及。四肢关节无红肿,双下肢无水肿。

诊断:再生障碍性贫血。

任务导向:

1. 该患者的主要症状和体征有哪些?

2. 如何用护理程序对再障患者实施整体护理?

【护理工作过程】

(一)护理评估

1.健康史　任务探究:什么原因导致再生障碍性贫血的发生?

询问患者有无病毒感染;有无使用过骨髓抑制药物;了解患者的职业和工作环境及有无慢性肾衰竭等病史。对妊娠期患者还应询问末次月经的时间,以确定妊娠时间。

2.身体状况　任务探究:如何评估再生障碍性贫血患者病情变化?

再生障碍性贫血的临床表现与全血细胞减少有关,主要表现为进行性贫血、出血及感染,但多无肝、脾、淋巴结肿大。由于起病方式不一,症状严重程度以及主要辅助检查亦有区别,通常将该病分为重型再障(SAA)和非重型再障(NSAA),两者区别见表 6-2-5。

表 6-2-5　重型再障与非重型再障的区别

判断指标	重型再障(SAA)	非重型再障(NSAA)
起病与进展	起病急,进展快	起病缓,进展慢
首发症状	感染、出血	贫血为主,偶有出血
发热和感染	严重,常发生内脏感染,高热,常合并败血症(主要死因之一)	多数无或为一般性感染
感染部位	依次为呼吸道、消化道、泌尿生殖道和皮肤黏膜	上呼吸道、口腔牙龈
主要致病菌	G-杆菌、金葡菌、真菌	G-杆菌及各类球菌
出血	严重,常发生在内脏	轻,以皮肤、黏膜多见
贫血	重,症状明显,易发生心衰	轻,少有心衰发生
外周血象		
网织红细胞计数	$<15\times10^9/L$	$>15\times10^9/L$
中性粒细胞计数	$<0.5\times10^9/L$	$>0.5\times10^9/L$
血小板计数	$<20\times10^9/L$	$>20\times10^9/L$
骨髓象	多部位增生极度低下	增生减低或有局部增生灶
病程与预后	病程短,预后差,多于 1 年内死亡	病程长,预后较好,少数死亡

3.辅助检查

(1)血象。全血细胞减少,呈四少一多,即红细胞计数、白细胞计数、血小板计数、网织红细胞计数均减少,淋巴细胞相对增多。重型较非重型再障全血细胞减少程度更为严重。贫血呈正细胞正色素性。

（2）骨髓象。为确诊再障的主要依据。重型再障增生低下或极度低下，粒系、红系、巨核系三系细胞增生受抑，细胞数量明显减少；淋巴细胞及非造血细胞比例明显增多。非重型骨髓增生减低或有灶性增生，三系细胞均有不同程度的减少；淋巴细胞相对增多。

4. 心理、社会状况　患者常因反复和严重的贫血、出血和感染，治疗效果差，而感到生命受到威胁，常出现恐惧、紧张、情绪低落，对治疗失去信心。询问家人对患者所患疾病的认识，对患者的态度及家庭经济状况等。

（二）护理诊断

1. 首要护理诊断

（1）活动无耐力。与再障致贫血有关。

（2）有感染的危险。与粒细胞减少有关。

2. 主要护理诊断

（1）组织完整性受损：出血。与血小板减少有关。

（2）潜在并发症。颅内出血。

（三）护理目标

患者活动耐力逐渐恢复；不发生感染；能采取正确、有效的措施预防出血；未发生颅内出血等并发症。

（四）治疗与护理

1. 治疗原则

（1）对症治疗。

1）预防和控制感染：注意饮食和环境卫生，SAA 患者应采取保护性隔离，减少感染机会；防止外伤及剧烈活动以避免出血。感染性发热患者取可疑分泌物或尿、粪便、血液等作细菌培养和药敏试验，并用广谱抗生素治疗，待细菌培养和药敏试验有结果后再换用敏感抗生素。若发生真菌感染要同时进行抗真菌治疗。

2）纠正贫血：重症患者或重度贫血伴明显缺氧症状者，可考虑输注浓缩红细胞。但多次输注 HLA 不匹配的血制品可能引发同种免疫，增加移植排斥的概率，从而影响以后造血干细胞移植的效果，因此要严格掌握输血指征，尽量减少输血的次数。

3）控制出血：除应用一般止血药酚磺乙胺（止血敏）、氨基己酸外，可根据患者的具体情况选用不同的止血方法。如女性子宫出血可肌注丙酸睾酮；对于出血严重者、有消化出血及颅内出血等内脏出血者、血小板 $< 20 \times 10^9 / L$ 有内脏出血倾向且并发感染者，可给予同血型浓缩血小板、新鲜冷冻血浆输注。

（2）针对发病机制的治疗。

1）免疫抑制剂治疗：适用于发病与免疫机制有关的患者。抗淋巴/胸腺细胞球蛋白（ALG/ATG）主要用于重型再障。环孢素适用于全部再障患者，也有使用 CD_3 单克隆抗体、麦考酚吗乙酯、环磷酰胺、甲泼尼龙等治疗重型再障。

2）促造血治疗：雄激素为治疗慢性再障首选药物，作用机制可能是刺激肾脏产生促红细胞生成素，对骨髓有直接刺激红细胞生成作用。目前常用丙酸睾酮衍生物司坦唑醇，需治疗3~6 个月，才能判断疗效，判断指标为网织红细胞或血红蛋白升高。其他药物还有美雄酮，但

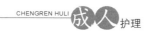

对肝有损坏,要定期检查肝功能。造血细胞因子也可用于重型再障的治疗,一般在免疫抑制剂治疗的同时或以后应用,有促进血象恢复的作用。包括粒细胞集落刺激因子(rhG-CSF)、粒-巨噬细胞集落刺激因子(rhGM-CSF)、红细胞生成激素(EPO)和白介素-3(IL-3)。

3)造血干细胞移植:对于 40 岁以下、无感染及其他并发症、有合适供体的 SAA 患者,可考虑骨髓移植。

(3)妊娠期处理。再障患者,原则上不宜妊娠。妊娠早期,在充分做好输新鲜血与抗生素治疗的前提下,给予人工流产;妊娠中期,病情尚可,孕妇血红蛋白在 60g/L 以上,可考虑继续妊娠。采取加强支持疗法:高蛋白饮食、抗生素预防感染、中医中药、少量多次输血等,使血红蛋白维持在 60g/L 以上,一般不用肾上腺皮质激素,因其可诱发胎儿畸形和妊娠高血压疾病。妊娠近足月,有明显出血者,可用氢化可的松 100～200mg/d,静脉滴注,短期使用,一般不超过 3d,达到缓解病情的目的。一般不用雄激素。

2. 护理措施

(1)一般护理。急性型以休息为主,病情危重时须卧床休息,但在患者能忍受范围内鼓励适当下床活动,应防止碰撞、跌跤等。宜进食高热量、高蛋白、高维生素、易消化食物,以提高机体抵抗力。重视个人和周围环境的清洁卫生,保持皮肤清洁,减少感染机会。

(2)病情观察。急性期注意发热情况、出血程度,尤其应观察有无颅内出血和严重感染,做好物理降温、止血、输血和输血小板以及预防和控制感染的护理。慢性期注意贫血的严重程度和有无急性发作的表现,做好休息、活动、给氧及饮食等方面护理。

(3)用药护理。

1)雄激素:①丙酸睾酮为油剂,不易吸收,注射处易形成硬结甚至发生无菌性坏死,故须深部缓慢分层肌内注射,并注意经常更换注射部位,必要时局部热敷。②用药后可出现痤疮、毛发增多、声音变粗、体重增加、女性闭经及男性化、肝功能损害等副作用,应密切观察并向患者解释清楚,以消除疑虑。③应向患者说明雄激素治疗显效较慢,治疗 2～3 个月网织红细胞计数升高,治疗半年无网织红细胞计数及血红蛋白上升才视为无效,需坚持完成疗程。

2)免疫抑制剂:①应用 ALG/ATG 治疗前需做过敏试验;用药过程中用糖皮质激素防治过敏反应;静脉滴注 ATG 不宜过快,每日剂量应维持点滴 12～16h;治疗过程可出现超敏反应、血小板减少和血清病(猩红热样皮疹、关节痛、发热等),应密切观察。②用环孢素时应定期检查肝、肾功能,观察有无牙龈增生及消化道反应。③应用糖皮质激素时可有医源性肾上腺皮质功能亢进,机体抵抗力下降等,应密切观察有无诱发和加重感染,有无血压上升,有无上腹痛及黑便等。

3)造血生长因子:用药前应做过敏试验,用药期间宜定期检查血象。①G-CSF 皮下注射,患者偶有皮疹、低热、氨基转移酶升高、消化道不适、骨痛等不良反应,一般在停药后消失。②GM-CSF 用药后注意观察有无发热、骨痛、肌痛、胸膜渗液、静脉炎、腹泻、乏力等,严重者可见心包炎、血栓形成。③EPO 可静脉注射或皮下注射。用药期间应监测血压,若发现血压升高报告医生处理。偶可诱发脑血管意外或癫痫发作,应密切观察。

(4)对症护理。严重贫血应给予吸氧,以改善组织缺氧症状。遵医嘱输血或输红细胞,以减轻贫血而缓解机体缺氧。但必须注意输注速度的调控,以防止输液速度过快使心脏负荷过重而诱发心力衰竭。出血者按医嘱给予止血药,必要时输血小板。发热患者应保证休息和鼓励进食饮水,中等度发热一般不需特殊处理,高热可用冷敷,需要时按医嘱给退热药。

(5)心理护理。与患者及其家属建立信任关系,了解患者的想法,同时鼓励患者要与亲人、病友多交谈,争取社会支持系统的帮助,减少孤独感,增强康复的信心,积极配合治疗。

3. 健康指导

(1)让患者明确本病治疗的长期性和艰巨性,学会保护自己,注意休息和营养,增强体质。注意个人卫生,避免皮肤黏膜碰撞损伤,避免各种出血和感染。

(2)避免使用对造血系统有损害的药物。遵医嘱按时用药,定期门诊复查血象,以便随时了解病情变化。

(五)护理评价

患者活动耐力有无逐渐恢复;是否发生感染;能否采取正确、有效的措施预防出血;有无颅内出血等并发症发生?

【知识拓展】

再生障碍性贫血诊断要点

根据患者有无:①进行性贫血、出血、感染,无肝、脾和淋巴结肿大;②全血细胞减少,网织红细胞百分数<0.01,淋巴细胞比例增高;③骨髓多部位增生低下或极度低下,三系细胞减少,淋巴细胞及非造血细胞比例增高,骨髓小粒空虚,有条件者做骨髓活检,可见造血组织均匀减少;④一般抗贫血治疗无效;⑤除外引起全血细胞减少的其他疾病,可做出初步的临床诊断与分型。通过询问病史,详细了解患者有无特殊药物服用史,放射线或化学物品接触史,以明确有无相关病因与诱因。

(刘腊梅　王晋荣)

任务 6-3　出血性疾病患者的护理

⭐ **学习目标**

- **知识目标**
  1. 掌握特发性血小板减少性紫癜的临床特征和治疗原则、护理诊断和护理措施;
  2. 熟悉过敏性紫癜、弥散性血管内凝血的临床特征和护理措施;
  3. 了解血小板减少性紫癜、过敏性紫癜、弥散性血管内凝血的病因、发病机理。
- **能力目标**
  1. 能评估出凝血性疾病患者的病情,完成护理评估记录;
  2. 能对出凝血性疾病患者提出正确的护理措施;
  3. 能对出凝血性疾病患者进行健康指导。

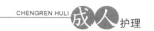

【知识背景】

出血性疾病(hemorrhagic disease)是由于正常的止血机制发生障碍,引起以自发出血或轻微损伤后出血不止的一组疾病。可由于微血管壁的结构和功能缺陷、血小板质和量的改变以及凝血、抗凝血机制紊乱引起。

根据引起出血的不同机制,出血性疾病可以分为三类。

1. 血管壁异常　①遗传性:遗传性出血性毛细血管扩张症、家族性单纯性紫癜。②获得性:感染、药物、代谢障碍(维生素 C 缺乏所致维生素 C 缺乏症)、血管病变等。③过敏性:如过敏性紫癜。④其他:如老年性紫癜、机械性紫癜等。

2. 血小板异常　①血小板数量异常:血小板生成减少,如再生障碍性贫血、白血病等;血小板破坏过多,如特发性血小板减少性紫癜;血小板消耗过多,如弥散性血管内凝血(DIC)等;血小板增多,如原发性血小板增多症、慢性粒细胞白血病等。②血小板质量异常:遗传性,如血小板无力症、巨大血小板综合征等;获得性,如由抗血小板药物、感染、尿毒症异常球蛋白血症等引起。

3. 凝血异常　①遗传性:如血友病、遗传性凝血酶原缺乏症等。②获得性:如维生素 K 缺乏症、肝病性凝血功能障碍、尿毒症性凝血异常等。③循环血液中抗凝物质增多或纤溶亢进:如肝素使用过量、毒蛇咬伤、溶栓药物过量等。

[任务 6-3-1]　过敏性紫癜患者的护理

【知识背景】

过敏性紫癜(allergic purpura)是一种系统性毛细血管和细小血管的变态反应性炎症导致血液外渗至皮下、黏膜下和浆膜下,主要表现为非血小板减少性皮肤黏膜瘀点、瘀斑、可伴有关节酸痛、腹部不适和肾脏损害等改变。多为自限性,约30%的患者有复发倾向。本病多见于儿童和青少年,男性略多于女性(约 1.4~2：1),近年来患病率有上升趋势。

1. 病因　本病可由下列因素引起:①感染:为最常见的病因和引起疾病复发的原因,包括细菌,特别是 β 溶血性链球菌引起的上呼吸道感染、猩红热及其他局灶性感染;病毒(如麻疹、水痘、风疹病毒)以及肠道寄生虫感染等。近年研究发现,副流感嗜血性杆菌的感染与紫癜性肾炎的发病有关。②食物:鱼、虾、蟹、蛋及乳类等可致敏的动物食物中的异性蛋白质。③药物:抗生素类(如青霉素、链霉素、红霉素以及头孢菌素类)、磺胺药类、异烟肼、阿托品、噻嗪类利尿药、解热镇痛药(如水杨酸类、保泰松、吲哚美辛)及奎宁类。

2. 发病机制　发病机制尚未十分明确。可能是上述致敏因素促发机体产生 Ⅰ 型、Ⅲ 型变态反应的结果。变态反应过程中所产生的各种炎性介质或生物活性物质,引起局部小血管的炎症反应,血管通透性增加,血浆外渗,从而导致相应组织或脏器的出血与水肿,最常见的部位是皮肤、黏膜及胃肠道,也可累及肾脏及关节腔。

【工作任务—案例导入】

患者,男,11 岁。双下肢紫癜 2d,加重伴浮肿 1d。2d 前发现双下肢皮肤有紫癜、不痛不痒。今日紫癜增多,并出现晨起眼睑浮肿,起床行走后感腿疼;近 2 周无倦怠、乏力、低热等症状;一周前曾有短暂腹痛病史,未到医院就诊,家长也未给患儿服用任何药物。发病前两日患儿曾进食螃蟹及河虾。既往无类似发作史,家族中亦无类似患者。

护理查体:T 37℃,P 82 次/min,R 28 次/min,BP 100/65mmHg。神志清楚,营养发育良好,无贫血貌;臀部以下双下肢皮肤有大小不等的紫癜,呈紫红色,部分高出皮肤,呈对称性分布,压之不褪色;浅表淋巴结无肿大;双眼睑稍浮肿,巩膜无黄染,双侧瞳孔等大等圆,对光反射灵敏,无鼻翼煽动,口唇无发绀,咽无充血;颈软,双肺呼吸音清晰,未闻干湿啰音;心律齐,未闻杂音;腹平软,无压痛,肝脾肋下未及,腹水征(一);四肢活动正常,各关节无肿胀;生殖器无畸形,阴囊无水肿,克氏征(一),病理反射未引出。

辅助检查:

血常规:Hb 121g/L,WBC 9.8×10^9/L,N 0.63,L 0.37,PLT 174×10^9/L。粪常规:隐血(一);尿常规:蛋白(+),RBC 5~6 个/HP;肝肾功能正常;补体 C3、C4、CH50 正常;抗DNA、RNA 抗体(一),ENA 多肽抗体七项(一);IgA、IgG、IgM 正常;出血和凝血时间正常、APTT 正常。腹部 B 超:双侧肾脏轻度肿大,膀胱、输尿管无异常。心电图:窦性心律,正常心电图。胸部 X 线:双肺纹理清晰,心肺无异常。

诊断:过敏性紫癜。

任务导向:

1.作为责任护士,如何对该患者实施护理?

2.请用所学知识指导患者顺利康复。

【护理工作过程】

(一)护理评估

1.健康史　任务探究:什么原因导致过敏性紫癜的发生?

询问患者的饮食、用药情况及既往病史,找出可能影响过敏性紫癜发生的相关因素。

2.身体状况　任务探究:如何评估过敏性紫癜患者的病情变化?

多为急性起病,病前 1~3 周常有发热、咽痛、乏力及食欲不振等上呼吸道感染的表现,随后出现典型的临床表现。根据受累部位及临床表现的不同,可分为下列五种类型:

(1)单纯性(紫癜型)。最常见的临床类型。主要表现为皮肤瘀点、紫癜。多局限于四肢,以下肢及臀部,尤其下肢伸侧最多见,面部、躯干、掌心或足底少见;分布呈对称性,可分批出现;其形状大小不等,以瘀点为多,紫红色,略高于皮肤表面或融合成片,呈出血性丘疹或小型荨麻疹,可伴轻微痒感。严重者紫癜可融合成大血疱,中心呈出血性坏死。一般情况下,随着病程的发展,瘀点或紫癜的颜色由紫红色变为紫色、黄褐色、淡黄色,经 7~14d 消退。

(2)腹型(Henoch 型)。为最具潜在危险和最易误诊的临床类型,约见于 1/3 的患者,多发生于皮肤紫癜出现 1 周内,偶有发生于紫癜出现前,与消化道黏膜及腹膜脏层毛细血管受累有关。除皮肤瘀点或紫癜外,最常见的表现是腹痛,多位于脐周、下腹或全腹,呈突发性的阵发性绞痛,可伴恶心、呕吐、腹泻、便血、肠鸣音活跃或亢进,无明显腹肌紧张及反跳痛,严重者可发生脱水或并发消化道大出血而出现周围循环衰竭。因部分患者在出现皮肤紫癜前就有明显腹痛、压痛、肠鸣音亢进,易误诊为外科急腹症。幼儿可因肠壁水肿、蠕动增强等而致肠套叠。

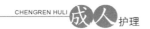

（3）关节型。除皮肤紫癜外,关节部位血管受累常可出现关节肿胀、疼痛、压痛和功能障碍。多见于膝、踝、肘及腕关节。上述关节症状可反复发作,疼痛有时可呈游走性。关节症状一般在数月内消失,无后遗症或关节畸形。

（4）肾型。这是病情最为严重且预后相对较差的一种临床类型,为肾小球毛细血管伴受累所致。多见于成年患者,发生率高达 $12\%\sim40\%$。多在紫癜发生后 1 周左右出现血尿,或伴蛋白尿、管型尿,单纯蛋白尿少见。少数患者可出现水肿,高血压和肾功能不全。多数患者在 $3\sim4$ 周内恢复,也有反复发作迁延数月者,少数发展为慢性肾炎或肾病综合征,甚至尿毒症。

（5）混合型。临床表现具备两种以上类型的特点,称为混合型。

（6）其他。少数患者还可因病变累及眼部、脑及脑膜血管而出现视神经萎缩、虹膜炎、视网膜出血及水肿,中枢神经系统受累的症状、体征等。

3. 辅助检查　缺乏特异性实验室检查。白细胞计数轻度至中度增高,伴嗜酸性粒细胞增多,血小板计数正常;肾型或混合性可有血尿、蛋白尿、管型尿;消化道出血者粪便隐血试验阳性。半数以上患者束臂试验阳性,毛细血管镜检查可见毛细血管扩张、扭曲及渗出性炎症。出血时间及各项凝血试验均正常。肾穿刺活组织检查有助于肾病型的临床诊断、病情和预后的判断及指导治疗。

4. 心理、社会状况　患者由于缺乏过敏性紫癜的相关知识,产生不同程度的焦虑和恐惧心理。评估患者的心理素质和接受知识的水平,对疾病的认识,对服药注意事项及日常生活中需注意的问题;家人对患者关心和支持的力度。

（二）护理诊断

1. 首要护理诊断

（1）组织完整性受损:皮肤、黏膜出血。与血管壁通透性增加有关。

（2）疼痛:腹痛、关节痛。与局部过敏性血管炎性病变有关。

2. 主要护理诊断

（1）潜在并发症。慢性肾炎、肾病综合征、慢性肾衰。

（2）知识缺乏。缺乏过敏性紫癜病因、预防知识。

（三）护理目标

患者焦虑心理减轻、认识疾病的预后;了解过敏性紫癜的发病因素,并学会自我监测病情;能制订合理的休息与活动计划,并发症未发生或得到及时处理。

（四）治疗与护理

1. 治疗原则

（1）病因防治。寻找并去除各种致病因素,如消除感染病灶,驱除肠道寄生虫,避免再次接触可疑的过敏药物、食物等。

（2）药物治疗。

1）一般性药物应用:抗组织胺类药物的应用,如异丙嗪、阿司咪唑（息斯敏）、氯苯那敏（扑尔敏）等;辅助性应用大剂量维生素 C5～10g/d,静注,连续应用 5～7d;曲克芦丁及钙剂静注,以降低毛细血管壁的通透性。

2）糖皮质激素的应用:该类药物具有较强的抗过敏、抑制免疫反应和降低毛细血管通透性的作用,对腹型和关节型疗效好,对紫癜型及肾型疗效不明显。常用泼尼松 30mg/d,顿服或分次口服,重者可用氢化可的松或地塞米松静注,症状减轻后改为口服;疗程不超过 30d,肾型患者可酌情延长。

3)免疫抑制剂的应用:上述治疗效果不佳者可酌情使用免疫抑制剂,如环磷酰胺或硫唑嘌呤等。

4)对症及其他治疗:腹型患者可皮下应用解痉剂,如阿托品或上莨菪碱(654-2)以缓解腹痛,发生上消化道出血者按上消化道出血的常规进行处理,即禁食、抑酸与止血,必要时输血。肾型患者,特别是以肾病综合征为主要表现者,可联合应用糖皮质激素、免疫抑制剂及抗凝剂。此外,中医中药也可作为慢性反复发作者或肾型患者的辅助疗法。近年来用双嘧达莫、阿司匹林加泼尼松等治疗也取得一定的疗效。

2. 护理措施

(1)生活护理。

1)卧床休息:发作期患者均应增加卧床休息,避免过早或过多行走活动。

2)饮食:避免进食过敏性食物。发作期根据病情选择清淡、少刺激、易消化的普食、软食或半流饮食。若有消化道出血,避免过热饮食,必要时禁食。

(2)病情观察。密切观察患者出血的进展与变化,了解病情有无缓解,有无新发出血、肾损害、关节活动障碍等表现,患者的自觉症状,皮肤瘀点或紫癜的分布、有无增多或减退;有无水肿及尿量尿色的变化等。对于腹痛的患者,注意评估疼痛的部位、性质、严重程度及其持续时间,有无伴随症状,如恶心、呕吐、腹泻、便血等;注意腹部的体格检查,包括腹壁紧张度、有无压痛和反跳痛、局部包块和肠鸣音的变化等。过敏性紫癜患者典型的腹痛多表现为突发脐周或下腹部的阵发性绞痛,无明显腹肌紧张和反跳痛;肠鸣音活跃或亢进,多提示肠道内渗出增加或有出血。注意粪便性质与颜色。出现局部包块者,特别是小儿,要注意肠套叠。对于主诉为关节痛的患者,应评估受累关节的部位、数目、局部有无肿、压痛与功能障碍等。

(3)治疗配合与护理。遵医嘱正确、规律给药。给药前,做好患者的解释工作,以取得患者的充分理解和配合。若使用糖皮质激素,应向患者及家属说明可能出现的不良反应,应加强护理,预防感染。用环磷酰胺时,嘱患者多饮水,注意观察尿量及尿色改变。出血严重或禁食者,建立静脉通道,遵医嘱静脉补液,做好配血与输血的各项护理。

(4)对症护理。协助患者采取舒适体位,如腹痛者宜取屈膝平卧位等;关节肿痛者要注意局部关节的制动与保暖;必要时可遵医嘱使用解痉剂或消炎止痛剂,注意药物疗效及不良反应的观察与预防。

3. 健康指导

(1)疾病知识指导。向患者及家属简要介绍过敏性紫癜的性质、原因、临床表现及治疗的主要方法。说明本病为过敏性疾病,避免接触与发病有关的药物或食物,是预防过敏性紫癜的重要措施。养成良好的个人卫生习惯,饭前便后要洗手,避免食用不洁食物,以预防寄生虫感染。注意休息、营养与运动,增强体质,预防上呼吸道感染。

(2)病情监测指导。教会患者对出血及伴随症状或体征的自我监测。发现新发大量瘀点或紫癜、明显腹痛或便血、关节肿痛、血尿、水肿、泡沫尿甚至少尿者,多提示病情复发或加重,应及时就医。

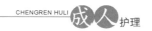

(五)护理评价

患者焦虑心理是否减轻;是否了解过敏性紫癜的发病因素,是否会自我监测病情;是否制订出合理的休息与活动计划,并发症是否得到预防或得到及时处理?

【知识拓展】

过敏性紫癜的诊断要点

过敏性紫癜的诊断要点:根据患者发病前1~3周有低热、咽痛、全身乏力或上呼吸道感染病史;典型的四肢皮肤瘀点、紫癜,可伴有胃肠道、关节及肾脏的表现;血小板计数正常,束臂试验阳性,出、凝血时间正常,排除其他原因引起的血管炎或紫癜即可做出诊断。

[任务 6-3-2]　特发性血小板减少性紫癜患者的护理

【知识背景】

特发性血小板减少性紫癜(idiopathic thrombocytopenic purpura,ITP)又称自体免疫性血小板减少性紫癜,是一种主要与自身免疫有关的出血性疾病。临床上以自发性的广泛皮肤黏膜或内脏出血、血小板减少、骨髓巨核细胞发育成熟障碍、血小板生存时间缩短、破坏加速及血小板膜糖蛋白特异性自身抗体出现等为特征。

ITP是最为常见的一种血小板减少性紫癜,临床上按发病的缓急可分为急性型和慢性型两种类型,急性型多见于儿童,慢性型多见于成人。男女发病率无明显差异,育龄期女性的发病率高于同年龄段男性。

ITP的病因未明,可能与下列因素有关:

1. 感染　约80%急性ITP患者,在发病前2周左右有上呼吸道感染史;慢性ITP患者常因感染而使病情加重;此外,病毒感染后发生的ITP患者血中可发现抗病毒抗体或免疫复合物,且抗体滴度及免疫复合物水平与血小板计数和寿命呈负相关。

2. 免疫因素　急性型多发生在病毒感染恢复期,目前多认为是病毒抗原吸附于血小板表面,改变血小板抗原性,导致自身抗体形成,使血小板遭到破坏;慢性型是血小板抗体作用于血小板相关抗原,造成血小板破坏、这是导致血小板减少的主要原因。目前研究发现ITP的发生还与T细胞功能障碍有关。

3. 肝、脾因素　体外培养证实,脾是ITP患者血小板相关抗体(PAIg)的产生部位,被抗体结合的血小板其表面性状发生改变,在通过脾时容易在脾窦被滞留,因而增加了血小板在脾滞留的时间以及被单核-巨噬细胞系统吞噬、清除的可能性;患者做脾切除后,多数血小板计数上升,表明脾脏在发病机制中可能起重要作用。肝在血小板的破坏中的作用与脾类似。发病期间血小板寿命明显缩短,仅约1~3d(正常血小板平均寿命为7~11d),急性型更短。

4. 其他因素　慢性型多见于女性,青春期后及绝经期前易发病,可能与雌激素抑制血小板生成及促进单核-巨噬细胞对抗体结合血小板的破坏有关;毛细血管脆性增高可加重出血。此外,有研究表明ITP的发生可能受基因的调控。

【工作任务—案例导入】

患者,女,60岁,主因"咽痛、发热,双下肢瘀点1月"收入院。患者于1月前受凉后出现咽部疼痛,伴发热,37.5℃左右,无咳嗽、咳痰,无鼻出血、牙龈出血,无腹痛、腹泻、黑便,自服双黄连口服液后体温降至正常,但发现双下肢胫前较多密集出血点,遂来就诊。门诊查血常规示"WBC 5.8×10^9/L,RBC 4.74×10^{12}/L,Hb 132g/L,PLT 1.6×10^9/L",血小板抗体"PAIgG、PAIgA、PAIgM"均升高,骨穿示"巨核细胞增生性血小板减少",现为进一步诊治收入院。自发病以来,患者精神、饮食、睡眠可,二便正常,体重无明显改变。

任务导向:

1.还需收集患者哪些资料?

2.如何对患者实施整体护理?

【护理工作过程】

(一)护理评估

1.健康史　任务探究:什么原因导致特发性血小板减少性紫癜的发生?

了解患者的起病方式、发病时间,有无明确的病因与诱因,主要的症状、体征及其特点。

2.身体状况　任务探究:如何评估特发性血小板减少性紫癜病情变化?

按发病的缓急可分为急性型和慢性型两种类型。

(1)急性型:多见于儿童。病程多呈自限性,常在数周内恢复,很少复发。

1)起病前 1～2 周多有呼吸道感染或其他病毒感染史。起病急骤,常有畏寒、发热。

2)皮肤黏膜出血广泛而严重,全身皮肤紫癜、瘀斑或有血肿形成,以下肢多见,鼻出血、牙龈出血、口腔黏膜出血常见,损伤或注射部位可渗血不止或形成大片瘀斑。

3)当血小板低于 20×10^9/L,可有内脏出血,如消化道、泌尿道、阴道、颅内等出血。颅内出血可致剧烈头痛、意识障碍、瘫痪及抽搐,是本病致死的主要原因。

4)出血量过大或范围过广者,可出现程度不等的贫血、血压降低甚至失血性休克。

(2)慢性型:主要见于青中年女性。

1)起病缓慢,一般无前驱症状。

2)出血症状轻,多表现为皮肤瘀点、瘀斑,鼻出血、牙龈出血或月经过多,可持续数周或数月,严重出血少见。

3)反复发作或病期较长者可有贫血和轻度脾大。

3.辅助检查

(1)血象。外周血血小板计数明显减少,急性型发作期常低于 20×10^9/L,慢性型多为 $(30\sim80)\times10^9$/L,血小板平均体积偏大,可见大型血小板。血小板生存时间缩短。束臂试验阳性,出血时间延长。

(2)骨髓象。急性型骨髓巨核细胞轻度增加或正常,慢性型骨髓中巨核细胞显著增加;巨核细胞发育成熟障碍,表现为巨核细胞体积变小,胞浆内颗粒减少,幼稚巨核细胞增加;有血小板形成的巨核细胞显著减少(<30%);红系及粒、单核系正常。

(3)其他。80%以上的 ITP 患者血小板相关抗体(PAIgG)增高,缓解期可降至正常。白细胞正常或稍高,嗜酸性粒细胞可增多,少数有贫血表现。

4.心理、社会状况　此病可引起血小板减少的反复发作,患者易产生焦虑情绪。长期服用肾上腺皮质激素,可导致体形的改变,导致自我形象的紊乱。评估患者及家人对本病及其治疗方法、预后的认知程度,心理承受力,家人对患者的态度及家庭经济情况。

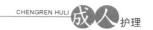

（二）护理诊断

1.首要护理诊断

组织完整性受损：出血。与血小板减少有关。

2.主要护理诊断

（1）有感染的危险。与糖皮质激素治疗有关。

（2）潜在并发症。颅内出血。

（三）护理目标

各部位出血能被及时发现并得到处理，出血被逐渐控制；能有效预防感染，未发生感染；未发生颅内出血。

（四）治疗与护理

1.治疗原则

（1）一般疗法。出血严重者应注意卧床休息。血小板低于 $20×10^9/L$ 者，应严格卧床，避免碰撞伤。感染时应使用抗生素。

（2）肾上腺糖皮质激素。为首选药物。可以抑制血小板与抗体结合，阻滞单核-吞噬细胞系统吞噬破坏血小板（主要是肝、脾），并降低血管壁通透性。常用药物有泼尼松、地塞米松、甲基泼尼松龙等。约 80% 患者血小板数在 2 周内有所上升。

（3）脾切除。

适应证：①糖皮质激素治疗 6 个月以上无效；②糖皮质激素治疗有效，但维持量必须＞30mg/d。脾切除可减少血小板抗体产生，消除血小板破坏的主要场所，是本病的有效治疗方法之一。

（4）免疫抑制剂。一般不作首选治疗，对糖皮质激素及脾切除疗效不佳或不能切脾者可采用免疫抑制剂治疗，通常与糖皮质激素合用。常用药物有长春新碱、环磷酰胺或硫唑嘌呤。

（5）输血及血小板悬液。主要用于危重出血的抢救、外科手术或有严重并发症者。血小板输入后存活时间短，反复输注易产生同种抗体而影响疗效。

（6）其他。大剂量丙种球蛋白静脉滴注可使血小板迅速上升而获得暂时疗效，血浆置换也有一定疗效。

（7）妊娠期处理。特发性血小板减少性紫癜合并妊娠者一般不必终止妊娠，只有当血小板严重减少未缓解者，在妊娠早期需用肾上腺皮质激素治疗者，可考虑终止妊娠。妊娠期间治疗原则与非妊娠期相同，用药时尽可能减少对胎儿的不利影响。除支持疗法、纠正贫血外，根据病情选择肾上腺皮质激素、输入丙种球蛋白、脾切除、输入血小板等治疗。

2.护理措施

（1）生活护理。

1）休息与活动：血小板计数在 $(30～40)×10^9/L$ 以上者，出血不重，可适当活动。血小板在 $(30～40)×10^9/L$ 以下，出血严重者应绝对卧床休息，缓解后可根据病情逐渐增加活动量，活动过程中要防止外伤，注意安全。

2）饮食：饮食要选用富含高蛋白、高维生素、半流质、少渣、无刺激性食物。

（2）病情观察。注意观察患者皮肤、黏膜有无损伤出血，注意出血部位和出血量。监测血小板计数、出血时间，血小板低于 $20×10^9/L$ 时要卧床休息。严密观察患者生命体征及神志变化,若有烦躁不安、嗜睡、头痛、呕吐,甚至惊厥等症状,提示颅内出血。消化道出血时常有腹痛、便血。血尿、腰痛提示肾出血。面色苍白加重、呼吸脉搏增快,出汗、血压下降提示失血性休克。

（3）用药护理。长期应用糖皮质激素可引起高血压、糖尿病、痤疮、多毛,易合并感染,应注意预防。长春新碱可引起骨髓造血功能抑制、末梢神经炎;环磷酰胺可引起出血性膀胱炎。使患者了解药物的作用和不良反应,主动配合。用药期间定期检查血压、尿糖、白细胞分类计数,并观察药物疗效。嘱患者多饮水,注意观察尿量和颜色。

（4）心理护理。给患者讲述本病的相关知识,使其能正确认识疾病,避免情绪紧张。

3. 健康指导

（1）注意休息与营养,增强体质,注意保暖,预防感染发生。

（2）避免使用能引起血小板减少的药物,如阿司匹林、双嘧达莫、吲哚美辛等药物。使患者正确认识疾病,避免情绪紧张及波动。避免外伤,防止出血。

（3）定期门诊复查,出现皮肤黏膜出血及时就医。

（五）护理评价

各部位出血能否被及时发现并得到处理,出血是否被逐渐控制;是否发生感染;是否发生颅内出血的并发症?

【知识拓展】

特发性血小板减少性紫癜的诊断要点

特发性血小板减少性紫癜的诊断要点:①反复出现或首次出现程度不等的皮肤、黏膜甚至内脏出血症状;②多次检查血小板计数减少;③无脾肿大;④骨髓巨核细胞增多或正常,有成熟障碍;⑤泼尼松或脾切除治疗有效;⑥排除其他继发性血小板减少症。

［任务 6-3-3］　弥散性血管内凝血患者的护理

【知识背景】

弥散性血管内凝血(disseminated intravascular coagulation,DIC)是由多种致病因素激活机体的凝血系统,导致机体弥漫性微血栓形成、凝血因子大量消耗并继发纤溶亢进,从而引起出血、休克、器官功能衰竭和贫血等一系列表现的临床综合征。DIC 多起病急、进展快、死亡率高,属于临床急重症范畴。早期诊断及有效治疗是挽救患者生命的重要前提和保障。

（一）病因

引起 DIC 的病因有很多,最常见的有感染、恶性肿瘤、血液病、病理产科、严重创伤及手术等。

1. 感染性疾病　最多见,约占 DIC 总发病数的 $31\%\sim43\%$。包括革兰氏阴性或阳性菌感染、病毒性肝炎、流行性出血热等。

2. 恶性肿瘤　约占 DIC 总发病数的 $24\%\sim34\%$。常见的有急性白血病(尤其是急性早幼粒性白血病)、淋巴瘤、前列腺癌、胰腺癌、绒癌、转移癌、肉瘤等。

3. 创伤及手术　约占 DIC 总发病数的 $1\%\sim15\%$。如严重软组织损伤、挤压伤综合征、

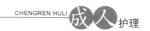

颅脑外伤、大面积烧伤、大手术等。

4. 病理产科 约占 DIC 总发病数的 $4\%\sim12\%$。常见于感染流产、死胎滞留、葡萄胎、妊高征、羊水栓塞、胎盘早剥等。DIC 是产科并发症中引起大出血和死亡比较常见和重要的问题之一。

5. 医源性因素 约占 DIC 总发病数的 $4\%\sim8\%$，且发生率有增高的趋势，除了手术治疗及相关创伤性检查外，还有药物应用、化疗和放疗等因素有关。

6. 其他 包括全身各系统多种疾病，如肺心病、酮症酸中毒、异型输血、系统性红斑狼疮、毒蛇咬伤、低温、中暑及恶性高热等。

(二)发病机制

上述各种原因导致的组织损伤和细胞破坏，促使组织因子释放，或其类似物质直接作用，启动外源性或内源性凝血途径，激活机体的凝血系统，导致弥漫性微血栓形成，并可直接或间接激活纤溶系统，继发纤溶亢进。随着大量血小板及凝血因子被消耗和纤溶酶形成后对凝血因子的降解作用增强，使血液处于低凝状态，从而导致广泛性出血。此外，由于弥漫性微血栓形成、微循环功能障碍造成组织器官供血不足，可导致一个或多个器官的功能衰竭。

总之，任何因素只要可以引起组织凝血酶的释放或激活都有可能导致 DIC 的发生。在 DIC 发生过程中，促使各种细胞中组织因子的异常表达和释放，是最重要的启动机制。凝血酶与纤溶酶的形成，是导致血管内微血栓形成、凝血因子减少及纤溶亢进等病理生理改变的关键机制。

(三)分期及各期特点

DIC 通常分为三期，即高凝期、消耗性低凝期和继发性纤溶亢进期(表 6-3-1)。但临床上各期可有部分交叉或重叠，特别是消耗性低凝血期与继发性纤溶亢进期，常难以截然分开。

表 6-3-1 DIC 的分期及各期特点

分期	基本特点	表现
高凝期	凝血系统被激活，血中凝血酶量增多，导致微血栓形成	血液处于高凝状态
消耗性低凝期	凝血因子和血小板因消耗而减少，继发纤维蛋白原减少，纤溶过程逐渐加强	出血
继发性纤溶亢进期	纤溶系统异常活跃，纤维蛋白降解产物形成且具有很强的抗凝作用	出血十分明显

【工作任务一案例导入】

患者，女，41 岁，目测 65kg 左右，在诊所引产后大出血。在医院急诊行全子宫切除术。入室后见患者烦躁，双臀双下肢沾满血液，阴道持续有鲜红色血液流出。产科医生在病房已输入红细胞悬液 600mL，带入室 600mL 血浆。监护仪示：心率 145 次/min，血压测不出，血氧饱和度 85%，快速诱导后，血压 65/40mmHg。深静脉置管后共四路液体快速输血输液。辅查检查：凝血四项 APTT 104s，TT、CT、FIB 测不出，Hb 28g/L，PLT 17×10^9/L，D-二聚体(+)。

任务导向：

1. 该患者大出血的原因是什么？

2.护士如何进行救治配合?

【护理工作过程】

(一)护理评估

1.健康史　任务探究:什么原因导致 DIC 的发生?

了解患者有无严重的感染性疾病、严重创伤、广泛性手术、病理产科、休克及恶性肿瘤等病史。

2.身体状况　任务探究:如何评估 DIC 病情变化?

除了原发病的症状体征外,DIC 常见的临床表现是出血、休克、栓塞与溶血,具体表现可因原发病及 DIC 病期不同而有较大差异。

(1)出血。发生率为 84%～95%,是 DIC 最常见的临床表现之一。多突然发生,主要表现为广泛、多发的皮肤黏膜自发性、持续性出血,伤口和注射部位的渗血,可呈大片瘀斑。严重者可有内脏出血,如呕血、便血、咯血、阴道出血及血尿,甚至颅内出血而致死。此外,若分娩或产后发生 DIC,经阴道流出的血液可完全不凝或仅有很小的凝血块。有学者认为,在基础病变存在的前提下,若同时出现 3 个或以上无关部位的自发性和持续性出血,则具有 DIC 的诊断价值。

(2)低血压、休克或微循环。发生率约 30%～80%。与多种因素综合作用有关,如弥漫性微血栓的形成导致心输出量下降;广泛持续性出血导致有效循环血量减少;心肌受损、收缩力下降导致心输出量减少;以及局部炎症反应、血管活性物质产生增多导致血管扩张,使周围循环阻力下降等。轻症常表现为低血压,重症则出现休克或微循环障碍,且早期即可出现单个或多个重要器官功能不全,包括肾、肺及大脑等。患者常表现为四肢皮肤湿冷、发绀,少尿或无尿,并可出现呼吸困难及不同程度的意识障碍等。休克可进一步加剧组织的缺血、缺氧与坏死,从而促进 DIC 的发生与发展,形成恶性循环。休克的严重程度与出血量不成比例,且常规处理效果不佳。顽固性休克是 DIC 病情严重及预后不良的先兆。

(3)栓塞。发生率约 40%～70%。与弥漫性微血栓的形成有关。皮肤黏膜栓塞可使浅表组织缺血、坏死及局部溃疡形成;内脏栓塞常见于肾、肺、脑等,可引起急性肾衰竭、呼吸衰竭、颅内高压等,从而出现相应的症状和体征。

(4)溶血。约见于 25% 的患者。DIC 时微血管管腔变窄,当红细胞通过腔内的纤维蛋白条索时,可引起机械性损伤和碎裂,产生溶血,称为微血管病性溶血。溶血一般较轻,早期不易觉察,也可表现为进行性贫血,贫血程度与出血量不成比例;大量溶血时还可出现黄疸、血红蛋白尿等。

3.辅助检查

(1)消耗性凝血障碍方面的检测。指血小板及凝血因子消耗性减少的相关检查及结果。DIC 时,血小板计数减少;凝血酶原时间延长、纤维蛋白原定量减少;抗凝血酶Ⅲ含量及活性降低;凝血因子Ⅷ:C 活动降低;部分凝血活酶时间延长。

(2)继发性纤溶亢进方面的检测。指纤溶亢进及纤维蛋白降解产物生成增多的检测。DIC 时,纤溶酶及纤溶酶原激活物的活动增高;纤维蛋白(原)的降解产物(FDP)明显增多;血浆鱼精蛋白副凝试验(3P 试验)阳性;D-二聚体定量增高或定性阳性。

(3)其他。DIC 时,外周血涂片红细胞形态常呈盔形、多角形、三角形或碎片等改变。近

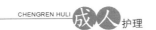

年来,关于 DIC 及 DIC 前期的实验诊断有了进一步的发展,对 DIC 的早期诊断、病情观察及疗效判断意义重大。如检测组织因子活性或抗原浓度、凝血酶调节蛋白、血浆纤溶酶激活剂抑制物的活性和组织型纤溶酶激活物的活性等。

4. 心理、社会状况 DIC 患者对原发病的恐惧外,对 DIC 本身也产生巨大的畏惧,因而产生焦虑、紧张心理。由于身体出血点的出现,也可使患者产生消极、悲观的情绪,甚至对生活失去信心。评估患者及家属对 DIC 及其防治方法、预后的认知,患者家属的心理承受力,对患者的态度及家庭经济情况。

(二)护理诊断

1. 首要护理诊断 潜在并发症:休克、多发性微血管栓塞。

2. 主要护理诊断

(1)有皮肤完整性受损的危险。与血小板、凝血因子减少有关。

(2)焦虑或恐惧。与疾病的严重性有关。

(三)护理目标

患者焦虑、恐惧程度减轻或消除;避免各种导致组织损伤的诱因,未发生或很少发生皮肤损伤;能及早发现并处理 DIC 的各种潜在并发症。

(四)治疗与护理

1. 治疗原则 DIC 的治疗原则是序贯性、及时性、个体性及动态性。

(1)去除诱因、治疗原发病。这是有效救治 DIC 的前提和基础。包括积极控制感染性疾病、产科及外伤处理、治疗肿瘤、防治休克、纠正电解质和酸碱平衡的紊乱。

(2)抗凝疗法。这是终止 DIC、减轻器官功能损伤、重建凝血-抗凝血功能平衡的重要措施。一般应在有效治疗基础疾病的前提下,与补充凝血因子的治疗同时进行。

1)肝素:DIC 首选的抗凝疗法。急性或暴发性 DIC 通常选用肝素钠 10000～30000U/d,一般为 15000U/d 左右,静滴,每 6h 用量不超过 4000～6000U,根据病情可连用 3～5d。另一种剂型为低分子肝素(如速避凝、克赛),与肝素钠相比,其抑制 FXa 作用更强,较少依赖 AT-Ⅲ,较少引起血小板减少及出血,且半衰期较长,用药方便,常规剂量下一般无需严格的血液学监测,目前已广泛应用于临床,并有取代普通肝素的趋势;预防、治疗慢性或代偿性 DIC 时低分子肝素优于普通肝素。常用剂量为 75U/(kg·d),1 次或分 2 次皮下注射,连续用药 3～5d。根据病情需要,肝素用量分 4 个等级:微剂量(1250～3125U/d)、小剂量(7250～15000U/d)、大剂量(>37500U/d)和超剂量(72500U/d);用法为间歇静滴法、持续静滴法,紧急情况下可稀释后静注,低分子肝素多采用分次皮下注射。肝素治疗的指征包括:①DIC 早期(高凝期);②血小板及凝血因子急剧或进行性下降,迅速出现紫癜、瘀斑及其他部位的出血;③微血管栓塞表现明显的患者(如出现器官功能衰竭);④消耗性低凝状态但基础病变短期内不能被去除者,在补充凝血因子的情况下使用。下列情况应慎用肝素:①DIC 后期,患者多种凝血因子缺乏及明显纤溶亢进;②蛇毒所致 DIC(因蛇毒的促凝作用一般不能被普通肝素所拮抗);③近期有肺结核大咯血或消化道溃疡活动性大出血;④手术后或损伤创面未经良好止血者。

2)其他抗凝及抗血小板聚集药物:复方丹参注射液,具有类似于抗凝血酶的活性与效益,作用安全、有效,无需严密的血液学监测,可单独或与肝素合用,常用剂量为 30～60mL,

加入 5%葡萄糖注射液 100～200mL 内静滴,每天 2～3 次,连续应用 3～5d;抗凝血酶(AT)具有抗凝、抗感染症及促使肝素发挥疗效的多重效应,与肝素合用可减少肝素用量,增强疗效,降低肝素停药后的血栓发生率,对败血症休克引起的 DIC 效果较好,强调早期应用,常用量为每次 1500～3000U,每天 1～2 次,连续应用 3～5d;双嘧达莫、阿司匹林、低分子右旋糖酐、噻氯匹定等药物有辅助治疗价值。

(3)补充凝血因子和血小板。适用于血小板及凝血因子明显减少,且已进行基础病变及抗凝治疗,但 DIC 仍未能有限控制的患者。对于 ATPP 时间显著延长者可输新鲜全血、新鲜血浆或冷沉淀物,以补充凝血因子。对于纤维蛋白原显著降低(<1g/L)或血小板显著减少者($<10×10^9$～$20×10^9$/L 或<$50×10^9$L 有明显出血倾向)可分别输注纤维蛋白原浓缩剂或血小板悬液。

(4)抗纤溶治疗。适用于继发性纤溶亢进为主的 DIC 晚期,一般应在已进行有效原发病治疗、抗凝治疗及补充凝血因子的基础上应用。常用药有氨基己酸、氨甲苯酸等。

(5)其他。尿激酶溶栓治疗适用于 DIC 后期,脏器功能衰竭明显而经上述治疗无效者。糖皮质激素治疗,但不能常规应用。重组人活化蛋白 C(APC)已成功应用于败血症等引起的 DIC 治疗,因可降低疾病相关的死亡率,值得关注。

2.护理措施

(1)一般护理。卧床休息,根据病情采取合适的体位,如休克患者取中凹位,呼吸困难严重者可取半坐卧位;注意保暖;加强皮肤护理,防压疮;协助排便,必要时保留尿管。遵医嘱进流质或半流质饮食,必要时禁食。给予吸氧。

(2)病情观察。

1)出血的观察:注意出血的部位、范围及其严重程度的观察,有助于病情及其治疗效果的判断。持续、多部位的出血或渗血,特别是手术伤口、穿刺点和注射部位的持续性渗血,是发生 DIC 的特征,出血加重,多提示病情进展或恶化;反之可视为病情有效控制的重要表现。

2)实验室检查指标监测:正确、及时采集和送检各类标本,关注检查结果,及时报告医生。

3)及时发现休克或重要器官功能衰竭:定时监测患者的生命体征、神志和尿量变化,记录 24h 出入量;观察皮肤的颜色与温湿度;有无皮肤黏膜和重要器官栓塞的症状和体征,如肺栓塞表现为突然胸痛、呼吸困难、咯血;脑栓塞引起头痛、抽搐、昏迷等;肾栓塞可引起腰痛、血尿、少尿或无尿,甚至发生急性肾衰;胃肠黏膜出血、坏死可引起消化道出血;末梢血管栓塞可出现手指、足趾、鼻、颈、耳部发绀,甚至引起皮肤干性坏死等。此外,应注意原发病的观察。

(3)抢救配合及护理。

1)迅速建立两条静脉通道:以保证抢救药物的应用和液体补充。注意维持静脉通路的通畅。

2)用药护理:熟悉 DIC 救治过程中各种常用药物的名称、给药方法、主要不良反应及其预防和处理,遵医嘱正确配制和应用有关药物,尤其抗凝药的应用,如肝素。肝素的主要不良反应是出血。在治疗过程中,注意观察患者的出血状况,监测各项实验室指标,如凝血时间(试管法)或凝血酶原时间(PT)或部分凝血活酶时间(APTT)。其中 APTT 为肝素应用最常用的临床监测指标,使其较正常参考值延长 60%～100%为最佳剂量。若肝素过量而致出血,可采用鱼精蛋白静注,鱼精蛋白 1mg 可中和肝素 1mg(1mg=128U)。

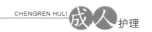

3. 健康指导

（1）向患者及家属，尤其是家属解释疾病的可能成因、主要表现、临床诊断和治疗配合、预后等。特别要解释反复进行实验室检查的重要性和必要性，特殊治疗的目的、意义及不良反应。

（2）劝导家属多关怀和支持患者，以利缓解患者的不良情绪，提高战胜疾病的信心，主动配合治疗。

（3）保证充足的休息和睡眠；根据患者的饮食习惯，提供可口、易消化、易吸收、富含营养的食物，少量多餐；循序渐进地增加运动，促进身体的康复。

（五）护理评价

患者焦虑、恐惧程度是否减轻或消除；是否发生皮肤损伤；能否及早发现并处理 DIC 的各种潜在并发症？

【知识拓展】

凝血功能障碍致产后出血

孕产妇原发或继发的各种凝血功能障碍均可引起产后出血。①产科 DIC 所致出血，常见疾病包括胎盘早剥、羊水栓塞、妊娠期高血压疾病并发 DIC、死胎并发 DIC。②妊娠合并血液病所致产后出血，包括妊娠合并原发性血小板减少性紫癜、血友病、再生障碍性贫血。

（刘腊梅　王晋荣）

任务 6-4　白血病患者的护理

学习目标

- **知识目标**
  1. 掌握急性白血病的临床特征、实验室检查特点、治疗原则、护理诊断及护理措施；
  2. 熟悉慢性白血病的临床特征、实验室检查特点、治疗原则和护理措施；
  3. 了解急性白血病的分类、病因及发病机理。
- **能力目标**
  1. 能评估白血病患者的病情，完成护理评估记录；
  2. 能对白血病患者提出正确的护理措施；
  3. 能对白血病患者进行健康指导；
  4. 能在静脉化疗时保护血管。

【知识背景】

白血病（leukemia）是一类造血干细胞的克隆性恶性疾病，在儿童和青年的恶性肿瘤中居首位。其特征为骨髓及其他造血组织中白血病细胞广泛而无控制的增生，并浸润、破坏全身组织器官,使正常血小板生成减少,出现不同程度的贫血、出血、发热和肝、脾、淋巴结肿大的表现,周围血白细胞有质和量的变化。我国白血病发病率为 2.76/10 万,在恶性肿瘤病死率中,男性居第 6 位,女性居第 8 位,儿童及 35 岁以下的成人则居第 1 位。

(一)病因

白血病的病因尚未完全阐明。较为公认的因素有:①电离辐射:X 线诊断与治疗。②化学因素:苯、抗肿瘤药如烷化剂和足叶乙甙、治疗银屑病的乙双吗啉等均可引起白血病,特别是 ANLL。③病毒:已证实 C 型 RNA 病毒可引起动物白血病,人类 T 淋巴细胞病毒可引起成人 T 细胞白血病。④遗传因素:家族性白血病占白血病的 7‰,同卵双胎同患白血病的概率较其他人群高 3 倍,某些遗传性疾病如唐氏综合征、先天性再生障碍性贫血等有较高的白血病发病率。⑤其他血液病:如慢性髓细胞白血病、骨髓增生异常综合征、骨髓增生性疾病如原发性血小板增多症、骨髓纤维化和真性红细胞增多症、阵发性血红蛋白尿、多发性骨髓瘤、淋巴瘤等血液病最终可能发展成急性白血病,特别是急性非淋巴细胞白血病。上述各种不同发病因素相互作用,通过克隆而扩增导致遗传基因突变,白血病细胞株形成,其克隆中的白血病细胞失去进一步分化成熟的能力而停滞在细胞发育的不同阶段,并使正常造血组织的细胞增生受抑。

(二)分类

根据白血病细胞的成熟程度和自然病程,白血病可分为急性和慢性两大类。急性白血病的细胞分化停滞在较早阶段,多为原始细胞及早幼细胞,病情发展迅速,自然病程仅数个月。慢性白血病的细胞分化较好,多为成熟和较成熟的细胞,病情发展慢,自然病程为数年。

目前通用 FAB 分类法将急性白血病分为急性淋巴细胞白血病(简称急淋,acute lymphoblastic leukemia,ALL)与急性非淋巴细胞白血病(简称急非淋,acute nonlymphoblastic leukemia,ANLL)或急性髓系白血病(acute myelogenous leukemia,AML)两大类。这两类再分成多种亚型。

表 6-4-1　急性白血病分型

急性淋巴细胞白血病		急性髓系白血病	
L_1 型	原始和幼淋巴细胞以小细胞(直径 ≤ 12 μm)为主,胞浆较少	M_0	急性髓细胞白血病微分化型
L_2 型	原始和幼淋巴细胞以大细胞(直径 > 12 μm)为主	M_1	急性粒细胞白血病未分化型
L_3 型	原始和幼淋巴细胞以大细胞为主,大小较一致,细胞内有明显空泡,胞浆嗜碱性	M_2	急性粒细胞白血病部分分化型
		M_3	急性早幼粒细胞白血病
		M_4	急性粒-单核细胞白血病
		M_5	急性单核细胞白血病
		M_6	红白血病
		M_7	急性巨核细胞白血病

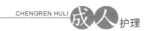

慢性白血病按细胞类型分为粒细胞型、淋巴细胞型、单核细胞型。我国以慢性粒细胞白血病(简称慢粒,chronic myeloid leukemia,CML)多见,慢性淋巴细胞白血病(简称慢淋,chronic lymphoblastic leukemia,CLL)较少见,慢性单核细胞白血病罕见。

【工作任务—案例导入】

患者,男,38岁。3周前出现无明显诱因咽痛,服增效联磺片后稍好转,1周前又加重,发热,体温达39℃,伴鼻出血(量不多)和皮肤出血点,咳嗽,痰中带血丝。

护理查体:T 37.8℃,P 88次/min,R 20次/min,Bp 120/80mmHg,皮肤散在出血点和瘀斑,浅表淋巴结未触及,巩膜无黄染,咽部充血,扁桃体Ⅰ°肿大,无分泌物,甲状腺不大,胸骨有轻压痛,心界不大,心率88次/min,律齐,无杂音,肺叩诊清音,右下肺可闻及少量湿啰音,腹平软,肝脾未触及。

辅助检查:血常规 Hb 90g/L;WBC 2.8×10^9/L,原始粒细胞占12%,早幼粒细胞占28%,中幼粒细胞占8%,分叶粒细胞站8%,淋巴细胞占40%,单核细胞占4%;血小板30×10^9/L;骨髓象示"急性早幼粒细胞白血病"。

医学诊断:急性早幼粒细胞白血病;右肺感染。

任务导向:

1.如何运用护理程序对该患者实施整体护理?

2.如何运用专业知识帮助患者治愈或病情缓解顺利出院?

【护理工作过程】

(一)护理评估

1.健康史 任务探究:什么原因导致白血病的发生?

询问患者有无反复的病毒感染史,是否用过易诱发本病的药物,是否接触过化学毒物或放射性物质,了解患者的职业、工作环境和家族史等。

2.身体状况 任务探究:如何评估白血病患者病情变化?

(1)急性白血病。起病急缓不一,主要表现为贫血、出血、发热、白血病细胞浸润组织和器官所致肝、脾和淋巴结肿大。

1)贫血:常为首发症状,且进行性加重。多数患者在就诊时已有重度贫血。贫血的原因主要是正常红细胞生成减少,其次是出血和溶血。

2)出血:大多数患者在病程中有不同程度的出血。出血可发生在全身各部位,以皮肤瘀点或瘀斑、鼻出血、牙龈出血、月经过多最常见,胃肠道出血也时有发生,表现为大量呕血或便血。重者可发生颅内出血,出现头痛、呕吐、瞳孔两侧不对称,甚至昏迷而死亡,为白血病致死的主要原因之一。出血的主要原因是血小板生成减少及功能障碍,其次是白血病细胞浸润破坏血管壁、凝血因子减少等。

3)发热:为常见症状,发热程度不等,热型不定。发热的主要原因是继发感染,其次是代谢亢进。常见为口腔炎、牙龈炎、咽峡炎、肛周炎、肾盂肾炎及肺部和皮肤感染等,严重者可因败血症致死。感染的原因主要是成熟粒细胞减少,机体免疫力减退。常见的致病菌有肺炎杆菌、绿脓杆菌、金黄色葡萄球菌、大肠杆菌等。疾病后期常伴有真菌感染,这与长期使用广谱抗生素、糖皮质激素、化疗药物有关。

4)白血病细胞浸润组织和器官:白血病细胞浸润各种组织和器官的相应表现。①肝脾、淋巴结肿大:白血病细胞浸润多发生在肝脾,表现为轻到中度的肝脾大,表面光滑,偶伴轻度触痛。淋巴结轻到中度大,无压痛,尤以急淋白血病多见。②骨骼及关节疼痛:常有胸骨下段压痛。提示髓腔内白血病细胞过度增生。急淋白血病常有明显骨痛和四肢关节疼痛,尤以儿童多见。③中枢神经系统白血病(CNSL):可发生在疾病的各个时期,但多数患者的症状出现较晚,常发生在化疗后缓解期,这是由于多种化疗药物难以通过血脑屏障,隐藏在中枢神经系统的白血病细胞不能被有效杀灭所致。CNSL 以急淋白血病最常见,儿童患者尤甚。临床上轻者表现为头痛、头晕,重者有呕吐、颈项强直,甚至抽搐、昏迷,脑脊液压力增高,但不发热。可出现脑神经受损,如视力障碍及面神经麻痹等。④其他:皮肤浸润表现为弥漫性丘疹、结节性红斑等;牙龈可增生、肿胀;睾丸受浸润多表现为一侧性无痛性肿大。

(2)慢性白血病。

1)慢性粒细胞性白血病:慢粒的整个病程可分为慢性期、加速期和急变期。①慢性期:起病缓,早期常无自觉症状,可因体检发现血象异常或脾大而被确诊。随病情发展,可出现乏力、低热、多汗或盗汗、体重减轻等代谢亢进的表现。脾大为最突出的体征,可达脐平面,甚至可达盆腔,质地坚实、平滑,无压痛。但如发生脾梗死,则压痛明显。半数患者肝脏中度肿大,浅表淋巴结多无肿大。大多数患者可有胸骨中下段压痛,为重要的体征。慢性期可持续 1～4 年。白细胞极度增高＞$200×10^9/L$ 可发生"白细胞淤滞症",表现为呼吸窘迫、头晕、语言不清、中枢神经系统出血等。②加速期:起病后 1～4 年,约 70％慢粒患者可进入加速期,加速期主要表现为原因不明的高热、虚弱、体重下降,脾脏迅速肿大,骨、关节痛,以及逐渐出现贫血、出血。白血病细胞对原来有效的药物发生耐药。加速期可维持几个月到数年。③急变期:为慢粒的终末期,急变期表现同急性白血病类似。急变期多数为急粒变,约20％～30％为急淋变。急性变患者预后极差,往往在数月内死亡。

2)慢性淋巴细胞白血病:慢淋与慢粒一样,起病缓慢,常无自觉症状,早期可出现疲乏、无力,随后出现食欲减退、消瘦、低热和盗汗等,晚期易发生贫血、出血、感染,尤其是呼吸道感染,可出现皮肤增厚、结节以至全身红皮病,约 10％的患者可并发自身免疫性溶血性贫血。慢淋患者常因淋巴结肿大首次就诊,以颈部、锁骨上、腋窝、腹股沟等处淋巴结肿大为主,肿大的淋巴结无压痛、质地中等、可移动。CT 扫描可发现肺门、腹膜后、肠系膜淋巴结肿大。约 50％～70％的慢淋患者有肝、脾轻至中度肿大。

3.辅助检查

(1)急性白血病。

1)血象:多数患者白细胞增多,甚至可大于 $100×10^9/L$,部分患者白细胞计数正常或减少。血涂片分类检查可见相当数量的原始和(或)幼稚白细胞,一般占 30％～90％;红细胞计数、血小板计数有不同程度的减少,呈正常细胞性贫血。

2)骨髓象:是确诊白血病的主要依据和必做检查。骨髓增生明显活跃或极度活跃,主要是白血病性原始细胞,多超过 30％。而较成熟的中间阶段细胞缺如,并残留少量成熟粒细胞,形成所谓"裂孔现象"。约 10％急非淋白血病骨髓增生低下,但原始细胞仍占 30％以上,称为低增生性急性白血病。胞质中出现红色杆状小体,称奥尔小体(Auer 小体),仅见于急非淋白血病。正常粒系、红系细胞及巨核细胞系均显著减少。

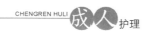

3)血液生化:各型白血病血液中尿酸浓度及尿液中尿酸排泄均增加,特别是在化疗期,这是由于大量癌细胞被破坏所致。血清乳酸脱氢酶增高。

(2)慢性白血病。

1)血象:白细胞大量增生是慢性白血病的特征性表现。慢粒白细胞计数可在$20×10^9/L$以上,晚期增高明显,可达$100×10^9/L$以上。可出现各阶段的幼稚细胞,但以接近成熟的白细胞为主。原始细胞不超过10%。慢淋白细胞计数在$(30～100)×10^9/L$,以成熟的小淋巴细胞为主。各型慢性白血病晚期,血小板和血红蛋白均可减少。

2)骨髓象:慢粒骨髓增生明显至极度活跃,以粒细胞为主,粒/红比例明显增高,其中中幼、晚幼及杆状核粒细胞明显增多,原始粒细胞<10%,红细胞和巨核细胞常被抑制。慢淋骨髓象为有核细胞增生活跃,淋巴细胞≥40%,以成熟淋巴细胞为主,红系、粒系及巨核系细胞均减少。

3)其他:90%以上慢粒患者血细胞中出现 ph 染色体,亦可存在于粒、红、巨核及单核细胞中。约50%慢淋患者常见 11、12、17 号染色体异常。

4.心理、社会状况 白血病是造血系统的恶性肿瘤,患者和家属得知这样的诊断后均易产生强烈的恐惧、悲观、绝望等负性情绪。评估患者对白血病的了解程度及其心理承受能力,家人对白血病的认识,对患者的态度,以及家庭经济情况,有无医疗保障等。

(二)护理诊断

1.首要护理诊断

(1)预感性悲哀。与所患疾病治疗效果不佳,感受到死亡威胁有关。

(2)潜在并发症。出血、中枢神经系统白血病、化疗药物的副作用、尿酸性肾病、慢性白血病急性变。

2.主要护理诊断

(1)有感染的危险。与正常粒细胞减少、化疗使机体免疫力低下有关。

(2)疼痛。与脾大、脾梗死有关。

(3)活动无耐力。与大量、长期的持续化疗、白血病引起代谢增高及贫血有关。

(三)护理目标

患者能正确对待疾病,悲观情绪减轻或消除;能积极配合治疗护理,采取有效措施减少或避免严重并发症的发生;能说出化疗可能出现的不良反应,并能积极应对;能识别引起感染的危险因素,并能有效预防感染;能认识到合理营养、休息与活动的重要性,体力逐渐恢复,生活自理。

(四)治疗与护理

1.治疗原则

(1)急性白血病。

1)对症治疗:①防治感染:严重感染是白血病患者主要死亡原因。感染应作咽拭子、血培养和药敏试验,同时应用广谱抗生素,待阳性培养结果出来后再更换细菌敏感的抗生素。有条件可多次输注浓缩细胞。②控制出血:出血严重,血小板计数<$20×10^9/L$应输浓缩血小板悬液或新鲜血。轻度出血可使用各种止血药。③纠正贫血:严重贫血可输浓缩红细胞或全血。④预防尿酸肾病:由于大量白血病细胞被破坏,可产生尿酸肾结石,引起肾小管阻

塞,严重者可致肾衰,患者出现少尿无尿。故要求患者多饮水,给予别嘌醇以抑制尿酸合成。

2)化学治疗:治疗急性白血病常用化疗药物见表 6-4-2,完全缓解标准是急性白血病的症状和体征消失,血象和骨髓象基本恢复正常。体内的白血病细胞数由治疗前的 $10^{10} \sim 10^{13}/L$ 减少到 $10^8 \sim 10^9/L$ 以下。目前多采用联合化疗,常用联合化疗方案见表 6-4-3。巩固强化治疗:巩固强化的目的是继续杀灭体内残存的白血病细胞,防止复发,延长缓解期。巩固治疗方法可采用原诱导方案或轮换使用多种药物,急淋白血病共计治疗 3～4 年。急非淋白血病共计治疗 1～2 年。

表 6-4-2　治疗急性白血病常用化疗药物

药物	类别和药理作用	疗效		主要不良反应
		急淋	急非淋	
长春新碱(VCR)	生物碱,抑制有丝分裂	＋	±	神经炎、腹痛、脱发
三尖杉酯碱	生物碱,抑制 DNA、RNA 合成	＋	＋	骨髓抑制、心脏毒害、消化道反应
足叶乙甙(VP-16)	生物碱,干扰 DNA、RNA 合成	－	＋	骨髓抑制、消化道反应、肝肾功能损害
甲氨蝶呤(MTX)	抗叶酸代谢,干扰 DNA 合成	＋	±	口腔黏膜溃疡、骨髓抑制
6-巯基嘌呤(6-MP)	抗嘌呤代谢,阻碍 DNA 合成	＋	＋	骨髓抑制、胃肠反应、肝脏损害
6-硫鸟嘌呤(6-TG)	同上	＋	＋	同上
阿糖胞苷(Ara-c)	抗嘧啶代谢,阻碍 DNA 合成	＋	＋	恶心,骨髓抑制
环胞苷(CY)	同上	＋	＋	骨髓抑制,唾液腺肿大
环磷酰胺(CTX)	烷化剂、破坏 DNA	±	＋	骨髓抑制、脱发、恶心、出血性膀胱炎
柔红霉素(DNR)	抗生素,抑制 DNA、RNA 合成	＋	＋	骨髓抑制、心肌损害
阿霉素(ADM)	同上	＋	＋	同上
门冬酰胺酶(L-ASP)	酶类,影响瘤细胞蛋白质合成	＋	－	肝脏损害,变态反应
泼尼松(P)	糖皮质激素,破坏淋巴细胞	＋	－	库欣综合征、易感染、高血压、糖尿病、溃疡病
羟基脲(HU)	抗嘧啶嘌呤代谢	－	＋	消化道反应、骨髓抑制
维甲酸(全反式)(ATRA)	肿瘤细胞诱导分化剂	－	＋	皮肤黏膜干燥、消化道反应,头晕,关节痛

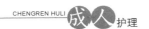

表 6-4-3　急性白血病常用联合化疗方案

治疗方案	药物剂量(mg)	用法	说明
急淋			
VP	VCR12	第1d,每周1次,静脉注射	
	P4060	每日分次口服	
VDP	VCR12	第1d,每周1次,静脉注射	
	DNR3040	第13d,静脉注射	完全缓解率74%
	P4060	每日分次口服	
VAP	VCR12	第1d,每周1次,静脉注射	
	L-ASP	每日1次,共10d,静脉滴注	
	500010000(U)		完全缓解率72%
	P4060	每日分次口服	
VMP	VCR12	第1d,每周1次,静脉注射	
	6-MP150	每日分次口服	
	P4060	每日分次口服	
急非淋			
DA	DNR3040	第13d,静脉注射	
	Ara-c150	第17d,每日1次,静脉滴注	每一疗程为7d,间歇12周
HOAP	H46	第17d,每日1次,静脉滴注	
	VCR2	第1d,静脉注射	
	Ara-c150	第17d,静脉滴注	完全缓解率60%
	P3040	每日分次口服	

　　3)骨髓移植:原理是先用全身放疗和强效的免疫抑制剂尽量将患者体内白血病细胞全部杀灭,同时充分抑制患者免疫功能,然后植入正常人的骨髓,以使患者恢复正常造血功能。进行移植的时间,目前主张急性白血病第1次完全缓解时进行,患者年龄控制在50岁以下。

　　(2)慢性白血病。慢性白血病一旦急性变,治疗将很难奏效,因此着重于慢性期的治疗。常用的化疗药物有白消安、羟基脲、二溴甘露醇、氮芥类药物,其中首选羟基脲。白消安曾为治疗慢粒最常用的药物,但用药过量往往造成严重的骨髓抑制,且恢复较缓慢。始用剂量为每日4~8mg,口服。缓解率在95%以上。待白细胞数稳定后改用小剂量维持,每1~3d给药2mg,连续服用2~3个月。羟基脲较白消安作用迅速,持续时间短,常用剂量每日3g,分2次口服。白细胞下降到20×10^9/L,剂量减半,降至10×10^9/L改用0.5~1g/d维持治疗。慢粒急性变时按急粒化疗方案治疗。慢淋良性期不必急于治疗,进展期最常用的药物是苯丁酸氮芥(CLB)和氟达拉滨,后者较前者效果更好。CLB连续用药剂量为4~8mg/(m^2·d),口服。氟达拉滨使用剂量一般为25~30mg/(m^2·d),静脉滴注。环磷酰胺口服与苯丁酸氮芥疗效相似。

　　(3)妊娠合并白血病。妊娠早期合并白血病,应在充分准备(如输血、抗感染)下,人工流产,有利母体治疗。因妊娠早期化疗易引起流产或胎儿畸形,化疗引起的粒细胞与血小板减少,易导致感染或出血。个别中晚期妊娠合并白血病,早幼粒细胞白血病则首选维A酸进行诱导分化疗法。其他类型白血病,一般采用化疗和积极支持疗法,但不宜用泼尼松联合化疗。慢粒多选羟基脲或白消安治疗,效果一般较为满意,可足月分娩,胎儿存活率高。妊娠期白血病一般不会由母体传递给胎儿,认为与胎盘的屏障作用有关,有的新生儿出现暂时性全血细胞减少或粒细胞减少;若胎盘绒毛有大量白血病细胞浸润,则新生儿有患白血病的可能。

2. 护理措施

(1)急性白血病。

1)一般护理:①休息与活动:白血病患者因白细胞过度增殖,基础代谢率升高,同时也因贫血而有缺氧的症状,因此应根据患者体力,适当限制活动量,注意劳逸结合。保持病室安静,以保证充分的休息与睡眠,每日保证患者睡眠在 7h 或以上。②饮食:给予患者高蛋白、高维生素、高热量清淡易消化饮食,以补充体内营养所需,可帮助化疗顺利进行。宜多食水果、蔬菜。化疗期间要保证充足的营养,禁食辛辣刺激的食物。

2)病情观察:密切观察患者体温、脉搏、呼吸、血压等生命体征变化。注意监测患者外周血白细胞、血红蛋白、血小板计数以及骨髓象情况,观察患者有无感染、贫血和出血的症状和体征。

3)用药护理:应用化疗药物需注意以下几点:①现用现配。化疗药物一般需新鲜配制后,在半小时内用完,以免影响疗效。②保护血管。由于化疗药物刺激性强,疗程长,所以注射时应由远端至近端有次序地选择和保留静脉,每次更换注射部位。静脉穿刺应一针见血,穿刺时不扎止血带,不拍打静脉,不挤压皮肤,以避免皮下出血。静脉注射前先用生理盐水冲洗,确定针头在静脉内方能注入药物,药物输注完毕再用生理盐水冲洗后方能拔针头。注毕轻压血管数分钟止血,以防药液外渗或发生血肿。③防止药物外渗,减轻局部刺激。不宜选择最细静脉穿刺,静脉滴注速度宜缓慢。如有外渗,应立即停止滴注,并回抽 3~6mL 血液,以吸除部分药液,然后拔出针头更换注射部位。外渗局部冷敷后再用 25% 硫酸镁湿敷,亦可用 0.5% 普鲁卡因局部封闭。抬高受累肢体,促进局部外渗药液的吸收。④观察化疗药物的毒性反应,采取相应防护措施。化疗药物常见毒性反应有消化道反应、骨髓抑制、肝肾功能损害、脱发、局部刺激等。为减轻其毒性反应,宜在餐后睡前给药,控制静脉滴速,鼓励患者多饮水,避免一切不良刺激。要定期检查血象、骨髓象、肝功能和尿常规,以便早期发现,及时处理。鞘内注射化疗药物后应去枕平卧 4~6h,以免头痛。

4)保护性隔离:化疗药物的作用不仅是杀伤白血病细胞,正常细胞同样要受到杀伤,因此患者在诱导缓解期很容易发生感染。当成熟粒细胞绝对值≤0.5×10⁹/L 时,发生感染的可能性更大,此时最好行保护性隔离。若无层流室则置患者于单人病房,保证室内空气新鲜,定时空气和地面消毒,谢绝探视以避免交叉感染。

5)对症护理:帮助骨骼、关节疼痛患者取舒适卧位,放松肢体,疼痛关节用枕头支托,局部按摩,胸骨疼痛剧烈时,按医嘱及早给镇静剂,尽量消除患者不安与痛苦。

6)心理护理:了解患者的性格、家庭环境、住院体会、对疾病的了解程度和所获得的心理疏导等,然后再给予适当的安慰与协助。如让家属及患者学会白血病的自我护理,家属对患者给予支持理解、关心、照顾,使患者克服消极情绪,增强战胜疾病的信心。

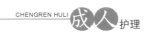

（2）慢性白血病。

1）生活护理：饮食上要调剂口味、增进食欲、加强营养，如多食瘦肉、蛋、新鲜蔬菜、水果等。治疗期间避免劳累。为防止尿酸肾病的发生，鼓励患者多饮水，每日饮水量 3000mL 以上，以利于尿酸和化疗药物降解产物的稀释和排泄，减少对泌尿系统的化学刺激。注射药液后，最好每半小时排尿 1 次，持续 5h，就寝时排尿 1 次。

2）病情观察：起病后 1～4 年间 70％慢粒患者可进入加速期至急变期，注意观察有无不明原因的发热、出血、骨痛及淋巴结迅速增大。对于慢粒患者每日测量脾的大小、质地并做好记录。注意脾区有无压痛，观察有无脾栓塞或脾破裂的表现，并及时告知医生。

3）用药护理：化疗药的主要不良反应是骨髓抑制、胃肠道反应、口腔溃疡。在治疗过程中，注意严密观察药物的不良反应，一旦出现及时处理。化疗期间定期检查白细胞计数、血尿酸和尿尿酸含量以及尿沉渣检查等。记录 24h 出入量，注意观察有无血尿或腰痛发生。

4）对症护理：对于脾胀痛者，置患者于安静、舒适的环境中，减少活动，尽量卧床休息，并取左侧卧位，以减轻不适感。鼓励患者少量多次进食、进水以减轻腹胀。尽量避免弯腰和碰撞腹部，以避免脾破裂。定期洗澡，注意口腔卫生，少去公共场所，避免感染。

5）心理护理：向患者及家属说明在缓解期可以工作、学习，稳定情绪，解除焦虑，教会患者自我调整、自我解脱、保持乐观。积极配合医护人员进行治疗，增强战胜疾病的信心。

3.健康指导

（1）急性白血病。

1）向患者及家属讲解疾病的有关知识，使之学会自我护理的技巧，养成良好的生活习惯。

2）急性白血病经过化疗进入维持缓解期时，为延长缓解期，还需要继续治疗，以达到强化巩固疗效的目的。应让患者按计划、按时化疗，以防复发。化疗间歇期保证足够的睡眠与休息，选择合理饮食，学会预防感染、贫血、出血的自我护理。

（2）慢性白血病。

1）向患者及家属讲解疾病的知识，病情的演变过程等，为了争取延长缓解期，患者必须主动配合治疗，保持情绪稳定，保证充足的休息和睡眠。

2）向患者及其家属讲解饮食调理对疾病恢复的重要性，由于患者体内白血病细胞数量多，基础代谢增加，每天所需热量增加。因此，应给患者提供高热量、高蛋白、高维生素饮食。

3）告知患者定期门诊复查，出现贫血加重、发热、脾大时及时到医院检查。

（五）护理评价

患者能否正确对待疾病，悲观情绪是否减轻或消除；能否积极配合治疗护理，严重并发症是否得到有效减少或避免；能否列举化疗的不良反应，能否积极应对；能否识别感染的危险因素，感染是否得到有效预防或控制；能否合理营养、休息与活动，体力是否逐渐恢复？

【知识拓展】

化疗药物外渗危害

化疗药物根据外渗对皮下组织损伤的程度可分为三类：

（1）发疱性化疗药物。一旦渗出血管，短时间内可发生红、肿、热、痛，甚至皮肤及组织坏死,也可导致永久性溃烂。此类药物有多柔比星、表柔比星、柔红霉素、放射菌素 D、丝裂霉素、长春新碱、长春碱、长春地辛、氮芥、美登素、安吖啶、诺维苯等。

(2)刺激性化疗药物。可引起轻度组织炎症和疼痛,一般不会导致皮下组织坏死。此类药物有达卡巴嗪和足叶乙甙等。

(3)非刺激性化疗药物。对皮肤及组织无明显的刺激。此类药物有甲氨蝶呤、5-氟尿嘧啶、顺铂等。

(刘腊梅　王晋荣)

项目7　内分泌代谢系统及风湿性疾病患者的护理

任务7-1　内分泌代谢系统常见症状与体征的护理

📖 **学习目标**

- **知识目标**
  1. 熟悉内分泌代谢系统常见症状与体征的表现；
  2. 掌握内分泌代谢系统疾病患者的一般护理措施、健康指导内容。
- **能力目标**
  1. 能评估内分泌代谢系统疾病患者的病情，完成护理评估记录；
  2. 能对内分泌代谢系统疾病患者提出正确的护理措施；
  3. 能对内分泌代谢系统疾病患者进行健康指导。

［任务7-1-1］　身体外形的改变

身体外形的改变是指包括面容、体形和身高、体态、毛发、皮肤、黏膜颜色等的异常变化。

【护理工作过程】

（一）护理评估

1.健康史　询问引起身体外形改变的原因及发生的时间，有无伴随症状，治疗及用药情况。

2.身体状况　评估体型、面容、毛发、皮肤变化的特征，如有无肥胖、消瘦、有无满月脸及痤疮，有无皮肤菲薄或紫纹，有无皮肤黏膜色素沉着、有无多毛或毛发稀疏干枯等。有无突眼，有无甲状腺肿大，其大小、质地、表面情况、有无血管震颤和杂音。患者的全身情况，如生命体征，营养状况。

3.辅助检查　检查甲状腺功能、垂体功能、甲状旁腺功能、肾上腺皮质功能有无异常，胰岛素水平是否变化；X线检查、CT和MRI对某些内分泌疾病有定位价值；B超检查可用于甲状腺、肾上腺、胰腺、性腺和甲状旁腺肿瘤的定位。

4.心理、社会状况　身体外形改变对患者精神心理状态造成的影响，有无焦虑、抑郁及自我形象紊乱等。内分泌系统疾病病因,可以是先天患病,但多数是后天性,患病后由于自我形象的改变,机体生理功能的紊乱,多数患者有自卑、恐惧、烦躁等不良情绪,这种不良情绪可使患者免疫功能下降,内分泌功能更加紊乱。

(二)护理诊断

自我形象紊乱　与疾病引起身体外形改变等因素有关。

(三)护理目标

患者的身体外形逐渐恢复正常;外观不能恢复时能接受身体外形的改变。

(四)治疗与护理

1.生活护理　疾病的急性期应卧床休息,稳定期应适当活动。根据疾病的性质给予合理饮食。

2.病情观察　观察患者形象的改变,例如肥胖、消瘦、满月脸、水牛背、躯体和面部毛发增多等。

3.对症护理　指导患者改善自身形象的方法。甲亢突眼的患者如外出可戴有色眼镜以保护眼睛免受刺激,肥胖患者可穿着合体的衣着、恰当的修饰以增加心理舒适和美感。

4.心理护理　鼓励患者表达自己的感受,了解患者对患病的想法。护士与患者交谈时应语言温和、态度亲切,耐心倾听患者诉说自己的感受,做好患者的心理护理,并鼓励家属给予心理支持,帮助其减轻焦虑。注意患者有无心理异常情况的发生,给予精神支持,帮助患者接受身体外观的改变,教育家属和周围人群切勿歧视患者,避免伤害患者自尊。注意患者的行为举止,预防自杀行为的发生。

(五)护理评价

患者身体外观是否得到改善;能否接受身体外形改变的事实,积极配合治疗?

[任务 7-1-2]　性功能异常

性功能异常是指个体处于或有危险处于性健康改变的状态。内分泌代谢疾病患者的性功能异常包括生殖器官发育迟缓或发育过早、性欲减退或丧失;女性月经紊乱、溢乳、闭经或不孕;男性勃起功能障碍或乳房发育。

【护理工作过程】

(一)护理评估

1.健康史　评估患者的发病过程,主要症状,有无性欲改变,了解月经及生育史,有无不育、早产、流产、死胎、巨大儿等。性功能异常对患者心理的影响,有无焦虑、抑郁等。

2.身体评估　毛发有无脱落、稀疏或增多,皮肤有无干燥、水肿;女性有无闭经溢乳,男性有无乳房发育;外生殖器的发育是否正常,有无畸形。

3.辅助检查　测定性激素水平。

4.心理、社会状况　评估性功能异常及性器官改变对患者心理的影响,有无焦虑、抑郁、自卑等,评估夫妻关系,以及配偶的心理感受等,有无关系紧张、家庭不和等。

(二)护理诊断

性功能障碍　与性腺激素分泌不足有关。

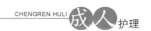

（三）护理目标

患者对性问题能正确认识；性功能逐渐恢复，能采取适当的方式进行性生活，达到性满足。

（四）治疗与护理

1. 生活护理　提供一个隐蔽舒适的休息环境，劳逸结合。鼓励患者描述目前的性功能、性生活与形态。接受患者讨论性问题时所呈现的焦虑，对患者表示尊重。根据病情指导饮食。

2. 用药护理　给患者解释所用药物、疾病或疾病过程、健康状况改变、手术或治疗对性功能的影响。

3. 对症护理　女性患者若有性交疼痛，可建议使用润滑剂，润滑剂以水性为佳，如不能提供足够的滑润作用，可改用油剂。

4. 心理护理　给予患者精神心理支持，关心和体谅患者，注意患者情绪变化。协助家属给予支持，鼓励患者与配偶交流彼此的感受，一起参加性健康教育及阅读有关性教育的材料。

5. 提供可能的信息咨询　如专业医师、心理健康顾问、性咨询门诊等。

（五）护理评价

患者能否正确对待性问题；性功能是否逐渐恢复，达到其期望的性满足。

（王晋荣　刘腊梅）

任务 7-2　乳房疾病患者的护理

学习目标

- **知识目标**

  1. 了解急性乳腺炎的定义；

  2. 掌握急性乳腺炎的病因；

  3. 熟悉急性乳腺炎的临床表现、处理原则；

  4. 掌握急性乳腺炎的护理；

  5. 熟悉乳腺癌发生的高危因素；

  6. 了解乳腺癌的病理分类；

  7. 掌握乳腺癌患者的临床特点、护理措施；

  8. 熟悉乳房自我检查的意义。

- **能力目标**

  1. 能对孕产妇进行健康教育，预防急性乳腺炎的发生；

  2. 能对乳腺癌患者做好手术前护理；

  3. 能对乳腺癌患者术后伤口采取正确的护理措施，防止皮瓣坏死的发生；

  4. 能采取恰当的护理方法，减轻手术后患肢的水肿；

  5. 能指导乳腺癌患者的功能锻炼，乳房自我检查的方法，正确地避孕，以减少复发的可能。

［任务 7-2-1］ 急性乳腺炎患者的护理

【知识背景】

急性乳腺炎是指乳腺的急性化脓性感染,是产褥期的常见病,是引起产后发热的常见原因之一,最常见于哺乳的妇女,尤其是初产妇,往往发生在产后 3～4 周。

急性乳腺炎的病因包括:

1.乳汁的淤积 乳汁的淤积有利于入侵的细菌的繁殖。主要原因有:乳头过小或内陷,妨碍哺乳,孕妇产前未能及时纠正乳头内陷。乳汁过多,排空不完全,产妇未能将乳房内的乳汁及时排空。乳管不通,乳管本身炎症,肿瘤及外在的压迫,胸罩脱落的纤维也可以堵塞乳管。

2.细菌的侵入 其致病菌以金黄色葡萄球菌,少数为链球菌。乳头内陷时婴儿吸吮困难,易造成乳头周围的破损,是细菌沿淋巴管入侵造成感染的主要途径。另外婴儿经常含乳头而睡,也可以使婴儿口腔的细菌直接侵入或蔓延到乳管,继而扩散至乳腺间质引起化脓性感染。

【工作任务—案例导入】

患者,女,28岁,已婚,教师。产后 20 天,因寒战、发热、右乳肿痛 1 天来院就诊。护理体检:T 39℃,P 104 次/min,BP 15/10kPa。患者神志清楚,焦虑不安,营养良好,右乳肿胀,肿块较硬,未及波动感。

医学诊断:右侧急性乳腺炎

任务导向:

1.引起急性乳腺炎的原因有哪些?

2.如何避免急性乳腺炎的发生?

【护理工作过程】

(一)护理评估

1.健康史 了解乳腺炎的致病因素,患者进行婴儿喂养姿势是否正确,询问哺乳期患者乳汁分泌情况、婴儿吸吮乳汁的情况等。查看患者乳头是否发育不良。了解患者掌握哺乳期卫生和预防乳腺炎的知识程度。

2.身体状况 初起时患乳肿胀、疼痛,表面红肿,发热,出现有压痛性肿块。炎症继续发展,则症状加重,严重的乳腺炎症状可伴有高烧、寒战、脉速等全身表现。患乳肿大,出现搏动性疼痛。局部皮肤红、肿、热、痛症状明显加重。炎症在数天内软化,形成乳房脓肿,浅部脓肿有波动感。深部脓肿的皮肤发红及波动感不明显,穿刺可以抽到脓液,脓肿可位于乳晕区、乳房内、乳房后(图 7-2-1)。严重乳腺炎患者可伴有高烧,患侧腋下淋巴结肿大,压痛。患有乳腺炎后,若治疗不当危害性就更大,脓肿就有可能穿破胸大肌筋膜前疏松结缔组织,形成乳房后脓肿;或乳汁自创口处溢出而形成乳漏;甚者可发生脓毒败血症。

3.辅助检查

(1)血常规检查。血白细胞计数和中性粒细胞比例均升高。

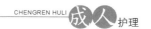

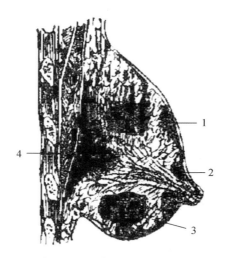

图 7-2-1　乳房脓肿的不同部位
1.表浅脓肿　2.乳晕下脓肿　3.深部脓肿　4.乳房后脓肿

（2）超声波检查。可显示炎性肿块和脓腔的大小、部位。

（3）脓肿穿刺。深部脓肿可穿刺确诊。穿刺选择在压痛明显、硬块中间质地较软、距体表最近处穿刺，吸出脓汁即可确诊。

4.心理、社会状况　患者由于乳房疼痛出现食欲减退、心情烦躁。变换体位碰触乳房时，加重疼痛而长时间不能入睡。有的患者担心喂养婴儿而发生乳房的功能、形态改变等，常产生焦虑情绪。

（二）护理诊断

1.首要护理诊断

（1）体温过高。与局部感染、毒素吸收有关。

（2）疼痛。与乳汁淤积，炎性肿胀有关。

2.主要护理诊断

（1）焦虑。与担心婴儿喂养和乳腺外形改变有关。

（2）知识缺乏。缺乏预防急性乳腺炎和哺乳期乳房保健知识。

（三）护理目标

患者疼痛症状减轻或消失，体温恢复正常，情绪稳定，焦虑消失，能够复述哺乳期卫生和预防乳腺炎的知识，并采取相应行动。

（四）治疗与护理

1.治疗原则

（1）急性乳腺炎在未形成脓肿以前的治疗。

1）患侧的乳房暂停哺乳，以免影响婴儿的健康；同时采取措施促使乳汁通畅排出（如用吸乳器吸出乳汁的方法等），去除乳汁淤滞的原因。

2）局部理疗、热敷，有利于炎症的早期消散；水肿严重者可以用 25％的硫酸镁外敷。

3）局部封闭：可以使炎症早期消散。

4）全身抗感染：原则上早期、足量。应用抗生素（头孢菌素、氧氟沙星和甲硝唑等），或根据脓液培养、细菌药物敏感试验结果调整抗生素。

5）中药治疗：以疏肝清热，化滞通乳为主。金黄散或鱼石脂软膏局部外敷。

（2）急性乳腺炎脓肿形成期。

1）脓肿形成后应及时切开引流，较深部位的脓肿应先行穿刺。浅而较小的脓肿可用局部麻醉，深部较大或多房性脓肿，则以全身麻醉为宜。

2）切口一般应循乳管方向呈放射状，至乳晕处止。乳晕下表浅脓肿可沿乳晕做环形切口，如脓肿位于乳房后，则在乳房下方皮肤皱襞 1～2cm 处做弧形切口。

3）多房性脓肿须分开脓肿间隔，使引流通畅，必要时做多处切口。放置的引流物须准确记录其数目、部位，以便日后按数取出，防止遗漏。

4）为保证引流通畅，引流条应放在脓肿最低部位，必要时另加切口作对口引流。

5）切口经久不愈感染严重或并发乳瘘者，应予退乳治疗。常用方法：①口服己烯雌酚；②中药麦芽煎服；③肌肉注射苯甲酸雌二醇至收乳为止。

2. 护理措施

（1）一般护理。

产后哺乳期患者机体抵抗力下降，体质较虚弱，应当注意休息，注意个人卫生。发热时机体代谢率增加，给予物理降温，必要时应用解热镇痛药物。应给予易消化、高热量、高蛋白、高纤维素、低脂肪饮食，并注意水分的补充，必要时静脉输液。

1）炎症早期用热毛巾或热水袋敷于患处，以利早期炎症的消散。温度应适宜，避免出现烫伤。遵医嘱应用抗生素控制局部炎症，预防全身感染及减轻全身中毒症状。

2）积极处理积乳，改善乳汁淤积：轻度时一般不停止哺乳，健侧坚持乳房哺乳，应尽量让婴儿吸吮，促进乳汁排出通畅。因停止哺乳不仅影响婴儿的喂养，且提供了乳汁淤积的机会。患侧乳房暂停哺乳，采取抽吸的方法促进乳汁排出，如感染严重或脓肿引流后并发乳瘘，应遵医嘱口服己烯雌酚等药物，抑制乳汁分泌。

3）乳房疼痛护理：为减少对患侧乳房碰触加重疼痛，注意提供患者舒适的体位，协助患者翻身及日常生活护理。对于乳腺炎肿胀出现的疼痛，轻度时，哺乳前，湿热敷乳房 3～5min，并按摩乳房、轻拍和抖动乳房，哺乳时先吸患侧。因饥饿使婴儿吸吮能力强，有利于吸通乳腺管。充分吸空乳汁，增加喂哺次数，每次至少 20min，重者应停止患侧乳房哺乳，定时用吸乳器抽吸，排尽乳房内积乳，还可用中药大黄粉与陈醋或浓茶和成稀糊状，外敷于硬结处，每天 2 次可消除炎症。用宽松的乳罩将两侧乳房托起，减轻疼痛，有利于血液循环，促进炎症的控制。

（2）心理护理。

加强对患者的心理支持。讲解正确的婴儿喂养姿势及预防乳腺炎的知识。尽量满足患者生活上的需要，向患者及家属讲解炎症消退后，对乳房的外观形态和功能均无明显影响。如果再次怀孕，一定要做好产前预防工作，避免乳腺炎的再次发生，并能够保证母乳喂养。

（3）脓肿切开引流的护理。

脓肿切开后常需留置引流条，要保持引流通畅，注意观察脓液量、色泽以及气味的变化；纱布有渗出时，要及时更换。

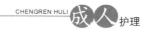

（4）注意病情观察：定时测量体温、脉搏、呼吸，观察有无乳瘘的发生，了解血象的变化，注意用药反应，高热患者可给予物理降温。

3.健康指导

（1）防止乳头破裂。乳头破裂既容易导致乳汁淤积，又有可能因伤口而发生细菌感染。

1）怀孕 6 个月以后，每天用毛巾蘸水擦洗乳头。

2）不要让小儿养成含乳头睡眠的习惯。

3）哺乳后，用水洗净乳头，用细软的布衬在乳头衣服之间，避免擦伤。

（2）积极治疗乳头破裂，防止出现并发症。

1）轻度乳头破裂仍可哺乳，但在哺乳后局部涂敷 10％复方苯甲酸酊，或 10％鱼肝油铋剂，下次哺乳前清洗干净。

2）重度乳头破裂，哺乳时疼痛剧烈，可用乳头罩间接哺乳；或用吸奶器吸出后，用奶瓶哺食小儿。

3）对乳头上的痂皮，不要强行撕去可用植物油涂，待其变软，慢慢撕掉。

（3）防止乳汁淤积。

1）产后应尽早哺乳。

2）哺乳前热敷乳房以促进乳汁通畅。如果产妇感到乳房胀痛更要及时热敷，热敷后用手按捏乳房，提拔乳头。

3）婴儿吸吮能力不足或婴儿食量小而乳汁分泌多者，要用吸奶器吸尽乳汁。

4）注意清洗乳头，清除乳腺管口积垢。

（4）保持乳房清洁，防止细菌感染。产前清洗乳房，去除乳头部粘垢；哺乳前要清洗乳头，尤其是乳头已有破裂者；避免对乳房的挤压，穿衣服要宽松。

（5）宜常做自我按摩。产妇要养成自我按摩乳房的习惯。方法：一手用热毛巾托住乳房，另一手放在乳房的上侧，以顺时针方向按摩。如果乳房感到胀痛，或者乳房上有肿块时，手法可以重一些。在自我按摩的同时，可稍用力挤压乳房，把乳汁从乳头挤出，反复几次后，乳腺管就通畅了。一般每天按摩 1 次，每次 15～20min。

（6）少吃有刺激性的食物，如葱、姜、蒜等。中医认为，急性乳腺炎是由于内有蕴热、热毒壅结而成。因此在饮食上要少吃热性食物，以免助火生疮。

（7）食物中药预防。可以常吃些海带，海带有软坚散结作用，凉拌吃或炖鸡肉吃，可预防急性乳腺炎；有急性乳腺炎先期症状者，可用蒲公英 30g，陈皮 6g，水煎服，每日 1 剂。

（五）护理评价

患者疼痛是否减轻或消失，体温是否正常，情绪是否稳定，能否复述哺乳期卫生和预防乳腺炎的知识并采取相应行动？

【知识拓展】

防治乳腺炎的自我按摩法

推抚法：患者取坐位或侧卧位，充分暴露胸部。先在患侧乳房上撒些滑石粉或涂上少许液状石蜡，然后双手全掌由乳房四周沿乳腺管轻轻向乳头方向推抚 50～100 次。

揉压法：以手掌上的小鱼际或大鱼际着力于患部，在红肿胀痛处施以轻揉手法，有硬块的地方反复揉压数次,直至肿块柔软为止。

揉、捏、拿法:以右手五指着力,抓起患侧乳房部,施以揉捏手法,一抓一松,反复施术10~15次。左手轻轻将乳头揪动数次,以扩张乳头部的输乳管。

振荡法:以右手小鱼际部着力,从乳房肿结处,沿乳根向乳头方向作高速振荡推赶,反复3~5遍。局部出现有微热感时,效果更佳。

[任务 7-2-2]　乳腺癌患者的护理

【知识背景】

乳腺癌(mammary cancer)是来自乳腺终末导管小叶单元上皮的恶性肿瘤,在我国发病率占全身恶性肿瘤的7%~10%。常与遗传有关,以及40~60岁、绝经期前后的妇女发病率较高。仅约1%~2%的乳腺癌患者是男性。妊娠哺乳期乳腺癌在临床上比较少见,约占全部乳腺癌病例的5%。近年来,乳癌发病率呈逐年上升趋势,已成为严重影响妇女身心健康甚至危及生命的最常见的恶性肿瘤之一。

(一)病因及分类

乳腺癌的病因还没有完全明确,绝经前和绝经后雌激素是刺激发生乳腺癌的主要因素;此外,遗传因素、饮食因素、外界理化因素,以及某些乳房良性疾病与乳腺癌的发生有一定关系。

乳腺癌发生的易感因素:①乳腺癌的家属史(家族的妇女有第一级直亲家族的乳腺癌史者其乳腺癌的危险性是正常人群的2~3倍);②内分泌因素,月经初潮早于13岁(初潮年龄早于13岁者发病的危险性为年龄大于17岁者的2.2倍),绝经迟于55岁,未婚、未育、未授乳及第一胎足月产晚于35岁的妇女;③部分乳房的良性疾病;④高脂肪饮食;⑤环境因素及生活方式。

(二)病理生理

1.病理分型　乳腺癌的分型方法较多,目前国内多采用以下病理分型。

(1)非浸润性癌,即原位癌。包括导管内癌、小叶原位癌。癌细胞未突破基底膜,属于早期,预后较好。

(2)早期浸润性癌。包括早期浸润性导管癌、早期浸润性小叶癌。癌细胞已突破基底膜,向间质浸润,仍属于早期。

(3)浸润性特殊癌。包括乳头状癌、髓样癌(伴大量淋巴细胞浸润)、小管癌(高分化腺癌)、腺样囊性癌、黏液腺癌、大汗腺样癌、鳞状细胞癌、乳头湿疹样癌(起源于乳头内大乳管)等。此型癌细胞一般分化程度高,预后尚好。

(4)浸润性非特殊癌。包括浸润性小叶癌、浸润性导管癌、硬癌、髓样癌(无大量淋巴细胞浸润)、腺癌等。此型癌占乳癌的70%~80%,分化低、预后差。

(5)其他罕见癌。包括分泌型(幼年型)癌、富脂质型(分泌脂质)癌、纤维腺瘤癌变、乳头状瘤癌变等。

2.转移途径

(1)直接浸润。癌细胞直接浸润皮肤、胸肌、胸筋膜等周围组织。

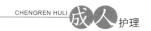

（2）淋巴转移。可沿乳房淋巴液的四条输出途径扩散。

1）癌细胞经胸大肌外侧缘淋巴管侵入同侧腋窝淋巴结,进一步侵入锁骨下淋巴结及锁骨上淋巴结。60%～70%患者经乳房外侧腋窝途径转移,原发灶大多数在乳头、乳晕及乳房外侧部分。

2）内乳途径:癌细胞向内侧侵入胸骨旁淋巴结,继而达到锁骨上淋巴结。30%患者经乳房内乳途径转移,原发灶大多数在乳房内侧部分,预后较差。

3）两侧乳房间皮下交通淋巴管,故一侧乳癌可向对侧乳房转移。

4）乳房深部淋巴网可与腹直肌鞘和肝镰状韧带的淋巴管相通,故癌细胞也可转移至肝脏。

（3）血运转移。癌细胞可直接侵入血循环而发生远处转移。一般易侵犯肺、骨骼和肝脏。血运转移除见于晚期乳腺癌患者外,也可见于早期乳腺癌患者。

【工作任务一案例导入】

患者,女,45 岁,已婚,教师。1 月前洗澡时无意中发现右乳外上象限有一蚕豆大小肿块,无痛,为进一步诊治收治入院。

护理体检:T 37℃,P 84 次/min,R 20 次/min,BP 15/10kPa。患者神志清楚,焦虑不安,营养良好,微胖体型,右乳外上象限可见一局限性皮肤凹陷,该处扪及一约 2cm×2cm 大小肿块,无触痛、质硬,表面不光滑,边界不清、活动度欠佳;左乳无特殊;双侧腋窝及锁骨上淋巴结未触及。

辅助检查:

X 线胸片:两肺未见明显的活动性病灶;B 超显示:右乳外上象限见 20mm×18mm 低回声光团,形态不规则,提示右乳实质性占位,考虑恶性肿瘤。肝脏未见占位性病变。

医学诊断:右乳癌。

治疗:在硬麻下行右乳肿块完整切除,术中病理报告为"右乳腺浸润癌",随即行右乳癌改良根治术。

任务导向:

1.你作为责任护士应如何运用护理程序对孙女士进行整体护理?

2.如何运用专业知识帮助患者顺利康复出院?

【护理工作过程】

(一)护理评估

1.健康史　详细询问患者的婚姻、生育、月经史,乳腺疾患史,评价影响乳腺癌发生、发展的相关因素。

2.身体状况

（1）乳房肿块。最多见于乳房的外上象限（45%～50%）,其次是乳头、乳晕处（15%～20%）和内上象限（12%～15%）。患者常无自觉症状,无意中发现无痛性、单发的小肿块,质硬、表面不光滑、外形不规则,与周围组织分界不清且不易推动。

（2）乳房外形变化。随着肿块体积的增大,侵及周围组织所致。

1）癌肿侵及 Cooper 韧带,使韧带收缩,癌肿表面皮肤凹陷呈酒窝样,称为"酒窝征(Dimple Sign)"。

2)乳头位置改变,邻近乳头或乳晕的癌肿因侵及乳管使之收缩,可将乳头牵向癌肿侧;乳头深部癌块因侵及乳管可使乳头内陷。

3)癌块继续增大,若皮内、皮下淋巴管被癌细胞堵塞,引起淋巴回流障碍,出现局部淋巴水肿,毛囊处呈现点状凹陷,称橘皮样改变(change as orange peel)。

3)乳房发育较差时,若癌块较大,局部明显凸出。

(3)少数患者乳头会溢出血性液体。

(4)晚期表现。

1)全身表现:有消瘦、贫血、乏力、发热等恶病质表现。

2)局部表现:①癌块固定:癌肿侵及胸肌筋膜、胸肌时可固定于胸壁而不易推动;②卫星结节:癌细胞浸润癌块表面大片皮肤,则会出现多个坚硬的结节或条索,呈卫星状围绕原发灶;③皮肤溃疡:癌块侵及皮肤,使之破溃,形成溃疡,其外形凹陷似弹坑或外翻呈菜花状,易出血、分泌物常恶臭。

(5)转移。

1)淋巴转移:常见淋巴转移部位是患侧腋窝淋巴结。最初表现为少数散在、质硬、无痛结节、尚可推动。继之个数增多并融合成团,甚至与皮肤或深部组织粘连。当累及腋窝神经丛时,患侧上肢出现麻木或疼痛;若癌细胞阻塞腋窝主要淋巴管时,可致上臂淋巴回流障碍,手臂出现蜡白色水肿;压迫腋静脉时,可引起上肢青紫、水肿。

2)血行转移:肺、胸膜转移者可出现胸痛、气急;骨转移时出现患部剧痛,易引起病理性骨折;肝转移时可引起肝大、黄疸等症状。

(6)特殊类型的乳癌。

1)炎性乳癌:并不多见,多发生于年轻妇女,尤其是妊娠或哺乳期妇女。临床表现为患侧乳房明显增大,皮肤红、肿、热且硬,犹如急性炎症,但无明显局限性肿块。炎性乳癌转移早而广,病程进展迅速,对侧乳房常被侵及。预后极差,患者常在发病数月内死亡。

2)乳头湿疹样癌:也称 Paget's 病,少见,起源于乳头内的大乳管再移行至乳头。临床表现如同慢性湿疹,乳头、乳晕皮肤发红、糜烂、潮湿,有时覆盖黄褐色的新鲜鳞屑样痂皮,病变皮肤较硬,与周围分界清楚。此类乳癌恶性程度低,淋巴转移较迟,预后较好。

3. 辅助检查

(1)影像学检查。X 线检查有钼靶摄片和干板静电摄片及乳管造影等,对区别乳房内肿块的性质有一定的价值;B 型超声波检查,能发现直径在 1cm 以上的肿瘤。

(2)脱落细胞学检查。取乳头溢液或细针穿刺肿块吸取组织细胞,做细胞学检查。

(3)活组织检查。做好乳癌根治术的准备,将肿块完整切除,立即做冰冻切片检查,如确诊为乳癌,及时施行根治性手术。

4. 心理、社会状况 评估患者及家属心理状态和承受能力。乳腺癌患者除了对癌症的恐惧外,对手术、内分泌治疗、放疗和化疗都会产生恐惧。手术切除乳房对女性来说,意味着失去女性第二性征和哺乳的功能,术后外形的改变,给患者带来精神上的困扰。评估患者及家属对本病及其治疗方法、预后的认知程度。

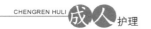

(二)护理诊断

1. 首要护理诊断

(1)焦虑或恐惧。与对癌症的恐惧、担心手术及预后乳房缺失后的忧虑有关。

(2)有组织完整性受损的危险。与患侧上肢淋巴引流不畅、头静脉被结扎、腋静脉栓塞或感染有关。

(3)潜在并发症。术后切口感染、肺部感染、患侧上肢水肿、皮瓣下积血、皮瓣坏死。

(4)自我形象紊乱。与乳房或邻近组织切除、瘢痕形成等引起形体形象改变有关。

2. 主要护理诊断

(1)有感染的危险。与引流管留置有关。

(2)知识缺乏。缺乏有关术后上肢功能锻炼及乳癌预防的相关知识。

(三)护理目标

患者焦虑症状减轻,能主动应对自我形象的变化,能复述功能锻炼和乳腺癌预防的要点及相关知识,且能正确进行锻炼、自我保健,患者的并发症未发生或得到及时处理。

(四)治疗与护理

1. 治疗原则 以手术治疗为主,辅以化学药物、放射、激素、免疫等综合性治疗措施。

(1)手术治疗。为提高乳腺癌治疗效果和患者的生活质量,近年更趋向根据肿瘤分期实施不同的手术类型。

1)根治术:将患病乳房连同距癌肿至少5cm的皮肤、乳腺周围脂肪组织、胸肌和其筋膜以及腋窝、锁骨下所有脂肪组织和淋巴结整块切除。适用于Ⅰ、Ⅱ、ⅢA乳癌。

2)扩大根治术:在乳癌根治术的基础上,同时切除第二、三、四肋软骨和相应的肋间肌,清除胸廓内动、静脉及其周围淋巴结。适用于Ⅱ、Ⅲ乳癌,特别是乳腺内侧癌肿。由于该手术并发症多,而远期生存率并未相应提高,目前已较少用。

3)改良根治术:全乳切除,同时作腋窝淋巴结清除,术中保留胸肌。此种手术已广泛地应用于Ⅰ、Ⅱ期乳癌,也适用于早期湿疹样乳癌。

4)单纯乳房切除术:仅做全乳切除。此法简单,但局部复发率高,适用于高龄患者;病变广泛,做姑息性切除者。

5)保留乳房手术:做肿块扩大切除术或象限切除术,加做腋窝淋巴结清除,术后行放射治疗。适用于早期乳癌,病变在非中央区域。

(2)化学药物治疗(化疗)。化疗是一种必要的全身性辅助治疗,可降低术后复发率,需在手术后近期内开始。一般主张联合用药,国家卫生部《乳房癌诊治规范》推荐的方案有CMF(环磷酰胺、甲氨蝶呤、氟尿嘧啶)、CAF(环磷酰胺、阿霉素、氟尿嘧啶)、ACMF(阿霉素、环磷酰胺、甲氨蝶呤、氟尿嘧啶)等。

(3)放射治疗(放疗)。属局部治疗,术前放疗可用于局部进展期乳癌;术后放疗可减少腋窝淋巴结阳性患者的局部复发率。Ⅳ期或炎性乳癌患者可在化疗的基础上加作放疗。

(4)内分泌治疗。有切除内分泌腺和内分泌药物治疗两种方法。绝经前患者常用去势治疗,即手术切除卵巢或用放射线照射卵巢,以消除体内雌激素的来源;也可用雄激素治疗;或用抗雌激素药物如三苯氧胺等。绝经5年以上的患者,可用雌激素治疗。

(5)怀孕期间患乳腺癌的治疗。

1)对于妊娠期头 3 个月的乳腺癌患者,一般建议停止妊娠。如果患者坚持继续妊娠,则需要进行乳房切除术和腋窝淋巴结清扫术。然后,在妊娠进入中期的 3 个月时,进行辅助化疗。在分娩后,再进行放射治疗和内分泌治疗。

2)如果在妊娠中后期发现了乳腺癌,应根据肿瘤大小决定手术和化疗的顺序。如果患者实施的是保乳手术的话,则分娩后再进行放疗。内分泌治疗和靶向治疗也可以在分娩后进行。

3)在妊娠最后 1 个月内发现的乳腺癌,可以先分娩胎儿后再进行后续的各种治疗。

2. 护理措施

(1)孕期的乳房护理。

1)要戴松紧适宜、不带钢托的乳罩,以免影响乳房淋巴回流。

2)按摩乳房,将按摩油或按摩膏涂在乳房上,轻轻地按摩。

3)防止出现大小乳房,睡觉时要均匀地两边侧睡,也可适当多按摩小侧的乳房。

4)为减少乳房松垂,在怀孕期可每星期做一次胸膜,就是用面膜膏遍涂乳房及胸肌上,令乳房和胸肌增强收缩力。

5)少刺激乳头。在怀孕期间少刺激乳头,以免刺激乳房,引起子宫的收缩,避免流产。

6)一旦乳腺癌诊断确立,应立即停止哺乳。回乳时不可用女性激素或芒硝热敷,以防止癌细胞转移和扩散。可用中药:生麦芽 60g,炒麦芽 60g,沏茶频饮,一般在 1 周内可以达到回乳的效果。

(2)手术前护理。

1)心理护理:乳腺癌患者术前有复杂的心理反应,主要表现为焦虑、沮丧。对癌症的否认,对手术的害怕、对预后的恐惧及对根治术后胸部形态改变的担忧。护士要多了解、关心体贴患者,鼓励患者说出对癌症、手术、乳缺失的心理感受,给予心理支持;请其他病友现身说法,帮助患者渡过心理调适期,让患者相信切除一侧乳房将不影响正常的家庭生活、工作和社交;告知患者今后行乳房重建的可能,使其树立战胜疾病的信心,以良好心态接受手术。对疼痛者,要多给予安慰,提供精神上的支持,配合医生适当使用镇静止痛药物,改善患者不良的情绪,保证其休息与睡眠,使机体处于接受手术的最佳状态。

2)加强营养,鼓励患者进高蛋白、高能量、富含维生素的食物,为术后创面的愈合创造条件。

3)皮肤准备:乳癌根治术范围广,应按手术要求的范围做好手术区皮肤的准备,特别是腋窝处,需植皮者还应做好供皮区的准备。若需植皮者,要做好供皮区的皮肤准备。对已有癌性皮肤溃疡的患者,从术前 3d 开始每日换药 2 次,并用 75％乙醇消毒溃疡周围的皮肤。

4)做好其他常规性术前准备:向患者详细介绍手术治疗的意义,术前、术后的注意事项,鼓励患者做咳嗽、排痰及床上的排便练习,提供多方面的生活护理等。如指导患者进食高营养易消化食物,养成良好的排便习惯,保持大便通畅,便秘时遵医嘱给予缓泻剂。

(3)手术后护理。

1)体位:术毕回病房后应给予平卧位。患者清醒且生命体征平稳后,取半卧位,有利于呼吸和引流观察伤口敷料是否干燥,避免或减轻术侧肢体水肿。

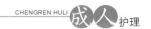

2)病情观察:注意观察血压、脉搏、呼吸的变化,早期局部用负压吸引或胸带包扎、沙袋加压以助皮片附着,避免皮下积血、积液。注意负压引流是否通畅及术侧肢端血运。

若发现由于胸壁加压包扎导致患者呼吸时有压迫感时,应做解释工作;密切观察伤口敷料有无渗血和引流液的量、性质;术后3d更换敷料时,应观察皮瓣和植皮存活情况,发现异常及时与医生联系。

3)饮食护理:术后患者的饮食相当重要,术后6h无恶心、呕吐等麻醉反应者,可正常饮食,除需增加热量外,还应增加蛋白质、维生素和无机盐,以促进组织生长及伤口愈合,以利术后康复。

4)伤口护理。

①妥善固定皮瓣:伤口用多层敷料或棉垫加压包扎,使胸壁与皮瓣紧密贴合,包扎松紧度要适当。若患侧上肢脉搏摸不清、皮肤发绀、皮温降低,提示腋部血管受压,应调整绷带松紧度;若绷带松脱应重新加压包扎,必要时局部用沙袋压迫。

②患肩制动:术后3d内患侧肩部制动,尤其应避免上臂外展;下床活动时应用吊带将患肢托扶,需他人扶持时只能扶健侧,以免腋窝皮瓣的移动而影响愈合。

③保持引流管通畅:乳房切除术后,皮瓣下常规放置引流管,以引流皮瓣下积液和积血,使皮瓣紧贴创面,避免坏死、感染,促进愈合。护理时应注意:a.妥善固定引流管,患者卧床时固定于床旁,起床时固定于上身衣服。b.保证有效的负压吸引,并保持通畅。c.观察引流液量、性质并记录,术后第1d一般有50～100mL血性液体,术后2～3d渗出基本停止,即可拔除引流管,并更换敷料,继续用绷带加压包扎伤口。d.若发现皮瓣下积液,应在无菌操作下穿刺抽吸,然后再加压包扎;若发现皮瓣边缘发黑坏死,应予以剪除,待其自行愈合或待肉芽生长良好后再植皮。

5)患侧上肢护理。

①防止术侧肢体发生水肿和功能障碍:术后肘部应垫一软枕,抬高上肢,促进静脉和淋巴的回流。如用弹性绷带包扎更好。绝对禁止在手术侧手臂量血压、注射或抽血,以免加重循环障碍。

②患侧上肢功能锻炼:一般术后3～5d即可开始活动,先从肘部开始,术后1周作肩部活动,以后逐步增加肩部活动范围,可指导患者自己进餐、梳头、洗脸及手指爬墙运动,直至患侧手指能高举过头,以促进肢体血液循环。

6)心理护理:术后继续给予患者及家属心理上的支持。由于乳腺癌术后影响患者的形体美,因此多数患者情绪极其低落,表现出烦躁、自卑,甚至缺乏治疗信心。护士除应主动与患者沟通并得到患者的充分信任外,还应尽可能采用她们最容易接受的实施方式,勤巡视、多交谈,介绍治疗的必要性和重要性,宣教化疗和放疗的不良反应及其并发症的预防措施。鼓励夫妻双方坦诚相待,诱导正向观念,正确面对现状;注重患者隐私,促进各方面适应性反应和自理。

7)化疗、放疗护理:见"项目1任务9肿瘤患者的护理"。

3. 健康指导

出院指导是整体护理的重要内容之一,对帮助患者认识和预防疾病、促进和恢复健康起到一定作用。在护理和治疗中,向患者宣教康复知识,包括合理饮食、手术侧肢体的功能锻炼。及时复诊,定期化疗和放疗,把治疗和护理方案记录于出院病历上,嘱家属密切注意患者的心理和病情变化。

(1)嘱咐患者术后 3 周之内患侧不要承担 1kg 以上重物,伤口愈合后也应避免患侧肩部承负超过体重 1/4 的重物。避免患侧上肢测量血压、行静脉穿刺,防止肢体肿胀,避免皮肤破损,减少感染发生。嘱咐患者平时衣着宽松,不紧勒肩、臂及腕部,如患肢不戴手表、手链等饰物。

(2)术后 5 年内避免妊娠,以免促使乳癌的复发。要求生育时,为了避免发生抗癌药物对胎儿致畸的问题,应在抗癌治疗完全停止后再间隔 2 年以上时间为好。

(3)乳腺癌患者需要终生随访,家属应协助进行,密切注意患者的心理和病情变化。遵医嘱坚持放疗、化疗、内分泌治疗,并定期到医院复查,乳腺癌患者经治疗出院后第 1~5 年期间,每半年来医院随诊复查。5 年后,每年随诊复查 1 次直至终生。

(4)为矫正胸部形体的改变,可佩戴义乳或术后 3 个月行乳房再造术。

(5)乳房自查:术后患者每月自查 1 次,健侧乳房每年 X 线摄片检查 1 次,以便早期发现复发征象。乳癌患者的姐妹和女儿属于发生乳癌的高危人群,应自乳房发育后每月自查乳房一次,并定期到医院体检。

自查方法:①视诊:站在镜前,两臂下垂,观察两侧乳房的大小和外形轮廓是否对称,有无局限性隆起、凹陷;注意有无乳头回缩或抬高,乳晕区有无湿疹。然后,两臂高举过头,再看乳房外形有无改变。②触诊:仰卧,手指平放乳房上,轻压,从外向乳头逐圈检查有无肿块,被检查侧手臂放于身侧检查一遍,压在头后检查一遍;再检查两侧腋窝有无肿大的淋巴结;最后用拇指及食指轻轻挤压乳头,观察乳头有无液体流出,疑有异常及时就医(图 7-2-2)。

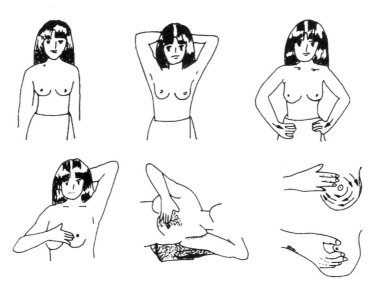

图 7-2-2　乳房自查方法

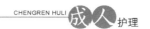

(五)护理评价

(1)患者焦虑是否减轻、情绪是否稳定？

(2)患者及家属是否接受治疗并获得心理支持？

(3)患者是否学会乳房自我检查的方法，是否知道定期复诊？

(4)切口愈合良好，并发症是否得到预防或及时处理？

【知识拓展】

常见乳房良性肿块的鉴别

1. 乳房囊性增生病(Breast cystic hyperplasia)　乳房囊性增生病又称囊性小叶增生或乳腺增生症，其发生与卵巢功能失调（黄体素分泌减少，雌激素量增多或相对增多）有密切关系。

本病为妇女多发病之一，好发于 25～40 岁，主要临床特点是：①周期性的乳房胀痛：表现为月经来潮前发生或加重，月经过后疼痛减轻或消失，胀痛程度不一，重者可影响工作和生活。②乳房肿块：在乳房一侧或两侧，有多个大小不等、质韧、边界不清的结节状肿块，但与皮肤和基底不相连，可推动，有轻压痛。偶有乳头溢液，为浆液性、棕色或血性液体，腋窝淋巴结不肿大。X 线摄片、超声检查、乳头分泌物细胞学检查或活组织检查等有助诊断。

一般不作手术治疗。做好患者的思想工作，解除思想顾虑，用胸罩托起乳房。症状明显者，可口服中药消遥散或碘化钾，都有缓解疼痛作用。定期进行复查，多数患者在发病 1～2 年后常能自行缓解。如病变严重或疑有恶变者，应活组织检查，若上皮增生活跃，应施行单纯乳房切除术，若发现已恶变者，按乳癌手术治疗。

2. 乳房纤维腺瘤(Breast fibroadenoma)　乳房纤维腺瘤的发生与雌激素有密切关系。多见于 18～25 岁卵巢功能旺盛的妇女。主要表现为乳房肿块，肿块好发于乳房的外上象限，多为单发、无痛、质地坚韧，表面光滑，边界清楚，活动度大，腋窝淋巴结不肿大。肿块增大较慢。乳房纤维腺瘤虽属良性肿瘤，但有恶变的可能，一旦发现，应及早切除并送病理学检查。

3. 乳管内乳头状瘤(Papilloma in nipple vessels)　乳管内乳头状瘤是发生在乳管内的良性肿瘤，好发于近乳头的大乳管，瘤体很小，因血管丰富，易出血。

本病可见于任何年龄的成年妇女，但 40～50 岁发病者最多。主要表现为乳头溢出血性液体，肿块不易触及，有时在乳晕区触及质软、可推动的小结节。轻压乳晕区从乳头排出血性液体，对诊断有一定的帮助。选用乳管造影有助于诊断。一旦发现有恶变倾向，及早手术切除。

（周淑萍）

任务 7-3　甲状腺疾病患者的护理

学习目标

- **知识目标**
  1. 了解甲状腺功能亢进症的概念、病因及发病机理；
  2. 掌握甲状腺功能亢进症临床表现及治疗要点；
  3. 掌握甲状腺功能亢进症护理诊断及护理措施；
  4. 了解甲状腺肿瘤分类、病因及发病机理；
  5. 掌握甲状腺肿瘤临床表现及治疗要点；
  6. 掌握甲状腺肿瘤护理诊断及护理措施。
- **能力目标**
  1. 能对甲状腺功能亢进症、甲状腺肿瘤患者实施整体护理；
  2. 能配合抢救甲亢危象患者；
  3. 能对甲状腺手术患者进行术前、术后护理。

［任务 7-3-1］　甲状腺功能亢进症患者的护理

【知识背景】

甲状腺功能亢进症(hyperthyroidism)，简称甲亢，是由多种病因导致甲状腺功能增强，从而使甲状腺激素(TH)分泌过多所致的临床综合征，是最常见的内分泌疾病。

(一)分类

1. 甲状腺性甲亢　如 Graves 病、多结节性甲状腺肿伴甲亢、自主性高功能甲状腺、新生儿甲亢等。

2. 垂体性甲亢(TSH 甲亢)、垂体瘤(TSH 瘤)致甲亢、非垂体瘤致甲亢(垂体型 TH 抵抗症)

3. 肿瘤伴发甲亢　如绒毛膜上皮癌、葡萄胎、肺癌、胃癌等伴甲亢、卵巢甲状腺肿伴甲亢。

4. 仅有甲亢症状而甲状腺功能不高者　如甲状腺炎、药源性甲亢。

在各种病因所致的甲亢中，以 Graves 病为最多见，予以重点阐述。Graves 病(简称GD)又称毒性弥漫性甲状腺肿或 Basedow 病，是甲状腺功能亢进症的最常见病因，约占全部甲亢的 80%～85%。普通人群中本病的患病率约 1%，发病率约 15/10 万～50/10 万，女性显著高发[4～(6:1)]，高发年龄为 20～40 岁。临床表现除甲状腺肿大和高代谢症群外，尚有突眼、黏液性水肿以及指端粗厚等。

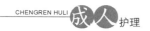

(二)病因与发病机制

本病病因尚未完全阐明。研究证明本病是在遗传、免疫异常的基础上,因感染、精神创伤等应激因素而诱发。

1. 遗传因素 临床可见家族性 Graves 病。患者本身及其家属同时或先后发生其他自身免疫性甲状腺疾病,如桥本甲状腺炎、特发性黏液性水肿等;也可发生其他自身免疫疾病,如重症肌无力、1 型糖尿病、恶性贫血、萎缩性胃炎等。

2. 免疫因素 最明显的体液免疫特征是在患者血清中可检出甲状腺特异性抗体,即 TSH 受体抗体;还可检出 TSH 受体抗体外的刺激或抑制型抗体,如甲状腺生长免疫球蛋白和甲状腺生长抑制免疫球蛋白。这些抗体能与甲状腺细胞膜上(TSI)受体结合,模拟(TSH)作用使(TH)的合成和分泌增加,而不受 T_3、T_4 反馈抑制,因而使 T_3、T_4 持续升高,造成甲状腺功能亢进。

【工作任务—案例导入】

患者,女,32 岁。多食、多汗、易怒 1 年,劳累后心慌、气短 2 个月。1 年前与家人生气后,感心慌,易饥,食量大增,同时怕热多汗,说话多,易怒、失眠,逐渐发现双眼突出,梳头困难,蹲下站起困难。2 个月前感劳累后心慌、气短明显,夜间有时憋醒。病后大便每日两次,成形便,体重减轻 8kg。

护理查体:T 37℃,P 110 次/min,R 26 次/min,BP 110/60mmHg,发育正常,消瘦,自动体位,皮肤潮湿,浅表淋巴结不大,眼球突出,闭合障碍,唇无发绀。甲状腺Ⅱ°肿大,质软,无结节,两上极可及震颤,可闻血管杂音,无颈静脉怒张,双肺正常,心界稍向左扩大,心率150/min,律不齐,心尖部可闻及Ⅱ/6级收缩期杂音,腹软,无压痛,肝脾肋下未及,无移动性浊音,肠鸣音正常,双下肢不肿,双膝、跟腱反射亢进,双侧巴宾斯基征(一)。

任务导向:

1. 护士应重点收集患者哪些辅助检查结果?

2. 患者心血管系统出现了哪些异常?

3. 如何对患者进行整体护理?

【护理工作过程】

(一)护理评估

1. 健康史 任务探究:什么原因导致甲亢的发生?

评估患者家族中有无甲亢、甲状腺肿大及其他自身免疫性疾病等病史。

2. 身体评估 任务探究:如何评估甲亢患者病情变化?

多数患者起病缓慢,典型表现有 TH 分泌过多所致高代谢症群、甲状腺肿及突眼征。老年和小儿患者表现多不典型。

(1)T_3、T_4 分泌过多症群。

1)高代谢症群:T_3、T_4 分泌过多,导致交感神经兴奋性增高和新陈代谢加速,患者常有怕热多汗、皮肤潮湿、低热、多食善饥、消瘦、疲乏无力等。

2)精神、神经系统:焦躁易怒、多言多动、紧张不安、失眠、注意力不集中、记忆力减退,也可有手、眼睑和舌震颤、腱反射亢进。

3)心血管系统:表现为心悸、胸闷、气短,严重者可发生甲亢性心脏病。常见体征有心动过速、第一心音亢进;心脏增大和心力衰竭;心律失常,以心房纤颤等房性心律失常多见;收缩压上升,舒张压下降,脉压增大,可出现周围血管征。

4)消化系统:常有食欲亢进而体重明显下降为本病特征。因 TH 可促使胃肠蠕动增快,造成消化吸收不良而排便次数增多,粪便多呈糊状并含不消化食物。病情重者可有肝大及肝功能损害,偶有黄疸。老年患者可有食欲减退,甚至畏食。

5)肌肉骨骼系统:有肌无力及肌肉萎缩呈慢性甲亢性肌病。部分青年男性可伴周期性麻痹、重症肌无力,原因不明。甲亢可影响骨骼脱钙而发生骨质疏松,还可发生指端粗厚,外形似杵状指。

6)生殖系统:女性常有月经减少或闭经,男性有阳痿。

7)造血系统:周围血循环中,白细胞总数偏低,但淋巴细胞绝对值和百分比及单核细胞增多。血小板寿命较短,可出现紫癜,可有轻度贫血。

8)内分泌系统:甲状腺激素过多除影响性腺功能外,还影响肾上腺皮质功能。早期因应激反应血中 ACTH、皮质醇及 24h 尿 17-羟皮质类固醇升高,继而 17-羟、17-酮类固醇又因过多 T_3、T_4 的抑制而下降。

(2)甲状腺肿。多呈弥漫性、对称性肿大,随吞咽动作上下移动,质软、久病者较韧,可触及震颤,闻及血管杂音。甲状腺肿大程度与甲亢症状轻重无明显关系。

(3)眼征。约 25%～50% 患者伴有眼征,其中突眼为重要的体征。按突眼程度可分为非浸润性突眼(良性突眼)和浸润性突眼(恶性突眼)。

1)良性突眼:占大多数,具体表现为:①眼球向前突出,突眼度一般不超过 18mm;②瞬目减少;③上眼睑挛缩,睑裂增宽;④双眼向下看时,上眼睑不能下垂;⑤向上看时,前额皮肤不能皱起;⑥两眼看近物时,眼球辐辏不良。

2)恶性突眼:约占 5%,突眼度一般在 19mm 以上,左右突眼度常不等,除上述眼征外常有视力疲劳、异物感、畏光、复视、视力减退,甚至眼部胀痛、刺痛、流泪,因眼肌麻痹而视野变小、斜视、眼球活动度减小而固定。突眼严重者眼睑浮肿或不能闭合,结膜及角膜外露易引起充血、水肿,可形成角膜溃疡或全眼球炎,以致失明。

(4)甲状腺危象。属甲亢恶化的严重表现,病死率较高,其发病原因可能与交感神经兴奋,垂体—肾上腺皮质轴应激反应减弱,大量 T_3、T_4 释放入血有关。

1)诱因:感染、精神刺激、创伤等应激,或 ^{131}I 治疗早期。

2)临床表现:患者出现高热(39℃以上),脉率快(140～240 次/min),常有心房纤颤或扑动。焦虑、烦躁、大汗淋漓、畏食、恶心、呕吐、腹泻,患者大量失水导致虚脱、休克,最终昏迷。

3)实验室检查:白细胞总数及中性粒细胞升高,血 T_3、T_4 升高。

(5)黏液性水肿。常与浸润性突眼同时或先后发生,多见于胫骨前下 1/3 部位,也见于足背、踝关节,偶见于面部。皮损为对称性,早期皮肤增厚,有广泛大小不等的棕红色或红褐色突起不平的斑块结节,边界清楚,皮损周围的表皮稍发亮,薄而紧张,后期皮肤如橘皮样或象皮腿。

(6)淡漠型甲亢。多见于老年人。一般起病隐袭,症状不典型,无明显眼征、甲状腺肿和高代谢症群。主要表现为明显消瘦、神志淡漠、乏力、嗜睡、反应迟钝;消化系统表现为腹泻、畏食等症状;年老者常有心血管表现,如心房纤颤、心绞痛、心肌梗死等,易与冠心病混淆。

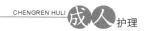

本病如未及时治疗易发生危象。

（7）甲亢性心脏病。约占甲亢病10%～22%，多见于男性结节性甲状腺肿伴甲亢患者。表现为心脏增大、心律失常或心力衰竭。

3.辅助检查

（1）血清甲状腺激素测定。

1）血清总甲状腺素（TT_4）和血清总三碘甲状腺原氨酸（TT_3）测定：一般均高于正常。在甲亢与甲亢复发早期，因 TT_3 常较 TT_4 上升快，故可视其为诊断和治疗、观察的敏感指标，也可作为 T_3 型甲亢诊断的特异指标。

2）血清游离甲状腺素（FT_4）、游离三碘甲状腺原氨酸（FT_3）测定：FT_4、FT_3 是血清中具有生物活性的甲状腺激素，不受甲状腺结合球蛋白（TBG）变化的影响，直接反映甲状腺功能状况，较 TT_4、TT_3 更具敏感性和特异性。

（2）促甲状腺激素（TSH）测定。灵敏度高，广泛用于甲亢和甲状腺功能减退症的诊断及治疗监测。甲亢者因 TSH 受抑制而减少。

（3）促甲状腺激素释放激素（TRH）兴奋试验。甲亢时血清 T_4、T_3 增高，反馈抑制 TSH，故 TSH 不受 TRH 兴奋。当静脉注射 TRH $400\mu g$ 后 TSH 升高者，可排除本病；如 TSH 不增高，则支持甲亢的诊断。

（4）甲状腺摄^{131}I率。本法诊断甲亢的符合率达90%，但不能反映病情严重度与治疗中的病情变化。正常值：用盖革计数管测定法，3h 及 24h 值分别为 5%～25%和 20%～45%，高峰在 24h 出现。甲亢者 3h>25%，24h>45%，且高峰前移。

（5）甲状腺自身抗体（TSAb）测定。本病患者血中 TSAb 阳性检出率可达 80%～95%以上，有早期诊断意义，可判断病情活动、复发，还可作为治疗后停药的重要指标。

4.心理、社会状况　评估患者情绪变化，有无不稳、敏感多疑、急躁易怒。患者因疾病的影响，有无自卑、抑郁、自杀倾向。了解患者及家庭成员对疾病认识程度及态度、家庭经济状况。

（二）护理诊断

1.首要护理诊断

（1）营养失调：低于机体需要量。与代谢增高有关。

（2）活动无耐力。与蛋白质分解增加，甲亢性心脏病、肌无力等因素有关。

2.主要护理诊断

（1）有受伤的危险。与浸润性突眼有关。

（2）潜在并发症。甲状腺危象。

（3）焦虑。与疾病引起患者情绪激动、烦躁不安、病情复杂、病程长等有关。

（三）护理目标

患者摄取的营养能满足机体需要，体重增加；活动量增加，活动时无明显不适；能采用正确的方法保护眼睛，不发生角膜损伤；不发生或及时并处理并发症；能正确认识疾病，主动有效地控制焦虑紧张情绪。

（四）治疗与护理

1.治疗原则

（1）一般治疗。适当休息，补充足够的热量和营养，包括糖、蛋白质和维生素类等。精神紧张、不安及失眠者可给予地西泮类镇静剂。

（2）抗甲状腺药物治疗。

1）适应证：病情轻，年龄在 20 岁以下，孕妇、年迈体弱者，或合并严重心、肝、肾等病不宜手术者。

2）常用药物：硫脲类有甲硫氧嘧啶（MTU）及丙硫氧嘧啶（PTU），咪唑类有甲巯咪唑（MM）和卡比马唑（CMZ），其作用机制都是阻断甲状腺激素的合成。疗程维持 1.5～2 年。

（3）放射性 ^{131}I 治疗。

1）适应证：年龄在 30 岁以上中度甲亢的患者，药物治疗无效及不宜手术者。

2）禁忌证：①妊娠、哺乳期妇女；年龄在 20 岁以下者；②有严重心、肝、肾等功能衰竭或活动性肺结核者；③严重浸润性突眼症；④甲状腺危象及严重全身疾病者禁用。

3）并发症：主要为甲状腺功能减退。

（4）手术治疗。甲状腺大部切除术是治疗中度以上甲亢最常用而用有效的方法，有传统手术和腔镜手术两种。

1）适应证：①中度以上甲亢，长期服药无效，停药后复发，及不愿长期服药者；②甲状腺肿大，有压迫症状者；③胸骨后甲状腺肿伴甲亢者；结节性甲状腺肿伴甲亢者。

2）禁忌证：①浸润性突眼；②有较严重心、肝、肾、肺等并发症，不能耐受手术者；③妊娠早期（第 3 月前）及晚期（第 6 月后）。

3）并发症：可发生创口出血、感染、甲状腺危象、喉上与喉返神经损伤、甲状旁腺暂时性或永久性功能减退、甲状腺功能减退与突眼恶化。

（5）甲状腺危象的防治。

1）抑制甲状腺激素合成及抑制 T_4 转化为 T_3。首选 PTU，首次剂量 600mg，口服或经胃管注入。

2）抑制 T_4、T_3 释放。服 PTU 后 1～2h 再加用复方碘溶液，首剂 30～60 滴，以后每 6～8h 为 5～10 滴。一般使用 3～7d 停药。

3）降低周围组织对甲状腺激素的反应，选用肾上腺素能阻滞剂，如无心功能不全可用大量普萘洛尔 30～50mg，每 6～8h 口服一次，或 1mg 在 1min 内静脉注射，可间歇给 3～5 次。

4）拮抗应激：氢化可的松 100mg 加入 5%～10% 葡萄糖盐水中静滴，每 6～8h 一次。

5）对症治疗：降温，给氧，防治感染及各种并发症。

（6）浸润性突眼的防治。严重突眼不宜做甲状腺次全切除术和慎用 ^{131}I 治疗。具体防治措施有：

1）保护眼睛，防治结膜炎、角膜炎。

2）早期选用免疫抑制剂，并给予非特异性抗感染治疗。如泼尼松 10～20mg，每日 3 次。其他免疫抑制剂如环磷酰胺也可酌情试用。

3）球后放射治疗，以减轻眶内或球后浸润。

4）控制高代谢症群，使甲状腺功能稳定在正常状态，以利病情恢复。

5）甲状腺粉（干甲状腺片），每日 60～180mg，与抗甲状腺药合用，以调整下丘脑—垂体—甲状腺轴功能。

（7）胫前黏液水肿的防治。轻型病例不需治疗；重者可用倍他米松软膏等局部外用，每

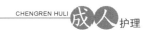

晚一次,疗程一年左右,疗效较好,但停药后可复发。

(8)妊娠期患者的治疗。妊娠合并甲亢的治疗,对母儿均十分重要,常用抗甲状腺药物治疗,也曾推荐应用β受体拮抗药和碘化物,必要时可选择性甲状腺次全切除术。因 MTU 可能与胎儿发育畸形有关,PTU 被推荐为妊娠合并甲亢治疗的一线药物。

2.护理措施

(1)生活护理。

1)保持环境安静,避免嘈杂,使患者得到安静休息;因为患者基础体温高,应安排通风设备良好的环境,夏天最好用空调,保持室温凉爽而恒定;做好生活护理,如协助患者如厕、洗漱等。病情重、心功能不全或合并严重感染者,应严格卧床休息。

2)饮食与营养:因患者机体处于高代谢状态,能量消耗大,应补充足够的营养,给予高热量、高蛋白、高维生素及矿物质的饮食,并给予充足的水分,多摄取蔬菜和水果。禁止摄入刺激性的食物及饮料,如浓茶或咖啡等,以免引起患者精神兴奋。腹泻时应食用含纤维素少且容易消化的软食。

(2)甲状腺危象的观察与护理。

1)病情监测:观察神志、体温、呼吸、脉搏、血压等的变化,注意观察甲状腺危象的症状,如出现甲状腺危象的症状时,应立即报告医师并协助处理。

2)避免各种诱发甲状腺危象的因素,如感染、严重精神刺激、创伤等,教会患者自我心理调节,增强对疾病的应对能力。

3)及时准确合理按医嘱用药:使用 PTU 及碘剂时注意观察病情变化。服用碘剂时,掌握准确剂量,并观察中毒或过敏反应,如出现口腔黏膜发炎、腹泻、恶心呕吐、鼻出血等症状,应立即停药。一旦出现上述反应,应立即通知医师处理。

(3)用药护理。指导患者按医嘱服药,不可自行减量或停服,并监测药物副作用,主要有粒细胞减少,在初用药后 2~3 个月内多见。如白细胞低于 $3\times10^9/L$ 或中性粒细胞低于 $1.5\times10^9/L$,则应考虑停药,如伴发热、咽痛、皮疹等疑为粒细胞缺乏症时,须立即停药。此外,药疹较常见,可用抗组胺药控制,不必停药,但应严密观察。如发生中毒性肝炎应立即停药抢救。

(4)恶性突眼的护理。

1)加强眼睛护理,经常以眼药水湿润眼部,睡前涂抗生素眼膏,无菌生理盐水纱布覆盖,避免过度干燥。

2)睡觉或休息时,抬高头部,使眶内液回流减少,减轻球后水肿。

3)外出或白天可戴有色眼镜。

(5)心理护理。

1)鼓励患者表达内心感受。由于交感神经兴奋引起情绪激动,患者可能经常无故与医务人员和家属发生冲突,需理解患者,不与其发生争执,耐心对待。随时注意情绪变化,避免过度激动,必要时使用镇静剂。

2)指导患者学习焦虑的应对技巧,如缓慢深呼吸、全身肌肉放松、转移注意力等,鼓励患者观赏自己喜欢的轻松愉快的电视节目或音乐,以放松情绪。

3)教育家属理解患者的情绪变化,关心、支持患者。

（6）手术患者护理。

1）术前护理：

①药物准备：术前用硫氧嘧啶类药物可以控制甲亢症状，但该类药物可引起甲状腺肿大充血，手术时极易发生出血，增加手术风险。碘剂能减少甲状腺血流量和腺体充血，使腺体缩小变硬，但碘剂只能抑制甲状腺素的释放而不能抑制其合成，故非手术患者禁用。常用的碘剂为复方碘化钾溶液，术前用法：每日3次，每次5滴，每日逐增1滴至15滴止，并持续1周左右，待甲亢症状缓解、甲状腺缩小变硬后及时进行手术。碘剂可刺激胃黏膜，引起胃肠反应，如呕吐、食欲减退等，因此服用碘剂时应进行稀释，滴在冷开水中或滴在馒头、面包上服用。②体位训练：术前指导患者练习术中的头颈过伸体位，以利手术进行，同时减轻手术后患者颈肩部的酸痛。③备好气管切开包、吸引器、监护仪等抢救设备，以便术后出现危急并发症及时处理。

2）术后护理：

①一般护理：安置合适体位，血压平稳后，给予半卧位；患者清醒后试喝温或凉水，观察有无呛咳、误咽，如无不适，术后第1天进流质饮食，不可过热，以免手术部位血管扩张，加重创口渗血，以后逐渐过渡到半流质及高热量、高蛋白质和富含维生素的饮食，促进切口早期愈合；②密切观察并记录患者病情变化，如生命体征、意识状态、切口及引流等。③继续服用碘剂：术后遵医嘱继续服用复方碘化钾溶液，每日3次，每次10滴，共1周左右；或有每日16滴开始，逐日每次减少1滴，至每日3次，每次3滴后停用。④协助患者及时排出痰液，保持呼吸道通畅，发现有呼吸困难或窒息时应及时处理。⑤切口及引流护理：切口局部给予冰袋冷敷，使血管收缩，减少出血。腔镜下乳晕径路手术的患者，注意观察颈部及前胸部皮肤颜色，因手术注入CO_2气体建立手术操作空间，在分离手术空间过程中可能伤及皮下脂肪层，出现脂肪液化、皮肤红肿、瘀斑，2～3d后逐渐消散。保持引流管通畅，观察并记录引流液的颜色、性状和量，发现切口有渗血，颈部有肿胀或引流液中含有较多血液时，应及时报告医师并进行相应处理。

3）并发症的观察及护理：

①术后出血：多于术后24～48h内出现。如患者出现颈部迅速肿大，切口有血性液体渗出，按压有波动感，患者表现烦躁不安、颈部紧缩感、呼吸困难，甚至出现青紫面容，应立即报告医师，并协助医师在床旁拆除缝线，去除血肿，接触压迫，多数患者症状改善。术后及时改善呼吸状态，给予吸氧。对出血患者，做好安慰解释工作。②窒息：多发生在术后48h内。常见原因为：切口血肿压迫气管；喉头水肿；术后气管塌陷；痰液阻塞。临床表现为进行性呼吸困难、烦躁、发绀以至窒息。发生窒息时，应立即进行处理，如清除血肿、吸痰、给氧，必要时行气管切开或送手术室进一步处理。③喉返神经损伤：主要由术中误伤引起，少数是由于血肿压迫或瘢痕组织牵拉而引起，手术操作如误扎、误切引起的喉返神经损伤在术中立即出现症状，血肿压迫或瘢痕组织牵拉引起者在术后数天出现症状。单侧喉返神经损伤大多出现声音嘶哑，双侧损伤引起声带麻痹，引起失音、呼吸困难，甚至窒息，需立即行气管切开。完全切断或缝扎喉返神经，损伤为永久性；牵拉、血肿压迫而致暂时性损伤经针刺、理疗等治疗后，一般可在3～6月内逐渐恢复。护理人员在术后通过与患者交谈，了解有无喉返神经损伤，部分患者术后2d由于水肿压迫，出现声音嘶哑，一般经1周左右可恢复，做好患者思

想工作,解除顾虑。④喉上神经损伤:多因术中结扎、切断甲状腺上动、静脉而致。喉上神经外支损伤后,引起环甲肌瘫痪,使声带松弛,音调降低;喉上神经内支损伤,使喉黏膜感觉丧失,患者失去喉部的发射性咳嗽,进食时,特别是饮水时,易引起误咽而呛咳。一般经理疗可恢复。⑤手足搐搦:术中甲状旁腺被误切、挫伤或其血液供应受累时,都可引起甲状旁腺功能不足,使血清 Ca^{2+} 浓度下降,引起手足搐搦,症状多在术后 $1\sim2d$ 出现。轻者仅有面部或手足的强直或麻木感,常伴心前区的重压感,重者发生面肌和手足搐搦,严重病例还伴有喉和膈肌痉挛,引起窒息而死亡。发作时立即静脉注射 10% 葡萄糖酸钙或氯化钙 $10\sim20mL$;口服葡萄糖酸钙或乳酸钙 $2\sim4g$,每日 $3\sim4$ 次,同时加用维生素 D_2,每日 5 万~10 万单位,以促使其在肠道吸收。

3.健康教育

(1)指导患者保证充足睡眠,避免过于劳累,以免加重病情。保持身心愉快,避免精神刺激,建立良好的人际关系,提供良好的社会支持系统。

(2)向患者解释长期服药的重要性,指导患者按时服药,定期到医院复查。服用抗甲状腺药物者应每周查血象 1 次,每隔 $1\sim2$ 个月作甲状腺功能测定。讲解使用甲状腺抑制剂的注意事项,如定期检查甲状腺大小、体重,脉压、脉率,密切注意体温的变化;观察咽部有无感染,如出现高热、恶心、呕吐、腹泻、突眼加重等应及时就诊。手术患者于术后 3、6、12 个月各复查 1 次,以后每年复查 1 次,连续 3 年。

(3)嘱患者每日清晨起床前自测脉搏,定期测量体重。脉搏减慢、体重增加是治疗有效的重要标志。

(4)妊娠期甲亢患者,在妊娠期间及产后力争在对母亲及胎儿无影响的前提下,使甲状腺功能恢复正常,妊娠期不宜用放射性碘和手术治疗,抗甲状腺药物的剂量也不宜过大,由于抗甲状腺药物可从乳汁分泌,产后如需继续服药,则不宜哺乳。

(五)护理评价

患者摄取的营养能否满足机体需要,体重有无增加;活动量是否增加,活动时有无明显不适;能否采用正确的方法保护眼睛,有否发生角膜损伤;有无并发症发生或发生时是否及时发现并处理;能否正确认识疾病,焦虑紧张情绪有无减轻或解除?

【知识拓展】

人绒毛膜促性腺激素分泌异常引起的甲亢

1.与滋养细胞肿瘤相关的甲亢 临床上许多患滋养细胞疾病的妇女,血清中游离 T3、T4 水平增高,但缺乏甲亢的临床证据。而另一部分患者则表现出典型的临床征象,包括乏力、体重下降、消瘦、多汗、精神紧张、高热、心动过速及震颤等。甲状腺不增大或轻度增大,极少数患者增大超过正常大小的 2 倍。与 Graves 病的女性患者相比,很少出现突眼症。有的患者发生快速室上性心动过速和肺水肿。葡萄胎患者常出现恶心、呕吐及妊娠中毒症可能掩盖甲亢的特点。出现甲亢症状的患者,手术清除葡萄胎后甲亢即可治愈。

2.妊娠剧吐与甲亢 妊娠剧吐是一种以严重呕吐和体重减轻为特征的妊娠异常状态,它一般开始于孕 $6\sim9$ 周,至孕 $18\sim20$ 周时自行消失,少数情况下,这种状态可以持续整个妊娠期。在非葡萄胎患者甲亢与妊娠剧吐的相关性与 1982 年首先报道,此后相继报道有

100 多例。在样本最大的报告中发现大多数患者甲亢表现的主要生化指标与妊娠剧吐密切相关。在确立了妊娠剧吐的严格诊断标准后,大约有 66% 的患者至少出现一项甲亢的实验指标依据。其他作者也发现在妊娠剧吐患者中存在着甲亢的一些证据,这种综合征被称为妊娠剧吐性短暂甲亢。以后人们又发现妊娠剧吐患者甲状腺兴奋性增强的程度与呕吐的严重程度密切相关。值得注意的是,由妊娠剧吐引起的肝脏功能异常及电解质紊乱的患者都有 TSH 受抑制。在轻度呕吐的孕妇中也注意到甲状腺兴奋性与呕吐之间的这种相互关系。提示剧吐的原因必然与甲亢本身的原因密切相关。甲亢与妊娠剧吐之间的这种关系指导人们采取治疗甲亢的措施治疗妊娠剧吐。妊娠剧吐的患者通常在孕 6 周后出现恶心、呕吐等早孕反应。这些患者以前妊娠通常有呕吐史,并且一般身材矮小。后者与伴有甲亢的妊娠剧吐患者中 hCG 所起的作用有关。体重减轻及心动过速可以促使人们注意进行甲状腺功能试验。甲状腺功能试验和其他反应剧吐测定指标的异常范围是明显的。

［任务 7-3-2］　甲状腺肿瘤患者的护理

【知识背景】

甲状腺肿瘤分为良性和恶性两大类。最常见的良性肿瘤为甲状腺腺瘤,最常见的恶性肿瘤为甲状腺癌。

(一)甲状腺腺瘤

甲状腺腺瘤约占甲状腺疾病的 60%,以女性为多,据国内资料统计,女性与男性之比为 3∶1。发病年龄多在甲状腺功能活跃时期,以 20～40 岁青壮年多见,40 岁以后发病率逐渐下降。

甲状腺腺瘤目前尚无明确原因,有人认为部分病例与地方性甲状腺肿有关。根据甲状腺腺瘤的病理改变可分为滤泡状和乳头状囊性腺瘤两种,前者较常见。肿瘤生长较慢,乳头状囊性肿瘤可因囊壁血管破裂而发生囊内出血。

(二)甲状腺癌

甲状腺癌是高发的颈部恶性肿瘤,占全身恶性肿瘤的 1%,女性发病率高于男性。病因尚不明确,目前多认为与放射线和地方性甲状腺肿有关。

1.病理类型及转移途径

(1)乳头状腺瘤。这是临床最为常见的甲状腺癌,约占甲状腺癌总数的 3/4,分化程度较好,其中直径在 1cm 以下者为微小癌。乳头状腺癌一般情况下为单发,也可呈多发灶。此型常发生于年轻女性,肿瘤生长缓慢,属于低度恶性。该病易发生区域淋巴结转移,晚期可通过血行途径转移至肺部。

(2)滤泡状癌。占甲状腺癌的 10%～15%,是以滤泡结构为主要组织特征的分化较好的甲状腺癌,与乳头状腺癌一起统称为分化型甲状腺癌。多见于中年人,属于中度恶性,主要通过直接浸润和血行转移。

(3)未分化癌。临床少见,占 5%～10%,多见于老年男性,平均年龄在 60 岁以上。为高度恶性肿瘤,发病早期即可发生局部淋巴结转移;或可侵犯喉返神经、气管或食管,并经血行途径转移至肺、骨等处。

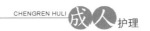

（4）髓样癌。临床少见，占甲状腺癌的 3%～10%。癌细胞来自甲状腺滤泡旁细胞，也称为滤泡旁细胞癌或 C 细胞癌。髓样癌为中度恶性肿瘤，可发生于任何年龄，男女发病率相同。较早出现淋巴转移，还可发生直接浸润和血行转移。

2.临床分期 临床上常采用国际抗癌协会提出的 TNM 分期标准。影响甲状腺癌分期的因素首先是病理类型，肿瘤的大小和淋巴结受侵犯程度也与分期有关，年龄则对分化型甲状腺癌的分期有重要影响，通常以最大的肿瘤为标准进行分期。

T0：未发现原发肿瘤。

T1：肿瘤局限于甲状腺内，最大径≤1cm。

T2：肿瘤局限于甲状腺内，1cm＜最大径≤4cm。

T3：肿瘤局限于甲状腺内，最大径＞4cm。

T4：肿瘤不论大小，超出甲状腺包膜外。

N0：未发现区域淋巴结转移。

N1：区域淋巴结转移，N1a 为同侧颈淋巴结转移，N1b 为双侧或对侧颈淋巴结转移。

M0：无远处转移。

M1：有远处转移。

【工作任务一案例导入】

患者，男，55 岁。1 周前体检发现甲状腺有肿瘤，为进一步诊治入院接受手术。术中发现左侧为恶性肿瘤，实行了左侧甲状腺切除加淋巴清扫术。

任务导向：

1.术后患者病情观察的内容有哪些？

2.术前与术后护理措施有哪些？

【护理工作过程】

（一）护理评估

1.健康史 任务探究：什么原因导致甲状腺肿瘤的发生？

了解患者发病年龄、肿瘤生长速度、既往有无甲状腺疾病等。了解患者性别和饮食习惯；评估家族中有无同类患者；既往身体状况，有无结节性甲状腺肿或其他自身免疫性疾病史。

2.身体状况 任务探究：如何评估休克患者病情变化？

甲状腺腺瘤多数患者无不适症状，常在无意间或体检时发现颈部有圆形或椭圆形结节，多为单发。结节表面光滑，质地较软，边界清楚，包膜完整，无压痛，随吞咽上下移动。乳头状囊性腺瘤在短期内可迅速增大，伴局部胀痛。

甲状腺癌患者发病初期多无明显症状，常在无意中发现甲状腺组织内出现一质硬、边界不清、生长速度较快、活动度差的包块。晚期肿块压迫喉返神经、气管、食管时，患者出现声音嘶哑、呼吸困难或吞咽困难等；如压迫颈交感神经节，可产生 Horner 综合征，表现为同侧瞳孔缩小、上眼睑下垂、眼球内陷、同侧面部无汗等。髓样癌患者由于可产生 5-羟色胺和降钙素，临床上可出现腹泻、心悸、脸面潮红等症状。局部转移至颈部，出现硬而固定的淋巴结，远处转移则多见于颅骨、椎骨、盆骨等。

3. 实验室检查　甲状腺腺瘤超声波检查可发现肿瘤位置及大小;核素^{131}I甲状腺扫描为温结节。甲状腺癌的常用检查有放射性核素检查、B超、X线、CT、磁共振成像(MRI)等。

4. 心理、社会状况　甲状腺腺瘤部分患者由于担心手术危险性及术后并发症,可表现为精神紧张、焦虑等。甲状腺癌患者担心预后,常表现紧张、焦虑或恐惧等。

(二)护理诊断

1. 首要护理诊断

自我形象改变。与疾病致颈部变粗或术后有瘢痕有关。

2. 主要护理诊断

(1)焦虑。与肿瘤性质不明,患者担心恶变或手术效果有关。

(2)潜在并发症。窒息。

(三)护理目标

患者能采取措施掩饰颈部,接受形象的改变;焦虑程度减轻或消失,积极配合治疗;未发生并发症或发生时能及时发现并有效处理。

(四)治疗与护理

1. 治疗原则　甲状腺腺瘤首选手术治疗,手术方式一般为甲状腺部分切除术,并在术中取病理,行冷冻切片检查,以防甲状腺腺瘤出现恶变。

甲状腺癌各型的恶性程度与转移途径不同,治疗原则也不同。乳头状腺癌恶性程度低,若癌肿仍局限在腺体内,以手术治疗为主,将患侧腺体、对侧甲状腺大部、甲状腺峡部切除。滤泡状腺癌的早期手术治疗原则与乳头状腺癌相同,颈部或远处已有转移者可试用放射性碘治疗,但应先将全部甲状腺切除。未分化癌由于恶性程度高,通常在早期即发生远处转移,手术不仅效果不佳,还可促使癌肿转移,一般采用体外放射治疗。髓样癌经积极手术切除或同时清除颈部淋巴结,可获得较好疗效。

2. 护理措施

(1)术前护理。

1)心理护理:缓解或消除患者的焦虑与恐惧心理。与患者交谈,讲解疾病相关知识,说明手术的安全性和必要性,帮助患者树立战胜疾病的信心。针对过度紧张或失眠者,遵医嘱给予镇静剂。

2)适应性锻炼:让患者了解术中体位,并指导患者做颈部过伸位的练习,以适应手术需要。

3)按一般手术护理常规做好备皮、配血、药物过敏试验等各项术前准备。

(2)术后护理。

1)一般护理:①术后血压、脉搏平稳者应取半坐卧位,以利呼吸和引流。②患者清醒后试喝温或凉水。术后第1天进流质饮食,不可过热,进食不可过快,以免引起创面出血。

2)病情观察:术后应严密观察患者血压、脉搏、呼吸、体温的变化,及时发现患者有无声音嘶哑、呛咳、呼吸困难、手足抽搐等并发症。

3)保持呼吸道通畅:对手术范围较大,如行颈淋巴结清扫术者,可遵医嘱给予适量镇痛剂,以减轻患者因切口疼痛而不敢或不愿意咳嗽排痰的现象,保持呼吸道通畅和预防肺部并发症。

4)预防切口出血:切口敷料用冰袋冷敷,保持切口敷料清洁干燥,随时观察患者的出血

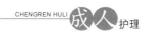

情况。

5)保持引流管通畅:注意观察引流管颜色、性质和数量,掌握拔管指征。24h引流量少于5mL时,即可考虑拔管。

3.健康教育

(1)讲解疾病相关知识,做好患者的心理护理,指导患者正确对待自己所患的疾病,使其树立战胜疾病的信心。

(2)注意劳逸结合,保证充足的睡眠时间,避免过度劳累。

(3)术后坚持颈部功能锻炼,防止颈部瘢痕粘连。

(4)甲状腺全切除者应遵医嘱坚持服用甲状腺素制剂,以预防肿瘤复发;术后需加放射治疗者应遵医嘱按时治疗。

(5)教会患者颈部自行体检的方法;患者出院后须定期随访,复诊颈部、肺部和甲状腺功能等。若发现结节、肿块或异常应及时就诊。

(五)护理评价

患者能否采取有效措施掩饰颈部,接受形象的改变;焦虑程度是否减轻或消失并积极配合治疗;有无并发症发生,发生时是否及时发现并有效处理?

【知识扩展】

单纯性甲状腺肿与甲状腺癌的鉴别

1.单纯性甲状腺肿　常呈地方性分布,常见原因为饮食中缺碘,故又称地方性甲状腺肿。由先天性甲状腺激素合成障碍或致甲状腺肿物质等所致者,称为散发性甲状腺肿;部分病例可无明显原因。单纯性甲状腺肿以青少年患病率较高,女性多于男性,男、女发病率之比为1:(1.5～3)。单纯性甲状腺肿除甲状腺肿大外,往往无其他症状。呈轻度或中度弥散性肿大,质地较软,无压痛。随着病情的发展,甲状腺可逐渐增大,甚至引起压迫症状。压迫气管可引起咳嗽与呼吸困难,压迫食管引起吞咽困难,压迫喉返神经引起声音嘶哑,胸骨后甲状腺肿可使头部、颈部、上肢静脉回流受阻,表现为面部青紫、水肿、颈部与胸部浅表静脉扩张,但均较少见。

2.甲状腺癌　发病初期多无明显症状,仅在颈部出现单个、质硬而固定、表面高低不平,随吞咽上下移动的肿块。未分化癌肿块可在短期内迅速增大,并侵犯周围组织,因髓样癌组织可产生激素样活性物质,患者可出现腹泻、心悸、脸面潮红和血清Ca^{2+}降低等症状,并伴其他内分泌腺体的增生。晚期癌肿除伴颈淋巴结肿大外,常因喉返神经、气管或食管受压而出现声音嘶哑、呼吸困难或吞咽困难等;若颈交感神经受压可引起Horner综合征;若颈丛浅支受累可出现耳、枕和肩等处疼痛。甲状腺癌远处转移多见于扁骨(颅骨、椎骨、胸骨、盆骨等)和肺。

(王晋荣　刘腊梅)

任务 7-4 肾上腺疾病患者的护理

- **知识目标**
    1. 了解皮质醇增多症的概念、病因；
    2. 熟悉皮质醇增多症临床表现、护理诊断；
    3. 掌握皮质醇增多症的护理措施；
    4. 了解原发性醛固酮增多症的概念、病因；
    5. 熟悉原发性醛固酮增多症临床表现、护理诊断；
    6. 掌握原发性醛固酮增多症护理措施。
- **能力目标**
    1. 能说出皮质醇增多症与哪些激素紊乱有关；
    2. 能描述皮质醇增多症特征性的症状和体征、护理措施；
    3. 能对原发性醛固酮增多症患者进行护理评估，并完成护理记录；
    4. 能对原发性醛固酮增多症患者实施术前、术后护理。

［任务 7-4-1］ 皮质醇增多症患者的护理

【知识背景】

皮质醇增多症（hypercortisolism），又称 Cushing 综合征，是各种病因造成肾上腺分泌过量的糖皮质激素（主要是皮质醇）所致病症的总称。主要临床表现为多血质外貌、满月脸、向心性肥胖、皮肤紫纹、痤疮、高血压和骨质疏松等。本症成人多于儿童，女性多于男性。

病因与发病机制如下：

1. 垂体分泌 ACTH 过多　约占本病的 70%。垂体多有微腺瘤，少数为大腺瘤，也有未能发现肿瘤者。垂体 ACTH 分泌过多导致双侧肾上腺增生，分泌大量的皮质醇而致病。

2. 原发性肾上腺皮质肿瘤　包括腺瘤（约占 20%）或腺癌（约占 5%），肿瘤分泌大量皮质醇引起本病。

3. 异位 ACTH 综合征　由于垂体以外的癌瘤产生 ACTH，刺激肾上腺皮质增生，分泌过量的皮质醇。最常见的是肺癌（约占 50%），其次是胸腺癌和胰腺癌（各约占 10%），甲状腺髓样癌等。

4. 医源性皮质醇增多症　由于长期大剂量使用糖皮质激素，而临床表现类似皮质醇增多症，称为类库欣综合征。

妊娠期皮质醇增多症中，肾上腺肿瘤占 65%，垂体依赖性 Cushing 综合征约 35%。

【工作任务—案例导入】

患者，女，22 岁。因面、腹部肥胖半年入院。查体：BP 140/95mmHg，身高 155cm，体重

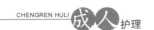

60kg，满月脸，面部痤疮，背部及腹部肥胖，体毛多。CT检查结果提示"右肾上腺腺瘤"。

医学诊断：Cushing综合征。

任务导向：

1.Cushing综合征的典型临床表现有哪些？

2.如何应用护理程序对该患者进行评估？

3.如何对Cushing综合征患者实施整体护理？

【护理工作过程】

(一)护理评估

1.健康史　任务探究：什么原因导致皮质醇增多症的发生？

询问患者体态改变开始的时间，发展的速度；有无肺癌、胸腺癌、胰腺癌等原发肿瘤的症状；有无糖皮质激素的用药史。

2.身体状况　任务探究：如何评估皮质醇增多症患者病情变化？

本病的临床表现主要由于皮质醇分泌过多，引起代谢障碍和对感染抵抗力降低所致。

(1)脂肪代谢障碍。面部和躯干脂肪堆积，形成满月脸、向心性肥胖为本病的特征，四肢显得相对瘦小。其原因可能由于皮质醇促进脂肪动员和合成，使脂肪重新分布引起。

(2)蛋白质代谢障碍。大量皮质醇促进蛋白质分解，抑制蛋白质合成，从而使蛋白质过度消耗，出现皮肤菲薄，毛细血管脆性增加。在腹下侧、大腿等处，因脂肪沉积，皮肤弹力纤维断裂，通过菲薄的皮肤可见红色血管，即典型的皮肤紫纹；病程久者肌肉萎缩，骨质疏松，脊椎可发生压缩畸形，身材变矮，易感染，儿童患者生长发育受到抑制。

(3)糖代谢障碍。大量皮质醇抑制糖利用而促进肝糖异生使血糖升高。皮质醇还有拮抗胰岛素的作用，使患者葡萄糖耐量减少，部分患者可出现类固醇性糖尿病。

(4)电解质紊乱。大量皮质醇有潴钠、排钾作用，部分患者因潴钠而有轻度水肿。低血钾使患者乏力加重。但明显的低血钾性碱中毒主要见于肾上腺皮质癌和异位ACTH综合征，在这些患者中，由于皮质醇增加儿茶酚胺对小血管的张力，加之钠水潴留，可出现高血压。

(5)高血压。在本病中常见，可能和大量皮质醇、去氧皮质酮等增多有关，此外患者血浆肾素浓度增高，从而产生较多的血管紧张素Ⅱ，引起血压升高。如伴有动脉硬化和肾小球动脉硬化，使部分患者治疗后血压仍不能降至正常。长期高血压可并发左心室肥大、心力衰竭和脑血管意外。

(6)感染。长期皮质醇分泌增多使免疫功能减弱，患者对感染的抵抗力减弱，以皮肤真菌感染多见。化脓性细菌感染不容易局限化，可发展成蜂窝组织炎、败血症，而且患者感染后，炎症反应不显著，体温不高。

(7)造血系统。皮质醇刺激骨髓造血系统，使红细胞计数和血红蛋白含量偏高，且患者皮肤菲薄，因而面容呈多血质。

(8)性功能障碍。因肾上腺产生雄激素过多，及大量皮质醇对垂体促性腺激素的抑制作用，女性患者可出现月经稀少、不规则或停经，轻度多毛、痤疮。男性患者出现性欲减退，阴茎缩小，睾丸变软。

(9)神经、精神障碍。患者有情绪不稳定、烦躁、失眠，严重者精神变态。

(10)皮肤色素沉着。异位ACTH综合征患者，因肿瘤产生大量ACTH等，内含促黑色素细胞活性的肽段,使皮肤色素明显加深。

3. 辅助检查

(1)血浆皮质醇测定。皮质醇分泌增多,失去昼夜分泌节律,且不能被小剂量地塞米松抑制。

(2)24h 尿 17-羟皮质类固醇、游离皮质醇升高。

(3)地塞米松抑制试验。

1)小剂量地塞米松抑制试验:尿 17-羟皮质类固醇不能被抑制到对照值的 50% 以下。

2)大剂量地塞米松抑制试验:能被抑制到对照值的 50% 以下者病变大多在垂体,不能被抑制者可能为原发性肾上腺皮质肿瘤或异位 ACTH 综合征。

(4)ACTH 兴奋试验。垂体性 Cushing 病和异位 ACTH 综合征者有反应,原发性肾上腺皮质肿瘤者多数无反应。

(5)肾上腺超声检查、蝶鞍区断层摄片、CT 扫描、磁共振成像,可显示病变部位的影像学改变。

4. 心理、社会状况 评估患者有无自卑、无助、沉默寡言、焦虑不安;评估家属对疾病的认识程度及对患者的态度和影响。

(二)护理诊断

1. 首要护理诊断

(1)自我形象紊乱。与皮质醇增多导致外形改变有关。

(2)体液过多。与糖皮质激素过多引起水钠潴留有关。

2. 主要护理诊断

(1)活动无耐力。与蛋白质代谢障碍引起肌肉萎缩有关。

(2)有感染的危险。与机体免疫功能减弱、抵抗力下降有关。

(3)有受伤的危险。与代谢异常致骨质疏松有关。

(三)护理目标

患者能接受身体外形的改变;能维持体液与电解质平衡;活动量逐步增加,活动时无明显不适;无感染、受伤发生。

(四)治疗与护理

1. 治疗原则

(1)垂体性 Cushing 病。经蝶窦切除垂体微腺瘤为首选疗法。摘除瘤后可治愈。对病情严重者,宜做一侧肾上腺全切,另侧肾上腺大部分或全切除术,术后做垂体放疗。对于垂体大腺瘤患者需做开颅手术,为避免复发,可在术后辅以放射治疗。

(2)肾上腺肿瘤。肾上腺腺瘤,手术切除可根治。肾上腺腺癌应尽可能早期手术治疗。对妊娠期患者,通常主张在妊娠中期积极手术。

(3)不依赖 ACTH 双侧肾上腺增生。做双侧肾上腺切除术,术后作激素替代治疗。

(4)异位 ACTH 综合征。应治疗原发性癌肿,根据病情做手术、放疗或化疗,如不能根治,则需用肾上腺皮质激素合成阻滞药,如双氯苯三氯乙烷、美替拉酮、氨鲁米特、酮康唑等。

2. 护理措施

(1)生活护理。

1)休息:合理休息,适当活动,但要避免剧烈运动,可散步、做体操。不能自理者,要协助

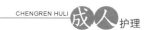

做好生活护理。教会患者进行自我护理,增加自信心和自尊,让患者做力所能及的事情。

2)饮食:指导患者摄取高蛋白、高钾低钠、低脂肪饮食,如奶制品、鱼等,多吃橘子、香蕉等含钾高的食物。适当摄取含钙及维生素D丰富的食物,以防止骨质疏松,发生骨折。患者出现糖尿病的症状时,按糖尿病饮食护理;出现高血压时应限制盐的摄入。

(2)病情观察。观察生命体征的变化,有无水肿、感染、骨质疏松。

(3)对症护理。

1)防止感染:①密切观察体温的变化,注意有无感染的征象。②保持病室环境清洁卫生,室内温度、湿度适宜,患者床单及衣服清洁、干燥。③避免患者发生院内感染,护理操作时双手要清洁,戴手套和口罩,以避免交叉感染。尽量减少侵入性治疗措施,应严格执行无菌技术。④做好皮肤护理,注意保暖,减少或避免到公共场所,预防上呼吸道感染。

2)体液过多:①测量体重的变化,记录液体出入量,评估患者的水肿情况。②水肿严重时,根据医嘱给予利尿剂,观察疗效及副反应。

3)防止受伤:①提供安全、舒适的环境,避免剧烈运动,下床时动作宜轻柔避免骨折。②卧床者,宜定期翻身,并保护骨突处,以防破损或产生压疮。③质醇增多症患者可发生骨骼脱钙及骨质疏松,应观察患者有无关节痛等,如有应及时报告医师。

(4)妊娠期患者的护理。由于高血糖可引起胎儿先天性畸形、巨大胎儿、新生儿低血糖或大胎盘,影响胎儿的供氧,应密切监测和处理,保证整个围生期血糖正常,不发生低血糖。注意纠正水电解质紊乱。

(5)手术患者护理。

1)术前护理:

①严密监测血压和血糖,遵医嘱及时应用降压、降糖药物,密切观察疗效;②术前准备:嘱患者保证睡眠,必要时给予安眠、镇静药;术前一日给予抗生素;遵医嘱严格选用麻醉前用药;阿托品易导致心率加快和心律失常,应忌用。

2)术后护理:

①一般护理:术后血压平稳后可取半卧位,以利引流和呼吸;常规禁食,肛门排气后开始进易消化、富含维生素和营养均衡的食物。②病情观察:a. 生命体征:术后48~72h内严密观察患者的生命体征,准确记录24h出入水量。b. 肾上腺皮质功能:手术切除分泌激素的肿瘤或增生腺体后,体内糖皮质激素水平骤降,患者可出现心率增快、恶心、呕吐、腹痛、腹泻、周身酸痛、血压下降、疲倦等现象,应严密观察,避免发生意外。③预防感染:观察切口有无渗血及血肿,保持敷料清洁干燥。妥善固定好引流管,定时挤压,保持通畅;鼓励患者深呼吸、有效咳嗽,协助患者排痰,定时为患者翻身叩背,尤其是双侧肾上腺切除术后,避免因双侧切口疼痛,患者不敢深呼吸,用力咳嗽而引起肺内感染。④预防压疮:保持床单位清洁、平整;加强皮肤护理,协助患者勤翻身。

(6)心理护理。由于形象的改变及疾病的影响,患者多有自卑、无助、沉默寡言、焦虑不安等情绪反应。给患者讲解有关疾病知识,使其消除消极情绪,积极配合治疗。

3. 健康教育

使用皮质醇补充疗法的患者,应让其了解有关肾上腺危象的症状,如恶心、呕吐,肌肉软弱、疲倦、发热或体温过低、血压下降、高血钾、低血钠、低血糖等,要及时就诊。按时服药,不可随便停药或减量。

(五)护理评价

患者能否接受身体外形的改变;是否发生体液失衡、电解质紊乱;活动量是否逐步增加,活动时有无明显不适;有无感染、受伤发生?

【知识拓展】

皮质醇增多症的诊断与鉴别诊断

典型病例根据临床表现即可做出诊断。早期及不典型病例有赖于实验室及影像学检查。本病易与单纯性肥胖症相混淆,特别伴有高血压,月经少或闭经,腹部有条纹,有时与早期、轻症的皮质醇增多症不易鉴别。肥胖、2 型糖尿病,可有高血压、17-羟偏高,但无皮质醇增多症的临床表现。酗酒伴有肝损害者,可出现假皮质醇增多症的临床表现,戒酒后血生化异常可消失。以上各种疾病不易鉴别者,分别做地塞米松抑制试验和肾上腺定位检查,即可明确诊断。

[任务 7-4-2]　原发性醛固酮增多症患者的护理

【知识背景】

原发性醛固酮增多症,是由于肾上腺皮质发生病变,醛固酮分泌过多,导致水钠潴留,血容量增多,肾素-血管紧张素系统的活性受抑制,临床表现为高血压、低血钾为主要特征的综合征,简称为原醛症。本病多见于成年人,女性多于男性,男女之比 1∶3。

肾上腺疾病所致的继发性高血压患病率有上升趋势,有的国外学者提出原醛症已成为继发性高血压中除肾脏疾病外最常见的形式,其发生率可高达 15%～20%。

【工作任务一案例导入】

患者,女,58 岁。头昏 10 年余,发现血钾低 7 年余。

10 年前无明显诱因出现头昏,体检时测血压 160/80mmHg,无头痛、胸闷、心累、气紧,诊断为"原发性高血压",口服"硝苯地平"10mg,每日三次,控制血压,偶测血压 130～140/60～70mmHg,后改为"尼群地平"10mg,每日两次,控制血压,血压在 130～140/60～70mmHg 左右,无双下肢水肿、头痛等不适。7 年前因血压高住进当地医院,查血钾 3.0mmol/L,经降压及补钾处理好转出院,当时无肢体乏力不适。出院后自测血压 130/80mmHg 左右,未测血钾,无不适。4 年前改为"硝普地平缓释片"控制血压,很少监测血压,2 月前因血压高 190/90mmHg,再次住院,无头昏、头痛,查血钾 2.13mmol/L,经补钾血钾仍低,立、卧位醛固酮正常,甲状腺功能正常,血钾低时心率异常(具体不详),无心悸、胸闷不适,予"拜新同"30mg 每日一次,控制血压,血压在 130～140/60～70mmHg,但血钾低的原因不明确,为求进一步诊治入院。

任务导向:

1. 为明确诊断,患者应做哪些辅助检查?

2. 医生诊断该患者为"原发性醛固酮增多症;右肾上腺瘤",拟三天后进行手术,作为责任护士,你如何做好术前、术后护理?

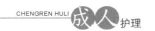

【护理工作过程】

(一)护理评估

1. 健康史 任务探究:什么原因导致原发性醛固酮增多症的发生?

了解患者有无肾上腺皮质腺瘤、皮质腺癌、原发性肾上腺皮质增生等疾病。妊娠期患者还应询问妊娠周数,注意评估是否与子宫大小一致。

2. 身体状况 任务探究:如何评估原发性醛固酮患者病情变化?

(1)高血压。最常见的首发表现,随病程持续进展或略呈波动上升,但一般呈良性经过,血压约(150~170)/(90~110)mmHg。患者有头痛、头晕、乏力、耳鸣、弱视等。可早于低钾血症2~7年前出现,随着病程、病情的进展,血压亦逐渐升高,降压药物常无明显疗效。

(2)低血钾。血钾在疾病早期可正常或持续在正常低限,临床无低钾症状,随着病情进展,病程延长,血钾持续下降,80%~90%患者有自发性低血钾,血钾常在3mmol/L以下,可发生以下症状:

1)肌无力及周期性瘫痪:常突然发生,初发有麻木感、蚁走感,继而多在清晨起床时忽感双下肢不能自主移动,反射降低或消失,双侧对称,重则可累及双上肢甚至发生呼吸肌麻痹,引起呼吸及吞咽困难。瘫痪的发作与血钾降低程度相关。以夜间发作较多,劳累、寒冷、进食高糖食物常为诱发因素。

2)肢端麻木、手足搐搦:由于低钾引起代谢性碱中毒,致肢端麻木、手足搐搦及肌痉挛。

3)肾脏受累:长期大量失钾,肾小管浓缩功能减退,引起多尿、夜尿增多。醛固酮过多使尿钙及尿酸排泄增多,易发生肾结石及泌尿系感染、肾盂肾炎、肾间质瘢痕形成。由于长期继发性高血压可导致肾动脉硬化、蛋白尿、肾功能不全。

4)心血管系统:易引起心律失常、室性期前收缩或阵发性室上性心动过速,严重者可发生心室颤动。心电图主要为低血钾改变,如Q-T间期延长、T波增宽、低平或倒置、U波明显。

3. 辅助检查

(1)血钾。一般在2~3mmol/L,常呈持续性,但约有半数的患者血钾在正常范围。

(2)尿钾。尿钾排泄量增高($>$20mmol/24h),尤在低血钾时,尿钾仍在25mmol/24h以上。

(3)醛固酮分泌增高及不受抑制。由于醛固酮分泌易受体位、血容量及钠浓度的影响,因此单独测定基础醛固酮水平对原醛的诊断价值有限,需采用抑制试验,以证实醛固酮分泌增多且不受抑制,则具有较大诊断价值。常采用抑制醛固酮分泌的方法为卡托普利(巯甲丙脯酸)抑制试验:清晨卧位抽血测血中的醛固酮及血浆中的肾素活性,予以卡托普利25mg口服,2h后于坐位抽血复测血中的醛固酮及肾素活性。由于卡托普利抑制了血管紧张素Ⅱ的生成,正常人或原发性高血压患者血浆醛固酮水平被抑制到416pmol/L(15ng/dL)以下,而原醛症的患者则不被抑制。

(4)血浆肾素活性降低及不受兴奋。醛固酮水平增加和肾素活性的降低是原醛症的特征性改变。但肾素活性易受多种因素影响,因此单凭基础肾素活性或血浆醛固酮浓度与血浆肾素活性的比值的单次测定结果正常,仍不足排除原醛症,需动态观察血浆肾素活性变化,常用体位刺激试验:晨8:00空腹卧位取血后立即肌注呋塞米40mg(明显消瘦者按

0.7mg/kg体重计算,超重者亦不超过 40mg),然后让其立位活动 4h 后再取血,立即测定血浆肾素活性、血管紧张素Ⅱ及醛固酮。如血浆醛固酮升高与肾素活性受抑并存则高度提示原醛症。

(5)影像学检查。

1)肾上腺 B 超:可检出直径＞1.3cm 以上的肿瘤。但对小腺瘤则难以确诊。

2)肾上腺 CT 扫描:在对肾上腺病变的定位诊断中列为首选。并被推荐用于鉴定其类型,其诊断正确率 70%～90%,但应除外一些无功能肾上腺意外瘤。

4.心理、社会状况　评估患者是否有忧虑、紧张等不良情绪。

(二)护理诊断

1.首要护理诊断

有跌伤的危险。与高血压、低血钾引起的眩晕、软弱无力等有关。

2.主要护理诊断

(1)疲乏。与低血钾有关。

(2)潜在并发症。室颤、心搏骤停。

(三)护理目标

患者血压、血钾恢复正常,疲乏消失,无意外损伤及并发症发生。

(四)治疗与护理

1.治疗原则

(1)手术治疗。这是根治方法。腺瘤患者可行切除术;原发性肾上腺增生者可行肾上腺大部分切除术或单侧肾上腺切除术;腺癌患者可行肿瘤根治性切除,必要时周围淋巴结清扫。术前应纠正电解质紊乱、低血钾性碱中毒,以免发生严重心律失常。围手术期适当补充肾上腺皮质激素。妊娠合并原醛症,在妊娠中期切除肿瘤对妊娠有利。

(2)药物治疗。不能手术者及特发性肾上腺增生型患者可用螺内酯 120～240mg/d 分次口服,待血钾正常,血压下降后,渐减至维持量。

2.护理措施

(1)术前准备。

1)心理护理:向患者讲解疾病相关知识,做好健康教育;帮助患者消除思想顾虑,增强其战胜疾病的信心;因患者高血压、低血钾,易发生摔倒,嘱家属 24h 陪护。

2)饮食护理:低钠、高热量饮食,禁用一切腌制品,每日食盐用量不超过 2g。

3)遵医嘱降血压、补钾:适当补充氯化钾 4～6g/d,分次口服,或遵医嘱使用安体舒通(螺内酯)40～60mg/次,3～4 次/d,用螺内酯时不必补钾。同时应监测血钾,尤其对病程长伴肾功能减退者,以免发生高血钾。

(2)术后护理。

1)观察肾上腺皮质功能:肾上腺皮质功能降低是本病术后的特征性表现。因对侧肾上腺处于萎缩状态,暂时性皮质功能降低。表现为周身乏力、头晕、恶心、心率加快,腓肠肌疼痛。立即遵医嘱给予肾上腺皮质激素补充治疗。

2)电解质紊乱:术后常出现电解质紊乱,注意监测血中钠、钾、钙含量,及时调整补液的性质和补液量,记录 24h 出入量。

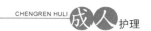

3）感染的预防和护理：预防伤口感染，肺内感染及泌尿感染。观察伤口敷料情况，有渗出及脱落及时通知医生换药。保持引流通畅，记录性质和量。术后麻醉清醒血压平稳给予半卧位，利于引流和呼吸。指导患者进行有效的深呼吸及咳痰，每 2h 翻身叩背一次，每天雾化吸入，保持口腔清洁，协助晨晚间护理，嘱患者在床上活动，促进血液循环，促进肠蠕动，争取早排气。保持尿管通畅，防止逆流及时放尿，每天会阴消毒 2 次，记录 24h 尿量。术后遵医嘱给予抗生素，防止并发症发生。

（3）出院健康指导。

出院后适当运动，3 个月内避免重体力劳动，2 个月后复查醛固酮，监测血压的变化，定期复查，3 个月后查 B 超，以达到早发现、早期治疗的目的。

（五）护理评价

患者疲乏症状有无改善，有无意外损伤及并发症发生？

【知识拓展】

原发性醛固酮增多症的鉴别诊断

（1）与肾缺血引起高血压鉴别，如恶性高血压、肾动脉狭窄，此类患者可有低血钾出现，但不严重。主要鉴别点是此类患者血肾素增高，血管造影可鉴别。

（2）原发性高血压患者服用排钾利尿剂引起的低血钾，往往有服药史。

（3）失盐性肾病。长期肾盂肾炎可有高血压、低血钾，但患者肾功能损害明显，尿钠排出高，无碱中毒，往往呈酸中毒。定位检查肾上腺无占位性病变。

（4）肾素瘤。发生于青年男性。除肾素高外，其余临床表现可与原醛症相似，血压升高明显，定位检查可鉴别。

（刘腊梅　王晋荣）

任务 7-5　糖尿病患者的护理

学习目标

- **知识目标**

  1. 了解糖尿病的病因及发病机制；

  2. 熟悉糖尿病的定义、分型；

  3. 掌握糖尿病的临床表现、治疗要点；

  4. 掌握常见护理问题及护理措施，胰岛素的使用方法及注意事项；

  5. 掌握妊娠糖尿病的治疗和预防。

- **能力目标**

  1. 能判断糖尿病的类型；

2.能评估糖尿病的病因,指导患者采取预防措施;

3.能根据病情正确指导糖尿病患者的饮食治疗和运动治疗;

4.能合理告知糖尿病患者的用药方法及药物的不良反应以及并采取相应的护理措施;

5.能分析妊娠糖尿病原因并进行预防和急救。

【知识背景】

糖尿病(diabetes mellitus,DM)是由遗传和环境因素相互作用而引起的一组以慢性高血糖为特征的代谢异常综合征。因胰岛素分泌或作用缺陷,或两者同时存在而引起糖类、蛋白质、脂肪、水和电解质等代谢紊乱。久病可引起多系统损害,导致眼、肾、神经、心脏、血管等组织的慢性进行性病变,引起功能缺陷及衰竭;重症或应激时可发生酮症酸中毒、高血糖高渗状态等急性代谢改变。

糖尿病是常见病、多发病,随着人口老龄化、人们生活方式改变和生活水平的提高,其患病率正逐年上升,其中 2 型糖尿病发病率的增长远高于 1 型糖尿病。2 型糖尿病的发病正趋向低龄化,儿童中发病率逐渐升高。糖尿病发病率仅次于心脑血管病及恶性肿瘤。根据国际糖尿病联盟(DF)统计,目前全球有糖尿病患者 2.85 亿,按目前增长速度估计到 2030 年全球将有近 5 亿人患糖尿病。我国现有糖尿病患者 9240 万,居世界第一位。因此,糖尿病已成为严重威胁人类健康的世界性公共卫生问题。

(一)病因及发病机制

糖尿病的病因和发病机制极为复杂,至今未完全阐明。不同类型的糖尿病其病因不同,即使在同一类型中也存在差异性。概括而言,引起糖尿病的病因可归纳为遗传因素与环境因素两大类。发病机制可归纳为不同病因导致胰岛 β 细胞分泌胰岛素缺陷和(或)外周组织胰岛素利用不足,而引起糖、脂肪、蛋白质等物质代谢紊乱。

1.1 型糖尿病(T1DM)　绝大多数是自身免疫性疾病,遗传因素和环境因素共同参与其发病过程。发病机制是某些外界因素作用于有遗传易感性的个体,激活一系列自身免疫反应,引起胰岛 β 细胞破坏和衰竭,体内胰岛素分泌不足进行性加重,导致糖尿病。

2.2 型糖尿病(T2DM)　是一种多个基因参与的疾病,在营养过剩、体力活动减少、应激、化学毒物等环境因素作用下引起的肥胖以及靶细胞对胰岛素敏感性降低(胰岛素抵抗)等与 2 型糖尿病的发生密切相关。胰岛素抵抗和胰岛素分泌缺陷是 2 型糖尿病发病机制的两个要素。胰岛素分泌缺陷包括量的缺陷和模式的缺陷。最初胰岛素分泌代偿性增多,但当血糖升高到一定程度,胰岛素分泌量减少。模式缺陷是指口服葡萄糖耐量试验中胰岛素分泌高峰延迟。

(二)糖尿病分型

遵照 1999 年 WHO 糖尿病专家委员会提出的分型标准,糖尿病分为 4 型(表 7-5-1)。①1 型糖尿病:胰岛细胞破坏,导致胰岛素绝对缺乏;②2 型糖尿病:胰岛素抵抗和(或)胰岛素分泌不足;③特殊类型糖尿病:分为 8 种亚型,其中代表性的是青年人中的成年发病型糖尿病;④妊娠糖尿病:在妊娠期间首次发生或发现的任何程度的糖耐量异常,不包括诊断糖尿病之后妊娠者。

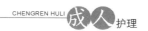

表 7-5-1　糖尿病病因学分类

糖尿病分型	病因
1 型糖尿病	免疫介导型(急发型、缓发型)
2 型糖尿病	特发性胰岛素抵抗和(或)胰岛素分泌不足
特殊类型糖尿病	1.β 细胞功能遗传缺陷
	2.胰岛素作用遗传缺陷
	3.胰腺外分泌病变:胰腺炎、胰腺肿瘤等
	4.内分泌腺病变:肢端肥大症、库欣综合征等
	5.药物或化学诱发:烟酸、糖皮质激素、甲状腺素等
	6.感染
	7.非常见型免疫介导糖尿病罕见类型(僵人"综合征")
	8.其他遗传综合征有时伴发糖尿病
妊娠糖尿病	尚无明确病因

(三)病理生理

糖尿病时,葡萄糖在肝、肌肉和脂肪组织的利用减少以及肝糖原输出增多是发生高血糖的主要原因。脂肪代谢方面,由于胰岛素不足,脂肪组织摄取葡萄糖及血浆移除甘油三酯减少,脂肪合成减少。脂蛋白活性降低,血游离脂肪酸和甘油三酯浓度升高。近年来研究认为脂代谢障碍有可能是糖尿病及其并发症的原发性病理生理变化。此外,在胰岛素极度缺乏时,脂肪组织大量动员分解,产生大量酮体,若超过机体对酮体的氧化利用能力时,大量酮体堆积形成酮症或发展为酮症酸中毒。其他还有蛋白质合成降低,分解代谢加速,导致负氮平衡。

【工作任务—案例导入】

患者,女,15 岁,158cm,46kg,因"多尿、多饮、多食、乏力 1 月,恶心、呕吐 2 天,神志不清 2h"入院。体检:BP 80/60mmHg,R 24 次/min,浅昏迷,呼气有烂苹果味,心率 104 次/min、律齐,肺腹无阳性体征。化验:血糖 22.3mmol/L、Na 145mmol/L、K 5.0mmol/L、BUN 8.6mmol/L、Cr 63μmol/L,尿糖 4+、尿酮 3+,CO_2CP 6mmol/L。

任务导向:

1.根据病史,作为内分泌科的护士判断患者此时是糖尿病哪种并发症。

2.首要抢救措施是什么,你将对患者采取哪些护理措施?

【护理工作过程】

(一)护理评估

1.健康史　任务探究:什么原因导致糖尿病酮症酸中毒的发生?

详细了解患者生活方式、饮食习惯、体力活动情况,有无糖尿病家族史,体重、妊娠次数;有无病毒感染及诱发因素等。患者患病起病时间,主要症状及特点如何,有无出现并发症。患者患病后检查治疗经过,目前用药经过。

2. 身体状况　任务探究:如何评估糖尿病患者的病情变化?

1 型糖尿病发病年龄多在 30 岁以前的青少年,起病急,症状明显,有自发酮症倾向。某些成年 1 型糖尿病患者早期临床表现不明显,甚至可能不需要胰岛素治疗,称为成人隐匿性自身免疫性糖尿病(LADA)。1 型糖尿病患者一般很少肥胖,但肥胖也不能排除本病可能,同时胰岛 β 细胞抗体一般呈阳性。

2 型糖尿病多发生在 40 岁以上成年人和老年人,但近年来发病趋向低龄化。尤其在发展中国家,儿童发病率上升。患者多肥胖,体重指数常高于正常。起病缓慢,部分患者可长期无代谢紊乱症状,常在体检时发现高血糖。随着病情发展可出现各种急慢性并发症。通常此型患者还有代谢综合征表现及家族史。

(1)代谢紊乱症候群。

1)多尿、多饮、多食和体重减轻:由于血糖升高引起渗透性利尿导致尿量增多;而多尿导致失水,使患者口渴而多饮水。由于机体不能利用葡萄糖,且蛋白质和脂肪消耗增加引起消瘦、乏力、体重减轻。为补充糖分,维持机体活动,患者常易饥多食。故糖尿病的临床表现常被描述为"三多一少",即多尿、多饮、多食和体重减轻。

2)皮肤瘙痒:由于高血糖及末梢神经病变导致皮肤干燥和感觉异常,患者常有皮肤瘙痒。女性患者可因尿糖刺激局部皮肤,出现外阴瘙痒。

3)其他症状:四肢酸痛、麻木、腰痛、性欲减退、阳痿不育、月经失调、便秘、视力模糊等。

(2)并发症。

1)糖尿病急性并发症。

①常见的有酮症酸中毒和高血糖高渗状态。

②感染:糖尿病患者常发生疖、痈等皮肤化脓性感染,可反复发生,有时可引起败血症或脓毒血症。皮肤真菌感染如足癣、体癣也常见,真菌性阴道炎和巴氏腺是女性患者常见并发症。糖尿病合并肺结核比非糖尿病发病率高,病灶多呈渗出干酪性,易扩展播散,形成空洞。肾盂肾炎和膀胱炎为泌尿系统并发症,多见于女性患者,常反复发作,可转为慢性肾盂肾炎。

③低血糖:一般将血糖≤2.8mmol/L 作为低血糖的诊断标准,而糖尿病患者血糖值≤3.9mmol/L 就属于低血糖范畴,因个体差异,有些患者血糖不低于此值也可出现低血糖症状。低血糖有 2 种临床类型,即空腹低血糖和餐后(反应性)低血糖。前者主要见于胰岛素过多或胰岛素拮抗激素缺乏等,如口服磺脲类药物、使用外源性胰岛素、高胰岛素血症、胰岛素瘤等。后者多见于 2 型糖尿病初期,餐后胰岛素分泌高峰延迟,大多数发生在餐后 4~5h,尤以单纯进食碳水化合物时为著,以及见于功能性疾病如倾倒综合征、胃肠外营养治疗等。因此,低血糖可作为糖尿病并发症和伴发症。

低血糖临床表现呈发作性,发作时间、频率随病因不同而不同,具体可分两类:

a.自主(交感)神经过度兴奋表现:多有肌肉颤抖、心悸、出汗、饥饿感、紧张、焦虑、流涎、面色苍白、心率加快、四肢冰冷等。老年糖尿病患者由于常有自主神经功能紊乱而掩盖交感神经兴奋表现,导致症状不明显,特别应注意观察夜间低血糖症状的发生。b.脑功能障碍表现:初期表现为精神不集中、思维和语言迟钝、头晕、嗜睡、视物不清、步态不稳,后期可有性格改变、幻觉、躁动、易怒、性格改变、认知障碍,严重者发生抽搐、昏迷。

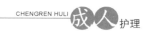

2)糖尿病慢性并发症。

①大血管病变:这是糖尿病最严重而突出的并发症,患病率比非糖尿病患者群高,发病年龄较轻,病情进展快,这与糖尿病的糖代谢和脂质代谢异常有关,主要表现为动脉粥样硬化。大、中动脉粥样硬化主要侵犯主动脉、冠状动脉、大脑动脉、肾动脉和肢体外周动脉。引起冠心病、缺血性或出血性脑血管病、肾动脉硬化、肢体外周动脉硬化等。肢体外动脉硬化常以下肢动脉病变为主,表现为下肢疼痛和间歇性跛行,严重供血不足可致肢体坏疽。

②微血管病变:这是糖尿病的特异性并发症,发病机制复杂,微循环障碍、微血管形成和微血管基底膜增厚是其典型改变。病变主要发生在视网膜、肾、神经、心肌组织,尤以糖尿病肾病和视网膜病变多见。

a.糖尿病肾病:多见于糖尿病病史超过 10 年者,也是 1 型糖尿病患者主要死亡原因。其病理改变有 3 种类型,即结节性肾小球硬化型病变,弥漫性肾小球硬化型病变(最常见,对肾功能影响最大),渗出性病变。临床表现为蛋白尿、水肿、高血压、肾功能逐渐减退以至衰竭。

b.糖尿病视网膜病变:多见于糖尿病病程超过 10 年者,多数患者有不同程度的视网膜病变,是失明的主要原因之一。除视网膜病变外,糖尿病还可以引起黄斑、白内障、青光眼、屈光改变、虹膜睫状体病变等。

c.其他:糖尿病心脏微血管病变和心肌代谢紊乱可引起心肌广泛灶性坏死等,称糖尿病心肌病,可诱发心力衰竭、心律失常、心源性休克和猝死。

③神经系统并发症:发生机制涉及大血管、微血管病变,免疫机制以及生长因子不足等。以周围神经病变最常见,如通常为对称性,下肢较上肢严重,病情进展缓慢。患者常先出现肢端感觉异常,如袜子或手套状分布,伴麻木、烧灼、针刺感或如踏棉垫感,有时伴痛觉过敏;随后肢体疼痛,呈隐痛、刺痛,夜间及冷季节加重;后期累及运动神经,可有肌力减弱以至肌萎缩和瘫痪。糖尿病患者自主神经损害也较常见,并可较早出现,临床表现为瞳孔改变、排汗异常、胃排空延迟、腹泻或便秘等胃肠功能紊乱,以及尿潴留、尿失禁、阳痿等。

④糖尿病足(diabetic foot,DF):与下肢远端神经异常和不同程度的周围血管病变相关的足部溃疡、感染和(或)深层组织破坏。根据病因,可分为神经性、缺血性和混合性 3 类。轻则表现为足部畸形、皮肤干燥和发凉、胼胝(高危足);重者可出现足部溃疡、坏疽。是糖尿病患者截肢、致残的主要原因之一。

(3)妊娠期糖尿病(GDM)。妊娠过程中初次发现的任何程度的糖耐量异常,均可认为是 GDM,GDM 不包括妊娠期前已知的糖尿病患者,后者称为"糖尿病合并妊娠"。但两者均需要有效处理,以降低围生期疾病的患病率和死亡率。GDM 妇女分娩后血糖可恢复正常,但有若干年后发生 T2DM 的高度危险性;此外,GDM 患者中可能存在各种类型糖尿病,因此,应在产后 6 周复查,确认其归属及分型,并长期追踪观察。

3.实验室检查

(1)糖代谢异常严重程度或控制程度的检查。

1)尿糖测定:尿糖受肾糖阈的影响。尿糖阳性只提示血糖值超过肾糖阈(大于10mmol/L),尿糖阴性不能排除糖尿病的可能。如肾性疾病时,肾糖阈升高,虽然血糖升高,但尿糖阴性;而妊娠期肾糖阈降低时,虽然血糖正常,尿糖可阳性。

2)血糖测定和 OGTT:血糖是诊断糖尿病的主要依据,也是监测糖尿病病情变化和治疗效果的主要指标。血糖值反映的是瞬间血糖状态。常用血葡萄糖氧化酶测定。抽取静脉血或取毛细血管血。可用血浆、血清或全血。如血细胞比容正常,血浆、血清血比全血血糖升高 15%。诊断糖尿病时必须用静脉血浆测定血糖,治疗过程中随访血糖控制程度时可用便携式血糖计(毛细血管全血测定)。

当血糖值高于正常范围而又未达到糖尿病诊断标准或疑有糖尿病倾向者,需进行OGTT。应在清晨空腹进行,成人口服 75g 无水葡萄糖或 82.5g 含一分子水的葡萄糖,溶于250~300mL 水中,5~10min 内饮完,于服后 30min、60min、120min 和 180min 取静脉血测葡萄糖。儿童服糖量按每千克体重 1.75g/kg 计算,总量不超过 75g。

3)糖化血红蛋白测定 A1(GHbA1)和糖化血浆蛋白测定:GHbA1 是葡萄糖或其他糖与血红蛋白的氨基发生非酶催化反应的产物,其量与血糖浓度成正相关,GHbA1 可分为 a、b、c 三种,其中以 GHbA1c(A1C)最为主要。由于红细胞在血循环中的寿命约为 120 天,因此A1C 为反映取血前 8~12 周的血糖水平,为糖尿病病情控制的主要监测指标之一。血浆蛋白(主要为白蛋白)同样也可与葡萄糖发生非酶化的糖化反应而形成果糖胺(FA),正常值1.7~2.8mmol/L。由于白蛋白在血中的浓度稳定,其半衰期为 19d,故 FA 反映患者近2~3周内总的血糖水平,为糖尿病患者近期病情监测的指标。

(2)胰岛 β 细胞功能检查。

1)胰岛素释放试验:正常人空腹基础血浆胰岛素约为 35~145pmol/L(5~20mU/L),口服 75g 无水葡萄糖(或 100g 标准面粉制作的馒头)后,血浆胰岛素在 30~60min 上升至最高峰,峰值为基础的 5~10 倍,3~4h 恢复到基础水平。反映基础和葡萄糖介导的胰岛素释放功能。胰岛素测定受血清中胰岛素抗体和外源性胰岛素影响。

2)C 肽释放试验:方法同上。基础值不小于 400pmol/L,高峰时间同上,峰值为基础的5~6 倍,也反映基础和葡萄糖介导的胰岛素释放功能,C 肽测定不受血清中胰岛素抗体和外源性胰岛素影响。

4.诊断要点　大多数糖尿病患者,尤其是早期 2 型糖尿病患者并无明显症状,临床工作中要尽可能早诊断早治疗。典型病例根据"三多一少"症状,结合实验室检查结果可诊断。轻症及无症状者主要依据静脉血葡萄糖检测结果诊断。应注意单纯空腹血糖正常并不能排除糖尿病的可能性,应加测餐后血糖或进行 OGTT 试验,目前国际上通用的是 1999 年由WHO 提出的糖尿病诊断标准,见表 7-5-2。

(1)空腹血浆葡萄糖(FPG)。FPG 3.9~6.0mmol/L(70~108mg/dL)为正常;6.1~6.9mmol/L(110~125mg/dL)为空腹血糖受损(IFG),≥7.0mmol/L(126mg/dL)考虑糖尿病。

(2)OGTT 中 2h 血浆葡萄糖(2hPG)。2hPG≤7.7mmol/L(139mg/dL)为正常;7.8~11.0mmol/L(170~199mg/dL)为糖耐量减低(IGT);≥11.1mmol/L(200mg/dL)应考虑糖尿病。

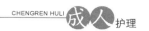

表 7-5-2 糖尿病的诊断标准(WHO,1999)

诊断标准	静脉血浆葡萄水平(mmol/L)
糖尿病症状＋随机血糖	≥11.1mmol/L(200mg/dL)
空腹血浆葡萄糖(FPG)	≥7.0mmol/L(126mg/dL)
葡萄糖负荷后 2h(2hPG)	≥11.1mmol/L(200mg/dL)
无糖尿病症状者,需改日重复检查,但不做第 3 次 OGTT	

(摘自 2010 年《中国 2 型糖尿病防治指南》)

注:空腹的定义是至少 8h 没有热量的摄入;随机是指一天当中的任意时间而无论上次进餐的时间及食物的摄入量。IFG 或 IGT 的诊断依据应根据 3 个月的两次 OGTT 结果的平均值判断。对无糖尿病症状,仅 1 次血糖值达到糖尿病诊断标准,复查结果未达到糖尿病诊断标准者,应定期复查。

各种应激状态下可出现血糖暂时升高,不能以此诊断糖尿病,应追踪随访。同时,注意鉴别肾型尿糖,非葡萄糖尿糖、甲亢、胃空肠吻合术后、弥漫性肝病出现的餐后 0.5~1h 血糖升高,以及使用激素后出现的一过性高血糖。

5. 心理、社会状况 糖尿病为终身性疾病。漫长的病程、严格的饮食控制及器官、多功能组织结构功能障碍易使患者产生焦虑、抑郁等心理反应,对治疗缺乏信心,不能有效地应对,治疗的依从性较差。护士应详细评估患者对疾病知识的了解程度,患病后有无焦虑、恐惧等心理变化,家庭成员对本病的认识程度和态度,以及患者在社区的医疗保健服务情况等。

(二)护理诊断

1. 首要护理诊断

(1)营养失调:低于或高于机体需要量。与胰岛素分泌或作用缺陷有关。

(2)有感染的危险。与血糖增高、脂代谢紊乱、营养不良、微循环障碍等因素有关。

2. 主要护理诊断

(1)潜在并发症。糖尿病足、低血糖、酮症酸中毒、高血糖高渗状态等。

(2)活动无耐力。与严重代谢紊乱、蛋白质分解增加有关。

(3)自理缺陷。与视力障碍有关。

(4)知识缺乏。缺乏糖尿病的预防和自我护理知识。

(三)护理目标

(1)患者体重恢复正常并保持稳定,血糖、血脂正常或维持理想水平。

(2)未发生感染或发生时能被及时发现和处理。

(3)能采用有效措施预防糖尿病足的发生,或发生糖尿病足时能得到有效处理。

(4)未发生糖尿病急性并发症或发生时能被及时发现和处理。

(四)治疗与护理

1. 治疗原则 糖尿病治疗强调早期、长期、综合治疗及治疗方法个体化的原则。综合治疗包括两个含义:糖尿病教育、饮食治疗、运动锻炼、药物治疗和自我监测 5 个方面,以及降糖、降压、调脂和改变不良生活习惯 4 项措施。治疗目标是通过纠正患者不良的生活方式和代谢紊乱,防止急性并发症的发生和减低慢性并发症的风险,提高患者生活质量和保持良好的心理状态。

(1)糖尿病健康教育。这是重要的基本治疗措施之一,包括糖尿病防治专业人员的培训,医务人员的继续医学教育,患者及其家属和公众的卫生保健教育等,后者尤为重要。应在各级政府和卫生部门领导下,共同参与糖尿病的预防、治疗、教育、保健计划,以及自身保健和社区支持为主要内容。良好的健康教育能充分调动患者的主观能动性,使其积极配合治疗,有利于疾病控制达标,防止各种并发症的发生发展,提高患者的生存质量。

(2)医学营养治疗(MNT)。饮食治疗是所有糖尿病治疗的基础,是糖尿病自然病程中任何阶段预防和控制糖尿病必不可少的措施,也是年长者、肥胖型、少症状型患者的主要治疗措施,对重症和 1 型糖尿病患者更应严格执行饮食计划并长期坚持。饮食治疗的目的是维持理想体重,保证未成年人的正常生长发育,纠正已发生的代谢紊乱,使血糖、血脂达到或接近正常水平。

(3)体育锻炼。适当的运动有利于减轻体重,提高胰岛素敏感性,改善血糖和脂代谢紊乱,还可减轻患者的压力和紧张情绪。运动治疗的原则是适量、经常性和个体化。应根据患者的年龄、性别、体力、病情及有无并发症等安排适宜活动,循序渐进,并长期坚持。

(4)病情监测。定期监测血糖,并建议患者应用便携式血糖仪进行自我监测血糖;每 3～6 月定期复查 ALC,了解血糖的总体控制情况,及时调整治疗方案。每年 1～2 次全面复查,以了解血脂以及心、肾、神经和眼底情况,尽早发现有关并发症,给予相应治疗。

(5)口服药物治疗。主要包括促胰岛素分泌剂(磺脲类和非磺脲类药物)、增加胰岛素敏感性药物(双胍类和胰岛素增敏剂)和 α 葡萄糖苷酶抑制剂。

1)促胰岛素分泌剂:

①磺脲类(suifonyiureas,SUs):作用于胰岛表面受体促进胰岛素释放。降糖作用有赖于尚存在 30% 以上有功能的胰岛细胞。常用的有格列苯脲(优降糖)、格列吡嗪(美吡达、灭糖脲、灭特尼)、格列齐特(达美康)、格列喹酮(糖适平)等。磺脲类作为单药治疗主要用于新诊断的 2 型非肥胖糖尿病,用饮食和运动控制血糖不理想时。年龄>40 岁,病程<5 年,空腹血糖 10mmol/L 时效果较好。1 型糖尿病、有严重并发症或晚期的 2 型糖尿病、儿童糖尿病、孕妇等不宜选择。

②非磺脲类:作用机制是直接刺激胰岛 β 细胞分泌胰岛素,降糖作用快而短,主要用于控制餐后高血糖。药物有瑞格列奈(诺和龙)和那格列奈,较适合于 2 型糖尿病早期餐后高血糖阶段或以高血糖为主的老年人。禁忌证同磺脲类。于餐前或进食中口服,不进餐不服药。

2)增加胰岛素敏感性药物

①双胍类:此类药物可增加肌肉等外周组织对葡萄糖的摄取和利用,加速无氧糖酵解,抑制糖原异生和糖原分解,降低过高的肝糖输出并改善胰岛素敏感性,减轻胰岛素抵抗。是肥胖或超重的 2 型糖尿病患者第一线用药,并可能有助于延缓或改善糖尿病血管并发症,可单用或联合其他药物。肝功能减退、高热、慢性胃肠病、合并严重感染等不宜使用该药,1 型糖尿病也不宜使用本药。80 岁以上患者应禁用,以防止乳酸酸中毒;准备做静脉注射碘造影剂检查的患者应暂停服用。常用药物有二甲双胍和格华止。

②噻唑烷二酮:也称格列酮类,主要作用是增强靶组织对胰岛素的敏感性,减轻胰岛素抵抗。近年来发现它还可改善胰岛 β 细胞功能。可单独或与其他降糖药合用治疗 2 型糖尿病患者,尤其是肥胖,胰岛素抵抗明显者。目前临床上不作为 2 型糖尿病的一线用药,有心

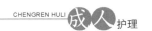

力衰竭倾向和肝病患者慎用,65 岁以上老人禁用;1 型糖尿病、孕妇和儿童慎用。

3)α 葡萄糖苷酶抑制剂:通过抑制小肠黏膜上皮细胞表面 α 葡萄糖苷酶而延缓碳化合物吸收,降低餐后高血糖。但饮食成分中有一定的糖类才能发挥作用。可作为 2 型糖尿病的一线用药,尤其适用于空腹血糖正常(或偏高)而餐后血糖明显升高者。可单独使用或与 SUs、双胍类合用,对肝肾功能不全者慎用,不宜用于胃肠功能紊乱者、孕妇、儿童。有阿卡波糖(拜糖平)、伏格列波糖(倍欣)2 种制剂。

(6)胰岛素治疗。

1)适应证:①1 型糖尿病;②糖尿病伴急、慢性并发症者或处于应激情况如急性感染、创伤、手术前后、妊娠合并糖尿病和消耗性疾病者;③2 型糖尿病患者经饮食、运动、口服降糖药治疗血糖控制不满意者,细胞功能明显减退者。

2)制剂类型:胰岛素制剂一般为皮下或静脉注射液体,按作用快慢和维持作用时间长短,可分为速效(超短效)、短效、中效、长效、预混胰岛素 5 类。几类制剂特点见表 7-5-3。速效和短效主要控制餐后高血糖;中效胰岛素主要控制两餐后高血糖,以第二餐为主;长效胰岛素主要提供基础水平胰岛素;预混胰岛素为速效或短效与中效胰岛素的混合制剂。

另外根据胰岛素的来源不同还可以将其分为:动物胰岛素(猪、牛)、基因重组人胰岛素和胰岛素类似物 3 种。人胰岛素(如低精蛋白胰岛素)比动物来源胰岛素(普通胰岛素)更少引起免疫反应。胰岛素类似物(如门冬胰岛素、赖脯胰岛素、甘精胰岛素)比人胰岛素更符合生理胰岛素分泌及作用模式。

目前市场上还出了胰岛素吸入剂,有经肺、口腔黏膜和鼻腔黏膜吸收 3 种方法,但其作用效果有待观察。

表 7-5-3　胰岛素制剂类型及作用时间

作用类型	制剂类型	皮下注射作用时间(h)		
		开始	高峰	持续
速效	门冬胰岛素 NovoRaoid	0.25	0.5～1	2～5
	赖脯胰岛素 Laispro			
短效	普通胰岛素(R)(Humulin R,Novolog R)	0.5	2～4	6～8
中效	低精蛋白胰岛素(NPH)	1.5	4～12	16～24
	慢胰岛素锌混悬液(Lente Humulin L,Novolog L)			
长效	精蛋白胰岛素(PZI)	3～4	14～24	24～26
	特慢胰岛素锌混悬液(Utrealente,Hunulin U)			
	甘精胰岛素(Glargine)			
	地特胰岛素(Detemir)			
预混	优泌林 30R,诺和灵 30、50R	0.5	2～12	16～24
	优泌乐 25、50	0.25	0.5～1.5	15
	诺和锐 30	0.25	1～4	24

3)使用原则和方法。

①使用原则:胰岛素剂量取决于血糖水平、β细胞功能缺陷程度、胰岛素抵抗程度、饮食和运动状况等。一般从小剂量开始,根据血糖水平逐渐调整。应力求模拟生理性胰岛素分泌模式,包括两种:持续基础分泌和进餐后胰岛素追加分泌。

②使用方法:a.联合用药:胰岛素＋磺脲类或双胍类或α葡萄糖苷酶抑制剂。b.常规胰岛素治疗:早餐和晚餐各注射一次预混胰岛素或早餐前用混合胰岛素,睡前用中效胰岛素。常用于2型糖尿病。c.强化治疗:1型糖尿病或新诊断的2型糖尿病或2型糖尿病后期患者提倡使用胰岛素强化治疗,在短时间内把血糖控制在正常范围。但应注意低血糖反应。

③注意事项:a.一部分1型糖尿病患者在胰岛素治疗后一段时间内病情部分或完全缓解,胰岛素剂量可减少或完全停用,称为"糖尿病蜜月期",通常持续数周或数月,此期应密切关注血糖。b.当从动物胰岛素改为人胰岛素或胰岛素类似物时发生低血糖危险性增加,应密切观察。c.胰岛素制剂类型、种类、注射技术和部位、患者反应差异性、胰岛素抗体形成等均可影响胰岛素起效时间、作用强度和维持时间。d.采用强化治疗方案后,可能出现空腹血糖,其原因是夜间胰岛素作用不足,导致"黎明现象"和"Somgyi"效应。

(7)人工胰。由血糖感受器、微型电子计算机和胰岛素泵组成。葡萄糖感受器能敏感的感知血糖浓度的变化,将信息传给电子计算机,指令胰岛素泵输出胰岛素,模拟胰岛β细胞分泌胰岛素的模式。由于技术和经济上的原因,还未推广。

(8)胰腺和胰岛细胞移植。治疗对象主要是1型糖尿病患者,目前尚限于伴终末期肾病的患者。但胰腺移植因其复杂的外分泌处理和严重并发症而受到限制,尚处于临床实验阶段。

(9)手术治疗。2009年美国糖尿病协会在2型糖尿病治疗指南中正式将代谢手术列为治疗肥胖伴2型糖尿病患者的措施之一。

(10)糖尿病并发症治疗。

1)低血糖的治疗:反复发生低血糖或较长时间的低血糖昏迷可引起脑部损伤,一旦确定患者发生低血糖,应及时补充糖分,解除脑细胞缺糖症状。神志清醒者,予口服含15～20g糖的糖水、含糖饮料或饼干、面包等,葡萄糖为佳,15min后测血糖如仍低于3.9mmol/L,再给予含15g糖的食物一份。如病情重、神志不清者,应立即静脉注射50%葡萄糖20mL,15min后测血糖如仍低于3.9mmol/L,继续静脉注射50%葡萄糖60mL静脉注射,或静脉滴注10%葡萄糖溶液;昏迷患者清醒后,或血糖升至3.9mmol/L以上,但距下次就餐时间在1h以上者,应进食含淀粉或蛋白质食物,以防再度昏迷。并继续监测血糖24～48h,同时注意低血糖诱发心脑血管疾病等。

2)糖尿病足的治疗。

①全身治疗:严格控制血糖、血压、血脂。改善全身营养状况和纠正水肿等。

②神经性足溃疡的治疗:处理的关键是彻底清创、引流、保湿、减轻压力、促进肉芽组织生长、促进上皮生长和创面愈合。适当治疗可以使90%神经性溃疡愈合。

③缺血病变的处理:对于轻度缺血或没有手术指征者,可以采取内科保守治疗,静脉输入扩血管和改善血液循环的药物。如患者有严重的周围血管病变,应尽可能行血管重建手术,如血管置换、血管成形或血管旁路术。只有当患者出现足部坏疽且在休息时有疼痛,或

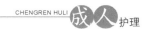

病变广泛不能通过血管重建手术改善者,才考虑截肢。

④感染的治疗:有骨髓炎和深部脓肿者,必须早期切开排脓减压,彻底引流,切除坏死组织、不良肉芽、死骨等。

3)其他糖尿病慢性并发症的治疗:定期进行各种慢性并发症的筛查,以便早期诊断处理。防治策略是全面控制危险因素,包括积极控制血糖、血压、血脂,抗血小板治疗,控制体重,戒烟和改善胰岛素敏感性等。

(11)妊娠糖尿病的治疗。妊娠对糖尿病及糖尿病对孕妇和胎儿均有复杂的相互影响。如糖尿病妊娠呕吐易导致低血糖;妊娠中晚期胰岛素拮抗激素如催乳素分泌增多易导致DKA;分娩时多种胰岛素拮抗因素消失易导致低血糖。胎儿则易出现畸形、流产、巨大儿或生长迟缓、新生儿低血糖等。因此,妊娠期糖尿病病情控制至关重要。

一般妊娠糖尿病患者血糖波动较糖尿病合并妊娠患者轻,多数患者经严格的饮食及运动治疗,可使血糖得到满意的控制。仅单纯饮食运动控制不佳者可采用短效和中效胰岛素治疗,忌用口服降糖药物。饮食治疗原则同非妊娠者,尽可能选择低血糖指数碳水化合物,少量多餐。整个妊娠期间均应监测血糖、血压、肾功能情况、胎儿的生长发育及成熟情况。由于孕36周前早产婴死亡率较高,38周后胎儿宫内死亡率增高,因此妊娠32～36周时宜住院治疗直至分娩。必要时进行引产或剖宫产。产后要注意新生儿低血糖症的预防和处理,以及产妇胰岛素用量的调整。

2.护理措施

(1)营养失调:低于或高于机体需要量。

1)饮食护理。

①制订总热量:根据患者年龄、性别、身高查表或用简易公式算出理想体重:【理想体重(kg)=身高(cm)－105】,根据理想体重、工作性质、生活习惯计算每日所需总热量。成年休息状态下每天每千克理想体重给予热量105～125kJ(25～30kcal),轻体力劳动125.5～146kJ(30～35kcal),中度体力劳动146～167kJ(35～40kcal),重体力劳动167kJ(40kcal)以上。儿童、孕妇、乳母、营养不良和消瘦、伴有消耗性疾病者每天每千克体重酌情增加2kJ(5kcal),肥胖者酌情减少21kJ,使体重逐渐恢复至理想体重±5%。在保持总热量不变的原则下,凡增加一种食物时应同时减去另一种食物,以保持饮食平衡。

②食物的组成:总的原则是高碳水化合物、低脂肪、适量蛋白质和高纤维素膳食。碳水化合物占饮食总热量的50%～60%,提倡食用粗制米、面和适量杂粮;蛋白质含量一般不超过总热量的15%,且至少有1/3来自动物蛋白;成人每日每千克理想体重摄入蛋白质0.8～1.2g,儿童、孕妇、乳母、营养不良或伴有消耗性疾病者宜增至每日每千克理想体重1.5～2.0g,伴有糖尿病肾病而肾功能正常者应限制在0.8g,血尿素氮升高者应限制在0.6g。脂肪约占总热量的30%。饱和脂肪、多不饱和脂肪与单不饱和脂肪的比例为1:1:1,每天胆固醇摄入量300mg以下。多食含可溶性纤维素的食物;每天饮食中食用纤维含量40～60g为宜。

③主食分配:应定时定量,根据患者的生活习惯、病情和配合药物治疗的需要进行安排。对病情稳定的2型糖尿病患者可按每天3餐1/5、2/5、2/5或各按1/3分配;对注射胰岛素或口服降糖药且病情有波动的患者,可每日进食5～6餐,从3次正餐中匀出25～50g主食

作为加餐用。

④饮食治疗注意事项：

a.超重者，忌吃油炸、油煎食物，炒菜宜用食物油，少食动物内脏、蟹黄、虾子、鱼子等含胆固醇高的食物。限制饮酒及食盐摄入，每日食盐＜6g。b.严格限制各种甜食：包括各种食糖、糖果、甜点心、饼干、水果及各种含糖饮料等。为满足患者甜味的口感，可使用甜味剂，如蛋白糖、木糖醇、甜菊片等。对于血糖控制较好者，可在两餐之间或睡前加食含果糖或者糖的水果，如苹果、橙子、梨等。c.监测体重变化：每周测量体重 1 次。如果体重增加＞2kg，进一步减少饮食总热量。如消瘦患者体重有所恢复，也适当调整饮食方案，避免体重继续增加。

2）运动锻炼。

①运动锻炼的方式：以有氧运动为主，如散步、慢跑、骑自行车、做广播操、打太极拳等活动。最佳运动时间是餐后 1h（以进食开始计时）。

②运动量的选择：合适的运动强度为活动时患者的心率达到个体 60% 的最大耗氧量。最简易计算法为：心率＝（170－年龄）。活动时间为每日 20～30min，根据具体情况逐渐延长，每日 1 次，用胰岛素或口服降糖药物者最好每日定时活动，肥胖患者可适当增加活动次数。有心、脑血管疾患或严重微血管病变者，按具体情况选择运动方式。

③运动的注意事项：a.运动前评估糖尿病的控制情况，根据患者具体情况决定运动方式、时间以及所采用的运动量。b.运动不宜在空腹时进行，以防止发生低血糖。运动中需注意补充水分，随身携带糖果，当出现饥饿感、心慌、出冷汗、头晕及四肢无力或颤抖等低血糖症状时及时食用。运动中若出现胸闷、胸痛、视力模糊等应立即停止运动，并及时处理。当血糖＞14mmol/L，减少活动，增加休息。c.运动时随身携带糖尿病卡（卡上写有患者的姓名、年龄、家庭住址、电话号码和病情）以备急用。d.运动后应做好运动日记，以便观察疗效和不良反应。

3）口服用药的护理：应了解各类降糖药物的作用、剂量、用法、不良反应和注意事项，指导患者正确服用。

①磺脲类降糖药物的护理：协助患者于早餐前半小时服用。严密观察药物的不良反应。最主要不良反应是低血糖，常发生在老年人，肝肾功能不全或营养不良者，作用时间长的药物（如格列苯脲和格列美脲）较易发生，同时还有程度不同的胃肠道反应、皮肤瘙痒、肝功能损害、溶血性贫血、血小板减少等。此外，还应注意水杨酸类、磺胺类、保泰松、利舍平、β受体阻滞剂等，可增强磺脲类降糖药的作用。而噻嗪类利尿药、呋塞米、依他尼酸（利尿酸）、糖皮质激素等药物可降低磺脲类药物的降糖作用。

②双胍类药物的护理：不良反应有腹部不适、口中金属味、恶心、畏食、腹泻等，严重时发生乳酸血症（服用苯乙双胍常见）。餐中或餐后服药或从小剂量开始可减轻不适症状。

③α 葡萄糖苷酶抑制剂类药物的护理：应与第一口饭同时服用，服用后常有腹部胀气、排气增多或腹泻等症状。如与胰岛素促泌剂或胰岛素合用可能出现低血糖，其处理应直接给予葡萄糖口服液或静脉注射，进食淀粉类食物无效。

④噻唑烷二酮类药物的护理：密切观察有无水肿、体重增加等不良反应的发生，缺血性心血管疾病的风险增高，一旦出现应立即停药。

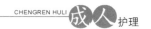

4)使用胰岛素的护理。

准确用药:熟悉各种胰岛素的名称、剂型及作用特点,准确执行医嘱,按时注射。对于每毫升 40U 和 100U 两种规格的胰岛素,使用时应注意注射器与胰岛素浓度的匹配。

吸药顺序:长、短效或中、短效胰岛素混合使用时,应先抽吸短效胰岛素,再抽吸长效或中效胰岛素,然后混匀,切不可反向操作,以免将长效胰岛素混入短效内,影响其速效性。

胰岛素的保存:未开封的胰岛素放于冰箱 4～8℃ 保存,正在使用的胰岛素在常温下(不超过 28℃)可使用 28 天,无须放入冰箱,应避免过冷、过热、太阳直晒、剧烈摇晃等,否则可因蛋白质凝固变性而失效。

胰岛素的注射部位选择和更换:选择皮肤疏松部位,如上臂三角肌、臀大肌、大腿外侧、腹部等,腹部吸收最快,其次分别为上臂、大腿和臀部。如果参加运动锻炼,不要选择在大腿、臀部等活动部位,长期在同一部位注射可能导致局部皮下脂肪萎缩或增生,局部硬结。如在同一区域注射,必须与上一次注射部位相距 1cm 以上,选择无硬结的部位,如产生硬结,可热敷,但要避免烫伤。注射胰岛素时应严格无菌操作,防止发生感染。

注意监测血糖:注射胰岛素患者一般常规监测血糖 2～4 次/天,如发现血糖波动过大或持续高血糖,应及时通知医生。

使用胰岛素泵时应定期更换导管和注射部位以免感染及针头堵塞。使用胰岛素笔时要注意笔和笔芯相互匹配,每次注射前确认笔内是否有足够的剂量,药液是否变质;另外,每次使用前均应更换针头,注射后将针头丢弃。

胰岛素不良反应的观察及处理:

①低血糖反应(见本节潜在并发症:低血糖)。②过敏反应:表现为注射部位瘙痒,继而出现荨麻疹样皮疹,全身荨麻疹少见。自人胰岛素广泛在临床应用后,过敏反应发生减少。③注射部位皮下脂肪萎缩或增生:采用多点、多部位皮下注射和及时更换针头可预防其发生。若发生则停止该部位注射后可缓慢自然恢复。④视力模糊:部分患者出现,多为晶体屈光改变,常于数周内自然恢复。

(2)有感染的危险。

1)病情观察:注意观察患者的体温、脉搏等变化。

2)预防上呼吸道感染:注意保暖,避免与肺炎,上呼吸道感染、肺结核等呼吸道感染者接触。

3)泌尿道的护理:勤用温水清洗外阴,并擦干,防治和减少瘙痒和湿疹的发生。

4)皮肤护理:保持皮肤清洁,勤洗澡,勤换衣,洗澡时,水温不宜过热,香皂选用为宜,内衣以棉质、宽松、透气为好。皮肤瘙痒患者嘱其不要搔抓皮肤。

(3)潜在并发症:糖尿病足。

1)评估患者有无足溃疡的危险因素:①既往有足溃疡史;②有神经病变的症状和体征:如足部麻木、触觉、痛觉减退或消失,足发热,皮肤不出汗,肌肉萎缩、鹰爪样趾、压力点的皮肤增厚胼胝形成和(或)缺血性血管病变的体征(如运动引起的腓肠肌疼痛或发凉、皮肤发亮变薄,足部动脉减弱或消失和皮下组织萎缩);③严重的足畸形;④其他危险因素:如视力下降、膝、髋或脊柱关节炎,鞋袜不合适等;⑤个人因素,如经济条件差、老年人或独居生活、拒绝治疗和护理等。

2)足部观察与检查：①每日检查患者双足1次，了解足部有无感觉减退、麻木、刺痛感。②观察足部皮肤颜色、温度改变及足背动脉搏动情况。③检查趾甲、趾间、足底部皮肤有无胼胝、鸡眼、甲沟炎、甲癣，是否发生红肿、水疱、溃疡、坏死等损伤。④定期做足部感觉的测试，及时了解足部感觉功能。保护性感觉的测试主要测试关节位置觉、振动觉、痛觉、温度觉、触觉和压力觉。尼龙单丝测试是最常用的压力觉测试方法，可发现早期神经病变（尼龙单丝一头接触于患者的大足趾、足跟和前足底内外侧，用手在尼龙丝另一头轻轻施压，力量刚好使尼龙丝弯曲，患者能感到足底尼龙丝则为正常）。

3)保持足部清洁，避免感染：指导患者勤换鞋袜，每天清洁足部1次，10min左右；水温适宜，不宜烫脚。皮肤干燥，必须涂用羊毛脂，但不可常用，以免皮肤过度浸软。

4)预防外伤：指导患者不要赤脚走路，以防刺伤。外出时不可穿拖鞋，以免踢伤；应选择轻巧柔软、透气好、前端宽大圆头、有带或鞋袢的鞋子，鞋底要平、厚；袜子以浅色、弹性好、透气及散热性好的棉毛质地为佳；协助有视力障碍的患者修剪趾甲，趾甲应避免修剪得太短，应与脚趾平齐，并锉圆边缘尖锐部分；冬天不要使用热水袋、电热毯或烤灯保暖，谨防烫伤，夏天防蚊虫叮咬。

5)积极控制血糖，说服患者戒烟：发生足溃疡的危险性及足溃疡的发展均与血糖密切相关，足溃疡的预防教育应从早期指导患者控制和监测血糖开始。同时要说服患者戒烟，防止因吸烟导致局部血管收缩，而进一步促进足溃疡的发生。

（4）潜在并发症：低血糖。

1)加强预防：护士应充分了解患者使用的降糖药物，并告知患者和家属不能随意更改降糖药物及其剂量；活动量增加时，要减少胰岛素的用量并及时加餐；容易在后半夜及清晨发生低血糖的患者，晚餐适当增加主食或含蛋白质较高的食物；速效或短效胰岛素注射后要及时进餐；病情较重，可以先进餐再注射胰岛素。初用各种降糖药时要从小剂量开始，然后根据血糖水平逐步调整剂量。强化治疗应在进餐前后测血糖，并做好记录，以便及时调整胰岛素或降糖药用量。

2)病情观察及血糖监测：观察患者有无低血糖临床表现，尤其是服用胰岛素促泌剂和注射胰岛素患者。老年患者因自主神经功能紊乱而导致低血糖症状不明显，除应加强血糖监测外，对患者血糖控制不宜过严，一般空腹血糖不超过7.8mmol/L（140mg/dL），餐后血糖不超过11.1mmol/L（200mg/dl）即可。强化治疗患者，空腹血糖控制在4.4～6.7mmol/L，餐后血糖＜10mmol/L，其中晚餐血糖5.6～7.8mmol/L，凌晨3时血糖不低于4mmol/L宜。

3)急救护理：一旦确定患者发生低血糖，应尽快给予糖分补充，解除脑细胞缺糖症状。同时了解低血糖发生的诱因，给予健康指导，以避免再次发生。

（4）潜在并发症：酮症酸中毒、高血糖高渗状态（见下文）。

（5）妊娠期糖尿病护理措施。

1)预防性护理。

①妊娠期、分娩期：对不宜妊娠却已妊娠者应及早终止。器质性病变较轻、血糖控制良好者，可在积极治疗、密切观察下继续妊娠。应密切监测孕妇的血糖、尿糖情况，指导饮食，指导正确使用胰岛素，防止发生低血糖和酮症酸中毒。由于患糖尿病的孕妇抵抗力下降，而

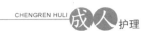

血糖、尿糖浓度高,有利于一些细菌的生长,因此,应加强孕期卫生宣教,勤换洗内衣,注意口腔卫生,增强机体抵抗力,分娩期严格执行无菌操作,预防感染。

②产褥期:注意观察产妇的体温,每日测体温4次,如体温正常3天以上可建议医生停用抗生素。注意观察腹部或会阴伤口情况、子宫复旧情况以及恶露的性状和量,预防感染。

2)急救护理。

①妊娠期酮症酸中毒:严密监测血气、血糖和电解质。发现酮症酸中毒症状后应立即报告医生,并按医嘱给予小剂量胰岛素治疗,每1~2h监测血糖一次。如血糖大于13.9mmol/L,应将胰岛素加入生理盐水静滴;血糖小于等于13.9mmol/L,用5%葡萄糖盐水加入胰岛素静滴,酮体转阴后改为皮下注射。应在监护中心静脉压情况下调节输液速度及输液量。如患者清醒应鼓励饮水。

②低血糖:出现低血糖可口服糖水或静脉注射5%的葡萄糖40~60mL,并立即通知医生。

3. 健康指导

(1)疾病预防与指导。开展糖尿病社区预防,关键在于筛查出IGT人群,并进行干预性健康指导。

(2)疾病知识指导。采取多种方式方法,如讲解、放录像、发放宣传资料等,让患者及家属了解糖尿病的病因、临床表现、诊断和治疗方法,提高患者对治疗的依从性。教导患者外出时随身携带识别卡,以便发生紧急情况时及时处理。

(3)病情监测指导。指导患者每3~6个月复检GHbA1C。血脂异常每1~2月监测一次,如无异常6~12月监测一次。体重每1~3个月测一次。每年全面体检1~2次,以尽早防治慢性并发症。指导患者学习和掌握监测血糖、血压、体重指数的方法,了解糖尿病的控制目标,如空腹血糖不超过7.8mmol/L(140mg/dL)、餐后2h血糖不超过11.1mmol/L(200mg/dL),糖化血红蛋白(GHbA1C)≥8%等,让患者确实能达到控制血糖的标准。

(4)用药与自我护理指导。①指导患者口服降糖药及胰岛素的名称、剂量、给药时间和方法,教会其观察药物疗效和不良反应。使用胰岛素的患者,应教会患者或其家属掌握正确的注射方法。②指导患者掌握饮食、运动治疗具体实施及调整的原则和方法;教会患者生活规律、戒烟酒,注意个人卫生。③指导患者正确处理疾病所致的生活压力,树立起与糖尿病做长期斗争及战胜疾病的信心。④指导患者及家属掌握糖尿病常见急性并发症的主要临床表现、观察方法及处理措施。⑤指导患者掌握糖尿病足的预防和护理知识。

4. 预后 糖尿病为终身疾病,目前尚不能根治,并发大血管病变和微血管病变可致残、致死。应在各级政府部门领导下,发动社会支持,共同参与糖尿病的预防、治疗、教育、保健计划。以自身保健和社区支持为主要内容,制订、实施和评价各种综合性方案。预防工作分为三级,一级预防是避免糖尿病发生;二级预防是及早检出并有效的治疗糖尿病;三级预防是延缓和(或)防治糖尿病并发症。提倡合理饮食,经常运动,防治肥胖,提高生活质量。

(五)护理评价

(1)患者多饮、多食、多尿症状是否得到控制,血糖控制是否理想或较好,体重是否恢复或接近正常?

(2)无感染的发生或发生时是否得到及时发现和控制?

(3)足部是否无破损、感染等并发症,局部血液是否循环良好?

(4)无糖尿病并发症发生或发生时是否得到及时纠正和控制?

(5)妊娠期糖尿病是否得到有效控制?

【知识拓展】

糖尿病酮症酸中毒

糖尿病酮症酸中毒(diabetic ketoacidosis,DKA):糖尿病代谢紊乱加重时,脂肪动员和分解加速,大量脂肪酸在肝脏经 β 氧化产生大量乙酰乙酸、β-羟丁酸和丙酮,三者统称酮体。血清酮体积聚超过肝外组织氧化能力时,血酮体升高称酮血症,尿酮排出增多称酮尿,临床统称为酮症。而乙酰乙酸、β-羟丁酸均为较强的有机酸,大量消耗体内储备碱,若代谢紊乱继续加剧,血酮继续升高,超过机体的处理能力时,便发生代谢酸中毒,称为糖尿病酮症酸中毒。出现意识障碍时则称为糖尿病酮症酸中毒昏迷,为内科急症之一。

(1)诱因。1 型糖尿病患者有自发 DKA 倾向。2 型糖尿病患者在一定诱因作用下也可发生 DKA,常见诱因有感染、饮食不当、胰岛素治疗中断或不适当减量,以及创伤、手术、麻醉、严重刺激、妊娠和分娩等,有时也可无明显诱因,20%～30%的患者发病时可无糖尿病病史。

(2)临床表现。多数患者在发生意识障碍前感到疲乏、四肢无力、"三多一少"症状加重;随后出现食欲减退、恶心、呕吐,常伴有头痛、嗜睡、烦躁、呼吸深快有烂苹果味(丙酮味)。随着病情进一步发展,出现严重失水、尿量减少、皮肤弹性差、眼球下陷、脉细速、血压下降、四肢厥冷。晚期各种反射迟钝甚至消失,患者出现昏迷。部分患者以 DKA 为首发表现,感染等诱因的表现可被 DKA 的表现所掩盖。少数为腹痛等急腹症表现。

(3)实验室检查。尿糖、尿酮体强阳性。血糖多为 16.7～33.3mmol/L(300～600mg/dL),有时可达 55.5mmol/L(1000mg/dL)以上。CO_2 结合力降低,轻者为 13.5～18.0mmol/L(30～40Vol%),重者 9.0mmol/L(20Vol%)以下。CO_2 分压降低,血 pH 值<7.35。碱剩余负值加大(>-2.3mmol/L),阴离子间隙增大,血钾正常或偏低,血钠、血氯降低。血尿素氮(BUN)和肌酐偏高。血清淀粉酶和白细胞数也可升高。

(4)治疗。对于早期酮症患者,仅需给予足量短效胰岛素及口服液体,严密观察病情,定期复查血糖血酮,调节胰岛素剂量。对于出现昏迷患者应立即抢救,具体措施如下:

1)补液:输液是抢救酮症酸中毒首要的关键措施。补液通常使用生理盐水,补液量和速度视失水程度而定。如患者无心力衰竭,开始时补液速度应快,在 2h 内输入 1000～2000mL,以便迅速补充血容量,改善周围循环和肾功能。以后根据血压、心率、尿量、末梢循环、中心静脉压等决定输液量和速度。第一个 24h 内输液总量 4000～6000mL,严重失水者可达 6000～8000mL。

2)小剂量胰岛素治疗:胰岛素治疗小剂量短效胰岛素(每小时每千克体重 0.1U)加入生

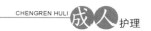

理盐水中持续静脉滴注或静脉泵入,以达到血糖快速、稳定下降而不易发生低血糖反应的效果,同时还能抑制脂肪分解和酮体产生。血糖下降速度一般以每小时 3.9～6.1mmol/L(70～110mg/dL)为宜,每 1～2h 复查血糖,如在补液量充足的情况下血糖下降幅度小于治疗前的血糖水平的 30％ 或反而升高,胰岛素剂量可加倍。当血糖降至 13.9mmol/L(250mg/dL)时,改输 5％ 葡萄糖液并加入短效胰岛素治疗(按每 2～4g 葡萄糖加 1U 胰岛素计算)。此时血糖仍需 4～6h 复查,调节液体中胰岛素比例。尿酮体消失后,根据患者尿糖、血糖及进食情况调节胰岛素剂量或改为每 4～6h 皮下注射胰岛素 1 次,待病情稳定后再恢复平时的治疗。

3)纠正电解质及酸碱平衡失调:根据治疗前血钾水平和尿量决定补钾时机、补钾量和速度。①治疗前血钾水平高于正常(≥6.0mmol/L)或无尿时则暂缓补钾。如治疗前血钾正常,每小时尿量 40mL,可在输液和胰岛素治疗同时开始补钾;如患者有肾功能不全,治疗前血钾水平高于正常(≥6.0mmol/L)或无尿时则暂缓补钾。在整个治疗过程中需要定时监测血钾水平,并结合心电图、尿量,调整补钾的量和速度。病情恢复后,仍继续口服补钾数天。②轻、中度酸中毒经充分静脉补液及胰岛素治疗后可纠正,无须补碱。当 pH≤7.0 的严重酸中毒者应小剂量的等渗碳酸氢钠(1.25％～1.4％)静脉输入,但补碱不宜过多过快,以避免或加重脑水肿。同时补碱后需检测动脉血气情况。

4)防治诱因和处理并发症:包括休克、严重感染、心力衰竭、心律失常、肾衰竭、脑水肿、急性胃扩张等。

(5)护理。

1)预防措施:定期测血糖,应激状况时每天监测血糖。合理用药,不要随意减量或停用药物。保证充足水分摄入,特别是发生呕吐、腹泻、严重感染时。

2)病情监测:严密观察和记录患者的生命体征、神志、24h 出入量等。遵医嘱定时监测血糖、血钠和渗透压的变化。

3)急救配合与护理:①立即开放两条静脉通路,准确执行医嘱,确保液体和胰岛素的输入。②患者绝对卧床休息,注意保暖,给予低流量持续吸氧。③加强生活护理,应特别注意皮肤、口腔护理。④昏迷者按昏迷常规护理。

高血糖高渗状态

高血糖高渗状态(hyperglycemic hyperosmolar status,HHS):以严重高血糖、高血浆渗透压、脱水为特点,无明显酮症酸中毒,常有不同程度的意识障碍和昏迷。多见于 50～70 岁的老人,男女发病率相似,约 2/3 患者发病前无糖尿病病史或仅为轻症。

常见诱因有:感染、急性胃肠炎、胰腺炎、脑卒中、严重肾疾患、血液和腹膜透析、静脉内高营养、不合理的限制水分,以及某些药物如糖皮质激素、免疫抑制剂、噻嗪类利尿药的应用等;少数患者因早期未诊断糖尿病而输入葡萄糖液,或因口渴而大量饮用含糖饮料而诱发。起病缓慢,最初表现为多尿、多饮,但多食不明显或反而食欲减退;失水随病情的进展而加重,晚期尿少甚至尿闭,就诊时常严重脱水、休克,但无酸中毒样深大呼吸。与 DKA 相比,失水更严重,神经精神症状更突出,表现为嗜睡、幻觉、定向力障碍、偏盲、偏瘫等,最后陷入昏迷。

实验室检查尿糖强阳性。血糖常高于 33.3mmol/L(600mg/dL)以上,一般为 33.3～

66.6mmol/L(600～1200mg/dL)，血钠可在 155mmol/L，血浆胶体渗透压达 330～460mOsm/(kg·H₂O)。无或有轻的酮症，血尿素氮及肌酐升高。

治疗基本同 DKA。严重失水时 24h 补液量可达到 6000～10000mL。病情许可时，建议配合管喂或口服温开水，每 2h/次，每次 200mL。当血糖降至 16.7mmol/L(300mg/dL)时，即可改用 5% 葡萄糖溶液并加入普通胰岛素控制血糖。一般不补碱，并积极消除诱因和治疗各种并发症。病情稳定后根据患者血糖、尿糖及进食情况给予皮下注射胰岛素，然后转为常规治疗。

护理措施同 DKA。

【技能训练】

血糖监测技术与护理

问题研究：血糖监测不高就没有问题了吗？

血糖控制的高低直接判断糖尿病病情发展情况。糖尿病本身对机体危害不大，主要是糖尿病的慢性并发症，是患者致残、致死的主要原因。因此应早诊断、早防治，认真地进行监测血糖(表 7-5-4)，及时调整治疗方案，推迟或延缓糖尿病慢性并发症的发生发展。

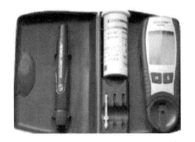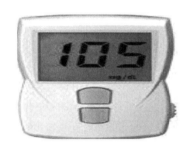

图 7-5-1　简易血糖仪

表 7-5-4　血糖监测技术与护理

项目	要求
目的	测量血糖，为诊断提供依据。 血糖测定能够直接了解体内实际血糖水平，有助于判断病情，反映饮食控制、运动治疗和药物治疗的效果，从而指导治疗方案的调整。
操作前护理	**1. 患者准备**　向患者及家属介绍检查的方法、目的及配合事项，解除思想顾虑和精神紧张，取得患者的配合。 **2. 环境清洁、安静、温度适宜** **3. 用物准备**　血糖仪，采血针及针头，75% 酒精，棉签，弯盘，手消毒剂，治疗盘。

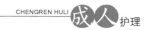

续表

项目	要求
操作中、后护理	(1)核对医嘱,准备用物。 (2)核对床号、姓名、住院号,评估患者。 (3)检查血糖仪性能,血糖试纸的有效期,确认血糖试纸与血糖仪的编号一致。 (4)洗手,戴口罩。 (5)携用物至患者床旁,再次核对。 (6)协助患者取舒适体位,铺一次性治疗巾于预检测者手下,温暖并按摩手指以增加血液循环。备采血针头。 (7)确认患者是否符合空腹或餐后 2h 血糖的测定要求。 (8)开机,再次确认血糖试纸与血糖仪编号一致,准备血糖纸盒。 (9)75%酒精棉签消毒预检测手指,手指向上直立待干。 (10)用手消毒剂洗手,再次核对。在消毒手指指腹两侧扎针。 (11)将血糖试纸吸附垫与血糖试纸充分接触,使试纸测试区完全变成红色,将血糖试纸插入血糖仪中等待结果。棉签按压穿刺点至无出血。 (12)读取并告知患者结果,异常时及时通知医生。 (13)安全取出采血针头,撤出试纸,撤出治疗巾,去下手套。 (14)做好记录。 (15)询问患者需要,整理病床单元,协助患者取舒适体位。 (16)整理用物,洗手,取下口罩。
注意事项	(1)操作时严格遵守无菌原则。 (2)刺皮后勿加力挤压,以免组织液混入血样,造成检测结果偏差。 (3)确认患者手指消毒剂干透后实施采血,采血量充足,应使试纸区完全变成红色。告知患者监测结果及目的。 (4)指导患者穿刺按压时间为 1~2min。 (5)对需要长期监护血糖的患者,可以教会患者及家属血糖监测的方法。 (6)血糖监测间隔时间视糖尿病类型和病情而定,以将血糖控制在目标范围内为原则。对病情不稳定者、妊娠糖尿病病友、使用胰岛素者适用,每 2~4d 测 1 次全天血糖谱。 (7)操作时间:5min 内完成。

(赵学智)

任务 7-6 风湿性疾病患者的护理

学习目标

● 知识目标

1.熟悉风湿性疾病常见症状与体征的表现;

2.掌握风湿性疾病患者的一般护理措施、健康指导内容;

3.熟悉系统性红斑狼疮的概念、病因及发病机理；

4.掌握系统性红斑狼疮的临床表现；

5.了解实验室的各项检查指标；

6.掌握系统性红斑狼疮患者的护理诊断及护理措施，尤其对皮肤黏膜损伤的护理；

7.熟悉系统性红斑狼疮预防保健知识；

8.熟悉类风湿性关节炎的定义、病因及发病机制；

9.掌握类风湿性关节炎的关节外及关节内的临床表现；

10.了解实验室检查的各项指标。

● 能力目标

1.能评估风湿性疾病患者的病情，完成护理评估记录；

2.能对风湿性疾病患者提出正确的护理措施；

3.能对风湿性疾病患者进行健康指导；

4.能描述系统性红斑狼疮的临床表现，尤其对皮肤黏膜损伤的典型表现；

5.能说出系统性红斑狼疮患者免疫检查的特征性指标；

6.能对红斑狼疮患者皮肤黏膜损伤制定护理措施和计划；

7.能做好对红斑狼疮患者预防保健知识的传授和教育；

8.说出类风湿性关节炎的定义；

9.能区分类风湿性关节炎与其他关节炎的表现和特点；

10.教会类风湿性关节炎患者进行关节功能锻炼的方法；

11.能对类风湿性关节炎患者进行健康教育；

12.结合病例分析，制订护理计划。

[任务 7-6-1]　风湿性疾病常见症状与体征的护理

【知识背景】

风湿性疾病(rheumatic diseases)是一组以内科治疗为主的肌肉骨骼系统疾病，它包括弥漫性结缔组织病及各种病因引起的关节和关节周围软组织，包括肌肉、肌腱、韧带等的疾病。

风湿性疾病常见症状与体征有：关节疼痛与肿胀、关节僵硬与活动受限、皮肤受损等。

关节疼痛是风湿性疾病最早、最常见的症状，也是风湿病患者就诊的主要原因。几乎所有的风湿性疾病均可引起关节疼痛，如类风湿关节炎、系统性红斑狼疮、系统性硬化病、强直性脊柱炎、风湿热、痛风等。疼痛特点因病而异，疼痛的关节可有肿胀和压痛。

关节僵硬又称晨僵，是指病变的关节在夜间静止不动后出现较长时间（至少1h）的僵硬，如胶粘样的感觉。轻度的关节僵硬在活动后可减轻或消失，重者需一小时至数小时才能缓解。

风湿性疾病常见的皮肤受损有皮疹、红斑、水肿、溃疡等，多由血管炎性反应引起。系统性红斑狼疮患者皮肤损害表现多种多样，包括颊部蝶形红斑、丘疹、盘状红斑、指掌部或甲周

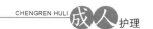

红斑,指端缺血,面部及躯干皮疹,紫癜或紫斑、水疱和大疱等,最具特征者为颊部蝶形红斑。口腔、鼻黏膜受损可表现为溃疡或糜烂,类风湿性血管疾病发生在皮肤,可见到棕色皮疹,甲床有瘀点或瘀斑;发生在眼部可引起巩膜炎、虹膜炎和视网膜炎。类风湿结节是类风湿关节炎较特异的皮肤表现,多位于前臂伸面、肘鹰嘴附近、枕、跟腱等处。结节呈对称分布,质硬无压痛,大小不一,直径数毫米至数厘米不等。皮肌炎皮损为对称性眼睑、眼眶周围等紫红色斑疹及实质性水肿。还应注意有无雷诺现象。

【护理工作过程】

(一)护理评估

1. 健康史　任务探究:什么原因导致风湿性疾病的发生?

风湿性疾病多为慢性病程,病情反复。患者常主诉有长期低热,乏力、食欲缺乏,关节肿胀和疼痛时重时轻。应了解患者的发病时间,起病缓急,有无明显的诱发因素。

2. 身体状况　任务探究:如何评估风湿性疾病患者病情变化?

了解受累关节的分布,关节疼痛的性质,呈持续性疼痛或剧痛,有无畸形和功能障碍;晨僵持续时间,如何缓解等。同时应询问患者有无其他系统表现,如皮肤日光过敏、诱发皮疹、少尿、血尿、口眼干燥等。

3. 辅助检查

(1)自身抗体测定。在抗核抗体谱中,抗核抗体在系统性红斑狼疮患者中阳性率95%,在混合结缔组织病中阳性率99%;抗双链DNA抗体及抗Sm抗体对系统性红斑狼疮患者有高度的特异性;抗核糖核蛋白(RNP)抗体在混合结缔组织病中阳性率为100%;类风湿因子阳性主要见于类风湿关节炎;抗中性粒细胞胞浆抗体(ANCA)的测定对血管炎的诊断极有帮助;抗磷脂抗体可出现在系统性红斑狼疮等多种自身免疫性疾病。

(2)滑液检查。能反映关节滑膜的炎症情况,在滑液中查到尿酸盐结晶有助于痛风的确诊,滑膜液细菌培养阳性则可诊断为化脓性关节炎。

(3)关节影像学检查。最常用的是X线检查,有助于关节病变的诊断和了解病变的演变。其他还有关节CT、MRI等检查。

(4)活组织检查。皮肤狼疮带试验;结节活检、肾活检、肌肉活检等对本组疾病的诊断都有重要意义。

4. 心理、社会状况　评估患者日常生活、工作是否因患病受到影响。评估社会支持系统。患者家庭成员组成,家庭经济状况,文化程度和背景,亲属对患者疾病的认识和态度,对患者的关怀和支持程度,患者单位所提供的支持,出院后的就医条件,以及社区所提供的医疗服务等。生活史与家族,如长期生活工作在寒冷、阴暗、潮湿环境中者,类风湿关节炎的发病率较高。询问患者亲属中是否有类似疾病发生。

(二)护理诊断

1. 首要护理诊断

(1)疼痛:慢性关节疼痛。与关节炎性反应有关。

(2)焦虑。与疼痛反复发作、病情迁延不愈有关。

2. 主要护理诊断

(1)躯体移动障碍。与关节疼痛、僵直、功能障碍有关。

(2)皮肤完整性受损。与血管炎性反应及应用免疫抑制剂等因素有关。

(3)外周血管灌注量改变。与肢端血管痉挛、血管舒缩功能调节障碍有关。

(三)护理目标

患者学会运用减轻疼痛的技术和方法,关节疼痛减轻或消失;焦虑程度减轻,生理和心理舒适感增加;患者关节僵硬程度缓解,活动受限程度减轻,能进行力所能及的生活自理活动和工作;患者受损皮肤面积减小或完全修复;外周血管灌注量达到改善,手指和足趾颜色正常。

(四)治疗与护理

1. 生活护理　在炎症的急性期,关节肿痛伴体温升高时,应卧床休息,减少活动。帮助患者采取舒适体位,尽可能保持关节的功能位置,必要时给予石膏托,小夹板固定。避免疼痛部位受压,可用支架支起床上盖被。同时做好生活护理,协助完成进食、排便、洗漱、翻身等日常生活活动。

2. 对症护理

(1)教会患者使用放松术,如缓慢深呼吸、听音乐、全身肌肉放松等方法,减轻疼痛。

(2)理疗:根据病情使用热敷、蜡疗、水疗、磁疗、超短波、红外线等治疗,也可按摩肌肉,活动关节,以防治肌肉挛缩和关节活动障碍。

(3)夜间睡眠注意病变关节保暖,预防晨僵。

(4)关节僵硬严重者,进行局部理疗、按摩,可缓解症状,帮助恢复关节功能。

(5)缓解期患者要有充足的锻炼,并从事力所能及的工作和活动,鼓励患者自理,必要时给予帮助或提供适当的辅助工具,避免长时间不活动而致关节僵硬,影响功能。

3. 并发症的护理

(1)皮肤完整性受损。

1)保持皮肤清洁干燥,每日用温水擦洗,清洗和护理皮损部位。

2)有皮疹、红斑或光敏感者,指导患者外出时采取遮阳措施,避免阳光直接照射裸露皮肤,忌日光浴。皮疹或红斑处可遵医嘱使用皮质类固醇霜或软膏涂擦,皮损局部有感染者,遵医嘱用抗生素治疗,局部清创换药处理。

3)衣裤要柔软、宽松、清洁;卧床患者床铺要平整、无渣屑;有躯体移动障碍的患者应定时翻身,预防压疮发生。教会患者和家属正确使用便器和减压设备,如气垫、水垫、海绵垫等。

(2)外周血管灌注量改变。

1)观察雷诺现象发生的频率、持续时间及诱发因素。肢体末梢有无发冷、感觉异常,皮肤有无苍白、发绀等。

2)指导患者避免引起血管收缩的因素:①在寒冷的天气,尽量减少户外活动或工作,外出穿保暖衣服、戴帽子、口罩、手套、穿保暖袜子等;②平时注意肢体末梢保暖,勿用冷水洗手洗脚;③避免吸烟、饮咖啡,以免引起交感神经兴奋,病变小血管痉挛,导致组织缺血、缺氧;④保持良好的心态,避免情绪激动。

3)针对微循环异常可遵医嘱给予血管扩张药和抑制血小板聚集的药物,如硝苯地平、地巴唑、山莨菪碱或低分子右旋糖酐等。肢端血管痉挛引起皮肤苍白疼痛时,可局部涂硝酸甘

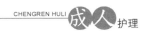

油膏,以扩张血管,改善血液循环,缓解症状。

4. 用药护理 ①非甾体类抗感染药:常用的有布洛芬、萘普生、阿司匹林等。本类药物具抗感染、解热、镇痛作用,能迅速减轻炎症引起的症状。久服可出现胃肠道不良反应,如消化不良、上腹痛、恶心、呕吐等,并可引起胃黏膜损伤,应在饭后服用,同时服用胃黏膜保护剂(如硫糖铝)、H_2 受体拮抗剂(如雷尼替丁、法莫替丁)或米索前列醇等可减轻胃黏膜损伤的药物;神经系统不良反应有头痛、头晕、精神错乱等,久用此类药物尚可出现肝肾毒性、抗凝作用以及皮疹等,应注意观察,及早发现并处理。②肾上腺糖皮质激素:有较强抗感染、抗过敏和免疫抑制作用,能迅速缓解症状,但可能出现机会感染、无菌性骨坏死等,常见的不良反应有满月脸、水牛背、血压升高、血糖升高、电解质紊乱、加重或引起消化性溃疡、骨质疏松,也可诱发精神失常。在服药期间应给予低盐、高蛋白、含钾、钙丰富的食物,补充钙剂和维生素 D。定期测量血压,观察血糖、尿糖变化,以便及早发现药物性糖尿病及医源性高血压。做好皮肤和口腔黏膜的护理,注意患者情绪变化。强调按医嘱服药的必要性,不能自行停药或减量过快,以免引起病情"反跳"。③免疫抑制剂:不良反应主要是白细胞减少,也可引起胃肠道反应、黏膜溃疡、皮疹、肝肾功能损害、脱发、出血性膀胱炎、畸胎等。应鼓励患者多饮水,观察尿液颜色,及早发现膀胱出血情况。育龄女性服药期间应避孕。有脱发者,鼓励患者戴假发,以增强自尊,并做好心理护理。

5. 心理护理

(1)鼓励患者说出自身感受并理解、同情患者的感受,和患者一起分析产生焦虑的原因,并对其焦虑程度做出评价。向患者婉言说明焦虑对身体状况可能产生的不良影响。耐心听取患者的诉说,对患者提出的问题给予有效和积极的信息,建立良好的护患关系。

(2)创造清洁、整齐、舒适、安静的病室环境,避免不良的声光刺激,以利于患者休息。

(3)教会患者及家属使用松弛疗法、按摩等,以减轻焦虑。劝导患者家属多给予关心、理解,使患者获得良好的心理支持。

(五)护理评价

患者能否正确运用减轻疼痛的技术和方法,疼痛是否有所减轻或消失;能否认识到焦虑引起的不良影响,并能运用恰当的应对技术减轻焦虑程度,诉舒适感增强;患者是否掌握缓解关节僵硬的方法,关节疼痛、僵硬程度是否减轻,关节活动受限的状况得到改善,能独自进行穿衣、进食、如厕等日常生活活动或参加工作;患者能否说出皮肤防护及避免血管收缩的方法,皮肤受损面积缩小并逐渐愈合,没有出现新的皮肤损伤;末梢血液循环是否良好,手指和足趾颜色正常,雷诺现象发作频率降低?

[任务 7-6-2] 系统性红斑狼疮患者的护理

【知识背景】

系统性红斑狼疮(systemic lupus erythematosus, SLE)是一累及全身多系统、多器官的自身免疫性疾病。病程迁延,病情反复发作,临床上主要表现为皮肤、关节和肾脏损害。SLE 以年轻女性为多见,其中育龄妇女占 $90\% \sim 95\%$。

SLE 患者如果早期确诊,并得到有效治疗,可提高生存率,5 年和 10 年生存率分别达到

85％和 75％,少数患者可无症状,长期处于缓解状态。死于 SLE 本身病变者约占半数,最常见的是肾衰竭、中枢神经系统病变、心力衰竭。另一半死于并发症,主要是感染。

本病的病因不明,可能与遗传、性激素、环境等有关。

1.遗传 SLE 的发病有家族聚集倾向,近亲的患病率为 13％,同卵孪生的患病率高达 40％。经多年研究已证明 SLE 易感性与多个基因有关。有 HLA-Ⅲ类的 C_2 或 C_4 的缺损,HLA-Ⅱ类的 DR2、DR3 频率异常。多个基因在某种条件(环境)下相互作用而改变了正常免疫耐受性而致病。

2.雌激素 大部分 SLE 为育龄妇女,患者体内的雌酮羟基化产物增高,另外妊娠可诱发本病或加重病情,显示 SLE 的发病与性激素有关。

3.环境 日光、感染、食物、药物等环境因素与 SLE 有关。40％的 SLE 患者对日光过敏。感染以及饮食成分的变化与本病的发生有关。患者在服用普鲁卡因胺、肼屈嗪、异烟肼、氯丙嗪、甲基多巴等药物后或过程中,可出现狼疮样症状,停药后多消失。

发病机制至今尚不清楚。目前认为是在某些内在和外来因素作用下,细胞和体液免疫紊乱,机体丧失了正常的免疫耐受性,淋巴细胞不能正确地识别自身组织,出现自身免疫反应。

【工作任务一案例导入】

患者,女,28 岁。面部出现红斑,日晒后加重,伴发热、关节疼痛两年。7 个月前日晒后症状较前加重,面部红斑呈现蝶状、红褐色。3 个月前全身关节疼痛明显加重,且乏力。曾按风湿性关节炎治疗无效。此后关节疼痛、发热、口干等症状反复发作,伴口腔糜烂。查体:颜面蝶形红褐色、两颊明显、可见毛细血管扩张。实验室检查:抗核抗体(＋),滴度 1∶160,C_3 补体 45mg/dL、抗 DNA 抗体(＋)、放射免疫结合率 86％、蛋白尿(＋＋)。诊断为系统性红斑狼疮。

任务导向:

1.该患者的护理诊断有哪些?

2.如何对系统性红斑狼疮患者进行护理?

【护理工作过程】

(一)护理评估

1.健康史 任务探究:什么原因导致系统性红斑狼疮的发生?

询问与本病有关的病因和诱因,如有无病毒感染、日光过敏、妊娠、药物、精神刺激等。家族中是否有本病患者。

2.身体状况 任务探究:如何评估系统性红斑狼疮患者病情变化?

起病可为暴发性、急性或隐匿性,开始可为单一器官受累或多个系统同时受累。多数患者有乏力、发热、体重下降等全身症状。阳光照射、感染、妊娠、分娩、药物、手术等可成为诱发因素。

(1)皮肤与黏膜。80％患者有皮肤损害。常于皮肤暴露部位出现对称性皮疹,典型者从鼻梁向两侧面颊部展开呈蝶形红斑,为鲜红或紫红色,病情缓解时,红斑可消退,留有棕黑色色素沉着。SLE 患者也可出现盘状红斑的皮损,多见于患者的面、颌、臂部,亦可累及手掌、

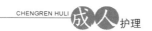

指端、指(趾)甲周,呈不规则圆形,边缘略凸出,红斑上粘有鳞屑,晚期可出现皮肤萎缩。此外,可有网状青斑、脱发、口腔溃疡、雷诺现象等。

(2)关节与肌肉。85％患者有关节受累,大多表现为关节痛,部分可伴有关节炎,一般不伴关节畸形。常受累的关节是近端指间、掌指、腕、膝关节,呈对称性、间歇性、反复发作。日久可有近端掌指关节或指间关节畸形。部分患者可有肌痛,有时出现肌炎。

(3)肾。几乎所有 SLE 患者均有肾组织病理改变,然而仅 75％的患者有临床表现。表现为肾炎、肾病综合征、肾间质病变和远端肾小管酸中毒,可有不同程度的水肿、高血压、蛋白尿、管型尿、血尿,最终导致肾衰竭。尿毒症是 SLE 常见的死亡原因。

(4)心。约 10％患者累及心肌发生心肌炎。心肌炎合并肾性高血压和肾功能不全者可发生心力衰竭。30％患者可有心包炎。

(5)肺与胸膜。约 10％患者可有急性狼疮性肺炎,其特征为双侧弥漫性肺泡浸润性病灶,慢性则表现为肺间质纤维化。1/3 患者可有单侧或双侧胸膜炎。

(6)消化道。少数可有各种急腹症发作,如急性腹膜炎、胰腺炎、胃肠炎等。肠壁或肠系膜血管炎可引起胃肠道出血、坏死、穿孔或肠梗阻,肝大多见。约 30％患者有食欲不振、恶心、呕吐、腹痛、腹泻、腹腔积液等症状。

(7)神经系统。约 25％患者有神经系统损伤。以脑为最多见,表现为头痛、呕吐、癫痫发作、偏瘫、蛛网膜下腔出血、脊髓炎等,往往提示病情严重,预后不佳。此外可出现脑神经与外周神经的病变。严重头痛可以是 SLE 的首发症状。

(8)淋巴结。可有无痛性的轻至中度淋巴结肿大,病理活检可呈坏死性淋巴结炎。

(9)血液系统。约 60％活动性 SLE 有正色素正细胞性贫血。少数患者有自身免疫性溶血性贫血、血小板减少性紫癜。

3.辅助检查

(1)一般检查。常有贫血,约 50％患者白细胞减少,1/3 患者有血小板减少,血沉增快。尿中可有蛋白、红细胞、管型等。

(2)免疫学检查。抗核抗体阳性率为 95％,但其特异性较低。抗双链 DNA 抗体阳性率为 60％,对 SLE 特异性高,对确诊和判断 SLE 的活动性有重要意义。抗 Sm 抗体阳性率为 20％～30％,特异性达 99％,此抗体与 SLE 的活动性无关。免疫病理学检查方法有肾穿刺活组织检查和皮肤狼疮带试验。

4.心理、社会状况　评估患者日常生活、工作是否因患病受到影响。评估社会支持系统。患者家庭成员组成,家庭经济状况,文化程度和背景,亲属对患者疾病的认识和态度,对患者的关怀和支持程度,患者单位所提供的支持,出院后的就医条件,以及社区所提供的医疗服务等。

(二)护理诊断

1.首要护理诊断

(1)皮肤完整性受损。与疾病所致的血管炎性反应等因素有关。

(2)疼痛。与自身免疫复合物沉积于关节、肌肉组织有关。

2.主要护理诊断

(1)焦虑。与病情反复发作、迁延不愈、多脏器功能损害等有关。

（2）有感染的危险。与免疫功能缺陷、长期使用激素和免疫抑制剂引起机体抵抗力低下有关。

（3）外周血管灌注量改变。与血管痉挛有关。

（4）潜在并发症。慢性肾衰竭、狼疮性脑病、多系统器官功能衰竭。

（三）护理目标

患者皮肤完整、清洁，破损皮肤无感染；外周组织灌注良好，无组织损伤；学会避免加重肾损害的自护方法。

（四）治疗与护理

1. 治疗原则　目前 SLE 虽然不能根治，但早期合理治疗可以缓解病情。治疗原则是活动期且病情严重者给予强而有力的药物控制，病情缓解后，可用不良反应小的药物小剂量维持性治疗。

（1）肾上腺糖皮质激素。这是目前治疗 SLE 的主要药物，适用于急性暴发性狼疮，能迅速缓解症状，但停药后易复发；对于轻症患者可暂时不用。常用泼尼松剂量为 1mg/（kg·d），严重者剂量加倍，轻者给药 0.5mg/（kg·d），一般治疗 4～6W，病情明显好转后开始减量。多数患者需长期服用小剂量如 10～15mg/d，以维持病情稳定。对于病情突然恶化的狼疮性肾炎和严重中枢神经系统病变者，可采用大剂量短期激素冲击疗法，如甲泼尼龙 1g/d 静脉滴注，共用 3 天，由于用药量大，应严密观察药物副作用。狼疮的皮肤病可用糖皮质激素局部治疗。

（2）免疫抑制剂。病情易复发者、重症患者宜加用免疫抑制剂。常用环磷酰胺（CTX）冲击疗法 10～16mg/kg 加入 200mL 生理盐水静滴，时间＞1h，4W 重复一次。重者 2W 重复一次。6 次后，改 3 月冲击一次至活动静止后一年停止。冲击疗法比口服疗效好。口服剂量 2mg/（kg·d），分 2 次服。

（3）静脉注射大剂量丙种球蛋白。适用于病情严重而体质极度衰弱者和（或）并发全身性严重感染者，一般 0.4g/kg，静脉滴注，疗程为 3～5d。

（4）非甾体抗感染药。主要用于发热、关节肌肉酸痛等轻症患者，有肾炎者慎用，因能使肾功能恶化。常用药物如阿司匹林、吲哚美辛、布洛芬、萘普生等。

（5）抗疟药。氯喹口服后主要积聚于皮肤，能抑制 DNA 与抗 DNA 抗体结合，具有抗光敏和控制 SLE 皮疹的作用，是治疗盘状红斑狼疮的主要药物。

（6）其他。中医辨证施治获得一定效果，雷公藤对狼疮肾炎有一定疗效。环孢素 A 对上述免疫抑制剂无效的肾炎患者有效，可减少激素用量，其用量为 3～5mg/（kg·d）。

2. 护理措施

（1）生活护理。急性期卧床休息；缓解期患者应逐步增加活动，待病情稳定后，可参加社会活动和日常工作，但要注意劳逸结合，避免过度劳累。给予高热量、高蛋白、高维生素、低盐、低脂易消化饮食，避免咖啡、吸烟等刺激，以免引起交感神经兴奋，病变小血管痉挛，导致组织缺血、缺氧。忌食含有补骨脂素的食物，如芹菜、无花果、香菜等。水肿者要限盐。

（2）病情观察。观察生命体征的变化，如体温＞38℃，局部皮肤黏膜红肿、咳嗽、胸痛、肺部啰音等感染征象出现，应及时报告医生。观察雷诺现象发生的频率、持续时间和诱因及肢体末梢皮肤有无苍白、发凉、感觉异常、发绀等。密切观察受累肌肉和关节的疼痛部

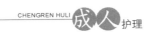

位、性质和程度。

（3）用药护理。参见任务 6-1。

（4）对症护理。皮肤完整性受损、疼痛的护理，参见任务 6-1。

（5）潜在并发症的护理。

1)慢性肾衰竭的护理：①疾病的急性活动期应卧床休息，以减少消耗，保护脏器功能，预防并发症发生。②密切观察尿量、尿色及尿液检查结果的变化，监测血电解质、肌酐、尿素氮值的改变，定时测量血压，定期测量体重。③肾功能不全者，给予低盐、优质低蛋白饮食，限制水摄入；意识障碍者，鼻饲流质饮食。④使用非甾体抗感染药、激素、免疫抑制剂的护理（详见任务 6-1）。

2)预防感染的护理：①注意个人卫生，学会皮肤护理，预防皮损和感染。②加强口腔护理以预防感染，有口腔溃疡者在漱口后用中药冰硼散或锡类散涂敷溃疡部，可促进愈合，避免辛辣食物。③观察生命体征的变化，尤其是体温的变化，如体温超过 $38℃$，局部皮肤黏膜红肿、咳嗽、咳痰、胸痛、肺部啰音等感染或虚脱征象出现，应及时处理。

3)外周血管灌注量改变：参见任务 6-1。

（6）心理护理：参见任务 6-1。

（7）妊娠期患者护理。对病情较稳定的孕妇，遵医嘱使用小剂量泼尼松（$<15mg/d$），并定期监测疾病活动情况，对于病情明显活动者可酌情加大激素用量。观察泼尼松对母体的不良反应，如妊娠期高血压、先兆子痫及糖尿病。临产前，遵医嘱可给相当于产前糖皮质激素剂量 2 倍的氢化可的松或甲泼尼松静滴，连续 3 日，产后再根据病情逐步减量。

3. 健康教育

（1）护士应向患者及家属讲明本病的有关知识和自我护理方法，使患者及家属了解本病并非"不治之症"，若能及时正确有效治疗，病情可以长期缓解，过正常生活。同时应明确并排除对治病不利的因素，树立治病信心，保持心情舒畅。嘱家属给患者以精神支持和生活照顾，为患者创造一个有利于恢复身体健康的氛围。

（2）教育患者要避免一切可能诱发本病的因素，如阳光照射、妊娠、分娩、药物及手术等。为避免日晒和寒冷的刺激，外出时可戴宽边帽子，并穿长袖衣及长裤。育龄妇女应避孕。病情活动伴有心、肺、肾功能不全者属妊娠禁忌，并避免接受各种预防接种。在疾病的缓解期，患者应逐步增加活动，可参加社会活动和日常工作，但要注意劳逸结合，避免过度劳累。

（3）注意个人卫生，学会皮肤护理，切忌挤压皮肤斑丘疹，预防皮损和感染。

（4）严格按医嘱治疗，不可擅自改变药物剂量或突然停药。向患者详细介绍所用药物的名称、剂量、给药时间和方法等，并教会其观察药物疗效和不良反应。

（5）细心观察、尽早识别疾病的变化，如患者出现水肿、高血压及血尿等可能是肾损害的相应表现，应及时就诊。定期门诊复查，争取病情稳定，长期缓解，减少复发。

（五）护理评价

患者能否说出皮肤护理和避免加重肾损害的方法，皮肤是否清洁完好，破损处有无感染；末梢循环情况是否良好，有无组织损伤？

【知识拓展】

SLE 活动性或急性发作的评估标准

现有很多评估标准,较为简明实用的为 SLE 疾病活动度指数。症状评估如下:抽搐(8 分)、精神异常(8 分)、脑器质性症状(8 分)、视觉异常(8 分)、脑神经受累(8 分)、狼疮性头痛(8 分)、脑血管意外(8 分)、血管炎(8 分)、关节炎(4 分)、肌炎(4 分)、管型尿(4 分)、血尿(4 分)、蛋白尿(4 分)、脓尿(4 分)、新出现皮疹(2 分)、脱发(2 分)、发热(1 分)、血小板减少(1 分)、白细胞减少(1 分)。根据患者 10 天内出现的症状来确定评估分数,得分在 10 分或 10 分以上者应考虑 SLE 活动。

［任务 7-6-3］　类风湿关节炎患者的护理

【知识背景】

类风湿关节炎(rheumatoid arthritis,RA)是以累及周围关节为主的多系统性炎症性的自身免疫病。主要特征为周围对称性的多关节慢性炎症,常以手足小关节受累为主。临床表现为关节肿痛、功能下降,病变呈持续、反复发作的过程。当炎症破坏软骨和骨质时,出现关节畸形和功能障碍。我国的患病率约为 $0.32\% \sim 0.36\%$,以 $35 \sim 50$ 岁的女性多见,是造成我国劳动力丧失和致残的病因之一。

(一)病因

尚无定论,可能与下列因素有关:

1.感染因子　如支原体、分枝杆菌、肠道细菌、病毒等感染可能是本病的起因。

2.易感性和遗传基础有关　国内外研究发现具有 HLA-DR$_4$ 分子者发生类风湿关节炎的相对危险性是正常人的 $3 \sim 4$ 倍,提示 DR$_4$ 分子是本病的易感基础。

(二)发病机制

RA 是在易感基因的基础上,某些感染因子启动了 T 细胞活化和自身免疫反应,引起炎性细胞因子、自身抗体、氧自由基大量增多,导致关节组织的炎症损伤、滑膜增生、骨和软骨的结构破坏。

【工作任务一案例导入】

患者,男,45 岁,双手各指关节疼痛、僵直 3 年。患者从事修自行车职业,3 年前冬季发现双手手指疼痛,怕风,此后逐渐加重,晨起手指僵硬,工作劳累或受冷时明显,休息数日可明显缓解,经医院检查被诊为类风湿性关节炎。

任务导向:

1.根据病史,你作为责任护士还应收集患者哪些健康资料?

2.对患者关节疼痛、僵直采取哪些护理措施?

【护理工作过程】

(一)护理评估

1.健康史　任务探究:什么原因导致类风湿关节炎的发生?

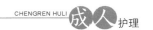

风湿性疾病多为慢性病程,病情反复。患者常主诉有长期低热,乏力、纳差,关节肿胀和疼痛时重时轻。应了解患者的发病时间,起病缓急,有无明显的诱发因素。

2.身体状况 任务探究:如何评估类风湿关节炎患者病情变化?

多数患者起病缓慢,在出现明显的关节症状前可有乏力、全身不适、发热、食欲缺乏等前驱症状,逐渐出现典型的关节症状。

(1)关节表现。主要侵犯小关节,尤其是手关节。最常受累的关节是腕、掌指关节,近端指间关节,其次是足趾、踝、膝、肘、肩、髋等关节。此外颞颌关节和颈椎也可累及。受累关节的皮肤可出现褐色色素沉着。表现为:

1)晨僵:病变关节静止不动后出现较长时间($\geqslant$1h)的僵硬,如胶粘着样感觉,活动受限,尤其是早晨更为明显,经活动后症状减轻,称为晨僵。晨僵持续时间与关节的炎症程度成正比,是本病活动性的指标之一。

2)痛与压痛:关节痛往往是最早的关节症状,多呈对称性、持续性疼痛,但时轻时重,并伴有压痛。

3)关节肿胀:凡受累的关节均可肿胀,多因关节腔内积液或关节周围软组织炎症引起。当关节炎性肿大而附近肌肉萎缩,关节呈梭形如梭状指。

4)关节畸形:晚期由于软骨、骨质、肌腱、韧带损害,可出现不同程度的关节畸形,如出现手指关节半脱位,尺侧偏斜和天鹅颈样畸形等。关节周围肌肉的萎缩、痉挛使畸形更为加重。

(2)关节外表现。

1)类风湿结节:这是本病较特异的皮肤表现,20%~30%的患者存在该表现,结节常位于关节隆突部及受压部位的皮下,呈对称分布,质硬无压痛,大小不一,直径数毫米至数厘米不等,其出现提示病情活动。深部结节可出现在肺部,结节可发生液化,咳出后形成空洞。

2)类风湿血管炎:可出现在患者的任一系统。表现为甲床或指端小血管炎,少数发生局部缺血性坏死。侵犯肺部可出现胸膜炎、肺间质性病变。心脏受累常见的是心包炎,冠状动脉炎可引起心肌梗死。神经系统受损可出现脊髓受压、周围神经炎的表现。眼部病变可出现巩膜炎、结膜炎等。

3)其他:30%~40%患者出现干燥综合征,部分患者出现小细胞低色素性贫血。

3.辅助检查

(1)血液检查。有轻至中度贫血,活动期血小板增多,白细胞及分类多正常。血沉增快,标志滑膜炎症的活动性和严重性,但不具特异性。C反应蛋白增高,是炎症过程中出现的急性期蛋白之一,它的增高说明本病的活动性。

(2)免疫学检查。

1)类风湿因子(RF):约80%阳性,数量与活动性呈正比。

2)抗角蛋白抗体谱:抗核周因子(APF)抗体、抗角蛋白抗体(AKA)、抗聚角蛋白微丝蛋白抗体(AFA)、抗环瓜氨酸肽抗体(抗CCP),特异性诊断价值达90%以上。

(3)关节滑液检查。患者关节腔内滑液量常超过3.5mL,滑液白细胞明显增多,并以中性白细胞增多为主。

(4)关节X线检查。以手指和腕关节的X线摄片最有价值。片中可见关节周围软组织的肿胀阴影,关节端的骨质稀疏(Ⅰ期);关节间隙因软骨的破坏变得狭窄(Ⅱ期);关节面出现凿样破坏性改变(Ⅲ～Ⅳ期);晚期可见关节半脱位、纤维性和骨性强直(Ⅳ期)。

(5)类风湿结节的活检。典型的病理改变有助于诊断。

4. 心理、社会状况　评估疼痛对患者的影响及对患者对疼痛控制的期望和信心,有无焦虑、抑郁、失望及其程度,以往使用的缓解疼痛的措施及效果。评估晨僵与活动受限对患者活动、安全及生活自理的影响。了解患者及家属对顽固疼痛疾病久治不愈的心理反应,是否伴有忧虑、沮丧、悲哀等不良心理状态。

(二)护理诊断

1. 首要护理诊断

(1)疼痛。与关节炎性反应有关。

(2)预感性悲伤。与疾病久治不愈、关节可能致残,影响生活质量有关。

2. 主要护理诊断

(1)躯体移动障碍。与关节疼痛、僵直、功能障碍有关。

(2)有废用综合征的危险。与关节炎反复发作、疼痛和关节骨质破坏有关。

(3)知识缺乏。缺乏疾病的治疗和自我护理知识。

(三)护理目标

患者能掌握缓解疼痛的方法和技巧,疼痛减轻或消失;情绪稳定,能配合治疗和护理;患者日常生活需要达到满足;能正确运用康复锻炼的方法防止肢体运动障碍?

(四)治疗与护理

1. 治疗原则　治疗原则为控制炎症,缓解症状,恢复关节功能。

(1)非甾体抗感染药。该类药通过抑制环氧酶来减少前列腺素的合成,产生镇痛消肿作用。常用药物有阿司匹林,每日 4～6g,分 3～4 次服用,为减少胃肠道反应,可选用肠溶阿司匹林。此外,尚可选用吲哚美辛、布洛芬等。

(2)慢作用抗风湿药。起效时间长,可作用于病程中的不同免疫成分,并有控制病情进展的可能,同时又有抗感染作用,多采用与非甾体抗感染药联合应用的方案。常用的药物有甲氨蝶呤、雷公藤、金制剂、青霉胺、环磷酰胺、环孢素等。

(3)肾上腺糖皮质激素。抗感染作用强,能快速缓解症状,停药后症状易复发。长期用药可造成停药困难的依赖性,易出现不良反应,所以仅限于活动期有严重全身症状者,关节炎明显而又不能为非甾体抗感染药所控制的患者,泼尼松每日 30～40mg,症状控制后递减为每日 10mg 维持。

(4)外科手术治疗。对于晚期有关节畸形失去关节功能的患者,可作关节置换或滑膜切除手术,以改善关节功能。

2. 护理措施

(1)生活护理。急性活动期,除关节疼痛外,常伴有发热,乏力等全身症状,应卧床休息,以减轻体力消耗,保护关节功能,避免脏器受损。限制受累关节活动,保持功能位,如膝下放一平枕,使膝关节保持伸直位,足下放护足板,避免垂足。但不宜绝对卧床。给予高蛋白、富含维生素、高钙和铁等营养丰富的饮食,脂肪、蛋白质、糖、盐等不宜摄入过多,以免增加患者的敏感性而加重关节疼痛,预防骨质疏松。

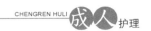

（2）病情观察。了解关节疼痛的部位、患者对疼痛性质的描述；关节肿胀和活动受限的程度；晨僵的持续时间及其发作前驱症状和伴随症状。

（3）用药护理。强调遵医嘱服药，不能自行增减剂量或停药。为减少消化道反应，应在饭后服用。密切观察药物的疗效和副作用，如胃肠道反应、出血、皮疹、口腔溃疡、肝肾功能损害、白细胞减少、内分泌紊乱等。

（4）对症护理。

1）晨僵患者的护理：鼓励早晨起床后行温水浴，或用热水浸泡僵硬的关节，而后活动关节。夜间睡眠戴弹力手套保暖，可减轻晨僵程度。晨僵持续时间长且疼痛明显者，可服用消炎止痛药物。

2）疼痛的护理：参见任务 6-1。

（5）预防关节废用。

1）向患者及家属讲解有关废用的后果，以便在治疗和护理过程中取得配合。

2）症状基本控制后，鼓励患者及早下床活动，必要时提供辅助工具，避免长时间不活动。肢体锻炼由被动向主动渐进，活动强度应以患者能承受为限。可作肢体屈伸、散步、手部抓握、提举等活动，也可配合理疗、按摩，以增加局部血液循环，松弛肌肉，活络关节，防止关节废用。

（6）心理护理。参见任务 6-1。

（7）妊娠期患者护理。大部分 RA 妇女在妊娠后症状得到缓解和改善，无须特殊药物治疗。若孕妇在 RA 急性发作期伴有发热、多关节肿痛时，可遵医嘱使用阿司匹林或吲哚美辛、布洛芬、萘普生、双氯芬酸、吡罗昔康等非甾体抗感染药进行治疗。为减少非甾体抗感染药对母体的不良影响，孕妇使用该类药物时应以控制关节炎症状的最低有效剂量为准。如应用非甾体抗感染药后病情仍无法得到有效控制，必要时可加用小剂量糖皮质激素。泼尼松和泼尼松龙可被胎盘代谢，在胎儿体内的血药浓度仅为母体的 10%，对胎儿不良影响较小。故孕妇宜使用小剂量泼尼松或泼尼松龙。

3. 健康教育

（1）帮助患者及家属了解疾病的性质、病程和治疗方案。自觉遵医嘱服药。

（2）避免感染、寒冷、潮湿、过度劳累等各种诱因。病情复发时，应及早就医，以免重要脏器受损。

（3）强调休息和治疗锻炼的重要性，养成良好的生活方式和习惯。每天有计划地进行锻炼，增强机体的抗病能力。保护关节功能，防止废用。

（4）定期复查，病情复发或出现严重胃肠道不适、黑便等药物不良反应时，应及早就医，以免重要脏器受损。

（五）护理评价

患者能否正确运用缓解疼痛的方法和技巧，疼痛是否减轻或消失；情绪是否稳定，是否积极配合治疗和护理；日常生活需要是否达到满足；能否正确运用康复锻炼的方法防止肢体运动障碍。

【知识拓展】

其他常见关节炎的表现与特点

1. 强直性脊柱炎　主要侵犯脊柱,但也可累及周围关节,特别是以膝、踝、髋关节为首发症状者,需与类风湿关节炎相鉴别。该病有以下特点:青年男性多见;主要侵犯骶髂关节及脊柱,外周关节受累多以下肢不对称关节受累为主,常有肌腱端炎;90%～95%患者 HLA-B27 阳性;类风湿因子阴性;骶髂关节及脊柱的 X 线改变有助于诊断。

2. 骨关节炎　发病年龄多在 40 岁以上,主要累及负重关节,如膝关节、脊柱等。活动时关节痛加重,可伴关节肿胀、积液。手指骨关节炎常被误诊为类风湿关节炎,尤其在远端指间关节出现赫伯登(Heberden)结节和近端指关节出现布夏尔(Bouchard)结节时易被视为滑膜炎。骨关节炎患者血沉、C-反应蛋白多正常,类风湿因子阴性或低滴度阳性。X 线示关节间隙狭窄、关节边缘呈唇样增生或骨疣形成。

3. 银屑病关节炎　以手指或足趾远端关节受累为主,也可有关节畸形,但类风湿因子阴性,且伴有银屑病的皮肤或指甲病变。

4. 痛风　痛风性关节炎多见于中老年男性,常为反复发作,好发部位为单侧第一跖趾关节或跗关节,也可侵犯膝、踝、肘、腕及手关节,急性发作时血尿酸水平常增高,可在关节和耳郭等部位出现痛风结节。

(王晋荣　刘腊梅)

项目 8　运动系统疾病患者的护理

任务 8-1　运动系统常见症状与体征的护理

★ 学习目标

● 知识目标

　　1.了解疼痛的原因；

　　2.掌握疼痛的护理措施。

● 能力目标

　　1.运用所学知识,制定出缓减或减轻疼痛的护理措施；

　　2.能指导患者学会缓解疼痛的方法。

［任务 8-1-1］　疼痛

　　疼痛(pain)是机体对损伤组织或潜在的损伤产生的一种不愉快的反应,是临床上最常见的症状之一。它由痛觉和痛反应两部分组成。它包括伤害性刺激作用于机体所引起的痛感觉,以及机体对伤害性刺激的痛反应(躯体运动性反应和/或内脏植物性反应,常伴随有强烈的情绪色彩)。运动系统常见的疼痛一般由于是腰背部或关节部位的局部病变或外伤引起。

【护理工作过程】

(一)护理评估

1.健康史　任务探究:哪些因素导致了疼痛？

　　评估患者有脊柱病变、神经根及皮肤病变、脊椎旁软组织病变、自身免疫或变态反应性病变、感染或感染性病变、无外伤等。

2.身体状况　任务探究:如何评估疼痛的程度？

　　(1)疼痛的部位。有些患者能明确指出具体的疼痛部位,但有时疼痛部位不易辨别,应耐心倾听患者的描述。

　　(2)疼痛的时间。何时开始的、持续还是间歇、活动性,有无变化规律。

　　(3)疼痛的性质。痛起来感觉是什么,是锐痛、钝痛、牵拉痛、痉挛痛、绞痛、隐痛还是剧痛,疼痛是否局限、扩大或弥散。

　　(4)疼痛的强度。是否能够忍受,处于疼痛测评的等级。

(5)影响疼痛的因素。即增加或减轻疼痛的因素,如环境嘈杂、温度过高或过低、活动、肢体移动和体位改变等。

3.辅助检查 血常规检查、影像学检查。

4.心理、社会状况 患者由于疼痛引起的焦虑、抑郁、烦躁不安等不良情绪;对患者的工作、学习、社交、日常生活和睡眠是否带来影响;患者对待疼痛的态度、应对的方式和家庭的支持程度等。

(二)护理诊断

1.首要护理诊断

(1)疼痛。与骨折脱位有关。

(2)焦虑、恐惧。与难以忍受的剧烈疼痛有关。

2.主要护理诊断

(1)睡眠型态紊乱。与疼痛导致烦躁不安、神志不清、疲乏无力等有关。

(2)营养失调。低于机体需要量与面部疼痛导致进食困难有关。

(三)护理目标

患者疼痛有效控制;神志清醒、精神状况良好;减少或避免并发症的发生;营养状况良好。

(四)治疗与护理

1.非药物治疗 在诊断未明确之前,不能给予止痛药物,以免掩盖病情。可以采取下列措施减轻疼痛:

(1)心理方面的措施和护理。解除患者的焦虑。

(2)生理方面的措施和护理。使用一些转移注意力和娱乐的方法,如交谈、听音乐、组织活动、深呼吸等。

2.药物治疗

诊断明确后,患者主诉疼痛可以积极控制疼痛,遵医嘱给予止痛药物。

(五)护理评价

患者引起疼痛的病因和诱因是否得到排除,疼痛症状体征是否减轻;患者是否掌握了缓解疼痛技巧和注意事项?

(常金兰)

任务 8-2 骨折患者的护理

⭐学习目标

• **知识目标**

  1.了解骨折的病因、分类;

  2.掌握骨折的临床表现和专有体征;

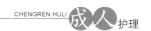

3. 熟悉常见四肢骨折的主要表现、治疗原则；

4. 熟悉骨折的并发症和急救要点；

5. 了解骨折的愈合过程；

6. 熟悉影响骨折愈合的因素；

7. 掌握骨折的护理。

● **能力目标**

1. 能对骨折患者做好现场急救；

2. 能对骨折患者做好手术前护理；

3. 能对骨折患者术后采取正确的护理措施，预防压疮、坠积性肺炎等并发症的发生；

4. 能指导骨折患者的功能锻炼，防止肌肉萎缩、关节僵硬的发生、脂肪栓塞综合征的发生。

【知识背景】

骨的完整性或连续性发生部分或完全中断称之为骨折(fracture)。

一、病因

1. 直接暴力作用 暴力直接作用的部位发生骨折，如打伤、撞伤及火器伤等(图 8-2-1)。多为开放性骨折，常合并软组织损伤。

2. 间接暴力作用 暴力经过传导、杠杆、旋转作用使受击点远离部位骨折，大多为闭合骨折，软组织损伤较轻。例如走路不慎滑倒时，以手掌撑地(图 8-2-2)，根据跌倒时上肢与地面所成不同角度，可发生桡骨远端骨折，肱骨髁上骨折或锁骨骨折等。

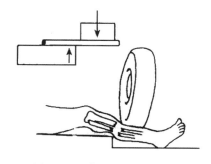　　　　　　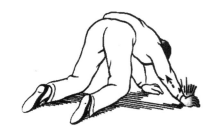

图 8-2-1　直接暴力引起骨折　　　　　图 8-2-2　间接暴力引起骨折

3. 肌肉牵力作用 肌肉突然强烈收缩，造成肌肉附着点撕脱性骨折，如踢足球时股四头肌猛烈收缩可发生髌骨骨折(图 8-2-3)。

4. 积累性损伤 骨骼某处长久地承受一种持续应力，使该处发生骨折，称疲劳性骨折，如长途行军易致第 2、3 跖骨及腓骨干下 1/3 骨干骨折。

5. 骨骼病变 由于骨骼本身的病变，在轻微的外力，或在正常活动中发生骨折，称病理性骨折，如骨肿瘤、骨髓炎、骨质疏松、软骨病、维生素 C 缺乏(维生素 C 缺乏症)、脆骨症、骨软化症等。

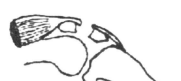

图 8-2-3　肌肉拉力引起骨折

二、分类

(一)根据骨折端是否与外界相通可分为

1. 闭合性骨折(closed fracture)　骨折处皮肤或黏膜完整,骨折端与外界不相通。此类骨折没有污染。

2. 开放性骨折(open fracture)　骨折处皮肤或黏膜破损,骨折端与外界直接或间接相通,如骨盆骨折合并膀胱或尿道破裂,尾骨骨折合并直肠破裂,都为开放性骨折(图 8-2-4)。因与外界相通,此类骨折处易发生感染。

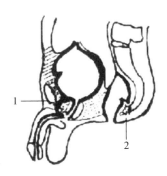

1.耻骨骨折伴有后尿道破裂　2.尾骨骨折可引起直肠破裂

图 8-2-4　开放性骨折

(二)根据骨折的程度和形态可分为

1. 不完全骨折　骨的完整性或连续性发生部分中断,尚有一部分骨组织保持联系,如裂缝骨折、骨膜下骨折、青枝骨折等(图 8-2-5)。

2. 完全骨折　骨的完整性或连续性全部中断,如横断骨折、斜形骨折、螺旋骨折、T 形骨折、粉碎骨折、嵌插骨折、压缩性骨折、骨骺分离等(图 8-2-6)。

(三)根据骨折处的稳定程度可分为

1. 稳定性骨折　骨折端不易移位或复位后不易再发生移位的骨折,如不完全骨折及横断、嵌插骨折、压缩骨折等。

2. 不稳定性骨折　骨折端易移位或复位后易再发生移位的骨折,如斜形、螺旋、粉碎性骨折等。

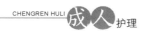

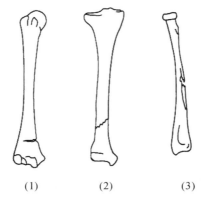

(1)	(2)	(3)

图 8-2-5　不完全性骨折

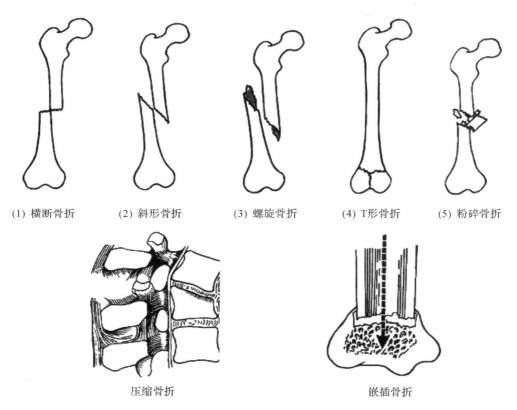

(1) 横断骨折　　(2) 斜形骨折　　(3) 螺旋骨折　　(4) T形骨折　　(5) 粉碎骨折

压缩骨折　　　　　　　　　　　　　　嵌插骨折

图 8-2-6　完全性骨折

三、骨折的愈合

1. 骨折愈合过程　骨折的愈合是一个复杂的过程,从组织学和细胞学的变化,骨折如果没有并发症,其过程大体可分为三个阶段,但三者之间不可截然分开。成人骨折愈合时间一般需 3～4 月。

（1）血肿炎症机化期。血肿机化吸收,逐渐转化为纤维组织,使骨折断端形成纤维性连接,达到纤维愈合(图 8-2-7)。该过程需 2～3 周。

（2）原始骨痂形成期。X 线片上可见骨干骨折四周包围有梭形骨痂阴影,骨折线仍隐约可见。此时骨折达到临床愈合,患者可拆除外固定,进行功能锻炼,逐渐恢复日常活动(图 8-2-8)。此期需 4～8 周。

（3）骨痂改造塑形期。原始骨痂改造塑形为永久骨痂,具有正常的骨结构。骨髓腔重新沟通,恢复骨的原形,此时可进行正常的劳动。这一过程成年人需 8～12 周。

2. 影响骨折愈合的因素

（1）全身因素。骨折的愈合与年龄、发育、营养和健康状况等有关。如儿童骨折愈合快,老年人愈合慢;患有营养不良、恶性肿瘤、糖尿病、低蛋白血症及钙磷代谢紊乱等疾病时,骨折愈合时间延长。

（2）局部因素。如骨折的类型和数量、骨折局部的血液供应、周围软组织损伤程度、骨折断端分离或有软组织嵌入及局部感染等,均可影响骨折的愈合。

（3）治疗方法。手术复位较闭合复位愈合时间长;持续骨牵引治疗时,牵引力过大;反复多次的手法复位;骨折固定不牢固及过早或不恰当的功能锻炼等也能影响骨折的愈合。

四、临床表现

(一)全身

大多数骨折一般只引起局部症状,严重骨折和多发性骨折可导致全身反应。

1. 休克　多见于严重的开放性骨折、多发性骨折、股骨干骨折、骨盆骨折。患者因伤后大量出血、剧烈疼痛、并发内脏损伤等导致休克。

2. 体温异常　骨折后患者一般体温在正常范围。有大量内出血,血肿吸收以及组织损伤后的反应,体温可略升高,但一般不超过 38℃。开放性骨折,出现高热时,应考虑感染的可能。

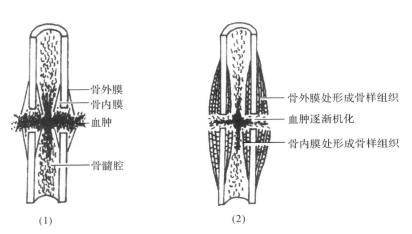

(1)　　　　　　　　　　　(2)

图 8-2-7 骨折愈合过程的血肿机化演进期

(1)骨折后血肿形成　　(2)血肿逐渐机化,骨内、外膜处开始形成骨样组织

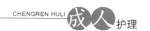

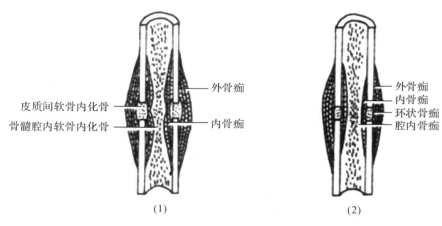

图 8-2-8　骨折愈合过程的原始骨痂形成期
(1)膜内化骨及软骨内化骨过程逐渐完成　(2)膜内化骨及软骨内化骨过程基本完成

(二)局部

1.一般表现

(1)疼痛和压痛。骨折和合并伤处疼痛,并随肢体活动而加剧,骨折复位固定后疼痛可减轻,触诊骨折部位常出现较显著的压痛。

(2)局部肿胀和瘀斑。骨折处出血、水肿,可使患处严重肿胀,甚至出现张力性水疱和皮下瘀斑。伤后 1~2 d,皮下瘀斑可呈紫色、青色或黄色。

(3)功能障碍。骨折后由于肢体支架结构断裂以及局部疼痛等,使肢体丧失部分或全部活动功能。

2.特有体征

(1)畸形。骨折段移位后,使受伤肢体外观上发生缩短、成角、弯曲等特殊形态改变。

(2)反常活动。在肢体非关节的部位出现不正常的假关节样活动。

(3)骨擦音和骨擦感。骨折断端之间互相摩擦而产生的声音或感觉。

具有以上 3 个骨折特有体征之一者,即可诊断为骨折。但未发现此 3 个体征时,也不能排除骨折的可能,如裂缝骨折。应常规进行 X 线拍片检查,并在初次检查时注意是否有反常活动、骨擦音或骨擦感,不可故意反复多次检查,以免加重周围组织损伤,特别是重要的血管、神经损伤。

【工作任务—案例导入】

患者,女,29 岁,孕 27 周,车祸伤就诊,主诉左小腿剧烈疼痛,不能活动。查体见左小腿明显肿胀,有反常活动,足背动脉搏动减弱。X 线片示左胫腓骨骨折。

初步诊断:左胫腓骨骨折。

任务导向:

你作为责任护士应如何运用护理程序对骨折患者进行整体护理?

【护理工作过程】

(一)护理评估

1.健康史　任务探究:引起骨折的原因有哪些?

（1）外伤史。评估患者受伤的时间、原因、外力的方式与性质，受伤时体位与环境，治疗处理经过等。

（2）骨骼疾病史。了解既往有无骨骼病变，如炎症、肿瘤、结核、骨质疏松等。

（3）了解有无骨折外伤史。

（4）妊娠期的患者还要评估患者妊娠周数。

2. 身体状况　任务探究：骨折的特征表现有哪些？

（1）评估患者的全身情况，如患者的意识、体温、呼吸、血压、尿量、伤口出血和其他合并伤。

（2）评估患者的局部情况，如局部有无骨折的一般表现（肿胀、疼痛、功能障碍等）；有无骨折的专有体征（畸形、异常活动、骨擦音与骨擦感）。

（3）评估局部感觉、运动、动脉搏动、温度、色泽等；骨伤的同时或长期卧床，或接受不同的外固定，或手术治疗，都可能引起周围神经血管损伤、皮肤损伤、各种感染、关节僵硬、肢体畸形等许多近期和远期并发症。

（4）长期卧床易致便秘，易发生骨质脱钙及泌尿系结石。

（5）评估营养指标变化，营养状态不佳会影响修复愈合能力和机体抵抗力。

（6）如为妊娠患者，需评估患者伤后体内胎儿的情况及对手术的耐受情况。

（7）了解患者对康复知识和技术的熟悉程度。

3. 辅助检查　评估患者的影像学和实验室检查结果，以帮助判断病情和预后。

4. 心理、社会状况　骨折发生一般比较突然，因疼痛及肢体活动受限，患者易出现紧张、焦虑、烦躁和恐慌等心理问题；严重的骨折患者多需住院和手术治疗，由此形成的压力可影响患者与家庭成员的心理状态和相互关系。妊娠患者还会担心对体内胎儿产生影响。故应评估患者和家属的心理状态、家庭经济情况和社会支持系统。

（二）护理诊断

1. 首要护理诊断

（1）疼痛。与创伤有关。

（2）躯体活动障碍。与创伤骨折、制动或石膏固定、牵引有关。

2. 主要护理诊断

（1）有感染的危险。与皮肤受损、开放性骨折及外固定有关。

（2）潜在并发症。休克、脂肪栓塞综合征、骨筋膜室综合征、关节僵硬等。

（3）焦虑/恐惧。与担心治疗效果和预后有关。

（三）护理目标

（1）患者感觉舒适，疼痛逐渐减轻，最后消失。

（2）患者机体的活动得以维持和改善。

（3）开放性骨折和骨牵引患者不发生感染。

（4）能说出预防并发症和康复锻炼的有关内容。

（5）焦虑症状减轻或消失。

（四）治疗与护理

1. 治疗原则

（1）骨折的急救。骨折急救的目的，在于用简单而有效的方法抢救生命，包扎伤口、妥善

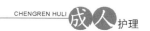

固定、迅速转移。在急救中注意保护肢体,预防感染和防止增加损伤,安全而迅速地护送伤员,以便尽快得到有效的处理。

(2)骨折的治疗。复位、固定和功能锻炼是骨折治疗的三大原则。

1)复位:将移位的骨折段恢复正常或接近正常的解剖位置,重建骨的支架作用。它是治疗骨折的首要步骤。理想的复位是使骨折两端完全对合,纠正侧方移位、旋转或成角畸形,达到对位对线良好,称为解剖复位。有时经过努力,两骨折段虽未恢复至正常的解剖关系,但在骨折愈合后能维持正常的肢体功能,此种复位称为功能复位。常用的复位方法有:手法复位、手术复位。①手法复位是应用手法使骨折复位,适用于大多数骨折。进行手法复位时,其手法必须轻柔,并行麻醉以解除疼痛,使肌肉松弛,然后沿着肢体纵轴牵引骨折远端,并保持骨折近端的有效对抗牵引,使骨折复位(图 8-2-9)。掌握以骨折远端去对骨折近端的原则,争取一次成功。复位后需 X 线检查复诊。②手术复位即手术切开骨折部位的软组织,暴露骨折段,在直视下使骨折复位,同时使用对人体组织无不良刺激的金属内固定物。适用于手法及牵引复位失败,合并主要血管神经损伤者,多处或多段骨折,陈旧性骨折或骨折不愈合等。

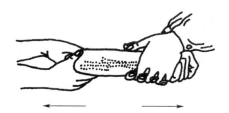

图 8-2-9 手法复位的牵引与对抗牵引

2)固定:骨折愈合需要一定的时间。因此,骨折复位后,为保持其良好的位置,必须对骨折肢体加以固定。固定的方法有外固定和内固定,目前常用的外固定方法有小夹板固定、石膏绷带、持续牵引、外展架和外固定器等;内固定采用接骨板、螺丝钉、钢针、髓内钉和加压钢板等固定物直接固定于骨折两端(图 8-2-10)。

3)康复治疗:这是骨折治疗的重要阶段,是防止并发症和及早恢复功能的重要保证。目的是恢复局部肢体的功能和全身健康,防止肌肉萎缩、关节僵硬、骨质脱钙等并发症的发生,而患者往往由于害怕疼痛或由于缺乏功能锻炼的知识而不敢或难以进行功能锻炼。因此,护士应在不影响固定的前提下指导患者进行合理的功能锻炼。功能锻炼应遵循动静结合、主动与被动运动相结合、循序渐进的原则。

2.护理措施

(1)心理护理。及时了解患者的心理状态,有针对性地进行健康教育;护理操作要轻柔,在患者面前谈话适当,树立战胜疾病的信心和勇气。

(3)饮食护理。给患者提供营养丰富的易消化普食,应多吃水果蔬菜,防止便秘;长期卧床易发生骨质脱钙,鼓励患者床上锻炼,多饮水,预防泌尿系结石和感染。

(4)疼痛护理。根据引起疼痛的原因,采取相应措施,切忌盲目给予止痛药,如发生骨筋膜室综合征者,应及时解除压迫,必要时配合手术切开减压等。指导患者学会缓解疼痛的方法,如分散或转移其注意力、放松疗法等。对疼痛严重者,应遵医嘱给予镇痛药,减轻患者的

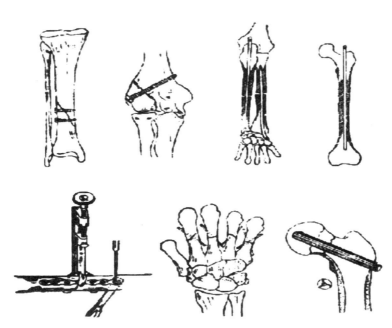

图 8-2-10　骨折内固定

痛苦。

3. 病情观察

（1）全身情况。观察患者意识、生命体征、尿量，必要时监测 CVP，做好记录，及时发现及处理并发症，如休克、脂肪栓塞等。

（2）局部情况。观察骨折肢体有无肿胀、发凉、发绀、脉搏减弱或消失、皮肤感觉异常、运动障碍等，以判断患肢的血运情况。

4. 术前护理　除围手术期患者的一般术前准备外，还需注意：①皮肤准备：骨科手术由于常需手法牵引复位，改变体位或延长切口等原因，备皮范围较大。②搬运时注意保护患肢：对脊柱损伤者，应采用三人平托法，以保持患者身体轴线平直。

5. 术后护理　注意手术伤口有无渗血，观察患肢血液循环。随时观察患肢有无疼痛、肿胀、肢端麻木，检查局部皮肤的颜色、温度、活动度及感觉等。

6. 防止畸形　长期卧床或使用外固定的患者，应注意保持肢体功能位置。如肩关节应外展 45°、前屈 30°、内旋 200°、前臂中立位；肘关节应屈 70°～90°，前臂中立位；腕关节应背伸；左右掌指及指间关节应拇指对掌，且各指成半握拳状；髋关节应外展 10°～20°，前屈 15°，外旋 5°；膝关节应屈曲 10°～15°；踝关节应在中立位置，即足与小腿呈 90°，尤其是截瘫患者，一般在足部使用石膏托或支架以防垂足畸形。对骨伤使用外固定的患者，还应及时观察患肢感觉、运动及血运情况，以防血管、神经损伤致肢体畸形或残废。

7. 功能锻炼　为改善肢体血液循环，防止肌肉萎缩、关节僵硬、骨质脱钙等并发症，应指导长期卧床或肢体固定的患者合理进行功能锻炼。鼓励骨折患者进行主动功能锻炼，其原则是：早期（伤后 1～2 周内）以患肢肌肉的舒缩活动为主，严格控制有害于骨折或脱位局部稳定性的活动或过度活动；中期（受伤 2～3 周后，即骨折部位已纤维性连接）以骨折处远、近

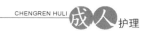

侧关节活动为主,活动范围渐扩大,但动作要缓和,不宜作肢体持重或负重活动;后期(受伤6~8周后,骨折初步达到了临床愈合)应作以重点关节为主的全面功能锻炼,据局部愈合情况考虑拆除外固定,如属下肢骨折者可下地扶杖行走。

8.预防并发症

(1)早期并发症。

1)休克:多发性骨折、骨盆骨折、股骨干骨折等出血量大,易发生创伤或失血性休克。主要预防措施:①监测生命体征、尿量、局部出血情况;②及时补充血容量;③吸氧、保暖;④患肢应尽量不搬动,及时固定,减少出血。

2)血管损伤:邻近骨折部位的动脉或静脉有损伤可能,如肱骨髁上骨折可伤及肱动脉,股骨下1/3或胫骨上1/3骨折可损伤腘动脉。血管损伤能造成肢体远端血液循环障碍,严重可导致肢体残废或肢体坏死;要注意检查伤肢桡动脉、足背动脉搏动,并加强生命体征的监测及做好手术的准备工作。

3)神经损伤:常见的神经损伤如肱骨干骨折致桡神经损伤,肘关节周围骨折致尺神经或正中神经损伤,腓骨颈骨折致腓总神经损伤,脊椎骨折可致脊髓损伤而出现不同程度截瘫等。预防措施:①观察肢体的感觉,有无垂足、垂腕现象;②肢体作功能位的固定,防止在运送或活动时加重神经损伤。

4)内脏损伤:骨盆骨折可合并膀胱、尿道和直肠损伤,肋骨骨折可合并肺实质损伤,引起血胸、血气胸及肝、脾破导致休克。注意观察生命体征、排尿情况等,并做好手术的一切准备工作。

5)脂肪栓塞综合征:骨折断端血肿张力较大,使骨髓腔中脂肪滴进入破裂的静脉窦内,可引起肺、脑、肾等器官的脂肪栓塞,而危及生命。肺脂肪栓塞症表现为烦躁不安、呼吸困难、咳嗽、发绀、心率快、血压降低等。肢体脂肪栓塞症主要表现为肢体苍白、冰冷和麻木;脑脂肪栓塞症表现为意识障碍、烦躁、肌肉抽搐,甚至昏迷和死亡。护理措施是:①一经确诊,应及时转入监护病房或重病房;②安置患者于半坐位,有利于呼吸;③给予高浓度氧气吸入,尽早使用呼吸机辅助呼吸;④监测血气分析、生命体征,在纠正休克的基础上,严格控制液体输入量,防止酸碱平衡失调;⑤早期应用抗生素防止感染;⑥遵医嘱,应用肾上腺皮质激素,有利于减轻肺水肿。

6)骨筋膜室综合征:骨筋膜室是由深筋膜与骨、骨间膜、肌间隔所围成的容量有限的软组织间室(图8-2-11)。骨筋膜室综合征是由于骨折时形成的血肿和严重软组织水肿,导致间室压力增高,使软组织的血液循环障碍,肌肉、神经急性缺血而出现的一系列症候群。最多见于前臂掌侧和小腿。主要表现为:肢体组织因缺血和受压而剧烈疼痛;局部肿胀、严重压痛;指或趾呈屈曲状,活动受限,被动牵拉时疼痛加剧;因动脉供血障碍或静脉回流障碍,皮肤颜色苍白或潮红、发绀,远端动脉搏动可正常,严重时可减弱或消失。一经确诊,应紧急充分切开深筋膜及肌间隔以缓解间室压力。并注意肢体外绷带包扎过紧也可引起此病。

7)感染:开放性骨折易发生感染,并可造成化脓性骨髓炎或败血症。①现场急救及时正确,注意保护伤口,避免二次污染及细菌进入深层组织;②遵医嘱,使用抗生素控制感染;③密切观察伤口情况,有无红肿、疼痛,一旦发生感染,及时报告医生,并协助医生进行处理伤口。

(2)晚期并发症。

1)关节僵硬:患肢长时间固定而缺乏适当的功能锻炼,使关节周围软组织挛缩,造成关节

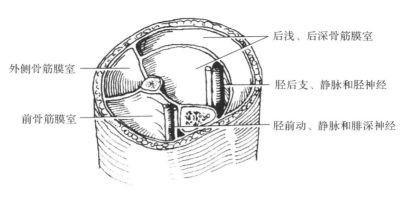

外侧骨筋膜室

前骨筋膜室

后浅、后深骨筋膜室

胫后支、静脉和胫神经

胫前动、静脉和腓深神经

图 8-2-11　骨筋膜室

僵硬。预防措施：对瘫痪肢体要经常按摩、理疗，并注意坚持被动活动锻炼，防止发生关节挛缩、肌肉萎缩等畸形；骨折患者如病情允许，应及早按计划进行功能锻炼，避免发生关节僵硬。

2）损伤性骨化（骨化性肌炎）：关节扭伤、脱位或关节附近骨折，致骨膜剥离形成骨膜下血肿，处理不当，随后发生血肿广泛机化、骨化后，在关节附近的软组织内形成骨化样组织，引起疼痛，影响关节活动功能。预防措施：①损伤后及时复位，减轻骨膜损伤和局部出血。②早期功能锻炼，以患者自主肌肉活动为主，勿活动受伤关节，以防加重出血。

3）创伤性关节炎：关节内骨折，关节面遭到破坏，又未准确复位，愈合后使关节面不平整导致关节活动时引起疼痛。骨折后准确复位是预防本病的关键。若活动后疼痛是创伤性关节所致，要告诉患者注意减少负重活动，以免增加关节面的磨损和破坏。

4）骨缺血性坏死：骨折段的血管被切断，骨骼因缺血而坏死。多见于股骨颈骨折后的股骨头坏死。对易发生缺血性坏死的骨折，注意延长固定及下床活动时间。

5）缺血性肌挛缩：是肢体重要血管损伤、骨筋膜室综合征的严重后果。前臂和小腿是最常发生的部位，是缺血肌群变性、坏死、机化而出现挛缩，如临床常见的尺桡骨骨折后所造成的前臂缺血性肌疼挛，形成特殊的"爪形手"畸形（图 8-2-12），也称 Volkmann 挛缩。护理时，注意调整外固定的松紧度，观察肢体有无疼痛、肿胀、肌张力减弱、皮肤发红、温度升高、感觉异常等早期征象。一经确诊，立即松开外固定物，将肢体放平并做好手术准备。

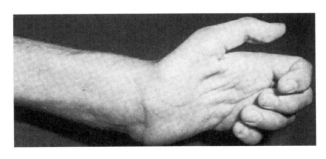

图 8-2-12　爪形手

9. 心理护理　及时了解患者的心理状况，生活上多关心患者，鼓励患者从事力所能及的活动，尽可能早期恢复功能锻炼及康复治疗，使他们树立生活的信心和勇气。对于遗留残疾的患者,要注意保护他们的自尊心,使之既要敢于面对现实承认残疾,又要树立战胜伤残的勇气。

10. 健康教育

（1）向患者及家属讲解有关骨折的知识,平时注意安全,进食含钙丰富的食品或适当补钙,预防骨质疏松,以减少骨折发生的可能性。

（2）为预防骨折后期并发症,使关节功能得到最大程度的恢复,告诉患者要坚持按计划进行功能锻炼,并鼓励患者生活上最大限度地自理。

（3）带石膏出院的患者,应向患者和家属详细说明有关石膏的护理知识,如石膏的保护、石膏的清洁、功能锻炼的方法、体位及可能发生的问题。如有肢体肿胀或疼痛明显加重,骨折远端肢体感觉麻木、肢端发凉,石膏变软或松动等,应立即来医院复查。

（4）向患者讲清内固定去除时间、来院复诊时间及注意事项。

（五）护理评价

（1）患者疼痛是否减轻或消失?

（2）患者机体的活动能力是否维持和改善?

（3）开放性骨折和骨牵引患者是否发生感染?

（4）患者是否发生并发症,或发生后能否及时发现并控制?

（5）患者焦虑是否减轻或消失,情绪是否稳定?

（6）患者是否学会康复训练的方法?

【知识拓展】

一、肱骨髁上骨折（supracondylar fracture of the humerus）

指肱骨远端内外髁上方的骨折。在肱骨髁内、前方,有肱动脉、正中神经经过,均可因肱骨髁上骨折的侧方移位而受损伤,可引起前臂的缺血性肌挛缩,导致爪形手畸形或内翻、外翻畸形。肱骨髁上骨折多发生于 10 岁以下儿童,根据暴力的不同和骨折移位的方向,分为伸直型和屈曲型。

（一）病因

1. 伸直型肱骨髁上骨折　多为间接暴力引起。当跌倒时,手掌着地,暴力经前臂向上传到肱骨下端,肘关节呈半屈或伸直位,导致肱骨髁干与肱骨髁交界处发生骨折。骨折远端向后上方移位（图 8-2-13）,常同时有桡偏或尺偏位;骨折近端向前移位,可压迫或刺伤肱动、静脉或正中神经（图 8-2-14）,发生缺血性肌挛缩。

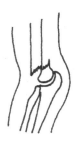

图 8-2-13　伸直型肱骨髁上骨折的典型移位

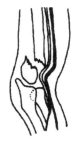

图 8-2-14　伸直型肱骨髁上骨折近端损伤肱动脉

2. 屈曲型肱骨髁上骨折　多为间接暴力引起。跌倒时,肘关节处于屈曲位,肘后方着地,暴力传到肱骨下端导致骨折,此型骨折较少见。

(二)临床表现

患侧肘部出现疼痛、肿胀、压痛、皮下瘀斑,肘关节主动活动功能丧失;肘部向后突出并处于半屈位,但肘后三点关系正常;如有血管、神经损伤,早期可有剧烈疼痛,桡动脉搏动减弱或消失,手部皮肤苍白、发凉麻木。

(三)治疗要点

1. 手法复位外固定　受伤时间短,局部肿胀轻,没有血液循环障碍者,行手法复位后石膏托固定,肘关节位于 90°～60° 屈曲或半屈位,注意根据末梢血运情况随时调整角度,以免引起远端肢体血运障碍。

2. 切开复位,内固定　手法复位失败或肘部严重肿胀,桡动脉搏动消失,患肢剧痛、苍白、麻木、发凉,被动伸直时有剧烈疼痛者,应行手术治疗。

二、桡骨下端骨折(fracture of the distal radius)

是指距桡骨下端关节面 3cm 以内的骨折。多见于中老年有骨质疏松者,多为闭合骨折。

(一)病因与分类

多为间接暴力引起。跌倒时手掌着地,暴力向上传导引起桡骨下端骨折。根据受伤机制不同,可分为伸直型骨折、屈曲型骨折、关节面骨折。以伸直型骨折(亦称 Colles 骨折)为常见。

(二)临床表现

伤后局部明显肿胀、疼痛、压痛、腕关节活动障碍;伸直型有畸形姿势,侧面观呈"餐叉"畸形,在正面观为"枪刺刀"畸形(图 8-2-15)。X 线拍片可发现典型的移位(图 8-2-16、图 8-2-17)。

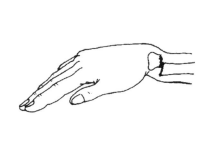 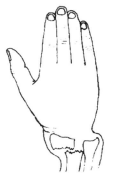

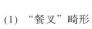

(1)　"餐叉"畸形　　　　(2)　"枪刺刀"畸形

图 8-2-15　伸直型桡骨下端骨折后手的畸形

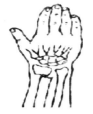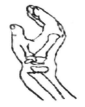

图 8-2-16　桡肌下端伸直型骨折典型移位

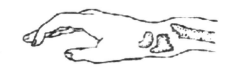

图 8-2-17　屈曲型桡骨下端骨折移位情况

(三)治疗原则

以手法复位外固定治疗为主。在局部麻醉下行手法复位(图 8-2-18),复位后用特制小夹板或背侧面石膏托固定腕关节于旋前、屈腕、尺偏位 3～4 周(图 8-2-19、图 8-2-20)。

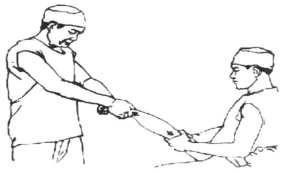

1.在牵引下矫正重叠及旋转移位

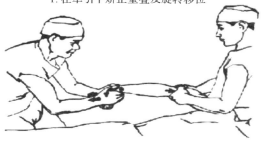

2.面后猛力牵抖,使骨折段对位,同时迅速尺偏掌屈

图 8-2-18　桡骨下端伸直型骨折牵抖复位法

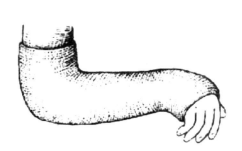

图 8-2-19　Colles 骨折复位后石膏固定

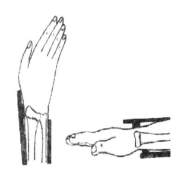

图 8-2-20　桡骨下端伸直型骨折固定法

三、股骨干骨折（fracture of the shaft of the femur）

是指股骨小转子以下、股骨髁上这一段骨的骨折。

（一）病因与分类

可因强大的直接或间接暴力所致。主要是直接外力，如汽车撞击、重物砸压、碾压或火器伤等，骨折多为粉碎、碟形或近似横行，故骨折断端移位明显，软组织损伤也较严重。因间接外力致伤者如高处坠落，机器绞伤所发生的骨折多为斜形或螺旋形，旋转性暴力所引起的骨折多见于儿童，可发生斜形、螺旋形或青枝骨折。骨折发生的部位以股骨干中下 1/3 交界处为最多，上 1/3 或下 1/3 次之。

1. 股骨干上 1/3 段骨折　因髂腰肌、臀中肌、臀小肌、髋外旋诸肌牵拉使近骨折段呈屈曲、外旋、外展移位；远段受内收肌群的牵引而向后上移位。

2. 股骨干中 1/3 段骨折　骨折端移位多与暴力方向有关，无一定规律性。

3. 股骨干下 1/3 段骨折　因腓肠肌牵拉使骨折远端向后移位，易致腘动脉、腘静脉和坐骨神经损伤（图 8-2-21）；近段内收向前移位。

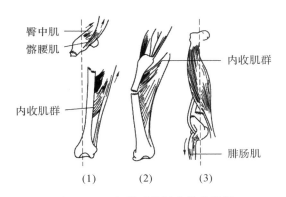

图 8-2-21　股骨干骨折移位的机制

（1）股骨干上 1/3 骨折　（2）股骨干中 1/3 骨折　（3）股骨干下 1/3 骨折

（二）临床表现

主要表现为大腿疼痛、肿胀、皮下瘀斑、活动障碍、畸形、假关节活动、骨摩擦音；在下 1/3 段骨折，由于远端骨折向后移位，有可能损伤腘动脉、腘静脉、腓总神经。患肢内出血可达 500～1000mL，可引起出血性休克。

（三）治疗原则

1. 非手术治疗

（1）若有休克，首先处理休克，伤肢用夹板固定。

（2）牵引、固定。牵引的方法很多。3 岁以内的小儿，用双腿垂直悬吊皮牵引（图 8-2-22），在成人，可采用动滑车皮肤牵引法（图 8-2-23），或 Thomas 架平衡持续牵引（图 8-2-24）。牵引的重量以能使臀部稍离床面为宜；骨牵引用于成人各类型骨折的术前固定和复位。

（3）切开复位内固定。非手术治疗失败、伴有多发损伤或血管神经损伤、老年人不宜长期卧床或病理性骨折者、骨折畸形愈合或不愈合者，应切开复位行内固定。

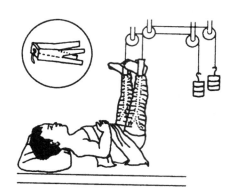

图 8-2-22　垂直悬吊皮牵引

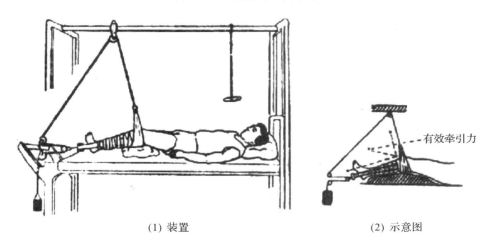

(1) 装置　　　　　　　　　　　　　(2) 示意图

图 8-2-23　动滑车皮肤牵引法（Russell 氏法）

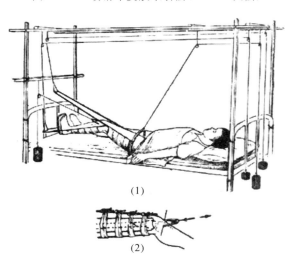

(1)

(2)

图 8-2-24　股骨干骨折平衡牵引疗法
(1)平衡牵引装置　(2)股骨结节处牵引及小夹板固定示意

四、股骨颈骨折(fracture of the femoral neck)

多发生于中、老年人,与骨质疏松导致的骨质质量下降有关。

(一)病因与分类

股骨颈骨折的发生多为跌倒时,身体发生扭转倒地,臀部着地,间接暴力沿着下肢传导至股骨颈,引起骨折。由于老年人骨骼肌肉退行性变,即使无明显外伤的情况下也可发生。

1.根据骨折线部位分为 股骨头下骨折、经股骨颈骨折、股骨基底骨折(图 8-2-25)。头下骨折与经颈骨折属于关节囊内骨折,因血运中断或严重破坏,故易并发股骨头缺血性坏死及不愈合;基底部骨折近端血运影响不大,骨折容易愈合。

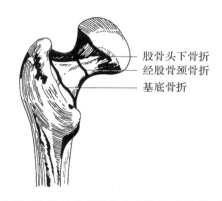

1.屈髋及至 90°,沿股骨干纵轴向上牵引;2.内旋、外展患肢

3.保持内旋外展,将下肢伸直;4.骨折复位后,下肢不外旋

图 8-2-25 股骨颈骨折复位手法

2.按 X 线表现分类 内收型骨折:指远端骨折线与两髂嵴连线的夹角(pauwels 角)大于 50°,由于骨折面接触较少,容易发生移位,属于不稳定骨折;外展型骨折:远端骨折线与两髂嵴连线的夹角(pauwels 角)小于 30°,由于骨折面接触多,不容易发生移位,属于稳定骨折。

3.按移位程度即 Garden 分类 分为不完全骨折:骨的完整性仅有部分中断。完全骨折:骨折线贯穿股骨颈,骨结构完全破坏。

(二)临床表现

主要表现为患髋疼痛、活动患肢时疼痛加重,甚至完全不能行走;检查时发现患肢呈缩短外旋畸形(图 8-2-26);股三角和大粗隆部有压痛和叩击痛。但嵌插骨折时畸形不明显,仍可能勉强行走。

(三)治疗原则

1.持续皮肤牵引 对外展嵌插骨折用持续皮肤牵引 6～8 周,保持患肢中立位,穿防旋鞋。牵引期间注意股四头肌、踝关节的功能锻炼,卧床期间不可侧卧,不可使患肢内收,避免发生骨折移位。3 个月后考虑扶拐下地,患肢不负重行走,6 个月后弃拐行走。

2.手法治疗 对内收骨折和有移位骨折及青少年的股骨颈骨折应尽量达到解剖复位,先作皮牵引或骨牵引,尽早在 X 线透视下手法复位(图 8-2-27),后经皮多针(图 8-2-28)或加

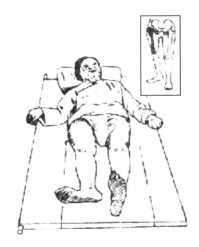

图 8-2-26　股骨颈骨折的不同部位

压螺丝钉内固定;60 岁以上老人、股骨头下骨折有明显移位或旋转者,宜行人工股骨头置换术。

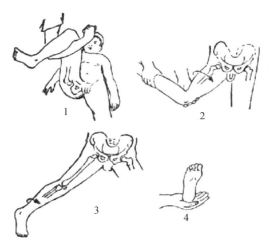

图 8-2-27　股骨颈骨折伤肢的典型外旋畸形图

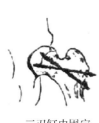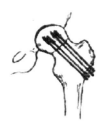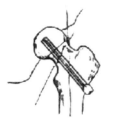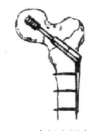

三刃钉内固定　　　滑动式内固定　　　加压式内固定　　　多针内固定

图 8-2-28　股骨颈骨折内固定方式

五、胫腓骨干骨折（fracture of the tibia and fibula）

指自胫骨平台以下踝上的部分发生骨折。是四肢最常见的骨折之一，多见青壮年和儿童。

（一）病因与分类

由于胫腓骨表浅，又是负重的主要骨，易遭受直接暴力损伤，如压砸、冲撞、打击致伤等，可致横断骨折或粉碎骨折；间接暴力多见为高处跌下，跑跳的扭伤或滑倒所致的骨折；骨折线常为斜型或螺旋型，儿童多为青枝骨折，长跑运动员也可见到腓骨的"疲劳性骨折"。胫骨上 1/3 骨折易压迫腘动脉，引起小腿缺血；中 1/3 骨折易致骨筋膜室综合征；下 1/3 骨折，由于血运差，软组织覆盖少，易发生骨折延迟愈合，甚至不愈合。腓骨上端骨折易损伤腓总神经。

（二）临床表现

骨折局部有疼痛、肿胀、有压痛、功能障碍；患肢缩短或成角畸形，出现反常活动，骨折端有骨擦感；开放性骨折可见骨折端外露；若继发骨筋膜室综合征，小腿肿胀明显、张力增加、感觉消失等；后期成纤维化，将严重影响下肢功能。合并胫前动脉损伤，则足背动脉搏动消失，肢体苍白、冰凉。

（三）治疗原则

治疗目的是矫正成角、旋转畸形，恢复胫骨上、下关节面的平行关系，恢复肢体长度。无移位的采用长腿石膏或小夹板固定。有移位的稳定性横骨折或短斜骨折采用手法复位，石膏或小夹板固定。对于斜行、螺旋形或轻度粉碎性骨折，行跟骨牵引 5 周左右，待纤维愈合后除去牵引，用长腿石膏托或小夹板继续固定至愈合。手法复位失败可采用切开复位内固定或骨外穿针固定法（图 8-2-29）。

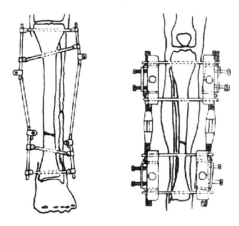

图 8-2-29　骨外固定器

【技能训练】

股骨干手术前后的护理

一、病史

患者，男，23 岁，因"车祸致左下肢疼痛、畸形、活动障碍 1h"入院。病史特点：患者 1h 前

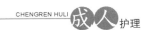

不慎被汽车撞到,当时被车轮轧过左下肢,致左下肢剧烈疼痛、畸形、活动障碍,当时出血不多,无面色苍白、出汗多,无头痛头晕,无心悸胸闷气促,无恶心呕吐,无腹痛腹胀,无大小便失禁,无四肢抽搐。遂送至本院急诊入院。入院时左下肢小夹板固定。

二、体格检查

体温:36.8℃,脉搏:76 次/min,呼吸:18 次/min,血压:130/70mmHg;神志清晰,呼吸平稳,检查合作,骨盆挤压试验阴性。左大腿明显肿胀、畸形,左小腿肿胀,左大腿石膏托固定中,左趾血运、感觉正常,余肢体无异常。

三、辅助检查

X 线提示:左股骨干骨折及股骨内侧髁骨折。

四、治疗计划

术前检查如胸片、心电图、PT、输血前四项、血生化、左膝关节 MRI 等检查,向上级医生回报病情,择期手术治疗。

五、技能训练

根据以上资料,进行股骨干术前术后护理的训练。(表 8-2-1)

表 8-2-1　股骨干手术前后的护理

项目	要求
目的	使患者感觉舒适,疼痛逐渐减轻,最后消失。
	患者机体的活动得以维持和改善。
	使患者的焦虑症状减轻或消失。
手术前护理	(1)仰卧抬高左下肢; (2)观察生命体征; (3)检查有无合并伤; (4)观察肢体活动及血液循环情况; (5)开通静脉通道; (6)观察意识变化; (7)做好术前准备:①解释、身体及心理社会评估、心理护理、胃肠道准备、备皮、备血、药物过敏试验;②镇静安眠药,确定术前常规工作的落实情况;③测量生命体征,女性询问有无月经来潮,检查备皮情况,更换衣裤,准备病历、X线片、术中用药等,送入手术室、准备术后床单位。

项目	要求
手术后护理	（1）仰卧抬高左下肢； （2）观察生命体征，防止并发症的出现； （3）观察患者活动及血液循环； （4）外固定护理； （5）指导功能锻炼； （6）饮食指导。

（常金兰）

任务 8-3　关节脱位患者的护理

⭐学习目标

- **知识目标**
  1. 了解关节脱位的定义、分类、发病机理；
  2. 熟悉关节脱位的临床表现、治疗原则；
  3. 掌握关节脱位的护理。
- **能力目标**
  1. 能对关节脱位患者做好手术前护理；
  2. 能对关节脱位患者术后采取正确的护理措施，减轻患者的疼痛、肢体的肿胀；
  3. 能指导关节脱位患者的功能锻炼，防止关节僵硬的发生。

【知识背景】

关节脱位（dislocation）是指关节面失去正常的对合关系，俗称脱臼。部分失去正常对合关系，称为半脱位。四肢大关节中以肩关节和肘关节脱位最常见，髋关节次之。关节脱位以损伤性脱位最多见，多发生于青壮年、儿童，老年人较少见。

（一）病因

1. 创伤性脱位　指直接暴力或间接暴力作用于正常关节引起的脱位。

2. 先天性脱位　是与胚胎发育不良或胎儿在母体内受到外界因素影响引起的脱位，如髋臼发育不良的先天性髋关节脱位。

3. 病理性脱位　关节结核或化脓性关节炎等疾病使关节结构破坏而发生脱位。

4. 习惯性脱位　由于创伤造成关节脱位时，关节囊及韧带在骨性附着处被撕脱，使关节存在不稳定因素，以致轻微外力作用下即可反复发生再脱位，反复多次形成习惯性脱位，多见于肩关节。

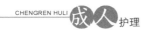

(二)分类

1.按脱位发生的时间可分为 ①新鲜脱位,脱位时间未满3周;②陈旧性脱位,脱位时间超过3周。

2.按有无伤口通入关节内分为 闭合性脱位和开放性脱位。

3.按脱位程度分为 全脱位(关节面对合关系完全失常)和半脱位(关节面对合关系部分失常)。

4.按远侧骨端关节面移位方向分为 前脱位、后脱位、侧方脱位、中央脱位等。

(三)临床表现

1.损伤的一般表现 局部疼痛、肿胀、关节压痛,功能障碍。

2.关节脱位的专有体征

(1)畸形。关节脱位后,关节处有明显畸形,肢体缩短或延长等。

(2)弹性固定。脱位后由于关节周围韧带及肌肉牵拉,关节囊的牵制,使患肢固定在异常的位置,被动活动时感到弹性抗力。

(3)关节盂空虚。脱位后触诊可发现关节盂空虚,在邻近可触及移位骨端;但肿胀严重时常难以触及。

3.并发症 早期全身可合并复合伤、休克等,局部可合并骨折和血管神经损伤,如肘关节后脱位时,可合并正中神经或尺神经损伤,偶尔可损伤肱动脉;髋关节后脱位时,可合并坐骨神经损伤。晚期可发生骨化性肌炎、骨缺血性坏死和创伤性关节炎等。

【工作任务——案例导入】

患者,女,57岁,于2d前不慎摔倒,跌倒后右手掌着地,肘关节呈伸直位,前臂旋后位,患者以健手支托患肢前臂;肘部变粗,上肢变短,肘后凹陷,鹰嘴后突显著,肘后三点失去正常关系疼痛,上肢剧烈疼痛,无明显肿胀,被送院,急诊拍X片,并收住入院。

护理查体:体温36.8℃,脉搏76次/min,呼吸20次/min,血压125/90mmHg,神志清晰,呼吸平稳,右上肢活动受限,指端血供好,浅表感觉正常,余肢体无异常。

治疗计划:①完善检查;②向家属交代病情,向上级医生汇报病情;③进行手法复位、石膏固定。

任务导向:

1.你作为责任护士应如何运用护理程序对患者进行整体护理?

2.如何运用专业知识帮助患者的康复?

【护理工作过程】

(一)护理评估

1.健康史 任务探究:引起关节脱位的原因有哪些?

重点询问受伤的原因、时间、外力的方式与性质,受伤时体位等;有无关节反复脱位的病史,有无骨骼病变,如肿瘤、炎症等。

2.身体状况 任务探究:关节脱位的特征表现有哪些?

重点评估患者的全身情况,如患者的意识、体温、呼吸、血压、尿量、伤口出血等,了解有无关节脱位所致的全身性并发症;评估患者的局部情况,如局部有无肿胀、疼痛、功能障碍、畸形等;评估局部感觉、运动、动脉搏动、温度、色泽等。

3.辅助检查　X 线摄片检查可进一步明确脱位的类型、方向、程度及有无合并骨折等。对于陈旧性关节脱位,X 线摄片能明确有无骨化性肌炎或缺血性骨坏死。

4.心理、社会状况　评估患者及家属对脱位的心理反应,对复位后康复知识的了解程度。

(二)护理诊断

1.首要护理诊断

(1)疼痛。与关节脱位、局部软组织损伤等有关。

(2)躯体移动障碍。与脱位后患肢功能障碍、制动等有关。

2.主要护理诊断

(1)知识缺乏。缺乏关节脱位后的治疗及功能锻炼等知识。

(2)焦虑、恐惧。与创伤、疼痛、制动及神经血管受压有关。

(3)潜在并发症。周围血管神经功能障碍。

(三)护理目标

(1)疼痛得到缓解。

(2)患肢功能恢复,生活能自理。

(3)并发症得到预防。

(4)说出复位后治疗的重要性及正确功能锻炼的相关知识。

(5)对预后有信心,情绪稳定。

(四)治疗与护理

1.治疗原则　尽早复位、固定、功能锻炼,以恢复关节的解剖关系和功能。

(1)复位。主要采取手法复位,应尽早及时进行,手法要轻巧。一般按脱位时骨端脱出的途径逆行复回原处,手法复位应适当麻醉,在无痛和肌肉松弛条件下进行。对合并关节内骨折、软组织嵌入、陈旧性脱位等,且手法复位失败者,可行手术切开复位。

(2)固定。复位后用适当外固定使关节处于稳定位置约 2~3 周,以便受伤的关节囊、韧带、肌肉等软组织顺利修复,避免发生习惯性脱位或骨化性肌炎。陈旧性脱位应适当延长固定时间。

(3)功能锻炼。固定期间要经常进行关节周围肌肉的伸缩活动和患肢其他关节的主动活动。固定解除后逐渐加大受伤关节的活动范围,切忌粗暴的被动活动,同时配合理疗、按摩、中药烫洗等,促使关节功能恢复。

2.一般护理

(1)体位。抬高患肢并保持患肢于关节的功能位,以利静脉回流,减轻肿胀。

(2)缓解疼痛。

1)局部冷热敷:脱位当天,局部冷敷可达到消肿止痛的目的,伤后 24h 局部热敷可减轻肌肉痉挛引起的疼痛。

2)避免加重疼痛的因素:进行护理操作或移动患者时,托扶固定患肢,动作轻柔,避免不适活动加重疼痛。

3)早期正确复位固定,可使疼痛缓解或消失。

4)应用心理暗示、转移注意力等方法缓解疼痛,必要时遵医嘱给予止痛药。

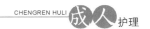

3. 病情观察　移位的骨端可压迫邻近的血管、神经,引起患肢缺血和感觉、运动障碍。

(1)定时观察患肢末端的血液循环,若发现患肢苍白、冰冷、大动脉搏动消失等,提示大动脉有损伤的可能,应及时通知医生处理。

(2)定时观察患肢的感觉和运动,以了解神经损伤程度及恢复情况。

(3)对皮肤感觉功能障碍的肢体要防止烫伤。

4. 治疗护理　关节脱位以手法复位为主,时间越早,复位越容易,效果也越好。肩关节脱位手法复位常用 Hippocrates 法。肘关节脱位,复位时置肘关节于半屈曲位,操作者一手握患臂腕部,沿前臂纵轴方向牵引,另一手拇指压在尺骨鹰嘴突上,沿前臂纵轴方向作持续推挤,即可复位。髋关节脱位,常用的复位手法有 Allis 法(提拉法)和 Bigelow 法(问号法)。复位成功的标志是被动活动恢复正常,骨性标志恢复,X 线检查提示已复位。对合并关节内骨折、有组织嵌入及陈旧性脱位经手法复位失败者,行手术切开复位。

(1)维持有效固定。

1)向患者及家属说明复位后固定的目的、方法、重要意义及注意事项。

2)固定后注意观察患肢的血液循环,发现有循环不良表现时,应及时报告医师。

3)维持固定的姿势和时间:①肩关节脱位:单纯脱位,复位后用三角巾悬吊上肢,肘关节屈曲 90°,腋窝处垫棉垫。一般固定 3 周。关节囊破损明显或仍有肩关节半脱位的,应将患侧手置于对侧肩部,肘部贴靠胸壁,腋下垫棉垫,用绷带将患肢固定在胸壁,并托住肘部。②肘关节脱位:复位后,用长臂石膏托或超关节夹板固定肘关节于屈肘 90°位,再用三角巾悬吊胸前 2～3 周。③髋关节脱位:复位后,患肢皮肤牵引或穿丁字鞋 2～3 周。

(2)加强功能锻炼。

1)向患者及家属讲述功能锻炼的重要性和必要性,消除患者关节复位就是治疗结束的错误认识,使患者能自觉地按计划进行功能锻炼。

2)在固定期间,应进行固定关节周围肌肉的舒缩运动和其他未固定关节的主动活动。

3)功能锻炼时,应注意以主动锻炼为主,切忌被动强力拉伸关节,以防加重关节损伤。

5. 心理护理　关节脱位多由意外事故造成,患者常焦虑、恐惧以及自信心不足等,因此应在生活上予以帮助,加强沟通,耐心开导,使之心情舒畅,从而愉快地接受并配合治疗。

6. 健康教育

(1)向患者及家属宣传有关脱位的治疗、护理和康复的知识,尤其要注意保持有效固定和坚持功能锻炼,预防习惯性关节脱位发生。

(2)教会患者外固定护理及功能锻炼的方法。

(3)对于可能出现的并发症及相应的临床表现,应交代清楚,让患者了解在什么情况下需立即来院检查。

(4)根据发生脱位的原因,教育患者平时生活中注意安全,减少或避免事故发生。

(五)护理评价

(1)患者疼痛是否减轻或消失?

(2)患者在石膏固定期间的基本要求是否得到满足,生活自理能力是否逐渐恢复?

(3)患者是否学会康复训练的方法?

(4)患者焦虑、恐惧程度是否减轻?

【知识拓展】

一、肩关节脱位

肩关节是全身活动范围最大的关节,由于关节盂面积小而浅,肱骨头相对大而圆,关节囊松弛,周围韧带较薄弱,关节结构不稳定,当受间接或直接暴力冲击时,容易发生肩关节脱位(dislocation of the shoulder joint)。肩关节脱位分为前脱位、后脱位、下脱位和盂上脱位,以前脱位多见。局部表现疼痛、不能活动、三角肌塌陷,肩部失去正常轮廓,成"方肩畸形"(图 8-3-1),原肩胛盂处空虚,肱骨头可在肩关节盂外触及。杜加斯征(Dugas)阳性,即患侧手掌搭到健肩时,肘部不能贴近胸壁,患侧肘部紧贴胸部时,手掌不能搭到健肩上。

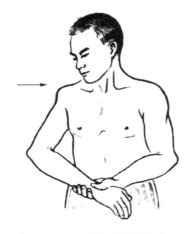

图 8-3-1　肩关节功能锻炼方法

治疗常用手牵足蹬法及牵引回旋复位法(图 8-3-2)。复位后用三角巾悬吊上肢,将肩关节固定于内收、内旋位,肘关节屈曲 90°,患侧腋下垫棉垫。疼痛、肿胀减轻后,可指导患者健

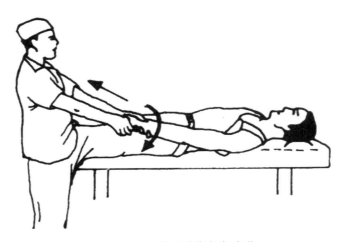

图 8-3-2　肩关节脱位方肩畸形

侧缓慢推动患肘外展与内收活动,活动范围以不引起患肩疼痛为限;3 周后指导患者进行弯腰、垂臂、甩肩锻炼,具体方法:患者弯腰 90°,患肢自然下垂,以肩为顶点作圆锥形环转,开始范围小,逐渐扩大画环的范围;4 周后指导患者作手指爬墙和举手摸顶锻炼,使肩关节功能完全恢复(图 8-3-3)。

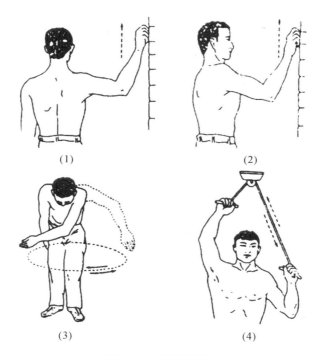

(1)　　　　　　　　　　　　(2)

(3)　　　　　　　　　　　　(4)

图 8-3-3　手牵足蹬法

二、肘关节脱位

肘关节由肱骨滑车和尺骨半月切迹、肱骨头和桡骨小头近端关节面构成。因关节囊前后无韧带加强,尺骨半月切迹前端冠状突小,容易发生肘关节后脱位。多由间接暴力所致。即患者跌倒后,手掌着地,肘关节呈伸直位,前臂旋后位,暴力经前臂传递至尺、桡骨上端,在尺骨鹰嘴处产生杠杆作用,使尺、桡骨近端同时脱向肱骨远端的后方(图 8-3-4)。除脱位一

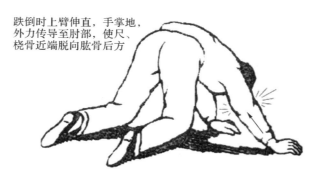

跌倒时上臂伸直,手掌地,外力传导至肘部,使尺、桡骨近端脱向肱骨后方

图 8-3-4　肘关节的手法复位

般表现外,肘关节弹性固定于半伸直位约 135°,患者以健手支托患肢前臂;肘部变粗,上肢变短,肘后凹陷,鹰嘴后突显著,肘后三点失去正常关系(图 8-3-5);肱骨下端在肘窝前方触及。治疗一般应用手法复位(图 8-3-6),对于手法复位失败者,可切开复位。复位后用超过肘关节夹板或长臂石膏托固定肘关节于屈曲 90°,再用三角巾悬吊胸前 2~3 周。注意观察患肢血液循环及手指的活动和感觉。固定期间可做伸指、握拳等锻炼。外固定去除后,练习肘关节的屈伸活动、前臂旋转活动及肘关节周围肌力的锻炼。

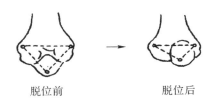

脱位前　　　　　　脱位后

图 8-3-5　肘后三点关系的变化

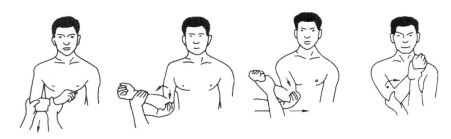

图 8-3-6　肘关节后脱位受伤机制

三、髋关节脱位

髋关节由股骨头和髋臼构成,髋臼为半球形,深而大,能容纳股骨头的大部分,关节囊周围有坚强的韧带与肌群,结构相当稳定,脱位发生率较低。多由强大暴力所致。按股骨头脱位后的位置可分为后脱位、前脱位和中心脱位,以后脱位最常见。当髋关节屈曲或屈曲内收时,暴力从膝部向髋部冲击,使股骨头穿出后关节囊,或在弯腰工作时,重物砸于腰骶部,使股骨头向后冲破关节囊造成髋关节后脱位。临床表现为患侧髋部疼痛、关节功能障碍;伤肢呈屈曲、内收、内旋、缩短畸形(图 8-3-7);脱位的骨头可在臀部触及,大转子上移。

一般需要在腰麻或全麻下行手法复位常用复位的方法有提拉法(图 8-3-8)和旋转法(图 8-3-9)。复位后用持续皮牵引固定患肢于伸直、外展位 3 周。固定期间可进行患肢踝关节的活动及其余未固定关节的活动;4 周后,去除皮牵引,指导患者扶双拐下地活动。3 个月内,患肢不负重,以免发生股骨头缺血性坏死或因受压而变形;3 个月后,经 X 线检查证实股骨头血液循环良好后才能尝试弃拐步行。

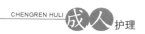
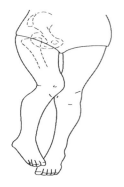

图 8-3-7 髋关节脱位后畸形表现

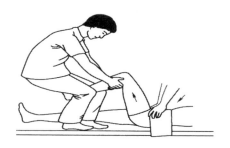

图 8-3-8 提拉法

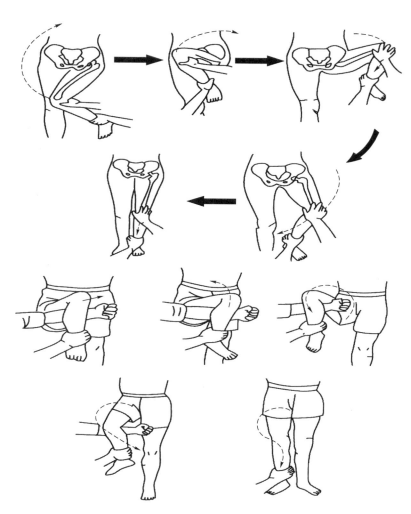

图 8-3-9 旋转法

【技能训练】

石膏绷带固定的方法和护理

石膏绷带是常用的外固定材料之一,适用于骨关节损伤及术后的固定,石膏绷带卷是将熟石膏粉撒在特制的稀孔纱布绷带上用木板刮匀,卷制而成。常用的石膏类型可分为石膏托、石膏夹板、石膏管型、躯干石膏及特殊类型石膏等。(表 8-3-1)

表 8-3-1　石膏绷带固定的方法和护理

项目	要求
目的	骨折、关节损伤或关节脱位等复位后的固定。
	周围神经、血管、肌腱断裂或损伤,皮肤缺损,手术修复后的制动。
	急慢性骨、关节炎症的局部制动。
	畸形矫正术后矫形位置的维持和固定。
操作前护理	**1. 患者准备**　向患者及家属说明石膏固定的主要目的、操作过程、注意事项,取得患者的配合。 **2. 用物准备**　根据肢体的长度、周径,预定石膏绷带的尺寸及数量,各种衬垫(棉垫、棉纸卷、棉织筒套、毛毡块等)、绷带、石膏刀和剪刀、塑料桶、清水或 40℃ 左右的温水、木板等。
操作中护理	(1)石膏绷带浸入在 40℃ 左右的温水中,至水中停止冒气泡时,两手持石膏卷两头取出,并向石膏中间轻挤,挤出过多的水分。 (2)石膏卷由肢体的近端向远端包扎,每一圈石膏绷带压住前一圈的 1/3,一般包 5～7 层,绷带边缘、关节部及骨折部要多包 2～3 层;松紧均匀,并随手将其按抚妥帖。 (3)包扎时一般应露出远端指(趾),以便观察肢体末端血液循环、感觉和运动,同时可做功能锻炼。 (4)石膏未干硬前,适当塑形、整理,多余部分剪除,注明包扎日期。 (5)为了检查伤口、拆除缝线、伤口换药等目的,在石膏未干之前可在相应部位开窗。
操作后护理	**1. 石膏护理**　石膏未干前(10～20min)垫妥肢体,避免肢体活动而使石膏折裂,必要时用烤灯或电吹风吹干;石膏干固前尽量不要搬动患者,搬运时用手掌支托,不能用手指支托石膏;保持石膏的清洁、干燥;经常检查石膏型有无松脱或断裂而失去固定作用。 **2. 体位**　四肢石膏固定的患者,应抬高患肢,有利于血液回流;石膏背心及人字形石膏患者勿在头下垫枕,避免胸腹部受压。 **3. 病情观察**　观察肢体远端的感觉、运动和血液循环等情况,了解有无石膏局部压迫现象,如有无疼痛、麻木、活动障碍等异常表现,并及时通知医生。 **4. 指导患者进行功能锻炼**　在病情允许的情况下,鼓励患者日常生活尽量自理。防止肌肉萎缩、关节僵硬和强直。 **5. 拆除石膏的护理**　拆石膏前向患者解释工作,拆除后用温水清洗皮肤并涂上皮肤保护剂。

(常金兰)

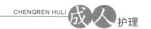
任务 8-4　颈肩痛和腰腿痛患者的护理

［任务 8-4-1］　颈椎病患者的护理

【知识背景】

颈椎病(cervical spondylosis)指颈椎间盘退行性变及其继发性改变,刺激或压迫相邻脊髓、神经、血管和食管等组织,并引起相应的症状和体征。颈椎病为 50 岁以上人群的常见病,男性多见,好发部位依次为颈 5～6 和颈 6～7。

(一)病因

1. 颈椎间盘退行性变　是颈椎病发生和发展最基本的原因。颈椎活动度大,随年龄增长,椎间盘逐渐发生退行性变,使椎间隙狭窄,关节囊、韧带松弛,脊柱活动时稳定性下降,进一步发展引起椎体、椎间关节及其周围韧带发生变性、增生、钙化,最后致相邻脊髓、神经、血管受到刺激或压迫。

2. 损伤　急性损伤使已退变的颈椎和椎间盘损害加重而诱发颈椎病;慢性损伤可加速其退行性变的发展过程。

3. 先天性颈椎管狭窄　颈椎管的矢状内径对颈椎病的发展有密切关系。先天性颈椎管矢状径小于正常(14～16mm)时,即使仅有轻微退行性变,也可出现临床症状和体征。

(二)分类

根据受压部位和临床表现不同,可分为 4 型,有的患者以 Ⅰ 型为主,同时伴有其他类型的表现,称为复合型颈椎病。

1. 神经根型颈椎病　系椎间盘向后外侧突出致钩椎关节或锥间关节增生、肥大,进而刺激或压迫神经根所致。

2. 脊髓型颈椎病　由后突的髓核、椎体后缘的骨赘,增生肥厚的黄韧带及钙化的后纵韧带压迫或刺激脊髓所致。

3. 椎动脉型颈椎病　由颈椎横突孔增生狭窄、颈椎稳定性下降、椎间关节活动移位等直接压迫或刺激椎动脉,使椎动脉狭窄或痉挛,造成椎-基底动脉供血不全所致。

4. 交感神经型颈椎病　由颈椎各种结构病变刺激或压迫颈椎旁的交感神经节后纤维所致。

【工作任务—案例导入】

患者,男,43 岁,教师。患者颈痛及颈部活动受限反复发作三年余,颈痛向肩、上臂、前臂及手指放射,伴有上肢无力及手指麻木。近 1 月来病情加重,疼痛剧烈,夜间无法入睡,影响正常工作,非手术治疗未见有明显改善来院就诊。体检:颈部、肩部活动受限,上肢牵拉试验和压头试验阳性。磁共振检查:颈 4、5 椎间盘左侧突出,压迫左侧颈 5 神经根。临床诊断:神经根型颈椎病。拟手术治疗。

任务导向:

1. 你作为责任护士应如何运用护理程序对患者进行整体护理?

2. 如何运用专业知识帮助患者康复?

【护理工作过程】

(一)护理评估

1. 健康史　任务探究:什么原因导致颈椎病的发生?

(1)一般资料。年龄、生活习惯、体育锻炼等。

(2)过去史。有无外伤史和手术治疗史;有无长期伏案工作习惯等。

(3)评估有无颈椎先天性椎管狭窄。

2. 身体状况　任务探究:如何评估颈椎病患者的临床症状,并进行鉴别?

(1)神经根型颈椎病。颈椎病中发病率最高(50%~60%)。临床上,开始患者有颈肩痛短期内加重,并向上肢放射,咳嗽、打喷嚏及活动时疼痛加剧;上肢有沉重感,皮肤可有麻木、过敏等感觉异常,同时可有上肢肌力下降和手指动作不灵活。

检查可见患侧颈部肌痉挛,故头喜偏向患侧,且肩部上耸,颈部和肩关节活动可有不同程度受限;上肢牵拉试验阳性,即检查者一手扶患侧颈部,一手握患侧腕部外展上肢,双手反向牵拉,刺激受压的神经根,即出现放射痛与麻木感(图 8-4-1);压头试验阳性,即患者端坐,头后仰并偏向患侧,检查者用手掌在其头项加压,出现颈痛并向患手放射(图 8-4-2)。神经系统检查有较明确的定位体征。

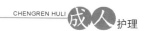

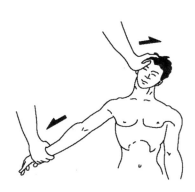
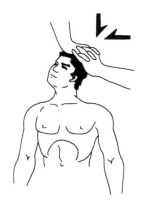

图 8-4-1　上肢牵拉试验　　　　　图 8-4-2　压头试验

（2）脊髓型颈椎病。约占颈椎病的 $10\%\sim15\%$。脊髓受压早期，由于压迫物来自脊髓前方，故临床上以侧束、椎体束损害表现突出，最先表现为四肢无力，持物、行走不稳，有踩棉花样感觉，随着病情加重自上而下出现上运动神经元性瘫痪。

（3）交感神经型颈椎病。本型的发病机理尚不太清楚。可因刺激或压迫颈椎旁的交感神经节后纤维引起一系列交感神经症状。①交感神经兴奋症状，如头痛、头晕、恶心、呕吐、视物模糊、瞳孔扩大、心跳加快、心律不齐、血压升高及耳鸣、听力下降等；②交感神经抑制症状，如头昏、眼花、流泪、心动过缓、血压下降及胃肠胀气等。

（4）椎动脉型颈椎病。主要表现为椎动脉供血不足的症状，当患者原有动脉硬化等血管疾病时更易患此病。临床表现为：①眩晕：为本病的主要症状，可表现为旋转性、浮动性或摇晃性眩晕，头活动时可诱发或加重；②头痛：主要表现为枕部、顶部痛，有时放射至颞部。多为发作性胀痛；③视觉障碍：可突发性弱视、复视或失明，短期内自动恢复；④猝倒：由椎动脉受刺激突然痉挛引起，多在头部突然旋转或屈伸时发生，倒地后再站立可恢复正常活动。⑤其他：还有不同程度的运动及感觉障碍，以及精神症状。

3. 辅助检查情况　　如颈部 X 线摄片显示颈椎生理前凸消失，椎间隙变窄，椎体前后缘骨质增生，钩椎关节、关节突增生及椎间孔狭窄等退行性变征象。CT 或 MRI 可见椎间盘突出，椎管及神经根管狭窄及脊神经受压情况等。

4. 心理、社会状况　　评估患者对疾病的预后、拟采取的手术及术后康复知识的了解和掌握程度；患者对于手术及手术可能导致的并发症、生理功能改变的恐惧、焦虑程度和心理承受能力；评估家属对本病及其治疗方法、预后的认知程度及经济承受能力等。

（二）护理诊断

1. 首要护理诊断

（1）疼痛。与血管、神经受压或刺激有关。

（2）有受伤的危险。与椎动脉供血不足引起的眩晕有关。

2. 主要护理诊断

（1）躯体移动障碍。与颈肩痛及活动受限有关。

（2）潜在并发症。肢体运动感觉障碍、呼吸困难、感染等。

（3）焦虑、恐惧。与病情较重,手术风险性较大有关。

（4）知识缺乏。缺乏功能锻炼及疾病预防的有关知识。

(三)护理目标

（1）疼痛缓解或消除。

（2）椎动脉供血良好,无眩晕、意外发生。

（3）并发症得到预防并及时发现和处理。

（4）对预后有信心,情绪稳定。

（5）患者能复述功能锻炼及疾病预防的知识并掌握其方法。

(四)治疗与护理

1. 治疗原则   神经根型、椎动脉型和交感神经型颈椎病以非手术治疗为主;脊髓型颈椎病由于疾病自然史逐渐发展使症状加重,故确诊后应及时手术治疗。

（1）非手术治疗。原则是去除压迫因素,消炎止痛,恢复颈椎稳定性。

1)领枕带牵引:能解除肌肉痉挛,增大椎间隙,减少椎间盘压力,使嵌顿于小关节内的滑膜皱襞复位,减少对神经、血管的压迫和刺激。坐、卧位均可进行牵引(图 8-4-3)。

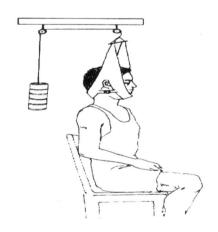

图 8-4-3   坐位领枕带牵引

2)颈托和围领:主要用以限制颈椎的过度活动,且不影响患者日常生活(图 8-4-4)。

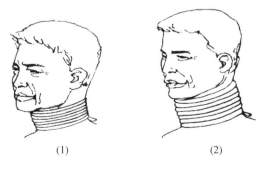

(1)   (2)

图 8-4-4   充气颈托

(1)充气前   (2)充气后

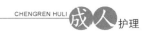

3)推拿按摩:对脊髓型以外的早期颈椎病可减轻肌痉挛,改善局部血液循环。

4)理疗:采用热疗、磁疗、超声疗法等,达到改善颈肩部血液循环、松弛肌肉、消炎止痛的目的。

5)药物治疗:目前尚无治疗颈椎病的特效药物,主要是以消除局部炎症,缓解疼痛为主的对症治疗。

(2)手术治疗。当患者出现以下情况时,考虑手术治疗。

1)保守治疗半年无效或影响正常生活和工作;

2)神经根性剧烈疼痛,保守治疗无效;

3)上肢某些肌肉,尤其手内在肌无力、萎缩,经保守治疗4~6周后仍有发展趋势。

2. 一般护理　保持地面干燥,嘱患者穿平跟软底鞋。走道、浴室、厕所等公共与日常生活场所置有扶手,以防步态不稳而摔倒。椎动脉型颈椎病患者,应避免头部过快转动或屈伸,以防猝倒。严重患者不要自行倒开水,以防持物不稳而致烫伤。

3. 病情观察

(1)非手术治疗的患者注意观察患者症状是否改善、有无并发症出现等。

(2)手术治疗的患者。①需严密观察患者的呼吸状态,防止呼吸困难等并发症的发生;②注意伤口出血,观察敷料有无渗血、引流管是否通畅、引流液的量和性状等;③警惕肢体感觉、运动功能障碍。

4. 术前护理

(1)心理护理。向患者解释病情,术后恢复可能需要数月甚至更长的时间,要有充分的思想准备。坚持治疗和康复锻炼才能获得最大程度的康复。向患者介绍手术目的、过程、注意事项及治疗成功的病例,给予心理支持,稳定患者情绪。

(2)适应性训练。术前练习床上排大、小便;颈椎前路手术者,术前教会患者进行气管、食管推移训练,以适应术中牵拉气管食管的操作,开始每次10~20min,以后逐渐增至每次30~60min,训练3~5d,使气管、食管被推至中线一侧;后路手术者,因手术中俯卧位时间较长,易引起呼吸受阻,术前应训练俯卧位,以适应术中俯卧时间较长,开始每次30~40min,以后逐渐增至3~4h。

(3)做好术前常规准备。需植骨者,注意供骨部位的皮肤准备。

5. 术后护理

(1)密切监测生命体征。注意呼吸频率、深度的改变,脉搏节律、速率的改变,保持呼吸道通畅,低流量给氧。

(2)体位护理。行植骨固定椎体融合的患者,注意颈部的固定制动。在患者术后搬运时,用围领固定颈部,回病房后取平卧位,颈部稍前屈,两侧颈肩部置沙袋以固定头部。指导患者在咳嗽、打喷嚏时用手轻按颈前部。术后1周,行头颈胸石膏或支具固定,待植骨愈合为止。

(3)并发症的观察与护理。

1)伤口出血:经前路手术常因骨创面渗血或术中止血不完善而引起伤口出血,当出血量大、引流不畅,可压迫气管,引起呼吸困难甚至危及生命。术后应注意:①观察血压:每0.5至1h测量血压1次,病情平稳后可改为每4h/次;②观察切口敷料有无被渗血湿透,一旦湿透及时更换敷料;③观察颈部有无肿胀及软组织的张力加大;④观察引流管是否通畅,引流液的量、性质;观察、询问患者是否感憋气、呼吸困难等;一旦出现呼吸困难、烦躁、发绀,应立即通知医生并协助敞开伤口、剪开缝线、消除血肿,若血肿消除后呼吸仍未改善,应协助医生施行气管切开术。

2)注意呼吸状态:呼吸困难甚至窒息是前路手术后最危急的并发症,一般多发生在术后1～3d内。原因有:①切口内出血,气管受压;②术中反复牵拉气管,黏膜损伤、水肿及麻醉引起的喉头水肿;③术中脊髓损伤;移植骨块松动、移动、脱落而压迫气管。当患者出现呼吸阻塞、呈张口状或呼吸变慢,发绀等症状时,应立即通知医生,做好相应处理,必要时气管切开等。

6.心理护理　多与患者交流,稳定患者情绪,介绍目前的医疗护理情况和技术水平,使其产生安全感,愉快的、充满信心的进行康复治疗。重视社会支持系统的影响,尤其是亲人的关怀和鼓励。

7.健康教育

(1)纠正不良坐姿。注意纠正日常生活、工作、休息时头、颈、肩的不良姿势,保持颈部平直,行走或劳动时注意避免颈肩部的外伤。

(2)保持良好睡眠体位。睡眠时,保持颈、胸、腰部自然屈度,髋、膝部略屈曲为佳。枕头以选择中间低两头高,透气性好,长度超过肩宽 10～16cm,高度以头颈部压下后一拳头高为宜。避免寒冷及预防其他诱因的发生。

(3)加强功能锻炼。长期伏案工作者,应定期远视,缓解颈部肌肉的慢性劳损,应坚持功能锻炼,使肌肉有力,保持颈椎的稳定性,预防颈椎病的发生。

(五)护理评价

(1)患者疼痛症状是否缓解和消除?

(2)并发症是否得到预防并及时发现和处理?

(3)患者焦虑是否减轻、情绪是否稳定?

(4)患者是否学会术后康复的方法?

【技能训练】

牵引术的方法和护理

牵引术是骨科常用的治疗方法,是利用牵引力和反牵引力作用于骨折部,达到复位或维持复位固定的治疗方法。牵引方法包括皮牵引、骨牵引和兜带牵引。(表 8-4-1)

表 8-4-1　牵引术的方法和护理

项目	要求
目的	牵拉关节或骨骼,使脱位的关节或错位的骨折复位并维持复位的位置。
	牵拉并固定关节以减轻关节面所承受的压力,缓解疼痛,使局部休息。
	纠正畸形。
	便于关节活动,增进肌肉功能,改善局部循环。

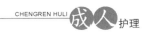

续表

项目	要求
操作前护理	**1.患者准备**　向患者及家属说明牵引的目的及注意事项,以取得患者的配合;骨牵引前应询问患者药物过敏史;清洁患处的皮肤及剃毛,牵引前摆好患者体位,协助医生进行牵引。 **2.用物准备**　皮牵引备胶布、纱布绷带、扩张板、安息香酸酊或海绵牵引带;骨牵引备骨牵引器械包、切开包、牵引弓等手术器械;另外还需准备牵引床、牵引架、牵引绳、重锤及包扎平整的布朗-毕洛架及托马斯架等。
操作中护理	**1.皮肤牵引** (1)胶布牵引。局部皮肤涂安息香酸酊,贴宽胶布于患肢内外侧皮肤,外用绷带包扎固定,胶布远端放置带孔扩展板,连接牵引绳,牵引绳通过牵引架的滑轮,悬吊适当重量持续牵引,抬高床尾或床头15～30cm。 (2)海绵带牵引。将海绵带平铺于床上,骨突出处垫棉花或纱布,将肢体包好,扣上尼龙搭扣,拴好牵引绳,余同胶布牵引。 **2.骨牵引**　协助医生将钢针穿入骨骼,连接牵引绳,放置带孔扩展板,绳通过牵引架的滑轮,悬吊适当重量持续牵引,抬高床尾或床头15～30cm。 **3.兜带牵引** (1)枕颌带牵引。用枕颌带托住下颌和枕骨粗隆,向头顶方向牵引,牵引时使枕颌带两上端分开,保持比头稍宽的距离,重量3～10kg。 (2)骨盆带牵引。用骨盆牵引带包扎于骨盆,保证其宽度的2/3在髂峰以上的腰部,两侧各一个牵引带,所牵引的重量相等,总重量为10kg,抬高床尾20～25cm,使人体重量作为对抗牵引。 (3)骨盆悬吊牵引。使用骨盆悬吊带通过滑轮及牵引支架进行牵引,同时进行双下肢的皮肤或骨牵引。
操作后护理	**1.生活护理**　持续牵引的患者活动不便,生活不能完全自理。应协助患者满足正常生理需要。 **2.保持牵引的有效性**　观察患者身体有无移位或牵引装置有无改变,如果出现变化,应及时调整,以达到有效牵引。 **3.维持有效血液循环**　牵引时密切观察患者患肢末梢血液循环情况,检查局部包扎有无过紧或牵引重量过大,出现问题应分析原因并及时报告医生。 **4.预防并发症** (1)预防压疮:凡骨突出部位,用棉圈、软垫保护、定时按摩和擦浴。 (2)预防坠积性肺炎:鼓励患者利用拉手架抬起上身多做深呼吸,注意保暖。 (3)预防关节僵硬、肌肉萎缩和足下垂:保持肢体功能位,指导患者做等长和等强运动,适当肌肉收缩和关节活动。

[任务 8-4-2]　腰椎间盘突出症患者的护理

【知识背景】

腰椎间盘突出症(herniation of lumbar intervertebral disk)是因腰椎间盘变性、纤维环破裂,髓核组织突出,刺激或压迫神经根、马尾神经所引起的一种综合征。是腰腿痛的重要原因之一。以20～50岁为多发年龄,男性多于女性。腰椎间盘突出症多发生在脊柱活动度大、承受压力较大或活动较多的部位,因此腰4～5、腰5～骶1椎间盘多发,占90%～

96％。

(一)病因

导致腰椎间盘突出的原因既有内因也有外因,内因主要是腰椎退行性变,外因则有外伤、劳损和受寒受湿等。

1. 椎间盘退行性变　这是腰椎间盘突出的基本病因。随着年龄增长,纤维环和髓核水分减少,弹性降低,椎间盘变薄,易于脱出。

2. 长期震动　汽车和拖拉机驾驶员在驾驶过程中,长期处于坐位及颠簸状态,腰椎间盘承受的压力过大,可导致椎间盘退变和突出。

3. 过度负荷　当腰部负荷过重时,髓核向后移动,引起后方纤维环破裂。如长期从事重体力劳动者,如煤矿工人或建筑工人,因过度负荷易造成纤维环破裂。

4. 外伤　是腰椎间盘突出的重要因素。特别是儿童与青少年的发病与之密切相关。

5. 妊娠　妊娠期间体重突然增长,腹压增高,而韧带相对松弛,易使椎间盘膨出。

6. 其他　如遗传、吸烟以及糖尿病等诸多因素。

(二)病理生理

由于椎间盘组织承受人体躯干及上肢的重量,在日常生活及劳动中,劳损较其他组织更为严重。但其仅有少量血液供应,营养极为有限,从而极易退变。一般认为人在 20 岁以后,椎间盘即开始退变,髓核的含水量逐渐减少,椎间盘的弹性和抗负荷能力也随之减退。在外力及其他因素的影响下,椎间盘继发病理性改变,以至纤维环破裂,髓核突出(或脱出)引起腰腿痛和神经功能障碍。腰椎间盘突出症多发生在脊柱活动度大,承受压力较大或活动较多的部位。

(三)椎间盘突出症分型

从病理变化及 CT、MRI 检查结果,结合治疗方法,椎间盘突出症可分为四型(图 8-4-5):

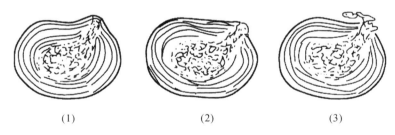

(1)　　　　　　　(2)　　　　　　　(3)

图 8-4-5　腰椎间盘突出症的病理形态
(1)膨隆型　(2)突出型　(3)脱垂游离型

1. 膨隆型　纤维环有部分破裂,而表层完整;这一类型经保守治疗大多可治愈。

2. 突出型　纤维环完全破裂,髓核突向椎管,突出的髓核有薄层纤维环膜覆盖,表面高低不平或成菜花样,常需手术治疗。

3. 脱垂游离型　破裂突出的椎间盘组织或碎块脱入椎管内或完全游离;易压迫马尾神经,非手术治疗无效。

4. Schmorl 结节及经骨突出型　髓核经上、下软骨板裂隙突入椎体骨松质内,或髓核沿椎体之间的血管通道向前纵韧带方向突出,形成椎体前缘的游离骨块。这两型临床仅出现腰痛,无神经根症状,无须手术治疗。

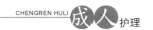
【工作任务一护理案例导入】

患者,女,45岁,3年前出现腰痛,伴双侧下肢乏力,麻木,近10天症状加剧,行走困难,跛行10m就需休息,行中药、牵引等治疗,症状未见改善。检查:腰部L4~5椎深压痛(＋),叩击痛(＋),无放射痛,直腿提高试验(－),巴氏(＋),膝跳反射(＋),跟腱反射(＋)。CT及MRI显示:L4~5椎间盘向正后侧脱出,压迫硬脊膜和脊髓。诊断:L4~5椎间盘突出症。

任务导向:

1.你作为责任护士应如何运用护理程序对患者进行整体护理?

2.如何运用专业知识帮助患者康复?

【护理工作过程】

(一)护理评估

1.术前护理评估

(1)健康史。任务探究:什么原因导致腰椎间盘突出症的发生?

1)一般资料:如年龄、职业、生活习惯、体育锻炼和营养状况等。

2)既往史:有无先天性的椎间盘疾病,既往有无腰部外伤、慢性损伤史。

3)外伤史:评估患者有无急性腰扭伤或损伤史。询问受伤时患者的体位、外来撞击的着力点,受伤后的症状和腰痛的特点和程度、致腰痛加剧或减轻的相关因素、有无采取制动和治疗措施。

4)其他:评估遗传、妊娠、脊柱滑脱病、椎间隙原有异常等相关性因素。

(2)身体状况。任务探究:腰椎间盘突出症患者的体征有哪些?

1)腰痛:是大多数本病患者最常见的症状,也是最先出现的症状,发生率约91%。表现为急性剧痛或慢性隐痛;病程长的患者仅能短距离行走,且行走时疼痛不能忍受;患者在弯腰、咳嗽、排便等用力时均可使疼痛加剧。腰痛的主要原因是突出的髓核刺激纤维环外层及后纵韧带所致。

2)坐骨神经痛:大多数患者是腰4~5、腰5~骶1间隙突出,故坐骨神经痛最多见,发生率95%左右。疼痛从下腰部向臀部、大腿后方、小腿外侧直到足背放射痛,可伴有麻木感;疼痛性质可有麻痛、刺痛、胀痛等,以麻痛为多。中央型椎间盘突出症表现为双侧大腿及小腿后侧疼痛。咳嗽、打喷嚏等导致腹内压增高的活动均可使疼痛加剧。

3)马尾神经受压:中央型突出的髓核或脱垂游离的椎间盘组织可压迫马尾神经,表现为大、小便功能障碍,鞍区感觉异常。发生率约占0.8%~24.4%。

4)腰椎侧突:是一种为减轻疼痛的姿势性代偿畸形,具有辅助诊断价值。当髓核突出于神经根内侧时,腰椎突向健侧;髓核突出于神经根外侧,腰椎突向患侧(图8-4-6)。

5)腰部活动受限:其中以前屈受限最明显。

6)压痛及骶棘肌痉挛:压痛点多在病变间隙的棘突间,棘突旁侧1cm处有深压痛、叩痛,伴有向下肢的放射痛。约1/3患者有腰骶棘肌痉挛,使腰部固定于强迫体位。

7)直腿抬高试验及加强试验:患者仰卧,伸膝,被动抬高下肢,抬高在60°以内,即出现疼痛,称为直腿抬高试验阳性(图8-4-7)。其阳性率约90%。主要是神经根受压或粘连使移动

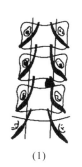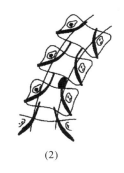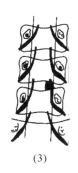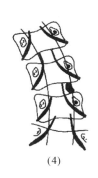

(1)　　　　　　(2)　　　　　　(3)　　　　　　(4)

图 8-4-6　姿势性脊柱侧凸与缓解神经根受压的关系

(1)椎间盘突出在神经根内侧时　(2)神经根所受压力可因脊柱凸向健侧而缓解

(3)椎间盘突出在神经根外侧时　(4)神经根所受压力可因脊柱凸向患侧而缓解

范围减少或消失,坐骨神经受牵拉所致。在直腿抬高试验阳性时,缓慢降低患肢高度,待放射痛消失,再被动强力背屈踝关节以牵拉坐骨神经痛,若引起疼痛,称加强试验阳性(图 8-4-8)。

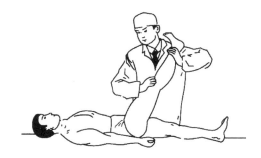

图 8-4-7　直腿抬高试验

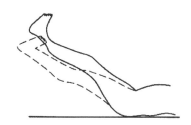

图 8-4-8　直腿抬高试验(实线)加强试验(虚线)

8)感觉、运动、反射异常:L5 神经根受累者,小腿前外侧和足背内侧的痛觉、触觉减退,踝及趾背伸力减退;S1 神经根受压时,外踝附近及足外侧的痛觉、触觉减退,足跖屈无力,跟腱反射减弱或消失;如马尾神经受压,则为肛门括约肌张力下降及肛门反射减弱或消失。

(3)辅助检查。X 线平片可提示椎体边缘增生及椎间隙变窄等退行性;CT、MRI 可显示椎管形态、椎间盘突出的程度和方向等;MRI 能显示脊髓、髓核、马尾神经、脊神经根的情况,对本病有较大的诊断价值;脊髓造影可间接显示有无腰椎间盘突出和突出的程度。电生理检查可协助确定神经损伤的范围及程度,同时还可观察治疗效果。

(4)心理、社会状况。评估患者焦虑、恐惧的程度,患者对疾病的预后、拟采取的手术及术后康复知识的了解和掌握程度;评估家属对本病及其治疗方法、预后的认知程度及经济承受能力等。

2. 术后评估

(1)手术情况。手术的方式、牵引情况、术后伤口引流管是否通畅等。

(2)切口情况。有无出血,敷料有无渗湿,有无呼吸困难等。

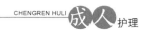

（3）心理认知状况。患者及家属对术后健康教育内容的掌握程度。

（4）并发症。注意观察有无肺部感染、肌肉萎缩和神经根粘连等并发症。

（二）护理诊断

1. 首要护理诊断

（1）疼痛。与椎间盘突出、脊神经根刺激、肌肉痉挛、不舒适体位等有关。

（2）躯体移动障碍。与疼痛、肌肉痉挛、牵引或手术等有关。

2. 主要护理诊断

（1）焦虑、恐惧。与疼痛、担心预后及手术有关。

（2）知识缺乏。缺乏减轻疼痛、疾病、治疗及功能锻炼方法的知识。

（3）潜在并发症。肌肉萎缩、神经根粘连等。

（三）护理目标

（1）患者自诉疼痛减轻或消失。

（2）患者能够或使用适当的辅助器具增加活动范围，以保全或恢复运动功能。

（3）患者情绪稳定，能正视疾病带来的不适。

（4）患者能复述有关疾病发生、预防、治疗等方面的知识。学会了自我保健的正确方法，并能有计划地进行功能锻炼。

（5）并发症得到预防或及时发现和处理。

（四）治疗与护理

1. 治疗原则　依据临床症状的严重程度，采用非手术或手术方法治疗。

（1）非手术治疗。腰椎间盘突出症中约 80％ 的患者可经非手术疗法缓解或治愈。其目的是减轻椎间盘突出部分和受刺激的神经根的炎性水肿，减轻或缓解对神经根的压迫或刺激。

1）绝对卧床休息：当症状初次发作时，立即卧床休息。有利于缓解脊柱旁肌肉痉挛所引起的疼痛，包括卧床大小便。

2）持续牵引：采用骨盆牵引可使椎间盘间隙略微增宽，减少椎间盘内压和肌肉痉挛所引起的疼痛。牵引重量根据个体差异在 7～15kg 之间，抬高床尾作反牵引，共 2 周。也可用间断牵引法。

3）理疗和推拿、按摩：可使痉挛的肌肉松弛，进一步减轻椎间盘的压力。

4）皮质激素硬膜外注射：皮质激素是一种长效抗感染剂，主要作用是减轻神经根周围的炎症与粘连，多用于症状严重者。

5）髓核化学溶解法：将胶原酶注入椎间盘或硬脊膜与突出的髓核之间，达到选择性溶解髓核和纤维环、缓解症状的目的。

（2）手术治疗。已确诊的腰椎间盘突出症患者，症状重非手术治疗无效；有较重的神经功能障碍，或马尾神经功能障碍者。主要目的是解除对硬脊膜及神经根压迫。手术方式有后路手术、前路手术两种。

1）后路手术：根据椎间盘突出的位置、范围及对神经压迫程度和是否存在椎管狭窄等，可分为后路半板减压、全板减压及开窗减压等方法。

2）前路手术：可分为经腹入路，椎间盘切除术和前路腹膜外腰椎间盘摘除术，前路手术的意义在于摘除髓核组织同时可以进行植骨或腰椎间盘置换术。

近年来,显微外科技术迅速发展,已有腰椎间盘显微外科摘除术或经皮腰椎间盘切除术,因其创伤小,出血少,有时有立竿见影的效果,逐渐被患者接受,椎间盘镜治疗腰椎间盘突出已广泛应用。

2. 一般护理

(1)体位。平时可采用抬高床头 20°,膝关节屈曲的体位,放松背部肌肉,增加舒适感。初次发作时,绝对卧硬板床休息 3 周,以减轻负重和体位对椎间盘的压力。3 周后可带腰围起床活动。3 个月内不要做弯腰持物动作。床上翻身时,应协助或指导家属帮助患者进行,同时鼓励作张口呼吸,以便肌肉放松。卧床期间,协助患者在床上大小便,加强皮肤护理,预防压疮。指导患者采用正确的起床方法。

(2)饮食。给予高热量、高蛋白质、丰富维生素与果胶及粗纤维的食物,多饮水,以缓解马尾神经受压出现的便秘。

3. 病情观察

(1)注意患者疼痛的部位、性质和程度等有无变化,以便及时采取相应措施。

(2)注意观察患者下肢的运动、感觉和反射情况,发现异常,及时报告医师。

4. 非手术治疗和术前护理

(1)绝对卧床休息。卧位时椎间盘承受的压力比站立时下降 50%,故卧床休息可减轻负重和体重对椎间盘的压力,缓解疼痛。包括卧床大小便,发病急性期间必须绝对卧硬板床,有利于缓解脊柱旁肌肉痉挛所引起的疼痛。

(2)保持有效骨盆牵引。可使椎间隙增宽,减少对神经根的刺激或压迫。牵引前,在牵引带压迫的髂缘部位加垫,预防压疮。牵引期间注意观察患者体位、牵引力线及重量是否正确。经常检查牵引带压迫部位的皮肤有无疼痛、发红、破损、压疮等。加强基础护理,如做好皮肤护理等。孕妇、高血压、心脏病等患者禁用。

(3)保持正确姿势。教会患者正确的坐、立、行、劳动姿势,避免诱发或加重疼痛的活动(图 8-4-9)。

(4)活动与功能锻炼。

1)指导患者正确地翻身:翻身时身体呈一直线翻转。

2)指导患者正确起床站立:抬高床头,患者先移向床的一侧,将腿放于床的一侧,胳膊将身体支撑起;坐在床的一边,将脚放在地上,利用腿部肌肉收缩使身体由坐位改为站立位。躺下时按相反顺序依次进行。

3)指导患者进行未固定关节的全范围活动及腰背肌的功能锻炼:腰背肌功能锻炼的方法有仰卧法和俯卧法。在活动及功能锻炼时,患者若有腰腿痛及感觉异常,应及时报告医生。

(5)有效镇痛。因疼痛影响睡眠时,遵医嘱给予镇痛剂等药物,保证充足睡眠。

(6)完善术前准备。术前常规戒烟、训练床上大小便,根据患者对手术等了解程度,向患者解释手术方式及术后可能出现的问题,如疼痛、麻木等,告知其医护人员将采取的措施,增加其对手术及术后护理的认知度。

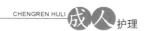

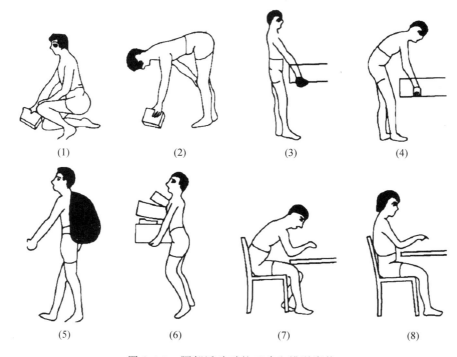

图 8-4-9　腰部活动时的正确和错误姿势
(1)(3)(5)(8)正确姿势　(2)(4)(6)(7)不正确姿势

5.术后护理

(1)搬运、体位安置。患者回病房后,应用 3 人搬运法将患者移至病床上。搬运人员分别位于病床与患者的外侧,托起头肩背部、腰臀部及下肢,保持身体轴线平直,同时用力将患者轻放在床上。术后 24h 保持仰卧位,不翻身,以压迫伤口,利于止血,持续卧床 1～3 周。可根据手术的情况适当缩短或延长卧床的时间。术后 24h 后可给患者翻身,做好生活护理。

(2)病情观察。①生命体征:及时测量体温、脉搏、血压、呼吸,发生异常及时报告医生。②观察患者下肢皮肤的颜色、温度、感觉及运动恢复情况。③切口:观察手术切口敷料有无渗液,渗出液的量、颜色、性质。渗湿后应及时更换敷料,以防感染。④引流:引流管是否通畅,引流液的量、颜色和性质,观察有无活动性出血等。引流管一般于术后 24～48h 内拔除。

(3)肢体活动。术后早期在床上进行四肢活动,以促进血液循环,预防肺部并发症及肌肉萎缩和神经根粘连。手术后 1 周开始进行腰肌、臀肌的等长收缩锻炼,在病情允许的情况下,帮助患者做直腿抬高训练,防止神经根粘连。以后鼓励患者逐渐进行主动锻炼,逐渐增加活动量及范围,以预防肌肉萎缩。

6.心理护理　注意与患者及家属沟通,了解患者的心理状态,同时介绍患者与病友进行交流,以增加患者的自信心。

7.健康教育

(1)有脊髓受压的患者,应戴围腰 3～6 月,直至神经压迫症状解除。

(2)指导患者采取正确的坐、卧、立、行姿势,减少急、慢性腰部损伤的发生,同时注意加强劳动保护。①保持正确坐姿,行走时抬头、挺胸、收腹,腹肌有助于支持腰部;坐时最好选择高度合适、有扶手的靠背椅,坐位时使膝与臀保持在同一水平,身体靠向椅背,并在腰部衬一靠垫;站立时应尽量使腰部平坦伸直,收腹、提臀。注意身体与桌子的距离适当。经常变换体位避免长时间用同一姿势站立或坐位。②卧硬板床侧卧位时屈髋屈膝,两腿分开,上腿下垫枕,避免脊柱弯曲的"蜷缩"姿势;仰卧位时可在膝、腿下垫枕,俯卧位时可在腹部及髋部垫薄枕,以使脊柱肌肉放松。③用人体力学原理,节省体力。如搬抬重物时,应将双膝弯曲下蹲,腰背伸直,主要应用股四头肌力量,用力抬起重物再行走,避免采取不舒适的或紧张的体位。站位举起重物时,应高于肘部、避免膝、髋关节过伸;蹲位举重物时,背部应伸直勿弯;搬运重物时,宁推勿拉。④积极参加体育锻炼,尤其注意腰背肌功能锻炼,以增加脊柱的稳定性,活动前应先有预备活动。

(五)护理评价

(1)患者疼痛症状是否缓解和消除?

(2)患者焦虑是否减轻,情绪是否稳定?

(3)患者是否学会术后康复的方法?

(4)术后并发症是否得到预防并及时发现和处理?

【知识拓展】

(1)颈椎牵引对有些病例是有益的,但在指导患者进行牵引治疗时一定要小心,头部应置于疼痛可明显缓解的位置,如果牵引时疼痛反而加重,则应放弃牵引。牵引重量不应超过4.5kg(相当于头部重量)。为预防激惹颞下颌关节,要选择适当的牵引头带和恰当的牵引持续时间。牵引还可使患者全身放松。

(2)急性腰痛最简单的治疗方法是休息,Deyo. Diehl 和 Rosenthal 报告,卧床休息 2 天比长时间卧床休息的效果好。生物力学研究证明,半 Fowler 卧位,或侧卧位屈膝屈髋并将一枕头垫于两腿之间,能明显解除椎间盘和神经根压力,按摩和冷敷可缓解腰肌痉挛。用阿司匹林可减轻疼痛和炎症反应。在感受舒适的前提下,允许患者行走,但不主张坐,特别是坐位乘车。

【技能训练】

患者,女,53 岁,公务员,患者 1 年前无明显诱因下出现右侧臀部胀痛,无腰痛及放射痛,经卧床休息、牵引症状减轻。6 个月前出现腰骶部胀麻、下坠感等症状,行推拿、牵引治疗效果不明显,近 1 个月病情进一步加重,不能独立下床活动,疼痛无法耐受,来院就诊。入院检查:腰部活动度严重受限,L4/5/S1 棘间压痛,无叩击痛,直腿抬高试验 L70°(—)R20°(+),腰侧弯试验(+),跟腱反射 L(++)R(—),右下肢肌力明显下降,腰椎 CT:L4/5 椎间盘向后突出约 0.83cm,硬膜囊及神经根受压。

根据以上资料,模拟训练术前术后护理(表 8-4-2)。

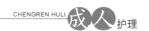

表 8-4-2　训练术前术后护理

项目	要求
目的	使患者感觉舒适,疼痛逐渐减轻,最后消失。
	患者机体的活动得以维持和改善。
	使患者的焦虑症状减轻或消失。
手术前护理	(1)解释、身体及心理社会评估、心理护理、胃肠道准备、备皮、备血、药物过敏试验。 (2)镇静安眠药、确定术前常规工作的落实情况。 (3)测量生命体征,女性询问有无月经来潮,检查备皮情况,更换衣裤,准备病历、X 线片、术中用药等,送入手术室,准备术后床单位,绝对卧硬板床休息,观察精神状况,观察肢体感觉,活动及血液循环情况,检查神经系统定位症状,活动指导,协助完成辅助检查,做好术前准备。
手术后护理	(1)观察患者的生命体征。 (2)观察切口及引流情况、观察肢体感觉运动情况、观察下肢血液循环情况。 (3)指导功能锻炼。 (4)饮食指导。 (5)生活护理。

（常金兰）

任务 8-5　脊柱骨折与脊髓损伤患者的护理

学习目标

- **知识目标**

　1.了解脊柱骨折和脊髓损伤的病因、类型;

　2.熟悉脊柱骨折和脊髓损伤的临床表现、治疗原则;

　3.掌握脊柱骨折和脊髓损伤的急救搬运,以及截瘫的概念;

　4.掌握截瘫患者的护理措施;脊柱骨折和脊髓损伤的护理。

- **能力目标**

　1.运用所学知识能对脊柱骨折和脊髓损伤患者做好现场急救和正确搬运;

　2.指导脊柱骨折和脊髓损伤患者的功能锻炼,防止肌肉萎缩、关节僵硬的发生、废用综合征发生;

　3.评估截瘫患者的病情,预防截瘫患者的三大并发症的发生;

　4.具有高度责任感和尊重、爱护患者,以及耐心、细致的态度。

［任务 8-5-1］　脊柱骨折患者的护理

【知识背景】

脊柱骨折(fracture of spine)又称脊椎骨折,指脊柱受到直接或间接暴力所致的脊柱骨折、关节脱位及相关韧带损伤。是骨科常见创伤,发生率在全身骨折中占 5%～6%,以胸腰段最常见。脊髓损伤(spinal cord injury,SCI)是脊柱骨折或脱位引起脊髓结构和功能的损害,造成损伤水平以下脊髓功能(运动、感觉、反射等)障碍。它是一种严重的致残性损伤,往往造成患者不同程度的截瘫(paraplegia)或四肢瘫(quadriplegia),严重影响患者生活自理能力与社会活动能力。

一、病因

(一)直接暴力

直接暴力指外力直接损害脊柱,较为少见。多见于交通事故、战伤、爆炸伤、地震、龙卷风等。常合并软组织损伤,易伴发内脏损伤,应注意检查。

(二)间接暴力

较多见,常见于自高处落下、重物击中头部、跳水、体操等(图 8-5-1)。主要因作用于头颈部及足臀部的暴力纵向传导至脊柱的某一节段,由于压力的作用而引起脊柱骨折、脱位。例如自高处坠落,头、肩或足、臀部着地,地面对身体的阻挡,使身体猛烈屈曲,所产生的垂直分力可导致椎体压缩性骨折,水平分力较大时,则可同时发生脊椎脱位。弯腰时,重物落下打击头、肩或背部,也可发生同样的损伤。

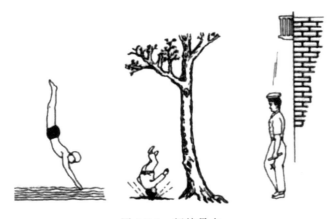

图 8-5-1　间接暴力

(三)肌肉拉力

以腰椎、颈椎多见,常发生于腰部或颈部突然侧弯或前屈时,以致引起横突或棘突撕裂性骨折,易漏诊。

(四)病理性骨折

高龄者尤为多发。当脊柱有转移性肿瘤或骨质疏松时,对正常人不致引起骨质受损的

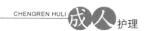
轻微外力,却可能导致椎体压缩性骨折样病变。此种情况在临床上易与外伤性骨折相混淆,应注意鉴别,因两者在治疗及预后判定上差别较大。

二、分类

(一)根据受伤时的暴力作用方向可分为

1. 屈曲型损伤(Flexion-type injury)　最常见。如单纯椎体压缩性骨折,骨折合并椎体向前脱位,多数发生在胸腰段脊柱。

2. 伸直型损伤(Extension-type injury)　极少见。椎体横行裂开,棘突互相挤压而断裂,或椎体向后脱位。

3. 屈曲旋转型损伤(Flexion rotation type injury)　可发生椎间小关节脱位。

4. 垂直压缩型损伤(Vertical compression-type injury)　可发生胸、腰椎粉碎性骨折或寰椎裂开骨折(图 8-5-2)。

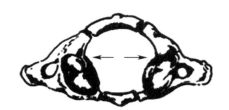

图 8-5-2　寰椎裂开骨折

(二)根据损伤程度和部位可分为

1. 胸、腰椎骨折、脱位(图 8-5-3)

(1)单纯性楔形压缩性骨折(Simple wedge compression fracture)。

(2)稳定性爆裂型骨折(Stability of burst fractures)。

(3)不稳定性爆裂型骨折(Unstable burst fractures)。

(4)Chance 骨折(Chance fracture)。

(5)屈曲分离型损伤(Flexion-distraction injury)。

(6)平移型损伤(Pan-type injury)。

2. 颈椎骨折、脱位

(1)屈曲型损伤。如前方半脱位、双侧脊椎间关节脱位、单纯性楔形压缩性骨折。

(2)垂直压缩损伤。如 Jefferson 骨折、爆裂型骨折。

(3)过伸损伤。如过伸性脱位、损伤性枢椎椎弓骨折(Hangman 骨折)(图 8-5-4)。

(4)其他类型骨折:如齿状突骨折。齿状突骨折可以分成三型,第 1 型,齿状突尖端撕脱骨折;第 2 型,齿状突基部、枢椎体上方横形骨折;第 3 型,枢椎体上部骨折,累及枢椎的上关节突,一侧或为双侧性(图 8-5-5)。

3. 附件骨折　常与椎体压缩骨折合并发生,如关节突骨折,椎弓根、横突、棘突骨折等。

(三)根据骨折的稳定程度可分为

1. 稳定性骨折　单纯压缩性骨折,椎体压缩不超过原高度的 1/3;腰 4—5 以上的单纯附件骨折,不易再移位。

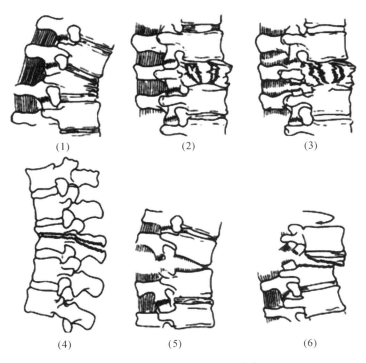

图 8-5-3　胸腰椎骨折的分类
(1)单纯性楔形压缩性骨折　(2)稳定性爆破型骨折　(3)不稳定性爆破型骨折
(4)Chance 骨折　(5)屈曲-牵拉型损伤　(6)平移型损伤

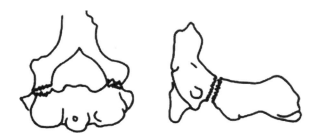

图 8-5-4　枢椎椎弓骨折(Hangman 骨折)

2.不稳定性骨折　椎体压缩超过原高度 1/3 以上的压缩骨折;椎体粉碎性骨折;椎体骨折合并脱位等,复位后容易再移位。

【工作任务一案例导入】

患者,男,45 岁,工人。高处坠落致胸背部疼痛伴双下肢活动不能活动 6h 收住入院。

任务导向:

1.患者可能发生了什么情况?

2.你将如何护理?

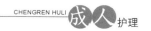

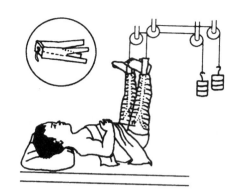

图 8-5-5　齿状突骨折的分型

【护理工作过程】

(一)护理评估

1.健康史　任务探究:什么原因导致双下肢不能活动?

(1)受伤史。详细了解患者受伤的时间、原因和部位,受伤时的体位、症状和体征,搬运方式、现场及急诊急救的情况(如高空落下,重物打击头颈、肩背部、塌方事故、跳水受伤、交通事故等外伤史。应详细询问病史,受伤的方式、受伤时的姿势,受伤后有无运动、感觉的障碍);有无昏迷史和其他部位的合并伤。

(2)既往史与服药史。患者既往健康情况、有无脊柱受伤或手术史、近期因其他疾病而服用激素类药物,应用剂量、时间和疗程。

2.身体状况　任务探究:如何评估脊柱骨折患者病情变化?

(1)有严重外伤史。

(2)局部疼痛、活动受限。如胸椎骨折,患者诉局部疼痛、有压痛,椎旁肌紧张,腰背部活动障碍,不能站立或站立时腰背部无力、疼痛加剧。由于腹膜后血肿刺激腹腔神经丛,引起肠蠕动减慢,可出现腹胀、腹痛等症状,有时需与腹腔脏器损伤相鉴别。

(3)损伤部位的棘突明显压痛。时常有局部肿胀、压痛和后突畸形。

(4)脊髓损伤的症状和体征。包括完全性和不完全性脊髓损伤。表现为损伤平面以下的感觉、运动、反射、内脏功能部分或全部丧失。

3.辅助检查　以影像学检查为主,包括 X 线、CT、MRI 检查。颈椎患者做检查时,不可随意移动头。

(1)X 线检查。不仅有诊断价值,还可确定损伤的部位、类型和移动情况,对指导治疗和估计预后很重要。

(2)CT 检查。有利于判定椎管内有无骨片及管径变化情况。

(3)MRI 检查。对判定脊髓损伤状况极有价值,可显示脊髓受压的情况及脊髓内有无出血、变性。

4.心理、社会状况　患者因意外损伤、活动受限和生活不能自理而产生情绪和心理状态的改变,故应评估患者和亲属以疾病的心理承受能力和对相关康复知识的认知程度。

(二)护理诊断

1. 首要护理诊断

(1)躯体移动障碍。与疼痛、椎体骨折后活动障碍、神经损伤有关。

(2)引起或加重脊髓损伤的危险。与脊柱骨折可能压迫脊髓有关。

2. 主要护理诊断

(1)焦虑/恐惧。与担心治疗效果和预后有关。

(2)疼痛。与椎体骨折、局部软组织受损有关。

(3)潜在并发症。褥疮、呼吸系统感染、泌尿系统感染、便秘、下肢静脉血栓形成。

(4)知识缺乏。缺乏脊柱骨折相关的诊断、护理、预后及术后功能锻炼等知识。

(三)护理目标

①正确放置体位；②焦虑症状减轻或消失；③患者感觉舒适,疼痛缓解；④无进一步脊髓损伤或脊髓损伤程度减轻；⑤能正确进行腰背肌功能锻炼；⑥无褥疮、呼吸系统感染、泌尿系统感染、便秘、下肢静脉血栓形成等并发症发生；⑦能说出预防并发症和康复锻炼的有关内容。

(四)治疗与护理

(1)急救。如有颅脑、胸、腹脏器损伤或并发休克,要先处理紧急情况,抢救生命。

(2)搬运。对于任何脊柱骨折脱位的可疑患者,不可任意搬动,如现场处理不当,不正确的急救、运送、处理可导致脊髓损伤或加重脊髓损伤,造成不可逆的损害,甚至危及生命。搬运前先将患者的双上肢贴于躯干两侧,两下肢理直并拢,可采用滚动法(图 8-5-6)和平托法(图 8-5-7),搬至担架或木板上,使患者躯干及四肢成一整体滚动移至担架或木板上。决不能任意将患者四肢拎起抬送(图 8-5-8);切忌用暴力强拉硬拖身体的某一部分,切忌 1 人背送。

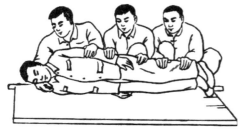
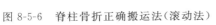
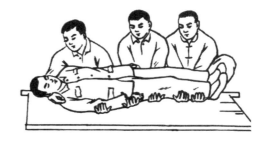

图 8-5-6　脊柱骨折正确搬运法(滚动法)　　图 8-5-7　脊柱骨折正确搬运法(平托法)

在急救现场如疑有颈椎骨折脱位,搬动患者时,应由一人扶持固定头颈部,沿纵轴向上略加牵引,使头、颈、躯干在一直线上,勿使颈部处于过屈、过伸或旋转。搬运人员动作要一致。将患者放置在硬质担架上,颈部两侧各放一小沙袋或折好的衣物,使运送过程中颈椎处于稳定状态,最好放置在一个特置的牵引固定板上(图 8-5-9)。或用颈部金属支架固定(图 8-5-10)。

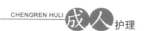
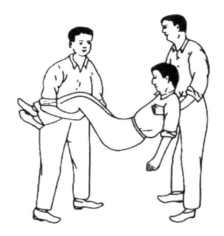

图 8-5-8 脊柱骨折错误的搬运

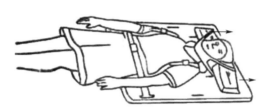

图 8-5-9 牵引固定板示意

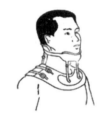

图 8-5-10 颈金属支架固定

3. 治疗原则 及早解除对脊髓的压迫是保证脊髓功能恢复的首要问题。治疗的目的是复位并获得脊柱的稳定性；预防未受损神经的功能丧失并促进神经功能的恢复；获得早期的功能恢复。若有其他严重复合伤，应积极治疗，抢救病员生命。然后根据病情采取非手术治疗和手术治疗。

（1）非手术治疗。

1）颈椎骨折脱位压缩或移位轻者，无神经压迫的稳定型颈椎损伤。用颌枕吊带在卧位牵引复位。牵引重量 3～5kg（图 8-5-11）。复位后用头颈胸石膏或支具固定 3 个月（图 8-5-12）。

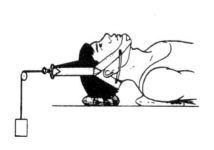

图 8-5-11 枕颌带牵引

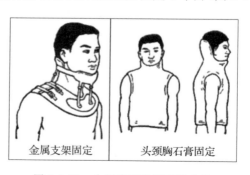

| 金属支架固定 | 头颈胸石膏固定 |

图 8-5-12 头颈胸石膏固定及支具

2)胸腰段骨折和脱位,单纯压缩骨折椎体压缩不超过 1/3,可平卧硬板床,在骨折部加垫枕,使脊柱过伸(图 8-5-13)。2～3d 后即可行背伸肌锻炼(详见护理)。经功能疗法可使压缩椎体自行复位,恢复原状。3～4 周后支具保护下可下床活动。

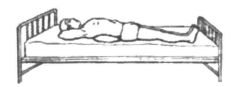

图 8-5-13　垫枕法

对于较重的胸腰椎骨折和脱位,可通过腰背肌功能锻炼,使骨折获得一定程度的复位,或用两桌法(图 8-5-14)、双踝悬吊法(图 8-5-15)复位,复位后用腰围或支具固定。

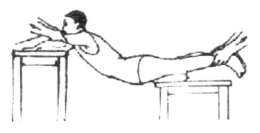

图 8-5-14　两桌法

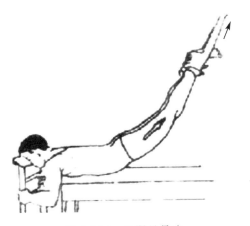

图 8-5-15　双踝悬吊法

(2)手术治疗。

手术的目的是解除脊髓神经压迫,纠正畸形并恢复脊柱稳定性。

1)胸腰段不稳定型脊柱骨折,椎体压缩超过 1/2 以上、畸形角大于 20°或伴有脱位可考虑开放复位内固定。方法有后路经椎弓根螺钉内固定技术、前路减压术等。

2)颈椎骨折压缩移位重者,用持续颅骨牵引复位(图 8-5-16)。牵引重量可增加到 6～10kg。摄 X 线片复查,复位后行前路、后路、前后路联合内固定术。

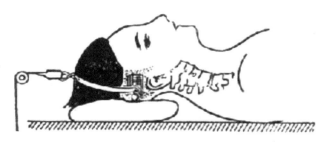

图 8-5-16　颅骨牵引

3)合并神经损伤时可以用甲泼尼龙、神经节甘酯等药物治疗。用药期间,注意观察药物疗效及有无不良反应发生。

4.护理措施

(1)一般护理。

1)心理护理:突发事件和意外伤害经常使患者及家属处于恐慌和惧怕之中,担心会瘫痪,会失去劳动力。及时了解患者的心理状态,建立良好的护患关系,给予必要的心理支持,有针对性地进行健康教育,帮助患者保持积极的心态主动配合治疗。

2)卧位与翻身:①脊柱骨折患者须平卧硬板床,保持脊柱平直,防止发生畸形或造成脊髓进一步损伤。②教会患者及家属正确的翻身方法,可以避免加重脊髓损伤。翻身时保证身体纵轴的一致性,严禁躯干扭曲、旋转,使颈胸腰呈一条直线,挺直腰背部再翻动,以绷紧背肌形成天然的固定夹板(图 8-5-17);侧卧时,用枕头将全背部顶住,避免上、下身的卧位不一致,而造成胸腰部脊柱的扭转;颈椎伤者,不可随意低头、仰头或扭转;颈椎及高位胸椎损伤者,宜平卧不用枕;根据病情需要,可在颈部或肩下加枕垫,使颈部后伸。

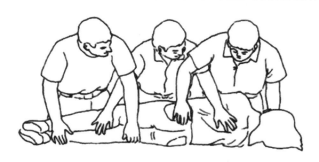

图 8-5-17　脊柱骨折患者翻身

3)大小便护理:教会患者及家属正确使用便盆法,在臀下放便盆时,为防止胸腰段屈曲,应使用三截褥子或带洞木板床,不翻动患者。男患者床上小便可用尿壶,女患者可制作简易小便器(用 1.25L 空可乐或雪碧的瓶子,去除收口处将其余部分的开口剪成一斜面,用胶布贴于斜面的边缘处用于保护皮肤不被划伤),保持会阴部及床单清洁。

4)饮食护理:伤后 1～3d,患者肠蠕动减弱,大量进食易引起腹胀。故少量进食,以流质清淡饮食为主,辅助静脉营养。3d 后给患者提供营养丰富的易消化普食,应多吃水果蔬菜,防止便秘;长期卧床易发生骨质脱钙,鼓励患者床上锻炼,多饮水,预防泌尿系结石和感染。

5)疼痛护理:保持局部的稳定,可减轻疼痛;疼痛剧烈者可用止痛剂。

(2)病情观察。

1)观察患者意识、体温、脉搏、呼吸、血压等生命体征变化情况并做好记录,及时发现及处理并发症。

2)注意观察截瘫肢体感觉、运动及反射功能的恢复情况,并详细记录对照。

3)观察大小便情况,注意有无大小便失禁及尿潴留现象。

(3)腰背肌训练。腰背肌训练不但可以使压缩的椎体复原,保持脊柱的稳定;而且由于早期活动可增加腰背肌肌力,不至于产生骨质疏松现象,亦可避免或减少后遗的慢性腰痛。患者受伤后,无论是稳定性或不稳定性的骨折,在局部疼痛减轻后即可进行腰背肌锻炼,脊髓损伤者除外。锻炼背肌的方法:

1)五点支撑法:患者仰卧于硬板床上,用头部、双肘部及足跟部五点支撑起全身,使背部尽力腾空后伸(图 8-5-18)。伤后早期即可采用此法。

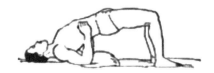

图 8-5-18　五点支撑法

2)三点支撑法:仍仰卧位,患者用头部及双足跟部支撑起全身,并尽力将背部腾空后伸,双上肢屈曲搭于胸前(图 8-5-19)。此法适用于骨折中后期。

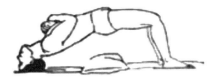

图 8-5-19　三点支撑法

3)四点支撑法:仍仰卧位,将双上肢高举于头上,手掌撑在床上,远端双足跟部与双手掌同时用力将身体腾空后身如拱桥,又称拱挢支撑法(图 8-5-20)。此法适用于骨折中后期,特别是青壮年患者。

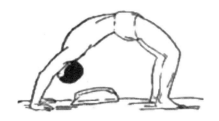

图 8-5-20　四点支撑法

4)飞燕点水法:患者取俯卧位,双上肢、背部后伸,双下肢伸直并拢;下肢及腰部后伸;整个身体后伸,仅让腹部一点着床呈一弧形如燕子点水状(图 8-5-21)。适用于骨折中后期。

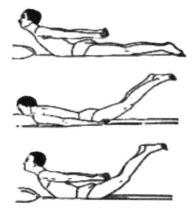

图 8-5-21　飞燕点水法

（4）呼吸功能训练。胸椎骨折术后卧床时间较长，前路手术后需要安置胸腔引流管，使患者因疼痛、体位不适应而不能/敢咳嗽和深呼吸，易并发肺炎、肺不张、胸腔积液等肺部并发症。术前常规指导呼吸功能训练，使患者掌握正确的方法，促使肺复张，减少相关并发症。对合并有脊髓损伤截瘫患者更有重要意义。呼吸功能锻炼有深呼吸、有效咳嗽、吹气球、扩胸运动等。

1）深呼吸：指导患者做缓慢而深的呼吸，可让患者平卧床上，护士用手平放在患者胸壁，然后逐渐离开胸壁，患者用鼻深吸气努力用胸壁去靠近护士的手，吸气动作尽量慢，然后用口缓慢呼气。

2）有效咳嗽：嘱患者放松，深吸一口气后屏住呼吸 2～3s，然后用力进行爆发性咳嗽，促使黏液排出；如分泌物特别黏稠的患者可行超声雾化后在进行。

3）吹气球：这是一种简单、安全、有效的呼吸训练方法，可锻炼患者的呼吸肌和肺活量，促使肺泡膨胀，减少呼吸道感染。

按照以上方法每天练习 3～4 次，每次 15～30min。

（5）肢体功能锻炼。为改善肢体血液循环、防止肌肉萎缩、关节僵硬、骨质脱钙等并发症，应指导长期卧床或截瘫或不全瘫患者合理进行功能锻炼，包括主动功能锻炼和被动功能锻炼。定时进行肌肉按摩，由远端到近端，促进血液循环；指导股四头肌的舒缩训练；踝泵运动；四肢各关节的活动锻炼；腰背肌训练等。每天 3～4 次，每次 15～30min。

（6）术前准备。

1）术前 1d：常规备皮、备血、做青霉素和普鲁卡因皮试，做好常规检查，并向患者解释麻醉和手术的方式及主刀医师，术前术后的配合，消除紧张惧怕的心理。做好胃肠道准备，禁食 12h，禁饮 6h。

2）术日晨：清洁灌肠，留置导尿，更换手术衣裤，取下饰物，并带好 X 片、CT 片、MRI 片、术前抗生素应用，与手术室人员共同核对后送患者入手术室。

（7）手术后的护理。

1）卧位及翻身：术后将患者安置于监护病房或重病室，卧硬板床，保持脊柱平直；给予去枕平卧 6h 后再翻身，达到压迫伤口减少出血的目的；可适当抬起臀部，减轻局部受压。颈椎术后患者头部两侧用沙袋固定，避免旋转及伸屈动作。翻身方法同手术前护理。

2）病情观察。

①严密观察生命体征的变化：给予床边心电监护 48～72h，每 15～30min 观察 BP、P、R、SPO$_2$ 并记录，病情平稳后可延长间隔时间，如有异常及时与医生联系。

②保持呼吸道通畅：术后床旁常规备吸痰器。鼓励患者咳嗽咳痰，痰液黏稠者予以雾化吸入稀释痰液，必要时给予吸痰，保持呼吸道通畅。颈椎骨折的患者伤口有较多渗血及血肿形成时，可压迫气管，导致呼吸困难甚至窒息，应立即行气管切开。

③伤口及引流管的观察：密切观察伤口出血情况，渗血多时及时更换敷料。妥善固定引流管，保持引流管通畅，防止扭曲、受压、反折。观察引流液的颜色、性质和量。如 1 天的量超过 300mL 或短时间有大量引流液提示有活动性出血，及时报告医生处理；如术后引流呈清水样，且量多，则提示有脑脊液漏，须及时汇报医生。如无异常，术后 24～48h 拔管。拔管后观察伤口有无渗液及肿胀情况。渗液多者给予换药，如肿胀或局部包块则提示有积血或感染。

④四肢活动、感觉情况：术后重视观察患者截瘫平面、四肢感觉、运动及肌力情况，用手触摸患者脚趾检查下肢活动感觉，并与术前比较。多数患者术后脊髓压迫症状有不同程度改善，也有患者术后四肢无力、感觉、运动有所减退，多与术后脊髓水肿有关。如发现有麻木加重、活动障碍及时通知医生，以免脊髓受压过久造成不可逆的损伤。

3）饮食护理：胸腰椎骨折后路手术患者术后 6h 从饮水开始进流质，如无不适 12h 后进半流质，2 天后普食。前路手术需禁食，提供静脉营养支持，待肛门排气后可逐步流质-半流质-普食。鼓励患者多食清淡易消化食物，富含粗纤维素的蔬菜和水果，少量多餐。避免进食引起肠胀气的食物，如牛奶、豆浆等。颈椎前路手术由于术中牵拉气管食管或麻醉鼻插管引起鼻咽部黏膜水肿，可出现一过性咽喉痛及吞咽困难，术后 24～48h 应指导患者多食冷饮，以减轻咽喉部的充血水肿。

4）心理护理：心理护理贯穿于整个的护理过程。术后患者更关心手术是否成功，因此我们要及时告诉患者手术成功的消息，以缓解紧张的心情。和患者一起制定护理计划，让患者参与。提高积极性，使其重建生活信心。

5）术后并发症的观察与护理。

①颈部血肿：是颈前路手术较危急的并发症，处理不及时可造成患者窒息死亡。主要由于血管结扎不牢固、止血不彻底、术后引流不畅、患者凝血功能不良所致的创口出血引起血肿。因此在手术后 48h，尤其是在 12h 内，除严密观察生命体征外，应密切注意颈部外形是否肿胀，引流管是否通畅和引流量多少，有无呼吸异常，另外要认真听取患者主诉，严密观察，及时巡视。对有原发性高血压史者，因为本身血管弹性低下，应注意控制血压，预防和减少创口出血。

②喉上、喉返神经损伤：颈椎手术暴露过程中误夹、误切、牵拉过久神经所致。喉上神经损伤表现为术后一过性呛咳，不能进水等流质。喉返神经损伤表现为声音嘶哑、憋气。发现患者进流食出现呛咳，应告知患者暂禁食流质，并报告医生给予增加输液量，根据情况给予固体食物，嘱咐慢嚼细咽，一般多能自行恢复。对声音嘶哑者做好解释安慰工作以解除顾虑。

③脊髓和神经根损伤：是脊柱手术中最严重的并发症。多见于手术止血不彻底，血肿压迫引起或减压时操作的震动对脊髓的冲击、神经根的直接挫伤或对脊髓的过度牵拉引起。术后应注意观察四肢的感觉活动及大小便情况，以便及时发现异常，报告医生进行处理。为

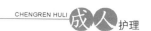

减轻神经水肿,改善症状,可预防性静脉应用激素、甘露醇和速尿等消肿药物。

④脑脊液漏:多为手术分离或切除后纵韧带时损伤硬脑膜囊所致,一旦出现引流物淡血性或洗肉水样,24h引流量超过500mL,立即将切口负压引流改为普通引流袋引流,去枕平卧,术后采取严格的颈部制动、切口局部用1kg沙袋加压。对头晕、呕吐患者,抬高床尾30°~45°,予头低脚高位。同时报告医生,遵医嘱静脉滴注等渗液,必要时拔管切口加密缝合。

⑤胃肠道并发症:腰椎前路手术早期,脊柱固定于伸展位时;自主神经功能紊乱;电解质失衡;或由于腹膜后血肿对自主神经的刺激,卧床使肠蠕动减慢,常出现腹胀、腹痛、便秘等症状。尤以腹胀最常见。对腹胀严重者应禁食,在排除急腹症后,可热敷腹部,肌肉注射新斯的明针,或口服番泻叶、大黄水,必要时给予持续胃肠减压、灌肠。指导患者进行腹肌的收缩锻炼,养成床上排便及定时排便习惯。

⑥切口感染:多发生于术后3~5d。主要原因有患者全身情况差,术前准备不充分,术中无菌操作不严格,术后未及时拔除引流管导致逆行感染等。表现为体温升高、白细胞增多、切口局部疼痛伴红肿渗液,甚至脓性分泌物流出。控制感染的关键在于预防,包括正确使用围术期抗生素、术中注意无菌操作、术后严密观察切口情况、换药和更换引流管严格执行无菌操作,加强营养支持。

⑦内固定物松动、断裂:腰椎骨折内固定多属短节段固定,承受的压力大,易造成螺钉疲劳折弯、松动、断钉现象,从而影响神经功能和骨折椎体的恢复,以及后期出现腰背疼痛、无力、活动受限等现象。主要原因有生物学因素、解剖学因素、患椎因素等。因此除手术者仔细操作外,要告知患者术后不宜过早下床活动,但可早期行腰背肌功能锻炼。4周后在支具保护下下床活动或6周后带腰围活动,防止内固定失败。

6)预防并发症。

①泌尿系感染:留置导尿要严格无菌操作。术后6h拔出尿管,如有小便失禁须留置尿管者,天天温水清洗会阴部2~3次,用5%碘伏消毒尿道口及尿管。尿管于患者腿下经过固定,引流袋低于膀胱。防尿液倒流引起逆行感染,尽量避免膀胱冲洗。并定时夹闭尿管,练习膀胱功能。

②褥疮:胸腰椎骨折术后卧床时间长,由于伤口疼痛,患者不愿翻身,如护理不当有引起褥疮的机会。间歇性解除压迫是有效预防压疮的关键,故应加强翻身每2h一次,平卧,左侧卧位,右侧卧位交替,侧卧后背部给予软枕支撑,保持床铺的清洁、平整,每日温水擦洗全身。注意保护骨突部位,使用气垫或棉圈等使骨突部位悬空,定时对受压的骨突部位进行按摩。保持个人清洁卫生及会阴部清洁。保证足够的营养摄入,提高机体抵抗力。

③肺部感染:术前练习深呼吸、咳嗽、咳痰。术后给予超声雾化吸入,每日2次,鼓励患者双手轮流叩击胸部。每次翻身后叩击背部,由下至上,由两边至中心。最后叩击气管,使痰液震动脱落咳出。

④腹胀和便秘:指导患者饮食生活规律,养成良好的排便习惯,便秘者给予按摩腹部促进肠蠕动。严重者给予缓泻药。腹胀者减少进食,热敷按摩腹部,肛管排气。可给予大承气汤,针灸或足三里封闭。

(8)功能锻炼。术后次日开始进行双下肢关节的被动活动和肌肉按摩。指导患者做股四头肌的等长收缩练习。指导家属给予肌肉按摩及帮助患者屈曲下肢等,促进静脉回流,防止关节僵硬及肌肉萎缩。术后 3d 指导进行腰背肌的锻炼,方法有挺胸、三点支撑法、五点支撑法和俯卧飞燕式锻炼。14d 拆线后扶患者在床上坐起。4 周后带腰围下地。只有坚持合理科学的锻炼方法,才能得到完全的康复。

(9)出院指导。出院后继续做腰背肌的锻炼,短时间不做脊柱过度受力的活动。翻身时仍要保持脊柱的一致性。3 个月内起床下地活动时必须穿戴支具,站立时间不宜过长。加强饮食,增加营养,增强体质。定时门诊复查,如有不适及时就诊。

【护理评价】

(1)患者疼痛是否减轻或消失?

(2)患者焦虑是否减轻或消失,情绪是否稳定?

(3)患者是否无脊髓进一步损伤或脊髓损伤程度减轻?

(4)患者在卧床期间的基本需要是否得到满足,生活自理能力是否逐渐恢复?

(5)患者是否学会康复训练的方法?

(6)患者是否无呼吸系统感染、褥疮、泌尿系统感染、下肢静脉血栓形成等并发症发生?

【知识拓展】

自制简易水垫预防压疮

取一次性使用静脉营养输液袋(3L),从开口端往袋内注入自来水或温水,扎紧袋口,套上布套即制成简易水垫。将水垫置于患者背部、骶尾部、髂嵴、股骨大转子粗隆、足跟等骨突部位,利用垫内液体的流动,减轻局部压力,降低局部温度,减少组织耗氧量,可以保持长时间干爽,避免压疮的发生,多袋联合使用时还可达到水褥床的效果。

(常金兰)

[任务 8-5-2]　脊髓损伤患者的护理

【知识背景】

脊髓损伤是脊柱骨折的严重并发症。脊柱骨折脱位或附件骨折,移位的椎体向后或骨片突入椎管,压迫脊髓或马尾神经,产生不同程度的脊髓损伤(图 8-5-22)。脊髓损伤后患者大多合并有不同程度的四肢或双下肢、马尾的功能障碍,临床上称截瘫。颈椎骨折、脱位合并颈髓第 1~4 节段损伤,脊髓断裂造成损伤平面以下一切感觉、运动及自主神经功能消失,称高位截瘫。受伤平面以下的感觉、运动、反射完全消失,括约肌功能完全丧失,称完全性截瘫,部分丧失称不完全截瘫。

一、病因与病理

(一)病因

1.外伤性脊髓损伤　占 70%,常发生于工矿塌方压伤、交通事故、高处坠落和自然灾害时,一般伤情严重,多为复合伤。

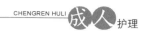

2. 非外伤性脊髓损伤 占30%,包括脊髓空洞症、椎管内肿瘤、脊髓蛛网膜炎、脊髓血管性疾病、椎管狭窄等先天自发性疾病。

(二)病理

按脊髓及马尾损伤的程度有不同的病理生理变化。

1. 脊髓震荡(spinal cord shock) 暂时性功能抑制,数小时或数日内逐渐恢复。表现损伤平面以下出现肢体的弛缓性瘫痪,肌张力低下或消失,各种反射均减退或消失,损伤平面以下深浅感觉完全丧失,膀胱无张力,尿潴留,大便失禁,呈无张力性(充盈性)尿失禁。

2. 脊髓挫裂伤(Spinal cord damp Fissure) 损伤后脊髓可因本身的物理性炎症反应而出现不同程度的水肿,受伤时可能较轻,伤后一阶段内逐渐加重。根据挫伤的程度轻者少量点状出血、水肿,重者有成片脊髓挫伤和出血,导致脊髓软化及疤痕形成,预后差别大。

3. 脊髓断裂(Spinal cord break) 可发生脊髓完全性横断损伤,神经根完整;脊髓和部分神经根损伤;脊髓和全部神经根损伤。脊髓横断后,其功能不能恢复,造成完全性截瘫。脊髓断裂预后极差。

4. 脊髓受压(Spinal cord compression) 由于突入椎管的移位椎体、碎骨块、椎间盘等组织直接压迫脊髓,导致出血、水肿、缺血变性等改变。可在伤后立即出现该神经区域内不同程度的弛缓性瘫痪,如能及时解除压迫脊髓的因素,脊髓功能可部分或全部恢复,但若压迫时间过久,脊髓可因血液循环障碍而发生缺血性坏死、萎缩、液化及疤痕形成,其结果成为永久性瘫痪。

5. 马尾神经损伤(cauda equina N. injury) 第2腰椎以下骨折脱位可引起马尾神经损伤,受伤平面以下出现迟缓性瘫痪。多为不全损伤,神经功能大部或完全恢复。

除上述各种病理生理变化外,在各种较重的脊髓损伤后均可立即发生损伤平面以下的迟缓性瘫痪,属失去高级中枢控制的一种病理生理现象,称脊髓休克(spinal shock)。2～4周后,随脊髓实质性损伤程度不同而发生损伤平面以下程度的痉挛性瘫痪。肛门反射、球海绵体反射的出现是脊髓休克期已过的标志。

二、分类

根据损伤程度分为:

(一)完全性脊髓损伤

损伤平面以下运动、感觉及括约肌功能完全丧失,预后差。

(二)不完全性脊髓损伤

损伤平面以下包括骶段保留部分感觉和运动功能,临床分型有:

1. 中央索综合征(Central cord syndrome) 多数发生于颈椎过伸性损伤。表现为损伤平面以下的四肢瘫,上肢重于下肢,没有感觉分离,预后差。

2. 脊髓半切征(Brown-Sequard's Symdrome) 表现为损伤平面以下同侧运动丧失、深感觉消失;对侧痛、温觉消失。

(三)前索综合征(Anterior cord syndrome)

表现为损伤平面以下的运动丧失而轻触觉及本体觉存在。

(四)后索综合征(posterior cord syndrome)

表现为损伤平面以下的运动功能、痛觉轻触觉保留,本体觉及精细感觉丧失。

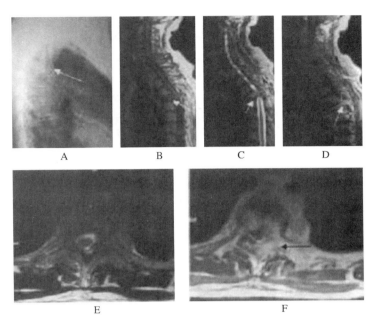

图 8-5-22　脊髓损伤

(五)圆锥综合征(Conus medullaris syndrome)

第 1 腰椎骨折可发生脊髓圆锥损伤,表现为会阴部皮肤鞍状感觉缺失,括约肌功能丧失致大小便不能控制和性功能障碍,两下肢的感觉和运动仍保留正常,预后较好。

(六)马尾综合征(Cauda equina syndrome)

表现为损伤平面以下弛缓性瘫痪,有感觉及运动功能障碍及括约肌功能丧失,肌张力降低,腱反射消失,没有病理性椎体束征,预后较好。

【工作任务一案例导入】

患者,男,55 岁,因"摔伤致右额部、颈部、腰部疼痛伴四肢麻木乏力 2h 余"收住入院。

任务导向:

1.患者可能发生了什么情况?

2.你将如何护理?

【护理工作过程】

(一)护理评估

1.健康史　任务探究:什么原因导致双下肢不能活动?

详细了解患者受伤的时间、原因和部位,受伤时的体位、症状和体征,搬运方式、现场及急诊急救的情况(如高空落下,重物打击头颈、肩背部,塌方事故,跳水受伤,交通事故等外伤史。应详细询问病史,受伤的方式、受伤时的姿势,受伤后有无运动、感觉的障碍);有无昏迷史和其他部位的合并伤。

2.身体状况　任务探究:如何根据表现判断该患者发生了什么情况?

(1)局部表现。患者诉局部疼痛、活动受限;损伤部位的棘突明显压痛;常可见局部肿胀

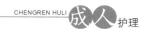

和后突畸形。

（2）神经系统改变。脊髓损伤后，在损伤平面以下的运动、感觉、反射及括约肌和自主神经功能受到损害。

1）感觉障碍：损伤平面以下的痛觉、温度觉、触觉及本体觉消失。参照脊神经皮节分布可判断脊髓损伤平面（图 8-5-23）。

2）运动障碍：脊髓休克期，脊髓损伤节段以下表现为软瘫，反射消失。休克期过后若是脊髓横断伤则出现上运动神经元性瘫痪，肌张力增高，腱反射亢进出现髌阵挛及踝阵挛及病理反射。

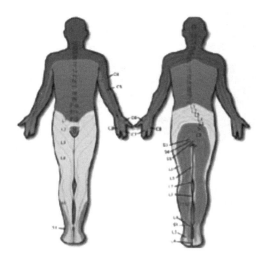

图 8-5-23　脊神经皮节分布

3）反射异常：脊髓休克期深浅反射均减退；休克期后损伤节段反射通常亢进，损伤以下节段反射减退。

4）危及生命的并发症：上颈髓损伤（颈 1～4）时可立即出现呼吸麻痹、呼吸困难，迅速致命。

3. 辅助检查　通过 X 线、CI、MRI 检查明确椎体损伤情况、脊髓受压、损伤的程度。

4. 心理、社会状况　评估患者对功能丧失的认识及面对现实的心理承受能力，经济状况，家庭和社会的支持能力。

（二）护理诊断

1. 首要护理诊断

（1）低效型呼吸型态或清理呼吸道无效。与脊髓受伤及活动受限有关。

（2）有脊髓损伤加重的危险。与脊柱骨折压迫脊髓有关。

2. 主要护理诊断

（1）体温异常。与体温调节中枢受损有关。

（2）躯体移动障碍。与脊髓损伤、牵引有关。

（3）自理能力障碍。与脊髓损伤、卧床有关。

（4）营养失调。低于机体需要量与消化能力降低、患者心理影响有关。

（5）排便异常。与支配排便的神经损伤或神经反射抑制、长期卧床有关。

（6）排尿异常。与膀胱功能障碍有关。

（7）有废用综合征的危险。与瘫痪、长期卧床有关。

（8）潜在并发症。肺部感染、泌尿系感染、压疮。

（9）绝望、焦虑、恐惧、愤怒。与疾病知识缺乏、认识到疾病预后不良、担心社会角色发生变化有关。

（三）护理目标

（1）保持呼吸道通畅,维持呼吸正常功能。

（2）避免加重脊髓损伤的程度。

（3）保持体温在正常范围。

（4）无压疮等并发症发生。

（5）维持正常的排尿功能或建立膀胱的反射性排尿反射。

（6）保持大便通畅。

（7）维持适当的营养。

（8）能接受身体及生活改变的现实,心理健康。

（9）患者及家属了解功能锻炼知识,能按计划进行功能锻炼,逐步恢复肢体功能。

（10）患者生活需要得到满足并达到最大限度的自理状态。

（四）治疗与护理

1. 急救　目的是抢救生命,避免脊髓再损伤和尽快转运。急救处理包括:①保持呼吸道通畅,预防窒息和误吸;②防止休克,早发现早处理;③开放伤的处理,根据损伤部位的不同采取专科处理措施。总之,对有危及生命的并发症的脊柱脊髓损伤的现场抢救是以心肺复苏、输血输液、气管切开等急救措施抢救患者的生命。

2. 搬运　根据医学调查,约 1/4 的患者由于现场抢救不当而使病情加重,使得原本可以避免脊髓损伤的单纯骨折出现了骨折错位而产生脊髓损伤,原本很轻微的脊髓损伤成为严重的脊髓损伤。所以,正确的搬运方法非常重要,具体方法同脊柱骨折搬运。

3. 治疗

（1）早期制动。尽早解除对脊髓的压迫,是保证脊髓功能恢复的首要问题。对椎体骨折或骨折脱位,采用支具固定;颈椎脱位患者,行持续颅骨牵引,避免脊髓再损伤。

（2）药物治疗。以减轻脊髓水肿。

1）皮质激素:损伤 8h 内使用可明显改善完全性和不完全性脊髓神经损伤。临床上常用大剂量的甲泼尼龙,首次剂量可达 30mg/kg,15min 内静脉输入,间隔 45min 后,再以 5.4mg/kg 维持 23h。

2）渗透性利尿:可排除脊髓损伤后细胞外水肿。

3）神经节苷脂:在脊髓损伤 48～72h 给予 100mg/d,持续 3～4 周。

4）其他:如神经营养因子、氧化剂、钙通道阻滞剂和自由基清除剂等。

（3）高压氧治疗。在损伤早期 46h 为治疗黄金期。可提高组织含氧量,促进脊髓中胶原形成。

（4）手术治疗。根据患者病情可早期行手术治疗,手术目的主要是解除神经压迫、恢复

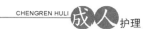

脊柱序列、固定损伤脊椎,在复位的同时解除压迫因素。手术的指征是:

1)脊椎骨折,脱位有关节突交锁者;

2)脊柱骨折复位不满意,或仍有脊柱不稳定因素存在者;

3)影像资料显示有碎骨片凸出至椎管内压迫脊髓者;

4)截瘫平面不断上升,提示椎管内有活动性出血者。

(5)预防及治疗并发症。如防止褥疮、肺部并发症、泌尿系感染、胃肠功能紊乱等并发症。以改善患者的预后,降低患者死亡率。

(6)功能重建与康复训练。加强功能锻炼,防止关节僵硬及肌肉萎缩,通过积极的康复锻炼措施,提高瘫痪肢体的功能,改善患者的生存质量,提高生活自理能力。

4. 手术前的护理

(1)一般护理。同脊柱骨折一般护理。

(2)颅骨牵引护理。

1)牵引前的准备:向患者及家属说明牵引的原理和意义,消除其思想顾虑,使其积极配合医生的治疗。常规备皮,操作中注意勿过度搬动患者头部以免加重损伤。

2)保持正确体位和有效牵引:颈部制动,保持颈部正立位,可在患者颈部两侧分别放置1kg的沙袋。牵引过程中经常巡视患者,检查牵引弓松紧度,及时反馈给医生予以调整,防松脱;牵引过程中始终保持牵引绳、头、颈和躯干成一直线;牵引绳在滑槽内,防止牵引弓抵住滑轮或床头;引锤应悬空,防着地或抵触床栏,避免牵引绳受压;床头抬高15~30cm,指导患者及家属维持牵引效能有关知识,使其能积极配合。

3)做好牵引针眼护理:每日4次用75%酒精点滴牵引针眼处消毒,注意观察针眼处敷料有无渗液或污染,须及时更换,保持敷料干洁,避免感染的发生。

(3)用药护理:应用大剂量的激素可增加胃酸和胃蛋白酶分泌,引起应激性溃疡,用药期间应严密观察有无出血现象,如呕血,便血及皮肤黏膜有无出血点等,做到早发现、早治疗,保证治疗方案的顺利进行。定期检测血电解质和血糖,防止高血糖和电解质紊乱。

(4)并发症护理:截瘫患者损伤平面以下感觉、运动功能障碍及内脏功能紊乱,全身抵抗力降低,可导致许多严重的并发症。肺部感染、压疮、泌尿系感染是截瘫的三大并发症。多数患者并非死于疾病本身,而是各种并发症,因此并发症护理非常重要。

1)肺部感染:

呼吸道梗阻及感染是截瘫患者早期死亡的主要原因。截瘫患者发生呼吸道并发症的原因:①高位截瘫患者由于肋间肌麻痹,以致呼吸运动幅度减弱,继发缺氧及呼吸道的分泌物无力咳出。②伤后疼痛,不敢咳嗽和深呼吸以致排痰受限,尤以吸烟者为著。③因病情需要而长期卧床导致咳嗽无力。④因腹肌麻痹,肠蠕动减弱而致腹胀,导致肺膨胀不全。

防治措施:①高伴截瘫的患者出现呼吸困难时可行气管切开并用呼吸机辅助呼吸,能有效改善呼吸困难症状。对于气管切开的患者应正确吸痰、湿化气道、清洁口腔,严格无菌操作。②疼痛明显者,初期可给必要的镇痛。③鼓励、帮助排出呼吸道的分泌物:如指导进行呼吸功能训练,加强翻身、叩背、深呼吸、有效咳嗽等帮助痰液排出;痰液不易排出时,可给予雾化吸入,使痰液稀释、松动,易于咳出,必要时吸痰。指导进行呼吸功能训练。④腹胀明显者,应禁食、胃肠减压。⑤适当应用抗生素,防治肺部感染。

2) 压疮：

截瘫患者易发生褥疮的原因：①截瘫平面以下皮肤感觉丧失，没有正常皮肤受压后的疼痛信号刺激，以致长时受压缺血坏死。②截瘫平面以下的部位不能活动，以致某些部位长时间受压。③截瘫平面以下的植物性神经功能紊乱，皮肤血管收缩，局部血供差。④胃肠功能差，导致营养不良、皮肤抵抗力差。由于上述诸原因，加上骨突处的连续受压易形成褥疮，褥疮一旦形成，很难治愈，且易扩大，甚至发生败血症而危及生命。

防治措施：

①保持床单干燥、平整无皱折；定时翻身，变更体位，每 2h 翻身 1 次，分别采取仰卧、左右侧卧位；翻身时勿扭转躯干，应保持躯干平直。②加用海绵垫或气圈保护皮肤。③骨突部位加强护理：如骶尾部、大粗隆、足跟等部位，翻身时对骨突处施加轻柔按摩，促进局部的血液循环。④防止拖拉患者以免皮肤磨破。⑤加强营养，提高机体抵抗力。

3) 泌尿系感染：

截瘫患者发生泌尿系统并发症的原因：①截瘫患者多数有排尿功能障碍。②多次、反复的导尿或长期留置导尿管。③导尿管的扭曲、尿液引流不畅、残余尿的存留。④长期的卧床，机体抵抗力的下降。

防治措施：

①持续导尿、定时开放：截瘫患者伤后常规留置导尿管，严格无菌技术，保持尿路通畅；10天后当脊髓神经反射逐渐有所恢复时，应着手训练膀胱的舒缩功能，采取定时放尿，每 4h 开放导尿管 1 次，既可预防膀胱缩小或过度膨胀，又有利于自律（或反射）性膀胱的建立。②手压逼尿：一般伤后 3 周（膀胱残余尿量＜100mL）即可拔除导尿管，采用手压逼尿，这样可避免长期留置导尿管引起感染。鼓励多饮水。手法挤压时，操作者的双手掌重叠，放在膀胱的底部，向下向后徐徐加压，至尿液排出，注意不要中断，挤压时不可用力过猛，以防膀胱损伤及逆行性泌尿系感染。若排尿时仍无法很好控制，可用尿袋或便壶持续接取。③预防与控制感染：泌尿系感染一旦发生，应使用抗生素，多饮水＞3000mL/d，导尿管全开放引流，床头抬高 20～30cm，并冲洗膀胱，可用庆大霉素 8 万单位加入生理盐水 250mL 中进行膀胱冲洗，冲洗时压力不宜过高，以防逆行性肾盂感染。冲洗液可在膀胱中保留 20～30min 后排出，以提高疗效。

4) 中枢性高热：

颈髓损伤后出现中枢性高热的原因：①可引起体温调节中枢障碍。②自主神经功能障碍，使损伤平面以下皮肤和毛细血管舒缩功能障碍，出汗不能，因而体温不能释放发生中枢性高热。常在伤后一周内出现，体温往往高达 39℃ 以上。另一种情况是高位截瘫的患者出现体温不升 35℃ 以下，也是植物性神经失调引起的。高热和体温不升都是病危的征兆。

防治措施：①保持病室通气调节室温 20～23℃。②鼓励多饮水，补充足够的水、电解质。③温水擦浴、酒精擦浴、头部用冰帽、局部冷敷等降温，解热镇静药无效。④综合物理降温时注意密切观察病情变化及降温效果，注意观察是否有面色苍白、口唇发绀、四肢冰冷、皮肤发花、寒战等寒冷反应症状，如有应暂停物理降温。使用冰袋不得置于前胸、腹部及后颈等部位，因这些部位对冷刺激敏感，以防发生冻疮及反射性心率减慢、腹泻等并发症。

5) 应激性溃疡：

截瘫患者发生应激性溃疡的原因：①大剂量激素的使用。②患者紧张和抑郁情绪的影

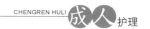

响。③胃肠道的交感和副交感神经支配失调。

防治措施:护理上应给予心理疏导,重视患者主诉,密切观察有无腹痛、恶心、呕吐物及大便的颜色、量、性状的变化,及早发现出血症状,及时处理。

6)腹胀、便秘:

截瘫患者常见腹胀、便秘的原因:①自主神经功能紊乱:胃肠蠕动减弱,平滑肌松弛,直肠的排便反射消失,粪便在肠道滞留时间过长。②心理因素:患者担心床上排便污染床单被套及病房空气,怕别人嫌弃或不愿意增加他人麻烦而未定时排便或抑制排便。③体位因素:患者不习惯床上排便。④饮食因素:患者因长期卧床,食欲下降,摄入的食物和水分较平常减少,肠内容物不足以刺激正常肠蠕动而延缓排便;多数家属为了使患者早日康复,给予高蛋白、高脂肪、低纤维素饮食,食物的过精过细可使大便在肠道内运行缓慢而延迟排便,产生便秘。

防治措施:

①心理护理:向患者讲解发生便秘的原因及预防措施,消除患者的思想顾虑;指导患者及其家属床上使用大小便器,协助患者卧床排便,使其尽快适应床上排便,并养成定时排便的习惯。②饮食管理:早晨醒来后让患者饮一杯凉的淡盐开水或蜂蜜水,以补充水分,润滑肠道,刺激肠蠕动,产生便意;嘱患者多食新鲜蔬菜、水果、豆类、粗粮等富含粗纤维素食物;纠正不良饮食习惯,多食含维生素 B_1 的食品,如粗粮、豆类;多食植物油,以润滑肠道,加速食物残渣的运行;鼓励患者多饮水,每日饮水量>3000mL,防止大便干燥;禁用任何有刺激性的食品,如葱、姜、蒜、辣椒、香料、浓茶、浓咖啡等;避免进食大量牛奶和糖,少食产气食物,防止腹胀。③腹部按摩协助排便:按大肠蠕动走向,指导患者做下腹部按摩,从下腹部开始向上、向左、再向下顺时针方向按摩,每次 10～20 下,每日 2～3 次,必要时增加左下腹按摩次数,以刺激降结肠蠕动。④缓泻剂的应用:对于 2～3d 未解大便,且有便意而难以排出者,可用开塞露 40～60mL 纳入肛门,以软化粪便,刺激肠蠕动使大便排出;对于 3d 未解大便者,可服用缓泻剂,应用番泻叶、果导片等。

(5)防止肢体挛缩与畸形。

1)瘫痪的肢体应置功能位:下肢瘫痪者应用软枕头或托板支持足掌,使踝关节屈曲 90°,也可用护架撑被以防压迫而出现下垂足;四肢应放置于功能位,并被动作各关节伸屈活动,防止肌肉挛缩和关节粘连;瘫痪的肢体定时作按摩和被动活动,向心性按摩大小腿肌肉,3～5 次/d,30min/次。

2)指导患肢功能锻炼:对已瘫痪或未瘫痪的肌肉和关节进行被动和主动的功能锻炼,防止肢体挛缩畸形及骨质疏松,是极其重要的。

5.手术后的护理 同脊柱骨折术后护理。

6.康复护理 有研究表明脊髓损伤患者功能恢复和住院时间与患者受伤至康复计划实施的时间相关,康复实施越早,所需住院时间越短,经费开支少,而功能康复(FIM)越多,并发症越少。脊髓损伤患者因损伤的水平,损伤的程度不同,其具体的康复目标是不同的。

(1)脊髓损伤患者的康复目标。

脊髓损伤的康复目标是挖掘潜力、发挥有残存功能的最高水平,主要包括两个方面:

1)独立能力:重获独立是康复的首要目标。高位截瘫患者可以通过指导别人协助和应用某些辅助器械达到一种独立的生活方式。

2)回归社会,创造新的生活:生活自理能力的恢复,为社会适应能力和就业能力的恢复奠定了物质基础,但是生活自理能力的恢复不意味着社会适应能力和就业能力的恢复。临床实际显示腰椎损伤而致截瘫者,具有一定的工作能力。

(2)康复治疗的原则。

1)在早期治疗中,应注重脊髓功能的恢复,将早期康复寓于早期治疗中,预防治疗与康复并进。

2)在维持残存功能的基础上,对神经系统的指令与控制功能进行再训练,对残存肌肉原有功能进行再训练,对关节原有屈曲、旋转功能进行再训练,已达到代偿已丧失的部分功能。

3)根据解剖生理基础和损伤水平、程度情况,进行循序渐进的训练。

(3)急救期康复护理。要树立从急救期就进行康复护理的思想。从患者受伤到入院期间,是脊柱脊髓损伤急救的关键阶段。有报道,脊髓损伤患者第 1 年死亡人数中,90%死于现场转运途中,23%～26%患者在急救过程中损伤明显加重。

1)初步检查有无脊柱脊髓损伤的可能,检查生命体征,然后先制动后移行,维持脊柱的稳定性,防止二次损伤。

2)搬运过程中保持受伤后的体位,动作轻,稳,协调,怀疑颈椎受伤的专人托扶头部保持中立位。

3)运送过程中要防止移位,用约束带固定头、颈、胸腹部,并用柔软物填充空隙。

4)在医院内抢救时,要保持患者生命体征的平稳,各种检查中仍要防止脊柱损伤加重。

(4)早期康复护理。康复早期分急性不稳定期(卧床期)和急性稳定期(轮椅活动期),训练项目各有侧重(表 8-5-1)。

表 8-5-1　早期康复训练项目

急性不稳定期(卧床期)	急性稳定期(轮椅活动期)
床上全范围关节活动(ROM)训练	全范围关节活动(ROM)训练、肌力加强训练
肌力加强训练	膀胱功能训练
呼吸功能训练	坐位平衡训练
膀胱功能训练	斜台(床)站立训练
床上体位变换训练	轮椅使用训练
	初步轮椅训练(床、轮椅、平台)
	初步生活自理训练(ADL 训练)

1)卧床期:指急性脊柱脊髓损伤或脊柱脊髓手术后约 1～4 周。脊柱和病情的相对不稳定是这一时期的特点,患者需卧床和必要的制动。但此期也是开展早期康复的重要时期,可以为今后的康复打下良好的基础。进行床旁康复训练,每日 1～2 次,强度不宜过量。

①床上全范围关节活动(ROM)训练:床上锻炼是整体训练的基础。对瘫痪肢体应进行被动关节活动训练及被动运动肌的功能锻炼(图 8-5-24);上肢主动训练,可做床上体操、哑铃、握力器、拉力器等器材来实现;按摩四肢肌肉等,以防肌肉萎缩,改善关节活动度,防止关节挛缩畸形及骨质疏松。

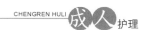
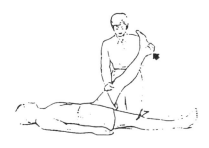

图 8-5-24　被动关节活动

②肌力加强训练:在脊髓损伤早期,因瘫痪肢体无力,故应使肢体保持良好的功能位,使髋、膝、踝关节处于良好的功能位,包括石膏托及"丁"字鞋外固定。对有残存肌力的患者,嘱其进行肌肉主动舒缩运动,以及下肢主动抬高及各个高度的维持训练。对无残存肌力患者,应教会其意念想象肌肉舒缩运动。加强腹部肌肉锻炼,在腹部平放沙袋,反复收缩放松腹肌,增强肌力训练,促进功能恢复。

③呼吸功能训练:见脊柱骨折。

④膀胱功能训练:持续导尿、定时 4h 开放;刺激法:叩击"扳机点"、用手指刺激直肠、电刺激等;压迫法:增加腹压、手法按摩挤压膀胱;暗示法:即让患者听流水声等训练膀胱功能。

⑤床上体位变换训练:对患者应定时变换体位,一般每 2h 翻身 1 次,将臀部及足跟部用垫圈保护。早期坐起训练:术后 1 周开始坐起训练,将患者床头抬高,从 30°开始,如无不良反应,可循序渐进,达正常坐位 90°,并维持继续训练。起立训练:术后 1～2 周开始进行,训练时佩戴腰围,保持脊柱的稳定性。患者置于站立床上(图 8-5-25),训练从倾斜 20°开始,如无不良反应,角度可渐增,一般 1 周内达正常站立位 90°。

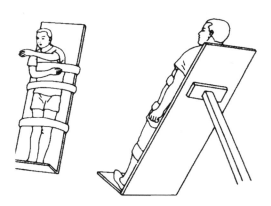

图 8-5-25　站立床训练

2)轮椅活动期:大约为伤后 4～8 周。在强化卧床期的相关训练基础上,增加坐起训练、平衡训练、转移训练、轮椅训练和日常生活能力(ADL)训练。每日训练时间总量 2h 左右,训练过程注意监护心肺功能改变。

①坐起训练:先学会翻身,再学会肘撑俯卧位,用设备由卧位变坐位,再到不用设备由卧位变坐位(图 8-5-26),最后在坐位上的粗大活动和摆放下肢。

②平衡训练:此训练指坐位的平衡训练。首先患者一手支撑,另一手保持平衡,然后双手抬起保持平衡,在多次训练稳定性增加后,进行接球、投球训练,训练动态平衡。

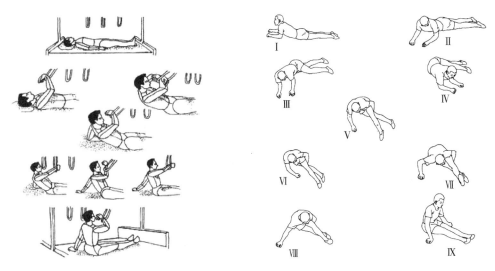

图 8-5-26   坐起训练

③转移训练:坐位的移动训练包括支撑向前方移动和支撑向侧方移动。支撑向前方移动方法为患者双下肢呈外旋位,膝关节放松,双手靠近身体,在髋关节稍前一点的位置支撑,肘关节伸展,前臂旋后。提起臀部,同时头躯干向前屈曲,使臀部向前移动。支撑向侧方(向左)移动方法为右手紧靠臀部,左手放在与右手同一水平,离臀部约 30cm 的地方,肘伸展,前臂旋后或中立位,躯干前屈,提起臀部,同时头和肩向左侧移动。

在不同平面之间转移时,应注意先将脚放在地板上,让脚与地面垂直,转移中可以尽量让脚负重(图 8-5-27)。

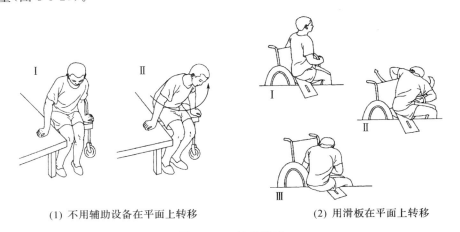

(1) 不用辅助设备在平面上转移   (2) 用滑板在平面上转移

图 8-5-27   转移训练

④轮椅训练:首先要选择合适的轮椅,用前检查各部位功能,患者坐姿要正确,必要时系安全带,患者离开轮椅前先制动椅闸,推坐轮椅患者下坡应倒行。练习轮椅使用技巧:如抬

前轮上台阶(图 8-5-28)、轮椅前后侧方转移法(图 8-5-29)等。

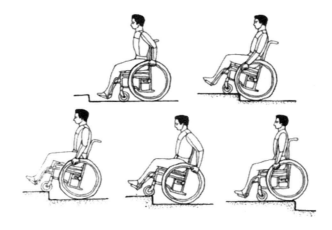

图 8-5-28　上台阶训练

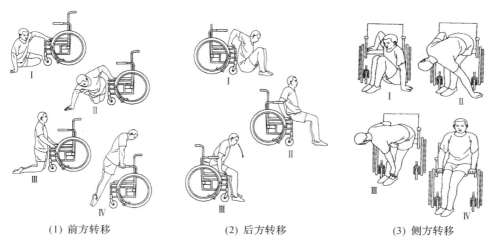

（1）前方转移　　　　　　（2）后方转移　　　　　　（3）侧方转移

图 8-5-29　轮椅转移法

（5）中后期康复护理。

1）训练项目：大约 8 周以后,在巩固加强早期康复训练效果基础上,对可能恢复步行的患者进行站立和步行训练,对不能恢复步行的患者进行残存肌力和全身的耐力训练(表 8-5-2)。此外,还要加强日常生活动作训练,如穿脱衣裤、鞋袜、进餐动作、个人卫生等。

表 8-5-2　中后期康复训练项目

四肢瘫（T1 以上损伤）	截瘫（T2 以下损伤）
肌力加强训练	肌力加强训练
耐力加强训练	耐力加强训练
轮椅活动、轮椅操纵训练	轮椅活动、轮椅操纵训练

续表

四肢瘫(T1 以上损伤)	截瘫(T2 以下损伤)
上肢支具、自助具应用训练	上肢支具、自助具应用训练
	治疗性站立、步行训练(T2～T12)
	功能性步行训练(L1～L4)

2)不同损伤水平的患者活动功能目标:

颈 2～4 损伤:起立床站立;颈 5～7 损伤:平行杠内站立;颈 6～胸 5 损伤:平行杠内步行;胸 6～9 损伤:用拐杖步行;胸 10 及以下损伤:具有功能性步行能力。

3)训练方法:此期训练主要包括从轮椅上站立训练(图 8-5-30)、步态训练(图 8-5-31)和上下台阶训练(图 8-5-32)。训练过程中应防止患者滑倒。

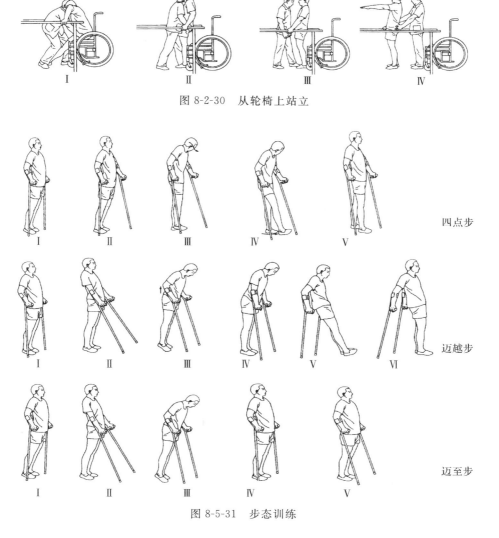

图 8-2-30　从轮椅上站立

四点步

迈越步

迈至步

图 8-5-31　步态训练

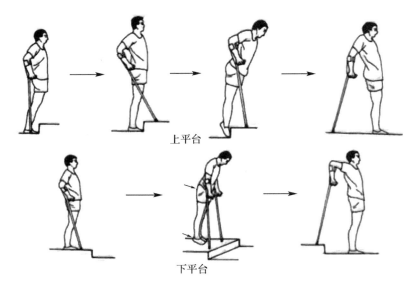

上平台

下平台

图 8-5-32　上下台阶训练

（6）健康宣教。患者的功能康复要有家属的介入，教会家属掌握基本康复知识和技能，说明训练的重要性，防止并发症的发生，为日后患者回归家庭做好准备，还要让家属将患者所住房间做一定调整，如患者应住有电梯的楼内或一楼，尽量增加住房面积，满足轮椅活动和训练需要，不设门槛，门宽和过道大于 120cm，用品悬挂在其伸手可拿到的地方等；心理护理贯穿康复全过程，是康复护理不可或缺的重要部分，强大的心理支持能发掘患者的潜力，提高训练成效；康复过程要由易到难，循序渐进，持之以恒，从被动运动到主动运动，从替代护理到自我护理。

【知识拓展】

呼吸训练方法——吹瓶法

取一根输液皮管，剪去墨菲氏滴管及以上部分，取中间约 50～70cm 长皮管（皮管越长，呼气阻力越大），将其一头放在有 2/3 水的玻璃瓶（杯子）内，患者含住另一头，用力吹气，可见气泡逸出，持续 15min，一天 3～5 次，对于训练瘫痪患者的呼吸功能效果较好。

呼吸训练方法——呼气训练

截瘫患者可采用呼气训练法来训练呼吸功能，具体方法为：护理人员用单手或双手在上腹部施加压力，在呼气接近结束时突然松手，以代替腹肌的功能，帮助患者完成有效呼气。

（常金兰）

任务 8-6　骨肿瘤患者的护理

学习目标

- **知识目标**
  1. 了解骨肿瘤的分类；
  2. 熟悉骨肿瘤的临床表现、诊断及治疗，以及常见骨肿瘤的表现特点；
  3. 掌握骨肿瘤的护理及健康教育，以及截肢患者的护理。

- **能力目标**
  1. 运用所学知识能评估肿瘤患者的类型；
  2. 做好恶性肿瘤患者的心理指导；对骨肿瘤的患者制定相应的护理措施；
  3. 对截肢患者进行术前术后护理，预防并发症的发生；
  4. 指导截肢患者正确的术后康复训练方法；
  5. 具有高度责任感和尊重、爱护患者，以及耐心、细致的态度。

【知识背景】

凡发生在骨内或起源于骨各种组织成分的肿瘤，统称为骨肿瘤。

一、分类

骨肿瘤分原发性和继发性两大类。目前的分类皆基于细胞来源，可分为骨性、软骨性、纤维性、骨髓性、脉管和神经性等。根据肿瘤组织的形态、肿瘤细胞的分化程度及细胞间物质的类型，分为良性、中间性和恶性三类。原发性骨肿瘤约占全部肿瘤的 2％，以良性为多见；而继发性骨肿瘤是由身体其他组织和器官的肿瘤通过血液循环或淋巴管转移而来，多数为恶性。良性骨肿瘤易根治，预后良好；恶性骨肿瘤发展迅速，预后不佳，死亡率高，至今尚无满意的治疗方法。还有一类病损称瘤样病变，肿瘤样病变的组织不具有肿瘤细胞形态的特点，但其生态和行为都具有肿瘤的破坏性，一般较局限，易根治。

二、发病情况

（1）性别。男性比女性多见。

（2）年龄。骨肉瘤多发生于儿童、青少年；骨巨细胞瘤多发生于成人。

（3）部位。许多肿瘤发生于生长活跃的长骨干骺端，如股骨下端、胫骨上端、肱骨上端，骨骺较少受影响。

（4）性质。原发肿瘤良性多于恶性；良性以骨软骨瘤、软骨瘤多见；恶性以骨肉瘤、软骨肉瘤、纤维肉瘤多见。

【工作任务—案例导入】

患者，男，16 岁，3 月前感右膝部间歇性隐痛不适，逐渐加重，近 5 天来疼痛较剧，转为持

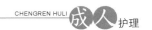

续性,夜间尤甚,影响睡眠,体重逐渐减轻,人渐消瘦。

任务导向:

1.患者可能发生了什么情况?

2.你将如何护理?

【护理工作过程】

(一)护理评估

1.健康史 任务探究:哪些原因导致该疾病的发生?

健康史和相关因素 了解患者的年龄、性别、职业、工作环境和生活习惯,特别注意有无发生肿瘤的相关因素,如长期接触化学致癌物质、放射线等。有无外伤及骨折史。评估患者的一般情况,是否有食欲减退、低热和肢体疼痛等病史,肢体疼痛的性质、程度,加重或缓解的相关因素。既往有无其他部位肿瘤史,家族中有无类似病史者。

2.身体状况 任务探究:如何根据表现判断该患者发生了什么情况?

(1)局部。评估疼痛的部位,肢体有无肿胀、肿块和表面静脉怒张,局部有无压痛和皮温增高,肢体有无畸形,关节活动是否受限。有无因肿块压迫和转移引起的局部症状。

1)疼痛与压痛:疼痛是生长迅速的肿瘤的最显著症状,恶性肿瘤几乎均有局部疼痛,良性肿瘤多无疼痛,但某些良性肿瘤因反应骨的生长而产生剧烈疼痛,如骨样骨瘤。

2)局部肿块和肿胀:良性肿瘤多以肿块为首发症状,肿块坚实无压痛。生长迅速的恶性肿瘤,多在长管状骨干骺端一侧肿胀,当肿瘤穿破骨膜时可形成较大的弥漫性肿胀,并有压痛,皮肤发热,浅静脉怒张。

3)压迫症状:良性或恶性肿瘤发展巨大时,可压迫血管、神经、肌肉,产生相应症状,脊柱肿瘤可压迫脊髓而并发截瘫。

4)功能障碍:脊柱肿瘤可引起截瘫;近关节肿瘤可引起关节功能障碍。

5)病理性骨折和脱位:骨干肿瘤骨质破坏,密度变薄,损坏骨的坚固性,可发生病理性骨折。骨端肿瘤骨质破坏严重,可导致病理性脱位。

(2)全身。患者有无消瘦、体重下降、营养不良和贫血等晚期恶性肿瘤的恶病质表现。重要脏器,如心、肺、肝、肾功能是否正常,能否耐受手术治疗和化疗。

1)转移:恶性骨肿瘤,可经血流或淋巴转移到其他部位,如肺转移。

2)复发与恶变性:恶性肿瘤经治疗后可能复发,有的良性肿瘤可恶变成肉瘤,如骨软骨瘤有 1% 的恶变可能。

3.辅助检查 血沉、碱性磷酸酶是否升高,血清钙、铜、锌及铜锌比值是否异常;尿液球蛋白检查是否正常;X 线检查有无骨质破坏、骨膜反应和软组织影;病理学检查有无异常。各重要脏器功能是否正常。

4.心理、社会状况 肿瘤治疗的过程持续时间长,损害较大,常常造成身体外观的改变和遗留残疾,对患者的身心健康影响较大。尤其是恶性骨肿瘤,转移早,预后差,死亡率高,一旦确诊,患者往往难以接受,对预后缺乏信心,出现焦虑、恐惧甚至轻生。由于恶性肿瘤多为青少年,对保肢手术寄予过多的希望,对截肢手术和术后肢体的外观改变缺乏承受力,往往拒绝治疗。在治疗过程中,对手术前后化疗的认识和准备不足,不能坚持完成手术前后的化疗。因此,需对上述问题进行全面评估,以判断患者和家属的心理承受程度和所需护理。

(二)护理诊断

1. 首要护理诊断

(1)恐惧。与担心肢体功能丧失、治疗效果和预后有关。

(2)疼痛。与肿瘤浸润压迫周围组织有关。

2. 主要护理诊断

(1)躯体移动障碍。与疼痛、关节功能受限及制动有关。

(2)预感性悲哀。与疾病预后有关。

(3)知识缺乏。缺乏骨肿瘤相关的治疗、护理、预后及术后康复等知识。

(4)有受伤的危险。与病理性骨折有关。

(5)营养失调:低于机体需要量。与进行性恶病质、化疗、化疗后食欲下降有关。

(6)潜在并发症。病理性骨折、肢体废用综合征、自杀倾向、压疮、肺炎、泌尿道感染、便秘等。

(三)护理目标

(1)患者调整心态,顺应身体的改变。

(2)患者疼痛得到及时缓解。

(3)患者乐观开朗,对治疗充满信心。

(4)无并发症及意外伤害发生。

(5)患者对本病相关知识有一定了解。

(四)治疗与护理

1. 治疗原则　以骨肿瘤的外科分期为指导,选择不同的治疗方法。良性肿瘤以手术切除为主,手术方式有刮除植骨术及外生性骨肿瘤切除术。恶性肿瘤采用手术治疗(包括保肢手术、截肢术)、放疗、化疗、栓塞治疗和免疫等综合治疗手段。

2. 手术前的护理

(1)心理护理。

1)倾听与交流:经常倾听患者的诉说,了解疾病对患者和家属带来的影响,了解患者的心理感受。在交流上,尽可能保持客观冷静,帮助患者逐步理解自己心理问题产生的深层动机和症结。向患者及家属介绍目前骨肿瘤的治疗方法和进展,手术治疗和化疗等的重要性,治疗过程中可能出现的各种副反应和应对措施,如化疗脱发可指导患者戴上帽子或假发,使之保暖及保持形象,鼓励患者积极配合治疗。介绍成功患者与其交流,助其树立战胜疾病的信心。

2)尊重患者的个性和人格:观察患者的性格特点,尊重其需要,使患者相信医护人员全心全意地关心他,取得信任。对于拟行截肢术的患者,应给与精神上的支持,与患者一起讨论术后可能出现的问题,并提出可能的解决方案,使患者心理上对截肢术有一定的准备。

3)减少不良环境因素的刺激:创造清洁、整齐、安静、舒适、美观、安全的环境,可促进患者康复。

4)分散患者注意力:引导患者用写字、绘画、听音乐、看电视、玩游戏、聊天、学习等来转移对疾病的注意力。争取患者家属的支持和配合,定期给患者家属进行康复知识训练讲座、饮食指导和咨询。

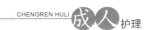

（2）协助检查。对患者所需做的诊断性检查项目，如穿刺活检或切开活检及术前动脉栓塞、动脉插管埋泵等，应耐心解释检查、治疗的目的和必要性，讲解检查、治疗的方法及注意事项，以减轻患者焦虑，使其主动配合。

（3）缓解疼痛。

1）向患者解释疼痛是肿瘤浸润和压迫周围组织所致，是骨肿瘤的主要症状。指导患者避免诱发或加重疼痛，如肿瘤局部制动，以减轻疼痛；进行护理操作时避免触碰肿瘤部位。与患者讨论缓解疼痛的有效措施，如缓慢地翻身和改变体位，转移注意力等。

2）应用镇痛药物：对于疼痛剧烈或经采取上述措施无效者，应遵医嘱使用镇痛药物，包括采用 WHO 推荐的癌性疼痛三阶梯疗法。①采用镇痛措施时，应注意按时给药，尽可能在疼痛出现之前用药；②适当配合使用镇痛剂；③用药必须遵医嘱执行；④使患者舒适，如舒适的体位，指导患者作肌肉松弛活动；适当安排消遣活动，如看电视，阅读书报、听收音机、聊天等转移患者注意力。

3）应用镇痛泵等：也可应用由患者自控的镇痛泵、神经阻滞等方法缓解疼痛。

（4）改善营养状况。由于疾病和化疗的打击，患者的营养状况往往处于低水平，应鼓励患者增加经口饮食，摄入蛋白质、热量、维生素丰富的饮食，如肉汤、骨头汤、鱼汤、牛奶、鸡蛋、豆制品、各种绿叶蔬菜和水果。必要时可采用静脉补充营养，如输血、白蛋白、脂肪乳剂、氨基酸等。

（5）肿瘤局部护理。肿瘤局部不能用力按摩挤压，不能热敷和理疗，不能涂药油和刺激性药膏，不能随便使用中药外敷，以免刺激肿瘤过度生长或导致破溃。卧硬板床，避免下地负重，以免发生病理性骨折。

（6）化疗患者的护理。

1）化疗期间的护理：化疗药物一般经静脉给药，药物的剂量严格根据体重进行计算。药物应现配现用，避免搁置过久，降低疗效。联合使用多种药物时，每种药物之间应用等渗溶液间隔。化疗药物对血管的刺激性较大，要注意保护血管，防止药液外渗。一旦外渗，应立即停止静脉滴注，局部用 50% 硫酸镁湿敷，防止皮下组织坏死。

2）化疗后的观察和护理：

化疗药物的主要不良反应包括胃肠道反应、骨髓抑制、肝功能受损、心肌受损、感染、溃疡等。因此，在患者接受大剂量化疗时，应加强护理。①胃肠道反应：最常见。可在化疗前半小时给予止吐药物，以预防恶心、呕吐；多饮水，化疗前 24h 及化疗后 72h 内进食清淡饮食，避免喝咖啡及油腻食物；指导患者做肌肉放松及催眠训练，消除紧张心理。②骨髓抑制：定期检查血常规，一般用药后 7～10d，即可有白细胞和血小板的下降。若白细胞降至 3×10^9/L，血小板降至 80×10^9/L，应停止用药，给予患者支持治疗。③皮肤及附件受损：化疗患者均有脱发，可在头部放置冰袋降温，减少毛囊部血运，降低头部皮下组织的血药浓度，预防脱发。④心、肝、肾功能：阿霉素对心脏的毒性较大，用药前应常规进行心电图（图 8-6-1）。

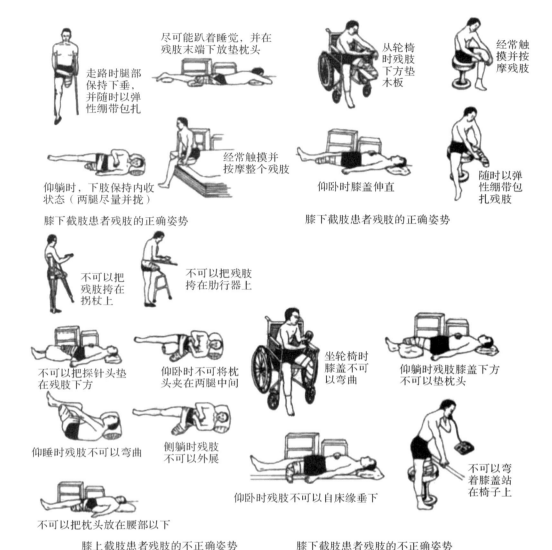

走路时腿部保持下垂，并随时以弹性绷带包扎

尽可能趴着睡觉，并在残肢末端下放垫枕头

从轮椅时残肢下方垫木板

经常触摸并按摩残肢

仰躺时，下肢保持内收状态（两腿尽量并拢）

经常触摸并按摩整个残肢

仰卧时膝盖伸直

随时以弹性绷带包扎残肢

膝下截肢患者残肢的正确姿势　　　　**膝下截肢患者残肢的正确姿势**

不可以把残肢挎在拐杖上

不可以把残肢挎在肋行器上

不可以把探针头垫在残肢下方

仰卧时不可将枕头夹在两腿中间

坐轮椅时膝盖不可以弯曲

仰躺时残肢膝盖下方不可以垫枕头

仰睡时残肢不可以弯曲

侧躺时残肢不可以外展

仰卧时残肢不可以自床缘垂下

不可以弯着膝盖站在椅子上

不可以把枕头放在腰部以下

膝上截肢患者残肢的不正确姿势　　　　**膝下截肢患者残肢的不正确姿势**

图 8-6-1　膝部截肢患者残肢姿势

3. 观察和预防术后残端伤口出血　　注意观察截肢术后肢体残端的渗血情况，创口引流液的性质和引流量。对于渗血较多者，可用棉垫加弹性绷带加压包扎；若出血量大，应立即扎止血带止血，并告知医师，配合处理。故截肢术后患者床旁应常规放置止血带，以备急用。继发性出血多发生在术后 5～14d，伤口胀痛、皮肤青紫、残端疼痛加重，压迫残端有较多积血流出。大出血时患者可突然感觉残端疼痛并有肿胀感，此时患者血压未见下降，残肢敷料亦可无血迹，但检查可见残端肿胀，触之有波动感。如果在引流物未拔除以前发生，可见有大量血液流出。

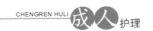

4. 残端局部皮肤观察和护理　术后残肢用软枕垫高,注意观察残端有无肿胀、发红、水泡、皮肤坏死及并发感染的征象,是否有残肢疼痛和幻肢痛。

5. 幻肢痛的观察和护理　绝大多数截肢患者在相当长的一段时间内感到已切除的肢体仍然有疼痛和其他异常感觉,称为幻肢痛。疼痛多为持续性,尤以夜间为甚,属精神因素性疼痛。应向患者讲解幻肢痛的发生机制,劝导患者正确面对现实,从心理上承认并接受截肢的这一事实。每日数次对残肢端进行热敷、按摩,指导残肢锻炼,当患者感到残肢疼痛时可自己轻轻敲打残端,并注视残肢,从空间和距离的确认中慢慢消除幻肢,从而消除幻肢痛的主观感觉。必要时可使用镇痛剂。对于长期的顽固性疼痛可行神经阻滞手术。

6. 残肢的功能锻炼

(1)关节活动训练。尽早开始关节活动训练是避免关节发生挛缩畸形的最行之有效的方法。①上臂截肢:早期锻炼肩关节外展功能;②前臂截肢:加强肩、肘关节活动;③大腿截肢:容易发生髋关节屈曲外展畸形,短残肢畸形,早期强调髋关节的内收和后伸运动;④小腿截肢:膝关节需进行屈伸运动,尤其是伸直运动训练,一旦发生膝关节屈曲畸形,将严重影响假肢的穿戴。训练时以主动功能训练为主,对不能进行主动活动的关节或关节本身已有挛缩发生时,被动关节活动训练非常重要。

(2)肌力训练。只有良好肌力的残肢才能很好地制动和控制假肢。①上臂残肢:训练双肩关节周围的肌力,做抗阻力的外展、前屈、后伸抬高肩胛的活动。②前臂残肢:做抗阻力的肘关节屈伸活动来增强肘关节屈伸肌力,进行幻手(手已截除)用力握拳和伸直手指的活动。③大腿残肢:训练髋关节的屈、伸、外展、内收肌肉。髂肌可以做抗阻力的外展、前屈、后伸活动(图8-6-2)。④训练股四头肌,做抗阻力的伸膝和屈膝活动,同时训练小腿残留的肌肉,进行幻足的屈伸活动训练,以避免残肢肌肉萎缩。

(3)增强残肢皮肤强度训练。一般术后2周,伤口愈合后开始,可以用残端按摩、拍打及蹬踩的方法对下肢截肢残端皮肤进行承重训练;也可用弹性绷带每日反复包扎(图8-6-3),均匀压迫残端,促进软组织收缩;制作临时义肢,鼓励患者拆线后尽早使用,可消除水肿,促进残端成熟,为安装义肢做准备。

(4)健侧腿的训练。对于增进持续步行平衡极为重要。①健腿站立训练:下肢截肢后,其残侧的骨盆大多向下倾斜,致使脊柱侧弯,往往初装假肢时总感到假肢侧较长。为此,需在镜前做站立训练,主要着眼于矫正姿势,并以在无支撑的情况下能保持站立10min为目标。②连续单腿跳:对于一侧下肢截肢的患者,日常生活中经常会遇到单腿跳的动作,但截肢后经长期卧床,有不少患者是难以进行单腿跳的,再者,增强健侧腿的肌力,获得健侧支撑的平衡感和稳定性,对于穿戴假肢步行也是很重要的。训练中,为避免单调枯燥,若以排球、乒乓球等球类运动的方式进行,则收效更好。③站立位的膝关节屈伸运动:这是对于上下台阶的稳定性及转换姿势等都十分有用的一种训练。目标是至少能连续屈伸膝关节10~15次。

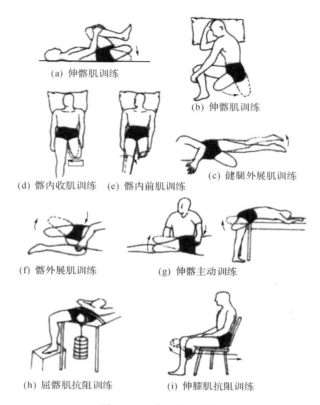

(a) 伸髋肌训练

(b) 伸髋肌训练

(d) 髋内收肌训练　(e) 髋内前肌训练

(c) 健腿外展肌训练

(f) 髋外展肌训练

(g) 伸髋主动训练

(h) 屈髋肌抗阻训练

(i) 伸膝肌抗阻训练

图 8-6-2　大腿残肢训练

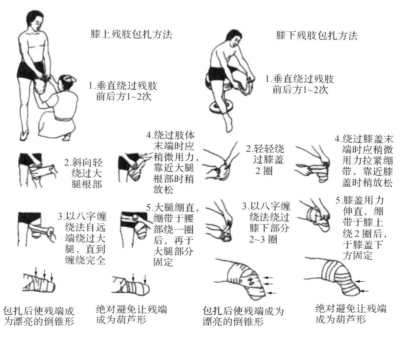

膝上残肢包扎方法

膝下残肢包扎方法

1. 垂直绕过残肢前后方1~2次

1. 垂直绕过残肢前后方1~2次

2. 斜向轻绕过大腿根部

4. 绕过肢体末端时应稍微用力，靠近大腿根部时稍放松

2. 轻轻绕过膝盖2圈

4. 绕过膝盖末端时应稍微用力拉紧绷带，靠近膝盖时稍放松

3. 以八字缠绕法自远端绕过大腿，直到缠绕完全

5. 大腿绷直，绷带于腰部绕一圈后，再于大腿部分固定

3. 以八字缠绕法绕过膝下部分2~3圈

5. 膝盖用力伸直，绷带于膝上绕2圈后，于膝盖下方固定

包扎后使残端成为漂亮的倒锥形

绝对避免让残端成为葫芦形

包扎后使残端成为漂亮的倒锥形

绝对避免让残端成为葫芦形

图 8-6-3　弹力绷带包扎法

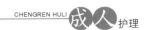

【护理评价】

(1)患者情绪是否稳定,配合治疗的态度如何?

(2)患者有无自诉疼痛减轻,有无疼痛的症状和体征?

(3)患者是否正视现实,是否具有良好的适应能力?

(4)患者口腔有无溃疡?

(5)治疗期间有无抗肿瘤药物外渗,有无压疮?

(6)患者的活动情况如何?

(7)患者对疾病及康复知识的了解程度如何?

(8)患者有无并发症发生?

【知识拓展】

常见骨肿瘤

一、骨软骨瘤

骨软骨瘤(osteochondroma)又称骨疣,是一种常见的良性骨肿瘤,实质上是骨生长方向的异常和长骨干骺区再塑型的错误。多发生于青少年,它的结构包括骨组织和其上软骨帽。有自己的骨骺板,随人体生长发育增大,当骨骺线闭合,骨软骨瘤生长也停止。仅有1%的单纯性骨软骨瘤可恶变,多发性骨软骨瘤及广基底骨软骨瘤恶变机会较单发性高。

临床表现:骨软骨瘤可长期无症状,多为无意中发现骨性包块而就诊。肿块多位于股骨下端、肱骨上端或胫骨上端,骨性包块生长缓慢,当增大到一定程度可压迫周围组织,如肌腱、血管、神经等而影响相应组织的功能。多发性骨软骨瘤可妨碍正常骨的生长发育,以致患肢有短缩、弯曲畸形。

X线表现为干骺端有骨性突起,偏离最近骺板生长,其皮质骨、松质骨与正常骨相连,基底部可窄小成蒂或宽扁无蒂(图8-6-4),软骨帽不规则钙化。

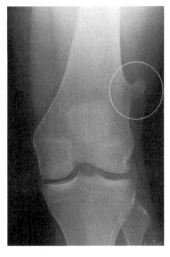

图 8-6-4　骨软骨瘤

无症状者，一般不需治疗，但应密切观察。若肿瘤过大、生长过快或压迫周围血管神经，影响功能，以及肿瘤自身骨折者，应做切除手术。切除范围从肿瘤基底四周正常骨组织开始，包括纤维膜、滑囊、软骨帽等，以免复发。

二、骨巨细胞瘤

骨巨细胞瘤（giant cell tumor）是较常见的原发性骨肿瘤之一，属于一种潜在恶性或介于良恶性之间的溶骨性肿瘤。起源于骨髓结缔组织间充质细胞。发病年龄多在 20～40 岁，女性多于男性，好发部位为股骨下端和胫骨上端。骨巨细胞瘤根据病理改变可分为三级：Ⅰ级：基质细胞正常，有大量巨细胞，良性；Ⅱ级：基质细胞较多，巨细胞数量减少，侵袭性；Ⅲ级：以基质细胞为主，巨细胞数量极少，恶性。分级对治疗有参考价值。

临床表现主要为疼痛、局部肿胀及压痛，皮温增高，病变关节活动受限。瘤内出血或病理骨折时伴有剧烈疼痛。X 线表现为：骨骺处偏心性溶骨性破坏，无骨膜反应。病灶骨皮质膨胀变薄，呈"肥皂泡"样改变。常伴病理性骨折（图 8-6-5）。

外科分期 $G_0T_{1\sim2}M_{0-1}$ 肿瘤，局部手术刮除、加物理（如液氮）或化学（如氯化锌）处理、冲洗净后再用松骨质或骨水泥充填。如复发应做肿瘤段切除，行大块骨或假体植入。外科分期 $G_2T_{1\sim2}M_0$ 属恶性无转移，应广泛或根治切除或截肢。化疗无效，放射治疗虽有效，但照射后易发生肉瘤变。

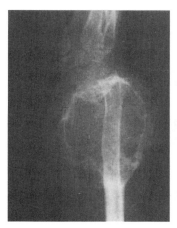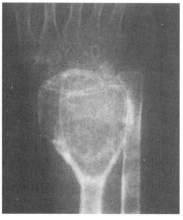

图 8-6-5　骨巨细胞瘤

三、骨肉瘤

骨肉瘤（osteosarcoma）是最常见的原发性恶性骨肿瘤。恶性程度高，预后差。发病年龄以 10～20 岁青少年多见。好发于长管状骨干骺端，股骨远端、胫骨近端和肱骨近端是常见发病部位。其组织学特点是瘤细胞直接形成骨样组织或未成熟骨，故又称成骨肉瘤。近年来，由于早期诊断和化疗的发展，使骨肉瘤的 5 年存活率大大提高。

临床表现为早期疼痛，可发生在肿瘤出现之前，起初为间断性疼痛，渐转为持续性剧烈疼痛，尤以夜间为甚。骨端近关节处可见肿块，触之硬度不一，有压痛，局部皮温高，静脉怒

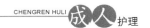

张,可伴有病理性骨折。肺转移发生率高。X线表现为:骨质表现为成骨性、溶骨性、混合性破坏,病变多起于骺端。因肿瘤生长及骨膜反应可见三角状新骨,称 Codman 三角,或垂直呈放射状排列,称"日光射线"现象(图 8-6-6)。实验室检查可有贫血、血沉增快和碱性磷酸酶增高等。

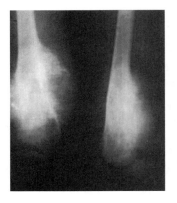

图 8-6-6　骨肉瘤

治疗:骨肉瘤采用综合治疗。外科分期 $G_2T_{1\sim2}M_1$ 者术前大剂量化疗;然后做根治性瘤段切除、灭活再植或植入假体的保肢手术;无保肢条件者行截肢术,截肢平面应超过病变的近侧关节;术后仍需大剂量化疗。外科分期 $G_2T_{1\sim2}M_1$ 者除上述治疗,必须切除转移灶。肺转移的发生率很高,大部分患者死于肺转移。

四、骨髓瘤

骨髓瘤(myeloma)是起源于骨髓造血组织,以浆细胞为主的恶性肿瘤。多见于 40 岁以上男性。好发部位依次为脊椎、肋骨、颅骨、胸骨。大多数患者无症状,少数患者以背痛为首发症状,常伴贫血和恶病质。可有病理骨折。骨穿可找到大量异常浆细胞,A/G 倒置,尿中Bence-Jones 蛋白阳性。X线表现为:多个溶骨性破坏和广泛的骨质疏松(图 8-6-7)。治疗:以放疗、化疗为主,预后差。

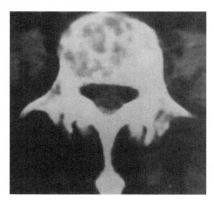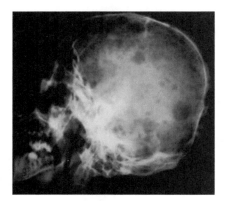

图 8-6-7　骨髓瘤

五、转移性骨肿瘤

转移性骨肿瘤又称继发性骨肿瘤,是指原发于骨外器官或组织的恶性肿瘤,通过血液循环或淋巴系统转移至骨骼,并继发生长所致。好发于 40~60 岁。多见于躯干骨骼,常发生骨内转移的肿瘤依次为乳腺癌、前列腺癌、肺癌、肾癌。临床表现:主要是疼痛,其次是病理性骨折和脊髓压迫症状。X 线表现:可表现为溶骨性、成骨性和混合型的骨质破坏,以溶骨性为多见(图 8-6-8)。实验室检查:溶骨性骨转移时,血 Ca 升高;成骨性骨转移时,血清 ALP 升高;前列腺癌转移时,血清 ACP 升高。治疗:治疗原发癌和转移瘤同时进行。可采用化疗、放疗和内分泌治疗。内分泌治疗如睾丸摘除术。垂体切除术和肾上腺皮质切除术。手术治疗以姑息手术为主。

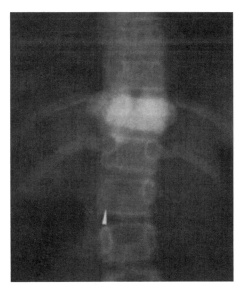

图 8-6-8　转移性骨肿瘤

（张前法）

任务 8-7　关节置换术患者的护理

📖学习目标

● 知识目标
　1. 掌握全髋关节置换术、全膝关节置换术的术前护理和术后护理;
　2. 熟悉全髋关节置换术、全膝关节置换术的适应证和禁忌证;
　3. 了解人工关节置换术的适应证和禁忌证。

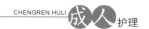

• 能力目标

1. 运用所学知识能评估患者全髋关节置换术的功能状态；

2. 对全髋关节置换、全膝关节置换患者术后采取正确的体位指导,预防脱位等并发症的发生；

3. 指导全髋关节置换、全膝关节置换患者术后正确康复训练；

4. 具有高度责任感和尊重、爱护患者,以及耐心、细致的态度。

【知识背景】

人工关节置换术是用生物材料或非生物材料制成关节假体,植入人体替代病损的关节结构的一类手术方法,其目的是消除疼痛,矫正畸形,恢复关节的活动与原有的功能。人工关节的诞生,标志着骨科由修复、切除、重建发展到取代,是 20 世纪骨科的一次革命性进展。

今天,在发达国家,人工关节置换术已经成为对严重的髋、膝关节病变施行外科重建的常规手术方法。人工关节置换术是继胆囊切除术后占第二位的外科手术。全世界每年约 100 万例,15 年以上的临床优良率已在 90% 以上。我国每年关节置换约 3 万余例。人工关节置换术后康复不但和疾病本身有关,也与手术操作技术、患者的信心、精神状态,以及患者的康复治疗配合程度密切相关。随着人工关节置换术的广泛开展,术后康复越来越受到重视。正确的康复训练可以促进患者恢复体力,增强肌力,增大关节活动度,恢复日常生活动作的协调性。科学的康复训练,可有效地减少人工关节置换术患者的术后并发症,促进关节功能恢复。

(一)人工髋关节置换术适应证

(1)股骨颈骨折(图 8-7-1),骨折移位明显,年龄大于 60 岁患者。

(2)股骨头缺血性坏死(图 8-7-2),股骨头已塌陷变形,髋臼已有破坏者。

(3)骨关节病,髋臼已有改变,有疼痛和功能障碍者(图 8-7-3)。

(4)类风湿性关节炎及强直性脊柱炎,关节疼痛、畸形、活动受限,患者虽然年轻,但痛苦较大,对这种患者应放宽年龄限制,及早行全髋关节置换术。

(5)髋关节强直,髋关节未完全骨性强直但疼痛及畸形者。

(6)某些髋部骨折。

(7)位于股骨头或髋臼的良性和恶性骨肿瘤。

(8)髋臼发育不良(图 8-7-4)。

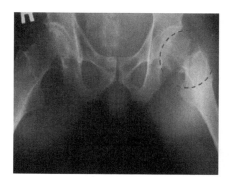

图 8-7-1　股骨颈骨折

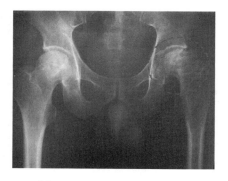

图 8-7-2　股骨头缺血性坏死

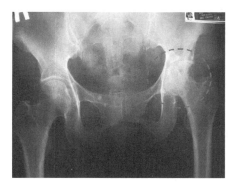

图 8-7-3　退化性骨关节炎

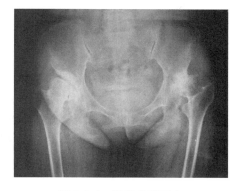

图 8-7-4　髋臼发育不良

（二）人工髋关节置换术禁忌证

（1）各种炎症,包括有全身或局部的化脓性感染灶。

（2）神经性病变,术后不能恢复运动功能者。

（3）臀部肌力不足。

（4）骨骼发育未成熟者。

（5）严重冠心病,未控制的高血压或糖尿病,心、肺、脑、肾功能不全不能耐受大手术者。

（6）严重骨质疏松者。

（7）恶性肿瘤不能提供坚强的固定。

（三）人工髋关节置换的类型

1. 股骨头置换术（图 8-7-5）　用人工材料将病变的股骨头置换。

2. 人工全髋关节关节置换（图 8-7-6）　用人工材料将人体的股骨头和髋臼置换,具有解除疼痛,保持关节活动度,保持关节稳定性和不影响或修复肢体长度的优点。

3. 髋关节表面置换术（图 8-7-7）　不切除股骨头颈,保留较多的骨质,不影响未来行全髋关节置换术,适用于年轻的髋关节疾病患者。

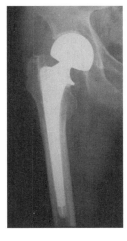

图 8-7-5　股骨头置换

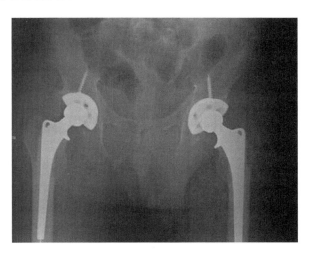

图 8-7-6　人工全髋关节置换

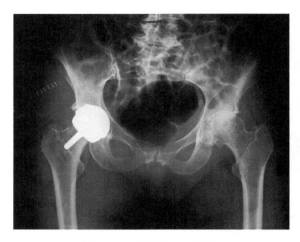

图 8-7-7　髋关节表面置换

【工作任务—案例导入】

患者,男,57 岁,15 年前无明显诱因下出现双髋关节行走时酸胀不适、有隐痛,偶有"打软腿"现象,休息后可好转,3 年前出现左侧髋关节疼痛逐渐加重,行走距离受限制,并出现跛行。

任务导向:

1. 患者可能发生了什么情况?

2. 你将如何护理?

【护理工作过程】

(一)护理评估

1. 健康史　任务探究:如何根据既往健康状况判断该患者发生了什么情况?

患者的年龄、职业、身高、体重、一般健康状况;有无吸烟或饮酒史;有无糖尿病、高血压、心脏病、皮肤病等伴发症状。

2. 身体状况　任务探究:如何评估关节置换的类型?

(1)局部。了解行人工髋关节置换的原发病,如果是因股骨颈骨折,要了解受伤的部位及程度,骨折的时间;如果是髋关节骨病,要了解疾病的性质,髋关节疼痛,活动度,髋固肌肉力量或臀中肌肌力,畸形的程度。

(2)全身。生命体征是否平稳;有无骨质疏松;肢体活动受限程度;全身有无急慢性感染及心肺功能状况等。

3. 辅助检查　主要是影像学检查结果及各项生化检查结果。

4. 心理和社会支持状况　患者和家属对人工髋关节的了解程度,骨折和髋关节骨病给患者带来很大痛苦,严重时可导致生活能力下降,影响正常生活和学习工作,并由此产生一系列不良情绪,评估患者的心理状态,评估患者的家庭及社会支持系统对本病的了解程度及对患者的帮助和支持能力。

(二)护理诊断

1. 首要护理诊断

(1)疼痛。与髋关节骨病有关。

(2)恐惧/焦虑。与担心人工髋关节置换后功能恢复程度和经费有关。

2. 主要护理诊断

(1)自理能力缺陷。与关节疼痛、活动受限有关。

(2)知识缺乏。缺乏人工髋关节置换和康复锻炼的相关知识。

(三)护理目标

(1)患者自诉疼痛逐渐减轻。

(2)患者情绪稳定,恐惧、焦虑症状减轻或消失,对治疗充满信心。

(3)患者的生活基本能自理。

4.患者能复述预防并发症及康复锻炼等相关内容。

(四)治疗与护理

1. 心理护理　护士应根据患者的年龄、职业、文化程度有针对性地与患者交谈,了解患者的心理状态和对手术知识的了解程度。利用各种宣传资料向患者讲解手术的必要性和术后康复程序,术前应做的准备、注意事项。对有吸烟和饮酒史的,应立即劝其在术前一周之内停止吸烟和饮酒,因为这会导致血红蛋白降低,从而使组织修复所需的供养减少,还会使血液黏滞性提高,增加血栓形成的概率,并介绍典型案例,打消其思想顾虑,使其积极配合治疗,树立战胜疾病、早日康复的信心。

2. 术前准备　做好皮肤过敏试验;进行交叉配血;禁食 12h,禁饮 6h;术前晚上可酌情使用镇静药;术前预防性应用抗生素,一般在术前半小时使用效果最佳。

3. 术前适应性训练　有助于避免术后髋关节脱位、坠积性肺炎、尿潴留、便秘等发生。

(1)体位训练。向患者说明术后为防假体脱位应采取正确的体位。可平卧或半卧位,但患髋屈曲<90°,不侧卧,患肢外展 30°并保持中立,两腿间放置外展架或厚枕,必要时准备合适的防旋鞋,将患者安排至有床上拉手的病床。

(2)呼吸功能训练。指导患者有效咳嗽和深呼吸训练,以预防术后肺部并发症的发生。

(3)床上大小便训练。预防术后因体位不习惯而致尿潴留及便秘。注意放置便盆时,臀部抬起足够高度并避免患肢的外旋及内收动作。给女患者使用特制的女式尿壶以避免过多使用便盆,增加髋部运动。

4. 术后护理

(1)正确搬运。

为防止搬运过程对患者造成髋关节脱位等损害,在手术患者回病房时,注意使用正确的搬运方法:由一名护士托住患侧的髋部和患肢,使患肢始终保持外展 30°中立位;另一名护士托住健侧髋部和健肢,其余人协助,将患者平放于床上。患者两大腿之间可放置梯形枕,以防患肢外旋或内收。在膝关节下垫一软枕,防患肢过度屈曲和伸直,足跟放一小垫,使足跟悬空,防止足跟部发生压疮,必要时予皮牵引。

(2)严密观察病情。

1)给予心电监护,密切观察患者的体温、脉搏、呼吸、血压、血氧饱和度,每 30min 1 次,平稳后改每 2h/次。

2)观察伤口渗血及负压引流是否通畅,引流液的量、性质,经常挤压引流管,确保引流通畅。正常 50～400mL/d,色淡红,若每天引流量＞400mL,色鲜红,应及时处理。术后 24～72h 引流量≤50mL 可考虑拔管。每天更换负压吸引器,操作中严格无菌,避免引流液逆流,防止引流管脱落,妥善固定。伤口敷料如渗血较多,应及时更换,预防感染。

3)患肢肢端血循的观察:密切观察患肢感觉、活动和肢端皮温、肤色的情况,出现异常及时通知医生处理。

(3)体位护理。术后予去枕平卧 6h,在双腿间放置一三角形垫防止髋部内收及外旋,患肢保持外展 15°～30°中立位,穿丁字鞋,膝部垫一薄软枕,防止髋关节脱位及避免皮肤和神经的不必要的压迫(图 8-7-8)。6h 后可适当摇高床头 15°～30°。术后第一天,可半卧位休息,但屈髋小于 90°,避免患侧卧位,健侧卧位时两腿间夹一枕头,保持患肢外展位,避免过度屈髋内收(图 8-7-9)。术后 3～5d,可扶步行器或双拐下地部分负重行走,术后一月可用单拐行走,逐步弃拐行走。

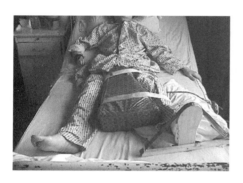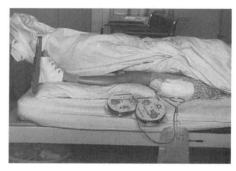

图 8-7-8　髋关节置换术后体位

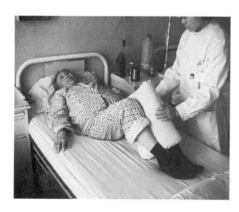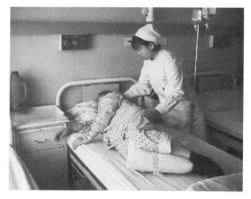

图 8-7-9　髋关节置换术后健侧卧位

(4)疼痛护理。手术后的伤口疼痛可影响患者的生命体征的平稳、饮食、睡眠和休息,从而影响伤口愈合,同时也影响患者功能康复锻炼。故应重视术后的疼痛控制,积极采取镇痛措施。护士首先要评估患者疼痛的性质、时间和程度,观察患者的面部表情、活动、睡眠。听取患者主诉,分散患者的注意力,适当应用镇痛剂或术后使用镇痛泵。

(5)生活护理。尽量满足患者的各种基本要求,做好基础护理,协助家属做好饮食护理、大小便护理等。

(6)并发症的观察与护理。出血、下肢深静脉血栓形成或栓塞、感染、假体脱位等是术后早期最常见的并发症。

1)出血和血肿:髋关节置换术后出血常发生在术后 24h 内,血肿形成发生在术后 48～72h 内。原因有患者凝血功能下降、术中止血不彻底、创口各层间隙内引流不畅。关键在于预防:术后重点观察引流管内引流液的颜色、敷料渗血渗液的情况、血常规监测血红蛋白的变化。护理的重点是保证引流通畅;密切观察患者手术部位有无肿胀、波动感、皮肤发紧、发紫;观察敷料加压包扎的有效性;注意保持筋膜下和皮下引流管通畅;引流管放置 48h,并尽可能将伤口内的积血引出。

2)下肢深静脉血栓形成或栓塞:为最常见的并发症,发生率为 $50\%\sim70\%$,故术后应积极预防深静脉血栓的形成,应注意观察肢体有无肿胀情况,肢端皮肤颜色、温度及有无异常感觉、有无被动牵拉足趾痛,有无胸闷、呼吸困难,如有以上情况应警惕下肢深静脉血栓形成或继发肺栓塞。高龄、肥胖、心功能不全、长期制动等是血栓形成的危险因素,对此类患者可使用下肢静脉泵(图 8-7-10)、足底泵(图 8-7-11)、梯度弹力袜(图 8-7-12)或口服阿司匹林、华法林、低分子右旋糖酐、肝素等药物预防。同时密切观察皮肤黏膜的出血情况,定期检测凝血酶原时间、预防突发性出血。

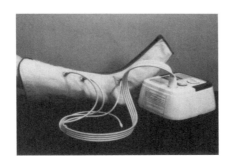

图 8-7-10　下肢静脉泵

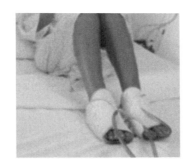

图 8-7-11　足底泵

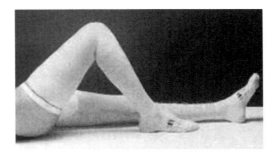

图 8-7-12　梯度弹力袜

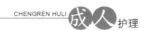

3)感染:感染是髋关节置换术后最严重的并发症,发生率是0.5%～1%。感染分为早期感染、迟发感染和晚期感染。早期感染是术后3个月内出现的感染;迟发感染(多为低毒感染)是手术后4个月到2年出现的感染;晚期感染是术后第3年开始出现,一般认为是血源性感染。术后要密切观察切口周围皮肤有无红、肿、发热、压痛等局部感染症状,保持伤口敷料的清洁干燥,避免被大小便污染。如术后体温持续升高,3天后切口疼痛加剧,血象检查提示白细胞、中性粒细胞百分比升高,胸部X线示正常时,要考虑切口感染。预防术后感染要严格手术操作和手术室环境,围手术期正规使用抗生素,尽量避免或缩短各种导管的留置时间;出院时告知患者,要防止髋关节的远期感染,及时治疗牙周炎、扁桃体炎、呼吸道感染、泌尿生殖系和皮肤感染。

4)假体脱位:假体脱位是人工髋关节置换术失败的重要原因之一,准确地保持患肢外展中立位是防止髋关节脱位的关键。术后正确搬运;穿丁字鞋,在双腿间放置一三角形垫,保持患肢外展中立位;翻身时与所穿丁字鞋一起翻动;卧位时两腿间夹一枕头,避免过度屈髋内收等,做好体位护理。术后不要过早行抬腿运动,以免引起疼痛、脱位;协助患者大、小便时,要注意保持关节处于功能位,防止外旋或内收;在做各种操作和治疗时,应将整个关节托起,不可单纯牵拉及抬动患肢;护士应向患者及家属宣教预防脱位的重要性和具体注意事项,加强防范意识。

晚期并发症还有假体松动、异位骨化、骨吸收、骨溶解、假体磨损等。

(7)康复功能锻炼。目的是改善人工关节的活动范围,保证重建关节的良好基础;训练和加强关节周围肌群的肌力和耐力,重建关节功能的稳定性;恢复日常生活活动的自理能力;加强对置换关节的保护,延长使用寿命。人工髋关节置换术后康复介入的时机对于患者髋关节功能的恢复非常重要,过早活动与负重可能导致假体的松动、移植骨移位等,过迟可导致功能恢复不良。术后康复必须坚持全面性、渐进性、因人而异的原则,分三个阶段进行。

1)第一阶段:术后1～2d,主要以患肢肌肉的静力收缩运动和远端关节的活动为主。目的是促进血液循环,防止下肢深静脉血栓的形成。

①踝关节主动背伸,跖屈运动:患者仰卧位,最大限度地进行踝关节背伸及跖屈活动(图8-7-13),每个动作保持10s后,再放松。

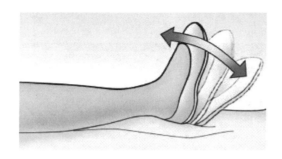

图8-7-13 踝关节背伸、跖屈运动

②股四头肌、腘绳肌训练:患者仰卧位,患肢外展30°保持中立位,膝下可垫以软枕,主动下压膝关节,足跟尽量向前(图8-7-14),保持大腿肌肉收缩状态10s,然后放松。

③臀肌收缩运动:患者平卧位伸直腿,上肢舒适地放在身体的两侧,收缩臀部肌肉

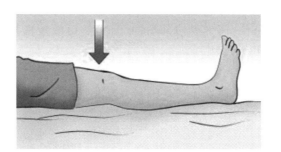

图 8-7-14　股四头肌、腘绳肌训练

（图 8-7-15），保持 10s，放松。以上每组动作持续做 10～15min/次，2～3 次/d。

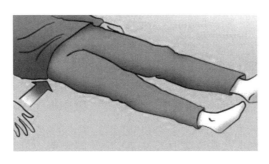

图 8-7-15　臀肌收缩运动

2）第二阶段：术后 3～5d，主要以患肢肌肉力量和髋、膝关节活动度的训练。目的是增强股四头肌和腘绳肌的肌力，改善关节活动范围，使患肢在不负重或部分负重的情况下借助步行器开始行走，要求护士陪同，注意观察患者的面色，及时倾听患者的主诉。

①直腿抬高运动：患者平卧位，患肢伸直向上抬起，要求足跟离开床面 20cm 以上，在空中能停留 5～10min，以患者不感到疲劳为宜（图 8-7-16）。

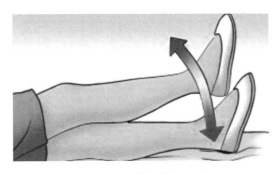

图 8-7-16　直腿抬高运动

②屈髋、屈膝运动：患者平卧位，移去膝下软枕，医护人员一手托在患者膝下，一手托住足跟，在不引起患者疼痛的情况下行屈髋、屈膝活动，幅度由小到大，活动量由少到多，逐渐过渡到主动屈髋、屈膝锻炼，但屈髋不能＞90°。

③髋关节伸直练习：患者平卧位，屈曲健侧髋、膝关节，做患肢髋关节主动伸直动作，充

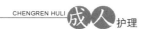

分伸展屈髋肌及关节囊前部。

④髋部外展练习:仰卧位,使患者向外滑向床沿,然后慢慢恢复原位(图 8-7-17)。以上动作 10 次~20 次/组,2 组/d 为宜。

3)第三阶段:术后 6d~3 个月,在锻炼髋关节活动度和加强股四头肌力量训练的同时做好下床和步态的训练。目的是增加患者身体的平衡性和肢体的协调性,防止意外的发生。

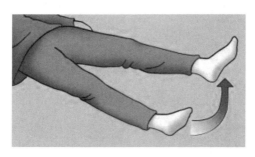

图 8-7-17 髋部外展练习

①卧位到坐位的训练:嘱患者双手拉住床上拉手或用力在床上撑起,屈健肢伸患肢,移动身体至健侧床沿,护士在健侧协助,拖住患肢移至床边让小腿自然下垂。注意屈髋不能>90°,患肢外展(图 8-7-18)。

②坐位到站位训练:护士站在患侧扶住患者,让其健肢用力着地,递给拐杖或步行器,利用双手和健肢的支撑力站起(图 8-7-19),患肢根据个体差异可不负重或部分负重,负重的力量逐渐递增,从开始的 20~30kg(不超过自身体重的 50%),直到可以完全负重。

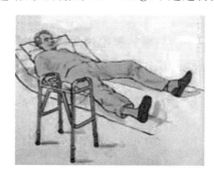 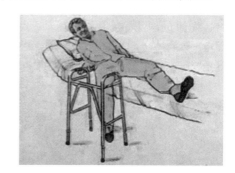

图 8-7-18 坐起训练

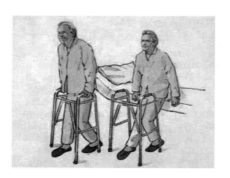

图 8-7-19 站起训练

③位到行走训练：行走时健肢在前先行，患肢跟上，再移动步行器向前（图 8-7-20）。

④平衡能力训练：为了患者安全，在行走前让患者在床尾或用两手扶步行器站立，两腿分开与肩同宽，护士在患者身后左右摇晃其腰部，以了解患者的平衡能力，然后借助步行器行走。整个过程速度要慢，应防止体位性低血压和休克的发生。

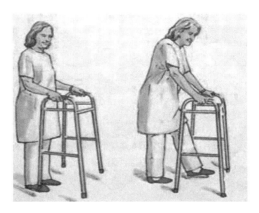

图 8-7-20　行走训练

⑤上、下楼梯拐杖行走法：上楼梯时健肢先上，拐杖和患肢留在原阶；下楼梯时患肢和拐杖先下，再是健肢跟下（图 8-7-21），但不宜登高。

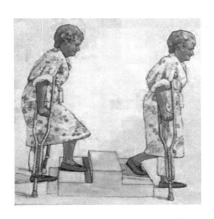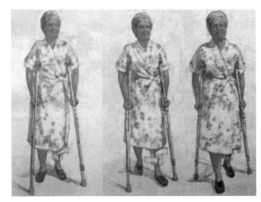

图 8-7-21　上下楼梯拐杖法

⑥训练日常生活自理能力：直到患者独立完成各项日常生活所必需的动作，如穿裤、穿鞋、穿袜、上下床等，增加患者日常生活能力。

（8）出院指导。

1）使用拐杖至无疼痛及跛行时，方可弃拐，最好使用单手杖，可减少术侧关节的磨损。

2）预防并及时控制感染：对拔牙、插尿管等有可能造成感染的任何手术或治疗措施都应及时预防，防细菌血运传播导致关节感染。

3）术后 6～8 周内避免性生活。性生活时要防止术侧下肢极度外展，并避免受压。

4）避免重体力活动以及参加诸如奔跑、跳迪斯科等需髋关节大范围剧烈活动的运动项

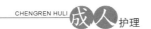

目,减少术后发生关节脱位、半脱位、假体松动等问题。

5)避免将关节放置在易脱位的体位:术后 3～6 月内避免患侧卧位;不能坐床上屈膝;不要坐低沙发和矮椅子;坐椅时不要将身体前倾;不能弯腰拾地上的东西;不能跷二郎腿;避免在髋关节内收内旋位时自坐位站起的动作;避免在双膝并拢双足分开情况下,身体向术侧倾斜去取东西,接电话等以免造成髋关节脱位(图 8-7-22)。

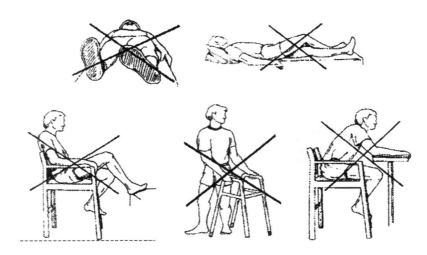

图 8-7-22　髋关节置换术后易脱位体位

6)不在不平整、光滑路面行走。

7)保持下肢常处于外展中立位,6～8 周内屈髋不要＞90°。

8)出现髋关节的任何异常情况,均应及时到医院复查或与医生联系。

(五)护理评价

(1)患者主诉疼痛是否减轻或缓解,舒适感是否增加?

(2)患者焦虑/恐惧是否缓解或减轻?

(3)患者的生命体征是否平稳,水电解质是否保持平衡?

(4)患者在卧床期间的基本要求是否得到满足,生活自理能力是否逐渐恢复?

(5)患者皮肤是否完整,有无压疮发生?

(6)患者能否维持正常的排便规律,有无便秘?

(7)患者是否具备人工全髋关节置换术后预防并发症和康复锻炼的相关知识?

(8)患者是否发生创口感染、出血,深静脉血栓及假体松动或脱位等并发症?

【知识拓展】

人工全膝关节置换手术前后的护理

膝关节是人体最大、解剖复杂、对运动功能要求最高的关节,膝关节由股骨髁、胫骨平台、髌骨及其周围滑膜、关节囊、韧带、半月板和肌肉等共同组成。膝关节置换术可解除膝关节疼痛、改善膝关节功能、纠正膝关节畸形和获得长期稳定。

一、人工膝关节置换术手术适应证

(1)膝关节各种炎症性关节炎,如类风湿性膝关节炎(图 8-7-23)、骨性关节炎、血友病性关节炎、charcot 关节炎等。

(2)少数创伤性关节炎。

(3)胫骨高位截骨术失败后的骨性关节炎。

(4)少数老年人的髌骨关节炎。

(5)膝部肿瘤(图 8-7-24)。

(6)静息的感染性关节炎(包括结核)。

(7)少数原发性或继发性骨软骨坏死性疾病。

(8)偶尔也可用于年龄较大、由于软骨钙盐沉积及假性痛风引起严重疼痛而无软骨间隙消失的患者。

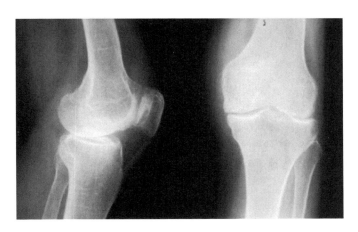

图 8-7-23　类风湿性膝关节炎

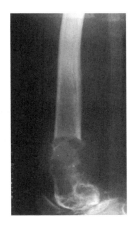

图 8-7-24　转移性膝部肿瘤

二、人工膝关节置换术禁忌证

(1)膝关节周围肌肉瘫痪。

(2)膝关节已长时间融合于功能位,没有疼痛和畸形等症状。

(3)严重屈膝挛缩畸形(大于 60°),严重骨质疏松、关节不稳,严重肌力减退,纤维性或骨性融合列为相对禁忌证。

(4)某些髋部骨折。

(5)位于股骨头或髋臼的良性和恶性骨肿瘤。

(6)髋臼发育不良。

三、人工膝关节置换的类型

目前人工膝关节假体种类繁多。按置换范围不同可分为单髁(图 8-7-25)、全髁型(图 8-7-26);按限制程度可分为限制型、半限制型和非限制型;按模拟半月板功能分固定平

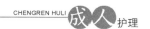

台与旋转平台;按后交叉韧带的保留与否分后交叉韧带保留型和后交叉韧带替代型。

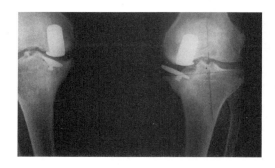

图 8-7-25　单髁型膝关节置换

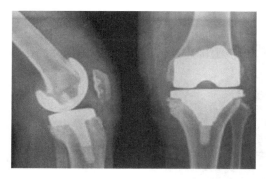

图 8-7-26　全髁型膝关节置换

四、护理措施

1. 心理护理　由于长期的关节功能障碍,疼痛的折磨,生活不能自理,患者情绪不稳定,同时相当一部分患者对手术的期望值很高,但又怕手术效果不理想,术后可能发生严重并发症而产生焦虑、恐惧心理。应热情接待患者,耐心听取患者主诉,掌握其思想动态,针对不同的个体采取积极的态度,耐心向患者解释,介绍手术的必要性和手术的过程及如何配合,术后可能要注意的问题,介绍成功病例,消除患者的心理负担,同时要求患者要有能吃苦,接受术后严格的康复锻炼的思想准备。

2. 完善各项常规检查　如血、尿、粪常规、生化检验、出凝血时间、心电图。必要时给予抗凝剂,如服用小剂量华法林、阿司匹林或低分子肝素等。注意观察患肢肿胀情况及末梢血运情况。一旦出现异常及时处理。

3. 疼痛护理　疼痛是术后最常见的症状,除造成患者痛苦不安外,同时直接影响到手术关节的功能恢复,必须给予重视。积极采取有效镇痛措施。术后早期疼痛,多因手术创伤引起,可用哌替啶、曲马朵肌肉注射可获得较好的镇痛效果。条件允许可用连续性镇痛泵,定时定量静脉均匀地注入镇痛剂。

4. 生活护理　给予患者关怀,做好基础护理,协助患者家属做好饮食护理、排尿排便护理,尽量满足患者的基本需要。保持病室环境和床单位整洁,空气清新,温湿度适宜。

5. 术后早期并发症的观察及预防

（1）血栓形成和栓塞。下肢静脉栓塞（DVT）和肺栓塞是术后常见的并发症，同时也是术后早期的主要致死原因。如不做预防性治疗，将有 40%～60% 患者发生术后深静脉血栓，即使采用了预防性措施，全膝关节置换术后下肢深静脉血栓发生率仍高达 11%～33%。因此，术后要积极预防深静脉血栓的形成。应注意观察肢体有无肿胀情况，肢端皮肤颜色、温度及有无异常感觉、有无被动牵拉足趾痛、有无胸闷、呼吸困难，发现以上情况应警惕下肢深静脉血栓形成或继发肺栓塞。高龄、肥胖、心功能不全、长期制动等是血栓形成的危险因素，对此类患者可使用弹力绷带、弹力袜、下肢静脉泵、足底泵、术后早期活动及预防性用药如口服小剂量华法林、阿司匹林或低分子肝素等药物预防。同时要密切观察皮肤黏膜的出血情况，定时检测凝血酶原时间，预防突发性出血。

（2）感染。术后感染是一个灾难性并发症，常引起关节的疼痛和病变，以致有些病例最终须再次手术。因此，术前预防很重要，围手术期正规使用抗生素；术中应减少人员流动，并使用层流手术室；术后保持敷料干燥及引流管通畅，一旦污染及时更换；尽量减少或避免插导尿管时间，密切观察体温变化和切口有无红、肿、热、痛等局部感染症状；抬高患肢，指导早期行患肢肌肉的静力收缩运动，以促进患肢的血液循环，有利于消肿和伤口的愈合。出院时告知患者，要防止膝关节的远期感染，及时治疗牙周炎、扁桃体炎、呼吸道感染、泌尿生殖系感染和皮肤感染，防止血源性感染。

（3）假体松动。松动是人工膝关节返修术的主要原因。预防假体松动的措施除改进假体设计、手术医师提高手术精确性外，还要加强健康教育，告知患者术后 2 个月避免坐矮椅，体胖者劝其减肥。避免跑、跳、背重物等活动，防止膝关节假体承受过度应力。

（4）骨折。术后可发生胫骨干、股骨干骨折，也可发生胫骨髁或股骨髁骨折。摔倒等轻微外伤常是诱发骨折的原因。要预防骨质疏松，功能锻炼期间用力要适当，不要穿拖鞋，要取得家属的积极配合，共同保护、监督患者训练，循序渐进，防止外伤。

膝关节置换术后的并发症还包括血管损伤、皮肤坏死、假体周围骨折、关节不稳、关节僵硬等。

6. 康复训练

（1）第一阶段（术后 0～2d）。

此期患肢伤口大棉垫加压包扎，康复训练主要是通过肌肉的等长收缩，促进血液循环，防止肌肉萎缩和下肢深静脉血栓的形成。方法：加强股四头肌、腘绳肌的等长收缩训练，用力收缩 10s，放松 10s，10 次/组，2～3 组/d；同时做踝关节的背伸、跖屈运动，尽可能地背伸 10s，跖屈 10s，10 次/组，2～3 组/d。

（2）第二阶段（术后 3～5d）。

此期患肢伤口大棉垫已拆除，引流管已拔，康复训练主要通过增加股四头肌和腘绳肌的肌力，患膝关节的主被动伸屈活动，促进伤口愈合，防止肌肉萎缩，改善关节活动度。①在继续锻炼股四头肌和腘绳肌肌力的基础上，指导患肢行直腿抬高运动，患肢抬高时尽量保持在空中的停留时间，次数由少到多，以不引起疲劳为宜。②膝关节持续被动运动（CPM）：予引流管拔除后进行，CPM 训练时起始角度为 0°。终止角度为 30°，在 1～2min 内完成一次屈伸活动，每次 1h，每天 2 次。根据患者对疼痛的耐受程度每天递增 5°～10°，尽量 1 周内使膝关

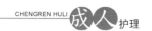

节的屈曲角度达到90°或以上。③膝关节的主动伸屈运动:患者平卧位,移去膝下软枕,医护人员一手托在患者膝下,一手托住足跟行屈膝活动,当感觉疼痛时嘱患者足跟沿床面慢慢伸直膝关节,如此反复幅度由小到大,活动量由少到多,逐渐过渡到主动屈伸膝锻炼。

(3)第三阶段(术后6～2周)。

此期患肢伤口疼痛已缓解,在继续加强患肢肌力和膝关节活动度的同时进行步态训练。方法:鼓励患者尽早下床,开始扶步行器或在床尾练习站立,此时重心在健侧下肢,患肢根据个体差异不负重或部分负重,以后重心逐渐向患肢过渡,开始扶步行器或拐杖行走,行走时健肢在前先行,患肢跟上,再移动步行器向前。

(4)第四阶段(出院后)。

功能锻炼的目的是增加患肢的膝关节活动度和负重能力,进一步加强下肢平衡功能、本体感觉、肌力的训练,改善日常生活能力。①继续做好股四头肌、腘绳肌的肌力锻炼,如坐位、仰卧位时的伸腿、直腿抬高、俯卧位时的屈膝训练;同时加强膝关节屈伸活动的主动或抗阻力训练,如手拉扶手下蹲、踏车、上下楼梯等训练。②进一步加强患肢的负重训练,负重力量逐渐递增,直到可以完全负重。③加强行走训练,训练时抬头挺胸,双目平视前方,臀部不要翘起。

值得注意的是:在整个的康复训练过程中要遵循循序渐进的原则,训练量应由小到大,以不引起患膝明显疼痛为宜;每日训练前要询问患者自我感觉,有无不适反应,以判断运动量的大小;运动后要注意膝关节有无肿胀情况;在训练行走时要做好安全保护,尤其对膝关节不稳的患者;有较严重的屈膝障碍患者,夜间休息时可用石膏托固定于伸膝位,持续4～6周。

7. 出院指导

(1)出院时制订康复锻炼计划。膝关节置换术后康复练习大部分时间是出院之后,在患者家中,出院时要给患者制订康复锻炼计划。教会患者及家属训练方法,膝关节置换术后以及恢复期一些注意事项须向患者以及家属交代清楚。根据患者及家属的理解能力、接受能力和知识水平,运用恰当、适合、易于理解的语言和方法进行沟通,并进行示范。坚持练习膝关节伸屈运动,逐渐增加活动量,避免活动过量,造成关节肿胀积液。下地负重及行走练习时,应避免摔伤。

(2)膝关节置换术后要避免剧烈运动,4～6周内不做主动下蹲动作,行走时不可急停或骤然旋转,为了减少对膝关节的磨损,防止跌倒,建议患者最好使用手杖,特别是外出时,最大限度地延长膝关节的使用寿命。

(3)指导患者加强营养。多进含高蛋白、维生素、钙、铁高丰富的食物,增加自身抵抗力,适当控制体重,以减少对关节的负重。

(4)复查。6个月内,每月复诊1次;按时来院复查,有下列情况应及时就诊:患肢出现胀痛,局部切口出现红、肿、热、痛。要及时治疗全身隐匿性病灶,如呼吸道感染、泌尿道感染、扁桃体炎、牙痛等,防止膝关节远期感染。

(常金兰)

项目9　神经系统疾病患者的护理

任务9-1　神经系统常见症状与体征的护理

📖 **学习目标**

- **知识目标**
  1. 熟悉神经系统常见症状与体征的表现；
  2. 掌握神经系统疾病患者的一般护理内容，健康教育内容。
- **能力目标**
  1. 能评估神经系统疾病患者的病情，完成护理评估记录；
  2. 能对神经系统疾病患者提出正确的护理措施；
  3. 能对神经系统疾病患者进行健康指导。

[任务9-1-1]　头痛

【知识背景】

头痛(headache)指局限于头颅上半部，包括眉弓、耳轮上缘和枕外隆突连线以上部位的疼痛。颅内的血管、神经和脑膜以及颅外的骨膜、血管、头皮、颈肌、韧带等均为头痛的敏感结构，各种原因使这些敏感结构受挤压、牵拉、移位、炎症、血管的扩张或痉挛、肌肉的紧张性收缩等均可引起头痛。

(一)病因

头痛的病因可以分为颅内和颅外两方面的因素，颅内因素包括感染、血管病变、占位性病变、脑外伤等；颅外因素包括颅脑附近器官或组织病变(五官、颈椎、颈肌)以及全身性疾病，如高血压、高热、缺氧、中毒、肾衰竭、神经衰弱等。

(二)分类

1.偏头痛　这是临床常见的原发性头痛，典型的偏头痛可有视物模糊等先兆症状，常常为单侧或双侧颞部搏动性头痛，可以反复发作，伴有恶心呕吐。休息或服用止痛药后，头痛可以缓解。常有家族史。

2.颅内高压性头痛　常为持续性头部胀痛，阵发性加剧，伴有喷射性呕吐和视力障碍。

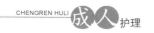

3.颅外局部因素

（1）眼源性头痛。头痛常常位于眼眶周围和前额，可伴有视力减退，一旦眼疾治愈，头痛也即缓解。

（2）鼻源性头痛。因鼻窦炎症而引起的前额部头痛，可伴有发热、鼻腔脓性分泌物等。

（3）耳源性头痛。由急性中耳炎、外耳道疖肿、乳突炎等引起，表现为单侧颞部持续或搏动性头痛，常伴有乳突压痛。

4.精神性头痛

也称为精神性或紧张性头痛，头痛部位不固定，表现为持续性闷痛，伴有心悸、多梦、多虑、紧张、失眠等症状。

【护理工作过程】

（一）护理评估

1.健康史 任务探究：什么原因导致头痛？有哪些特点？

了解患者的年龄与性别，有无高血压、头部外伤、中毒史及家族史等，询问患者的睡眠情况和职业状况。了解头痛的部位、性质和程度：询问是全头痛、局部头痛还是部位不定的头痛；是搏动性头痛还是胀痛、钻痛、钝痛、触痛、撕裂样疼痛、紧箍痛；是轻微痛、剧烈痛还是无法忍受的疼痛。了解头痛的规律：询问头痛发病的急缓，是持续性还是发作性，起始与持续时间，发作频率，激发、加重或缓解的因素，与季节、气候、体位、饮食、情绪、休息状况以及与颅内压增高等的关系。有无先兆及伴随症状：如头晕、恶心、呕吐、面色苍白或潮红、视物不清、耳鸣、发热、晕厥或昏迷等。

2.身体状况 任务探究：如何评估头痛患者病情？

注意患者头部是否有外伤，意识是否清楚，眼睑有无下垂，瞳孔是否等大等圆，对光反射是否灵敏，测生命体征，体温、脉搏、呼吸、血压是否正常；检查有无神经系统阳性体征，如有无颈项强直、克尼格（Kernig）征等。

3.辅助检查 神经影像学或腰穿脑脊液检查能为颅内器质性病变提供客观依据。头颅CT或MRI检查有无颅内病灶；脑脊液检查有无压力增高，是否为血性。

4.心理、社会状况 了解头痛对日常生活、工作和社交的影响，患者是否因长期反复头痛而出现恐惧、抑郁或焦虑心理，有无工作能力下降，精神状态不佳。家属及周围的人是否理解和支持患者。

（二）护理诊断

疼痛：头痛。与颅内外血管舒缩功能障碍或脑部器质性病变等因素有关。

（三）护理目标

患者能说出激发或加重头痛的因素，并能设法避免；能正确运用缓解头痛的方法，头痛发作的次数减少或程度减轻。

（四）治疗与护理

（1）保持室内安静，光线暗淡，温度适宜，给予精神安慰，从而消除患者因头痛引起的焦虑、紧张、恐惧心理。保持身心安静，休息及睡眠可以减轻头痛。

（2）观察头痛性质、强度的变化，是否伴有其他症状或体征，如出现呕吐、视力下降、肢体抽搐或瘫痪，及时通知医生进行处理。应熟悉颅内压高的主要表现为头痛、喷射性呕吐、视乳头水肿。

（3）当颅内压增高患者出现瞳孔不等大、意识变化、呼吸不规则等脑疝先兆时，应及时通知医生并快速滴入 20％甘露醇以降低颅内压。

（4）脑梗死患者头部禁用冷敷及冰袋，以免影响脑部供血。脑出血患者可头部降温，起到减少脑组织耗氧量，减轻脑水肿保护脑细胞作用。头部冷敷也可以缓解因血管扩张引起的头痛。偏头痛患者遵医嘱口服麦角胺制剂头痛可缓解。

（5）颅内压增高者保持大便通畅，便秘者禁止灌肠，可给予开塞露等润滑剂。

（五）护理评价

患者能否说出激发或加重头痛的因素；能否有效运用缓解头痛的方法，头痛是否减轻或缓解？

［任务 9-1-2］　感觉障碍

【知识背景】

感觉是各种形式的刺激作用于人体各种感受器后在人脑中的直接反应。解剖学上将感觉分为一般感觉、特殊感觉和内脏感觉。一般感觉由浅感觉（痛觉、温度觉、触觉）、深感觉（运动觉、位置觉和振动觉）和复合感觉（实体觉、图形觉及两点辨别觉）组成。特殊感觉包括视、听、嗅和味觉，由脑神经支配。感觉障碍（Disorders of sensation）是指机体对各种形式（痛、温度、触、压、位置、震动等）刺激的无感知，感知减退或异常的综合征。

（一）病因

主要由感染、脑血管病、脑外伤、药物及中毒、脑肿瘤、尿毒症、糖尿病等引起。常见于脑血管病，如脑出血、脑梗死等。

（二）分类

临床上将感觉障碍分为抑制性症状和刺激性症状两大类。

1. 抑制性症状　感觉传导通路遭破坏或功能受抑制导致感觉缺失或减退。包括完全性感觉缺失和分离性感觉障碍。同一部位各种感觉均缺失，为完全性感觉缺失。若同一部位仅有某种或某些感觉缺失而其他感觉存在（如痛温觉缺失、触觉存在），称为分离性感觉障碍。

2. 刺激性症状　感觉传导通路受刺激或兴奋性增高时出现刺激性症状。常表现为：

（1）感觉过敏。轻微刺激引起强烈感觉，如用针轻刺皮肤引起强烈的疼痛感。常见于浅感觉障碍。

（2）感觉倒错。非疼痛刺激引发疼痛，热觉刺激引起冷觉感。常见于顶叶病变或癔症。

（3）感觉过度。感觉刺激阈增高，不立即产生疼痛，达到阈值时可产生定位不明确的、强烈的不适感，持续一段时间才消失。常见于烧灼性神经痛、带状疱疹疼痛、丘脑的血管性病变。

（4）感觉异常。无任何外界刺激而出现的感觉，如麻木感、肿胀感、痒感、蚁走感、电击感、紧束感、针刺感、肿胀感等。常见于周围神经或自主神经病变。

（5）疼痛。

按照部位及疼痛特点分为：①局部疼痛：指病变部位的局限性疼痛。②放射性疼痛：神

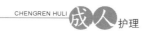

经干、神经根及中枢神经系统受病变刺激时,不仅刺激局部有疼痛,而且可扩展到受累感觉神经支配区,如椎间盘突出压迫脊神经根,脊髓空洞症引起痛性麻木等。③扩散性疼痛:疼痛由一个神经分支扩散到另一分支,如手指远端挫伤可扩散到整个上肢疼痛,甚至到枕颈部。④牵涉性疼痛:也可视为一种扩散性疼痛,由于内脏与皮肤传入纤维都汇集到脊髓后角神经元,内脏病变疼痛可扩散到相应体表节段。例如心绞痛引起左侧胸部及上肢内侧疼痛,肝胆病变引起右肩痛,肾脏疾病引起腰痛等。⑤灼性神经痛:一种烧灼样剧烈疼痛,迫使患者用冷水浸湿患肢,多见于正中神经和坐骨神经受损后。

(三)定位诊断

不同的病变部位产生不同类型的感觉障碍,典型的感觉障碍类型具有特殊的定位诊断价值。

1.末梢型 肢体远端对称性完全性感觉缺失,呈手套型、袜套型痛觉、温度觉、触觉减退,见于多发性周围神经病。

2.节段型 脊髓某些节段的神经根病变可产生受累节段的感觉缺失,脊髓空洞症导致的节段性痛觉缺失、触觉存在,称为分离性感觉障碍。

3.传导束型 感觉传导束损害时出现受损以下部位的感觉障碍,其性质可为感觉缺失(内囊病变的偏身感觉缺失或减退,脊髓横贯性损害的截瘫性或四肢瘫型感觉缺失或减退),感觉分离(脊髓半切综合征)。

4.交叉型 脑干病变为交叉型感觉障碍,如延髓外侧或脑桥病变时,常出现病侧面部和对侧肢体的感觉缺失或减退。

5.皮质型 中央后回及旁中央小叶附近为大脑皮质的感觉中枢,支配躯体感觉与大脑皮质部位的关系类似倒置的人体形状,自上而下依次为足、小腿、大腿、躯干、手臂、面、口。病变损害某一部分,常产生对侧上肢或下肢分布的感觉障碍,称为单肢感觉缺失。皮质型感觉障碍的特点为精细感觉障碍(形体觉、两点辨别觉、定位觉、图形觉)。

【护理工作过程】

(一)护理评估

1.健康史 任务探究:什么原因导致感觉障碍的发生?

询问感觉障碍的部位、类型、范围、性质及程度;了解感觉障碍出现的时间、发展的过程、传播的方式、加重或缓解的因素;在无外界刺激时,是否有麻木感、冷热感、潮湿感、重压感、针刺感、震动感或自发疼痛;有无伴随症状,如瘫痪、意识障碍、肌肉营养障碍等。

2.身体状况 任务探究:如何评估感觉障碍患者病情变化?

应在环境安静、患者意识清醒及情绪稳定的情况下进行,注意感觉障碍的性质、部位、范围及双侧是否对称。

3.辅助检查 肌电图(EMG)、诱发电位及 MRI,可协助诊断。

4.心理、社会状况 患者是否因感觉异常而烦闷、忧虑、失眠,甚至悲观厌世;是否因缺乏正确的感觉判断而产生紧张、恐惧心理;是否严重影响患者的运动能力;是否有疲劳感或注意力不集中;家人能否给予极大的呵护和关爱。

(二)护理诊断

感知觉紊乱。与脑、脊髓病变及周围神经受损有关。

（三）护理目标

患者能适用感觉障碍的状态；感觉障碍减轻或逐渐消失；生活需要得到满足，不发生由感觉障碍引起的损伤。

（四）治疗与护理

1. 心理护理　对患者抱以同情、关怀的态度，关系、体贴患者，加强沟通、解释病情，从而减少患者焦急情绪。

2. 日常生活护理

（1）障碍患肢对损伤无保护性反应，容易受到损害，因此对患者应注意保暖，特别要防止烫伤，水温不宜超过 50℃，慎用暖水袋或冰袋，防止烫伤、冻伤。患者洗澡时应注意水温。对感觉过敏的患者尽量避免不必要的刺激。

（2）衣服应柔软宽松以减少对皮肤刺激，避免搔抓重压以防皮肤损伤及感染，学会用健肢对患肢擦浴、按摩、处理日常生活。

（3）深感觉障碍者外出行走特别是在晚间要有人陪伴及搀扶。

（4）对偏瘫有感觉障碍的患者避免局部长期受压，防止压疮的发生。

3. 感觉训练　可通过在运动训练中，建立感觉-运动训练一体化的概念，达到感觉训练的目的。可进行肢体的拍打、按摩、理疗、针灸、被动运动和各种冷、热、电的刺激。

［任务 9-1-3］　运动障碍

【知识背景】

运动障碍指运动系统的任何部位受损所导致的骨骼肌活动异常，可分为瘫痪、不随意运动及共济失调。

（一）瘫痪

瘫痪是指肢体因肌力下降或丧失导致的运动受限，因运动神经元损害引起。按病变的部位和瘫痪的性质分为上运动神经元性瘫痪（即痉挛性瘫痪、硬瘫或中枢性瘫痪）和下运动神经元性瘫痪（即迟缓性瘫痪、软瘫或周围性瘫痪），前者无肌萎缩、肌张力增强、腱反射亢进、病理反射阳性。后者有明显肌萎缩、肌张力减退、腱反射消失、无病理反射。按瘫痪的程度分为完全性瘫痪（肌力完全丧失）和不完全性瘫痪（肌力减弱）。按瘫痪的形式分为单瘫、偏瘫、交叉瘫、截瘫、四肢瘫等；单瘫：单个肢体的运动不能或运动无力，可表现为一个上肢或一个下肢；偏瘫：表现为一侧面部和肢体瘫痪，常见于一侧大脑半球病变，如脑梗死等；交叉性瘫痪：表现为病变侧脑神经麻痹和对侧肢体的瘫痪，常见于脑干病变；截瘫：双下肢瘫痪，常见于脊髓胸腰段的炎症、外伤、肿瘤等引起的脊髓横贯性损害；四肢瘫：表现为四肢不能运动或肌力减退。见于高颈位病变。肌肉性瘫痪：肌肉病变是单肌或一组肌肉瘫痪。

（二）不随意运动

不随意运动指患者在意识清醒的情况下，出现不受主观控制的无目的的异常运动。患者睡眠时，不随意运动的症状消失。临床上可分为震颤、舞蹈、手足徐动、扭转痉挛、投掷动作等。

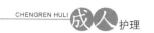

(三)共济失调

共济失调是由本体感觉、前庭迷路、小脑系统损害导致的机体维持平衡和协调不良所产生的临床综合征。按病变部位可分为三种类型:小脑性共济失调、大脑性共济失调、脊髓性共济失调。

【护理工作过程】

(一)护理评估

1.健康史　任务探究:什么原因导致运动障碍的发生?

了解患者发作的缓急,运动障碍的性质、分布、程度及伴发症状;注意有无发热、抽搐或疼痛,是否继发损伤;饮食和食欲情况,既往有无类似发作。

2.身体状况　任务探究:如何评估运动障碍患者的病情变化?

运动功能检查包括肌张力、肌力等。肌张力是指静止状态下肌肉的紧张度,肌力则是指随意运动时肌肉收缩的力量。瘫痪是肌力减退伴随意运动功能障碍。根据瘫痪肢体肌张力的高低,将瘫痪分为痉挛性(中枢性、硬瘫)和迟缓性(周围性、软瘫)。肌力采用0~5级肌力记录法进行评估:

0级:刺激肢体肌肉无任何收缩(完全瘫痪)。

1级:肌肉可轻微收缩,但不能产生动作(不能活动关节)。

2级:肌肉收缩可引起关节活动,但不能抵抗地心引力,即不能抬起。

3级:肢体能抵抗重力离开床面,但不能抵抗阻力。

4级:肢体能做抗阻力动作,但未达到正常。

5级:正常肌力。

除肌力、肌张力外,还需了解有无肌萎缩及关节活动受限;注意腱反射是否亢进、减退或消失,有无病理反射;了解患者在床上能否向两侧翻身或坐起;观察患者步行的姿势、速度、节律和步幅,步行时身体各部位的运动及重心移动情况,是否需要支持,有无病理性步态;观察有无进食、构音、呼吸的异常以及抽搐和不自主运动等。

3.辅助检查　CT、MRI可了解中枢神经系统有无病灶;肌电图可了解脊髓前角细胞、神经传导速度及肌肉有无异常;血液生化检查可检测血清铜蓝蛋白、抗"O"抗体、血沉、肌酶谱、血清钾有无异常;神经肌肉活检可鉴别各种疾病和周围神经病。

4.心理、社会状况　患者是否因运动障碍而产生无用感、焦虑、急躁情绪或悲观、抑郁心理;患者是否需要他人照顾日常生活,对他人有依赖心理;患者有无战胜困难,增强自我照顾能力的自信心;家人能否对患者的康复给予支持和帮助。

(二)护理诊断

1.首要护理诊断

躯体活动障碍。与大脑、小脑、脊髓病变及神经肌肉受损、肢体瘫痪或协调能力异常有关。

2.主要护理诊断

有失用综合征的危险。与肢体瘫痪、僵硬或异常运动、长期卧床/体位不当有关。

(三)护理目标

患者能否适应生活自理缺陷的状态;能否接受他人的照顾,生活需要得到满足;能否掌握运动训练的方法,肌力是否逐渐增强或恢复正常,自我照顾能力是否逐渐增强;是否发生压疮、深静脉血栓形成等并发症。

(四)治疗与护理

1. 生活护理　评估患者生活自理能力缺陷的程度,为患者提供生活支持,包括洗漱、大小便、饮食、坐轮椅,以满足患者基本生活需要;病情稳定后,鼓励患者用健侧肢体取物、洗漱、移动身体等。

2. 皮肤护理　对卧床患者要保持床褥清洁、干燥,每2h协助患者翻身一次,患侧肢体应放置功能位置,对突出容易受压部位用气垫保护;截瘫患者应卧于有活动开孔(放置便器)的木板床,以免腰骶部皮肤被便器磨伤。

3. 防窒息　病室内保持空气流通,并注意保暖,鼓励患者多咳嗽,协助患者翻身拍背及时吸出气管内不易咳出的分泌物。进食应该缓慢,防止呛入气管,吞咽困难时用鼻饲。做好口腔护理,防止吸入性肺炎。

4. 排泄护理　排尿困难的患者可按摩下腹部以助排尿,训练患者自主解小便,留置尿管的患者每4h开放1次,每天用消毒棉球擦洗尿道口,并保持外阴尿道口清洁、干燥。鼓励患者多饮水、每日饮水达2000mL以上,多排尿,达到自行冲洗。每周给患者更换导尿管,拔管后应间歇4～5h后再插入导尿管,以利尿道黏膜修复。一旦患者能自行排尿即应及时拔掉留置的导尿管。如已有膀胱感染者应遵医嘱使用药物进行膀胱冲洗。便秘者应添加含纤维素多的食物,每天应按摩腹部,养成定时排便习惯,必要时可遵医嘱使用开塞露或缓泻剂。

5. 康复锻炼　家属应给予同情和理解,使患者有战胜疾病的信心,支持治疗及功能锻炼。向患者及家属说明进行锻炼能改善肢体功能,根据患者肢体瘫痪程度,与家属及患者讨论制订功能锻炼计划,强调合理、适度、循序渐进、主动运动与被动运动相结合的原则。指导偏瘫患者穿、脱衣服时应先穿患侧,并先脱健侧,应穿宽松开衫衣服,必要时可用搭扣。急性期后(约发病1周)肌张力开始增强,患肢出现屈曲痉挛,应尽早对患侧肢体进行被动运动及按摩,可促进自主神经的恢复,改善面部血循环及营养状况,被动运动还可对患者大脑形成反馈刺激;出现自主运动后,鼓励患者以自主运动为主,辅以被动运动,以健肢带动患肢在床上练习起坐、翻身和患肢运动;患肢肌肉恢复到一定程度时应及时协助患者离床行走,逐步锻炼直到恢复运动功能,此时应避免碰伤、坠床。当自主运动恢复后,尽早对患者进行生活自理能力的训练。

(五)护理评价

患者是否积极配合和坚持肢体功能康复训练,是否恢复或逐渐恢复活动能力;是否无肢体挛缩、屈曲发生;是否未发生压疮和(或)受伤等并发症?

[任务9-1-4]　意识障碍

【知识背景】

意识障碍是指人对周围环境及自身状态的识别和觉察能力出现障碍。任何病因引起的大脑皮质、皮质下结构、脑干网状上行激活系统等部位的损害或功能抑制,均可出现意识障碍。意识障碍按其程度可表现为:嗜睡、昏睡和昏迷,昏迷又可分为浅昏迷、中昏迷和深昏迷。

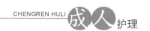

引起意识障碍的常见原因有：①颅内疾病，主要包括中枢神经系统炎症（如脑炎、脑膜炎等），脑血管性疾病（如脑出血、脑梗死等），颅内占位性病变（如脑肿瘤等）。②全身感染性疾病，如败血症、中毒性肺炎等。③心血管疾病，如高血压脑病、肺性脑病等。④代谢性疾病，如糖尿病酮症酸中毒、肝昏迷、尿毒症等。⑤中毒性疾病，如安眠药中毒、CO 中毒等。

【护理工作过程】

(一)护理评估

1.健康史　任务探究：什么原因导致意识障碍的发生？

详细了解患者的发病经过，评估意识障碍程度，判断病情。如昏迷发生急骤且为疾病首发症状并伴有瘫痪，可能是颅脑损伤、脑血管意外等；如昏迷前有头痛或伴呕吐，可能是颅内占位性病变。

2.身体状况　任务探究：如何评估意识障碍患者的病情变化？

做言语、疼痛刺激、瞳孔对光反射、角膜反射、病理反射等检查来判断意识障碍的程度。

3.辅助检查　血液生化检查，如血糖、血脂、电解质及血常规是否正常；头颅 CT 或 MRI 检查有无异常发现；脑电图是否提示脑功能受损等。

4.心理、社会状况　意识障碍常给家人带来不安及恐惧，且由于患者行为、意识紊乱，给家人增添精神和生活负担，可能产生厌烦心态和不耐烦的言行。注意患者的家庭背景、经济状况、家人的心理状态及对患者的关注程度等。

(二)护理诊断

意识障碍　与脑部病变、受损有关。

(三)护理目标

患者意识障碍减轻或意识清醒，不发生长期卧床引起的各种并发症。

(四)治疗与护理

1.一般护理　患者取平卧位，头偏向一侧，或侧卧位，以免误吸，痰液较多者及时吸痰，保持呼吸道通畅并给予氧气吸入；保持床单及皮肤清洁干燥，每 2～3h 翻身一次，防止压疮的发生；保证营养的供给，给予高维生素、高热量饮食，补充足够的水分，必要时给予鼻饲流质饮食；同时做好口腔护理及泌尿系统护理，防止呼吸道及泌尿道感染；保持大便通畅，便秘 3d 以上应及时处理，以防用力排便时颅内压增高；谵妄躁动者加床栏，防止坠床，必要时作适当的约束。

2.密切观察病情变化　严密观察生命体征、瞳孔变化、角膜反射等，判断意识障碍程度，有无瘫痪、颈项强直，随时分析病情进展，以便及时与医师协作进行处理。

(五)护理评价

患者意识是否恢复正常或意识障碍减轻，有无发生长期卧床引起的并发症及坠床等？

（王晋荣　刘腊梅）

任务 9-2　急性炎症性脱髓鞘性多发性神经病患者的护理

学习目标

- **知识目标**
  1. 熟悉急性炎症性脱髓鞘性多发性神经病的定义;
  2. 掌握急性炎症性脱髓鞘性多发性神经病的临床表现;
  3. 掌握急性炎症性脱髓鞘性多发性神经病的临床和实验室特点及护理。
- **能力目标**
  1. 能评估急性炎症性脱髓鞘性多发性神经病患者的病情,完成护理记录;
  2. 能对急性炎症性脱髓鞘性多发性神经病患者实施整体护理。

【知识背景】

急性炎症性脱髓鞘性多发性神经病(acute inflammatory demyelinating polyneuropathy,AIDP)又称吉兰-巴雷综合征(Guillain-Barré syndrome,GBS),是一种免疫介导性周围神经病。主要病理变化为周围神经广泛节段性脱髓鞘和小血管周围淋巴细胞及巨噬细胞的炎性反应。临床主要表现为四肢对称性迟缓性瘫痪、腱反射消失、脑神经损害和呼吸肌麻痹,脑脊液呈蛋白-细胞分离。

病因和发病机制不清。目前认为本病系自身免疫调节失衡,由细胞免疫和体液免疫参与所致的迟发性自身免疫性疾病。发病前常有非特异性感染和疫苗接种史。与空肠弯曲菌(campylobacter jejuni,CJ)关系最为密切。

【工作任务—案例导入】

患者,男,37 岁。进行性四肢乏力二十天,加重三天入院。患者于 20 天前出现鼻塞、流涕及发热,体温波动在 38℃上下,口服退烧药后体温于 5 天后恢复正常,但患者一直感觉四肢乏力,未影响到生活、工作,入院前三天患者症状加重,上楼梯、解衣扣有困难,并出现右上肢麻木感、胸闷、声音嘶哑、吞咽困难、进食呛咳,遂来院就诊。护理查体:神清,呼吸平稳,声音嘶哑,双眼闭合差,眼球活动好,右侧额纹消失,右侧鼻唇沟浅,伸舌居中,四肢肌力Ⅳ度,肌张力降低,腱反射迟钝,四肢呈手套袜子样感觉减退,双下肢病理征(＋),眼底(一)。辅助检查:血常规:WBC 11.2×10⁹/L,N 85％,血清钾、钠、氯正常。EEG 正常,ECG 窦性心律不齐。腰穿:脑脊液压力 100mmH₂O,蛋白 1.9g/L,糖 3.6mmol/L,氯化物 125mmol/L,潘氏试验(＋),细胞总数 42×10⁶/L,白细胞计数 2×10⁷/L。医学诊断:吉兰-巴雷综合征。

任务导向:

1. 该患者现存的护理问题有哪些? 应采取哪些护理措施?
2. 请为该患者制订健康教育计划。

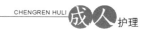

【护理工作过程】

(一)护理评估

1. 健康史　任务探究:什么原因导致急性炎症性脱髓鞘性多发性神经病的发生?

发病前 1~4 周常有上呼吸道或胃肠道感染,以 CJ 感染最多见。少数有疫苗接种史。多为急性或亚急性起病,病情进行性加重,1~2 周达高峰。部分患者 3~4 周病情仍在进展。

2. 身体状况　任务探究:如何评估急性炎症性脱髓鞘性多发性神经病患者病情变化?

(1)运动障碍。四肢对称性、进行性、迟缓性瘫痪,肌力减退,肌张力降低。重症病例累及肋间肌和膈肌,导致呼吸肌麻痹,表现为呼吸困难、咳嗽无力、呼吸运动减弱或呼吸衰竭,是患者死亡的主要原因。

(2)感觉障碍。发病时多有肢体感觉异常如麻木、刺痛、烧灼感或不适感,感觉缺失呈手套或袜子样分布。

(3)脑神经损害。双侧周围性面瘫最常见,其次是延髓麻痹。

(4)自主神经异常。多汗、手足肿胀、皮肤潮红、营养障碍,严重者出现窦性心动过速、体位性低血压、高血压、暂时性尿潴留等。

3. 辅助检查

(1)脑脊液。呈蛋白-细胞分离,即蛋白含量增高而细胞数正常,是本病的重要特征之一。至病后第 3 周蛋白增高最明显。

(2)其他检查。

①心电图:窦性心动过速、T 波低平或倒置、QRS 波群电压增高等改变,与自主神经功能异常有关;②腓肠神经活检:脱髓鞘和炎性细胞浸润等改变;③神经传导速度(NCV):NCV 减慢是脱髓鞘的电生理特征。

4. 心理、社会状况　患者因瘫痪及运动功能受损,容易产生焦虑情绪,严重者呼吸肌麻痹引起呼吸困难时,会感到恐惧。

(二)护理诊断

1. 首要护理诊断

低效性呼吸型态。与呼吸肌麻痹有关。

2. 主要护理诊断

(1)躯体移动障碍。与肢体瘫痪有关。

(2)焦虑或恐惧。与呼吸困难、气管切开及担心疾病预后有关。

(三)护理目标

患者能有效维持呼吸;生活需要得到满足;焦虑或恐惧程度减轻或消失。

(四)治疗与护理

1. 治疗原则

(1)辅助呼吸。呼吸肌麻痹是 AIDP 的主要危险。应密切观察病情,血气分析动脉血氧分压低于 70mmHg 者,及早应用呼吸机。可先行气管内插管,1d 以上无好转即行气管切开。

(2)病因治疗。

①血浆置换:周围神经脱髓鞘时,因体液免疫的作用,患者血液中存在与发病有关的抗体、补体和细胞因子等。在发病 2 周内采取此疗法,可去除血浆中的抗体成分,缩短临床症

状和需用呼吸机的时间。②免疫球蛋白：急性病例采用大剂量免疫球蛋白静脉点滴，可获得与血浆置换疗法相近的效果，应在出现呼吸肌麻痹前尽早实施。③糖皮质激素：对慢性型仍有较好的疗效。

2. 护理措施

（1）生活护理。

1）休息与照护：急性期卧床休息，取头低足高平卧位或侧卧位；指导患者学会和配合应用便器，置入和取出便盆动作轻柔，以免损伤皮肤；每天用温水为患者进行全身擦浴 1～2 次，促进肢体血液循环；指导患者养成定时排便的习惯，保持大便通畅；尿潴留者下腹部加压按摩，无效时行留置导尿。

2）饮食：高蛋白、高热量、高维生素、易消化饮食，鼓励患者摄取充足水分；吞咽困难行鼻饲饮食者，进食时和进食后 30min 抬高床头，防止食物反流引起窒息和坠积性肺炎。

（2）对症护理。

1）呼吸困难：指导患者采取半卧位，鼓励患者深呼吸和有效咳嗽，定时为患者翻身、拍背或体位引流，必要时吸痰，以及时清除呼吸道分泌物；持续给氧并根据动脉血氧饱和度调整氧流量，保持吸氧管道的通畅；病房常规备吸引器、气管切开包和机械通气设备，以便随时抢救；依据临床症状、体征及动脉血气分析结果，合理调节呼吸机的通气量和压力，以避免通气量不足或过大而影响气体的正常交换。定时检查呼吸机各连接处有无漏气或阻塞，管道有无受压或扭曲。定时雾化吸入、气管内滴入生理盐水稀释痰液和吸痰。监测动脉血氧饱和度和血气分析以评价机械通气效果。

2）瘫痪：指导患者将瘫痪肢体置于功能位，每日至少 2 次为患者进行患肢的被动活动，以防出现关节挛缩、强直和肌肉废用性萎缩，同时告知家属肢体活动的重要性；将患者置于气垫床，保持床单平整干燥。定时为患者翻身、拍背、按摩关节骨隆突部位和进行局部理疗。

（3）病情观察。密切观察生命体征。如患者出现呼吸困难、烦躁不安、口唇发绀等缺氧症状，动脉血氧分压低于 70mmHg 时，应及时应用呼吸机。注意观察有无自主呼吸及自主呼吸与呼吸机是否同步；呼吸的频率、节律、深度，两侧呼吸运动的对称性及缺氧改善情况；观察患者肢体肌力改善情况和生活自理提高程度。

（4）心理护理。告知患者和家属疾病的相关知识，用简单易懂的语言向患者解释气管插管和机械通气的重要性，指导患者如何配合及以非语言方式表达其需要。耐心倾听患者的感受，及时了解患者的心理状况，尽可能陪伴在患者身边并告知医护人员会认真观察其病情变化。鼓励患者家属或朋友参与某些护理活动，减轻患者的孤独感。采取为患者提供其病情改善的有关信息等有效护理干预措施，使患者了解积极配合治疗、护理和康复训练对病情恢复的意义，减轻对预后的恐惧。

3. 健康指导

（1）指导患者和家属掌握与疾病有关的知识和自我护理的方法，帮助患者和家属分析并采取措施消除影响疾病恢复的不利因素，避免淋雨、受凉、疲劳和创伤等导致复发的诱因。

（2）指导患者摄入高蛋白、高维生素、高热量易消化饮食，多食水果、蔬菜，补充充足水分。指导患者加强瘫痪肢体的主动和被动运动，运动时保持关节的最大活动度。加强肢体功能和日常生活活动锻炼，锻炼过程中应有家人陪同，防止跌倒和受伤。

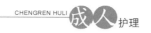
(五)护理评价

患者能否有效维持呼吸;生活需要是否得到满足;焦虑或恐惧程度是否减轻或消失?

【知识拓展】

吉兰-巴雷综合征的临床分型

1.急性炎症性脱髓鞘性多发性神经病　GBS 最常见的类型,也称经典型 GBS,主要病变为多发神经病和周围神经节段性脱髓鞘。

2.急性运动轴索性神经病　以广泛的运动脑神经纤维和脊神经前根及运动纤维轴索变性为主。

3.急性运动感觉轴索性神经病　以广泛神经根和周围神经的运动与感觉纤维的轴索变性为主。

4.Miller-Fisher 综合征　与经典 GBS 不同,以眼肌麻痹、共济失调和腱反射消失为主要临床特点。

5.急性泛自主神经病　较少见,以自主神经受累为主。

6.急性感觉神经病　少见,以感觉神经受累为主。

(王晋荣　刘腊梅)

任务 9-3　颅内压增高症患者的护理

⭐📖 **学习目标**

- **知识目标**
  1. 了解颅内压正常的生理调支;
  2. 熟悉颅内压增高的定义;
  3. 掌握颅内压增高的临床表现和护理;
  4. 掌握急性脑疝的表现及急救。
- **能力目标**
  1. 能评估颅内压增高患者的病情,完成护理记录;
  2. 根据病情评估,能及时发现脑疝并发症并能及时进行抢救处理;
  3. 能正确降颅内压,掌握给药方法、途径,观察药物的疗效和不良反应;
  4. 能进行脑室引流管护理。

【知识背景】

颅内压(intracranial pressure,ICP)是指颅腔内容物对颅腔所产生的压力。临床上常以腰段蛛网膜下腔、侧脑室内和小脑延髓池所测出的脑脊液静水压来表示颅内压。正常人在侧卧时腰穿或平卧时侧脑室压力为 $70\sim200mmH_2O$,儿童为 $50\sim100mmH_2O$。成人超过

$200mmH_2O$，儿童超过 $100mmH_2O$ 即表明颅内高压（intracranial hypertension）。颅内高压若不及时发现与处理，可导致颅内灌注压降低，脑血流量减少，造成脑组织缺血和缺氧，产生中枢神经系统功能障碍，进一步引起脑的危象，即脑疝的发生，危及患者的生命。在正常情况下，有一个精确的生理调节功能来保证颅内压的相对稳定。

病因

1.脑体积增加

（1）血管源性脑水肿。由于脑组织间隙内的水分增加所致，包括：①颅脑损伤后所产生的反应，如急性颅脑损伤、颅脑手术后的反应；②脑的炎症性反应，如细菌、病毒、真菌、原虫与寄生虫引起的疾病等；③脑血管病中的脑出血、蛛网膜下腔出血等；④脑瘤引起的血管源性脑水肿。

（2）细胞毒性脑水肿。由于脑细胞内水分增加所致，包括：①各种原因引起的脑缺血、缺氧；②各种原因引起的毒血症，包括尿毒症、肝昏迷、药物中毒、职业中毒、食物中毒等。

2.脑血液循环增加　包括：①颅内血管瘤，脑动、静脉血管畸形，脑毛细血管扩张症；②呼吸道梗阻或呼吸中枢衰竭引起的高碳酸血症；③胸、腹、四肢等处的严重挤压伤后所引起的血管扩张；④各种原因引起的静脉压增高。

3.脑脊液过多　包括：①阻塞性脑积水，室间孔阻塞、侧脑室阻塞、中脑导水管阻塞等引起。②交通性脑积水，脑膜炎和蛛网膜下腔出血引起的蛛网膜粘连、静脉窦血栓形成等。

4.颅内占位性病变　包括：①外伤性颅内血肿和自发性脑出血；②颅内肿物，包括各种脑瘤、颅内脓肿、颅内寄生虫病等。

5.颅腔狭小　包括：①各类先天性狭颅畸形、颅底扁平与颅底凹陷；②向颅内生长的颅骨肿瘤；③大片凹陷性颅骨骨折等。

【工作任务—案例导入】

患者，男，38 岁，已婚，工人。2 年前开始头痛，位于前额和左颞部，呈抽动样痛，休息后好转。1 年后出现恶心呕吐和夜间抽风，头痛逐渐加重，反应迟钝，情感淡漠，精神呆滞，计算力慢，左侧鼻唇沟浅，伸舌左偏，超声检查示中线偏斜，头颅 CT 提示颅内占位性病变，为进一步治疗收治入院。

医疗诊断：颅内肿瘤、颅内压增高。

治疗：拟行手术治疗。

任务导向：

1.什么是颅内压增高？

2.颅内压增高最严重的并发症是什么？如何处理？

【护理工作过程】

(一)护理评估

1.健康史　任务探究：什么原因导致颅内压增高的发生？

评估患者有无颅脑外伤、颅内炎症、脑肿瘤及高血压、动脉硬化病史，以判断颅内压增高的原因；有无呼吸道梗阻、癫痫、便秘、剧烈咳嗽等导致颅内压急骤升高的因素存在；对妊娠期妇女评估是否合并高血压，当高血压并发脑出血时会引起颅内压增高。

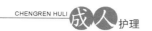

2.身体状况 任务探究:如何评估颅内压增高患者病情变化?

(1)颅内压增高的临床表现。

1)头痛:头痛是因颅内压增高,造成脑组织的牵扯移位,致使痛觉敏感部位组织受牵拉、扭曲与压迫。头痛是颅内压增高较早出现的症状。头痛特点呈持续性、搏动性,伴有阵发性加剧,常在夜间或清晨头痛明显。部位以前额或双颞多见,颅后窝病变的头痛常见于枕部。

2)呕吐:常于清晨发作,呈喷射状,与饮食无关,小儿常以呕吐为首发症状。

3)视神经乳头水肿与视力减退:当颅内压增高至一定程度时,影响到眼底静脉回流,形成视神经乳头水肿。视神经乳头水肿是颅内压增高的重要客观指征。随着颅内压的不断增高,视神经萎缩,视力下降,甚至失明。

临床上通常将头痛、呕吐及视神经乳头水肿,称为颅内压增高"三主征"。

4)意识障碍:颅内压严重增高使脑血流量减少,脑干缺血,或使脑组织移位压迫了脑干而引起意识障碍,甚至昏迷,危及生命。

5)精神障碍:由于颅内压增高使大脑皮质细胞的正常代谢受到了影响,患者表现为情绪不稳定、易激怒、头昏、记忆力减退、反应迟钝、思维缓慢、定向力障碍,或表现为欣快、多动、多言多语,甚至打人损毁物品等。

6)癫痫发作:大脑半球占位性病变引起的颅内压增高,可出现癫痫局灶性发作,或大发作。

7)复视:颅内压增高可使外展神经受到牵拉,眼外直肌麻痹,眼球外展受限,产生视物双影。

8)生命体征变化:颅高压时可造成血压升高,以收缩压升高为主,脉压差大,脉搏缓慢有力,呼吸深慢等,严重患者呼吸循环衰竭而死亡。

(2)脑疝的临床表现。颅内压力增高到一定程度,部分脑组织从压力较高处经过颅内某些裂孔向压力较低处移位,形成脑疝。脑疝会引起脑干、血管及神经受压而产生一系列神经症状,称之脑疝综合征,可能迅速致命。因此,应仔细观察颅内压增高患者是否有脑疝发生可能,便于及早处理,挽救患者生命。根据脑疝发生部位和脑组织移位的不同,可分为小脑幕切迹疝(又称颞叶钩回疝)、枕骨大孔疝(又称小脑扁桃体疝)、大脑镰下疝(又称扣带回疝)等(图 9-3-1)。因小脑幕切迹疝与枕骨大孔疝常常危及患者生命,临床上最为重要。

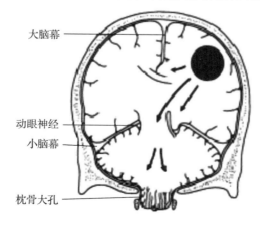

图 9-3-1 各种脑疝的示意图

1)小脑幕切迹疝:幕上占位性病变引起颅内压增高,使颞叶海马回及钩回突入小脑幕裂孔下方,也称为颞叶钩回疝。小脑幕切迹疝在临床上可分为早期、中期与晚期,其临床表现如下。

早期:头痛加剧,呕吐频繁,躁动不安,继之意识障碍,嗜睡、朦胧,对外界刺激反应差,并出现瞳孔变化及锥体束征。

中期:意识障碍进行性加重,呈浅昏迷;病变侧瞳孔明显扩大,对光反射消失,另一侧瞳孔正常。生命体征变化明显,呼吸深而慢,血压升高,脉搏变慢,体温可有上升,锥体束征阳性。

晚期:意识障碍进一步恶化,呈深昏迷,对外界一切刺激均无反应;双侧瞳孔明显散大,对光反射消失,眼球固定不动。生命中枢开始衰竭,出现潮式或叹息样呼吸,脉搏快而弱,血压、体温下降,最后发生呼吸和心跳停止。

2)枕骨大孔疝:在颅内压不断增高时,小脑扁桃体可经枕骨大孔至颈椎椎管内,又称为小脑扁桃体疝。颅后窝容积小,因而缓冲容积也小,较小的病变即可超过其代偿范围,延髓受损,造成生命中枢障碍,威胁患者生命。枕骨大孔疝后脑脊液循环通路被阻塞,引起梗阻性脑积水,更加重颅内高压。

枕下疼痛:是移位脑组织压迫上颈部神经所致,或枕骨大孔区硬脑膜、血管壁和神经受牵拉所致。

颈部强直或强迫头位:患者头部固定在一定位置,以防止因头部的变动而致延髓受压,此为机体的保护性作用。

后组脑神经受损表现:可产生眩晕、听力减退、吞咽困难、反复呕吐等症状。

脑脊液循环通路受阻表现:头痛加剧,频繁呕吐。

呼吸、循环衰竭表现:在急性枕骨大孔疝形成时,可迅速出现呼吸、循环衰竭,出现呼吸减慢、潮式呼吸乃至呼吸心跳停止。

枕骨大孔疝与小脑幕切迹疝不同之处,在于呼吸、循环障碍出现较早,而意识障碍与瞳孔变化较晚,小脑幕切迹疝则是意识障碍与瞳孔变化出现较早,生命体征变化较晚。

3. 辅助检查

(1)CT。CT 是对颅内占位性病变进行定性与定位诊断的首选检查措施。

(2)MRI。在 CT 不能确诊的情况下,可行 MRI 检查,以利进一步确诊。

(3)头颅 X 线摄片。显示颅内压增高征象,颅缝增宽、蝶鞍扩大等,但它一般不作为诊断颅内占位性病变的辅助检查手段。

(4)脑血管造影。主要用于疑有脑血管畸形或动脉瘤等疾病的病例,数字减影血管造影(DSA)使得脑血管造影术的安全性大大增高,且图像更清晰,可提高疾病的检出率。

(5)腰椎穿刺。通过腰椎穿刺间接测量颅内压,同时可作脑脊液检查,但应慎用,腰椎穿刺对颅内压明显增高的患者有引起脑疝的危险,应禁止腰穿。

4. 心理、社会状况 由于颅内压增高导致头痛、呕吐等症状,患者及家属可出现焦虑、恐惧,故要了解患者的心理反应,同时应评估患者家庭经济情况及家属对疾病的认识和支持程度。

5. 手术后评估 评估患者手术方法、麻醉方法、手术过程、手术后并发症的发生情况,伤

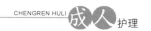

口和引流情况,术后意识、语言、肢体功能等恢复情况。

(二)护理诊断

1. 首要护理诊断

疼痛:与颅内压增高有关。

2. 主要护理诊断

(1)有受伤危险。与视力下降、意识障碍有关。

(2)营养失调。低于机体需要量 与长期不能进食、呕吐、应用脱水剂等有关。

(3)脑组织灌注异常。与颅内压增高有关。

(4)潜在并发症。脑疝。

(三)护理目标

患者的头痛减轻或消失;无意外损伤发生;营养得到足够的补充;通过监测和护理,潜在并发症未发生或得到及时处理。

(四)治疗与护理

1. 治疗原则 对于颅内压增高的患者,应抓紧时机,及时明确诊断,应用各种辅助检查手段,如头颅X线摄片、CT、MRI、数字减影等检查,尽快找出致病原因,并积极采取有效的防治措施,挽救生命。在处理颅内压增高的方法中,可分病因治疗与对症治疗两方面。

(1)病因治疗。这是最理想和有效的治疗方法,如手术清除外伤性颅内血肿、异物、破碎坏死脑组织,切除颅内肿瘤等。

(2)对症治疗。在进行病因治疗过程中,如不能完全立即解除病因,应及时针对不同情况,采取不同降颅压措施。

1)脱水治疗:其原理是提高血液的渗透压,造成血液与脑组织的脑脊液渗透压差,使脑组织水分向血液循环内转移,减少脑组织中的水分、缩小脑体积,达到降低颅内压的作用。常用的脱水方法有渗透性脱水与利尿性脱水两种。渗透性脱水剂如20%甘露醇、甘油果糖、人体白蛋白等,20%甘露醇应用剂量每千克体重1~2g,每4~6h静脉滴注,要求250mL甘露醇在15~20min内滴完,10~20min即有降压作用,可降低颅内压50%~70%,持续5~8h。利尿性脱水剂对降低颅内压作用微弱,且易引起电解质紊乱,单独使用较少,常用药物有呋塞米(速尿),成人剂量10~20mg,每日3~4次,静脉应用或肌肉注射。为了加强脱水效果,甘露醇和呋塞米可联合应用,或人体白蛋白和呋塞米联合应用。

2)糖皮质激素治疗:糖皮质激素可加速消退水肿和减少脑脊液生成,改善毛细血管通透性,促进蛋白质合成,修复血脑屏障,还可防止细胞膜磷脂的自由基反应。目前常用药为地塞米松,每日20~40mg,静脉注射,持续3~5d,以后逐渐减量于1周后停药。亦可用氢化可的松每日100~300mg,静脉注射,持续3~5d,以后减量至停药。

3)抗生素的应用:应用抗生素可控制颅内感染,降低颅内压力。

4)镇痛镇静剂:镇痛有一定镇静作用,但不能应用吗啡类药物,有抑制呼吸的作用。癫痫和躁动者给予镇静剂应用,可降低颅内压。

5)减少脑血流量和辅助过度换气:冬眠低温是应用药物和物理降温的方法,使患者体温下降、减低脑耗氧量,并通过脑血流量与血压的下降,缩小脑的体积,以降低颅内压。过度换气可使肺泡和血液中的动脉血二氧化碳分压降低,引起脑阻力血管的收缩和脑血流量的减少,使脑容积缩减,降低颅内压。巴比妥类药物能使血管收缩,减轻或防止脑水肿的形成,且可抑制脑脊液的产生,起到降低颅内压的目的。

6)减少脑脊液量:脑积水引起的颅内高压,可用脑脊液外引流术治疗。该方法是一种快速有效的抢救措施。脑脊液分流术在条件具备的情况下亦可选择应用。

7)颞肌下减压术:对严重脑挫裂伤和脑水肿患者可行颞肌下减压术。

2.一般护理　目的是降低颅内压。

(1)休息。绝对卧床休息,保持病室安静。

(2)体位。抬高床头 $15°\sim30°$ 的斜坡位,以利头部静脉回流,减轻脑水肿。

(3)饮食与补液。神志清醒者,给予普食,但需要限制钠盐,不能进食者,成人每日输液量控制在 $1500\sim2000mL$,其中生理盐水不超过 $500mL$,输液速度不宜过快,使用脱水剂时应注意水、电解质的平衡。

(4)吸氧。持续或间断吸氧,改善脑缺氧,减少脑血流量,降低颅内压。

(5)维持正常体温。中枢性高热应用物理降温为主,药物为辅,必要时亚冬眠。一般体温达到 $38.0℃$ 可应用头部物理降温,达到 $38.5℃$ 以上应全身降温。

(6)生活护理。适当保护患者,避免外伤,满足患者所需。

3.避免颅内压骤然升高

(1)安静休息。避免情绪激动,以免血压骤升,引起颅内压升高。

(2)保持呼吸道通畅。引起呼吸道梗阻的原因有呼吸道分泌物积聚、呕吐物误吸、卧位不正确导致气管受压或舌根后坠等。应及时清除呼吸道分泌物、呕吐物;卧位时不能使颈部屈曲或胸部受压,舌后坠者可托起下颌或放置口咽通气管,痰液黏稠者行雾化吸入,对意识不清或咳痰有困难者,应配合医生尽早行气管切开。加强基础护理,定时翻身、拍背,以防肺部并发症。

(3)避免剧烈咳嗽和用力排便。剧烈咳嗽、用力排便均可使胸腹腔内压骤然升高而引起脑疝,避免并及时治疗感冒、咳嗽。颅内压增高患者因限制水分摄入、脱水治疗、卧床休息,常出现便秘,能进食者鼓励多吃粗纤维丰富的食物,给予缓泻剂,对已有便秘者,给予开塞露或低压、小剂量灌肠,禁忌高压灌肠,必要时戴手套掏出粪块。

(4)控制癫痫发作。癫痫发作可加重脑缺氧和脑水肿,要注意观察有无癫痫症状,一旦发生,应报告医生,按医嘱定时、定量给予抗癫痫药物。

4.病情观察　密切观察患者意识、瞳孔变化,生命体征、肢体活动和癫痫发作情况,有条件者可作颅内压监测。

(1)意识。意识是人体生命活动的外在表现,反映大脑皮层功能及脑损伤的程度。观察意识时应根据病情采用相同种类、相同程度的语言和痛的刺激,观察患者的意识。临床上依患者对刺激的反应,将意识情况分为:①意识清醒。②模糊:表现为病理性的持续过度延长的睡眠状态,呼唤或刺激患者肢体时,患者可被唤醒,勉强能回答问题和配合检查,刺激停止后又进入睡眠。③浅昏迷:在较重的疼痛刺激或较响的声音刺激下可醒来,并能做简单模糊的答话,刺激停止后又进入睡眠,是一种较嗜睡深而较昏迷浅的意识障碍。④昏迷:患者的随意运动丧失,对周围事物、声音、强光等刺激均无反应,仅对强烈的疼痛刺激有痛苦表情,各种生理反射存在,脉搏、呼吸、血压无明显变化。⑤深昏迷:全身肌肉松弛,对周围事物及

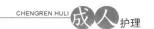

各种刺激均无反应，各种反射消失，呼吸不规则，血压下降，大小便失禁。

（2）瞳孔。瞳孔变化可因动眼神经、视神经以及脑干等部位损伤引起。观察瞳孔大小、形态、对光反射，还要注意眼裂的大小、眼球的位置及活动情况。正常瞳孔等大、等圆，在自然光线下直径 3～4mm，直接、间接对光反射灵敏。伤后立即出现一侧瞳孔散大，是原发性动眼神经损伤所致；伤后瞳孔正常，以后一侧瞳孔先缩小，继之进行性散大，且对光反射减弱或消失，是小脑幕切迹疝的眼征；如双侧瞳孔时大时小，变化不定，对光反射消失，伴眼球运动障碍（眼球分离、同向凝视），常是脑干损伤的表现；伤后逐渐出现进行性一侧瞳孔散大，对侧肢体瘫痪，伴意识障碍，常提示幕上颅内血肿、脑受压或脑疝；当患者出现双侧瞳孔散大，对光反射消失，眼球固定，伴有深昏迷，提示临终状态；眼球震颤为小脑或脑干损伤；有无间接对光反射可以鉴别视神经损伤（瞳孔散大，间接对光反应存在）与动眼神经损伤。观察瞳孔有异常时，需了解用药史，以排除药物引起瞳孔变化。

（3）生命体征。颅脑损伤患者，伤后可出现持续的生命体征紊乱，监测时，为避免患者躁动影响准确性，观察顺序为呼吸、脉搏、血压。注意呼吸节律和深浅度，脉搏快慢和强弱以及血压和脉压变化。如伤后血压上升，脉搏慢而有力，呼吸深而慢，提示颅内压增高，应警惕颅内血肿或脑疝发生。无明显意识障碍和瞳孔改变的情况下，突然呼吸停止，为枕骨大孔疝的特征。伤后早期，由于组织创伤反应，可出现中等程度发热，若累及间脑或脑干，可出现体温不升或中枢性高热；伤后立即出现高热，多系丘脑下部或脑干损伤，伤后数日体温升高，需考虑伤口、肺部、泌尿系或颅内继发感染。

（4）神经系统体征。原发性脑损伤引起的偏瘫等局灶症状在受伤当时已出现，且不再继续加重；如伤后逐渐出现或继续加重的肢体瘫痪，同时伴有意识障碍，应考虑颅内血肿或脑水肿引起的小脑幕切迹疝。

（5）其他。剧烈头痛、频繁呕吐，标志颅内压急剧升高，可能是脑疝的先兆，尤其是躁动时血压升高，脉搏无相应增快，可能已有脑疝存在。

（6）CT 和颅内压监测。①CT：可早期发现脑水肿和迟发性颅内血肿。②颅内压监测：用颅内压监护仪连续观察和记录患者颅内压的动态变化。成人正常颅内压为 70～200mmH$_2$O，200～270mmH$_2$O 为轻度增高，270～530mmH$_2$O 为中度增高，530mmH$_2$O 以上为重度增高。如颅内压进行性增高，提示可能有血肿，常须手术治疗；如经过各种治疗颅内压持续在 530mmH$_2$O 以上，提示预后极差。

5. 用药护理

（1）脱水剂。颅内压增高者常用高渗性和利尿性脱水剂。脱水药物应按医嘱定时、反复使用，停药前逐渐减量或延长给药间隔，以防颅内压反跳。使用 20% 甘露醇 250mL，应在15～30min 内快速滴完，使用呋塞米还需注意有无血糖升高；在脱水期间要观察血压、脉搏、尿量变化，了解有无血容量不足及脱水效果，记录出入液量，有无水、电解质失衡。

（2）激素。肾上腺皮质激素如地塞米松、氢化可的松等，可降低毛细血管通透性，稳定溶酶体膜，恢复 Na$^+$-K$^+$ 泵功能，预防和缓解脑水肿，但应注意有无消化道出血、感染现象。

6. 对症护理

（1）头痛护理。减轻头痛最好方法是应用高渗性脱水剂，适当应用止痛剂，忌用吗啡、哌替啶，以免抑制呼吸中枢，避免咳嗽、低头及用力活动等使头痛加重的因素。

（2）呕吐护理。及时清除呕吐物，防止呛入气管，记录呕吐物的性质和量。

（3）躁动护理。寻找躁动的原因（如呼吸不畅，尿潴留，卧位不适，衣服、被子被大小便或呕吐物浸湿等），并及时处理，不可强行约束，以免患者挣扎而使颅内压进一步增高，必要时加床档，专人护理，防止意外。

7. 脑疝的护理

（1）按医嘱快速静脉输入甘露醇、呋塞米等强力脱水剂，并加入糖皮质激素类药物。

（2）保持呼吸道通畅，给氧，床旁准备好气管插管用物及呼吸机。

（3）密切观察呼吸、心跳、瞳孔的变化，配合医生完成必要的诊断性检查。

（4）紧急做好术前的一切准备工作。

8. 健康教育

（1）教导患者保持情绪稳定，避免颅内压增高。

（2）注意安全，防止意外，定期复查。

（五）护理评价

患者的头痛是否减轻或消失；有无意外损伤发生；营养状况是否得到改善；有无发生并发症？

【知识拓展】

颅内压的正常生理调节

成人颅缝闭合后，颅腔容积基本不变。在正常情况下，颅腔所含内容物脑组织、脑血液和脑脊液是相对恒定。颅腔容积相当于颅腔内容物三者之和。由于脑组织不能被压缩，颅内压的自身调节主要依赖于脑脊液和脑血流量的增减来调节。

1. 脑脊液调节　脑脊液由脑室内脉络丛产生，主要经蛛网膜颗粒吸收到上矢状窦。脑脊液的吸收取决于颅内静脉窦压和脑脊液压的压力差、血脑屏障间的胶体渗透压差。脑室和蛛网膜下腔的脑脊液正常容量相当于颅腔总容积之 10%。当颅内压增高时，可通过加速脑脊液吸收和将脑脊液挤入脊髓蛛网膜下腔来缓冲颅内压力，调节颅脑容积约为 8%。

2. 脑血流量调节　颅内压增高时，脑血流阻力可明显增加，脑血流量也立即减少，颅内静脉血受挤压而排出颅外增多，其调节幅度相当于颅腔容积之 2%～3%。

3. 血管舒缩运动的调节　动脉血氧分压和动脉血二氧化碳分压对脑血管的舒缩影响很大，当动脉血氧分压升高或动脉血二氧化碳分压降低时，脑血管收缩，使颅内压降低；动脉血氧分压降低或动脉血二氧化碳分压上升时，脑血管扩张，使颅内压升高。

【技能训练】

脑室外引流的护理

脑室外引流是指经头颅骨钻孔或锥孔穿刺侧脑室，将硅胶引流管置入，脑脊液经引流管流出，以缓解颅内压增高的应急性手术（表 9-3-1）。

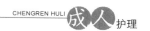

表 9-3-1 脑室外引流的护理

项目	要求
目的	抢救颅内高压危急患者。 从引流管注入造影剂进行脑室系统的检查,注入同位素行核素检查,以明确诊断。 注入抗生素控制感染。 脑室内手术后安放引流管,引流血性脑脊液,减轻脑膜刺激症状,预防脑膜和蛛网膜粘连等。
操作前护理	**1. 护士准备** 洗手,戴口罩。 **2. 操作用物** 治疗车、治疗盘、治疗巾、无菌弯盘 1 套(内盛碘伏棉球、镊子 2 把、纱布 2 块)、脑室引流瓶(袋)1 个、血管钳 1 把、绷带及胶布各 1 卷。 **3. 环境准备** 符合无菌操作要求。
操作中护理	(1)治疗室内准备:备齐用物,检查无菌物品的有效期。 (2)核对、解释:将准备的用物放于治疗车内,推至患者床旁,核对床号、姓名,做好解释工作。 (3)安置患者体位,检查伤口敷料是否脱落、有无渗血、渗液,引流管是否通畅等情况。 (4)挂无菌引流瓶,一般引流瓶高度为高出侧脑室平面 10～15cm。 (5)用血管钳夹住脑室外引流管末端上 3cm。 (6)打开弯盘放于脑室引流管接管口下方,取下接口处的纱布,接口及接口以上、以下各纵形消毒 2.5cm。 (7)用纱布裹住脑室引流管和引流瓶引流管的连接处,脱开引流瓶引流管,再用消毒棉球消毒脑室引流管管口。 (8)连接脑室引流管与无菌引流瓶的管道,并用无菌纱布包裹连接处。 (9)松开血管钳,观察引流是否通畅及引流速度。 (10)安置患者,整理床单位。 (11)整理用物,取下原引流瓶,观察引流液的性状、量、色等。 (12)洗手,做好记录。
操作后护理	(1)固定:引流管妥善固定,引流管开口需高于侧脑室平面 10～15cm,以保持正常颅内压。 (2)保持引流通畅:防止受压、扭曲、折叠、成角,活动、翻身时应避免牵拉引流管。 (3)注意引流速度和量:禁忌流速过快,避免颅内压骤降造成危险,每日引流量不超过 500mL 为宜,因正常脑脊液每天分泌的量是 400～500mL。 (4)严格执行无菌操作:每天定时更换引流袋,更换时先夹闭引流管,以防脑脊液逆流,注意整个装置无菌。 (5)观察和记录:观察和记录脑脊液性状、颜色、量,若有大量鲜血提示脑室内出血,若为混浊则提示感染。 (6)拔管:引流管放置一般不宜超过 5～7d,开颅术后脑室引流管一般放置 3～4d,拔管前行夹管试验或抬高引流管,观察有无颅内压增高征象;拔管后如有脑脊液漏,应告知医生妥善处理,以免引起颅内感染。

(韩慧慧)

任务 9-4 颅脑损伤患者的护理

📖 **学习目标**

- **知识目标**
  1. 熟悉颅底骨折、脑震荡、脑挫裂伤、颅内血肿患者的临床表现和治疗原则；
  2. 掌握脑震荡、脑挫裂伤、颅内血肿的表现要点；
  3. 掌握颅脑损伤患者的护理措施。
- **能力目标**
  1. 能评估颅脑损伤患者的病情，并能初步判断颅脑损伤的类型，完成护理评估记录；
  2. 能对颅脑损伤患者进行格拉斯哥评分，初步判断损伤程度；
  3. 能观察颅脑伤损伤患者的生命体征、意识、瞳孔、肢体功能等变化，及时发现异常并采取护理措施；
  4. 能进行颅脑损伤患者的降颅压、降温、补液护理；
  5. 能对脑脊液漏患者采取合适的体位，"五禁"护理，防止发生颅内感染；
  6. 能对颅脑损伤的患者进行饮食、休息、体位等健康指导。

【知识背景】

颅脑损伤(craniocerebral injury)在平时、战时都比较常见，占全身各部位伤的 10％～20％，仅次于四肢伤，居第 2 位。但颅脑损伤所造成的死残率则居第 1 位。重型颅脑伤患者死亡率高达 30％～60％。颅脑火器伤的阵亡率占全部阵亡数的 40％～50％，居各部位伤的首位，因此对颅脑损伤及早诊治和加强护理是提高创伤救治效果的关键。

病因、分类与发病机制

1. 头皮创伤的分类 外力直接作用于头部时，首先使头皮发生不同程度损伤。通过头皮损伤部位能推测颅内损伤部位，但头皮损伤程度并不完全反映颅脑损伤程度。头皮损伤可分为挫伤、裂伤、撕脱伤和头皮下血肿四种类型。

(1)挫伤。由钝性物体打击所致，可累及头皮全层，但仍保持头皮完整性。

(2)裂伤。锐器伤者，伤口整齐，污染轻。钝器伤者，裂伤创缘常不整齐，伴皮肤挫伤，可有明显污染。

(3)撕脱伤。因头皮受到强力牵拉所致的部分或全部头皮撕脱。

(4)头皮下血肿。根据血肿部位分为皮下、帽状腱膜下及骨膜下血肿三种类型。

2. 颅骨骨折的分类 颅骨分颅盖部和颅底部。外力作用于头部时，颅骨立即暂时变形。如果外力不够强大，颅骨可以重新恢复到原来位置；当外力强大，超过颅骨弹性限度，会造成颅骨骨折。

(1)颅盖骨折。按照骨折的形态分为线性骨折、凹陷性骨折、粉碎性骨折。视其是否与外界相通，又分为开放性和闭合性骨折。

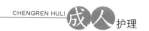

（2）颅底骨折。按骨折部位可分为前颅窝骨折、中颅窝骨折和后颅窝骨折。

3. 脑损伤的分类、致伤原因和病理 脑损伤是指脑膜、脑组织、脑血管以及脑神经的损伤。暴力通过两种方式作用于头部：一种是暴力直接作用于头部而致伤，称直接损伤；另一种是暴力作用于身体其他部位，经传导至头部而造成的损伤，称间接损伤。根据脑组织是否与外界相通分开放性脑损伤和闭合性脑损伤。根据损伤机制及病理改变又分为原发性损伤和继发性损伤。原发性损伤是指伤后立即出现的病理性损害，继发性损伤则是在伤后一段时间内逐渐出现的病理性损害。闭合性脑损伤的机制比较复杂，但主要是由于颅骨变形、脑组织受压和脑组织在颅腔内的直线运动或旋转运动、摩擦或撞击而发生损伤（图9-4-1）。

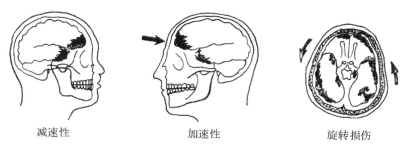

减速性 　　　 加速性 　　　 旋转损伤

图9-4-1 脑组织损伤示意图

（1）原发性脑损伤。

1）脑震荡：这是最常见的轻度原发性脑损伤。脑组织结构无明显损害，也无神经功能缺损。

2）脑挫裂伤：脑组织有明显的病理学改变，肉眼可见软脑膜下出血点、瘀斑及大片出血，脑组织破碎、出血等。镜下可见皮层失去正常结构，神经细胞大片缺失、轴突碎裂、髓鞘消失、胶质细胞变性、脑内片状或点状出血灶等。

3）脑干伤：这是一种特殊部位的严重损伤。

（2）继发性脑损伤。

1）颅内血肿：颅内血肿是一种较为常见的、致命的，却又是可逆的继发性病变。血肿压迫脑组织引起颅内占位效应和颅内高压。若得不到及时处理，可导致脑疝，危及生命。按照血肿形成的速度可分为特急性颅内血肿（3h以内）、急性颅内血肿（3h～3d）、亚急性颅内血肿（3d～3周）和慢性颅内血肿（3周以上）。迟发性颅内血肿是指首次CT检查或手术探查未见血肿，而在后来复查或手术时发现的颅内血肿。按解剖部位可分为硬脑膜外、硬脑膜下、脑内血肿以及多发性颅内血肿等。

硬脑膜外血肿：多见于颞部或颞额顶交界处。出血来源包括脑膜中动脉和静脉、板障血管、静脉窦以及蛛网膜颗粒等，其中脑膜中动脉最常见。

硬脑膜下血肿：常继发于对冲性脑挫裂伤或皮层血管、桥静脉或静脉窦撕裂。

脑内血肿：常对冲性脑挫裂伤和急性硬脑膜下血肿并存。

2）脑水肿。

3）脑疝：详见颅内压增高相关内容。

【工作任务一案例导入】

患者，男，23岁，头部外伤4h入院。4h前被水泥砖击中头部，当即昏迷，鼻出血，约

30min 后清醒。25min 前诉头痛加剧,烦躁不安、恶心、呕吐 3 次,呈喷射状,为胃内容物,继而再次昏迷,急诊入院。经 CT 检查提示右颞骨线形骨折,右侧颅内血肿。

医疗诊断:右颞骨线形骨折、硬脑膜外血肿。

治疗:立即手术清除血肿。

任务导向:

1. 对颅脑损伤患者应从哪些方面进行病情观察?

2. 如何配合医生进行抢救?

【护理工作过程】

(一)护理评估

1. 健康史　任务探究:什么原因导致颅脑损伤的发生?

了解受伤的经过,如暴力的大小、方向、性质、速度;评估患者有无暂时性意识障碍,其程度及持续时间,有无中间清醒期,耳鼻有无液体流出,有无其他部位损伤等。同时应了解现场急救情况。了解患者的家族史、有无高血压、心脏病史等健康状况。

2. 身体状况　任务探究:如何评估颅脑损伤患者病情变化?

(1)头皮创伤。

1)挫伤:皮肤表面擦伤、皮下瘀血水肿,疼痛与压痛比较明显。

2)裂伤:头皮全层裂伤者,伤口可以裂开;伤及头皮动脉时,常大量出血,甚至发生休克。

3)撕脱伤:头皮由帽状腱膜下或骨膜下部分或全部撕脱。损伤比较严重,出血多,会发生休克。

4)头皮血肿:①头皮下血肿:范围局限,张力高,压痛明显,中心软,边缘水肿,压之可退,容易误诊为凹陷性骨折。②帽状腱膜下血肿:范围广泛,可蔓延到整个颅顶。波动比较明显。③骨膜下血肿:通常由相应颅骨骨折引起,范围以骨缝为界,压痛明显,张力高。

(2)颅骨骨折。

1)颅盖骨折:颅骨线性骨折本身可没有症状和体征,但常伴有头皮损伤。如骨折线跨越脑膜血管及静脉窦时,应该警惕继发硬脑膜外血肿可能。凹陷性骨折如位于脑功能区,可出现相应的脑受压症状,如瘫痪、失语、癫痫发作等。

2)颅底骨折:多因强烈的间接暴力作用于颅底所致,常为线性骨折。颅底部的硬脑膜与颅骨贴附紧密,故颅底骨折时易撕裂硬脑膜,产生脑脊液外溢而成为开放性骨折。颅底骨折常因出现脑脊液漏而确诊。依骨折的不同部位可分为颅前窝、颅中窝和颅后窝骨折,临床表现各异(表 9-4-1)。

表 9-4-1　颅底骨折的临床表现

骨折部位	脑脊液漏	瘀斑部位	可能累及的脑神经
颅前窝	鼻漏	眶周、球结膜下("熊猫眼"征)	嗅神经、视神经
颅中窝	鼻漏或耳漏	乳突部皮下、咽黏膜下	面神经、听神经
颅后窝	耳后及枕部	乳突部、枕下区	舌咽、迷走、副神经、舌下神经

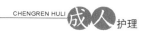

（3）脑损伤。

1）原发性脑损伤。

脑震荡：主要临床表现有意识障碍，一般不超过 30min；逆行性健忘，即患者由昏迷清醒后，对受伤的具体经过、伤前、近期的事物失去记忆；有头痛、头晕、疲劳感、怕噪声等自觉症状。生命体征无明显改变，无神经系统阳性体征，腰穿脑压和脑脊液化验正常。

脑挫裂伤：局限性脑挫裂伤可仅类似于脑震荡表现，但明显的脑挫裂伤临床表现有意识障碍，昏迷一般在 30min 以上至数小时，有的可长达数日、数周甚至数年。轻度脑挫裂伤者生命体征可有轻度改变，严重脑挫裂伤者可出现明显改变。可出现瘫痪、失语、癫痫和感觉障碍等症状和体征；有躁动、易怒、拒食、打人毁物、恐惧等精神症状；头痛、呕吐，脑膜刺激征阳性。

脑干损伤：脑干是呼吸循环中枢所在部位，伤后早期会出现严重的呼吸循环功能障碍、生命体征调节紊乱。由于网状上行激活系统受损，患者昏迷深而持久。上下行神经传导束都经过脑干，伤后会出现双侧锥体束征阳性，甚至出现去脑强直。第 3 对至第 12 对脑神经核团位于脑干，脑干伤后会引起所属脑神经的临床症状和体征。

2）继发性脑损伤：除脑水肿和脑疝外，主要有颅内血肿。

急性硬脑膜外血肿：临床症状取决于血肿的大小、出血速度和部位。除颅内压增高征象外，常因血肿挤压脑组织导致颞叶钩回疝。典型病例意识状态改变有"中间清醒期"，即昏迷—清醒—再昏迷，患侧瞳孔进行性散大，对侧肢体瘫痪以及生命体征变化。

急性硬脑膜下血肿：多见于额颞部。昏迷时间较长，常无"中间清醒期"。颅内压增高症状明显，脑疝出现迅速。

脑内血肿：多见于额颞部。脑内血肿的临床症状和体征与硬脑膜下血肿相近。神经系统定位症状和体征表现更为突出。

慢性硬脑膜下血肿：因致伤力小，出血缓慢，临床症状常不典型。通常表现为头痛、呕吐、神经定位体征或精神症状。

3.辅助检查

（1）头颅 X 线平片。可发现骨折线长短、走行、骨折凹陷深度，是颅脑损伤最基本检查方法。硬膜外血肿患者颅骨平片常可发现骨折线跨越硬脑膜血管沟。

（2）头颅 CT 扫描。CT 可显示颅骨骨折、脑挫裂伤及颅内血肿等，是目前脑损伤最理想的检查方法。脑挫裂伤 CT 表现点片状出血的高密度影区并常伴有低密度水肿区。硬膜外血肿表现颅骨下方梭形高密度阴影，急性硬膜下血肿表现颅骨下方新月形高密度阴影，慢性硬膜下血肿表现新月形低密度或等高密度阴影，脑内血肿表现脑内高密度阴影。

（3）颅骨钻孔探查。既是一种检查方法，又是一种治疗措施。尤其适用于无其他检查设备，又怀疑颅内血肿引起脑疝的患者。钻孔部位应考虑到头部着力部位、受伤机制、临床表现及血肿好发部位等。

4.心理、社会状况 受伤后患者表现出紧张、担心、焦虑和恐惧等心理反应，对伤后的恢复缺乏信心，了解病人的心理反应，同时了解病人的家属对疾病的认知和对病人的关心及支持程度。

(二)护理诊断

1.首要护理诊断

清理呼吸道无效,与意识障碍有关。

2.主要护理诊断

(1)营养失调:低于机体需要量。与脑损伤导致高代谢、呕吐、高热等有关。

(2)体温异常。与脑损伤后体温调节中枢功能紊乱、感染等有关。

(3)有感染的危险。与脑脊液漏、不能自行清理呼吸道、长期卧床、留置导尿及机体抵抗力下降有关。

(4)潜在并发症。颅内压增高、脑疝、应激性溃疡、癫痫等。

(三)护理目标

患者能有效清理呼吸道分泌物,未发生窒息;能维持足够的营养,体重正常;未发生颅内、肺部、泌尿系统等部位感染;并发症得到及时发现和处理。

(四)治疗与护理

1.现场急救

(1)保持呼吸道通畅。颅脑损伤患者常有不同程度的意识障碍,咳嗽反射、吞咽反射减弱或消失,呼吸道分泌物不能主动咳出,呕吐物、脑脊液、血液等易被误吸;同时存在舌根后坠更易引起严重呼吸道梗阻。因此,应将患者侧卧;尽快清除口腔和咽喉部的呕吐物和血块;放置口咽通气管,必要时做气管切开。

(2)包扎伤口,防止感染。单纯头皮出血,可加压包扎止血;开放性颅脑损伤应剃去伤口周围头发,洗净伤口周围的头皮,伤口局部不冲洗、不用药,外露的脑组织周围用消毒纱布卷架空保护,外加干纱布适当包扎,避免局部受压;尽早应用抗生素、破伤风抗毒素(TAT),预防感染。

(3)防治休克。凡出现休克征象者,应平卧、保暖、补充血容量;同时协助医生查明有无颅脑以外其他部位损伤(如多发性骨折、内脏破裂)。

(4)做好护理记录。准确记录受伤经过,初步检查时发现的症状和体征,急救处理经过及患者的意识、瞳孔、生命体征、肢体活动等情况,为进一步处理提供依据。

2.治疗原则

(1)头皮损伤。

1)头皮损伤:通常不需要特殊处理。若有皮肤擦伤,可剪去头发,用甲紫溶液涂抹。

2)头皮裂伤:现场局部压迫止血,争取 24h 内清创缝合,常规使用抗生素和 TAT。

3)头皮撕脱伤:

①部分头皮撕脱:蒂部保留供应动脉者,彻底清创后,将皮瓣复位缝合。

②头皮完全性撕脱:a.头皮污染不重,伤后 12h 以内,头皮动静脉条件良好者,可采取显微外科手术吻合头皮动脉,再将头皮再植。如血管不能吻合,将头皮制成中厚皮片后再植。b.头皮完全性撕脱,头皮污染严重,时间过久无法利用时,如创面清洁可取大腿中厚皮片移植。有颅骨暴露时,可将颅骨外板多处钻孔或锉除,待长出健康肉芽后,再由身体其他部位取皮移植。无论头皮复位缝合或再植,均须行多孔引流、适当加压包扎。

4)头皮血肿:通常在伤后 1~2 周自行吸收。若 5d 以上血肿无吸收迹象,可行穿刺吸除

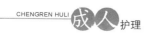

积血。

（2）颅骨骨折。

1）颅盖骨折：单纯线性骨折本身无特殊处理，但要警惕并发颅内血肿和脑挫裂伤可能。对于骨折片凹陷深度大于 0.5cm，位于功能区、骨折片刺入脑内的开放性颅骨骨折，或上矢状窦部位凹陷性骨折引起的急性颅内高压者，应行手术复位。

2）颅底骨折：颅底骨折一般无须特殊处理，但因属于开放性骨折，预防颅内感染应该放在首要位置，做好脑脊液漏的护理，常规使用抗生素和 TAT 预防感染。脑脊液漏一般在 2 周内愈合，如超过 1 个月不愈合，应手术修补硬脑膜。

（3）闭合性和开放性脑损伤。

1）脑震荡：可完全康复，无须特殊治疗，多数患者经过休息 2 周左右后可恢复正常工作。少数患者自觉症状持续时间稍长，可适当给予止痛、镇静等药物对症处理。对于超过半年，遗留所谓"脑震荡综合征"者，需加强心理护理。

2）脑挫裂伤：局限性脑挫裂伤给予止血、脱水、补液及一些对症处理。重度脑挫裂伤患者治疗原则如下：

①保持呼吸道通畅：对于估计昏迷时程较长、伴有严重颌面伤及胸部伤患者，应及早行气管切开。对于呼吸功能不全者，应尽早行呼吸机维持呼吸。

②防治脑水肿、降低颅内压：目前临床最常用的脱水利尿剂包括甘露醇、呋塞米、人体白蛋白等。除脱水利尿剂外，亚低温冬眠、过度通气、糖皮质激素、能量合剂等有不同程度降低颅内压作用；脑水肿、颅内高压患者应控制静脉输液量。

③防治高热：对于中枢性高热患者，应该采用物理或药物降温，如冬眠合剂、全身冰毯机等。

④防治癫痫：对于严重脑挫裂伤和伤后癫痫患者，应服用抗癫痫药物。目前临床常用的抗癫痫药主要包括：苯妥英钠、丙戊酸钠、地西泮、巴比妥类药物等。

⑤清创、减压：对开放性脑损伤应及早进行清创，严重的对冲性脑挫裂伤，须进行破碎脑组织清创和去骨板减压。

⑥全身支持疗法：主要包括加强营养支持，调节水、电解质、酸碱平衡，补充微量元素，输血和血浆等。

⑦预防并发症：特别要重视预防和治疗呼吸道感染、消化道出血、泌尿系统感染、颅内感染以及褥疮等。

3）原发性脑干伤：脑干伤的治疗原则和措施基本同重度脑挫裂伤。尤其要重视：①尽早行气管切开，保持呼吸道通畅；②防治消化道出血；③防治高热；④催醒治疗。

4）颅内血肿：对于较大的急性硬脑膜外血肿，引起占位效应者，应紧急开颅清除血肿。单纯硬脑膜外血肿若及时发现，及时处理，预后良好。对于较大的急性硬脑膜下血肿和脑内血肿，引起占位效应者，也应紧急开颅清除血肿。对于有临床症状和体征，出现占位效应的慢性硬脑膜下血肿，应该行颅骨钻孔引流术。

3. 一般护理

（1）休息与卧位。卧床休息，床头抬高 15°～30°，有利于头部静脉回流，减轻脑水肿，降低颅内压；头皮撕脱伤者，为了保证植皮存活，植皮区不能受压，患者需日夜端坐。

（2）持续或间断吸氧。改善脑缺氧,降低颅内压。

（3）饮食与补液。由于颅脑外伤早期常存在不同程度脑水肿及意识障碍,自主神经功能紊乱,进食后易呕吐。故伤后 3d 内采取静脉补液,成人每日输入量为 $1500\sim2000$ mL,以 10% 葡萄糖为主,速度每分钟 $15\sim20$ 滴,24h 尿量不少于 600mL 即可,使机体处于轻度脱水状态;3d 后肠功能恢复采用肠内营养,能进食者,鼓励进高蛋白、高维生素、高热量易消化的饮食,不能进食者,按医嘱鼻饲或静脉营养。

（4）避免颅内压突然升高。保持呼吸道、大便通畅,控制咳嗽、癫痫发作等,以免诱发脑疝。

（5）注意安全,防止损伤。因患者意识丧失或肢体瘫痪,容易发生意外。应加床档、翻身时支托肢体,预防脱位;防止冷、热伤害;防止自伤或意外。

（6）加强基础护理。做好口腔护理,防止口腔感染;定时翻身、拍背、雾化吸入,清醒者鼓励深呼吸、有效咳嗽,防止发生肺部并发症;保持会阴部、臀部清洁、干燥,以防发生褥疮;对留置导尿管者,做好导尿管护理,防止泌尿系感染;昏迷者眼分泌物增多时,应定时清洗,必要时用抗生素眼药水或眼膏,以防眼部感染;眼睑不能闭合者涂以眼膏或用眼罩以防暴露性角膜炎。

（7）心理护理。鼓励患者或家属说出心理感受,帮助其接受疾病带来的改变,指导患者学习康复知识与技能。

4. 病情观察　动态的病情观察是鉴别原发性与继发性脑损伤的手段,其目的是为抢救治疗赢得时机。观察内容包括意识、瞳孔、生命体征、神经系统等。

5. 对症护理

（1）高热护理。脑干或下丘脑损伤以及颅内、呼吸道、泌尿道感染都可以引起高热。高热造成脑组织相对缺氧,加重脑损害,必须采取降温措施,包括物理降温、冬眠低温疗法。

冬眠低温疗法的护理:

1）用药前测量体温、脉搏、呼吸、血压;

2）用药半小时内不能搬动患者或为患者翻身,防止体位性低血压;

3）物理降温需待用药 0.5h 后才能施行,否则引起寒颤反应;

4）每 $1\sim2$ h 测一次体温、脉搏、呼吸、血压,以调节给药间歇、静脉滴注的速度,一般控制肛温 $32\sim34℃$,收缩压在 10.6kPa 为宜;

5）留置导尿管,记录出入量,维持水、电解质、酸碱平衡;

6）防止冻伤、肺炎、褥疮等并发症;

7）一般用药 $3\sim5$ d,停止冬眠低温疗法时,先停物理降温,后停冬眠药物;

8）疑有颅内血肿在观察中的患者,禁用冬眠疗法。

（2）脑脊液漏护理。

1）取头高位,床头抬高 $15°\sim30°$,维持到脑脊液漏停止后 $5\sim7$ d。其目的是借助重力的作用,使脑组织移向颅底,贴附于硬脑膜漏孔处,使漏口粘连封闭。

2）保持外耳道、鼻腔、口腔清洁,及时用盐水、乙醇棉签清除外耳道、鼻前庭的血迹、污垢,防止脑脊液引流受阻而逆流。

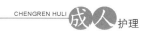

3）于鼻孔前或外耳道口松松地放置干棉球，随湿随换，24h计算棉球数，估计脑脊液外漏量。

4）有脑脊液鼻漏者，严禁经鼻腔置胃管、吸痰、鼻导管吸氧；禁止耳道、鼻腔滴液、冲洗和堵塞；禁忌腰穿。

5）避免用力咳嗽、打喷嚏、擤鼻涕及用力排便，以免颅内压骤升导致气颅或脑脊液逆流。

6）密切观察有无颅内感染迹象，如体温变化/升高、脑膜刺激征等。

7）按医嘱应用抗生素和破伤风抗毒素（TAT）。

（3）便秘护理。便秘不但引起腹胀、腹痛等不适，影响食欲和情绪，而且用力排便可导致颅内压增高、脑疝。因此，鼓励患者进含纤维素高的食物；无颅内压增高者，可多饮水，腹部按摩；已有便秘者，给予开塞露或低压灌肠，禁忌高压灌肠，必要时戴手套抠出粪块。

6.并发症护理

（1）降低颅内压，防治脑疝（有关内容参见颅内压增高）。

（2）外伤性癫痫护理。伤后应注意有无癫痫症状，一旦发生立即报告医生，并注意防止意外损伤；按医嘱给予抗癫痫药物，如地西泮、苯妥英钠等，癫痫完全控制后，继续服药1～2年，逐渐减量后才能停药，突然停药常是癫痫再次发作的诱因。

（3）应激性溃疡护理。以预防为主，观察有无呕血、便血，一旦出现立即报告医生，暂禁食、吸氧，按医嘱补充血容量，停用激素，应用西咪替丁、甲氰咪呱等药物。

7.健康教育

（1）加强安全意识，遵守交通规则，防止意外创伤。

（2）心理指导：对轻型颅脑损伤患者，应鼓励其尽早生活自理，对恢复过程中出现的头痛、耳鸣、记忆力下降者应做好解释工作，使其树立信心。

（3）外伤性癫痫患者应嘱咐其按时服药，不做危险性活动，如单独外出、登高、游泳等，以防意外。

（4）颅骨缺损者，嘱咐其可在第一次手术切口愈合后3～6个月做颅骨成形术；头皮撕脱伤造成无发患者，佩戴假发。

（5）康复训练：脑损伤遗留的语言、运动或智力障碍，在伤后1～2年内有部分恢复的可能，制订康复训练计划，进行功能训练，以改善自理能力和社会适应能力。

（6）告知患者和家属随访的重要性，随访时间和地点。

（五）护理评价

患者呼吸道分泌物是否清理有效，有无发生窒息现象；是否维持足够的营养；有无发生颅内、肺部、泌尿系统等部位感染；并发症是否得到及时发现和处理？

【知识拓展】

头皮解剖

头皮分为五层：皮肤、皮下组织、帽状腱膜、帽状腱膜下层、骨膜层，如图9-4-2所示。其中，浅部三层连接紧密，不易分离，而深部两层之间连接疏松，较易分离。各层解剖特点：

1.皮肤　厚而致密，内含大量汗腺、皮脂腺、毛囊，具有丰富的血管，外伤时易致出血。

2.皮下组织　由致密的结缔组织和脂肪组织构成，前者交织成网状，内有血管、神经穿行。

3.帽状腱膜　前连额肌,后连枕肌,两侧达颞肌筋膜,坚韧、富有张力。

4.帽状腱膜下层　是位于帽状腱膜与骨膜之间的疏松结缔组织,范围较广,前至眶上缘,后达上项线,其间隙内的静脉经导静脉与颅内静脉窦相通,是颅内感染和静脉窦栓塞的途径之一。

5.骨膜　由致密结缔组织构成,骨膜在颅缝处贴附紧密,其余部位贴附疏松,故骨膜下血肿易被局限。

头皮的血液供应丰富,动、静脉伴行,由颈内、外动脉的分支供血,左右各五支在颅顶汇集,且各分支间有广泛吻合支,故抗感染和愈合能力较强。

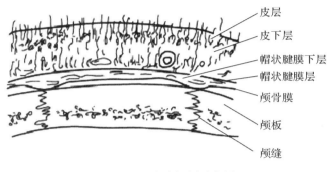

图 9-4-2　头皮解剖示意图

(韩慧慧)

任务 9-5　颅内肿瘤患者的护理

⭐📖**学习目标**

- **知识目标**
    1.了解颅内肿瘤分类;
    2.熟悉颅内肿瘤患者的临床表现;
    3.掌握颅内肿瘤患者的护理措施。
- **能力目标**
    1.能评估颅内肿瘤患者的病情,完成护理评估记录;
    2.能进行特异性症状护理;
    3.能进行化疗、放疗护理,观察化疗、放疗的不良反应并处理;
    4.能完成颅脑肿瘤患者手术前护理及术后病情观察,发现并及时处理手术后并发症。

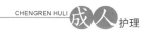

【知识背景】

颅内肿瘤是指颅内占位性新生物,发生于脑组织、脑血管、脑垂体、松果体、颅神经和脑膜等组织的原发性颅内肿瘤和来源于身体其他部位的转移到颅内的继发性颅内肿瘤。颅内肿瘤可发生于任何年龄,但年龄小于 2 岁及大于 60 岁者较少见。儿童及青少年患者以后颅窝及脑的中线部位的肿瘤为多,如髓母细胞瘤、颅咽鼓管瘤;成年人以幕上为多,如胶质母细胞瘤、星形细胞瘤;老年患者以大脑半球为多,如多形性胶质母细胞瘤、脑膜瘤、转移瘤等。其中胶质瘤是颅内最常见的恶性肿瘤。颅内肿瘤的生长方式多样,包括,①扩张性生长:肿瘤呈球状或块状,与周围的脑组织有较清楚的分界,以压迫脑组织为主要症状。②浸润性生长:肿瘤细胞呈浸润并破坏临近的脑组织,引起脑的破坏性症状。③多灶性生长:肿瘤的起源不局限于一处,可在多处同时或先后生长,主要表现为多灶性症状。

(一)分类

颅内肿瘤分原发性和继发性。原发性颅内肿瘤来源于颅内的各种组织,有良性和恶性。继发性颅内肿瘤由全身各脏器的原发性肿瘤转移而来。常见的有以下几种:

1.神经上皮组织肿瘤 有星状胶质细胞瘤、少突胶质细胞瘤、室管膜肿瘤、松果体肿瘤、脉络丛肿瘤、神经节细胞肿瘤、胶质母细胞瘤、髓母细胞瘤。

2.脑膜的肿瘤 有脑膜瘤、脑膜肉瘤。

3.神经鞘细胞肿瘤 听神经瘤。

4.垂体前叶肿瘤 各种垂体肿瘤。

5.先天性肿瘤 有颅咽管瘤、上皮样囊肿、畸胎瘤等。

6.血管性肿瘤 有血管网状细胞瘤、血管母细胞瘤。

7.转移性肿瘤 原发肿瘤位于身体的某一脏器。

8.临近组织侵入到颅内的肿瘤 如软骨及软骨肉瘤、鼻咽癌、中耳癌、颈静脉球瘤等侵入颅内的肿瘤。

(二)病因

颅内肿瘤的病因尚不完全清楚。大量研究表明,颅内肿瘤的发生与细胞染色体上存在着癌基因及后天遭受物理、化学、生物的多重因素的作用有关。依据肿瘤的组织类型,其病因可能有:①先天性因素:随着个体的生长发展,胚胎组织未能完全退化,反而过度增生,形成一定体积的肿物,如颅咽管瘤、脊索瘤等。②遗传因素:某些肿瘤有家属史,如神经纤维瘤、血管网状内皮瘤等。③内在环境和外环境因素:各种生物、物理、化学等因素的刺激。

【工作任务—案例导入】

患者,女,30 岁,于 3 年前开始出现月经紊乱,来诊前 1d 无明显诱因突然出现头痛,前额部为重,自行口服止痛片无缓解;呕吐数次,呈喷射状,为胃内容物,同时伴有双眼视物模糊。至发病前 6h 后双眼失明。患者烦躁不安,在当地医院静脉滴注甘露醇无明显缓解,急诊来院。超声检查示中线偏斜,头颅 CT:提示垂体腺增大,垂体腺瘤,为进一步明确诊断和治疗收治入院。

任务导向:

1.颅内肿瘤患者可能有哪些临床表现?如何处理?

2.应做好哪些护理工作?

【护理工作过程】

(一)护理评估

1.健康史　任务探究:什么原因导致颅内肿瘤的发生?

评估患者是否患有其他部位肿瘤,如肺癌、乳腺癌等,有无家族史。

2.身体状况　任务探究:如何评估颅内肿瘤的症状和体征?

(1)颅内压增高症状与体征。发病初期,颅内的脑组织、脑血管、脑脊液循环及脑神经受到轻度挤压,通过生理的调节和适应,可不出现明显的颅内压增高症状和体征。随着肿瘤的增大,占据空间增大,颅内正常组织遭受挤压或推移,达到一定程度后,便出现明显的颅内压增高的症状和体征。恶性肿瘤生长迅速,生理调节跟不上肿瘤的迅速发展,颅内压增高症状和体征出现早;良性肿瘤因生长缓慢,可长时间不出现症状,当颅内正常组织被严重挤压,甚至出现脑移位时,病情急剧恶化。颅内压增高的症状和体征常呈进行性加重。

(2)局灶症状与体征。局灶症状是由于肿瘤刺激、压迫或破坏脑组织或脑神经,使其功能受到损害的结果。不同部位的肿瘤所产生的局灶症状和体征是不相同的,如中央前回肿瘤出现中枢性瘫痪和癫痫发作;额叶前部肿瘤出现精神障碍;额叶后部肿瘤可有颜面、上下肢的全瘫或轻瘫;顶叶肿瘤主要表现为感觉功能障碍;颞叶肿瘤出现某些幻觉;枕叶肿瘤可出现视力障碍;语言中枢肿瘤出现运动性失语或感觉性失语;听神经鞘瘤产生听力和前庭功能障碍;鞍区肿瘤出现垂体功能低下或亢进;松果体区肿瘤出现性早熟;脑干肿瘤出现交叉性瘫痪;小脑肿瘤可引起一系列共济失调性运动障碍等。

3.辅助检查

(1)颅脑 CT。根据肿瘤病理组织的密度变化和肿瘤对脑室系统的压迫移位来判断。CT 对小脑幕上肿瘤的诊断率为 95% 以上,对小脑幕下肿瘤的诊断率较低。

(2)MRI。能观察到脑深部的肿瘤,有很高的显示率。

(3)头颅 X 线检查。除了可显示颅内压增高的改变外,还可观察到正常生理性松果体钙化的移位,间接提示有肿瘤的存在;发现病理性钙化能直接明确肿瘤的部位。颅骨内板的增生或破坏,硬脑膜中动脉沟变宽,常为脑膜瘤的特征。

(4)头颅超声波检查。观察中线波的位置,判断小脑幕上有无肿瘤存在,中线移 3mm 以上有意义。

(5)脑电波检查。对小脑幕上肿瘤有一定的定位意义,无定性意义,对小脑幕下肿瘤无帮助。

(6)放射性核素检查。利用某些放射性核素能在颅内肿瘤部位浓集的特点,在颅外扫描绘出病变图像,从而达到病灶定位诊断的目的。

(7)脑血管造影检查。颈动脉造影主要用于小脑幕上肿瘤的诊断,椎动脉造影主要用于颅后窝病变的诊断;数字减影脑血管造影可根据脑血管的形态、位置改变来进行定位诊断;对血管性及血管丰富的肿瘤可进行定性诊断。

4.心理、社会状况　颅内肿瘤的诊断会给患者及家属带来极大的打击,患者易出现紧张、焦虑、悲观等心理问题,故要了解患者的心理反应同时应评估患者家庭经济情况及支持程度。

(二)护理诊断

1.首要护理诊断

潜在并发症:脑疝。

2.主要护理诊断

(1)清理呼吸道无效。与意识障碍、颅内肿瘤手术等有关。

(2)疼痛。与颅内压增高有关。

(3)营养失调:低于机体需要量。与呕吐、放射治疗和化学治疗反应等有关。

(4)有液体不足的危险。与呕吐、进食困难等有关。

(三)护理目标

患者颅内压增高症状好转;呼吸道通畅,无异常表现;患者头痛减轻,手术后切口疼痛及不适缓解;无营养不良发生,水电解质及酸碱平衡紊乱得到纠正。

(四)治疗与护理

1.治疗原则

(1)手术治疗。

1)良性肿瘤:位置较浅,手术可达到的部位,争取做全切除,以达到根治的目的;部位较深,全切除有困难,做次全或部分切除,对残余组织做立体定向伽马刀治疗。

2)恶性肿瘤:彻底根除尚不可能,但应尽可能多地切除肿瘤组织,便于术后进行放射治疗、伽马刀治疗及化疗。对于脑干、丘脑、下丘脑等重要区域的恶性肿瘤估计手术不能切除者,可考虑做脑脊液分流术,缓解颅内高压,再配合放疗和(或)化疗。晚期肿瘤患者可选择姑息手术,如脑室引流和去骨瓣减压,以缓解颅内压增高。

(2)放射治疗。可选用^{60}Co、直线加速器或高能量 X 线机及电子束等。脑胶质瘤对放射线最敏感,其次是垂体脑瘤、颅咽管瘤。

(3)化学治疗。由于许多抗癌药物不能透过血脑屏障而无效。目前适于颅内恶性肿瘤的药物不多,临床上常用的有卡莫司汀、环己亚硝脲、甲基环己亚硝脲、阿霉素、长春新碱等。

2.密切观察病情 颅内肿瘤患者均可引起颅内压增高,而颅内压增高可引起脑疝,患者一旦出现脑疝,处理不及时,就可危及患者的生命。因此,要密切观察患者的意识、瞳孔、生命体征等变化,以便及时发现脑疝先兆,及时进行急救。

3.保持呼吸道通畅 及时清除口腔分泌物及呕吐物。如呼吸道分泌物较多且不能自主排痰者,及时做气管切开术,并做好气管切开患者的护理。

4.体位 一般取头高脚低斜坡位,以利静脉回流,降低颅内压。

5.适当活动和休息 根据患者的具体情况,可下床活动者应进行适当的室内活动,防止血栓性静脉炎和压疮的发生,但注意安全;安排安静、舒适的环境,有利于患者的休息和睡眠。

6.供给适当营养 采取均衡饮食。无法进食者或进食有困难者,采用鼻饲或胃肠外营养。

7.保持大便通畅 如有大便干结可给缓泻剂,但禁止大量灌肠。

8. 特异性症状护理

（1）癫痫发作。观察患者有无癫痫发作及发作的形式、时间、诱发因素等。癫痫大发作时，患者意识突然丧失，四肢痉挛性抽搐，患者可发生跌伤、碰撞或坠床。因此对有癫痫发作史的患者应限制其活动范围，发作频繁者需卧床休息并加用床挡。对于癫痫发作患者要注意安全、保持气道通畅。

（2）尿崩症。蝶鞍区肿瘤可引起尿崩症，尿崩症患者尿量增加的同时可伴有水、电解质代谢紊乱和酸碱平衡的失调，注意补液、维持水电解质和酸碱平衡。

（3）失明。蝶鞍区肿瘤可造成双目失明，此时患者头痛、呕吐症状常有所缓解，勿因此而忽略颅内压增高的情况，同时加强视力变化的观察，早发现、早处理。对双目失明患者需进行日常生活指导和帮助。

（4）进食困难。脑干、脑桥、小脑角肿瘤因损害后组脑神经，造成饮水呛咳或进食困难。应注意观察患者有无饮水呛咳或进食困难情况，必要时采用鼻饲或其他营养支持以维持患者的基本营养需求。

（5）失语。语言中枢肿瘤患者可出现运动性失语，失语患者能理解别人的讲话，但不能表达自己的意思。患者往往有焦急或急躁情绪。护理人员应善于揣测患者的意图，了解患者的需求，给予心理上支持，减少挫折感。

（6）精神失常。额叶肿瘤患者可出现精神障碍，护理人员应观察患者有无精神异常，并加强护理和保护，以防患者发生自伤或意外。

9. 做好放疗、化疗患者的护理

10. 颅内肿瘤患者手术前后护理

（1）手术前患者的护理。降低颅内压防止颅内压急剧升高；做好皮肤准备，剃去全部头发，并涂擦 75% 乙醇；颅内压增高的患者术前禁止灌肠；其他术前护理措施见围手术期护理。

（2）手术后患者的护理。

1）病情观察：观察患者的意识、瞳孔、生命体征及肢体活动等情况，特别要注意颅内压升高症状的评估；观察伤口情况，敷料渗湿勿立即更换，应在其上加盖敷料，特别注意渗出液的颜色，如为黄色可能提示脑脊液漏，应及时与医生联系。

2）体位：全身麻醉未清醒的患者应采取侧卧位或平卧位头偏向一侧，以保持呼吸道通畅；意识清醒后取头高脚低斜坡位，以利颅内静脉的回流。小脑幕上开颅术后，取健侧或仰卧位，避免切口受压；小脑幕下开颅术后，早期不宜垫枕仰卧，取侧卧位或侧俯卧位，翻身时托住头部避免扭转；体积较大的肿瘤切除后，颅腔留有较大的空隙，术后 24h 内手术切口部位应保持在头部上方，防止脑及脑干突然移位，引起大脑上静脉的破裂出血和脑干功能的衰竭；后组颅神经受损并伴有吞咽功能障碍者应取侧卧位，防止分泌物误入气管，引起吸入性肺炎等并发症。

3）控制脑水肿：限制入水量，应用高渗利尿剂，但要注意保持出入液量的平衡；保持呼吸道通畅，给予氧疗以增加血氧含量；维持正常体温并及时处理发热情况，以防增加脑代谢而加重脑水肿。

4）饮食护理：当吞咽功能恢复后，患者可进流质饮食，根据患者情况逐渐过渡到普通饮

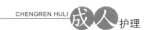

食,要保证患者能摄取足够的营养。

5)并发症护理:术后常见并发症有颅内出血、感染、中枢性高热、尿崩症等。加强病情观察,一旦发生,及时处理。

6)引流管护理:术后48h内引流袋放置在头部创腔一致的位置;48h后根据病情可略放低;与脑室相通的引流管,如术后引流液较多,应适当抬高引流袋;引流管一般保持3~4d,当血性脑脊液已转清亮,应及时拔除引流管。

11.健康教育

(1)做好心理指导,帮助患者正确面对现实,积极配合治疗。

(2)向患者解释放疗、化疗可能出现的副反应,指导其采取相应措施,以减轻不适。

(3)指导患者及家属,出院后加强全身情况的观察,出现颅内压增高症状、局灶性症状或身体其他部位的不适,应及时就诊。

(4)做好随访,尽可能提高患者的生活质量。

(五)护理评价

患者颅内压增高症状是否好转;呼吸道是否通畅,有无异常表现;患者头痛、切口疼痛及不适症状是否缓解;有无营养不良发生,水电解质及酸碱是否平衡?

【知识拓展】

什么是伽马刀?

伽马刀又称立体定向伽马射线放射治疗系统,是一种融合现代计算机技术、立体定向技术和外科技术于一体的治疗性设备,它将^{60}Co发出的伽马射线几何聚焦,集中射于预照病灶,一次性、致死性的摧毁靶点内的组织,而射线经过人体正常组织几乎无伤害,并且剂量锐减,因此其治疗照射范围与正常组织界限非常明显,边缘如刀割一样,人们形象地称之为"伽马刀"。

(韩慧慧)

任务 9-6　脑血管疾病患者的护理

学习目标

● 知识目标

1.掌握缺血、出血性脑血管疾病的概念和分类;

2.了解缺血、出血性脑血管疾病的病因、诱因、发病机制;

3.掌握缺血、出血性脑血管疾病的临床表现、治疗;

4.掌握缺血、出血性脑血管疾病的护理。

- **能力目标**
  1. 能评估脑血管性疾病患者的病情,完成护理评估记录;
  2. 能正确鉴别脑出血和脑缺血性疾病;
  3. 能正确鉴别内囊出血、脑桥出血、小脑出血及脑室出血;
  4. 能及时做好缺血、出血性脑血管疾病患者治疗配合;
  5. 能对缺血、出血性脑血管疾病患者提出正确的护理措施;
  6. 能对缺血、出血性脑血管疾病患者进行正确的康复指导。

［任务 9-6-1］　脑缺血性疾病患者的护理

【知识背景】

脑缺血性疾病包括短暂性脑缺血性发作和脑梗死(或称缺血性卒中),后者最常见的类型为脑血栓形成和脑栓塞。

(一)短暂性脑缺血发作

短暂性脑缺血发作(transient ischemic attack,TIA)是脑动脉一过性供血不足引起的短暂性、局灶性脑功能障碍,表现为供血区神经功能缺失的症状和体征。每次发作持续数分钟至 1h,24h 内完全恢复,但可反复发作。是缺血性卒中最重要的危险因素。多数认为其发病与动脉粥样硬化、动脉狭窄、血液成分改变和血流动力学异常、心脏病等多种病因有关。发病机制涉及微栓子学说、血流动力学障碍学说和脑血管痉挛学说。

(二)脑血栓形成

脑血栓形成(cerebral thrombosis,CT)是在脑动脉粥样硬化等动脉壁病变的基础上形成血栓,造成该动脉供血区血流中断,局部组织发生缺血、缺氧、坏死而出现相应的神经症状和体征。是临床最常见的脑血管疾病,与脑栓塞一起统称为脑梗死(cerebral infarction,CI),又称缺血性脑卒中(cerebral ischemic stroke)。

脑血栓形成最常见病因为脑动脉粥样硬化,常伴高血压。其他病因包括细菌和病毒引起的脑动脉炎、红细胞增多症、血小板增多症等。

发病机制如下:

```
粥样斑块脱落 ——→ 管壁溃疡 ——→ 血小板粘附 ——→ 血栓 ——→ 动脉管腔狭窄
                                            ↑促进              ↓
管腔狭窄 + 血压下降、血流缓慢、脱水 ————————————→ 动脉闭塞
```

(三)脑栓塞

脑栓塞(cerebral embolism)是各种栓子(血流中的异常固体、液体、气体)随血流进入颅内动脉系统,导致血管腔急性闭塞,引起相应供血区脑组织缺血、坏死及脑功能障碍。病因与发病机制如下:

(1)心源性:最常见。风湿性心脏病二尖瓣狭窄合并心房纤颤、感染性心内膜炎赘生物及附壁血栓脱落是栓子的主要来源。

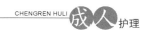

（2）非心源性：脱落的主动脉粥样硬化斑块、肺静脉血栓或血凝块、骨折或手术时的脂肪栓和气栓、严重感染如败血症的菌栓或脓栓、恶性肿瘤的癌栓和寄生虫虫卵栓子。

（3）来源不明：部分患者虽经先进的设备和方法进行检查，仍不能确定病因。

【工作任务—案例导入】

患者，女，55 岁。右侧肢体瘫痪 1d、语言不清 1h。

1d 前早晨起床时感右侧肢体无力、活动不灵，伴同侧肢体隐痛和麻木，无头痛、恶心、呕吐、意识障碍和大小便失禁。到附近医院行头颅 CT 检查后被诊断为颈椎病，予一般口服药物治疗。肢体无力进行性加重，活动障碍加深，1h 前出现言语不清。既往有"风湿性心脏病二尖瓣狭窄并心房纤颤"病史。

护理体检：T 36.7℃，P 72 次/min，R 20 次/min，BP 145/85mmHg。表情焦虑，被动体位。运动性失语，咽反射存在。心尖部触及舒张期震颤并可闻及舒张期隆隆样杂音，心率 98 次/min，心律不齐，第一心音强弱不等。右侧上肢肌力 2 级，下肢肌力 1 级，肌张力降低，痛觉减退，腱反射减弱，巴宾斯基征阳性。

任务导向：

1.为明确诊断应首选何种检查？何时检查会有阳性发现？

2.目前患者存在哪些护理问题？请制订该患者的护理计划。

【护理工作过程】

（一）护理评估

1.健康史　任务探究：什么原因导致脑缺血性疾病的发生？

TIA 多见于 50～70 岁以上中老年，男性多于女性；常有高血压、糖尿病、心脏病和高脂血症病史。绝大多数 TIA 患者就诊时症状和体征已经消失，而头颅 CT 或和 MRI 检查无异常发现，故其诊断主要依靠病史。中老年人突然出现局灶性脑损害症状或体征并在 24h 内完全恢复者，应考虑 TIA 的可能。

脑血栓形成多见于 50 岁以上有动脉粥样硬化、高血压和糖尿病者。

脑栓塞见于各年龄组，风湿性心脏病所致以青壮年为主，冠心病及大动脉病变所致以中老年多见。

孕产妇发生缺血性脑血管病者，多见于妊娠晚期、分娩期和产后两周内。可能与以下因素有关：①以上时期纤维蛋白原增高，而纤维蛋白溶酶活性下降，凝血因子、血小板数目增多，黏附性增加；②孕产期雌激素分泌增多，可导致血液凝固性增强；③避孕药可使血液黏稠度增加；④妊娠前已有动脉粥样硬化；⑤孕产期易发生失血或贫血等，均易引起缺血性脑血管病。

2.身体状况　任务探究：如何评估脑缺血性疾病患者病情变化？

TIA 患者突发局灶性脑或视网膜功能障碍，多于 5min 左右达高峰；持续时间短暂，多在 1h 内恢复，最多不超过 24h，不留后遗症；可反复发作。不同动脉系统 TIA 表现如下，①颈内动脉系统 TIA：常见症状为对侧单肢无力或轻偏瘫，可伴对侧面部轻瘫；特征性症状为病变侧单眼一过性黑蒙或失明，对侧偏瘫及感觉障碍，优势半球受累可有失语；可能出现的症状有对侧单肢或半身感觉障碍、对侧同向性偏盲。②椎-基底动脉系统 TIA：常见症状为眩晕、平衡失调;特征性症状为跌倒发作和短暂性全面遗忘症,前者表现为转头或仰头时,下肢突然失去张力而跌倒,常可很快自行站起,无意识丧失,后者表现为发作时出现短时间记忆丧失,对时间、地点定向障碍,持续数分钟~数十分钟,但谈话、书写和计算能力保持;可能出现的症状有吞咽障碍、构音不清、共济失调(小脑缺血)、交叉性瘫痪(脑干缺血)。

脑血栓形成在安静或休息状态发病,部分患者有肢体麻木或无力等前驱症状;起病缓慢,症状在数小时到 3 天达高峰;以偏瘫、失语、偏身感觉障碍等局灶定位症状为主;多无头痛、呕吐、意识障碍等全脑症状。其临床类型有,①完全型:起病后 6h 内病情达高峰,表现为一侧肢体完全瘫痪甚至昏迷;②进展型:发病后症状在 48h 内逐渐进展或呈阶梯式加重;③缓慢进展型:起病 2 周之后症状仍逐渐发展,多于全身或局部因素所致脑灌注减少有关;④可逆性缺血性神经功能缺失:症状和体征持续时间超过 24h,但在 1~3 周内完全恢复,不留任何后遗症。

脑栓塞多于活动中发病且常无前驱症状;起病急(症状于数秒至数分钟内达高峰);以偏瘫、失语等局灶定位症状为主要表现,意识障碍程度取决于梗死的部位和范围,重者可表现为突发昏迷、全身抽搐、因脑水肿或颅内高压继发脑疝而死亡;多有导致栓塞的原发病的表现。

3. 辅助检查

TIA

(1)影像学检查。磁共振成像血管造影(MRA)可见颅内动脉狭窄。数字减影血管造影(DSA)可明确颅内外动脉的狭窄程度。发作时弥散加权 MRI 和正电子发射断层扫描(PET)可见片状缺血区。

(2)彩色经颅多普勒(TCD)。可见动脉狭窄、粥样硬化斑等。

脑血栓形成

(1)影像学检查。①电子计算机 X 线断层扫描摄影(CT):24~48h 后梗死区呈低密度影像(图 9-6-1)。②磁共振显像(MRI):早期显示缺血组织的部位和面积。③TCD 显示颅内外血管狭窄或闭塞、血管痉挛侧支循环建立情况。

(2)血液检查。血常规、血糖、血脂、血液流变学和凝血功能等。

脑栓塞

(1)影像学检查。脑部改变同脑血栓形成。心脏超声检查可协助原发病诊断。

(2)脑脊液(cerebrospinal fluid,CSF)。大面积梗死脑脊液压力增高,亚急性感染性心内膜炎所致脑脊液白细胞增高,脂肪栓塞所致脑脊液可见脂肪球。

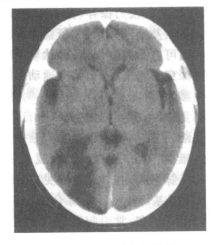

图 9-6-1　脑梗死低密度影像

4. 心理、社会状况　患者是否因偏瘫、失语等影响工作、生活而出现焦虑、自卑、依赖、悲观失望等心理反应。患者长期住院是否加重家庭经济负担,或由于长期照顾患者而致家人身心疲惫。

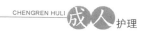

（二）护理诊断

TIA

（1）有受伤的危险　与突发眩晕、平衡失调和失明有关。

（2）潜在并发症　脑卒中。

脑梗死

1.首要护理诊断

（1）躯体移动障碍　与运动中枢损害致肢体瘫痪有关。

（2）语言沟通障碍　与语言中枢损害有关。

2.主要护理诊断

（1）有废用综合征的危险　与意识障碍、偏瘫、长期卧床等有关。

（2）吞咽障碍　与意识障碍或脊髓麻痹有关。

（3）焦虑　与偏瘫、失语有关。

（三）护理目标

患者掌握各种运动锻炼及语言康复训练的方法，躯体活动能力和语言表达能力逐步增强；防止肌肉萎缩、关节畸形；未发生误吸、受伤、压疮等；情绪稳定。

（四）治疗与护理

1.治疗原则

TIA

（1）病因治疗　控制血压、降低血脂和血糖、治疗心律失常、改善心功能、纠正血液成分异常、防止颈部活动过度等。

（2）药物治疗　①抗血小板聚集：可减少微栓子的发生，预防复发。常用药物有阿司匹林、噻氯吡啶、双嘧达莫。②抗凝：对发作频繁、发作持续时间长、症状逐渐加重且无出血倾向、严重高血压、肝肾疾病和消化性溃疡者，可行抗凝治疗。常用药物有肝素静脉滴注，华法林口服。孕妇及产后妇女慎用。③钙通道阻滞剂：防止脑血管痉挛。常用药物有尼莫地平和尼群地平。④中药：改善循环。常用药物有丹参、川芎、红花等。⑤手术：颈动脉内膜切除术或血管内介入治疗。

脑血栓形成

（1）急性期治疗。

1）早期溶栓：指在发病后6h以内进行溶栓，以恢复梗死区血流灌注，挽救缺血半暗带濒临死亡的脑细胞。常用药物有尿激酶、链激酶和重组组织型纤溶酶原激活剂。

2）调整血压：维持患者血压较平时稍高水平。除非血压过高（收缩压＞220mmHg），一般不应用降压药物。血压低者应予静脉补液或应用升压药物，以保证脑灌注，防止梗死面积扩大。

3）防治脑水肿：脑水肿高峰期为发病后2～3d。当患者出现头痛、喷射性呕吐、意识障碍等高颅压征象时，应给予20％甘露醇快速静脉滴注，或呋塞米静脉注射。

4）脑保护治疗：应用胞磷胆碱、钙通道阻滞剂尼莫地平、自由基清除剂维生素E等，降低脑代谢，减轻缺血性脑损伤。

5）高压氧舱治疗：可提高血氧供应，促进侧支循环形成，增加病变部位脑血液灌注，加速酸性代谢产物的清除。

6)中医治疗:丹参、川芎、葛根素、银杏叶制剂等,降低血小板聚集和血液黏滞度、抗凝、改善脑循环。

7)抗血小板聚集和抗凝治疗:同 TIA。阿司匹林可降低脑梗死患者的死亡率和复发率,但勿与溶栓和抗凝同时进行,以避免发生出血。

(2)恢复期治疗。进行肢体运动和语言功能的康复训练,以促进神经功能恢复,降低致残率,提高生活质量。应用抗血小板聚集剂阿司匹林和噻氯吡啶。

脑栓塞

(1)治疗脑部病变。与脑血栓形成基本相同,但要注意以下几点:①及早溶栓并严格掌握适应证;②感染性栓塞应用足量有效的抗生素,禁行溶栓或抗凝;③急性期后长期抗凝或抗血小板聚集治疗;④5%NaHCO$_3$ 静点溶解脂肪,气栓所致者采取头低左侧卧位;⑤病变严重者积极脱水降颅压,脱水治疗过程中注意保护心功能。

(2)治疗原发病。消除栓子来源,防止复发。如心脏病的介入和手术治疗、感染性心内膜炎的抗生素治疗等。

2.护理措施

TIA

(1)生活护理。

1)休息与活动:发作时卧床休息,颈部转动应缓慢,幅度不要过大。避免重体力劳动。沐浴和外出家人陪伴,以防发生意外损伤。进行散步、慢跑等适当的体育活动,以改善心脏功能,增加脑部血流量,改善脑循环。

2)饮食:低盐、低脂、低热量、高蛋白、高维生素饮食,多食蔬菜和水果,戒烟酒,忌食辛辣、油炸食物和暴饮暴食。

(2)用药护理。指导患者遵医嘱用药并告知药物的不良反应。抗血小板药物可致恶心、腹痛、腹泻等消化道症状,偶可致严重但可逆的粒细胞减少症,应定期检查凝血功能。抗凝药物可致出血,用药过程中注意观察有无牙龈出血等表现,监测凝血功能。

(3)病情观察。注意观察发作次数、每次发作持续时间及间隔时间、伴随症状,症状和体征改善情况。如症状呈加重趋势或频繁发作,应警惕缺血性脑卒中的发生。

脑梗死(脑血栓形成与脑栓塞)

(1)生活护理。

1)体位与照护:采取平卧位,禁用冰袋头部冷敷。协助患者完成穿衣、洗漱、进食、大小便等日常生活活动,指导患者学会配合应用便器。保持床单位整洁、干燥、无渣屑,减少对皮肤的机械性刺激。

2)饮食与安全:流质或半流质低盐、低脂饮食,忌烟酒。进食时抬高床头,尽量端坐。肢体保暖需用热水袋时,应用毛巾包裹,水温应低于 50℃,每 30min 查看局部情况并更换放置部位。活动时有人陪伴。活动场所宽敞明亮、无障碍物。

(2)症状护理。

1)瘫痪:卧气垫床,加保护性床栏,呼叫器置于患者健侧且随手可及处。每 2~3h 为患者翻身一次并保持瘫痪侧肢体功能位。指导和协助家属定时为患者拍背、按摩关节骨隆突

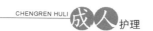

部位并向患者和家属讲明其重要性。避免被褥过重或太紧。每天全身温水擦拭 1～2 次。

2）失语：借助卡片、图片、表情或手势等肢体动作与患者进行简单的双向式沟通。沟通时要注意避免外来干扰，语速要缓慢。指导患者进行语言康复训练，包括缩唇及伸舌卷舌等肌群运动训练、单音节到简单句的发音训练、单词和词语的复述训练、指认物品的命名训练等。

（3）用药护理。详细了解各类药物的作用和不良反应。甘露醇可致肾损害、水电解质紊乱，应注意观察尿量和尿液颜色，定期检查尿常规和肾功能。应严格遵医嘱应用溶栓药物并观察用药后肢体功能恢复情况，观察有无皮下瘀斑、黑便等皮肤及消化道出血表现。监测出凝血时间和凝血酶原时间。

（4）心理护理。关心、尊重患者，鼓励其表达自己的感受，避免任何刺激和伤害患者的言行。多与患者和家属沟通，耐心解答患者和家属提出的问题，鼓励患者和家属主动参与治疗护理活动。

3. 健康指导

TIA

（1）向患者和家属介绍疾病发生的基本病因、主要危险因素、早期症状和体征、及时就诊和治疗与预后的关系、防治知识、遵医嘱用药、自我护理方法、定期门诊复查，出现肢体麻木、无力、眩晕、复视等症状时及时就医。积极治疗高血压、高血脂、糖尿病、脑动脉硬化等。

（2）向患者和家属说明肥胖、吸烟、酗酒及不合理饮食与疾病发生的关系。告知患者注意劳逸结合，保持心态平衡、情绪稳定。发作频繁者避免精神紧张和重体力劳动，勿单独外出。

脑血栓形成

（1）告知患者和家属疾病的基本病因、主要危险因素、早期症状和就诊指征。指导患者和家属掌握康复治疗知识和自我护理的方法。向患者和家属强调遵医嘱正确服药、控制血压和血糖、定期门诊复查的意义。

（2）告知患者进食高蛋白、低盐、低脂、低热量清淡饮食，多食新鲜蔬菜和水果；坚持慢跑、散步等适当运动；缓慢起床、起坐、转动头部；洗澡水温不宜过高，时间不宜过长；外出有人陪伴，气候变化时注意保暖；主动进行肢体和语言功能的锻炼，降低对家人的依赖程度，提高生活质量。

脑栓塞

告知患者和家属疾病的常见病因、控制原发病的重要性；指导患者遵医嘱长期抗凝治疗，预防复发；在抗凝治疗中定期门诊复诊，监测凝血功能，及时在医护人员指导下调整药物剂量。

（五）护理评价

患者能否按要求进行适当的肢体和语言功能训练，肢体活动及言语功能是否逐渐恢复，是否具有一定的生活自理能力；是否发生肌肉萎缩、关节畸形；有无发生各种并发症；情绪是否稳定，是否积极配合治疗及护理？

【知识拓展】

脑血管疾病

脑血管疾病(cerebrovascular diseases，CVD)是指在脑血管病变或血流障碍的基础上发生的局限性或弥漫性脑功能障碍。脑卒中(Stroke)是指急性脑循环障碍导致局限性或弥漫性脑功能缺损的临床事件。脑血管疾病不仅是神经系统的常见病和多发病，也是导致人类死亡和致残的主要原因。

1. 脑血管疾病的分类

(1)按症状持续时间。①不足 24h：短暂性脑缺血发作。②超过 24h：脑卒中。

(2)按发病急缓。①急性脑血管疾病：短暂性脑缺血发作、脑梗死、脑栓塞、脑出血、蛛网膜下腔出血。②慢性脑血管疾病：脑动脉硬化症、血管性痴呆。

(3)按病理性质。①缺血性脑血管疾病：包括短暂性脑缺血发作、脑血栓形成、脑栓塞。后两者又合称为脑梗死。②出血性脑血管疾病：包括脑出血、蛛网膜下腔出血。

2. 脑血管疾病的病因和危险因素

(1)病因。①血管壁病变：动脉粥样硬化(最常见)、动脉炎。②血液流变学及血液成分异常：高脂血症、高糖血症、红细胞增多症、特发性血小板减少性紫癜。③血流动力学异常：低血压、高血压、心脏功能障碍。④其他：颈椎病、颅外栓子进入颅内(空气、脂肪、癌细胞、细菌栓子)。

(2)危险因素。①不可干预因素：年龄、性别、性格、种族、遗传等。②可干预因素：高血压、高脂血症、心脏病、糖尿病、高同型半胱氨酸血症、吸烟、酗酒、体力活动少、高盐饮食、超重、感染、脑卒中史等。此内容应是健康指导的重点。

［任务 9-6-2］　脑出血性疾病患者的护理

【知识背景】

脑出血性疾病包括脑出血和蛛网膜下腔出血。

(一)脑出血

脑出血(intracerebral hemorrhage，ICH)是指原发性非外伤性脑实质内出血，占急性脑血管病的 20%～30%，为病死率最高的脑卒中类型，急性期死亡率达 30%～40%。本病于 50～70 岁有原发性高血压史者，男性较女性多见，冬季发病率较高。

1. 病因　高血压合并小动脉硬化为最常见病因；其他包括脑动脉粥样硬化、颅内动脉瘤和动静脉畸形、血液病等。

2. 发病机制

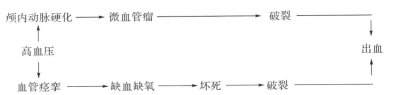

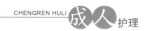

(二)蛛网膜下腔出血

蛛网膜下腔出血(subarachnoid hemorrhage,SAH)是多种病因所致脑底部或脑及脊髓表面血管破裂,血液直接流入蛛网膜下腔,又称原发性 SAH。脑实质和脑室出血、硬膜外或硬膜下血管破裂等,血液穿破脑组织流入蛛网膜下腔者,称为继发性 SAH;也有外伤性 SAH。在此介绍原发性 SAH。

1.病因 最常见病因为先天性颅内动脉瘤,其次为脑血管畸形、高血压动脉硬化性动脉瘤、Moyamoya 病、各种动脉炎、血液病及凝血障碍性疾病。

2.发病机制 情绪激动、重体力劳动可使颅内动脉瘤等发生破裂,血液流入蛛网膜下腔,引起一系列病理过程:①颅内体积增加致颅内压增高,严重者发生脑疝;②血液和血细胞崩解后释放出的各种炎性物质引起的化学性脑膜炎,可致剧烈头痛和脑膜刺激征;③血液在颅底或脑室发生凝固,造成 CSF 回流受阻而致阻塞性脑积水和颅内压增高;④血细胞崩解释放的 5-羟色胺、内皮素、组胺等多种活性物质,引起脑动脉痉挛,脑组织缺血或梗死而出现局灶性体征。

【工作任务—案例导入】

患者,女,45 岁。1d 前早上扫地时突然感到剧烈头痛,中午时觉头痛加剧,伴喷射样呕吐 2 次,遂到院就诊。护理查体:T 36.7℃,P 78 次/min,R 18 次/min,BP 140/90mmHg。神情,颈部抵抗,颅神经(—)眼底未见异常,腱反射迟钝,四肢肌张力等对,肌力减退,双侧克尼格征(+),双下肢病理反射(—)。辅助检查:脑脊液:深红色,细胞总数 27000×10⁶/L,WBC 5×10⁶/L,其余均为 RBC,单核细胞 32%,多形核细胞 68%,糖 2.3mmol/L,蛋白 0.80g/L,氯化物 130mmol/L。头颅 CT:各脑沟及双侧裂池见高密度影。

任务导向:

1.该患者符合哪一种脑出血性疾病的诊断? 依据是什么?

2.该患者存在哪些护理诊断? 应采取哪些护理措施?

【护理工作过程】

(一)护理评估

1.健康史 任务探究:什么原因导致脑出血性疾病的发生?

询问患者有无原发性高血压史及服药情况、有无先天性颅内动脉瘤、近期有无接受溶栓或抗凝治疗。女性患者,还应注意妊娠期、分娩期、产褥期的评估。对妊娠期患者评估有无妊娠期高血压疾病;妊娠晚期血流动力学的改变,使动脉压增加,脑血管壁要承受高血容量的冲击,导致原已存在的动脉瘤或畸形血管破裂出血;分娩时,子宫收缩乏力,应用催产药物使血压升高,也会导致颅内血管破裂出血。

2.身体状况 任务探究:如何评估脑出血性疾病患者病情变化?

(1)脑出血。脑出血常在活动或情绪激动时发病,多无前驱症状。起病较急,症状于数分钟至数小时达高峰;有肢体瘫痪、失语等局灶定位症状和剧烈头痛、喷射性呕吐、意识障碍等全脑症状;发病时血压明显升高。

基底节区出血占全部脑出血的 70%,又以壳核出血最为常见,占此区出血的 60%,丘脑出血占 10%。因出血常累及内囊,并以内囊损害体征为突出表现,又称内囊区出血。壳核出

血称内囊外侧型,丘脑出血称内囊内侧型。不同部位出血的表现如下:

1)壳核出血:病灶对侧偏瘫、偏身感觉障碍和同向性偏盲,优势半球损害可有失语,双眼球不能向病灶对侧同向凝视,系豆纹动脉尤其是外侧支破裂所致。出血量小者临床症状较轻,出血量大可有意识障碍。

2)丘脑出血:病灶对侧偏瘫、偏身感觉障碍和同向性偏盲,两眼向上凝视障碍,系丘脑膝状动脉和丘脑穿通动脉破裂所致。

3)脑桥出血:是脑干出血最常见部位。大量出血(血肿>5mL)者立即昏迷、双侧瞳孔缩小如针尖样、呕吐咖啡色样胃内容物、中枢性高热、中枢性呼吸衰竭和四肢瘫痪,多于 48h 内死亡。多由基底动脉脑桥支破裂所致。

4)小脑出血:小量出血者眩晕、频繁呕吐、枕部剧烈疼痛和平衡障碍,无肢体瘫痪;大量出血发病时或发病后 12～24h 内出现颅内压迅速增高、昏迷、枕骨大孔疝形成而死亡(血肿压迫脑干之故)。多由小脑齿状核动脉破裂所致。

5)脑室出血:小量出血出现头痛、呕吐、脑膜刺激征,多无意识障碍及局灶定位症状。大量出血则立即昏迷、频繁呕吐、瞳孔缩小如针尖样之后散大、高热、深大呼吸、四肢弛缓性瘫痪而迅速死亡。

(2)蛛网膜下腔出血。蛛网膜下腔出血可见于各年龄组,但以青壮年多见;多有剧烈运动、极度情绪激动、用力咳嗽等明显诱因而无前驱症状。突发剧烈头痛、呕吐、脑膜刺激征阳性(最具特征性体征),重者可有短暂意识障碍或局灶性及全身性癫痫发作;眼底玻璃体膜下片状出血和血性 CSF;发病后 2～3d 可出现低到高热。

并发症:①再出血:这是 SAH 致命的并发症,系出血破裂口修复尚未完好而诱因存在所致;多见于起病 4 周内尤以第 2 周发生率最高;临床表现为症状和体征又复出现或加重;CT 和 CSF 检查提示新的出血。②脑血管痉挛:这是 SAH 患者死亡和伤残的重要原因,可继发脑梗死,出现局灶神经体征如偏瘫等。

3. 辅助检查

(1)脑出血。

1)影像学检查:首选头颅 CT 和 MRI,发病后即刻出现高密度影像(图 9-6-2)。

2)血液检查:重症脑出血急性期白细胞、血糖和血尿素氮明显增高。

3)脑脊液检查:CSF 压力增高,血液破入脑室者脑脊液呈血性。因腰椎穿刺可诱发脑疝,重症依据临床表现可确诊者不宜进行此项检查,禁用于小脑出血。

(2)蛛网膜下腔出血。

1)影像学检查:①头颅 CT:这是确诊 SAH 的首选检查方法,可见蛛网膜下腔高密度影像(图 9-6-3),并可初步判断颅内动脉瘤的位置、出血吸收情况、有无再出血和继发梗死

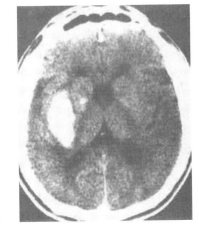

图 9-6-2　脑出血高密度影像

等。②数字减影血管造影(digital subtraction angiography,DSA):最有意义的辅助检查,可确定动脉瘤的位置、发现多发性动脉瘤,宜在发病 3d 内或 3 周后进行。

2)脑脊液检查:腰椎穿刺 CSF 检查对确诊 SAH 最具诊断价值和特征性,其肉眼观察呈均匀一致血性,压力增高>200mmH$_2$O。但非首选检查项目。

4.心理、社会状况 脑出血性疾病患者家属及清醒患者是否因发病急、病情重,处于紧张、恐惧的状态。

（二）护理诊断

1.首要护理诊断

（1）意识障碍。与脑出血有关。

（2）潜在并发症。脑疝、消化道出血、坠积性肺炎、泌尿系统感染。

2.主要护理诊断

（1）有皮肤完整性受损的危险。与长期卧床、运动功能障碍有关。

（2）躯体移动障碍。与意识障碍、肢体运动障碍有关。

（3）语言沟通障碍。与语言中枢功能受损有关。

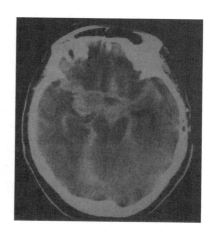

图 9-6-3　SAH

（三）护理目标

患者意识障碍程度逐渐减轻或意识恢复正常;不发生脑疝、消化道出血、感染及压疮等并发症;躯体活动能力、语言表达能力逐渐恢复正常。

（四）治疗与护理

1.治疗原则

脑出血

（1）内科治疗。

1)一般治疗:卧床休息,减少探视,密切观察生命体征,保持呼吸道通畅,吸氧,保持肢体的功能位,鼻饲,预防感染,维持水电解质平衡。

2)控制脑水肿:脑出血后脑水肿在 48h 达高峰。脑水肿可使颅内压增高,并致脑疝形成,是患者死亡的直接原因。可用 20％甘露醇 125～250mL 静脉滴注,1 次/6～8h;呋塞米 20～40mg 静脉注射,2～4 次/d;甘油果糖 250mL 静脉滴注,1～2 次/d。

3)调控血压:脑出血后血压升高是机体对颅内压升高的自动调节反应,以保持相对稳定的脑血流量,当颅内压下降时血压也随之下降,因此,一般不予作用降压药物。当收缩压>200mmHg 或舒张压>110mmHg 时,可给予作用温和的降压药物如硫酸镁等。急性期血压骤然下降提示病情危重。

4)止血:仅用于并发消化道出血或有凝血障碍时,对高血压性脑出血无效,如 6-氨基己酸、对羧基苄氨、氨甲环酸等。

（2）外科手术治疗。壳核出血量>30mL,小脑或丘脑出血>10mL,或颅内压明显增高内科治疗无效者,可考虑行开颅血肿清除、脑室穿刺引流、经皮钻孔血肿穿刺抽吸等手术治疗。

蛛网膜下腔出血

（1）内科治疗。

1)一般治疗:脱水降颅压、控制脑水肿、调整血压、维持水电解质和酸碱平衡。

2）防治再出血：绝对卧床休息 4～6 周，头部稍抬高；保持病室安静，避免情绪激动、劳累、用力咳嗽和排便等一切可引起血压和颅内压增高的因素，烦躁不安者适当应用地西泮、苯巴比妥等止痛镇静剂；应用 6-氨基己酸、对羧基苄氨、氨甲环酸等止血药物。

3）防治脑动脉痉挛：应用尼莫地平或盐酸氟桂利嗪等钙通道阻滞剂。

4）脑脊液置换：腰椎穿刺缓慢放脑脊液 10～20mL，2 次/周，可降低颅内压、减轻头痛、减少血管痉挛。应注意诱发脑疝、颅内感染和再出血的危险。

（2）外科手术治疗。应在发病后 24～72h 内进行，是去除病因、及时止血、预防再出血和血管痉挛、防止复发的重要方法。

2. 护理措施

脑出血

（1）生活护理。

1）饮食与照护：高蛋白、高维生素、清淡饮食，补充足够水分和热量，昏迷或吞咽障碍者，发病第 2～3d 应予鼻饲饮食，食物应无刺激性，温度适宜，少量多餐。加强口腔、皮肤和大小便护理，防止便秘。每天床上擦浴 1～2 次，每 2～3h 协助变换体位一次，变换体位时尽量减少头部摆动幅度，以免加重出血。应用气垫床或自动减压床，防止压疮。保持肢体功能位，指导和协助患者肢体被动运动，预防关节僵硬和肢体挛缩畸形。

2）休息与安全：绝对卧床 2～3 周，抬高床头 15°～30°。病室环境安静，减少探视，各项治疗护理操作集中进行，以减少刺激。躁动患者加保护性床栏，必要时约束带适当约束。置患者平卧位头偏向一侧或侧卧位，吸痰，及时清除口腔和鼻腔内分泌物，防止舌根后坠、误吸和窒息。避免各种引起颅内压增高的因素如剧烈咳嗽、打喷嚏、屏气、用力排便、大量快速输液和躁动不安等。

（2）病情观察。

1）脑疝：脑疝是脑出血患者最常见的直接死亡原因。应密切观察瞳孔、意识、体温、脉搏、呼吸、血压等生命体征，如发现患者出现烦躁不安、频繁呕吐、意识障碍进行性加重、血压进行性升高、脉搏减慢、双侧瞳孔不等大、呼吸不规则等脑疝的先兆表现，立即为患者吸氧，迅速建立静脉通道，遵医嘱快速静脉滴注甘露醇、静脉注射呋塞米，备好气管切开包、脑室穿刺引流包、呼吸机、监护仪和抢救药品等。

2）上消化道出血：观察患者有无上腹部疼痛、呕吐咖啡色样胃内容物和黑便，每次鼻饲前先抽吸胃液观察其颜色，定时行大便隐血试验检查。观察患者有无面色苍白、口唇发绀、皮肤湿冷、烦躁不安、尿量减少、血压下降等失血性休克表现并配合抢救，迅速建立静脉通道，遵医嘱补充血容量、纠正酸中毒、应用血管活性药物和 H_2 受体拮抗剂或质子泵阻断剂。

（3）用药护理。遵医嘱快速静脉滴注甘露醇并于 15～30min 内滴完，注意防止药液外渗。注意甘露醇的致肾衰作用，观察尿量和尿液颜色，定期复查电解质，尤其要注意有无低血钾发生。

蛛网膜下腔出血

（1）对症护理。

1）头痛：耐心向患者解释头痛发生的原因及持续时间，消除患者的紧张、恐惧和焦虑心理。评估患者焦虑的原因及程度并采取减轻焦虑的措施，如缓慢深呼吸、听音乐、转移注意

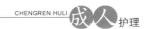

力等,必要时应用镇痛镇静剂。遵医嘱快速静滴甘露醇并观察尿量和尿液颜色,适当控制尼莫地平静脉点滴速度。

2)再出血:绝对卧床4～6周并抬高头部,避免搬动和过早下床活动。病室安静,减少探视,避免不良的声、光等刺激,治疗护理活动集中进行。告诉患者易诱发再出血的各种因素,避免精神紧张、情绪波动和用力咳嗽,保持大便通畅。密切观察病患者有无剧烈头痛和呕吐、意识障碍加重、原有局灶症状和体征重新出现等。

(2)生活和心理护理。同脑出血。

3.健康指导

脑出血

(1)告知患者和家属疾病的基本病因、主要危险因素和防治原则、自我护理的方法和康复训练技巧;指导家属识别脑疝和消化道出血表现;合理安排陪护和探视,消除患者紧张情绪;向患者和家属强调遵医嘱正确服药、控制血压、在医护人员指导下调整用药的意义。

(2)恢复期进行主动或被动康复训练。保证充足睡眠,保持情绪稳定和心态平衡,避免过分喜悦、愤怒、焦虑、恐惧等不良心理刺激。适当运动,避免体力和脑力过度劳累。低盐、低脂、高蛋白、高维生素饮食,保持大便通畅。戒烟酒。

蛛网膜下腔出血

(1)向患者和家属介绍疾病的病因、诱因、临床表现、防治原则和自我护理的方法;向需进行腰椎穿刺行 CSF 检查的患者解释检查的目的、方法、需配合问题和注意事项;遵医嘱用药、避免诱因、出现不适及时就诊的意义;女性患者1～2年内避免妊娠。

(2)指导患者摄入高蛋白、高维生素、清淡、易消化、富含纤维素的食物,避免辛辣刺激性食物。戒烟酒。

(五)护理评价

患者意识障碍减轻或神志是否逐渐清醒;有无发生或控制减轻脑疝和上消化道出血,有无感染、压疮发生;是否积极配合、坚持肢体和语言功能康复训练,肢体和语言功能有无逐步增强?

【知识拓展】

脑血管病的三级预防

1.一级预防 为发病前预防。采取干预措施,预防有卒中倾向但尚无卒中病史的个体发生脑卒中。在社区人群中筛选可干预的危险因素,找出高危人群,提倡合理饮食、适当运动、戒烟、控制体重、积极治疗高血压和糖尿病等相关疾病。

2.二级预防 针对发生过卒中或有短暂性脑缺血发作病史的个体,纠正所有可干预的危险因素,预防复发。对短暂性脑缺血发作、可逆性脑缺血发作进行早期诊断,早期治疗,防止发展成为完全性脑卒中。

3.三级预防 脑卒中发生后积极治疗,防治并发症,减少致残,提高患者的生活质量,预防复发。

(王晋荣　刘腊梅)

任务 9-7　癫痫患者的护理

学习目标

- **知识目标**
  1. 掌握癫痫的概念、分类及临床表现；
  2. 熟悉癫痫的治疗要点；
  3. 掌握癫痫的护理。
- **能力目标**
  1. 能评估癫痫患者的病情，完成护理评估记录；
  2. 能正确鉴别各种不同的癫痫类型；
  3. 能对不同类型的癫痫患者给予不同的治疗配合；
  4. 能对癫痫患者提出正确的护理措施；
  5. 能对癫痫持续发作患者进行及时的抢救；
  6. 能对癫痫患者进行正确的健康指导。

【知识背景】

癫痫(epilepsy)是一组由大脑神经元异常放电所引起的以短暂性中枢神经系统功能失常为特征的慢性脑部疾病。癫痫每次发作及每种发作的短暂过程称为痫性发作，癫痫反复发作称为癫痫症。

(一)病因

按病因是否明确分为：①原发性癫痫：又称特发性癫痫。病因不明，可能与遗传因素有关。多在儿童或青年期首次发病，具特征性临床及脑电图表现。②继发性癫痫：又称症状性癫痫。由颅脑损伤、脑炎和脑膜炎、脑寄生虫病、脑外伤、脑肿瘤、蛛网膜下腔出血等脑部损害或尿毒症、肝性脑病、大出血、阿-斯综合征、一氧化碳中毒等全身性疾病致脑代谢失常所致，各年龄段均可发病，药物治疗效果差。③隐源性癫痫：病因不明。临床表现提示为症状性癫痫，但无明确的病因，无特定临床和脑电图特征。

(二)发病机制

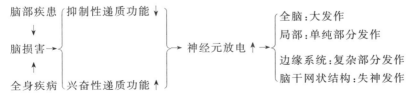

(三)影响发作的因素

①环境因素：年龄、睡眠、疲劳、饥饿、便秘、饮酒、情绪激动。②遗传因素：近亲患病率高。

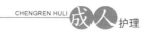

【工作任务一案例导入】

患者,女,17岁。上课被老师点名回答问题时,突然跌倒在地,头后仰,两眼上翻,四肢抽搐,牙关紧闭,神志不清,小便失禁。数分数后自行缓解,老师同学将其急送至医院就诊。脑电图检查示左颞叶痫灶。

任务导向:

1.作为该患者的责任护士,请你完成入院评估。

2.请你为该患者制订护理计划。

【护理工作过程】

(一)护理评估

1.健康史　任务探究:什么原因导致癫痫的发生?

询问有无颅脑损伤、脑炎和脑膜炎、脑寄生虫病、脑外伤、脑肿瘤、蛛网膜下腔出血等脑部损害或尿毒症、肝性脑病等病史,有无年龄、睡眠、疲劳、饥饿、便秘、饮酒、情绪激动等环境因素;有无癫痫家族史。对妊娠期患者还应询问停经周数及了解胎儿有无畸形和发育异常。

2.身体状况　任务探究:如何评估癫痫患者病情变化?

(1)部分性发作。

1)单纯部分性发作:以局部症状为特征,无意识障碍,持续时间不超过1min。①部分运动性发作:一侧眼睑、口角、手指等局部肢体抽搐。如发作自一侧拇指沿腕部、肘肩部扩展称为杰克逊癫痫。②部分感觉性发作:口角、手指、足趾等部位的麻木和针刺感及特殊感觉性发作,表现为幻视、幻听、幻嗅等,可为复杂部分性发作和全面性强直-阵挛发作的先兆。③自主神经性发作:多汗、呕吐、腹痛、面色苍白等。④精神性发作:各种类型的遗忘症、恐惧、愤怒、错觉。

2)复杂部分性发作:发作起始出现精神症状或特殊感觉症状,随后出现意识障碍、自动症和遗忘症,又称精神运动性发作。

(2)全面性发作。

1)强直-阵挛发作:全面性强直-阵挛发作(generalized tonic-clonic seizure,GTCS)也称大发作,是最常见的发作类型之一,以意识丧失和全身对称性抽搐为特征。①强直期:患者突然意识丧失,跌倒在地,全身骨骼肌持续性收缩;喉肌痉挛,发出叫声,口先强张,而后突然闭合,可咬破舌尖。此期持续10~20s转入阵挛期。②阵挛期:不同肌群强直和松弛相交替,阵挛频率逐渐减慢,松弛期逐渐延长,最后一次强烈阵挛后,抽搐突然中止,所有肌肉松弛。此期持续0.5~1min。③惊厥后期:阵挛期后尚有短暂的强直痉挛,造成牙关紧闭和大小便失禁。呼吸首先恢复,心率、血压、瞳孔恢复正常,肌张力松弛,逐渐清醒。强直期和阵挛期,患者可出现心率加快,血压升高,汗液、唾液和支气管分泌物增多,瞳孔扩大等自主神经征象。整个发作历时5~10min,清醒后常感头晕、头痛、疲乏无力,对发作过程全无记忆。

2)失神发作:又称小发作。发作时患者意识短暂丧失,停止当时的活动,呼之不应,两眼凝视不动,手中所持物品可能坠落,发作过程持续3~15s,清醒后继续原来的活动,对发作无记忆。

3)癫痫持续状态:指一次癫痫发作持续30min以上,或连续多次发作、发作间期意识或神经功能未恢复至通常水平。任何类型的癫痫均可出现,但通常是指大发作持续状态,可因不适当地停用抗癫痫药物或治疗不规范、感染、精神刺激、过度劳累、饮酒等诱发。

3. 辅助检查

(1)脑电图(electroencephalography,EEG)。癫痫发作时多可见特异性 EEG 改变。EEG 的痫性活动可被过度换气、闪光刺激和药物诱发,也可被大剂量抗癫痫药物所抑制。

(2)其他检查。血常规、血糖、血寄生虫、头颅 CT 和 DSA 等,可帮助了解和发现继发性癫痫的病因。

4. 心理、社会状况　本病发作突然,易反复发作,患者常处于焦虑、紧张之中,伴有自卑感。

(二)护理诊断

1. 首要护理诊断

(1)有窒息的危险。与癫痫发作时意识丧失、喉头痉挛、支气管分泌物增多有关。

(2)有受伤的危险。与癫痫发作时意识丧失有关。

2. 主要护理诊断

(1)知识缺乏。缺乏长期正确服用抗癫痫药物的知识。

(2)潜在并发症。癫痫持续状态。

(三)护理目标

患者不发生窒息、受伤;能说出抗癫痫药物的正确用法;癫痫发作次数减少。

(四)治疗与护理

1. 治疗原则

(1)发作时治疗。①立即让患者就地平卧;②吸氧、保持呼吸道通畅;③预防外伤及其他并发症;④应用地西泮或苯妥英钠预防再次发作。

(2)发作间歇期治疗。服用抗癫痫药物。①用药指征:诊断成立且每年发作 2 次以上。②用药原则:确定是否用药、正确选择用药、尽量单一用药、有效小剂量、长期规律用药。③停药指征:完全控制发作 4～5 年后逐渐减量,减量 1 年左右内无发作方可停药。④常用药物及用药选择:大发作者选用卡马西平、苯妥英钠、丙戊酸钠;小发作者选用丙戊酸钠、乙琥胺;部分性发作选用卡马西平、丙戊酸钠、苯妥英钠。

(3)癫痫持续状态的治疗。①迅速控制发作:首选地西泮 10～20mg 以不超过 2mg/min 速度静脉注射,复发者可在 30min 内重复应用,或予地西泮 100～200mg 溶于 5％葡萄糖盐水中,于 12h 内缓慢滴注。注意药物对呼吸中枢的抑制作用。②保持呼吸道通畅:置患者于平卧位,头偏向一侧,吸痰,必要时行气管切开,辅助呼吸。③维持生命功能:高流量吸氧、防止脑水肿、监测生命体征、维持水电解质和酸碱平衡。④防治并发症:高热时予物理降温,高颅压者快速静脉滴注甘露醇,控制感染,预防复发。

2. 护理措施

(1)生活护理。

1)休息与安全:充分休息,环境安静适宜,避免过度疲劳、睡眠不足、情感冲动和不良的声、光刺激。床旁桌上不放置热水瓶、玻璃杯等危险物品。病室内放置警示牌,提醒患者、家属和医护人员做好防止发生意外的准备。告知患者室外活动或外出就诊时有家属陪伴,佩

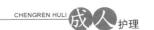
戴安全帽并随身携带写有姓名、年龄、所患疾病的生命卡。

2）饮食与活动：清淡饮食，少量多餐，避免辛辣刺激性食物，戒烟酒。

（2）对症护理。

1）窒息：置患者于头低侧卧位或平卧位头偏向一侧，松开领带和衣扣，取下活动性义齿。及时清除口腔和鼻腔内分泌物，防止误吸。立即放置压舌板，必要时应用舌钳将舌拖出，防止舌后坠堵塞呼吸道。

2）大发作或持续状态：立即置患者于平卧位或缓慢将其就地放倒，切忌用力按压患者抽搐肢体，以防骨折。将压舌板或筷子等置于患者口腔一侧上下臼齿之间，防止舌、口唇和颊部咬伤。棉垫或软垫对突然发病跌倒易受伤关节进行保护。专人守护，加保护性床栏，必要时约束带适当约束。遵医嘱立即缓慢静脉注射地西泮并快速静脉点滴脱水剂。

（3）病情观察。密切观察生命体征及瞳孔和神智变化，注意发作过程中有无心率增快、血压升高、呼吸减慢或暂停、瞳孔散大、牙关紧闭、舌咬伤、大小便失禁等。观察发作的频率、类型、持续时间和间隔时间、发作停止后患者意识是否完全恢复，有无头痛、无力及行为异常。

（4）用药护理。

1）强调用药意义：向患者和家属强调遵医嘱长期甚至终身用药的重要性，告知患者和家属少服或漏服药物可能导致癫痫发作、成为难治性癫痫或发生癫痫持续状态。

2）说明注意问题：向患者和家属介绍用药的原则和应注意问题，在医护人员指导下增减剂量和停药。于餐后服用，以减少胃肠道反应。用药前进行血、尿常规和肝、肾功能检查，用药期间监测血药浓度并定期复查相关项目，以及时发现肝损伤、神经系统损害、智能和行为改变等严重不良反应。

3）告知停药指征和方法：向患者和家属说明能否停药及何时停药取决于所患疾病的类型、发作已控制时间及减量后反应等，勿自行减量、停药和更换药物。

（5）妊娠期患者护理。主要目标是保持无癫痫发作，需治疗恶心呕吐等症状、避免刺激癫痫发作的诱因，提高服药的依从性。妊娠期有痫性发作者应正规用药；一般情况下抗癫痫药物应给予能控制发作的最低剂量。妊娠期间由于抗癫痫和蛋白相结合，使得标准的血药浓度变得不可靠，建议仅在出现癫痫发作及怀疑有不依从时才测量血药浓度。妊娠期新发的癫痫发作，根据发作类型给予抗癫痫药物治疗。妊娠中期做超声检查判断胎儿有无异常，如胎儿不良、癫痫发作控制不充分以及母体合并其他疾病，应检查胎儿的健康情况。

（6）心理护理。注意观察患者的心理反应，关心、理解、尊重患者，鼓励患者表达自己的心理感受。指导患者正确认识疾病，克服自卑心理，采取积极的应对方式，主动配合治疗和护理。指导家属关爱患者，增强其自信心。

3.健康指导

（1）向患者和家属介绍疾病的相关知识和自我护理的方法，告知患者避免劳累、睡眠不足、饥饿、饮酒、便秘、情绪激动、妊娠与分娩等诱发因素。告知患者和家属切忌在控制发作后不久自行停药。向患者和家属强调每3个月到半年抽血查验药物血浓度，每月查验血常规，每3个月复查肝肾功能。外出有人陪伴，随身携带写有患者姓名、住址、联系电话及所患疾病的信息卡。

（2）指导患者避免紧张、焦虑、愤怒、抑郁等不良情绪，保持平和的心态。告知患者和家属进清淡、无刺激、富含营养的食物，进食量适宜，戒烟酒。向患者和家属强调养成良好的生活习惯，劳逸结合，保证睡眠，勿长时间看电视，禁忌游泳和蒸气浴。建议患者注意从事工作的筛选，勿从事攀高、驾驶等在发作时有可能危及生命的工作。

（3）癫痫未愈的女性不宜妊娠，因癫痫本身、抗惊厥药物及两者的结合导致其子代发生先天性畸形的风险增高，同时，某些类型的癫痫是遗传性的。特发性癫痫且有家族史的女性患者，婚后不宜生育，双方均有癫痫，或一方有癫痫，另一方有家族史者不宜结婚。

（五）护理评价

患者是否发生窒息、受伤；能否说出抗癫痫药物的正确用法；癫痫发作次数是否减少？

【知识拓展】

癫痫预后

癫痫为可治疗性疾病，大多数患者预后较好。但不同类型的癫痫预后差异很大，有自发缓解、治疗后痊愈、长期服药控制和发展为难治性癫痫等几种预后形式。未经治疗的癫痫患者，5 年自发缓解率在 25％ 以上，最终缓解率约为 39％。80％ 左右的患者应用目前的抗癫痫药物能完全控制发作，正规治疗后，50％ 的患者终生不再发作。特发性全面性癫痫复发的机会较少；青年期失神发作发展成为全面性强直-阵挛发作的可能性较大；青年期肌阵挛癫痫被丙戊酸控制，但停药后易复发。个别患者在癫痫发作时，可因窒息或吸入性肺炎而发生危险，还可导致骨折、脱臼或跌伤；如癫痫持续状态不能及时控制，可因高热、循环衰竭或神经元兴奋毒性损伤而导致死亡。

（王晋荣　刘腊梅）

参考文献

1.尤黎明.内科护理学[M].5 版.北京:人民卫生出版社,2013.

2.叶国英.内外科护理[M].杭州:浙江大学出版社,2012.

3.王图清.产内科疾病的诊断与治疗[M].2 版.北京:人民卫生出版社,2013.

4.曹伟新.外科护理学[M].3 版.北京:人民卫生出版社,2003.

5.姚蕴武.内外科护理学[M].杭州:浙江大学出版社,2006.

6.李乐之,路潜.外科护理学[M].5 版.北京:人民卫生出版社,2012.

7.顾志华,方志美.成人护理(下册)[M].北京:高等教育出版社,2012.

8.王图清.产内科疾病的诊断与治疗[M].2 版.北京:人民卫生出版社,2013.

9.李军改.外科护理学[M].北京:科学出版社,2012.

10.李秋平.内科护理学[M].2 版.北京:人民卫生出版社,2007.

11.任新贞.妇产科护理学[M].北京:人民卫生出版社,2004.

12.朱丹.手术室护理学[M].北京:人民卫生出版社,2008.

13.刘文娜.妇产科护理学实践指导[M].上海:第二军医大学出版社,2007.

14.吴在德,吴肇汉.外科学[M].7 版.北京:人民卫生出版社,2008.

15.曹伟新.外科护理学[M].4 版.北京:人民卫生出版社,2012.

16.那彦群,郭震华.实用泌尿外科学[M].北京:人民卫生出版社,2009.